디지털 의료영상처리
기초부터 분석, 응용까지

DIGITAL IMAGE PROCESSING for MEDICAL APPLICATIONS

제오프 도허티 지음
김경섭 · 이문호 · 정성환 · 정회경 옮김

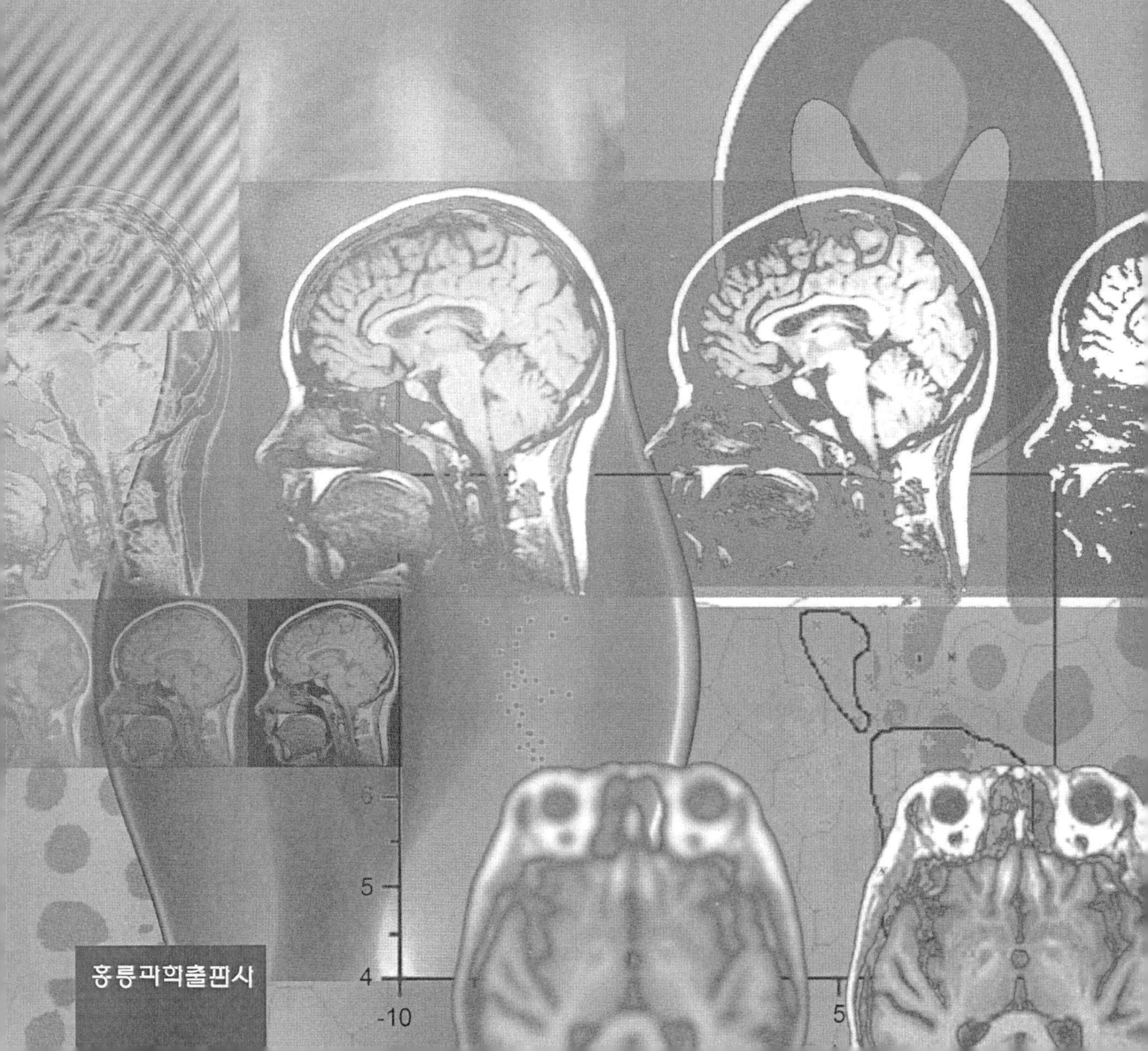

홍릉과학출판사

DIGITAL IMAGE PROCESSING

for MEDICAL APPLICATIONS

by GEOFF DOUGHERTY

디지털 의료영상처리

기초부터 분석, 응용까지

인 쇄 : 2017년 1월 3일 초판 1쇄
발 행 : 2017년 1월 10일 초판 1쇄

지은이 : G. Dougherty
옮긴이 : 김경섭, 이문호, 정성환, 정회경
발행인 : 우명찬, 송준
발행처 : 홍릉과학출판사

서울시 강북구 인수봉로 50길 10
• 전화 : 02-999-2274~5 • 팩스 : 02-905-6729
• http://www.hongpub.co.kr
• e-mail: hongpub@hongpub.co.kr

ISBN : 979-11-5600-473-8(93510)

정가 39,000원

파본이나 잘못된 책은 교환하여 드립니다.

디지털 의료영상처리

현대 사회에서 디지털 영상의 영향과 파급력이 엄청나며, 영상처리는 지금 과학기술의 중요한 구성요소다. 컴퓨터화된 의료영상 재구성 및 분석 방법과 컴퓨터 자동 진단과 관련된 개발이 빠르게 진행하고 있으며, 의료영상은 과학 영상에서 가장 중요한 부분 중 하나로 진입하고 있다.

이 책은 졸업반인 학부생이나 처음 입학한 대학원생을 대상으로 영상처리와 영상분석의 첫 코스에 사용하기 위해 집필했다. 의료 분야에서 동기를 부여하고, 실제 의료영상을 사용하고, 직관적이며 이해하기 쉽게 개념을 명확하게 했다. 독자가 디지털 영상처리 최종 사용자가 되도록 설계했고, 영상처리 도구를 효율적으로 사용하도록 강조했다. 가장 중요한 임상 영상 기법의 기본 개요와 더불어 문맥에 제공했고, 영상을 어떻게 만들고 취득하는지의 설명을 포함했다. 이 책을 통해, 특정 연산을 수행함으로써 이해한 후, 실전 컴퓨터 기반 실습으로 작업시 실제 영상에 어떻게 영향을 주는지 실시간으로 확인한다.

제오프 도허티[Geoff Dougherty]

제오프 도허티는 채널 제도에 있는 캘리포니아 주립대학의 응용물리 & 의료영상 교수다. 영상처리, 의료영상과 패턴인식 코스에서 모두 학부생과 대학원생을 가르친다. 15년동안 영상처리 분야와 의료영상 분석에서 연구를 계속하고 있으며, 60개 이상의 논문 저자이다. IEEE의 시니어 멤버이고, IET의 펠로이며, 미국물리의학자연합(AAPM)의 회원이다.

서문

현대 사회, 과학, 기술, 예술에서 디지털 영상의 영향과 파급력이 엄청나다. 영상처리는 현대 과학과 기술의 중요한 구성요소로 자리잡고 있으며, 많은 작업이 영상처리 없이는 시도할 수 없다. 많은 학문을 수반한 상호적인 개발로부터 시작하여 여러 학문 분야와 관련된 주제이며, 의료영상, 현미경 관찰, 천문학, 컴퓨터 비전, 지리학 등 다른 많은 분야에서 사용된다.

전산화된 의료영상 복원 및 분석 방법과 컴퓨터 자동 진단의 연관된 분야에서 빠르게 진행하고 있으며, 의료영상은 과학 영상에서 가장 중요한 부분 중 하나로 진입하고 있다. 이 책은 의료 분야에서 실제 의료 영상을 사용하여 동기를 부여하며, 가장 중요한 임상 영상 기법의 기본 개요와 영상을 어떻게 만들고 취득하는지에 대한 설명을 이해하기 쉽게 개념을 명확히 기재했다.

이 책은 의공학, 컴퓨터 과학, 방사선 과학이나 물리학 배경을 갖춘 졸업반인 학부생이나 처음 입학한 대학원생을 대상으로 영상처리와 분석의 첫 코스에 이용한다. 의공학의 디지털 영상처리의 "최종 사용자"가 될 독자를 위해 설계했고, 개념적 뼈대와 효율적인 영상처리 도구 사용, 툴로 수학 사용을 강조하며, 다른 교재의 고급 수학적 개발을 최소화했다.

주요 의료영상 기법을 다루므로, 학생이 영상에 관한 필요한 지식과 각 영상기법과 연관되어서 발생될 수 있는 왜곡현상과 결함등에 대하여 이해할 수 있다. 따라서 영상기법을 통하여 왜곡 현상을 제거하고 결함문제를 최소화하는 학습을 통하여 영상의 중요한 특징을 개선시키고 또한 이를 위하여 기술시연의 중요성을 강조하였다. 학생은 특정 작업을 수행할 때 왜 하는지 이해하고, 실제 실습으로 작업이 어떻게 실제 영향을 주는지 실시간으로 확인할 수 있다. 영상처리는 직접 훈련해보고, 작업을 통해 배울 수 있는 최고의 방법이다. 이론과 실습이 연결되며, 각각 서로 보완한다.

이 책의 차별화되는 핵심은 다음과 같다.

- 교육학적 접근 방식으로서, 문제 해결에 직관적이고 개념 학습 강조, 즉 상세히 과도하게 시작하는 대신 "큰 그림" 이해와 조합한다.
- 각 장마다 다룬 내용의 본질적인 목적을 개론에 요약한다.
- 학습 목표 목록은 익혀야 할 지식과 기술을 명시한다.
- 실전 컴퓨터 기반 실습과 직관적인 기술을 장마다 참고하여 신뢰를 구축한다. 또한, 이 책은 학생이 직접 실습해야 하는 과목으로 이 과목을 가르치는 강사가 이 책을 선택할 수도 있다.
- 장 끝에 문제를 넣음으로써, 이해를 보완한다.
- 전문대/대학교 수준에서 수학, 과학의 최신 배경만 전제로 한다.

이 책의 코스 지원과 구성

이 책은 이전에 쿠웨이트 대학의 건강 과학 센터에서 가르쳤고, 채널 제도의 캘리포니아 주립대에서 가르쳤던 영상 분석, 패턴 인식과 의료영상의 코스에 기반을 둔다. 한 학기 코스에서 매우 편하게 내용을 다룰 수 있고, 특정 코스에 적절하다. 이 책은 서로 다른 장을 배타적으로 다루어 여러 다른 코스를 지원할 때 사용할 수 있다. 예로 생물학 공학자나 방사선학 과학 학생에게는 제3장부터 제4장까지의 모든 내용을 포함하되, 제10장과 제11장 전체를 생략할 수 있다. 임상 현장에서는 영상 취득과 분석을 보기 위해 지역 병원이나 영상 센터에 쉽게 방문할 때 장점이다. 방사선학자, 병리학자나 종양학자같은 의료 전문가에게 여러 초대를 받는다면, 임상 관점을 추가한 것을 포함할 수 있다. 컴퓨터 과학자나 물리학자를 위한 영상 분석 코스는 아마도 제3장~제4장, 제13장, 제14장을 무시해도 좋고, 제11장 제외해도 되며, 모든 실습과 장 끝의 문제를 시도하면 좋다. 패턴 인식이나 학부 과정의 코스는 제9장~제12장과 부록의 내용이 좋다.

각 장은 내용의 개요와 목표 목록부터 시작한다. 개념, 기술과 알고리즘을 소개한 후, 전통적인 의료영상 문제에 적용한다. 내용을 실전 컴퓨터 기반 실습과 통합했고, 각 장의 끝에 정리하고, 실습으로 보충하고, 독자가 이해를 확인하도록 대부분 숫자로 한다. 개별 상자로 된 절에 사례를 포함했다.

이 책은 4가지 파트로 구성한다. 파트 Ⅰ은 영상처리를 소개한다. 필드 개요와 많은 응용을 제시하고(제1장), 디지털 영상을 어떻게 취득하고, 특성을 다루며(제2장), 전리 방사선(제3장)과 비전리 방사선(제4장)을 이용해 의료영상을 생성하는 방법을 설명하고, 가장 중요한 임상 영상 기법을 다룬다.

파트 Ⅱ는 영상처리의 기본 개념을 설명한다. 그레이레벨 히스토그램을 소개하고, 룩업 테이블(LUT)을 출력하고, 영상 외관 변경에 관해 다룬다(제5장). 제6장과 제7장에서 각각 공간과 주파수 영역 모두의 영상 개선에 대해 다룬다. 제8장은 열화 영상을 원래 조건으로 복원하기 위한 기술을 다룬다.

파트 Ⅲ은 영상 분석과 시각화를 다룬다. 형태학을 제9장의 영상 분석 도구로 소개했고, 의료영상 문제 적용을 보여준다. 분할 기술은 제10장에서 다룬다. 제11장의 특징 추출과 분류로 이어진다. 제12장은 내부 장기의 3차원 구조를 시각화하고 2차원 컴퓨터 모니터에서 확실하게 표현함을 다룬다.

파트 Ⅳ는 사용되는(제13장) 영상 분석 기술을 나타내는 의학의 특정 분야 개수를 논의하고, 의료영상의 경향과 진행중인 개발을 고려한다(제14장).

세 개의 부록(푸리에 변환, 집합론과 확률, 모양과 질감)은 기술 검색과 관련해 심층적으로 상세하게 제공한다.

컴퓨터 기반 실습

자바 영상처리와 분석 프로그램인 ImageJ는 매우 인기 있는 공개 프로그램(http://rsb.info.nih.gov/ij)이며, 미국국립보건원에서 개발했다. 편리하고 직관적인 그래픽 사용자 인터페이스(GUI)를 갖고 있고, 컴퓨터 기반 영상 실습을 쉽게 할 수 있도록 선택했으며, 책에 포함했다. 소스 코드를 자유롭게 활용할 수 있으므로, 사용자가 완벽히 소프트웨어를 실행 · 복사 · 배포 · 학습 · 개선할 수 있다(www. gnu.org/philosophy/freesw.html 참조). 매우 기본적인 수준에서는 사용자가 매크로로 쉽게 텍스트 파일로 저장 · 작성 · 편집 · 디버그하는 등 영상 작업을 함께 취합할 수 있다.

대부분 실습은 매트랩 툴박스/GUI, DipImage(비상업적인 용도로 http://www. diplib.org/에서 자유롭게 내려 받아 사용할 수 있음)로 사용하고 있다면, 매트랩같은 대안적인 환경과 쉽게 접할 수 있다. 만약 DipImage가 없다면, 매트랩에서 해야 하는 프로그래밍은 영상 기본을 학습할 때, 지루하고 산만해질 수 있다.

ImageJ 홈페이지는 문서와 다운로드 링크를 제공하고, 전체 자바 런타임 환경을 함께 다운로드할 것을 권장한다. 또한, ImageJ는 자바 1.1 이상의 가상 머신이 있는 컴퓨터에서 실행하지만, 추가적인 "플러그인"(선택적인 추가)을 컴파일하고 메모리를 효율적으로 관리한다. 또한, 이 책의 예제에서는 자바 1.5.0에서 돌아가는 ImageJ 버전 1.37v의 확장판을 사용한다(총 다운로드는 약 20MB이다). 그리고 ImageJ 사이트나 다른 곳에서 컴파일된 자바 파일(*.class로 이름 붙여짐)로 구성한 추가 플러그인을 내려받을 수 있고, ImageJ 폴더를 "Plugins" 하위 폴더에 놓여야 한다.

http://rsb.info.nih.gov/ij/download.html에서 자바 1.5.0과 함께 번들인 ImageJ의 최신 버전을 다운로드할 것을 권장한다. ImageJ라고 명명된 디렉터리에 일단 압축 해제하고 설치하면, 데스크톱과 시작/모든 프로그램 메뉴에 단축아이콘이 설치된다. ImageJ 코어 프로그램(ij.jar)는 주기적으로 업그레이드 된다. ImageJ 웹사이트(http://rsb.info.nih.gov/ij/)를 방문해서 주기적으로 업그레이드를 확인하고, 업그레이드된 *.zip 파일을 다운로드해서 ij.jar를 추출한 다음, 현재 ij.jar 파일을 대치한다(ImageJ를 열고 Help, About ImageJ로 가면 현재 버전을 찾을 수 있다. 업그레이드할 ij.jar로 바꾸기 전에 ImageJ를 종료한다).

플러그인의 컬렉션을 분석했다면, 플러그인 다운로드 사이트(http://rsb.info.nih.gov/ij/plugins/index.html)와 이 책에서 특별히 작성한 부분을 자유롭게 사용할 수 있는 몇 가지로 구성된다. Ch.5.Plugins 같이 이름이 붙여진 폴더를 이 책의 웹사이트에서 사용할 수 있다. 컴퓨터에서 "Plugins"라고 명명된 ImagesJ 폴더에 복사해서 추가한다. 그렇게 추가된 플러그인 ImageJ를 차후에 실행하면, Plugins 메뉴에서 사용할 수 있게 된다. 대부분의 컴퓨터 실습은 처리에 필요한 영상을 요구한다. 이 책의 Ch.5.Activites 같이 이름이 붙여진 폴더에서 찾을 수 있고, 컴퓨터에서 쉽게 접근할 수 있도록 ImageJ 디렉터리에 복사해야 한다. ImageJ를 처음으로 연 후에 Edit, Options, Memory로 간다. 그 후에 "내 컴퓨터, 시스템 속성 보기, 하드웨어"에서 찾을 수 있는 컴퓨터 램의 75%를 ImageJ의 메모리로 할당하도록 변경한다.

이 책의 각 장 마지막에 있는 컴퓨터 기반 실습을 참고하고, 필요한 영상은 Courier New의 굵은 폰트로 되어 있으며, 예로는 **lena**이다. 그리고 ImageJ 메뉴 함수는 Arial의 굵은 폰트로 되어 있다. 예로는 Image/Process/Threshod …이다. 또한, 일부 컴퓨터 실습은 비디오 피알과 엑셀 스프레드시트를 포함한 다른 프로그램을 사용한다.

감사의 글

이 책 끝까지 코스에서 피드백해준 모든 제자에게 특히 ZainabKawaf, Terry Peters, Jen Eaton, Tom MacGregor, Dolly Thornton, ShahabLashkari, Kelsey Belden, Mike Ferguson, Aubrey Henderson, Jake King, SandraWaterbury, James Kang, David Corcoran, DanthaManikka-Baduge, Feng Lin, Robert Lawson, Janine Lansdown, Jarrod Long, KimberlyWatson, Charles Zilm, Jen Morrison and Dave Bennett과 수많은 입증을 많이 하면서 도와준 아들 Daniel에게 감사하다는 말을 전하고 싶다. 책을 쓰는 모든 과정에서 지원하고 격려를 해준 캠브리지 대학 출판사의 Diana Gillooly과 Catherine Appleton과 강의에서 검토하고 원고를 비평하고 실험한 여러 감수자에게 고맙다는 말을 전한다. 책을 쓰는 내내 인내하고 공감해주고 이해해준 아내 Hajiah와 가족(Adeline, Nadia and Daniel)에게 정말 고맙다. 이 책을 모두에게 바친다.

역자서문

이 책은 저자 서문에 언급했듯이 의료영상처리를 중심으로 영상처리 기초, 영상 취득, 영상 개선, 영상 분석, 시각화, 패턴인식 등 고르게 다룬다. 이런 이유로 생물공학, 컴퓨터공학, 방사선학, 물리학, 의공학 등 여러 학문을 아우른다. 일반 독자도 수준마다 다르겠지만 이 책을 보면 병원에서 CT, MRI 등의 검사를 어떻게 하는지에 대한 궁금증을 풀 수 있다. 덧붙여 이 책에 실은 참고문헌이 방대하고 또한 독자에게 길라잡이가 될 수 있으므로, 이 책의 내용과 수록된 참고문헌을 중심으로 스스로 지식을 넓히는 것도 좋은 방법이다.

한편으로 이 책은 교재로 채택 가능한 이론서이지만, 각 장의 뒷부분에서 ImageJ 기반으로 실습할 수 있는 부분을 실었다는 것이 또 다른 큰 장점이다. 사실 ImageJ에 관심이 많은 독자는 잘 알겠지만, 우리나라에서 해외에서도 ImageJ와 관련된 사용법과 프로그래밍 기법을 명쾌하게 다룬 책이 거의 없다. 저자는 이런 현실을 감안해 이 책에 넣었던 이유로 볼 수 있으며, 각 장에서 배운 것을 ImageJ로 해보면서 이론을 확실히 이해하고 ImageJ 사용법에 대한 자신감을 갖추고, 또한 더 나아가 관련 다른 이론서를 참조하면서 지식을 확장했으면 하는 바람이 아닐까 싶다. 덧붙여 대표역자는 공학도이자 현업 개발자이기에 독자에게 드리고 싶은 이야기는 이 책에서 배운 내용을 토대로 영상처리에 대한 자신감을 갖춘 후, 생물학, 방사선학, 의공학 등 같은 다양한 분야에 진출해서 자신의 능력을 아낌없이 발휘해 꿈을 찾아가면 좋겠다는 것이다.

개인적인 이야기를 풀자면 역서로 내기까지는 우여곡절이 많았다. 2010년에 아마존에서 ImageJ와 의료영상처리와 관련된 원서를 찾다가 눈에 띄었던 책이 이 책이었다. 독자에게 많은 도움이 될 것이라고 직감했지만, 분량이 많은데다가 다루는 범위는 영상처리부터 의학, 의공학까지 넓었다. 많은 고민 끝에 10년 넘게 같이 공저했던 창원대학교 컴퓨터공학과 정성환 교수님에게 연락을 드렸으며, 그때부터 정성환 교수님이 홍릉과학출판사와 직접 협의해 역서로 출간하기로 결정했다. 나중에 건국대학교 의학공학부 김경섭 교수님과 배재대학교 컴퓨터공학과 정회경 교수님이 참여한 번역팀을 구성해 공동 번역 작업을 했다. 지난 4~5년간 번역 마무리하고 번역 품질을 높이기 위해 교정을 여러 번 마쳤으며, 생각해보니 대표역자도 40대 중반을 바라볼 정도로 오랫동안 시간이 흘렀다.

아무쪼록 이 책이 독자 여러분의 미래에 많은 도움이 될 수 있는 책이 되기를 소망하며, 이 자리를 빌려 이 책을 함께 작업하신 정성환 교수님, 김경섭 교수님, 정회경 교수님께 진심으로 감사를 드린다. 한편으로 교정 과정에서 완벽을 기했던 역자 때문에 엄청 고생했던 홍릉과학출판사 편집팀에게 미안함과 감사를 전한다.

2016년 12월

대표역자 이문호

차례

Part Ⅰ 영상처리 소개

차례

Part II
영상처리의 기초 개념

Part III

영상 분석

차례

Part Ⅳ
의학 응용과 후속 개발

Appendix

Part Ⅰ

영상처리 소개

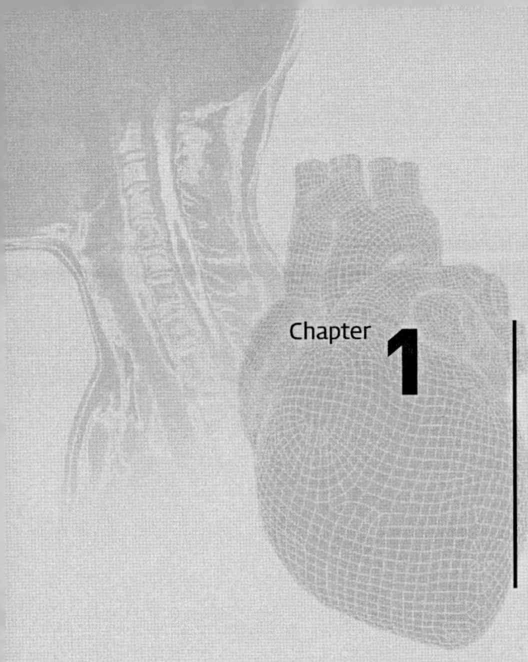

Chapter 1 소개

살펴보기

영상시스템은 다양한 형태인 물체의 입력 신호에 응답하는 출력 영상을 구성한다. 여러 가지 방법으로 분류할 수 있다. 예로 방사선이나 사용되는 분야, 연구특성 혹은 영상이 직간접적인 형태인지 여부에 따른다. 의학영상 시스템은 예를 들어 환자 신체의 다양한 특성에서 발생하는 입력 신호, 즉 X선 또는 초음파반사의 감쇠를 취한다. 결과 영상은 아날로그로서 연속적일 수 있고, 이산이면 디지털일 수 있다. 전자는 디지털화로 후자로 변환될 수 있다. 도전과제는 입력 신호의 정확한 표현인 결과 영상을 얻은 후, 결과 영상을 분석하고 가능한 대로 영상에서 많은 진단 정보를 얻음에 있다.

학습목표

제1장을 읽고 난 후에, 다음과 같이 할 수 있다.

1. 디지털 영상시스템의 폭과 범위 인식
2. 서로 다른 기준에 따라 영상시스템 분류
3. 아날로그와 표본화, 디지털 영상 구분
4. 디지털 영상화의 장점 인식
5. 범용 디지털 영상처리 시스템의 구성요소 기술
6. 영상처리의 다양한 기초와 관련된 작업 요약
7. 다양한 분야에 있는 디지털 영상처리 응용 예시 나열

1.1 영상시스템

인간이 환경을 인지할 때 사용하는 오감인 시각, 청각, 촉각, 후각, 미각 중에서 시각은 매우 강력하다. 영상 형태를 받아들이고 분석하는 것은 인간이 깨어있는 동안 이루어지는 뇌의 일상적인 활동 중 큰 부분을 차지한다. 실제로 인간 뇌 활동의 99% 이상은 시각피질의 영상처리와 관계가 있다. 공자가 "백문불여일견(百聞不如一見)"이라고 했으며 이것을 과소평가했음을 알게 된다.

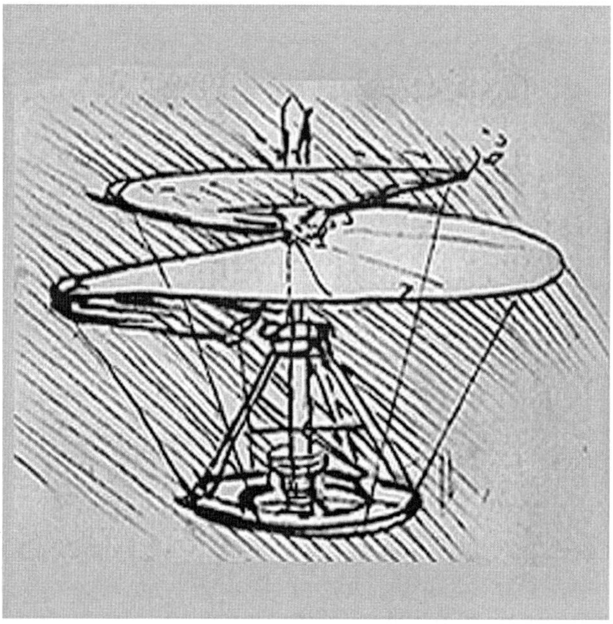

그림 1.1 레오나르도 다빈치의 헬리콥터 개념

더 정교한 수준에서, 인간은 영상을 만들고, 기록하고, 전달한다. 과학 초기부터 연구자는 관찰한 것은 물론 심지어 그림을 이용한 개념을 기록하려고 시도했었다. 레오나르도 다빈치는 동시대에 있어서 시각적 영상의 주된 옹호자였으며, 레오나르도 다빈치는 글로 적은 단어들을 뛰어넘는 도해의 절대적인 선례를 남겼다(그림 1.1).

최근에, 기술은 시각적 관찰 가능성을 엄청나게 확장했다. 사진술은 객관적으로 영상을 기록하고, 나중을 위해 장면들을 보존하고, 반복하고 아마도 매우 주의 깊게 조사한다. 망원경과 현미경은 인간 시각 범위를 매우 넓혔으며, 대단히 다른 크기를 갖는 물체를 시각화할 수 있게 한다. 기술은 인간 눈의 타고난 제약조차 보완할 수 있게 한다. 인간 눈은 전자기 스펙트럼 안의 아주 협소한 범위인 주파수만 받아들인다(그림 1.2). 요즈음 감지기는 "보이는" 주파수의 협소한 범위 밖에 있는 전기장 복사선인 감마선과 X선부터 적외선과 자외선을 통해 전파까지를 감지할 수 있다.

■ **표 1.1** 복사선 유형 혹은 분야에 따른 영상시스템 분류

복사선 유형 혹은 분야	예
전자기파	무선, 마이크로파, 적외선, 가시광선, 자외선, (연) X선
다른 파	물, 수중음파, 지진파, 초음파, 중력파
입자	중성자, 양성자, 전자, 중이온, (경질) X선, 감마선
준정적 분야	기하학, 생체자기, 생체전기, 전기임피던스

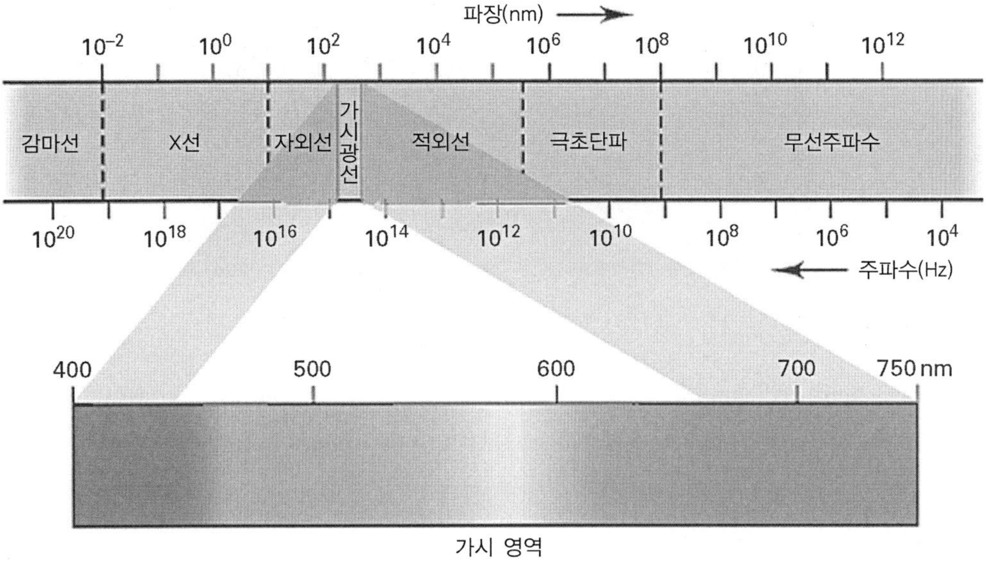

■ **그림 1.2** 광자의 에너지 또는 주파수에 따른 전자파 스펙트럼. 컬러 화보 참조(p.191)

영상은 서로 다른 형상 메커니즘을 이용해 물체의 다양한 종류로부터 만들 수 있으므로, 결국 여러 가지 다른 기준에 따라 영상시스템을 분류할 수 있다. 표 1.1에서 영상을 만들 때 사용하는 복사선이나 분야 유형에 따라 시스템을 분류한다. 영상시스템에서 전자기 복사선을 가장 자주 사용한다. 무선주파수 대역은 천문학과 자기공명영상(MRI)에서 쓰인다. 극초단파는 가시광선을 이용한 영상을 방해하는 구름과 대기 상태를 관통할 수 있는 레이더 영상에 사용된다. 현미경 관찰, 원격 탐사와 산업 검사를 포함한 많은 시스템이 가시광선과 적외선을 이용한다. 형광현미경검사에서 자외 복사선을 사용하며, 예로 X선은 의학진단작업에서 사용되고, 산업영상에서는 제조적인 결함을 감지하며, 천문학에도 사용된다. 고에너지 (경질) X선와 감마선 같은 더 강력한 전자기 방사선의 파장은 매우 짧고, 더 작고 그만큼 더 세밀하게 나타날 수 있다. 전자를 입자처럼 종종 생각하지만, 파와 같은 특성을 역시 가진다. 전자의 파장은 가시광선의 파장보다 훨씬 더 작으며, 전자 현미경은 10,000배 이상의 배율로 훨씬 더 작은 세밀한 것을 볼 수 있게 한다. 반면 광학 현미경은 1,000배 정도의 이론적인 한계가 있다. 저주파수(~100 Hz)인 음파는 석유와 가스 매장 층을 감지하는 지진 영상법에 사용되며, 고주파수(~MHz)인 초음파는 의

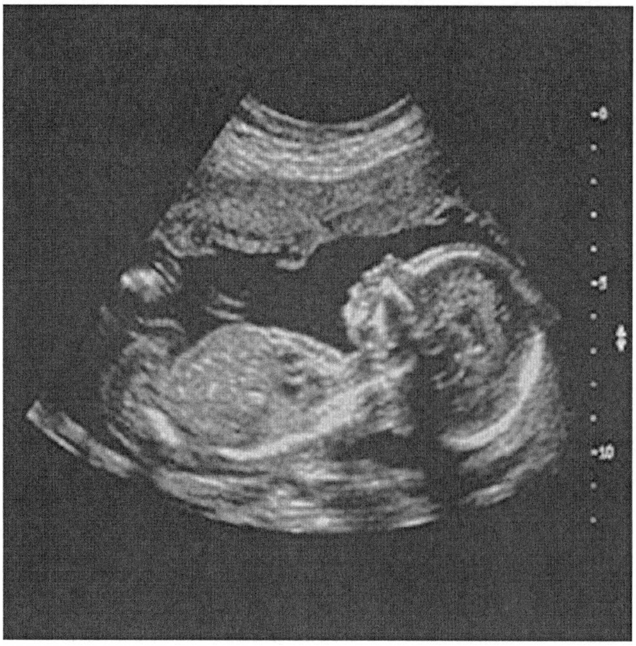

그림 1.3 태아 초음파 영상

학 영상법에 사용되며, 특히 산과학에서 태아의 건강 상태를 조사한다(그림 1.3).

고정이나 혹은 거의 고정적(준정적)인 분야에서 영상법을 사용할 수 있다. 전자 임피던스 단층 영상법에서, 표면 전극 배열에 전압을 적용한 결과인 전기장을 신체 내부에 설정하므로, 내부 장기의 영상화를 할 수 있게 한다.

영상시스템을 분류하는 다른 방법은 물체의 특성에 따르며 다방면에서 이용된다(표 1.2). 예로 인간의 시각 경로에 진입하는 빛은 자체 발광 물체 혹은 물체에 반사된 빛이거나 물체를 통해 전송된 빛 중에서 나온다. 천문학 영상은 방사 영상으로서, 서로 다른 주파수를 통해 물체가 방출한 빛의 스펙트럼 에너지 분포와 관계가 있다. 다른 경우, 인간의 눈에 들어가는 빛은 장면에서 반사된 빛의 스펙트럼 에너지 분포로 나타나는, 조명과 장면 내 물체의 광학 반사 생성과 관계가 있다. 빛을 전달하는 물체의 경우 관찰된 스펙트럼 에너지 분포는 물체의 조명과 투과 생성에 달려 있다. 핵의학 영상법에서 체내에 방사선 물질을 주사하거나 섭취한 경우 원시의 농도와 위치를 특성화하는 감마선을 내뿜는다. 레이더 영상법과 의학 초음파는 반사율 특성에 기반을 둔다. 그리고 X선 영상은 물체를 통과하는 X선 투과율에 의존하는 방사선 사진을 만든다. 다른 특징들도 영상을 생성할 때 이용될 수 있다. 예로, 위상차 현미경은 객체의 굴절 특징을 이용하고, 기상 레이더는 산란 특징을 이용한다.

■ **표** 1.2 물체의 특성에 따른 영상시스템의 분류

특성	예
원시강도	천문학 영상법, 형광현미경 검사
농도	핵의학, MRI(스핀 밀도)
파진폭	지진학
전계 강도	생체자기와 지자기 영상법
광반사율	사진술, 원격탐사
극초단파 반사율	레이더
음향반사율	의학초음파, 소나
감쇠	변속 X선, 필름밀도계측
굴절률	위상차현미경
산란특성	의학초음파, 기상레이더
전자기적특성	임피던스 단층촬영술, MRI(자화와 스핀완화)
표면높이	레이저 거리측정, 지형학

직간접적 영상시스템 간에서도 다른 차이점이 나올 수 있다(표 1.3). 직접적인 영상법으로 얻은 데이터는 쉽게 영상을 식별할 수 있는 반면, 간접적인 영상법에서 관찰한 영상은 활용하기 전에 데이터처리나 복원 단계를 거쳐야 한다.

■ **표** 1.3 영상시스템을 직간접적 시스템으로 분류

		예
직접적인 영상법	병렬 획득	인간의 눈, 전자(즉, 디지털) 카메라, 광학현미경, 광학망원경, 섬광 카메라
	순차 획득	주사 미소 농도계, (공초점)주사현미경, 의학감마 카메라
간접적인 영상법		필름 카메라, X선 CT, SPECT와 PET, MRI, 홀로그래피, 합성개구레이더(SAR)

직접적인 영상법은 영상을 전체적으로 획득했는지에 혹은 부분적으로 순차 획득했는지에 따라 더 세분화 될 수 있다. 간접적인 영상법은 사진 필름을 유제에 보관하고, 필름의 화학 현상에 따라 관찰하도록 만든 영상, 컴퓨터 촬영술(CR)에 사용하는 사진증진 형광 영상판을 높은 에너지로 트랩에 저장된 원자가전자로 구성된 영상, 레이저 광으로 영상 판을 자극해 관찰 가능하도록 렌더링(rendering)해서 디지털화한 결과 영상, 그리스어인 tomos에서 따온 단면으로서, 단면 영상을 만드는 기초 데이터를 광범위한 처리가 필요한 단층촬영술(tomography) 영상을 포함한다. 단층촬영은 X선 컴퓨터 단층촬영(CT)(그림 1.4), 단일 광자 방사 컴퓨터 단층촬영(SPECT)과 양전자 방사 컴퓨터 단층촬영(PET), 자기공명영상(MRI)과 3차원(3D) 초음파 같은 방사 촬영을 포함한다.

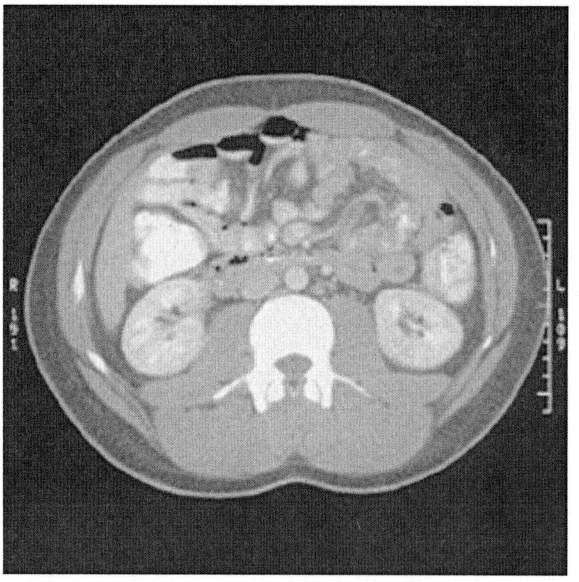

그림 1.4 수백 개의 개별 1차원 투영으로 복원한 신장 수준의 복부 CT 영상

간접적인 영상법의 단점은 데이터를 잡아내서 관찰 가능한 영상을 취득할 때까지 생길 수 있는 열화 사이에서 시간이 걸릴 수 있다. 여기서 열화는 이때 발생할 수 있는 예로 열, 습도나 사진 유제에 영향을 주는 빛 노출 혹은 영상 판의 트랩 밖으로 전자 열 누출을 들 수 있다. 간접적인 영상법의 장점은 최종 영상이 주로 디지털이라는 점이다.

1.2 물체와 영상

실제 물체는 하나 이상의 연속적인 변수의 함수로 간주할 수 있다. 예로 하늘에 있는 별의 위치는 두 각도로 지정할 수 있으므로 별은 2차원 함수이다. 핵의학의 관심 물체는 방사성 물질의 3차원 분포이므로, 즉 3차원 함수로 기술할 수 있다. 만약 그 분포가 시간이 지남에 따라 바뀐다면, 4차원 함수가 필요하다. 3차원 함수에 시간을 더한다.

영상시스템은 물체로부터 반사되거나 전자기 방사선으로 투과 같은 **입력 신호**를 감지하거나 반응하여 **출력 신호**나 영상을 만든다. 방사선을 사진 필름에 초점 맞추면 감지되는데, 예로 연속적으로 바뀌는 음영이나 컬러로 구성한 영상을 생기게 하여 아날로그로 인식한다. 그레이스케일 사진 영상은 흡광도 혹은 위치가 있는 밝기의 2차원 함수이다. 물체가 움직일 수 있다면, 영상은 노출 시간의 평균이다. 컬러 영상은 세 가지의 2차원 함수로 표현되며, 필름에서는 각각 세 컬러 유제인 빨강, 녹색과 파랑 중 한 농도에 해당한다. 영상이 센서인 사진 유제의 할로겐화는 입자 수준에서 연속적이 아님(즉, 아날로그)이 주장될 수 있지만, 이들의 규모는 인간 눈의 인지 수준보다 상당히 낮다.

최근에 디지털 스틸과 비디오카메라에 들어간 작은 고체상태의 전자탐지기가 출현함에 따라 2차원 배열로 구성된 센서를 사용해 방사선을 잡아내는 옵션이 존재한다. 초점면에 놓인 센서배열은 노출시간 동안 각 센서에서 받아들인 방사선의 적분에 비례하는 출력을 생성하며, 이 값은 장면을 표현하는 2차원 행렬의 항목이 되며 표본화된 영상이라고 한다. 아직은 디지털 영상이 아니다. 센서들의 용이한 물리적 배치는 수집된 데이터를 배열에 넣지만, 그 값 자체는 여전히 적분이며 연속적이다. 해당 영상이 디지털 영상이라고 하기 전에 이산 스케일로 양자화해야 한다. 디지털 영상은 이산값의 배열로 표현할 수 있으며, 컴퓨터 내부에서 저장하고 조작할 수 있도록 처리한다.

영상시스템은 연속적인 입력 신호에 응답해 연속적이거나 아날로그 출력 영상을 만드는 연속을 연속으로 처리하는 시스템과 연속적인 입력 신호에 응답해 이산, 즉 디지털 출력 영상을 만드는 연속을 이산으로 처리하는 시스템 중 하나이다. 단층촬영 영상은 노출하는 시간 동안 수집된 많은 1차원인 뷰나 투영으로 복원한다. X선 컴퓨터 단층촬영(CT) 영상은 연속을 이산으로 처리하는 영상시스템의 한 예로서, 이산 센서로 수집된 투영 데이터의 집합으로부터 디지털 영상을 생성하는 컴퓨터 복원을 이용한다.

컴퓨터의 출현으로 양적인 처리와 이미지의 분석에 대한 굉장히 새로운 가능성이 열렸는데, 연속적인 함수에 비해 이산값 배열을 표현할 수 있기 때문이다. 아날로그 영상인 경우, 디지털화로 알려진 두 단계 처리로 디지털 영상으로 변환할 수 있다. 래스터 방식에서 행의 상단 왼쪽에서 하단 오른쪽 방향으로 영상 주사를 수반한다(그림 1.5). 이 영상은 표본화되고(즉, 반사나 투과된 빛의 총량 판독은 동일한 간격의 위치에서 이루어지며, 결과 화소의 크기를 정의한다.), 판독은 양자화된다. 즉, 화소값의 유한 집합 중 하나에 할당된다. 이제 영상은 디지털이다.

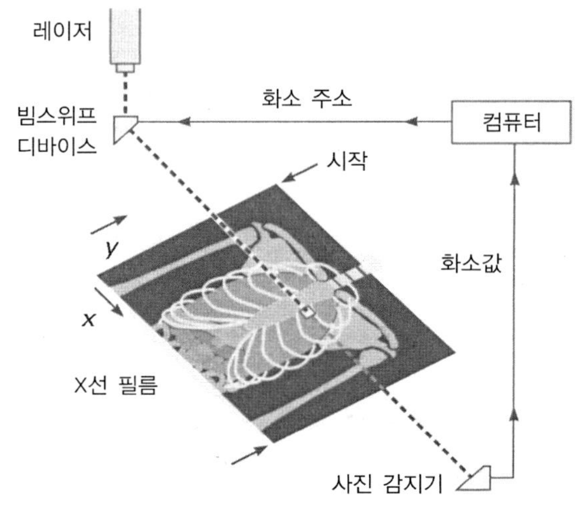

그림 1.5 래스터 방식의 아날로그 영상 주사

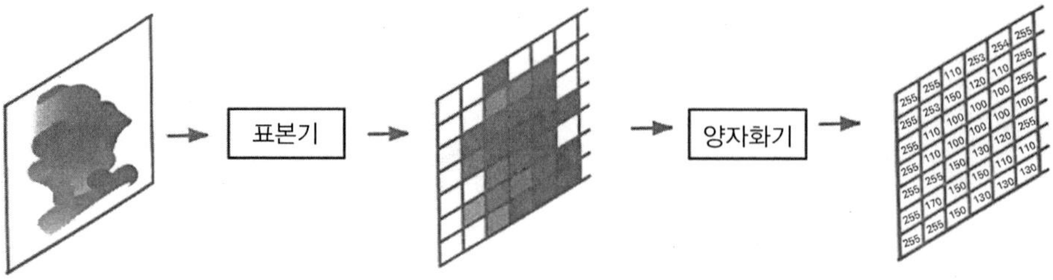

그림 1.6 아날로그 영상과 디지털화된 영상 간의 관계

많은 디지털 영상들은 검은색부터 흰색까지인 256개의 그레이레벨을 가진다. 이는 이진법으로 8비트(즉, 1바이트)로 매길 수 있는 레벨 수이다. 밝기(그레이) 레벨을 저장하기 위해 컴퓨터 메모리의 한 바이트에 할당하고, 0000 0000을 검정색으로 1111 1111(십진수로 255)을 흰색으로 할당해 총 256 그레이레벨로 함이 편리하다. 결과 영상은 8비트 깊이라고 한다.

저장의 큰 단위는 다음과 같이 포함한다.

- 킬로바이트(KB) = 십진수 1024(혹은 2^{10}바이트).
- 메가바이트(MB) = 1024 KB(혹은 2^{20}바이트).
- 기가바이트(GB) = 1024 MB(혹은 2^{30}바이트).
- 테라바이트(TB) = 1024 GB(혹은 2^{40}바이트).

표준 CD-ROM은 약 700 MB를 저장할 수 있으며, 양면 이중 DVD들은 약 17 GB를 갖는 반면 HD-DVD와 블루레이 디스크는 약 50 GB를 가지며 컴퓨터 하드디스크는 일반적으로 수백 GB를 가진다.

영상을 처리하고 분석하는 능력은 디지털 영상의 주된 장점이다. 완벽한 복사를 보장하는 오류 검사를 수반하므로 복사 횟수도 무한하다. 추가적인 장점으로는 컴퓨터 모니터에 표시하고 원하는 만큼 개조하기 쉽고, 예로 CD-ROM 또는 DVD에 쉽게 저장할 수 있고, 인터넷이나 위성을 통해 컴퓨터 간에 전송하는 능력, 저장 공간에 저장할 때나 통신시간을 줄이기 위해 압축할 수 있는 옵션 등이 있다. 이런 많은 장점들은 특별히 의료영상과 관계가 있다. 부피가 큰 X선 필름과 달리 물리적인 공간을 절약할 수 있음은 분명한 장점이며, 필름이 필요없는 영상으로의 전환은 화학공정 비용을 절감하는 효과를 거두었다. 병원들은 차츰 이른바 PACS(의료영상저장시스템) 혹은 RIS/HIS(방사선/병원 정보 시스템) 중 하나에 디지털 영상시스템을 연결하고 있으며, 환자 진단과 영상을 덧붙인 청구서 세부항목이 들어 있다.

1.3 디지털 영상처리 시스템

완벽한 디지털 영상처리 시스템(그림 1.7)은 하드웨어(장비)와 소프트웨어(컴퓨터 프로그램)로 구성되며 다음과 같이 할 수 있다.

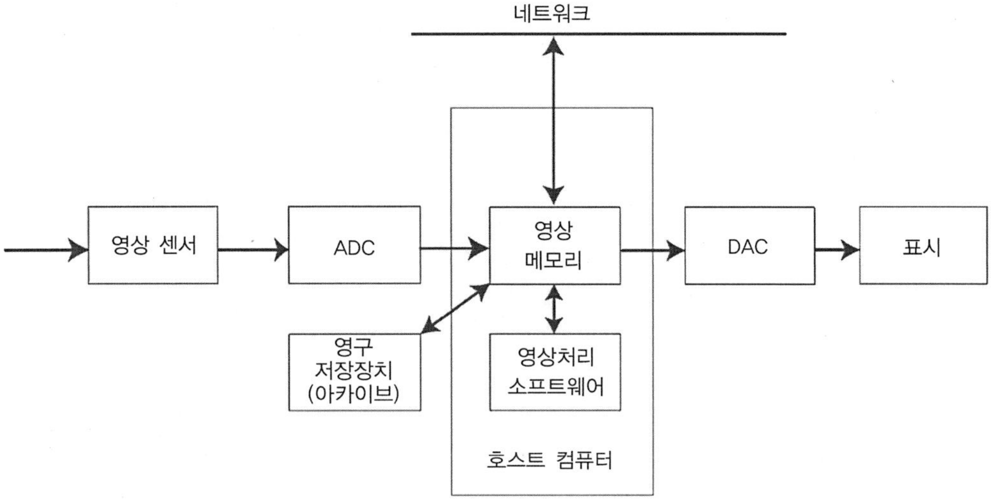

그림 1.7 디지털 영상처리 시스템

(i) 영상을 취득한다. 방사선이나 전기장을 탐지하는 적절한 센서를 사용해서 가능한 최적인 방법으로 물체의 관심특징을 포착한다. 만약 감지된 영상이 연속적, 즉 아날로그라면, ADC(아날로그-디지털 변환기)로 디지털화해야 한다.

(ii) 영상을 저장한다. 랜덤 액세스 메모리(RAM)로 알려진 쓰고 기록할 수 있는 메모리 디바이스를 이용해 작업 영상 보관소에 임시로 저장하거나, 자기매체(즉, 플로피 디스크 또는 컴퓨터 하드디스크 메모리)를 사용하고, 광학매체(즉, CD-ROM 또는 DVD)나 반도체기술(플래시 메모리장치)을 사용한다.

(iii) 조작한다. 즉, 영상을 처리한다.

(iv) 영상을 표시한다. 이상적으로 텔레비전이나 컴퓨터 모니터에 영상을 표시한다. 여기서 연속적인 변화 선으로 구성한다. 즉 아날로그, 명도이다. DAC(디지털-아날로그 변환기)에 의한 아날로그 비디오 표시 신호 생성이 필요하다.

대부분 조작이나 처리 작업에 흥미를 느낄 수 있는데, 이 책에서 기본적으로 넓게는 다섯 가지로 분류한다. 즉, 영상 개선, 복원, 분석, 압축과 합성이다(표 1.4). 각 분류에 특정 대표 작업들이 들어 있다.

표 1.4 디지털 영상처리 분류와 작업 예

분류	작업 예
영상 개선	밝기조절, 대비도 개선, 영상평균, 컨벌루션, 주파수영역 필터링, 에지 개선
영상 복원	측광 수정, 역필터링
영상 분석	분할, 특징 추출, 물체 분류
영상 압축	무손실과 손실 압축
영상 합성	단층촬영, 3D 재구성

영상 개선은 관찰자 입장에서 더 낫게 보이거나 혹은 주관적인 현상이나 후속 처리 단계에서 더 잘 수행하여 결과 영상을 만든다. 영상이 너무 어둡거나 밝다거나 대비라면, 영상의 밝기를 조절하고, 약간의 회색만으로 이루어 졌다면, 즉 탈색했다면 대비를 개선한다. 아니면, 잡음이나 반점이 많이 들어간 영상을 부드럽게 하거나, 에지를 많이 쉽게 볼 수 있도록 영상을 뚜렷화한다.

영상시스템에서 영상의 중요한 부분을 종종 열화한다. 영상 복원은 열화를 반전할 때 사용된다. 고르지 않은 조명, 입력(자극)에 비례하지 않은 출력(응답)을 만드는 비선형 감지기, 빈약한 렌즈 초점이나 전자광(그림 1.8)으로 인해 일어나는 왜곡, 즉 "오목 일그러짐"과 "볼록 일그러짐" 왜곡, 취득하는 동안 물체 이동과 원치 않은 잡음(그림 1.9) 같은 효과를 반전할 수 있다. 영상 복원의 요점은 열화를 모델링한 후, 반전하는 역 연산을 사용한다.

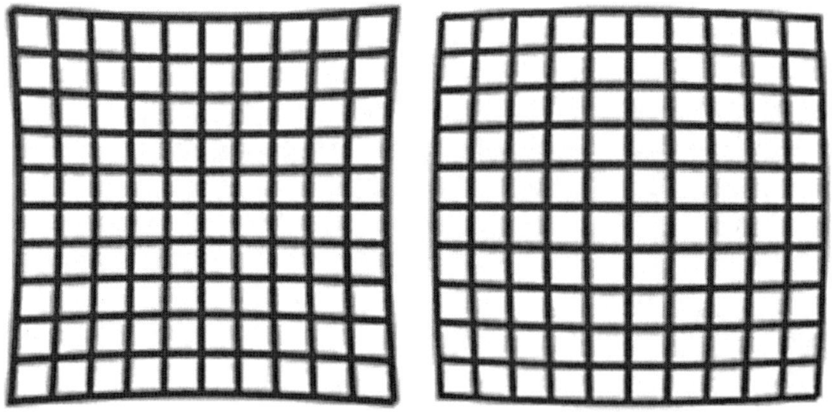

(i) (ii)

그림 1.8 (i) 오목 일그러짐과 (ii) 볼록 일그러짐 왜곡을 보여주는 정사각형 물체 영상

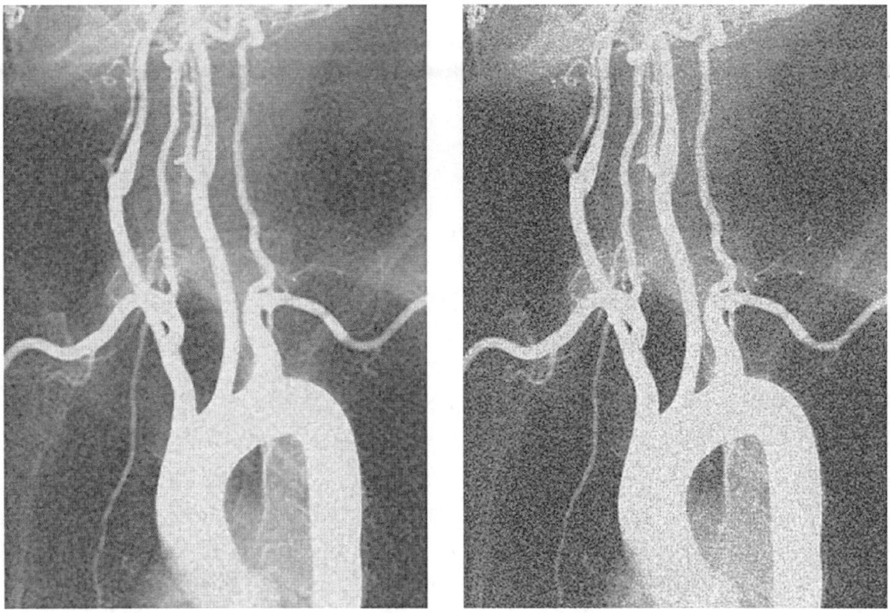

(i) (ii)

그림 1.9 (i) 잡음이 있는 형광투시영상과 (ii) 많은 잡음을 제거한 후의 복원 영상

영상 분석은 영상 내 물체를 측정하며, 자동으로 함이 바람직하며 그룹 또는 군집으로 할당함을 수반한다. 일반적으로 이 처리는 받침에 있는 물체의 관심을 격리(영상 분할로 알려져 있음)부터 시작해서, 크기, 모양과 질감 같은 여러 특징을 측정한다. 그런 후에 특징에 따라 그룹으로 분류한다. 새로운 특징이 각 그룹의 오차 범위에 떨어지는지 아니면 바깥에 있는지에 따라 특정 그룹에 속하거나 그렇지 않도록 해 분류할 수 있다. 후자 처리는 분류 혹은 패턴 인식이며, 예로 양성이나 악성인 병변을 분류하여 유방 영상 내 의심스러운 미세석회화 군집에 있는지 사용하는 것이다.

영상 압축은 영상을 나타날 때 필요한 데이터의 양을 줄인다. 영상은 큰 크기의 파일이 필요하며, 예로 512×512로 구성된 화소들은 약 1/4 MB의 공간이 필요하다. 텍스트인 40페이지 문서와 비교할 수 있다. 압축은 파일의 크기를 줄이므로 더욱 효과적으로 영상을 저장하며, 예로 전화통신을 통해서 짧은 시간에 전자적으로 전송할 수 있다. 영상에 불필요하거나 반복적인 정보가 들어 있는 경향이 있기 때문에 압축 가능하다. 대체 저장책은 정보를 더욱 효과적으로 즉, 더 작은 파일로 저장할 수 있고, 압축해제 알고리즘은 원본영상 데이터를 탐색할 때 사용할 수 있다. 모든 데이터를 압축해 보존했다면, 다른 코딩이긴 해도, 압축은 무손실이다. 의학영상에서는 의무이다. 손실 압축 기술로 얻은 매우 작은 영상파일(즉, 아주 큰 압축)은 원본 영상의 모든 데이터들을 보존하지 않겠지만, 그럭저럭 괜찮은 품질의 영상을 유지할 수 있다.

영상 합성은 다른 영상이나 영상이 아닌 데이터로부터 새로운 영상을 생성한다. 좋은 예로는 X선 컴퓨터 단층촬영의 경우, 투영 데이터로부터 단층촬영 영상인 축 혹은 "단면"을 재구성한다.

영상처리는 한 단계만 처리하지 않는다. 일반적으로 관찰된 장면의 관심 데이터를 추출하기 위해 여러 단계를 번갈아 수행할 필요가 있으며, 처리 단계의 체계는 분명하다. 즉, 개선은 복원보다 앞서며 복원은 분석보다 앞에 있다. 종종 순차적으로 수행하지만 매우 정교한 작업은 피드백이 필요하다. 즉, 상위 처리 단계는 매개변수를 선행 단계로 넘기고, 그 처리는 몇몇 상호작용 반복(interactive loop)을 가진다.

영상처리와 컴퓨터 그래픽스는 동일한 지식 기반을 사용한다. 영상처리는 모양이나 구조에 관한정보를 얻기 위해 특정 센서로 취득한 영상을 조작하며, 컴퓨터 그래픽스는 반대다. 컴퓨터 그래픽스는 반대이다. 즉, 모양 또는 구조에 관한 지식으로부터 현실적인 영상을 생성하려고 시도한다. 앞으로, 멀티미디어의 중요성이 증가하므로, 두 분야가 더욱 더 밀접해짐을 기대할 수 있다. 이 융합으로 명명된 시각적 컴퓨팅은 상호작용하고 시각 물체 조작으로 영상을 제어할 수 있을 것이다.

1.4 디지털 영상처리 응용

디지털 영상처리는 사실상 여러 학문 분야에 걸친다. 광학, 고체물리학, 전자공학, 컴퓨터 아키텍처, 소프트웨어 설계, 대수학, 통계학, 그래프이론 등 그 이상의 학문의 아이디어와 기술을 이용하며, 모든 분야의 자연과학과 기술학과에 적용한다. 영상처리 기술의 지식뿐만 아니라 응용분야의 지식이 특정 문제점에 대한 최선의 해법을 얻기 위해선 필요하다.

응용은 많으며 끊임없이 증가하고 있다. 표 1.5는 다양한 예를 보여주지만 모든 예를 보여주지는 않는다. 영상처리는 전통적인 측정법을 사용해서 적합하게 접근할 수 없는 복잡한 현상을 조사할 수 있음을 보여준다. 비록 영상처리와 분석 기술이 범용적이지 않더라도, 의학영상 시스템이나 세부원칙으로 얻은 의학영상에 대부분 응용한다. 이 응용은 수술로 몸을 열지 않고 광섬유나 내시경 같은 것을 몸에 넣음으로써 비외과적으로 인간의 몸 내부를 볼 수 있고 질병을 진단하는 방법을 제공한다.

표 1.5 다양한 분야에 있는 영상처리 응용 예

분야	예
의학진단영상	몸을 통과한 X선의 전송을 이용한 투영 방사선촬영과, X선 컴퓨터 단층촬영(CT). 조영전과 조영후 간의 영상을 뺌으로써 개선된 혈관 영상을 생성하는 디지털 감산 혈관 조영술(DSA), 유방연조직의 이미지를 생성하는 유방조영술 체내에 주입된 방사성 표지자로부터 방출된 감마선을 사용하는 핵의학, 평면 섬광 조영술과 방출 컴퓨터 단층촬영(SPECT와 PET) 포함. 체내의 초음파 반사를 이용한 초음파 영상 거대한 자기장 내 스핀 시스템의 세차를 이용한 자기공명영상(MRI). 기능적 MRI (fMRI) 포함. 다중 모달영상 등록
생물영상	3차원 게놈 위상기하학 분석, 분류와 매칭 세포 유형과 형태학의 자동계산과 분류 저속촬영의 시퀀스를 이용한 성장률 측정 운동 단백질의 움직임분석을 위한 운동성 분석
인간-기계 인터페이스	몸짓과 수화 인식
법의학과 법률집행	지문분석, 얼굴인식, 서명 검증을 위해 사용하는 영상 개선, 자동화된 패턴인식과 분류 범인식별용 얼굴사진과 증거를 구성하기 위한 데이터베이스 DNA 매칭 번호판 자동 판독
자동화와 로봇공학	부분 자동 인식, 품질 점검과 공정감시를 위한 비전 시스템 가상현실과 증강현실
문서처리	큰 서류를 관계 데이터베이스에 저장하기 위한 스캐닝, 파일보관 압축, 전송 스캔한 문서를 변환하는 광학 문자 판독기(OCR) 예) 은행수표, 편집 가능한 텍스트파일에 넣기
국방/군사	정찰영상자동으로 해석하기 위한 이미지 개선과 패턴인식 예) 부대이동, 미사일개발 미사일유도 시스템을 위한 대상 추적 폭발 피해 추정
재료연구	질감 같은 특징을 이용한 구성요소와 불순물 자동계산과 분류 고등감각인지를 위한 3차원 영상을 만드는 표면과 구조적 렌더링
사진술/영화촬영술	영상 개선, 조합, 워핑과 모핑 같은 특수효과, 합성 장면 제작 비디오보관과 전송
출판	매우 효율적인 레이아웃으로 데스크톱출판 보조 개선된 색분리와 인쇄
원격탐사	작물수확을 분석하고 환경손실을 가늠하기 위한 분광 영상 내 지표면분석 스펙트럼의 가시광선과 적외선 대역인 영상을 이용한 날씨관찰 및 예측
통신	파일 압축 원격화상회의, 영상 전화
우주탐험	위성과 우주 로버 사진에 기반을 둔 지형 렌더링
천문학	허블 망원경으로부터 온 왜곡된 영상에 대한 영상 개선과 복원 태양 폭발과 다른 우주현상을 자동탐지

연습문제

1.1 아날로그 영상을 뛰어넘는 디지털 영상의 다섯 가지 장점을 나열하라.

1.2 물체의 어떤 특징이 다음과 같은 영상을 만들 때 물체의 어떤 특징을 이용하는가?
(1) 의학 초음파영상
(2) CT 영상
(3) MRI 영상
(4) 핵의학 영상
(5) 임피던스 단층촬영 영상

1.3 다음 예제에 해당하는 영상처리 작업이 어떤 부분인가?
(1) 단층촬영 재구성
(2) 왜곡제거
(3) 패턴 인식
(4) 에지 개선
(5) 잡음제거
(6) 밝기조절

1.4 직접적인 영상시스템과 간접적인 영상시스템을 구분할 때, 각 시스템을 예를 들어 설명하라.

1.5 각 512×512 화소가 있고, 각 화소를 저장할 때 1바이트가 필요하다면, 얼마나 많은 영상을 (i) 1.4 MB 용량의 3.5인치 플로피 디스크, (ii) 700 MB 용량의 표준 CD-ROM, (iii) 4.7 GB 용량의 DVD-ROM에 저장할 수 있는가?

1.6 회색 음영의 몇 종류를 한 영상에 (i) 8비트 깊이 (ii) 12비트 깊이 (iii) 16비트 깊이에 나타낼 수 있는가?

1.7 디지털화된 영상에서 공간 해상도와 밝기(그레이스케일)해상도 간의 차이점을 설명하라.

Chapter **2**

영상시스템

살펴보기

인간의 시각경로와 컴퓨터 영상시스템 간의 유사함이 자주 발견되며, 이런 접근 방법의 유용성과 한계를 인식함이 중요하다. 컴퓨터는 디지털 영상만 처리할 수 있으므로, 컴퓨터가 데이터를 읽어 인식하도록 처리해야 하므로 이런 과정을 디지털화라고 한다. 디지털화의 단계와 결과 영상의 품질에 영향을 끼치는 부분을 이해함이 중요하다.

학습목표

제2장을 읽고 난 후에, 다음과 같이 할 수 있다.

1. 인간의 시각경로를 기술하고, 해당 특징들을 요약
2. 인간의 시각경로와 필름 및 반도체 센서들의 성능 비교
3. 영상 디지털과 관계된 두 과정 설명
4. 미표본화의 문제점 인식
5. 디지털 영상의 특징 파악
6. 디지털 영상의 품질에 영향을 끼치는 요인 요약
7. 점확산함수(PSF)와 변조전달함수(MTF)가 영상시스템을 어떻게 특정 짓는지 설명
8. 영상시스템에서 잡음의 근원 설명
9. 영상의 신호대잡음비 측정
10. 트루 컬러와 인덱스 컬러 영상 구분
11. 의사 컬러를 사용하는 영상 애플리케이션 확인

2.1 인간의 시각경로

효율적인 영상처리시스템을 설계하려면 눈을 구성하는 인간의 시각경로와 연관된 신경 및 뇌의 일부를 이해함이 중요하다.

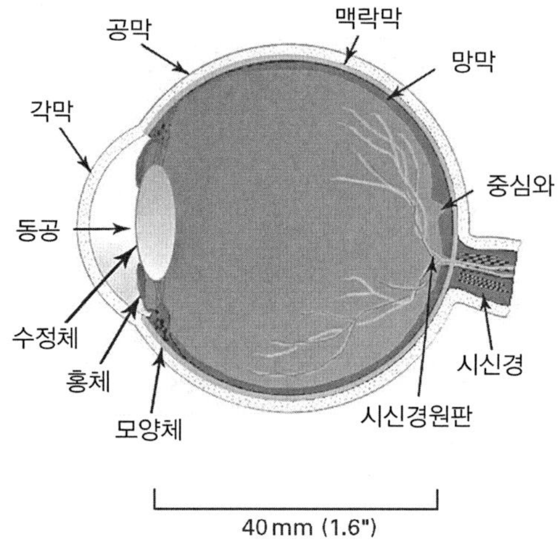

그림 2.1 일반적인 인간 눈의 횡단면

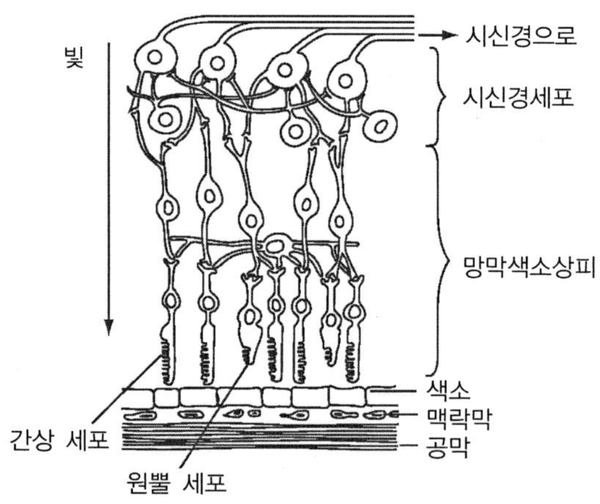

그림 2.2 인간 눈의 광수용기 구조

인간 눈은 거의 구 형태이며 평균 지름은 약 40 mm이다(그림 2.1). 인간 눈은 동공을 통해 들어오는 가시광선 정보를 해석하기 위해, 시신경을 통해 뇌에 전송할 수 있는 전기 충격으로 전환시킨다. 자세하게 말하면, 각막에 굴절된 가시광선이 동공으로 들어간 후, 나중에 눈의 가장 안쪽에 있는 막인 망막에서 뒤집어진 영상을 형성하도록 수정체로 다시 굴절한다. 망막은 여러 층으로 구성하며, 이중 하나인 망막색소상피는 빛을 감지하고 감지한 빛을 시신경에서 뇌로 전달하는 전기 충격으로 전환할 수 있는 광수용기를 갖는다. 광수용기에 두 종류인 간상체와 원추체가 있다(그림 2.2). 간상체는 모든 층에 약 일억 개 정도 분포해 훨씬 많으며, 원추체보다 빛에 더욱 민감하다. 원추체는 약 6~7백만 개 정도로 훨씬 적고, 대략 180000 mm^{-2} 정도에 근사하며, 중심와, 즉 약 1.5 mm의 직경인 망막의 중심근처에 있다. 세포의 복잡한 교차결합은 정보가 망막을 떠나기 전에 몇 가지 기본적인 처리 가능하다. 시신경이 망막을 떠나는, 광수용기가 전혀없는 부분이 있는데, 이는 시신경 원판이라고 알려져 있으며 시야의 맹점인 이유가 된다.

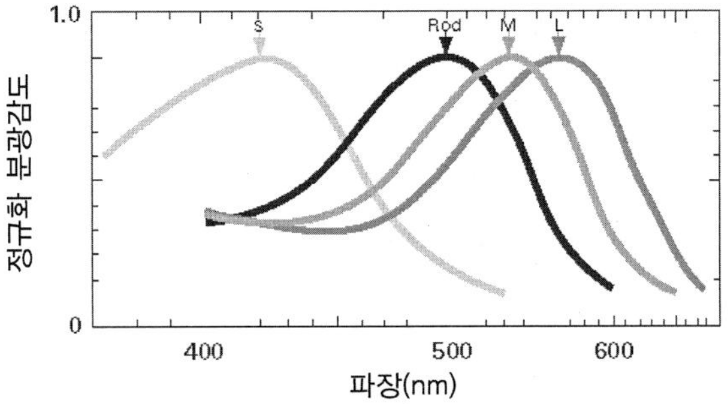

그림 2.3 간상체와 원추체 분광감도(각각의 곡선들이 같은 피크 높이에 정규화했음을 주목하자)

약 498 nm인 파장에서 최대 감도를 갖는 간상체는 청록색빛에 민감하다. 빛의 세기만을 감지할 뿐 색깔을 감지하지 못한다. 여러 개의 간상체는 한 신경에 연결되어 있기 때문에 정밀한 세부 항목을 잘 포착할 수 없다. 간상체는 빛세기가 낮은 환경에서 작용할 수 있으므로 야간시력을 위해 필수이다. 컬러로 볼 수 있게 하는 세 가지 종류의 원추체가 있는데, 약 564 nm의 최대 감도를 갖는 L-원추체(빨강 혹은 긴파장), 약 544 nm의 최대 감도를 가는 M-원추체(초록 혹은 중간파장)와 약 437 nm의 최대 감도를 갖는 S-원추체(파랑 혹은 짧은 파장)의 감도가 겹친다(그림 2.3).

2.1.1 눈의 밝기 반응

망막 내 간상체는 낮은 강도 레벨(암소시 혹은 약광시)에 반응하며, 원추체는 높은 강도레벨(명소시 혹은 강광시)에 반응한다. 간상체와 원추체 사이에서 동적 범위라고 알려진 10^{10}의 엄청난 범위인 빛세기를 조정할 수 있다. 결합된 강도는 밀리램버트(mL)로 측정된 눈으로 들어오는 빛세기의 대수로 거칠게 변한 밝기를 인식하는 대수반응곡선을 생성한다(그림 2.4).

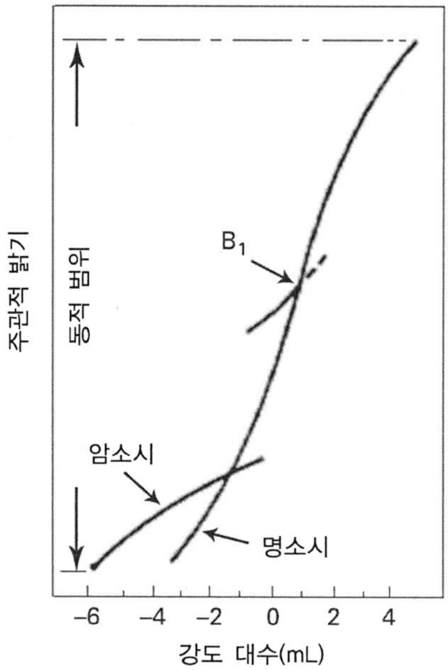

그림 2.4 빛의 강도에 대한 눈의 반응(NASA 제공)

눈이 아주 넓은 동적 범위를 가졌다하더라도 모든 강도의 레벨을 동시에 식별하지 못하며, 대신에 눈은 밝기 조정 또는 조절이라고 알려진 처리로 모든 동적 범위의 영역에 적응한다. 예로, B_1의 밝기레벨에 적응할 때(그림 2.4), 인식할 수 있는 주관적인 밝기 레벨의 영역은 그림에서 짧은 일점 쇄선인 곡선으로 나타난다.

인간의 시각반응은 2~3%정도의 강도변화 감지에 한계가 있으므로, 보통 장면에서 단지 25~30정도의 밝기 레벨을 구분할 수 있다. 이런 경우 검정색에서 흰색까지의 영역이 30인 동등한 밝기레벨보다 더많은 밝기 레벨로 나눴다면 눈은 근접한 레벨을 구분할 능력이 없다. 인간 눈은 절대 밝기를 측정할 수 없지만 영역이나 물체가 다른 것보다 더 밝음을 알아내기 위해 부분적으로 비교한다. 완벽한 변화를 대신한 밝기의 변화 비율에 대한 감도는 빛세기에 대한 대수반응의 직접적 결과다.

2.1.2 눈의 공간 해상도

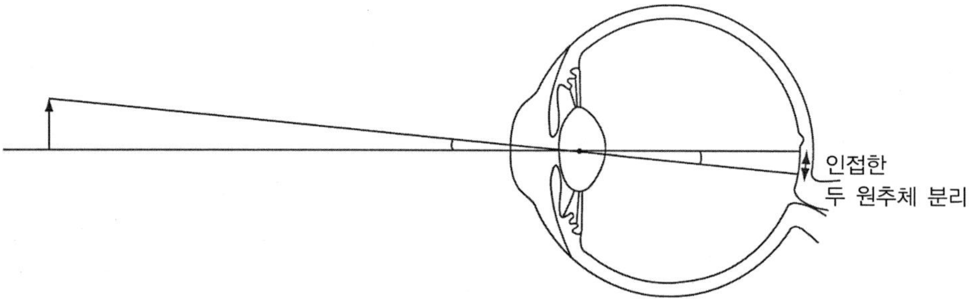

그림 2.5 인간 눈의 공간 해상도

눈은 빛이 다른 두 원추체에서 떨어지지 않았다면. 따로 구분한 두 물체를 구별하지 못한다. 즉, 물체에 인접한 두 원추체에 의한 눈 내부에서 대한 각에 관련된, 눈에 대한 각을 갖는다면 구분할 수 있다(그림 2.5). 신경 처리 한계가 있는 회절 효과와 수정체 수차는 인간시각경로의 해상도를 더 제한한다. 실제로 물체는 단지 약 호도의 1분인 각을 대한다면 감지할 수 있으며 이런 값은 정상적인 눈의 시력 또는 공간 해상도로 받아들인다.

인간 시각 시스템은 물체 인식에 있어 굉장히 강력하다. 간상체와 원추체로부터 온 모든 정보를 직접 쓰지 않으며, 측면신경연결은 에지나 경계 개선에 쓰며, 계층별 필터 기술은 국부 방향과 질감에 기반을 둔 정보를 선택하고, 장면들은 익숙한 형태나 구조에 관련된 것으로 해석된다. 하지만 시각 시스템은 컴퓨터 교정 시스템으로 비교적 쉽게 측정할 수 있는 강도, 거리와 면적을 정확하게 측정하기란 쉽지 않다.

2.2 사진필름

영상시스템에서, 3차원 물체들이 방사하고 투과하거나 또는 반사하는 입력신호들이 2차원의 표면에 사상하며, 물체의 다른 물리적 속성들은 영상의 서로 다른 회색이나 컬러로 나타난다. 대부분 영상시스템은 인간의 눈을 모방해 만든 카메라처럼 작동한다. 입력방사선은 망막을 대신해서 방사선을 감지하는 필름에 초점을 맞춘 후 결과 영상으로 저장한다. 최근에 디지털 영상시스템으로 통합할 수 있는 다른 감지기들로 대체하고 있지만, 사진필름은 100년 이상 동안 의학영상을 얻고 저장하는 주요 매체로 사용되었다.

방사선촬영 필름은 사진필름의 특화된 형태로서 양면을 유화액으로 코팅한 얇은 비활성 플라스틱 시트로 구성한다. 필름 유화액은 젤라틴베이스 내 할로겐화은의 초미세결정을 함유한다. (미세결정은 광검출기 혹은) X선이나 빛에 노출될 때 활성하며, 필름을 현상하기까지는 분명하지않은 잠상을 저장한다. 현상 과정은 훨씬 빠른 속도로 활성화결정을 줄여 어두운 은침전물이 되도록 해 미세결정을 줄인다. 비활성화된 결정은 필름베이스로부터 쉽게 씻겨나가는 가용성 물질을 형성하기 위해 단단히 묶는 티오산염용액으로 고정해 제거된다.

방사선촬영 필름은 X선 광자에 비교적으로 민감하며, 필름카세트의 두 형광 증감지 사이에 끼운다. 증감지는 X선 광자에 노출될 때 필름과 함께 효율적으로 상호작용하는 훨씬 많은 가시광선을 생성해 형광을 낸다. 증감지는 증폭효과를 내므로 X선노출이 줄어들어 환자의 선량도 적어지고 또한 적절한 필름감광을 얻게 된다.

2.2.1 빛에 대한 필름 반응

흡광도는 물체를 투과한 빛의 양을 측정한 것이므로 물체의 밝기를 결정한다. 만약 물체에 입사하는 빛의 세기가 I_0이고 물체를 투과한 빛의 강도가 I_T이라면, 물체의 투과율은 I_T/I_0으로서, 흡광도는 다음과 같이 구한다.

$$OD = \log_{10}(1/T) = \log(I_0/I_T) \tag{2.1}$$

예로, 어떤 물체가 완전히 투명하고, 100%의 입사광이 그 물체를 통과하면 흡광도는 0이며, 10%의 입사광이 물체를 통과한다면 흡광도는 1이고, 1%의 빛이 통과한다면 흡광도는 2이며, 0.1%의 빛이 통과한다면 흡광도는 3이다. 흡광도는 비교적인 측정임을 주목하자. 그 숫자는 단위가 없는 단순한 숫자이다. 빛을 덜 통과하는 물체가 더 높은 흡광도를 가지며, 같은 조명에서 더 어둡게 나타난다. 대수 눈금은 인간 눈의 빛세기에 대한 대수반응의 근사치를 내기에 유용하다.

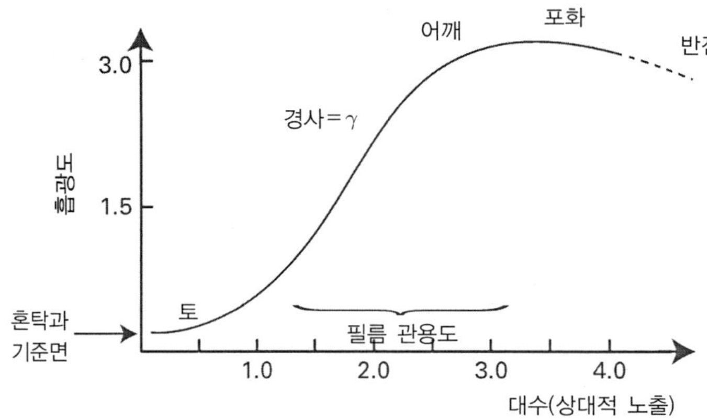

그림 2.6 필름의 특성반응곡선

그림 2.6은 빛에 대한 필름 유화액 특유반응을 보여주며, 흡광도(OD)는 노출의 대수에 반해 기록된다. (빛이나 X선에 대한) 노출이 높을수록 필름이 더욱 검어진다. 노출은 입사방사선의 총량이며 1000분의 수초에서 수초까지의 노출 위한 강도와 노출시간의 산출로 표시한다. 이 영역 밖에 있는 노출시간에서 총입사광에 대한 유화액의 감도는 떨어지며 이런 효과를 상반칙불궤라고 한다. 필름은 빛이나 X선에 노출하지 않아도 시간이 지남에 따라 어두워진다. 이런 효과와 필름 기반의 흡광도 간의 조합은 혼탁과 기준면을 구성하며, 노출하지 않아도 약 0.20의 잔여 흡광도를 만들어내며, 그래프에서 비선형 발가락을 나타낸다.

필름 관용도라고 알려진 비교적 긴 영역의 위쪽에 있는 흡광도는 노출과 거의 선형적인 관계를 나타내며(그림 2.6), 일반적인 유화액의 동작 범위다. 많은 X선 필름이 약 0.25에서 2.25의 흡광도의 영역에서 대응한다. 이런 범위의 경사도는 필름의 감마라고 불리며, 필름의 대조, 즉 노출시간의 변화에 의한 흡광도의 변화를 나타낸다. 일반적으로 X선 필름은 약 2.0정도의 감마값을 갖으며, 선형영역의 중심부근에서 약 1.2~1.25의 흡광도가 측정된다. 필름의 속도는 유용한 흡광도에 도달하는 쉬운 측정이며, 이는 혼탁과 기준면 위에서 1.0의 흡광도값을 얻는 노출의 반전으로 정의된다. 따라서 고감도 필름은 감광의 레벨에 도달하기 위한 적은 노출시간이 필요하며, 저감도 필름은 같은 레벨에 도달하기 위해 더 많은 노출이 필요하다. 선형 영역을 지난 모든 결정들이 활성화되는 포화 이전에 어깨가 있으며 비정상적으로 도달된 반전 지역이 있고, 또한 늘어난 노출시간이 흡광도의 감소를 발생시키는 곳이다.

필름에 포착된 영상들은 연소계조영상이며 컴퓨터로 처리하기 전에 필름스캐너나 디지털카메라로 디지털화될 필요가 있다. 사진필름은 약 3.6($\log_{10}4000$)의 흡광도 영역에 상응하는 가장 밝고 가장 어두운 기록 레벨 사이에 측정 가능한 약 4000 강도의 변화를 식별할 수 있다. X선 필름 유화액은 높은 농도의 활로겐화은을 포함하고 있으므로 약 4.2까지의 큰 흡광도 차이를 포착할 수 있다. 반면에 사진 인쇄는 단지 약 20정도의 다른 강도 레벨을 복사할 수 있다

2.2.2 필름의 공간 해상도

특성곡선은 전자기방사선에 대한 필름유화액의 민감성을 나타내지만, 필름의 인접한 두 물질을 구별할 수 있는 능력을 나타내는 공간 해상도에 대한 아무런 정보를 보여주지 않는다. 이것은 다음과 같이 설명할 수 있겠다.

(i) 물체의 한 점인 영상을 어떻게 얻을지 고려한다. 어떤 영상시스템도 완벽하지 않기 때문에, 그 점은 영상을 처리하는 동안 반드시 어느 정도는 흐려진다. 좋은 영상시스템에서 흐릿함은 적어진다. 이 점의 물체 영상을 점확산함수라고 한다(PSF). 모든 물체는 연속적인 점으로 이루어져 있다고 할 수 있기 때문에, 영상시스템의 점확산함수는 완벽한 양적인 해상도를 나타낼 수 있으며, 잡음에 의한 효과와 별개로 시스템 안의 영상 저하를 직접 나타낸다. 투영 방사선에서 X-선원의 핀홀 방사선촬영으로부터 간단하게 그리되 직접적으로 얻을 수 있다.

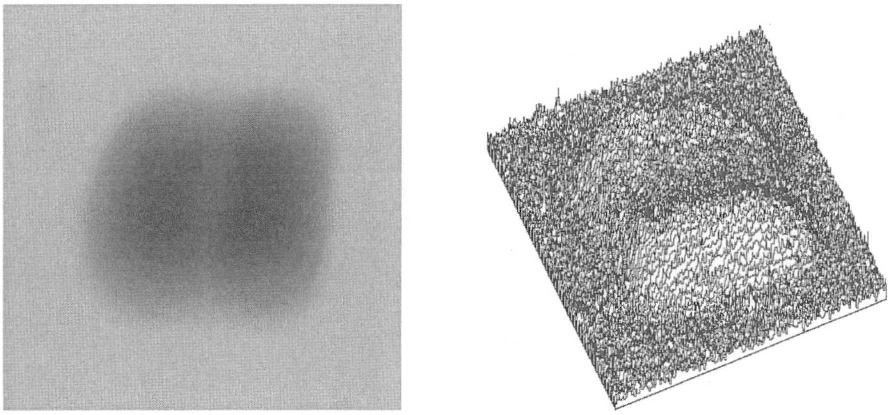

(i) (ii)

그림 2.7 (i) 전형적인 X-선관으로부터의 2차원 점확산함수(GE Advantx RFX)
(ii) 수직 방향으로 기록한 필름농도와 기능적 플롯

그림 2.7(i)은 영상 평면의 초점 이미지를 얻기 위한 핀홀사진기를 사용해 직접 얻은 전형적인 X선 투영 방사선촬영 시스템의 2차원 점확산함수를 보여준다. 그림 2.7(ii)는 적절한 필름과 노출조건을 위해 수직 방향으로 나타낸 필름농도를 보여주며, 이는 방사

선원의 강도에 직접적으로 비례한다. 두 개로 나누어진 모양은 X선이 방출될 수 있도록 X선관 내의 음극을 데우는 나선형 필라멘트의 모양에 기인한다.

점확산함수의 폭은 영상시스템의 흐림을 특성화하며 그 공간 해상도에 대응한다. 즉, 거리 안에 있는 두 물체는 두 독립체로서 분해되지 않아 확산해 흐릿해진다. 점확산함수의 폭은 조명원을 구성하는 시스템의 품질에 달려 있으며. 초점 소자와 탐지기인 조명요소를 포함한다. 이런 각 구성요소는 전체적인 흐림에 기여한다. 즉, 각 특징적인 점확산함수를 가지며 전체적인 시스템의 점확산함수는 여러 점확산함수의 구성요소 조합이다. 세 요소인 특성 점확산함수 PSF_1, PSF_2 그리고 PSF_3로 구성하는 선형시스템의 점확산함수는 다음과 같이 구한다.

$$PSF = PSF_1 * PSF_2 * PSF_3 \tag{2.2}$$

*는 컨벌루션이라고 알려진 처리를 나타낸다. 아날로그 방사선촬영 시스템의 최종탐지단계로서 자주 사용되는 필름의 점확산함수는 필름 유화제에서 빛에 민감한 미립자의 농도와 크기의 큰 확장에 의존한다. 즉, 미립자들이 필름의 민감성 또는 속도를 증가시키기 위해 크게 만들었다면 점확산함수가 넓어지므로, 즉 공간 해상도는 나빠진다.

(ii) 대안으로 사인곡선적인 패턴 영상의 정확한 형성을 위한 영상시스템의 능력을 고려한다. 이 패턴은 반복적인 거리나 파장에 의해 또는 패턴의 반복적인 거리 또는 파장에 반대되는 공간주파수 f로 동등하게 나타낸다. 따라서 공간주파수는 length^{-1}의 차원을 가지며 그 단위들은 mm^{-1}, 사이클 mm^{-1}, 특히 의학영상에서 lpmm^{-1}가 있으며 lp는 하나의 검정색과 하나의 흰색의 선들의 쌍을 나타내는 선쌍이다.

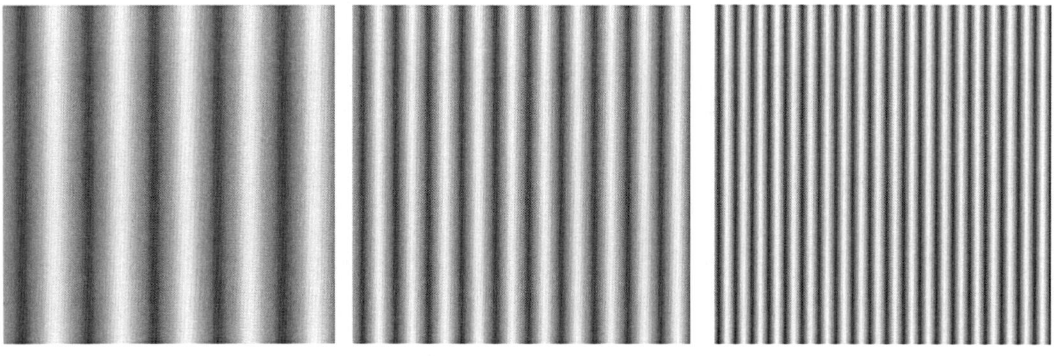

(i) (ii) (iii)

그림 2.8 수평방향으로 (i) 낮은 (ii) 중간 (iii) 높은 공간주파수를 갖는 사인 곡선적인 패턴

다음과 같이 구하는 조도의 공간적 사인곡선적인 패턴(그림 2.8)에 노출된 필름유화제를 고려하라.

$$\log E = \log E_0 + A \sin(2\pi f x) \tag{2.3a}$$

여기서 E_0는 특성곡선의 선형부분 중심 근처에 떨어지며, A는 선형부근 안에서 반응을 유지하기엔 충분히 작다. 현상된 필름의 결과흡광도는 필름의 대비에 달려있으며, 다음과 같은 형태로 구해진다.

$$D(x) = D_0 + \gamma A \sin(2\pi f x) \tag{2.3b}$$

여기서 $D(x)$는 중심값인 D_0 부근에서 변동하며(그림 2.9(i)), 감마는 특성곡선의 경사, 즉 필름의 감마나 대비이다.

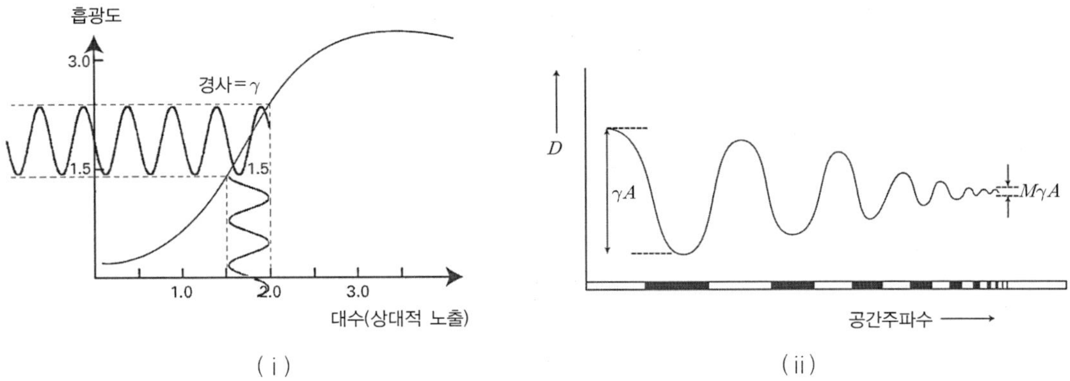

그림 2.9 (i) 감마의 고유 기울기를 갖는 필름을 위한 노출의 사인곡선적인 패턴으로부터 생성된 흡광도
(ii) 증가하는 공간주파수의 패턴으로부터 관측된 흡광도의 프로파일로서, 높은 공간주파수에서 축소된 반응을 보여줌

하지만, 패턴에서의 작은 반복거리를 나타내는 높은 공간주파수에서 미세결정 크기와 방사선의 산란같은 필름 유화제 내의 제약이 유화제의 고주파 변화를 감지할 수 있는 능력을 감소시키며 관측밀도는 다음과 같이 구해진다.

$$D(x) = D_0 + \gamma M(f) A \sin(2\pi f x) \quad \text{with } 0 \le M(f) \le 1 \tag{2.4}$$

여기서 $M(f)$는 변조전달함수로 알려진 MTF이며 공간주파수의 함수로서 이미지 대비의 손실을 나타낸다(그림 2.9(ii)).

영상시스템의 변조전달함수는 시스템을 구성하는 구성요소의 변조전달함수에 달려있다. 각 고유 변조전달함수인 MTF_1, MTF_2와 MTF_3의 세 요소로 구성된 시스템을 위해, 시스템 변조전달함수는 각 고유 변조전달함수 생성으로 구해진다.

$$\mathrm{MTF} = \mathrm{MTF}_1 \times \mathrm{MTF}_2 \times \mathrm{MTF}_3 \tag{2.5}$$

컨벌루션보다 훨씬 단순한 작업이다. 시스템 변조전달함수가 0.1일 때 공간주파수는 f_L이다. 영상시스템이 타당하게 기록할 수 있는 사실상 최고의 공간주파수이며, 시스템의 제한적인 공간 해상도로 알려져 있다. 아날로그 방사선촬영 시스템은 필름의 흑화현상을 증가시키기 위해 필름과 함께 형광판을 사용한다. 필름/스크린 내의 한정된 크기인 방사선에 민감한 미립자, 환자의 움직임 그리고 일반적인 시스템에서 X-선원(초점크기)의 한정된 크기 때문에 발생한, 흐림 현상과 연관된 변조전달함수는 그 결과물과 동등한 전체 시스템 변조전달함수와 함께 그림 2.10에 나타냈다. 높은 공간주파수에서 변조전달함수는 작아지므로 작은 물체로부터 얻은 질 낮은 영상을 나타낸다. 이런 영상시스템의 해상도는 약 2 사이클 mm^{-1}이다. 제한주파수의 역전은 제한을 가져오며, 시스템이 분해할 수 있는 최소한의 반복적인 파장이다. 파장은 위와 아래의 두 부분으로 이루어져 있기 때문에, 그 길이는 최소한의 분해될 수 있는 물체 크기의 2배를 나타낸다.

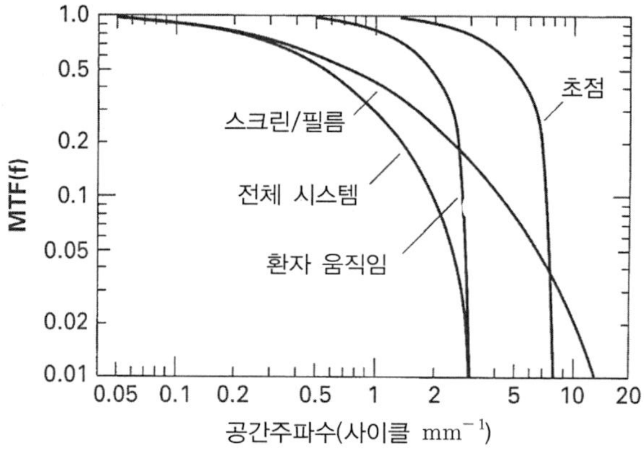

그림 2.10 방사선촬영 영상시스템의 변조전달함수 MTF이며 구성요소들의 변조전달함수의 산물이다. (이 플롯의 대수 눈금에 주목하라)(After Solbarst, 1993, p.214.)

사례

70 사이클 mm^{-1}의 제한적 공간주파수를 갖는 필름의 공간 해상도는 무엇인가?

이 공간주파수는 0.014mm 또는 14μm 의 파장에 대응한다. 분해될 수 있는 최소한의 물체는 이것의 반, 즉 7μm 이다.

점확산함수와 변조전달함수는 모두 영상시스템의 공간 해상도에서 동등한 정보를 가지며, 전자는 시스템이 분해할 수 있는 최소한의 거리이고 후자는 시스템이 적절히 기록할 수 있는 최고의 주파수를 나타낸다.

2.3 다른 감지기

사진필름 말고도 많은 방사선 감지기들이 있다. X선과 감마선 광자들은 신틸레이터를 이용해 가시광선 광자로 전환한 후 그 빛이 반도체 포토다이오드를 사용해서 전기신호로 전환되었을 때 감지될 수 있다. 이런 감지시스템들은 컴퓨터 방사선촬영의 영상판으로 사용하는 광자극성 인광물질, 형광투시법에서 사용하는 영상 증배관, 컴퓨터 단층촬영 스캐너에서 사용하는 이온화함과 섬광 검출기를 포함한다. 반도체 포토다이오드는 결함없는 큰 결정을 만들어야 하는 제조공정의 어려움과 비용 때문에 크기를 제한하는 실리콘 기술에 기반을 둔다. 최근에 탐지기들은 X선 광자를 직접적으로 전하로 전환하기 위해 손쉽게 큰 평편한 판으로 제조할 수 있는 무정형 셀렌을 사용해서 개발했다. 중간단계의 가시광선을 제거함으로써 잡음이 적은 고해상도의 영상을 얻을 수 있다.

반도체 탐지기로부터의 출력은 필름과 사람의 시각과 함께 입력강도에 대수적이라기보다 선형적이다. 이런 이유로 인간의 시각 시스템보다 훨씬 작은 동작범위를 가지며, 높은 다중 동작범위를 갖는 장면의 영상들이 실제로 보는 것보다 못하게 나타난다. 어떤 영상시스템들은 대수 출력을 위해서 반도체 탐지기를 배열한 후에 비선형 증폭기를 사용한다. 이는 탐지기로부터의 신호강도인 I를 출력회색도인 O로 전환한다.

$$O = I^{\gamma} \tag{2.6}$$

여기서 지수 γ는 감마값이라고 불리며, 일반적으로 약 0.4이다. 이러한 환산으로 인간 시각 시스템의 대수반응을 근사치로 낼 수 있다.

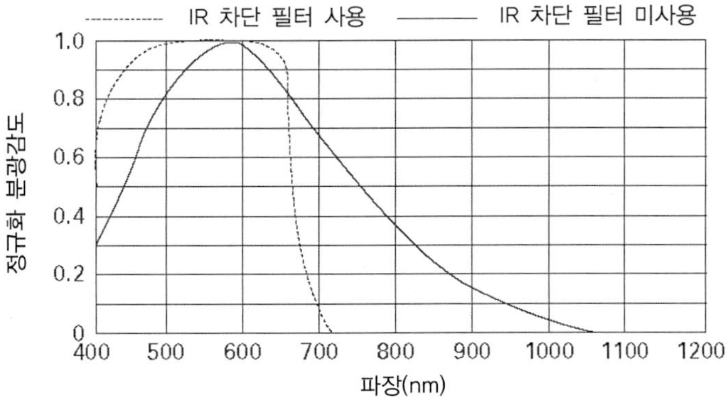

그림 2.11 전형적인 반도체 감지기의 스펙트럼 감도(쇄선은 적외선 차단필터로 함께 반응함을 보여줌)

반도체 감지기들은 눈이나 사진필름에 비해 전자기 방사선의 파장에 대한 매우 다른 민감도를 갖는다(그림 2.11). 적외선으로 더욱 확장하면서 훨씬 넓은 영역을 포괄하며, 인간의 시각을 모방하려면 약간의 수정이 필요하다. 대부분 감지기에 도달할 때 적외선을 방지하는 적외선을 막는 필터를 포함한다.

2.4 영상 디지털화

우리는 저장 용이함과 후처리 등 디지털 영상의 몇 가지 장점에 대해 이야기했다. 어떤 영상이 필름 방사선촬영 같은 아날로그라면 디지털 영상을 얻기 위해 디지털화 할 수 있으며, 같은 방법으로 실물을 디지털 영상으로 나타낼 때 적용한다. 공간 양자화와 강도양자화인 두 단계가 있다. 양자화는 임의의 값을 허용하지 않지만 특정 허용된(양자화) 값을 취함을 의미한다. 예로, 정수값이지만 정수값 사이에 있는 비-정수값은 아니다.

2.4.1 공간 양자화

디지털화는 단일센서 평판스캐너와 관계해 쉽게 설명된다. 레이저 광선은 원 아날로그 영상을 래스터패턴으로 훑고 지나가며, 반사된 광선(영상을 사진으로 인쇄했다면) 또는 전송된 광선(사진 음화 혹은 X선필름이라면)는 포토다이오드로 탐지된다. 포토다이오드는 래스터를 따라 동등한 공간에 위치한 곳에 값을 기록하며 이를 샘플링 혹은 공간 양자화라고 한다. 샘플링 빈도가 높을수록 더 정확한 장면이 포착되며 이것은 더 많은 자료를 만들어내므로 컴퓨터의 저장공간이 더 필요하다. 샘플링하는 비율을 샘플링률이나 샘플링주파수인 f_s라고 하며 센티미터당 샘플 또는 인치당 도트(dpi)의 단위로, 단위거리당 취한 샘플 개수로 표현한다. 샘플 간의 거리인 d는 샘플링 주파수에 반대이다. 샘플링값이 비록 표본점이 아니라 감지기 크기나 광학적 결함에 따른 한정된 물리적 크기를 가지고 있을지라도 지속적인 프로파일의 견본으로서 고려할 수 있다. 이 값들은 선택된 기계적 증가로 위치가 결정된 새로운 샘플이 생길 때까지 저장된다. 이 과정은 "샘플 앤드 홀드"의 하나이며 지속적으로 프로파일의 근사치를 내므로, 저장된 프로파일은 단계 모양이다(그림 2.12).

보통 샘플링 주파수는 양방향에서는 같으며, 각 위치 주위 샘플들 사이의 거리인 d가 같은 면을 갖는 조그만 정사각형으로서, 디지털 영상에서 단일화소를 구성한다. 샘플링 주파수는 샘플 간의 거리를 결정하며, 이 거리는 선형 화소 크기다.

각 화소는 영상에서 하나의 점을 나타내지 않지만, 각 밝기를 가진 격자의 기본 셀이며, 영상은 공간적으로 양자화된다. x와 y방향의 거리는 더 이상 연속적이 아니다. 개별 화소의 크기로 거리 증가로 대신한다. 화소 내에 더 이상의 세부항목이 없으므로 화소 크기가 크면 공간 해상도가 나빠질 뿐만 아니라, 화소의 가장자리에 있는 회색도가 불연속적이라 흐려진다. 화소의 크기가 작다면 공간적으로 연속적인 영상의 공간 해상도는 향상되며, 이것은 화소가 특정관측거리에서 인간눈의 시각 시스템의 공간 해상도보다 작을 때 발생한다.

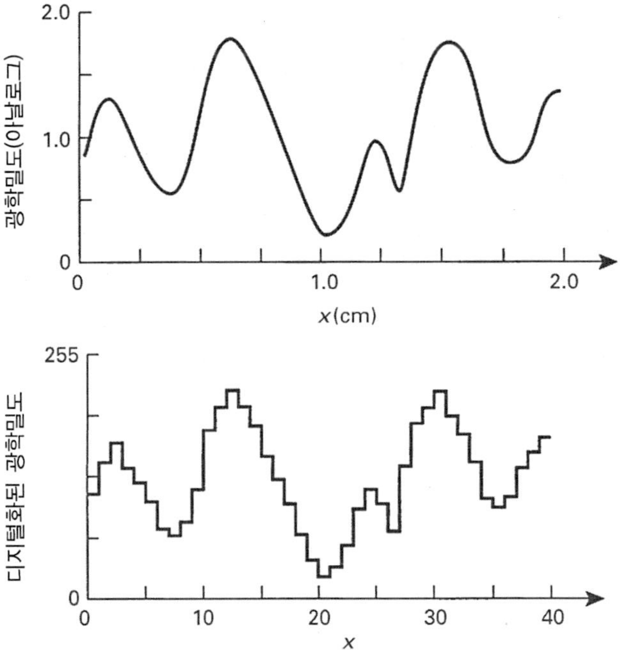

■ **그림 2.12** 1차원 프로파일의 디지털화. 필름의 부분을 통과한(아날로그) 프로파일(위)과 디지털화 후의 공간과 강도 양자화(아래)(After wolbarst, 1993, p.304.)

아날로그 영상을 재구성하기 위해 디지털화하는 동안에 아날로그 영상의 항목들을 정확하게 포착하려면 샘플 간의 거리는 얼마나 작아야 하는가? 혹은 2차원 감지기 배열인 경우 입력신호로부터의 항목들을 포착하려면 감지기들이 얼마나 작아야 하는가? 모든 영상에서 어떤 부분은 미세하고 어떤 부분은 굵은 복합적인 항목을 갖는다. 프랑스 수학자 푸리에는 어떤 반복적인 패턴이든 다른 공간주파수의 사인곡선적인 패턴들로 이룸을 인식했다. 고주파수는 작은 항목들과 예리한 에지에 관한 정보를 갖고 있으며, 저주파수는 영상 내의 큰 특징들에 관한 정보를 갖는다. 세부항목 정보를 적절히 잡으려면, 영상을 최고주파수(f_{max})의 최소 2배에 해당하는 샘플링 주파수인 f_s 에서 샘플화할 필요가 있으며, 이것은 나이퀴스트-섀넌의 샘플링 정리이다.

$$f_s \geq 2 \times f_{max} \tag{2.7a}$$

진동의 양쪽 반을 잡아내 사인파의 주기마다 최소한 2개의 샘플이 필요하기 때문에 나이퀴스트-섀넌의 샘플링 정리가 필요하다(그림 2.13). 만약 주기마다 2개 이하의 샘플이 샘플화되었다면, 낮은 주파수가 재구성된다(그림 2.13(i)). 따라서 적절한 주파수로 원래의 파형을 재구성하려면 적어도 주기마다 2개의 샘플이 필요하다(그림 2.13(ii)).

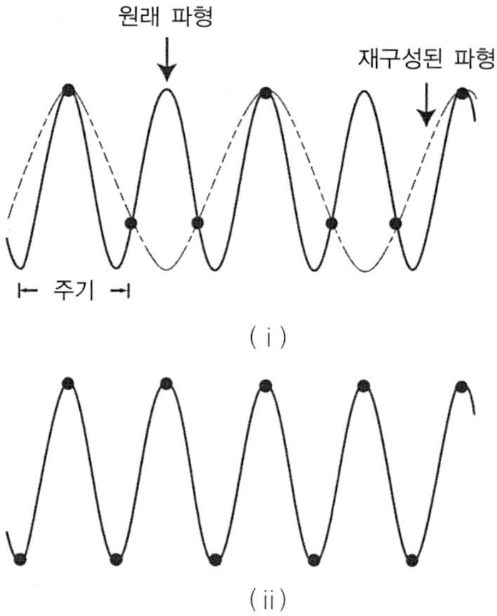

그림 2.13 사인 파형 표본화. 사인 파형의 (i) 1.5배와 (ii) 2배

나이퀴스트 주파수인 f_N은 샘플링 주파수 f_s의 반이며 나이퀴스트-섀넌 샘플링 정리를 다음과 같이 나타낼 수 있다.

$$f_{\mathrm{N}} \geq f_{\mathrm{max}} \tag{2.7b}$$

만약에 샘플화된 영상이 나이퀴스트 주파수보다 높은 주파수를 가지고 있다면, 미표본화 되었으며 이런 샘플들로부터 재구성된 영상에서는 저주파로 나타난다. 이것은 에일리어싱과 가짜저주파 혹은 에일리어싱 주파수(f_{alias})라고 한다. 실제로 그것보다 위였던 나이퀴스트 주파수 아래까지 나타난다. 즉, 적절히 샘플화되기에 너무 높은 주파수는 영상에서 f_N보다 낮은 주파수에서 나타날 때까지 샘플링 주파수 부근에서 꺾여진다.

$$f_{\mathrm{alias}} = f_{\mathrm{N}} - (f - f_{\mathrm{N}}) \tag{2.8}$$

예로, 샘플링 주파수가 $10\ \mathrm{mm}^{-1}$이라면, 즉 밀리미터당 10개의 샘플이 있다면 나이퀴스트 주파수는 $5\ \mathrm{mm}^{-1}$이다. $7\ \mathrm{mm}^{-1}$의 공간주파수는 f_{N} 보다 위이므로 적절히 샘플화할 수 없으며, 대신에 $3\ \mathrm{mm}^{-1}$에서 에일리어싱한다. 매우 높은 주파수는 f_{N} 보다 낮은 주파수에서 에일리어싱 주파수가 나타날 때까지 샘플링 주파수의 몇 배정도에서 계속해서 뒤집힌다.

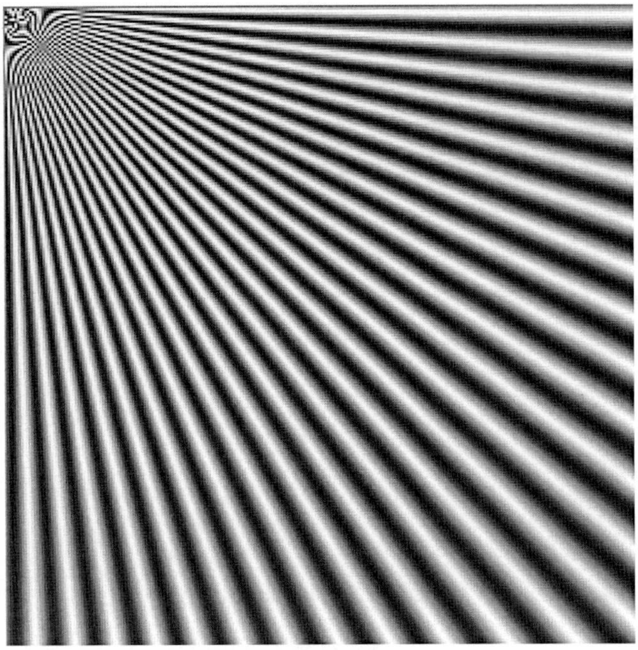

그림 2.14 영상 내 좌측 상단의 높은 공간주파수는 적절히 재생되지 못했으며, 대신에 에일리어싱되었으며 저주파에서 나타난다.

공간주파수 범위로 구성한 복잡한 영상에서, 고주파수 항목을 적절히 잡지 못하며, 만약 샘플링 주파수가 높은 주파수를 잡기에 충분히 높지 못하면, 샘플 영상에서는 낮은 주파수에서 에일리어싱 현상이 나타난다(그림 2.14).

흥미롭게도 전기통신의 창시자인 해리 나이퀴스트 이름 그 자체는 가명이다. 그의 성은 존슨이었지만 해리의 아버지 라스가 이런 이유로 바꿨다. 다른 분인 라스가 근처에 살아서 집배원이 배달 실수했다!

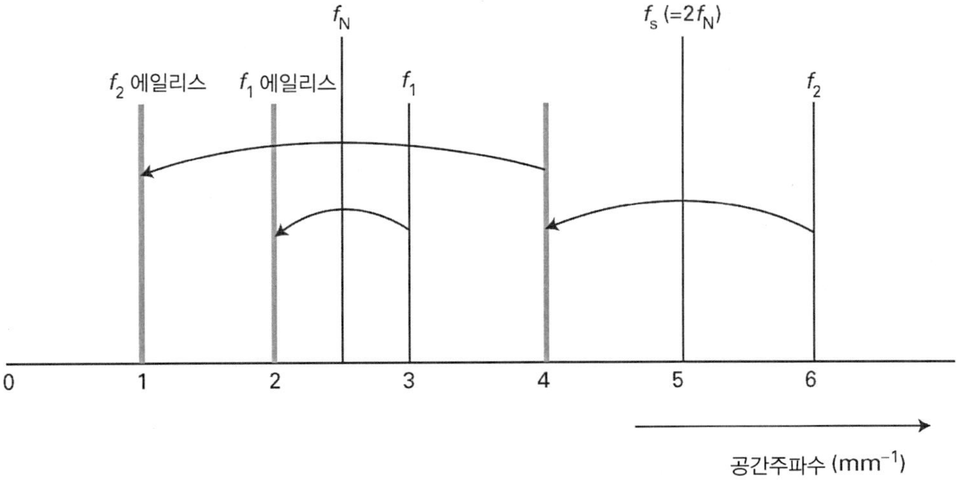

그림 2.15 나이퀴스트 주파수의 몇 배수 주위에서 미러링에 따른 높은 주파수 에일리어싱

사례

200 μm의 시스템에서, 샘플링 주파수는 5 mm^{-1}이고, 가능한 최고 (공간) 주파수인 나이퀴스트 주파수는 2.5 mm^{-1}이다. 미리샘플화된 영상의 주파수보다 더 높은 주파수는 샘플화된 영상에서 더 낮은 주파수에 나타난다. 실제 위치는 나이퀴스트 주파수보다 낮은 주파수에서 나타날 때까지 나이퀴스트 주파수나 그 몇배에서 미러링 된다(그림 2.15). 예로 미리샘플화된 영상에서 3 mm^{-1}의 주파수는 샘플화된 영상 내 2 mm^{-1}의 주파수로 나타난다. 즉, 다른 주파수를 가장하거나, 에일리어싱된 것이다. 미리샘플화된 영상에서 6 mm^{-1}의 주파수는 샘플화된 영상에서 1 mm^{-1}의 주파수로 나타나며, 약 5 mm^{-1}(나이퀴스트 주파수의 2배)에서 미러링되며 4 mm^{-1}에서 나타난다. 그런 다음에는 약 2.5 mm^{-1}에서 1 mm^{-1}을 제공하기위해 미러링된다.

샘플링정리는 공간주파수보다는 거리에 관해 동등하게 나타낼 수 있으며, 샘플링 거리인 d(화소 크기)는 영상에서 공간주파수의 최대치(f_{max})의 반대의 절반보다 작거나 같아야 한다. 따라서 영상을 정확하게 디지털화하려면 반드시 영상에서 최소항목의 크기의 절반보다 작거나 같아야한다.

$$d \leq 1/(2 \times f_{max}) \tag{2.9a}$$

혹은

$$d \leq L_{min}/2 \tag{2.9b}$$

사례

흉부 방사선은 14인치×17인치(36×43 cm)이다. 만약에 영상의 모든 항목들을 5 사이클 mm^{-1}의 공간 해상도로 보존하려면, 화소가 얼마나 필요할까?

5 사이클 mm^{-1}의 공간 해상도를 보존하려면 우리는 0.1 mm^{-1}크기의 화소로 결과를 내는 10 pixel mm^{-1}(단위 사이클당 2개의 화소)을 샘플화 할 필요가 있다. 방사선 촬영을 위해 3600×4300 화소가 필요하다. 만약에 각 화소가 8비트의 깊이라면(즉, 화소당 1바이트) 14.8 MB 크기의 파일이 필요하며, 만약 그레이레벨이 더 필요하거나 화소당 16비트로 사용한다면 파일의 크기는 그 2배가 된다.

실제로, 거의 모든 디지털 시스템은 탐지기의 크기나 영상 파일의 크기 같은 설계상의 제약을 보완하려면 어느 정도는 미샘플화된다. 미리샘플화된 변조전달함수는 나이퀴스트 주파수보다 약간 더 높이 확장하며, 최적의 화소크기보다 약간 큰 화소를 선택한다. 대부분의 주파수항목을 적절한 정확도로 기록되게 하지만 고주파에서는 어느 정도의 에일리어싱을 허용한다.

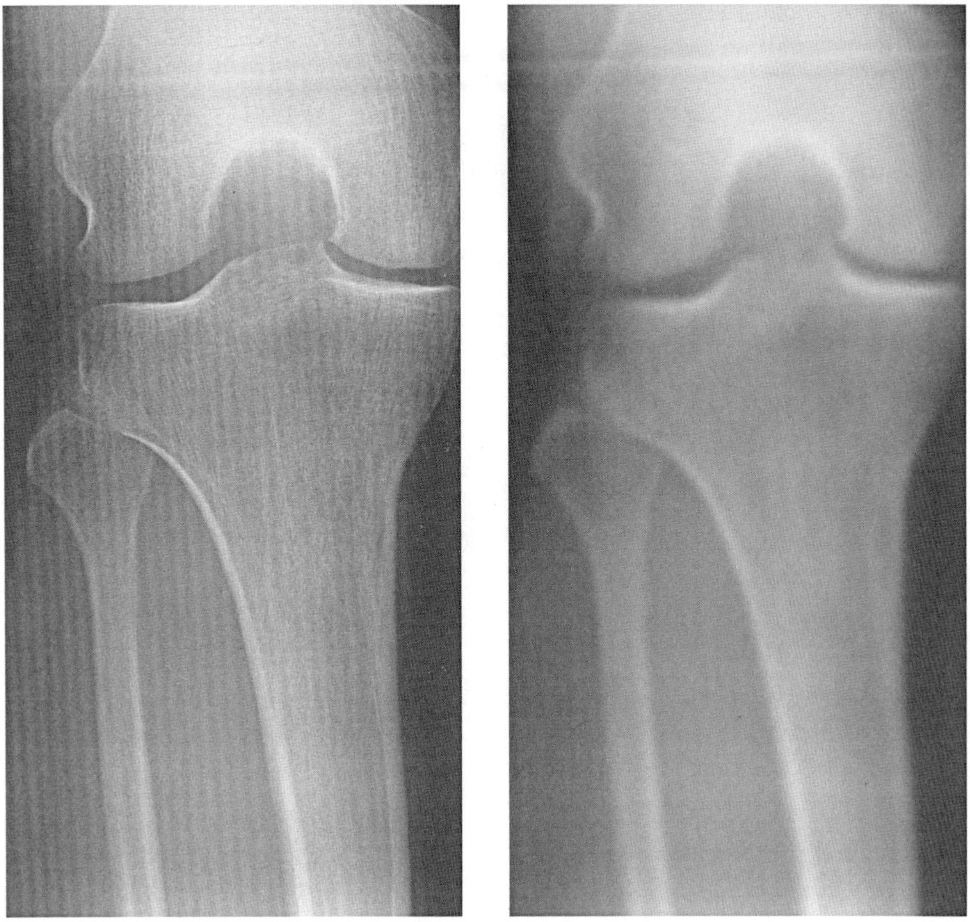

(i) (ii)

그림 2.16 (i) 컴퓨터 방사선촬영 영상 내 모아레 패턴의 (ii) 평활화 결과 영상을 높은 샘플링 주파수로 다시 스캔함이 더 나은 선택이다.

최악인 에일리어싱은 미세한 연속적인 패턴들을 샘플화하지 않았을 때 발생하며, 디지털화된 영상에서 산만한 모아레패턴을 생기게 할 수 있다. 높은 공간주파수 요소들을 제거하려면 디지털화 전에 아날로그영상을 평활화하면 이런 효과를 줄일 수 있지만, 가장 효율적인 방법은 높은 샘플링 주파수에서 다시 샘플링함에 있다. 만약 아날로그 영상을 이용할 수 없다면 디지털 영상은 평활화되겠지만(그림 2.16) 재샘플링이 우선적인 선택사항이다.

2.4.2 강도 양자화

샘플화된 곳의 주변에 형성된 이산 화소는 공간적으로 양자화된 영상을 구성하지만 화소값은 여전히 원래의 아날로그(즉, 연속적인) 영상으로부터 측정된 샘플화된 값이다. 디지털 영상을 형성하려면 이 값을 이산값의 유한 집합에 할당할 필요가 있다. 이는 아날로그 영상의 디지털화 과정에서 두 번째 단계이며, 강도(밝기) 양자화라고 한다.

많은 디지털 영상은 8비트의 깊이, 즉 각 화소에 8비트를 할당하며 검정색에서 흰색까지 걸치도록 255인 유효 그레이레벨을 갖는다. 보통 화소당 n비트를 할당하면 2^n의 회색 음영을 제공한다(화소당 12비트를 사용하면 4096개의 더욱 정교하게 공간화된 그레이레벨을 제공한다). 각 샘플화된 값은 이용유효 그레이레벨에 최대한 가까워질 필요가 있다. 이것은 양자화 에러라고 불리는 근사치오류를 만들어 낼 수 있으며, 이런 효과는 비록 파일의 크기가 클지라도 많은 수의 정교하게 공간화된 그레이레벨 사용으로 최소화한다.

디지털화 결과, 즉 공간과 밝기 양자화는 디지털 영상을 나타내는 숫자들의 n-차원 배열(행렬)이다. 각 숫자는 2차원 영상을 대표하는 2차원($M \times M$ 화소)격자의 작은 이산 영역(화소) 혹은3차원 영상을 대표하는 3차원($M \times M \times M$ 3D화소)격자의 작은 이산 영역(3D화소)의 영상 밝기를 나타낸다.

화소 혹은 3D화소 면의 길이는 장면의 시야(FoV)를 나눠 장면의 실제거리와 연관할 수 있으며, 영상면의 화소 개수에 의해 장면에서 확장된 실제의 거리이며 디지털 영상에 나타난다.

$$\text{화소 크기(혹은 3D화소 크기)} = \mathrm{FoV}/M \tag{2.10}$$

예로 영상이 컴퓨터 모니터에서 나타날 때, 어떤 방향의 밝기레벨은 일반적으로 해당 화소에 저장된 값에 정비례하도록 받아들인다.

2.5 디지털 영상의 품질

어떤 영상시스템이든지 자체에서 만드는 영상의 품질로 판단해야 한다. 의학영상시스템에서는 영상은 진단하기에 유용해야 한다. 즉, 기형을 감지한 후 식별해 원인을 결정하려면 분석할 수 있어야 하며, 환자에 대한 허용 선량에서 얻어야 한다. 영상은 강도(명도)의 공간적 패턴이다. 근본적으로, 디지털 영상의 품질은 영상의 크기에 관련된 화소 크기와 검정과 흰색 간의 명도범위를 나타낼 때 접근 가능한 그레이톤의 개수로 결정된다. 영상의 품질은 화소의 크기가 작을 때와 이용 가능한 그레이톤의 개수가 많을 때 최대화된다.

2.5.1 공간 해상도와 화소 크기

공간 해상도는 세부항목을 나타내는 영상의 능력을 측정한 것이다. 영상에서 분리해서 간신히 식별할 수 있는 물체의 작은 특징을 최소한으로 분리한 것이라고 할 수 있다. 디지털 영상의 공간 해상도는 점확산함수(PSF), 또는 변조전달함수(MTF)로 만들어진 영상시스템의 해상도와 디지털 영상을 나타낼 때 사용하는 화소 크기에 달려 있다. 후자는 디지털화에 사용된 샘플링 주파수 또는 2차원 감지기 배열에서 감지기들의 크기와 분리로 결정한다.

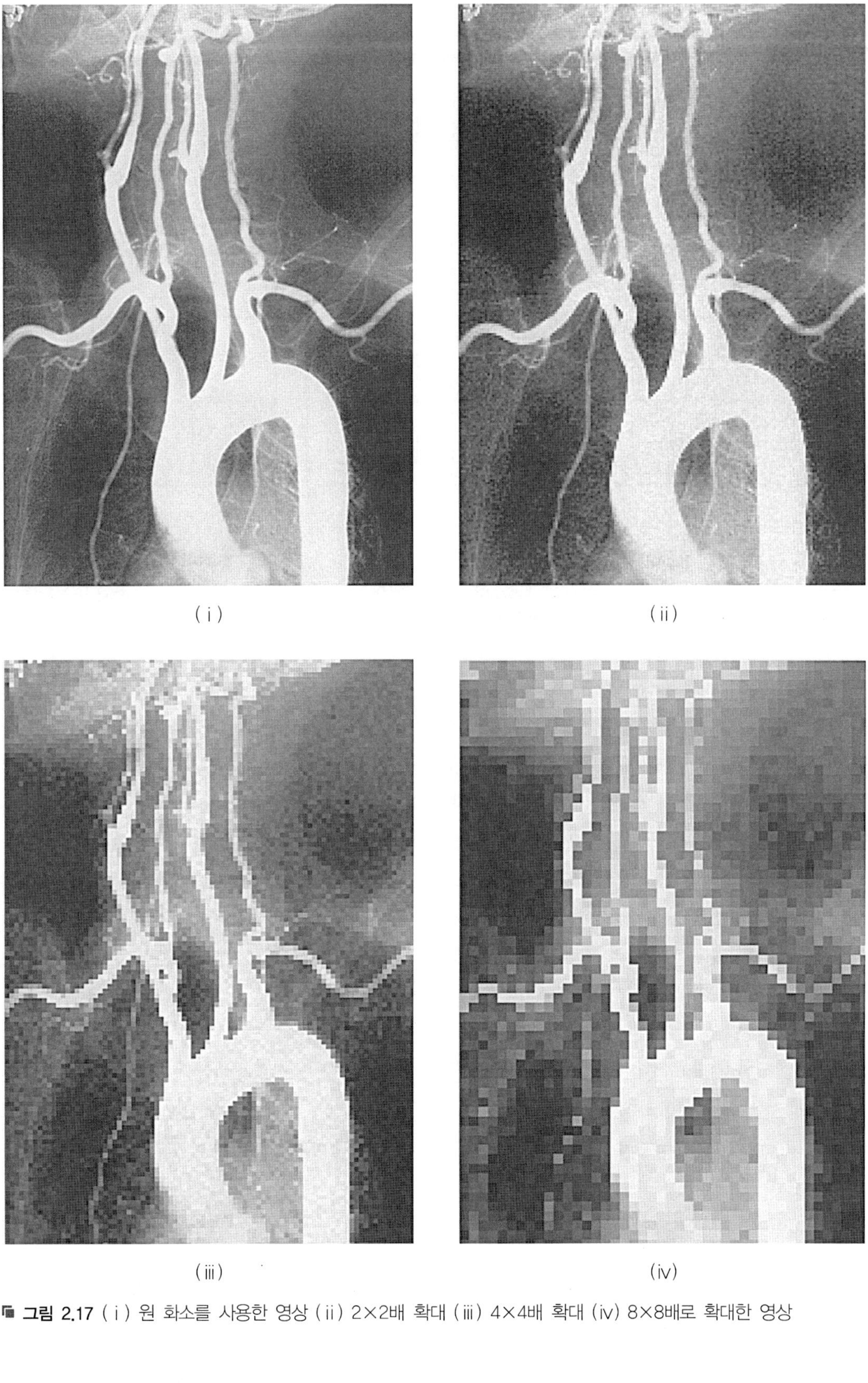

그림 2.17 (i) 원 화소를 사용한 영상 (ii) 2×2배 확대 (iii) 4×4배 확대 (iv) 8×8배로 확대한 영상

그림 2.17은 한 영상과, 인식 후 화소 크기를 늘린 효과를 보여준다. 화소 크기가 클수록 세부항목을 보여주기가 어렵다. 사실 화소는 균등한 그레이로 음영 처리되고, 그 안에는 더 이상의 항목이 없기 때문에 화소의 크기는 보여질 수 있는 최소한의 세부항목이다. 화소의 크기가 늘어나면 영상의 세부항목을 볼 수 있는 능력이 떨어지므로 공간 해상도는 줄어든다. [실습 2.1]에서 이런 관계를 분석한다.

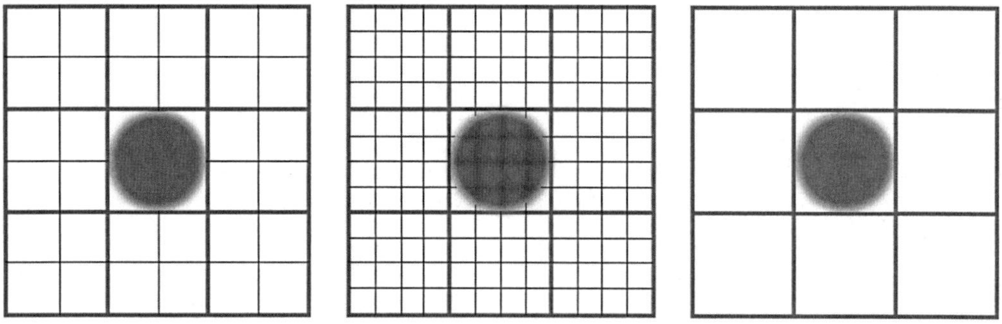

(i) (ii) (iii)

그림 2.18 점확산함수 영상에 겹치게 놓인 다양한 크기의 격자들 (i) 최적의 화소 크기 (ii) 점확산함수 안에 더 이상의 세부항목이 없기 때문에 더 작은 화소를 제공한다면 큰 장점이 없다 (iii) 아날로그 점확산함수는 단일 화소를 차지하려고 확산하기에 큰 화소를 추천하지 않음

영상시스템의 점확산함수는 **점물체의** 결과이므로 폭은 아날로그 영상에서 최소한의 식별 가능한 항목의 크기를 결정한다. 그림 2.18은 겹쳐 놓은 다른 크기의 화소 격자와 2차원 디지털 영상시스템의 점확산함수를 보여준다. 격자의 화소가 작을수록 세부항목들을 디스플레이할 가능성이 더 크다. 샘플링 정리를 고려해 적절하게 표본화하기 위해서 점확산함수 폭의 절반 정도인 화소를 선택해야한다(그림 2.18(i)). 점확산함수 내에 더 이상의 세부항목이 없으므로 훨씬 더 작은 화소를 사용할 필요가 없으며(그림 2.18(ii)), 기껏해야 분명한 화소가 없는 상태로 파일 크기만큼 겉치레에 불과한 영상을 생성한다. 다른 한편으로는 점확산함수가 단일의 큰 화소를 차지하려고 확산되므로 큰 화소를 사용한다면 영상의 품질에 나쁜 영향을 준다(그림 2.18(iii)).

기본적인 아날로그 시스템의 점확산함수는 벽돌담 모양을 갖지 않으므로, 화소 크기를 점확산함수 폭의 절반보다 더 작게 줄이는 데 대한 논쟁이 있다. 만약 점확산함수가 가우스 모양이라면 대부분의 시스템에 적합하게 하게 하되, 그 폭이 점확산함수의 반치폭(FWHM)을 취한다면 샘플링거리, 즉 화소 크기는 공간 해상도의 큰 손실을 피하려면 FWHM의 약 1/3정도가 되어야 한다.

$$d \leq \text{FWHM}/3 \tag{2.11}$$

식 (2.9b)에 비해 화소 크기에 있어 다소 엄격한 제약을 나타내며, 핵의학 영상에 있어 경험적인 법칙으로서 널리 사용한다.

2.5.2 밝기 해상도

영상의 다른 특징들은 그레이 음영으로 나타난다. 의학영상에서 이런 다른 점들은 두께, 밀도 그리고 화학적 구성 같은 조직 특징들과 X선 광자의 에너지 같이 관리할 수 있는 영상처리의 관점에서 부분적으로 결정한다. 해부학적으로 혹은 생리학적으로 단지 서로 조금 다른 몸의 부분들을 서로 구분하는 것이 매우 중요한 일이다. 이것은 충분한 개수의 그레이값이 필요하므로, 구분하길 원하는 부분들에 다른 그레이값을 할당한다.

영상 내 이용 가능한 그레이값 개수는 양자화하는 동안에 사용된 비트 수에 달려있으며, 단위 화소당 n비트를 사용함으로써 2^n의 그레이 음영을 제공한다. 256의 유효 그레이 음영을 내는 8비트 아날로그-디지털 변환기를 사용하는 다지털화는 대부분의 시각적인 목적에 충분히 적합하다. 시각시스템은 단지 약 30개의 그레이 음영을 구별할 수 있고, 대부분의 컴퓨터 모니터가 256개의 그레이값을 만들게끔 제조됐기 때문이다.

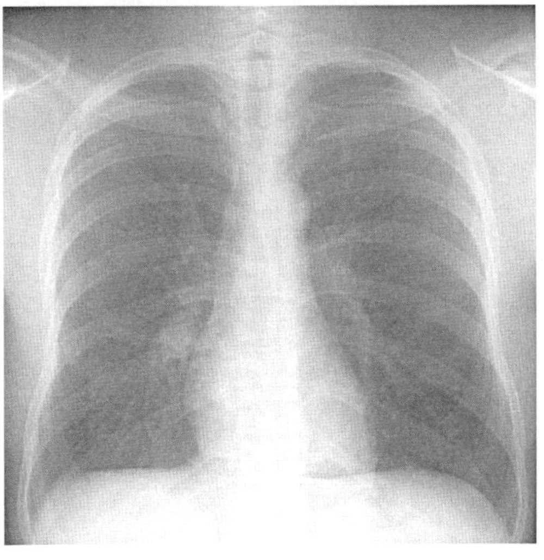

(i)

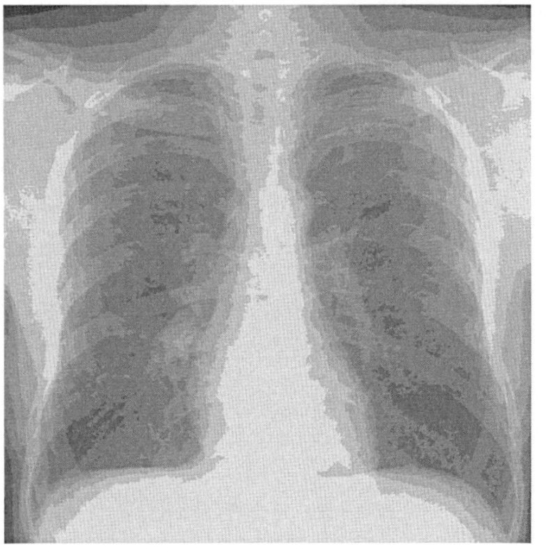

(ii)

그림 2.19 두 번째 영상에서 볼 수 있는 심각한 가짜 윤곽선(포스테리제이션)과 (i) 64와 (ii) 8의 그레이 음영을 사용해 출력 영상

영상들은 상수 그레이레벨 영역에서 가장 뚜렷한 지형 윤곽선을 흉내내는 가짜 윤곽선 혹은 포스테리제이션 때문에, 32보다 적은 불충분한 개수의 그레이 음영으로 나타난다(그림 2.19). [실습 2.2]는 화소 깊이와 가짜 윤곽선 간의 관계를 분석한다.

만약에 영상의 특징들의 적절한 양적 분석이 이루어졌다면, 몇 영상들은 더 높은 밝기 해상도가 필요하다. 예로, X선 CT영상의 화소가 12비트의 깊이를 갖는다면 4096(2^{12})개의 가능한 값을 가질 수 있다.

2.5.3 잡음 내용

잡음은 영상 내 원치 않은 무작위적(확률적)인 변화이다. 디지털 영상시스템에서 주요한 잡음원은 전자기 방사선의 이산적인 성질과 그것의 물질과 상호작용으로 인해 일어나는 광자(또는 양자)잡음, 탐지기나 증폭기 내에서 발생한 전자잡음이 있다. 만약 영상을 얻기 위해 필름 스크린 카세트를 사용했다면, 필름과 형광판 안의 개별적인 알갱이가 필름밀도에서 무작위인 변화를 생성한다. 그리고 스크린의 잡음 원인 제공(구조반점)은 필름의 잡음 원인 제공(필름입상)보다 더 크다. 디지털화 과정도 영상에 추가한 잡음(양자화잡음)에 대한 책임이 있다. 광자(혹은 양자)잡음은 항상 푸아송 분포함수를 따르며, 전자잡음은 대부분 항상 가우시안이다.

이런 원치않는 확률적인 변화는 일정한 밝기를 가져야 하는 영상 영역에서 가장 쉽게 수량화할 수 있다. 잡음 파워(P_N)는 이런 부분의 화소값의 변동량, 즉 표준편차의 제곱으로 구할 수 있다. 이 중요성을 이해하려면, 잡음이 영상 내 화소 평균값으로 구한 신호의 평균 파워나 강도에 비교해야 한다. 신호대잡음비(SNR 또는 S/N)는 잡음 파워에 대한 신호강도의 비율이며, 이것은 로그의 10배로 구해진 데시벨(dB)로 표현한다.

$$\text{SNR(in dB)} = 10\log_{10}(P_S/P_N) \tag{2.12}$$

만약 물체의 한 지점에서의 잡음의 양이 다른 어떤 지점에서의 잡음과 관련되지 않음, 즉 공간적으로 연관성이 없다면, 잡음을 충분히 설명한다.

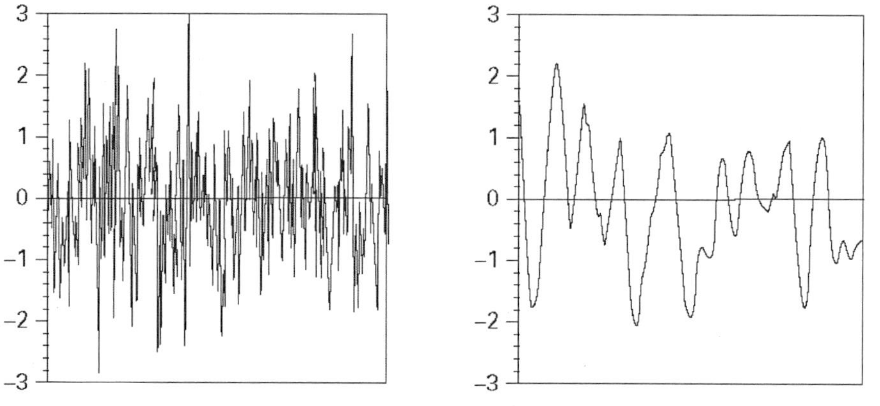

그림 2.20 동일한 잡음 변동량이지만 서로 다른 상관관계 거리의 1차원 프로파일

그림 2.20은 동일한 변동률을 가지지만 크게 다른 모습을 한 1차원 프로파일을 보여준다. 그림 2.20(i)에서 잡음은 공간적으로 거의 상관관계가 없거나, 즉 더 정확히 말하자면 단지 매우 짧은 거리로 연관되어있다. 그림 2.20(ii)에서 잡음이 더 긴 거리와 상관관계인 반면, 그 값은 서로 가까운 위치와 유사하다. 공간적인 상관관계 정도는 자기상관관계 함수로 나타낼 수 있다. 다른 특유의 상관관계를 나타내는 잡음의 예들은 가우시안 잡음과 균일 잡음, 백색잡음,

분홍색잡음과 갈색잡음을 포함한다.

영상시스템에서 발생한 잡음은 여러 가지 잡음 근원의 조합이며, 분리해서 찾아낼 수 없다. 균일한 밝기를 내야하는, 균일한 그레이 장면으로 생성된 영상은, 평균값 정도의 그레이톤의 분포를 가지며, 그 분포의 폭은 영상 내 잡음내용의 측정이다.

의학 X선과 감마선 영상시스템에서, 방사선원으로부터 단위시간당 방출된 광자의 수는 변하며 환자의 몸과 상호작용한다. 이러한 두 요인들의 결과는 공간적이고 일시적인 무질서를 갖는 영상이다. 종종 양자 잡음으로 나타나는 이 잡음원은 의학 영상에서 필수적이며, 피할 수 없는 잡음원이다. 좋은 의학 영상시스템에서, 피할 수 없는 양자잡음은 불규칙한 요동의 주요한 근원이다. 양자잡음은 독립계산 이벤트를 설명하기 위해 사용하는 푸아송통계로 나타내며, 특히 이벤트가 비교적 드물 때 나타난다. 푸아송 분포의 중요한 특징은 카운트의 수에서 표준편차가 카운트 평균값의 제곱근에 수적으로 동등함에 있다(SD = $\sqrt{N}$, N은 신호를 운반하는 광자의 개수). 분포의 상대적인 폭은 평균값의 증가로서 감소한다. 따라서

$$\text{관계 변화} = \sqrt{N}/N = 1/\sqrt{N} \tag{2.13a}$$

혹은 정반대로, N은 신호 강도의 측정이므로 신호대잡음비는 다음과 같다.

$$\text{SNR} = N/\sqrt{N} = \sqrt{N} \tag{2.13b}$$

신호대잡음비는 평균값이 커짐에 따라 증가하므로, X선 또는 감마선의 광자의 개수가 많을수록 탐지할 수 있으며, 더 높은 신호대잡음비와 적은 잡음이 나타난다.

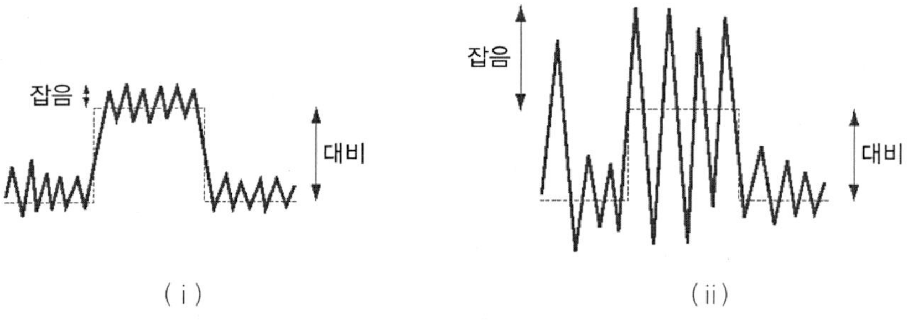

그림 2.21 탐지력에서 잡음의 영향을 보여주는 프로파일. (i) 비교적 낮은 잡음을 가진 작은 대비의 물체를 탐지할 수 있다. (ii) 높은 잡음의 레벨을 갖는 낮은 대비의 객체를 탐지할 수 없다.

영상 내 잡음 존재는 낮은 대비, 즉 주위환경으로부터 밝기 레벨이 조금 작은 물체를 탐지하는 능력에 영향을 준다(그림 2.21). 최종영상에서 신호대잡음비의 증가와 동등한 관계잡음을 줄이기 위해서는 탐지된 광자의 수의 증가를 요구한다. 이것은 X선빔, 또는 감마선원 강도의 증가 또는 노출시간의 증가로 이룰 수 있으며, 여러 영상의 평균화로도 이룰 수 있다. 하지만 각 경우 환자는 높은 전리방사선의 선량에 노출된다. 더욱 수용적인 선택사항은 감지기의 양자효율, 즉 감지기와 상호작용하며 탐지하는 입사광자 확률을 개선함에 있다. 그 대신에 디지털 시스템으로

큰 값을 갖는 새로운 큰 화소를 형성하기 위해 원래 화소 여러 개를 결합함으로써 화소크기가 커질 수 있어 높은 신호대잡음비의 결과를 낳는다. 하지만 이런 경우에도 신호대잡음비의 증가로 인해 나쁜 공간 해상도를 만들어낸다. 영상에서 낮은 대비의 큰 물체를 탐지하는 데 나은 유용한 정책이겠지만 작은 물체의 감지에는 별다른 도움을 주지 못한다. 영상의 질과 선량의 근본적인 균형을 보여주며, 즉 전리방사선을 사용하는 어떤 영상처리 절차도 환자에 대한 과도한 위험이 없이 적절한 영상을 얻도록 노출할 필요가 있다. 물론 영상 품질의 다른 파라미터, 즉 공간주파수, 대비와 잡음 사이의 균형이 있어야 함을 입증한다.

서로 다른 진단상황에서는 다른 특징들이 더 중요할 수 있기 때문에 상황이 더욱 복잡해질 수 있다. 미세한 균열을 찾기 위해선, 공간 해상도가 가장 중요하며 뼈와 연조직 사이의 큰 대비는 나빠질 수 있다. 컴퓨터 단층촬영(CT)을 사용한 연조직 두뇌 병변을 찾을 때, 대비가 가장 중요하며 잡음은 약간의 공간 해상도를 희생해서라도 최소화되어야 한다. 형광 투시경 검사는 길어지는 경향이 있으므로, 작은 혈관의 주위조직에 대한 대비를 늘리려고 조영제를 투여하였음에도 높은 잡음이 발생해 잘 보이지 않는다 하더라도 선량을 가능한대로 최소한 유지함이 필요하다.

유효한 레벨의 한정된 수에 샘플화된 값의 근사치를 포함하고 있기 때문에, 영상을 디지털화하는 동안 강도 양자화의 과정에서 디지털 영상에 잡음을 추가하게 되며, n비트의 영상에는 2^n개가 있다. 적절한 아날로그-디지털 변환기를 사용해 적절한 영상의 깊이를 선택함이 중요하며, 잡음원은 시스템의 양자 잡음에 비해 그다지 심각하지 않고 더 이상인 이미지 저하를 불러오지 않는다.

2.6 컬러 영상

인간의 시각경로는 세 종류의 원추체인 삼색자를 사용해 수천 가지의 다른 컬러를 파악하고 식별할 수 있으며, 단지 30가지 정도인 다른 밝기 레벨을 구분할 수 있다. 이는 장면에서 우리가 물체를 인식하고 확인하는 능력을 확대한다. 사진은 우리 눈으로 보여지는 컬러를 복제하는 반면, 진단 의학영상은 컬러가 아닌 밝기를 기록한다. 예로 밝기는 X선의 감쇠 또는 초음파 산란을 나타낸다. 몇몇 환경 아래에서 영상의 특징들을 더 잘 알아내기 위해 영상에 컬러를 추가함은 장점일 수 있으며, 추가된 컬러는 가짜 컬러 또는 의사 컬러이며 영상에서 특징들의 실제 컬러를 복제하는 것이 아니며 영상의 시각화를 향상함에 있다.

트루컬러를 지정하고 특성화 하도록 사용하는 다른 시스템들 혹은 모델이 있다. 점으로 각 컬러를 표현한 좌표계를 각각 구성한다. RGB(빨강, 초록, 파랑)모델은 디지털 영상을 얻고, 가공하고 나타내는 데에 널리 사용되며 예로 비록 전용 모델은 아니지만 컬러 비디오 카메라와 컬러 모니터가 있다. 대부분 컬러는 사람의 망막에 있는 원추체 반응을 유추해내 빨강, 초록, 파랑의 삼원색을 혼합해 만들 수 있다.

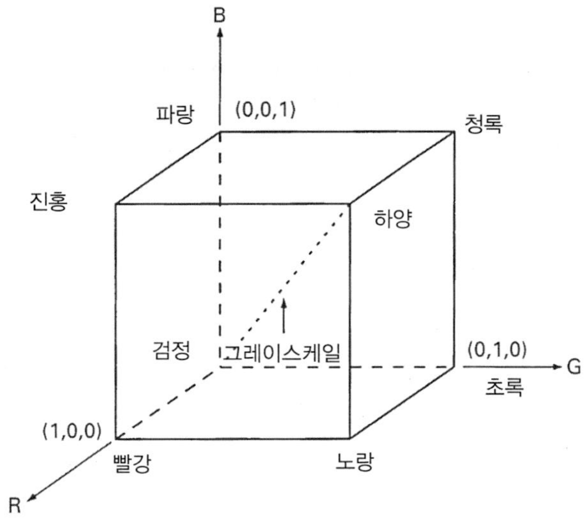

그림 2.22 RGB 컬러 공간 도식화

RGB 컬러 공간은 각축이 원색의 하나를 나타내는 단위정육면체이다(그림 2.22). 원점은 아무런 색 없이 검정을 나타내며 반대편 꼭지점은 삼원색의 혼합인 흰색을 나타낸다. 다른 꼭지점들은 2차적인 색깔인 청록, 진홍과 노랑을 나타내며 각 컬러는 두 원색을 추가한 결과이다([실습 2.3]).

이 모델에서, 모든 다른 컬러는 필요한 색을 얻기 위해 함께 추가할 필요가 있는 원색의 양을 명시하는 세 요소로 명시된 정육면체 내의 점들이다. 이 요소들은 일반적으로 단일 바이트로 명시한다(0에서 255까지의 범위 제공). 밝은 빨강은 (255,0,0), 밝은 노랑은 (255,255,0)이 된다. 빨강, 초록, 파랑은 독립적으로 선택될 수 있기 때문에, 256^3(16×2^{20} 또는 16M)의 가능한 컬러를 제공한다. 영상파일은 세 가지의 분리된 영상 또는 각 원색의 하나인 평면으로 정리할 수 있다. 각 화소는 3바이트로 나타내기 때문에 영상 파일은 24비트의 깊이를 가지며, 같은 화소 개수를 갖는 그레이스케일 영상 파일의 3배에 해당한다. 이런 영상은 24비트 혹은 "트루컬러" 영상으로 참조한다.

RGB 모델은 눈의 생리학과 원추체가 세 가지 다른 컬러에 민감함에 일치하는 것처럼 보이겠지만 RGB 그림 처리 방법을 적용할 땐 원치않는 결과를 가져온다. 일부 그레이스케일 영상처리 알고리즘은 세 컬러 평면을 분리해 적용하므로, 바로 RGB 영상에 쓸 수 있지만, 일부는 바로 쓰지 못하며, 일부 알고리즘을 위한 다른 컬러 공간에서 처리할 때 컴퓨터적인 장점이 있다. 예로 에지 개선은 색차, 즉 컬러 정보로부터 밝기 또는 화소명도를 분리하는 컬러 공간에서 더욱 효율적으로 응용했다. 색차는 도미넌트 컬러의 주파수인 색상과 색의 순수한 정도인 채도, 즉 분광색과 함께 혼합된 백색광의 양으로 결정된다. 예로 빨강색(포화된)과 혼합된 흰빛은 분홍색(덜 포화된)을 낸다. 이러한 컬러 공간, 즉 HSV(색상, 채도, 명도)또는 HSB(색상, 채도, -밝기)에서, 에지 개선과 공간 평활화를 위해 단지 명도/밝기만 처리할 필요가 있다. RGB 공간에서 선명화와 평활화 알고리즘을 적용하면 컬러 이동을 초래할 수 있다. 눈은 색상이나 컬러의 변화에 특히 민감하며 RGB 공간 내 선명화와 평활화 알고리즘에 의한 작은 컬러 이동을 발견하며, 명도나 채도의 변화는 훨씬 더 쉽게 용인한다. 각 RGB 평면에 적용된 선형 변환을 대개 용인하지만, 히스토그램 평활화(5.2.2절)나 미디언 필터링(6.4.1절)같은 비선형작업은 일반적으로 시도하면 안 된다. 만약 비선형작업이 필요하다면, RGB 영상을 HSV이나 HSB 영상으로 변환해야 하며, 그 작업은 명도 또는 밝기 평면과 채도 평면에 적용해야 한다. 색상의 평면은 거의 항상 혼자둬야 한다.

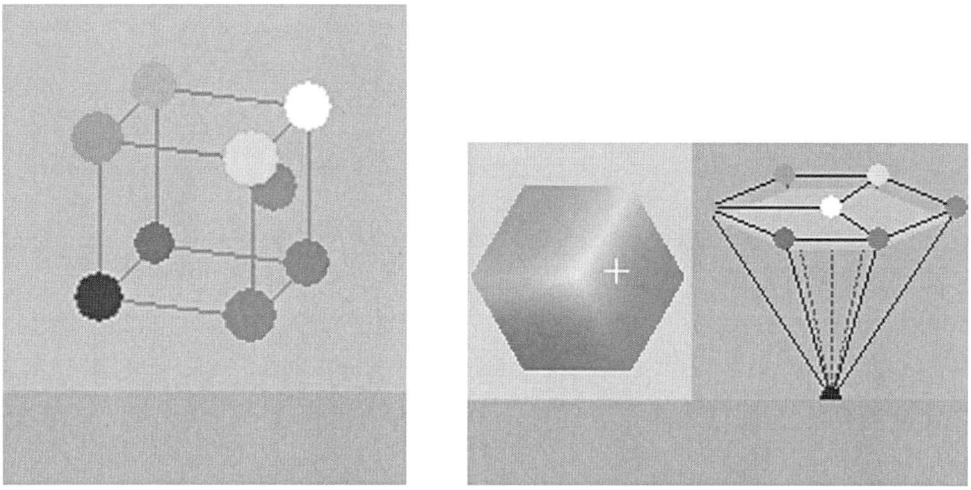

(i) (ii)

그림 2.23 (i) 빨강=240, 녹색=160, 파랑=140의 회색볼로 나타난, RGB 공간에서의 컬러(바닥)와 위치.
(ii) 색상=0.02, 채도=0.04, 명도=0.93인 HSV 공간에서의 같은 컬러(바닥)와 위치. 육각형의 원추체에서 색상은 빨강색 축의 각도이며, 중심까지의 거리는 채도이고, 자리 잡고 있는 수직축은 명도이다. 컬러 화보 참조(p.191)

RGB 값을 다른 컬러 공간으로 변환하는 기본 알고리즘과 변환이 있으며, 디스플레이하기 전에 다양한 영상처리 알고리즘 결과를 RGB 공간으로 반환한다. 그림 2.23은 RGB 공간과 HSV 공간의 컬러를 보여준다. [실습 2.4]와 [실습 2.5]는 RGB와 다른 컬러 공간 간의 변화를 수반한다.

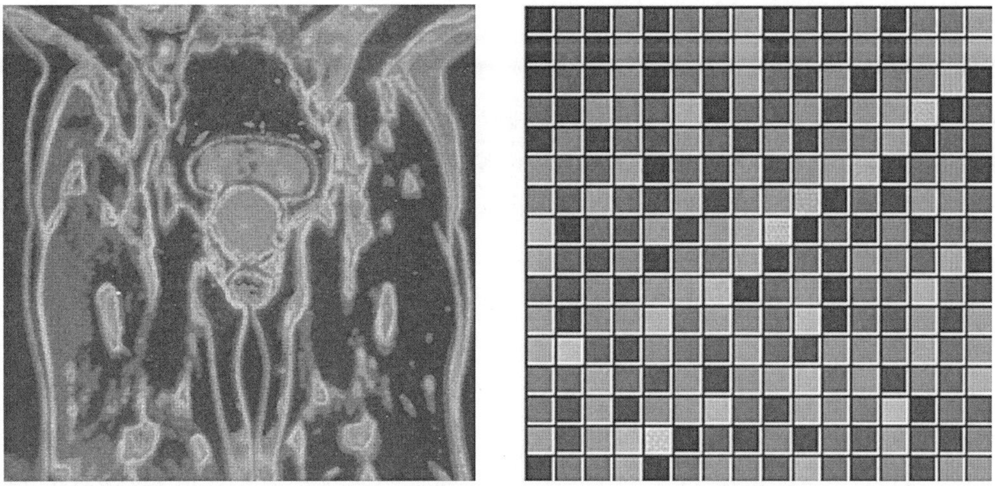

(i)　　(ii)

그림 2.24 (i) 인덱스 컬러 영상과 (ii) 좌측상단의 0에서 우측하단의 255까지 256개의 컬러로 구성된 컬러 팔레트. 컬러 화보 참조(p.192)

이런 시스템들의 대안은 특정 영상을 위해 최적화한 256 컬러의 팔레트를 사용하는 인덱스컬러인 영상 저장소이다(그림 2.24). 각 화소에 단일 바이트로 표현한 하나의 화소값이 들어 있다. 이 값은 LUT 또는 256가지 이용 가능한 컬러를 저장하는 팔레트의 인덱스 혹은 주소로 사용한다. 각 화소가 단일 바이트로 표현했기 때문에, 컬러 팔레트를 저장하기 위해 필요한 256바이트의 공간을 제외하고, 인덱스된 색깔의 영상의 파일 크기는 그레이스케일 영상의 파일크기와 비슷하다. 이런 영상은 종종 8비트 컬러 영상으로 나타난다.

그레이스케일 룩업 테이블 대신에 컬러 룩업 테이블을 적용해 그레이스케일에 컬러를 입히는 것도 가능하다([실습 2.7]). 256개의 화소값은 그레이 음영으로 사용하기보다는, 모니터의 화소들을 컬러화할 때 사용하는 팔레트에서 주소로 사용된다. 결과 컬러는 단독으로 추가되었고 원래 물체의 실제 컬러와 아무런 연관성을 내포하지 않으므로, 가짜임에도 불구하고 영상의 구조가 선명하게 보이도록 해준다. 의사 컬러는 도플러 초음파 영상에서 혈류가 감지기쪽으로 들어올 때는 빨간색, 감지기로부터 나갈 때는 파란색으로 색칠하도록 추가되었으며, 혈류가 빠를수록 밝은 가짜 컬러를 사용한다.

실습

실습 2.1 공간 해상도

프로그램인 ImageJ에서 영상 **Xray**를 서문을 참고하여 열어라. 이 영상의 크기는 320×240 화소이다.

Plugins/Ch.2 Plugins/Spatial resolution에서, 대화상자에서 "160×120 pixels"를 선택하고 "OK"를 클릭한 후, 다음 상자의 "OK"를 다시 클릭하라. 이 영상이 바뀌었는가? 다시 원래의 영상으로 되돌아가기 위해, 도구바에 있는 File로 가서 Revert나 Edit/Undo를 클릭하라. 자주 사용할 필요가 있다. 다른 "Spatial resolution"설정을 시도하라. 어떤 영상이 회화화, 즉 어떤 영상에서 화소의 경계가 뚜렷해지는가? 왜 이런 현상이 일어나는가? 또한, 어떤 환경에서 이런 현상이 일어나는가?

실습 2.2 밝기 해상도

ImageJ를 시작하고 영상 **Xray**를 열어라.

Plugins/Ch.2 Plugins/brightness resolution으로 가라. "Menu"로 가서 각 새로운 선택을 하기 전에 7,6,5,4,3,2,1비트로 원 영상을 새로 저장한다. File/Revert를 사용해 원 영상을 되돌려놓으면서 영상의 어떤 단계에서 거짓윤곽선이라고 하는, 영상의 현저한 저하를 볼 수 있는가? 이런 저하를 설명할 수 있는가, 또한 왜 이런 현상이 나타났는지 설명할 수 있는가?

(a) 화소당 1비트(결과영상은 이진법인 영상이다) 혹은 (b) 화소당 2비트를 선택할 때 얼마나 많은 그레이(밝기) 레벨이 존재하는가? 단위 화소당 비트 개수와 밝기 간의 연관성은 무엇인가?

실습 2.3 RGB 컬러 공간

폴더인 Color를 열고 TabbedcolorBox.html(제공: Phillip Dukes, University of Texas at Brownsville)을 클릭하고, "Mixing Lights"를 선택하라. 컬러를 추가하기 위한 세 개의 정사각형은 빨강(R), 초록G)과 파랑(B)의 삼원색들 갖는다. 정사각형들은 마우스를 사용해서 움직일수 있으며, 겹친 부분은 컬러 추가에 따른 결과를 보여준다. 어느 정도 겹치게 세 정사각형을 움직여라. (i) R+G, (ii) G+B, (iii) B+R, (iv) R+G+B의 결과는 무엇인가?

실습 2.4 컬러 공간과 변환

폴더인 Color conversion을 열고 CSC.html(제공: Eugene Vishnevsky, Spectronic Instruments Inc.)을 클릭하라. 만약 웹브라우저가 스크립터를 운영하는 데 제한이 있다면 제한된 내용을 수동으로 허락해야 한다. "RGB"를 선택하라. RGB 프레임은 컬러가 있는 꼭지점과 함께 철사 구조인 RGB 큐브를 포함한다. 회색볼은 현재의 위치를 나타낸다. 빨강, 초록과 파랑슬라이더를 움직이고, RGB 공간의 현재위치와 밑부분의 결과인 컬러를 보라. 위의 현재 색 위에 보이는 두 윈도우는 RGB 큐브면에, 파랑-진홍-빨강-검정과 녹색-노랑-빨강-검정면을 나타내며, 현재의 색상은, 마우스를 사용하여 현재의 위치를 드래그함으로써 바꿀 수 있다.

색상, 채도와 밝기(명도)의 평면에서 현재컬러를 보기 위한 HSV를 선택하라. HSV 컬러공간은 헥스콘(여섯면을 갖는 피라미드를 뒤집은 형태)내에서 정의된다. 수직 위치는 밝기/명도를 정의하며, 각진 곳은 색상(컬러)을 제공하고, 방사위치는 채도를 나타낸다. 색상은 백색광과

희석될 때와 헥스콘의 중심축으로 움직일 때, 채도는 감소한다. 채도의 범위는 0부터 1까지며, 헥스콘의 수직축으로부터 면까지의 상대적 위치를 기술한다. 왼쪽의 컬러인 육각형은 헥스콘의 수평 단면이며, 밝은 회색 평면으로 오른쪽에 보여진다. 하얀 십자가는 현재 H와 S값을 나타낸다. 다른 컬러 공간에서 동시에 각 컬러의 표현을 보기 위한 프레임이 동기화된다.

실습 2.5 RGB와 HSB스택

ImageJ에서 RGB영상인 **prostate**를 열어라. 각 RGB 평면을 보기 위해 Image/Type/RGB Stack을 선택하라. Red에서 Green과 blue로 이동하기 위해 바닥의 슬라이드를 당겨라. 그러지 않으면 Image/Stacks으로 가서 Next Slice와 Previous Slice를 사용하여 평면사이를 돌아다닐 수 있다. Make Montage로 가서, 나란히 있는 세 개의 영상들을 보라.

원 영상 prostate를 열고 Image/Tyoe/HSB Stack을 선택한 후, Make Montage를 선택해서 색상, 채도 그리고 밝기 평면으로 분할된 영상을 보라. 이것을 원 영상과 HSB 몽타주와 비교하라.

실습 2.6 인덱스 컬러와 컬러 룩업 테이블

ImageJ에서 **prostate**를 열어서 복사본을 만든 후(Image/Duplicate...), Image/Type/8bit Color를 클릭해 RGB에서 인덱스 컬러 영상으로 바꿔라. 많은 변화를 눈치챘는가? 원 영상과 비교하라. 현재영상인 인덱스 컬러와 함께, Image/Color/ Edit LUT로 가서, 영상의 화소값에 인덱스된 컬러와 함께 16×16LUT 또는 팔레트로 이 영상에 사용된, 256개의 컬러를 보라. 왼쪽 위의 화소값은 0, 오른쪽 아래의 화소값은 255이다. Invert를 클릭하여 역순서 효과를 보고, Invert를 다시 눌러 원래의 LUT로 돌아가라. Image/Color/ShowLUT로 가서 왼쪽부터 오른쪽까지의 컬러를 갖는 LUT와, RG와 B(List를 클릭하면 더 깨끗하게 볼 수 있다)의 다양한 혼합 간의 관계를 보라. 인덱스 컬러버전을 prostate1.tif로 저장하고, 파일 크기를 RGB prostate 파일과 비교하라. 무엇을 발견하였는가?

실습 2.7 의사 컬러

목과 가슴위 부분에 있는 혈관인 그레이스케일 영상인 **arteriogram**을 열어라.

Image/Color/Edit LUT로 가서 해당 그레이스케일 LUT을 보라. 복사본을 만든 후, Image/Lookup Table을 사용해 의사 컬러를 추가하라. 거기에는 많은 사용가능한 내장 테이블이 있다. Spectrum을 선택하라. 그런 다음 Image/Color/Show LUT로가서 컬러 대역을 갖는 LUT을 보고, 어떻게 R, G와 B의 조합으로부터 얻었는지 알아보라. Image/Color/Edit LUT로가서 0부터 255까지의 컬러가 있는 팔레트에서, 영상에 사용된 256가지의 컬러를 보라. Fire를 포함해서, 여러 다른 LUT들을 보라. 화소값들이 바뀌지 않고, 다른 컬러 룩업 테이블 안에서 주소로서 사용되었다는 점에 주목하라. 가짜 컬러는 영상 모습의 개선에 효과적이라고 생각하는가?

연습문제

2.1 만약 인간의 망막에서 원추체의 밀도가 180000 mm^{-2}라면 그들은 얼마나 멀리 떨어져 있는가? 인접한 원추체의 수정체에 대한 각은 얼마인가?

2.2 2 $lpmm^{-1}$에 있는 영상시스템의 총 MTF는 0.25이다. 세 개의 연속적인 구성요소들이 시스템 흐림화에 기여하고, 그중 두 개가 2 $lpmm^{-1}$에서 각각 동일하게 0.75의 MTF값을 가진다고 가정했을 때, 그 주파수에서 세 번째 요소인 MTF값을 계산하라.

2.3 그림 E2.1은 네 가지의 다른 영상시스템 아날로그-디지털의 MTF곡선을 보여준다. 어떤 것이 가장 전반적인 시스템인가? 0.125 mm 이하의 세부항목을 갖는 영상을 위한다면 어떤 것이 좋은가?

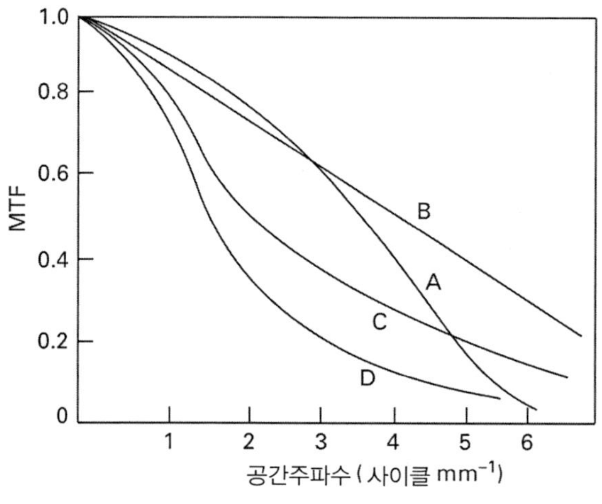

그림 E2.1

2.4 그림 2.12에 보여준 MTF 중, 어떤 것이 영상시스템에서 분해 가능한 최소한의 물체의 크기인가?

2.5 그림 2.12는 아날로그 프로파일의 디지털화를 보여준다. 결과화소의 크기는 무엇인가? 어떤 샘플링주파수(dpi 기준)에 대응하나?

2.6 만약 특정 X선 필름이 4.2의 광학 밀도 영역을 갖는다고 치자. 디지털화장치에서 양적인 손실없이 그레이레벨을 양자화하려면 몇 바이트가 필요한가?

2.7 미국의 고화질텔레비전(HDTV)은 프레임당 1125줄(1080 활성화)의 표준과 16:9의 영상비를 채택했다. 만약 이런 영상들이 디지털 영상으로 잡는다면 어떤 크기의 디지털 영상(M×N)에 해당하는가? 이 영상들은 1초에 30번 전송하며, 2시간짜리 HDTV 프로그램을 비압축영상으로 저장하려면 얼마만큼의 메모리가 필요한가?

2.8 지름이 100 μm 인 레이저 빔이 35×42 cm 방사선사진을 디지털화하기 위해 사용되었다. 만약 각 화소가 레이저빔의 그것에 비교될만한 차원을 갖는다면, 영상에 포함된 화소들이 얼마나 디지털화되는가?

2.9 어떤 CT영상 시스템의 SPF의 반치폭(FWHM)이 2 mm이다. 화소는 얼마나 작아져야 하는가? 만약에 시야가 25 cm라면, 영상의 각 평면에 따라 얼마나 많은 화소가 존재하는가?

2.10 거친 은브롬결정체로 구성된 고감도 필름, A, 작고 미세한 결정을 갖는 저감도 필름, B, 이런 두 가지의 X선 필름을 고려하라. 왜 필름 A가 빠르며 그 장점은 무엇인가? 두 필름 중 어떤 것이 선명한 영상을 생성하나?

2.11 당신은 벽에 비친 빨간 빛을 보고 있다. 이런 느낌을 불러일으키는 조명의 배열은

(i) 빨간색의 광원이 검은벽에 비친다.
(ii) 파란색의 광원이 빨간벽에 비친다.
(iii) 노란색의 광원이 분홍벽에 비친다.
(iv) 분홍색의 광원이 청록벽에 비친다.

당신은 이런 물음에 답하기 위해 컬러([실습 2.3])의 애플릿으로 더 실험해 보고 싶을 것이다. 둘 다 모두 "Mixing Lights"(색추가), "Mixing Pigment"(색상 차감) 시도해보라.

2.12 아래의 RGB공간의 세 가지 컬러 중 어떤 것이 가장 강렬한가? ([실습 2.4]의 컬러 변환 애플릿을 사용하라)

(i) (0.3, 0.5, 0.2)
(ii) (0.7, 0.9, 0.7)
(iii) (0, 0.2, 0)
(iv) (0.5, 0.5, 0.1)

Chapter **3**

이온화 방사선 의학영상 획득 장치

살펴보기

새로운 종류의 의료영상기기들이 개발되면서 임상 전문의들에게 획기적인 진단 정보들이 개선되었다. 컴퓨터를 이용하여 2차원 단층 및 3차원 영상을 재구성이 가능해져 인체 장기들이 서로 겹쳐 있더라도 해부학적 정보(X선 사용)와 신체 기능적 정보(환자가 방사성 동위원소를 삼키거나 또는 방사성 추적자 물질을 환자 신체에 주입한 후 감마선을 검출함)를 얻게 되었다. 그러나 X선과 감마선은 이온화 방사선 종류에 속하기 때문에 환자의 신체 손상 및 유전 형질의 변화를 유발할 수 있는 가능성을 최소화시켜야 한다.

학습목표

제3장을 학습하면 다음과 같은 사항들을 습득할 수 있다.

1. X선과 감마선을 사용하는 의료영상 획득의 원리
2. 이온화 방사선 영상 기법과 연관된 물리학적 원리
3. 이온화 방사선 영상 획득 장치로부터 얻은 영상의 화질을 결정하는 요인들
4. 기존의 필름을 사용하는 X선 촬영기에 비교했을 때의 컴퓨터단층촬영기의 장점들
5. X선 유방촬영기와 관련된 기술적 난제 설명 및 분석 방법
6. X선 투시 영상촬영기의 영상 획득 경로 이해
7. 디지털 감산 혈관 조영술의 장점 및 제약점
8. 단층영상 촬영 및 평면영상 촬영 기법의 차이점
9. 역투사 기법을 이용한 X선 단층 영상의 재구성
10. 단일광자방출 단층촬영기(SPECT)와 X선 컴퓨터단층촬영기 (CT)의 단층 영상 획득기법
11. 이온화 방사선으로 인하여 손상을 입을 가능이 가장 높은 인체 장기 및 조직 규명

3.1 의료영상기기

의료영상기기는 환자의 신체에서 반응하는 신호를 검출하고 이를 영상으로 변환시키는 장치이다. 의료영상을 획득할 때 사용하는 특정한 기술에 따라서 의료영상기기의 유형이 결정된다. 이 중에서 이온화 방사선을 사용하는 기기들은 환자의 신체 내의 원자 및 분자를 이온화하기 위해서 충분한 방사선 에너지를 인가하며 또한 비이온화 에너지를 이용하여 영상을 획득하는 의료영상기기들도 있다. 이온화 방사선 에너지를 이용하는 의료영상기기는 X선 또는 감마선을 사용하는데, 이 경우 환자의 신체 손상 및 유전 형질의 변화를 유발하지 않도록 신중히 사용되어야 한다. 반면에 비이온화 의료영상기기는 환자의 신체에 별다른 해가 되지 않으며 또한 관련된 위험도 야기 시키지 않는다고 알려져 있다. 이러한 의료영상기기들의 예로서 고주파-음파를 사용하는 초음파 영상 촬영기와 라디오 전자파를 사용하는 자기공명영상 촬영기를 들 수 있다.

제3장에서 이온화 방사선 에너지를 사용하는 의료영상기기들에 대한 설명이 이루어지고 제4장에서는 비이온화 에너지를 사용하여 영상을 얻는 기기들에 대하여 자세히 설명될 것이다. 이 책에서는 의료영상기기들에 대한 설명이 아주 자세히 다루어지지는 않겠지만 의료영상 장비의 구성요소에 대한 기술적 상세 설명보다는 영상을 획득하는 기술이 집중적으로 다루어진다.

3.2 X선 촬영기

뢴트겐이 X선을 발견한 이래로 임상적 진단을 위해서 X선 촬영기가 계속 사용되고 있다. X선은 양극과 음극을 갖는 진공관으로 구성된 X선 튜브에 의하여 발생된다(그림 3.1(ⅰ)). 음극 내부에 위치한 텅스텐 필라멘트가 가열되면 열작용에 의하여 전자들이 방출된다. 음극선관 내부에 위치한 필라멘트는 뾰족한 곡선의 모양을 갖고 있어서 정전기 원리에 의하여 이곳에 전자빔이 집중된다(그림 3.1(ⅱ)). 음극선관에 음전압을 계속 증가시키면 전자들이 좁은 빔 형태로 모이거나 또는 빔이 완전히 차단되기도 한다. 전자들은 양극관(50~120 KV)으로 향하여 가속되고 내장된 텅스텐 타깃을 타격하여 X선이 발생하게 된다. X선 튜브는 진공상태를 유지하는데, 이는 전자들이 일직선으로 양극으로 이동해야 되고 튜브 내부에서 존재하는 다른 입자로 인하여 전자들이 산란되면 안 되기 때문이다. 대부분의 X선 튜브는 (단 치과에서 사용하는 출력이 낮은 튜브 또는 휴대용 X선 장치는 제외) 양극이 회전하는데, 이를 통하여 전자들이 양극 가장자리에 보다 더 넓은 지역으로 타격이 가능해지고 또한 텅스텐 타겟의 과열을 예방할 수 있다. X선이 발생하는 텅스텐 타깃 부위를 **초점**이라 하고 이의 지름을 **초점 크기**라고 정의한다.

전자는 전기장에서 이동이 가속되는 동안 커다란 운동 에너지를 갖게 된다. 예를 들어서 한 개의 전자가 60 KV의 전기장을 통하여 가속될 때 60 KeV(전자-전압 (eV) 단위는 에너지의 소단위이고 1 eV는 1.6×10^{-19} J이다) 에너지를 보유하게 된다. 전자는 텅스텐 타깃을 향하여 이동하면서 감속될 때 이 에너지를 잃는데, 99%의 에너지가 열로 발산되고 나머지 1%가 X선으로 변환된다. 각각의 X선 광자는 타깃에 충돌하면서 최대 60 KeV 에너지를 발산하지만 대부분의 전자들은 타깃에서 완전히 정지되지 않기 때문에 이보다는 작은 에너지를 생산한다. 일반적으로 이렇게 생성된 X선의 대부분은 가속화된 전자들의 상승 에너지 상태를 포함한(그림 3.2(ⅰ)) 연속 스펙트럼의 (제동복사 X선, bremmstrahlung X-rays) 일부 영역을 형성하는데, 일부 전자들은 타깃의 원자핵에 가장 가까운 전자궤도를 의미하는 K각으로부터 튀어나가고 이로 인하여 형성된 빈 공간에 다른 전자들이 낙하되면서 여분의 에너지를 방출하고 결국 이산 에너지 스펙트럼을 형성하는 X선(고유 X선)도 방출된다(그림 3.2(ⅱ)).

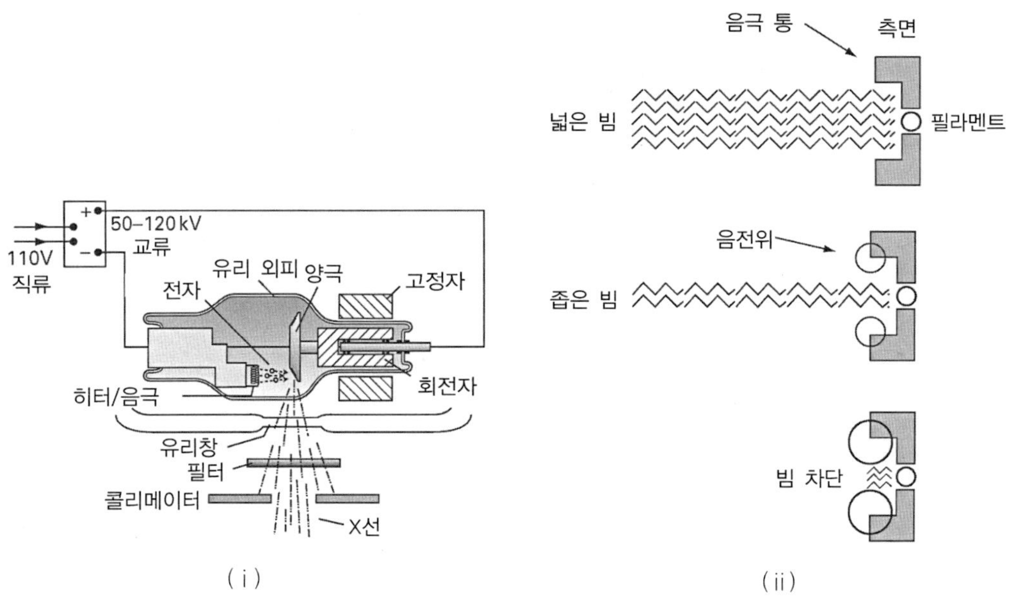

그림 3.1 (ⅰ) X선 튜브의 외형. (ⅱ) 음극관에 음전압을 인가하여 전자빔을 한 곳으로 집중시킴. (Dosett, 2006, p.76, Part (ⅱ), 에드워드 아놀드 출판사, 자료 참조)

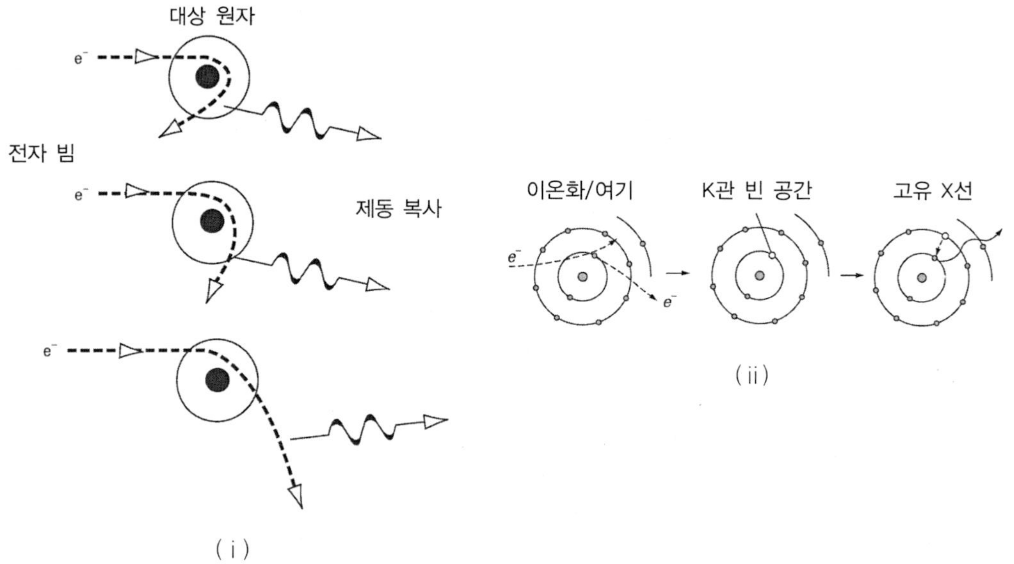

그림 3.2 (i) 질량이 무거운 원자핵에 의하여 전자들의 궤적이 변경될 때 제동복사 X선이 발생되고, (ii) 원자핵에 가장 가까이 위치한 전자궤도에서 튕겨나간 전자들에 의하여 형성된 빈 공간에 전자가 낙하되면서 여분의 에너지가 방출되고 이로 인하여 이산 스펙트럼을 형성하는 고유 X선이 발생함 (Wolbarst (1993), p.57 자료 참조).

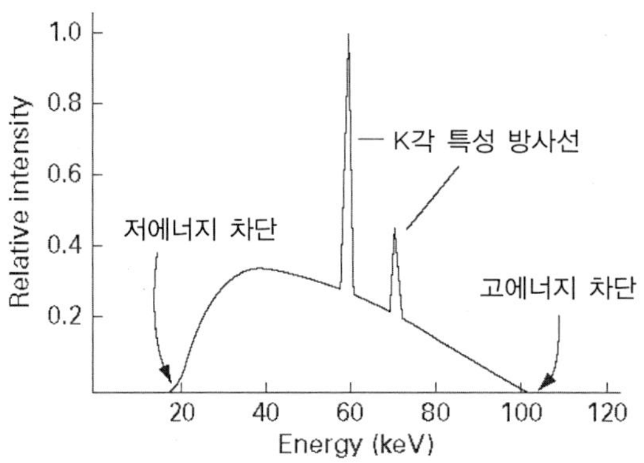

그림 3.3 100 kVp 전압에 작동하는 텅스텐 타깃을 갖춘 X선 튜브의 스펙트럼. 고에너지 차단 지점은 튜브에 인가된 kVp에 의하여 결정되는 전자 에너지에 의하여 좌우된다. 아주 낮은 X선 에너지를 차단하는 저에너지 차단 지점은 튜브의 알루미늄 창의 두께에 의하여 결정된다. 여기서 제동복사 X선들이 중첩되어서 K각 특성 방사선을 표현하고 있다(인용 자료: 1999, Physics for Diagnostic Radiology, 2판, Dendy & Heaton, Taylor and Francis Group, LLC 출판사의 허락아래 인용함).

X선의 특성은 타깃 물질의 특성에 의하여 결정되는데 이는 타깃을 구성하는 원자들의 에너지 준위에 따라 달라지기 때문이다. 일반적으로 X선 촬영기는 텅스텐 타깃을 사용하는데 이 경우 발생하는 X선 에너지의 대부분은 제동복사 X선 성분들이다(그림 3.3). 반면에 X선 유방촬영기는 몰리브덴 타깃을 사용하기 때문에 이 경우 정밀한 에너지로 표현되는 (몰리브덴) 고유 X선이 발생된다.

양극에 걸린 고전압은 1초 미만의 짧은 순간 동안 차단되어서 X선 펄스가 발생되고 이 펄스는 X선 튜브를 둘러싸는 금속 상자의 유리 창문을 통해 빠져나간다. 그리고 알루미늄 재질의 얇은 막을 통과하면서 여과작용이 일어나 저에너지 X선이 차단되기 때문에 환자의 신체에 저에너지 X선이 통과되지 않는다. 만약에 이러한 여과작용이 없으면 저에너지 X선이 환자의 신체에 흡수되어서 X선 노출량이 증가하게 된다.

X선 촬영기사는 두 가지의 방법들로 X선 노출량을 조절한다. 한 방법은 튜브에 인가된 전압(kV)의 크기를 바꿔 전자들의 에너지를 조절해서, X선 광자들의 최대 에너지의 크기를 조정하여 결국 전자들의 투과력이 조절된다. 필라멘트 전류(mA)의 크기를 변경해도 발생되는 전자들의 수가 달라져서 결국 X선 광자의 수가 달라지고 이로 인하여 X선 빔의 강도가 조절될 수 있다.

X선 및 가시대역 광선 모두 전자기파 스펙트럼의 (그림 1.2 참조) 일부분을 구성하며, 입자와 파동의 특성을 모두 보유하고 있다. 입자로 해석하면, 각각의 광자 에너지 E는 다음과 같은 식에 의하여 주어진다.

$$E = hf \tag{3.1}$$

여기서 h는 플랑크 상수(6.626×10^{-34} J s)이고, f는 파동으로 해석한 경우의 주파수다. 60 KeV X선 광자의 경우, X선의 주파수는 1.45×10^{19} Hz 다.

모든 파동은 다음과 같은 관계식이 성립된다.

$$f\lambda = c \tag{3.2}$$

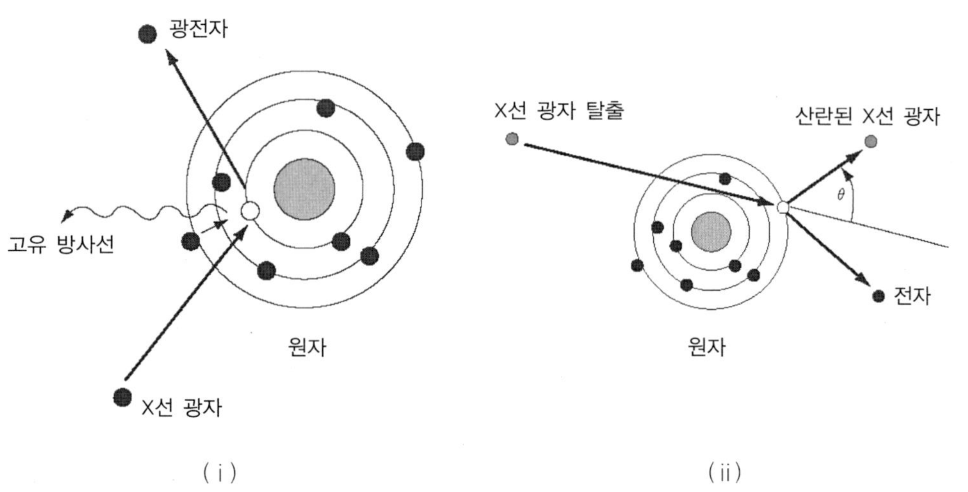

그림 3.4 (i) 신체에서 흡수되는 광전자에 의한 X선 상호작용. X선 광자는 K각 전자들을 놓아주기 위해서 여분의 에너지를 (광)전자에게 운동 에너지 형태로 공급하는 형태로 대부분의 에너지를 방출한다. (ii) 최외각 전자를 탈출시키기 위해서 X선 에너지의 일부가 사용되는 콤프턴 산란이 일어나고 결과적으로 광자의 진행방향이 변경된다.

여기서 λ와 c는 각각 파장과 속도를 의미한다. 공기에서 전자기파의 속도는 3×10^8 ms^{-1}이다. 따라서 60 KeV X선 광자는 0.02 nm의 파장을 갖는다. 반면에 가시대역 광선의 파장은 400 nm (빨강)부터 750 nm(파랑)이고 광자 에너지의 범위는 3~6 eV이다. X선 광자는 가시대역 광선의 광자보다 더 크기 때문에 신체를 투과할 수 있으며 신체에서 흡수되면 손상이 발생할 수 있다.

X선이 인체에 인가되면, 원자의 내각에서 전자가 탈출하는 과정에서 X선이 흡수되는(광전자) 흡수 (그림 3.3(i)) 현상이 발생하거나 또는 최외각 전자를 탈출시키기 위해서 X선 에너지의 일부가 사용되는(콤프턴) 산란이 (그림 3.3(ii)) 일어나고 결과적으로 광자의 진행방향이 변경된다(그림 3.4). 신체에서 X선 흡수로 인하여 방사선량(단위 질량당 흡수되는 에너지)이 결정되고 이로 인하여 환자에 생리학적인 손상을 입힐 수 있다. 콤프턴 산란은 X선 촬영 영상의 화질 감소를 야기 시킨다.

X선 빔의 강도는 X선의 광자의 개수에 따라 증가하는데, 위에서 설명한 X선의 상호작용으로 인하여 빔의 강도가 저하된다. 조직의 종류에 따라 빔의 강도도 달라지는데, 조직의 두께 (t)와 재질의 감쇠계수(μ)에 따라 결정된다. 두께가 t인 물질을 통과하는 X선 빔의 강도 I는 다음과 같이 초기값인 I_0에서 지수 함수적으로 표현된다.

$$I = I_0 e^{-\mu t} \tag{3.3}$$

광전자 흡수량은 물질의 유효원자번호 Z_{eff}값과 X선 에너지 E의 관계로 결정되는데 대략 Z_{eff}^3/E^3식으로 설정된다. 그리고 콤프턴 산란은 대략적으로 Z_{eff} 값에 따라 변하는 물질의 전자밀도 ρ_{elect}값과 X선 에너지에 의하여 좌우되는데, ρ_{elect}/E식으로 결정된다. 뼈 같은 물질은 감쇠계수값이 상대적으로 높아서 연조직에 비교하여 X선을 더 많이 감쇠시킨다. 이 결과 상대적으로 더 큰 Z_{eff}값과 또한 (광전자) 흡수량이 X선 상호작용을 좌우하게 된다. 감쇠량을 증가시키기 위해서 유효원자번호가 높은 요오드 ($Z_{eff}=53$) 또는 바륨 ($Z_{eff}=56$) 물질이 사용될 수 있다. 환자가 이 물질들을 삼키거나 주사로 신체에 주입되면, 이 물질로 채워진 연조직과 그렇지 않은 연조직의 감쇠비율이 달라지는데, 이러한 물질을 조영제라고 한다. 에너지가 높은 X선일수록 전체 감쇠는 광전자 흡수에 비교하여 매우 작고 콤프턴 산란이 X선 상호작용을 지배하게 된다.

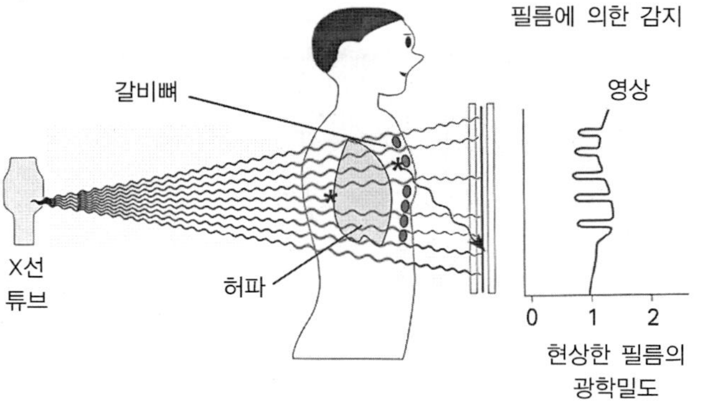

그림 3.5 X선 촬영기의 기본 구성요소. 갈비뼈는 감쇠계수가 높기 때문에 X선이 덜 통과해서 필름에 어둡게 나타난다. 즉, 필름을 현상하면 갈비뼈 부위는 밝게 표현된다(Wolbarst (1993), p.16 자료 인용).

투사 또는 평면 X선 촬영기로부터 획득하는 영상은 환자라는 3차원 물체에서 관측시야에 들어오는 부분을 단순히 2차원 평면으로 투사하거나 또는 실루엣으로 변환한 데이터이다(그림 3.5). X선 필름은 X선 신호를 감지하는 물질이다. 현재 투사 영상을 획득하는 X선 촬영기의 종류들은 다음과 같은데

- **필름판 X선 촬영기**, 흉부 X선 촬영기, 복부 X선 촬영기, X선 혈관 촬영기(혈관 연구에 활용) 및 X선 유방촬영기. ([실습 3.1]에서 X선 촬영 데이터와 가시화하는 예제를 확인할 수 있음).
- **X선 투시영상 촬영기**, X선 신호를 검출하기 위해서 영상증폭기를 사용하며 실시간으로 영상을 획득한다.
- **컴퓨터 X선 촬영기**, X선 신호를 검출하기 위해서 필름을 사용하는 대신에 인광체 물질이 얇게 칠해진 영상판을 사용하며 재사용이 가능하다.
- **디지털 X선 촬영기**, 반도체 소자를 사용함.

환자를 촬영할 때 기본적으로 3방향을 설정하여서 데이터를 얻거나 또는 화면에 가시화할 수 있다(그림 3.6). 관상면(coronal plane)은 환자의 신체를 전방과 후방의 방향으로 설정된 평면을 의미한다. 관상면은 X선이 환자의 등 (후면) 부위에서 인가되어 환자의 앞쪽으로 (전면) 배치된 필름을 통하여 데이터를 수집하는 후면-전면 흉부 X선 촬영할 때 설정되는 방향이다. 여러 개의 관상면들을 설정하여 z 방향으로 (영상의 깊이를 의미함) 데이터들을 모두 수집하고 이를 중첩된 신호로 해석하여 관상면 영상을 획득한다. 시상면(sagittal plane)은 환자 신체의 측면을 중심으로 오른쪽과 왼쪽 방향으로 설정된 평면들을 의미하며 횡단면(transverse plane)은 축면(axial plane)이라고도 하는데 신체에서 가장 기다란 축으로 정의되는 장축에 수직방향으로 위에서 아래 방향으로 설정되는 평면들을 의미한다.

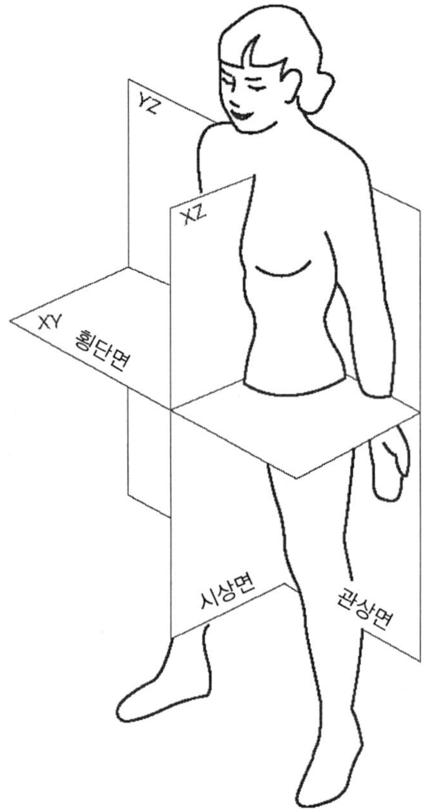

그림 3.6 인체를 촬영할 때 설정되는 3 방향의 주요 횡단면: 관상면, 시상면 및 횡단면
(NASA RP-1024, Anthropometric Source Book 자료 참조.)

3.2.1 평면(필름판) X선 촬영기

흉부 X선 촬영기를 사용하는 경우 환자의 신체 후면-전면을 기준으로 촬영하며 그림 3.7(i)에서 이를 확인할 수 있다. 흉부 X선 촬영기는 우선적으로 폐가 잘 보이도록 노출설정이 이루어진다. 그리고 좌심실과 대동맥궁을 포함한 심장이 나타나게 하고 환자의 척추 왼쪽 부위의 음영 차이도 관찰될 수 있도록 한다. X선 영상을 판독할 때 항상 전문의가 환자를 전면에서 관찰한다고 가정하는데, 즉 환자 신체의 왼쪽 부위는 현상된 필름에서는 오른쪽 부위에 해당된다. 그림 3.7(ii)은 결핵 환자의 영상을 보여주고 있는데 폐의 상단 부위에서 작은 조각모양의 불투명한 영역이 존재함을 알 수 있다. [실습 3.2]에서 흉부 X선 영상을 분석하여 환자의 갈비뼈의 평균 넓이를 계산하는 과정을 확인할 수 있다.

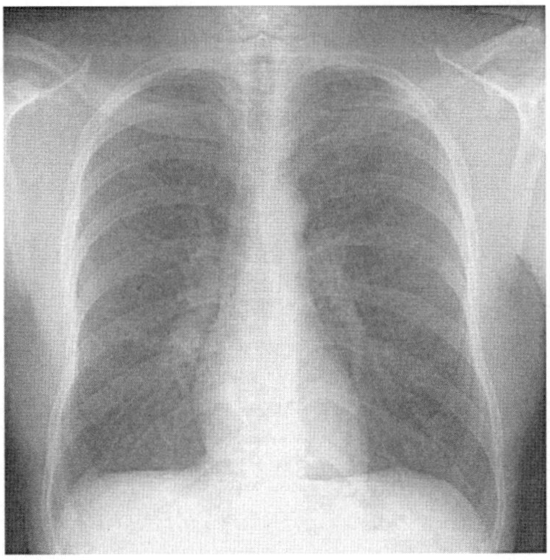

(i)

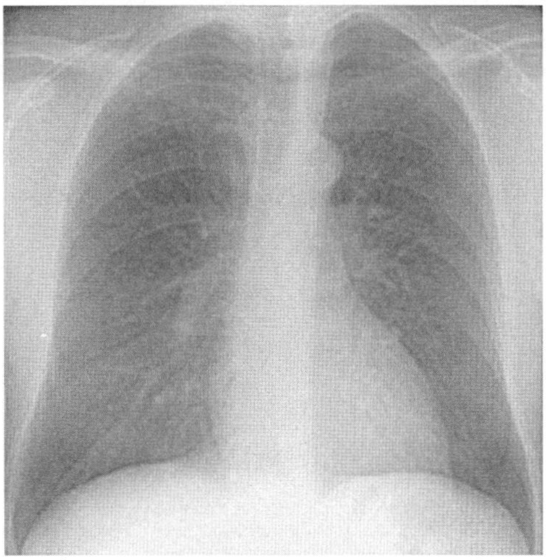

(ii)

그림 3.7 흉부 X선 촬영기 영상 (i) 건강한 사람 (ii) 결핵 환자

비선명도(Unsharpness)

선명한 X선 영상을 얻기 위해서는, X선 촬영기에서 폭이 좁은 X선 빔을 발생시켜야 하고, 또한 환자는 X선 튜브에서 멀리 그리고 검출기에 가까이 위치해야 한다(그림 3.8).

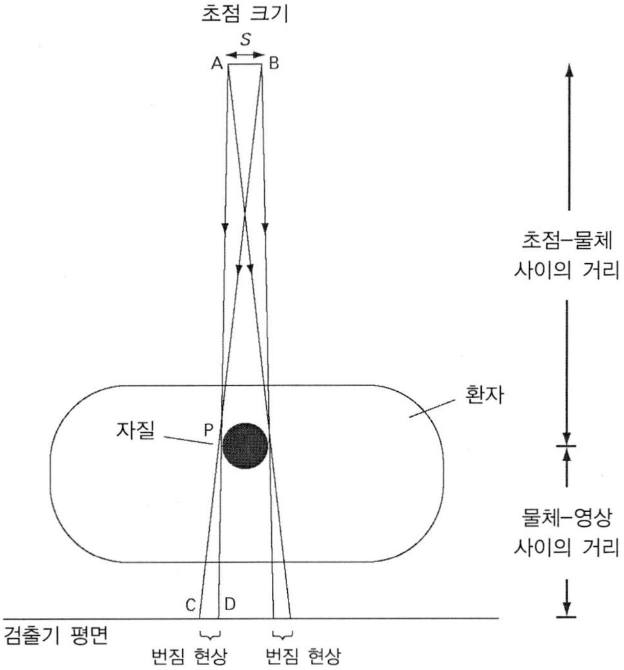

그림 3.8 X선 초점 크기와 환자의 위치 때문에 검출 평면에서 영사의 번짐 왜곡이 발생할 수 있다. 환자의 위치를 검출기에 가까이 배치할수록 번짐 현상이 감소된다.

영상 형성 기하학적 원리를 적용하면 (예를 들면 ABP 및 CDP, 닮음 삼각형), 기하학적인 비선명도 U_G(CD와 동일) 때문에 영상의 번짐 왜곡이 발생하는데 다음과 같은 식으로 표현된다.

$$U_G = \frac{\text{초점크기(s)} \times \text{물체-영상 사이의 거리}}{\text{초점-물체 사이의 거리}} \tag{3.4}$$

영상 번짐 현상을 최소화시키고 동시에 최대로 선명한 영상을 얻으려면, X선 발생기의 초점 크기가 작아야 되고 또한 환자의 위치를 검출기에 가까이 배치하여 촬영 대상 물체-영상 검출기 사이의 거리는 작아야 하고 초점-물체 사이의 거리는 커야 된다.

X선 사진필름의 민감도는 매우 낮아서 X선 촬영을 할 때 X선 광자들의 수가 많이 필요하다. 따라서 환자는 비교적 많은 양의 X선에 노출된다. 인가되는 X선 광자들에서 단지 2%만이 필름에 감지되어서 영상으로 현상된다. 검출된 광자들의 비율, 즉 단일 광자가 감지될 확률을 양자 효율(quantum efficiency, QE)이라고 한다. 이렇게 낮은 양자 효율을 개선시키기 위해서 형광체 물질이 포함된 형광 증감지(fluorescent intensifying screen)를 사용하여 X선을 가시대역의 광선으로 변환시켜서 필름의 민감도를 증가시킨다. 또한, X선 광자는 가시대역의 광자에 비교하여 에너지가 크기 때문에, 각각의 X선 광자를 수천 개의 가시대역 광자들로 변환시킨다. 보통 2개의 판이 사용되는데 각각의 한쪽 판면 옆에 이중으로 감광유제를 칠한 필름을 배치해서 발생된 빛의 대부분이 반응을 갖도록 한다(그림 3.9). 이렇게 하면 필름판의 양자 효율이 증가되어서 영상 획득을 위해 필요한 X선 광자의 수를 25% 경감시킬 수 있기 때문에 결과적으로 환자의 X선 노출량을 최소화시킬 수 있다. 노출 시간을 짧게 하면 자의적이든 또는 타의적으로 발생하는 환자의 신체 움직임, UM으로 인한 영상 비선명도를 경감시킬 수 있다.

두께가 굵은 X선 평판은 X선을 보다 더 많이 흡수해서 영상의 신호대잡음비, SNR이 개선된다. 그러나 X선 평판 내부에서 발생한 빛 광자들이 필름에 도착하기도 전에 산란되기 때문에 영상 비선명도 왜곡의 또 다른 원인이 된다. 그리고 평판의 두께가 굵을수록 이러한 왜곡은 더 뚜렷이 나타난다(그림 3.10). 또한, 큰 입자로 구성되어 있는 인광체 물질이 포함된 평판은 인가되는 X선에 대한 민감도가 더 높기 때문에 비선명도 정도가 더 크게 발생한다(그림 3.11). 이렇게 검출기에서 영상의 비선명도를 야기하는 요인들을 모두 포함해서 검출기 비선명도 U_D라고 한다.

이와 같이 영상 비선명도 또는 번짐 현상의 원인이 되는 모든 요인들을 의미하는 점상강도 분포함수를 콘벌루션하여(식 (2.2)) 얻은 전체 점상강도 분포함수 PSF 최댓값의 절반이 되는 두 독립변수 값들의 차이로 정의되는 반치폭인 FWHM 값으로 정의된다. 콘벌루션 연산은 상대적으로 복잡한 연산이기 때문에, 번짐 현상의 원인이 되는 모든 요인들을 각각 제곱하여 더한 다음에 이를 제곱근으로 구한 근사치로 대신할 수 있다. 즉,

$$U_{TOT} \approx \sqrt{(U_G{}^2 + U_M{}^2 + U_D{}^2 + U_I{}^2)} \tag{3.5}$$

여기서 U_G, U_M, U_D는 각각 기하학적 위치, 환자의 움직임, 검출기의 특성으로 인한 비선명도의 원인이 되는 파라미터를 의미한다. 또한, 촬영 대상 물체의 특성 때문에 야기될 수 있는 비선명도는 고유 비선명도라고 한다. 경우에 따라서, 단일 요인이 총 영상 비선명도를 좌우하기도 한다. 총 영상 비선명도는 기본적으로 공간 해상도로 (얼마나 작은 크기의 물체까지 영상으로 표현할 수 있는가 또는 한 물체에서 별개의 특징 값들을 얼마나 서로 잘 구분할 수 있는지를 의미함) 해석된다.

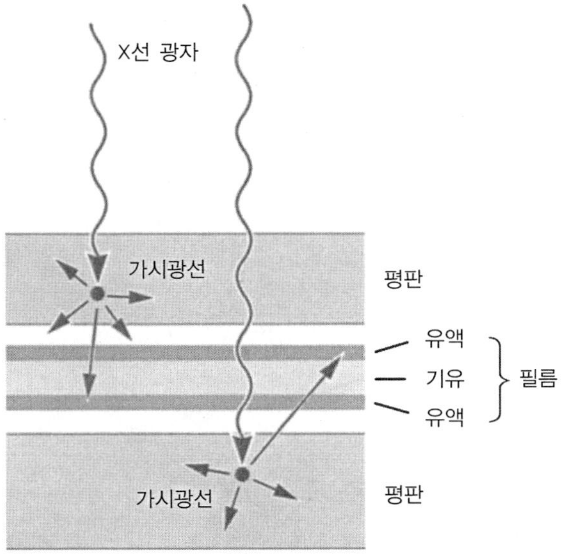

그림 3.9 필름–평판 조합. 즉, 필름 양쪽 옆에 인광체 물질을 바른 2개의 평판들을 사용하여 X선 수신 민감도를 증가시킨다.

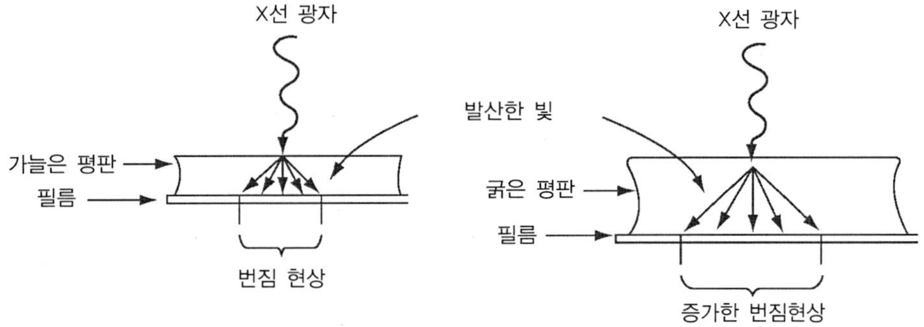

그림 3.10 X선 평판에서 빛 광자들이 산란되면 영상의 비선명도가 증가하게 된다. 또한, 평판의 두께가 굵을수록 비선명도의 정도가 증가한다.

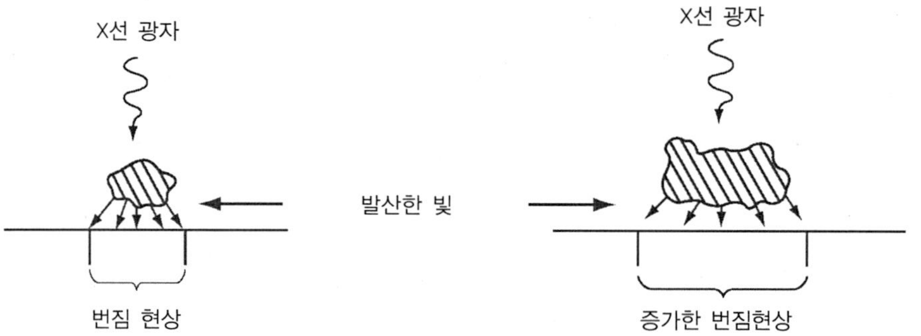

그림 3.11 큰 입자로 구성되어 있는 인광체 물질을 바른 반응속도가 빠른 평판은 (오른쪽 그림) 작은 알갱이의 인광체 물질을 바른 반응속도가 느린 평판에 (왼쪽 그림) 비교하여 비선명도 정도가 더 크게 발생한다. 표 3.1에서 여러 의료영상 기기들의 공간 해상도가 나열되었다.

표 3.1 널리 사용되고 있는 의료영상 기기들의 공간 해상도

의료영상 기기의 종류	공간 해상도(mm)
필름-평판 X선 촬영기	~0.05
컴퓨터 X선 촬영기	0.1~0.2
컴퓨터 단층촬영기(CT)	0.25~0.5
X선 투시 촬영기	~0.5
자기공명영상 촬영기(MRI)	0.5~1.0
초음파기기	1.0~5.0
핵의학 촬영기(NM)	3.0~10.0

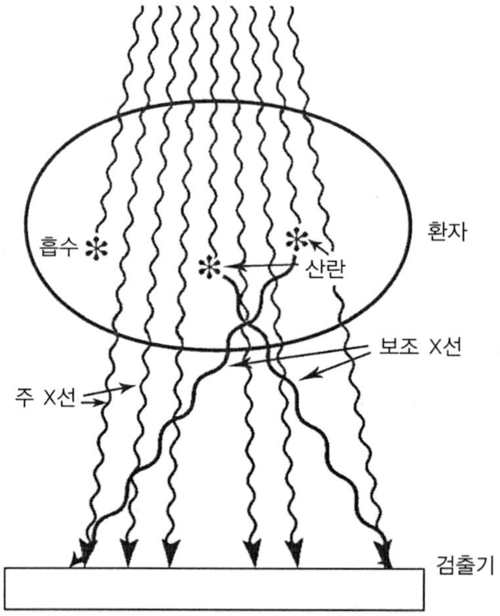

그림 3.12 환자의 신체에서 일어나는 X선의 상호작용

명암 대비도

환자의 신체에서 X선의 상호작용은 다양한 형태로 일어난다(그림 3.12). X선의 일부는 신체를 통과하고 또다른 일부는 X선 발생기에서 검출기까지 일직선 경로로 이동한다. 이렇게 이동된 X선을 1차 X선이라 하는데 영상의 화소값을 결정하는 주요 요소가 된다. X선의 일부는 광전효과로 인하여 인체내부에 흡수되는데. 이러한 X선 성분은 영상을 형성하는 데 아무런 작용을 하지 않고 단지 X선 노출량을 증가시켜서 환자의 안전에 위협이 될 수 있다. 환자 신체 내부에서 발생하는 (콤프턴) 산란은 2차 X선이라고 하며 이 중의 일부는 검출기까지 도달하게 된다. 결과적으로 필름의 임의적인 위치에서 음영을 발생시킨다. 물체의 명암 대비도는 $\log_{10}(I_1/I_2)$의 식으로 정의되는데 여기서 I_1, I_2는 각각 연조직과 뼈를 통과하여 전달된 X선의 강도를 의미하며 (그림 3.13(ⅰ)), 산란 효과로 인하여 일정한 값으로 배경으로 더해지는, I_s 값이 생성된다. 이로 인하여 영상의 전체 명암 대비도는 $\log_{10}((I_1+I_s/(I_2+I_s))$으로 감소된다(그림 3.13(ⅱ)).

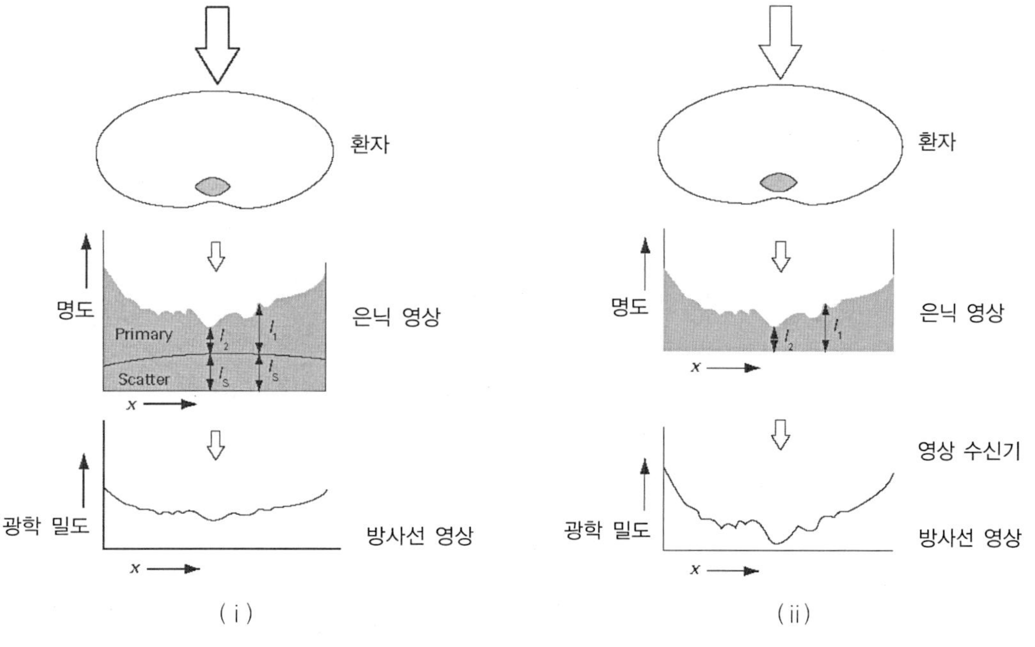

그림 3.13 X선 영상의 형성 과정 (ⅰ) 콤프턴 산란효과가 존재하지 않는 경우, (ⅱ) 콤프턴 산란효과가 존재하는 경우

콤프턴 산란효과를 포함하여 결정되는 명암 대비도와 산란효과가 존재하지 않을 때 정의된 명암 대비도의 비율을 **산란저하인자**(scatter degradation factor, SDF)라고 하는데. 이 값은 항상 1보다 작으며, 값이 작을수록 콤프턴 산란으로 인하여 명암 대비도가 더 많이 감소되었다는 사실을 의미한다. 산란저하인자는 1차 X선 산란강도, S/P값과 전체의 X선 산란강도의 비율과 연관이 있으며 다음과 같이 계산된다.

$$\mathrm{SDF} = P/(P+S) = (1+S/P)^{-1} \tag{3.6}$$

X선 산란강도는 환자 신체 내부에서 산란이 발생하는 체적의 크기에 따라 증가하며(즉, 촬영 대상에 대한 관측시야인 FOV가 클수록 그리고 신체의 두께가 클수록 증가한다) 또한, kVp값이 증가할수록 산란강도는 커진다(콤프턴 산란효과는 kVp값이 클수록 증가하는데, 이는 광전효과가 증가하기 때문이다). X선 유방 촬영기는 저에너지 X선 장치를 사용하기 때문에 유방을 납작하게 눌러줘서(즉, 촬영부위 조직 전체의 두께를 감소시킨다) 콤프턴 산란-1차 X선 발생의 비율을 감소시켜야 하고(0.71~0.4) 산란효과로 인한 물체의 명암 대비도 저하를 최소화시킨다.

콤프턴 산란효과로 인한 명암 대비도의 저하를 차단하는 또 다른 방법은 환자와 검출기 사이에 산란-방지 격자를 설치하는 것이다(그림 3.14(i)). 격자는 납지(lead foil) 재질의 얇은 띠로 구성되어 있으며, 격자를 지지하는 물질로 알루미늄 또는 탄소섬유와 같이 중간에 빈공간이 많은 재질을 사용하여 띠의 형태를 가진 격자와 지지대 물질을 서로서로 사이에 배치하는데, 이때 격자무늬 띠의 위치는 1차 X선이 전달되는 방향과 평행으로 배치한다. 1차 X선의 대부분이 격자무늬 띠에서 납 재질로 만든 부분 사이를 통과되는 반면에 비스듬한 각도로 격자무늬 띠에 진입하는 X선은 산란되며 또한 납 부위에 흡수되기도 한다.

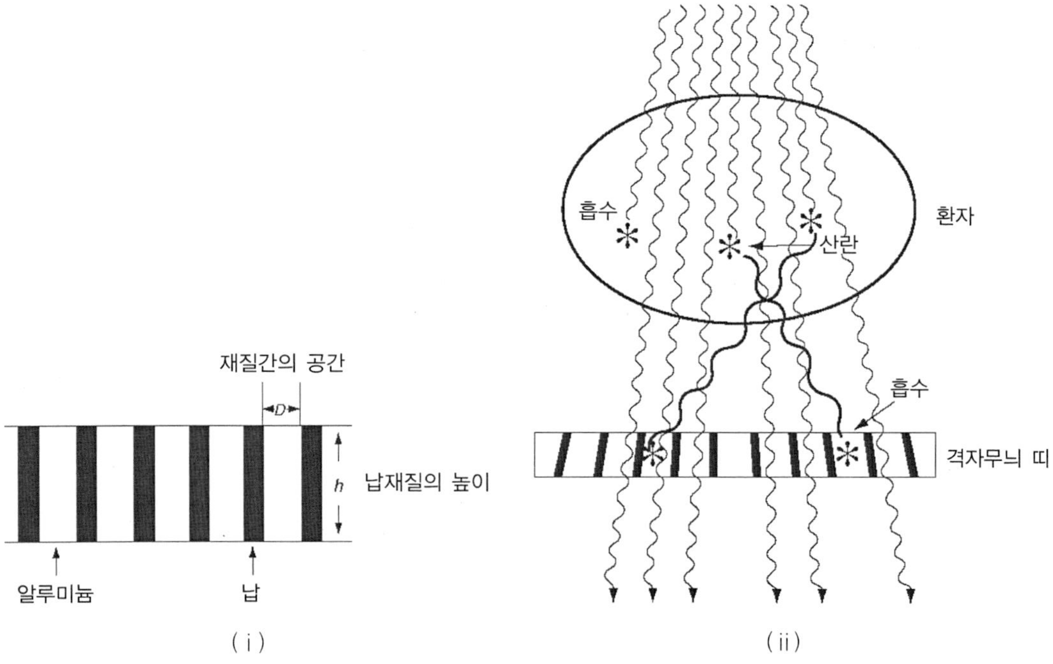

■ **그림 3.14** (i) X선 진행방향과 평행하게 위치한 격자무늬 띠. 격자무늬 띠에서 납 재질로 된 부위의 높이는 h 그리고 서로 D의 거리로 떨어져 있다. (ii) 초점이 맞추어진 격자무늬 띠의 방향은 X선 빔의 발산 방향과 일치하는데 이로 인하여 1차 X선이 더욱 더 많이 통과된다(Wolbarst, 1993, p.175 자료 인용).

격자무늬 비율은 h/D식으로 정의되는데, 여기서 h는 납 재질로 된 띠 부위의 높이고, D는 납 부위 사이의 간격인데, X선 진입 각도를 결정하고 또한 격자무늬 띠의 콤프턴 산란 차단 효과를 결정하는 데 주요 인자가 된다. 격자무늬 비율은 보통 6:1에서 16:1 비율을 사용하는데,

격자무늬 비율이 높을수록 영상 검출기에 도달하는 X선 산란량은 적다. X선 산란비율은 신체 부위의 두께에 따라 달라지기 때문에 두께가 얇은 신체부위(손이나 발과 같은 말단 신체부위)를 촬영할 때는 격자무늬 비율을 낮추거나 또는 아예 사용하지 않을 수도 있다. 그러나 두꺼운 신체 부위(예를 들면 복부 또는 흉부)를 촬영할 때는 격자무늬의 비율을 높이 설정한다. X선 유방촬영기는 2:1까지 낮은 비율로 격자무늬를 사용한다. 최근에는 단순한 일자 격자무늬 대신에, 납 띠의 방향이 중심축으로부터 멀어지면 점차적으로 기울기가 증가하도록 초점이 맞추어진 일자 격자무늬가 사용되고 있다(그림 3.14(ii)). 이러한 격자무늬를 사용하면 격자 외곽부위에서 격자무늬가 설정되지 못하는 경우를 피할 수 있지만 격자무늬의 기울기를 설정할 때 경사 방향이 X선 발산 방향과 일치하도록 주의해야 한다. 납 띠 격자무늬로 인하여 영상에 그림자 발생 현상을 예방하기 위해서 격자무늬는 항상 특별한 홀더장치(Bucky)에 위치하는데 이 장치는 X선이 노출되는 동안에 그림자 발생 가능성을 차단하기 위해서 격자무늬를 이동시킨다.

영상의 명암 대비도를 유지하기 위해서 콤프턴 산란효과의 차단 목적으로 격자무늬를 사용하지만 이로 인하여 문제점도 발생한다. 즉, 1차 X선의 일부는 격자무늬 띠의 납 부위를 정면으로 타격하며 이로 인하여 납 부위에 흡수가 된다. 이러한 1차 X선의 손실을 보상하기 위해서는, X선 튜브 전류의 크기가 어느 정도 증가되어야 하지만 환자의 X선 노출량도 증가하게 된다. 바로 이러한 사실이 X선 촬영기와 연관하여 숨겨진 원리라고 말할 수 있다. 즉, X선 영상의 질을 개선하고자 하면 환자의 X선 노출량은 증가한다. 따라서 X선 촬영기의 영상을 획득하고자 하는 경우 영상의 화질과 환자의 X선 노출량 정도를 적당한 선에서 선택해야 한다.

3.2.2 컴퓨터 X선 촬영기

현재 컴퓨터 X선 촬영기(Computed Radiography, CR)가 필름에 영상을 표현하는 기존의 X선 촬영기를 빠르게 대체하고 있다. 이 촬영기기는 X선 감광 필름에 인가된 방사선을 영상으로 변환하여 스크린에 가시화하는 기존의 X선 촬영기와는 다르게 광자극성 인광물질 판(즉, 영상판)을 사용한다. 영상판은 인광체 물질을 얇은 막으로 입힌 스크린을 의미하며, 영상판이 X선에 노출되면 인광체 물질에 의하여 흡수된 전자들이 높은 에너지 상태로 활성화 되고 며칠 동안 전자들이 잔류해서 나중에 영상으로 변환시킬 수 있는 이른바 은닉 영상 데이터로 변환된다. 따라서 영상판에 은닉된 영상 데이터를 읽기 위해서 초점이 잘 맞추어진 레이저 빔을 이용하여 영상판을 행 방향으로 스캔하는 작업이 이루어진다. 즉, 레이저 빔이 인가되면 영상판에 포획된 전자들이 방출되면서 푸른 빛을 발산하는데, 이를 광 증폭관으로 수집하여 전압으로 변환된다. 이 전압 신호는 디지털 신호로 변환되고 컴퓨터에 저장된다(그림 3.15). 컴퓨터 X선 촬영기는 필름을 사용하는 기존의 X선 촬영기와는 다르게 화학 물질이 필요 없고 영상판을 스캔한 후 이를 높은 강도의 가시광선에 노출시키면 재사용이 가능하다.

또한 X선 감광 필름은 s자 모양의 X선 특성 반응 곡선을 가지는 반면에 영상판은 선형적인 반응 특성을 가진다는 장점이 있다(그림 3.16). 따라서 필름을 사용하는 경우 노출부족 또는 과다노출을 피하기 위해서 촬영 대상의 물질의 반응 특성이 선형적인 구간 범위 내에 위치하도

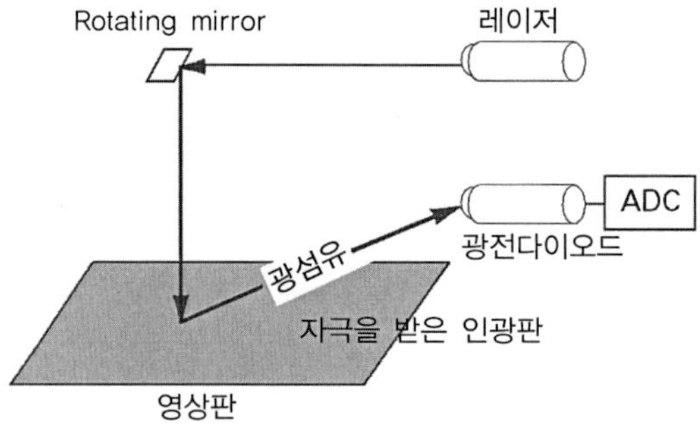

그림 3.15 컴퓨터 X선 촬영기에서 영상판을 통하여 데이터를 읽는 과정

록 맞추어야 한다. 그러나 이러한 작업 수행은 매우 어려우며 특히 뼈와 연부조직을 촬영할 때 더욱 그러하다. 결과적으로 영상판을 사용하면 선형적인 반응 특성 때문에 X선 노출 범위를 훨씬 더 넓게 설정할 수 있으며 영상을 얻는 과정에서 노출 정도도 중요한 요인으로 간주되지 않는다. 그리고 영상 데이터도 디지털 신호로 저장되기 때문에 예를 들어서 화소의 밝기와 명암도를 쉽게 조절할 수 있다. 이론상으로 컴퓨터 X선 촬영기는 X선 노출량이 적기 때문에 환자에 X선의 양을 적게 인가할 수 있지만 이런 경우 영상판에 X선이 적게 인가되어서 신호대잡음비가 떨어진다. 따라서 영상판을 사용할 때 필름을 사용하는 X선 촬영기에서 사용하는 정도로 X선 노출인자를 설정한다.

컴퓨터 X선 촬영기의 공간 해상도는 영상판에서 데이터를 스캔할 때 샘플링 비율에 의하여 좌우되기 때문에 결국 광학장치에 의하여 결정된다. 보통 5~10 mm^{-1}의 샘플링 비율을 사용하며 공간 해상도는 2.5~5.0 $lpmm^{-1}$이다. 공간 해상도는 필름을 사용하는 X선 촬영기에 비교하여 높지 않지만 대부분의 임상적 진단들을 위해서 충분하다고 말할 수 있다.

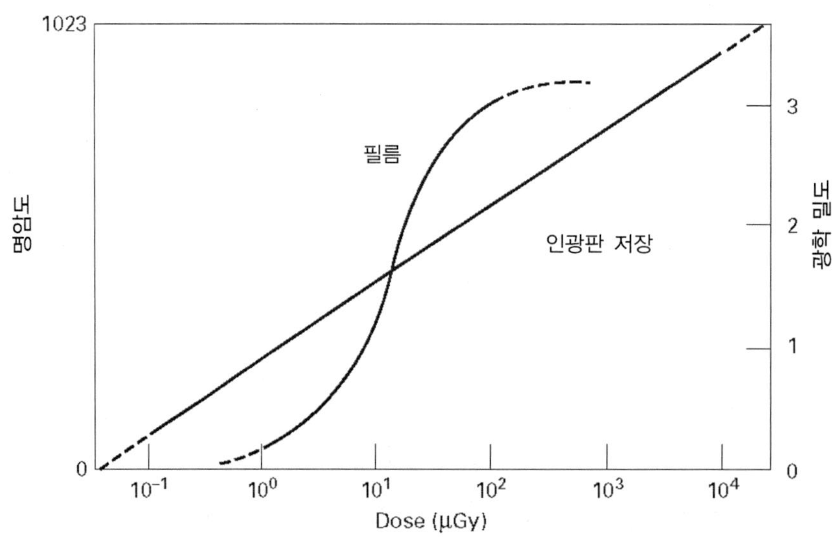

그림 3.16 필름과 영상판의 응답곡선(12-비트 시스템으로 표현되는 1,024개의 명암도로 표시되어 있음)

3.2.3 X선 유방촬영기

X선 유방촬영기는 의료영상기기 중에서 가장 어려운 영상 획득 및 해석 기법들을 요구한다. 이 기기 사용의 주요 목적은 유방 부위에 X선 조사량을 최소화 시키면서 동시에 유방 조직의 유형에 따른 미묘한 음영 차이를 구분하고 또한 아주 작은 크기의 물체를 인식하는 데 있다. 유방에 존재하는 서로 다른 유형의 조직일지라도 X선에 서로 비슷하게 반응하기 때문에 결과적으로 X선 유방촬영기를 통하여 획득한 영상의 명암대비의 범위는 낮다. X선 유방촬영기는 낮은 전압(25~30 kV)으로 구동되는 특수한 X선 튜브를 사용하는데 이는 물질의 X선 감쇠량이 더 커지고 또한 적은 X선 에너지를 사용하게 되어서 주로 광전자 흡수 현상에 의하여 영상의 화질이 결정되고 결과적으로 특성이 비슷한 연조직들에 대한 X선 감쇠량의 차이가 더 커져서 명암대비도가 증가되기 때문이다. 그러나 X선 에너지의 크기를 결정할 때 너무 작은 값을 선택하면 광자들이 유방 조직에 더 많이 흡수되기 때문에 충분한 양의 광자들이 유방 조직을 투과하지 못해서 환자가 그만큼 X선 노출량이 증가된다. 최신 X선 장비들의 대부분은 15~20 KeV 범위에서 대부분의 광자들을 수집하여 X선 출력을 얻고자 텅스텐 표적 재질을 사용하는 대신에 몰리브덴 표적 재질을 사용하고 있다.

지름 0.1 mm보다 작은 크기의 유방 미세석회를 검진하기 위해서는 X선 유방촬영기의 공간해상도가 최적화되어야 한다. X선 튜브 내부에 존재하는 표적 장치는 초점의 크기를 작게 유지

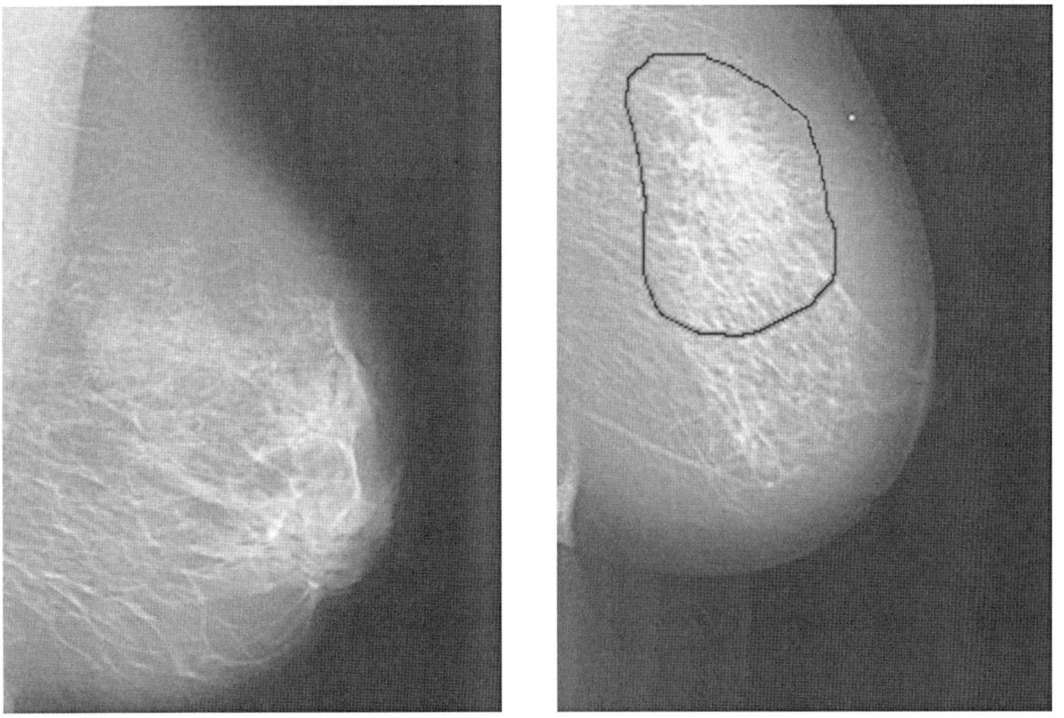

(i) (ii)

그림 3.17 (i) 정상 상태의 유방 (ii) 조직 밀도가 높은 유방 부위가 뾰족한 모양으로 (곡선으로 표시한 부분) 불투명한 명암도로 가시화 되었는데 악성 병변 부위로 진단된다.

하기 위해서(0.1~0.3 mm) 휘어져 있으며, 결과적으로 초점에서 감광 필름까지의 거리(45~80 cm)가 커지기 때문에 기하학적 비선명도가 감소되는 효과를 갖는다. X선 유방촬영을 할 때 환자의 유방을 약 4 cm 두께 정도로 납작하게 눌러줘서 X선 산란을 감소시키고 유방에 X선이 고르게 조사되도록 해야 한다. 환자의 신체 움직임이 없어야 X선 노출 시간도 짧아지고 움직임으로 인한 영상 흐림 왜곡 현상을 방지할 수 있다. 필름을 사용하는 X선 유방촬영기는 필름의 사진 현상 강화 없이 한쪽 면에만 감광유제를 발라놓은 필름을 사용하는데, 이런 경우 X선 조사량이 높아지지만 X선 검출기로 인한 영상이 흐릿해지는 왜곡 발생 가능성을 최소화 시킬 수 있다. 디지털 X선 유방 촬영기는 필름 대신에 반도체 센서들을 사용한다.

최근에는 X선 유방촬영기의 영상으로 유방암을 진단하는 경우 해석하기 어렵고 복잡한 진단 파라미터들을 찾아내야 하기 때문에 전문의가 육안으로 직접 관찰한다(그림 3.17). 작은 칼슘 알갱이가 쌓여서 발생하는 미세석회 군집은 유방암 초기 단계의 진단 파라미터로 해석된다. 그리고 실 가닥 모양으로 뻗어가서 마치 성운처럼 모습을 갖는 조직부위는 악성 병변이 의심되는 진단 파라미터를 제공한다. 유방촬영기의 영상을 판독하는 일은 많은 노력이 필요하고 시간도 많이 소요된다. 디지털 유방 촬영기의 영상을 판독하는 경우 일단 컴퓨터 프로그램을 활용하여 자동적으로 병소 의심 부위를 검출한 다음에 전문의가 이 부위를 판독하는 방법도 사용되고 있다.

이온화 방사선을 사용하지 않고 유방암을 조기에 진단하는 다른 영상촬영기법들이 사용되고 있는데 이 중에서 가장 주목할 만한 의료기기들로서 초음파기기, 자기공명영상 촬영기기, 전기 임피던스 단층촬영기 및 적외선 체열검사기 등을 들 수 있다. 이 중에서 앞으로 초음파영상 촬영기가 X선 유방촬영기의 단점을 보완하면서 같이 사용될 것으로 기대되고 있는데 그 이유는 초음파 영상을 판독하여 암 종양과 낭포성 병소 부위를 구별할 수 있기 때문이다. 자기공명영상 촬영기기는 조직의 밀도가 치밀한 젊은 여성의 유방암 진단목적으로 종종 사용된다. 암 발병 전 단계에 있는 병소부위와 암 종양 덩어리는 자신의 증식을 위해서 많은 영양소를 필요로 한다. 이런 경우 암세포들에 혈액 순환량이 증가하면서 새로운 혈관들이 생성된다. 결과적으로 유방

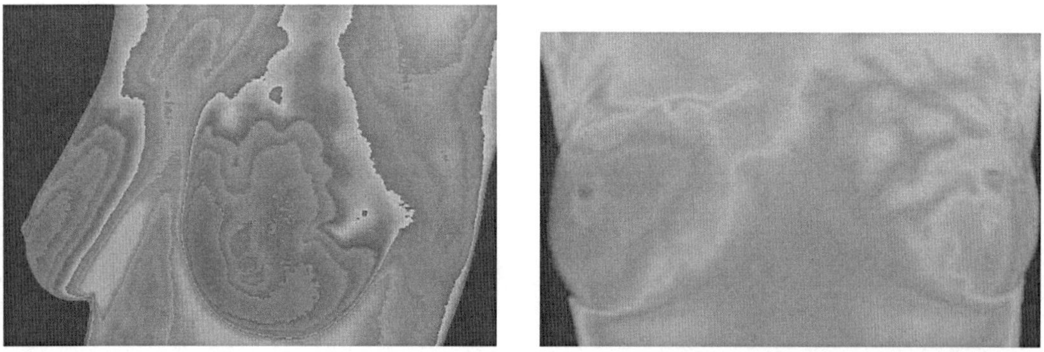

(i) (ii)

그림 3.18 유방에 대한 열 영상 (i) 정상 상태의 유방 (ii) 유방 좌우의 온도 차이가 비정상적으로 높음. 컬러 화보로 표현한 그림도 참조할 것(p.192).

에서 암 종양 부위 종양주변에 체표면 온도가 상승한다. 적외선 유방체열 검출기는 이러한 국부적인 체온 변화와 혈관 생성 변화를 감지할 수 있도록 해상도가 높은 영상을 획득하기 위해서 감도가 높은 적외선 카메라들이 내장되어 있다(그림 3.18).

3.2.4 X선 투시 영상촬영기와 감산 혈관 조영술

X선 투시 영상기기는 환자를 촬영하면서 실시간으로 동영상 형태로 데이터를 연속적으로 획득하는 의료기기이다. 그러나 촬영 과정이 보통 수십 분 걸리기 때문에 환자가 X선에 노출되는 양은 매우 크다. 따라서 현재는 X선 노출량을 감소시키기 위해서 출력이 낮은 X선 튜브를 사용한다. 결과적으로 단위 시간당 발산되는 X선 광자들의 수가 적기 때문에 신호대잡음비는 저하될 수밖에 없다.

필름 센서는 형광 증폭 튜브(그림 3.19)로 대치되며 인가된 X선에서 발산되는 광자들이 형광 튜브를 타격하면 가시광선 대역의 광자들이 발생된다. 이로 인하여 전자(광자)들이 광음극에서 방출된다. 전자들이 한 부위로 집중되고 출력 형광판을 향한 이동이 가속화되기 때문에 가시광선 대역의 광자들이 발생된다. 형광 튜브에서 생성된 빛 광자들의 개수가 보통 수천 배로 증폭된다. 이러한 과정은 II 튜브의 밝기 이득 과정으로 알려져 있으며 X선 강도가 상대적으로 낮더라도 영상의 밝기 정도가 일반 비디오카메라에 의하여 감지되고 모니터에 출력할 수 있을 정도로 충분히 증가된다. 디지털 X선 투시 영상촬영기는 비디오 신호가 디지털 형태로 획득되고 컴퓨터에 저장될 수 있다.

X선 투시 영상의 공간 해상도는 입력(형광)판에 존재하는 검출기의 크기에 따라 좌우되는데, 이 검출기는 작은 바늘 모양의 외형을 갖는 요드화 세슘 재질의 수정체로 구성되고 그 크기는 보통 지름 0.1 mm 정도다. 이 수치는 공간주파수가 5쌍선 (lp) mm^{-1}임을 의미하는데, X선 필름판 촬영기기에 비교하면 해상도가 떨어진다. X선 투시 영상촬영기의 공간 해상도를 저하시키는 요인들은 변조전달함수를 주파수 영역으로 해석하면 가장 정확하게 분석할 수 있다(그림 3.20). 전체 변조전달함수는 변조전달함수들의 곱으로 계산된다(식 (2.5)).

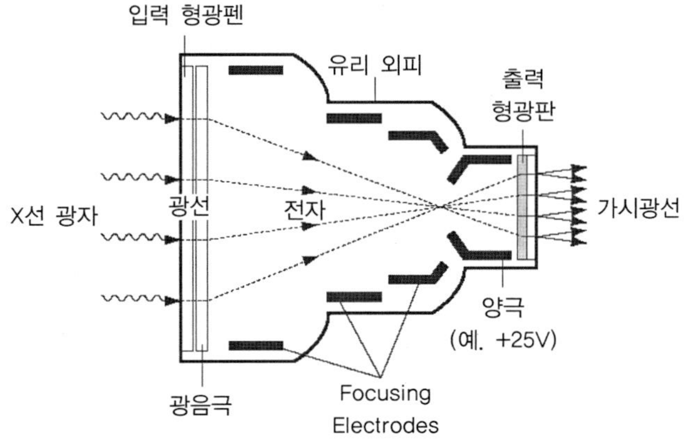

그림 3.19 영상 증폭관(Wolbarst, 1993, p.233 자료 인용)

모니터의 변조전달함수의 값이 가장 작아서 결과적으로 X선 투시영상기기 시스템의 전체 변조 전달함수의 값을 감소시키고 이로 인하여 공간주파수 해상도의 값이 제한된다. 공간주파수 해상도는 변조전달함수 MTF = 0.1로 측정되고 이는 1 lp mm^{-1} 값에 해당된다. 따라서 X선 투시영상기기로 최대 0.5 mm 크기의 물체까지 구분할 수 있다.

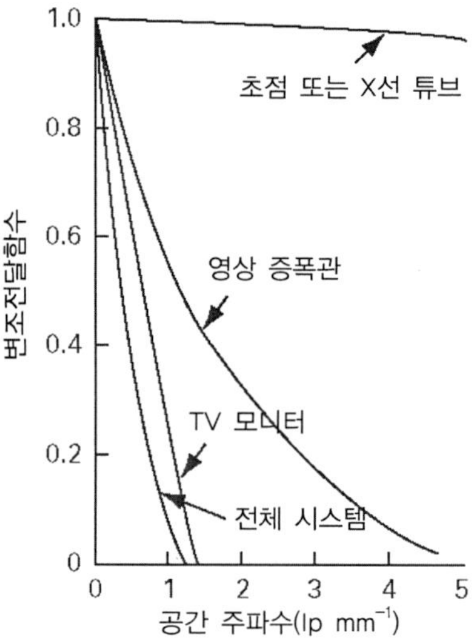

그림 3.20 X선 투시 영상기기를 구성하는 각각의 장치별로 표시된 변조전달함수.
MTF = 0.1 수위를 회색 글씨로 표시함(Wolbarst, 1993, p.236 자료 인용)

영상 증폭관 대신에 고체 평판 장치가 사용될 수 있는데, 이런 경우 X선 민감도가 증가되어서 환자에 대한 X선 노출량을 감소시킬 수 있다. 이 장치의 시간 해상도는 영상 증폭관보다 우수하기 때문에 환자의 움직임으로 인한 영상 흐림 왜곡을 감소시킬 수 있다. 평판 검출기는 매우 넓은 범위로 X선 강도에 대하여 선형적 반응 특성을 갖기 때문에 명암대비가 더 뚜렷한 영상을 얻을 수 있다. 평판 장치의 공간 해상도는 영상 증폭관의 공간 해상도와 비슷하며 영상이 마치 오목렌즈의 모양처럼 일그러지는 오목 일그러짐(pin-cushion) 왜곡이(그림 3.21) 발생하지 않는다. 그러나 평판 장치는 영상 증폭관에 비교하여 가격이 비싸기 때문에 주로 혈관촬영 또는 심장혈관 카테터 수술을 할 때처럼 영상을 고속으로 얻는 특수한 경우에만 사용되고 있다.

X선 투시 영상의 명암 대비도는 환자의 신체에서 X선 산란으로 인하여 제한되는데, X선 산란을 최소화시키기 위해서 산란방지 그리드를 사용하고 또한 영상 화소를 구성하는 체적의 크기를 제한하기 위해서 관측시야의 크기를 작게 하는 방법이 사용될 수 있다. X선 투시 영상 데이터가 디지털로 변환되거나 또는 전하결합소자(CCD) 비디오카메라를 사용하면 컴퓨터 프로그램을 활용하여 영상의 명암 대비도를 개선시킬 수 있다.

디지털 X선 투시 영상을 얻는 과정에서 조영제를 환자에 주사 주입할 수도 있는데, 이 경우 조영제를 주입하기 전의 영상을 획득하고 그 다음에 조영제를 주입한 후의 영상을 얻는다. 그리고 이 두 영상의 차이를 화면에 보여주는 영상 기법을 사용하는데, 이 기법을 디지털 감산 혈관

조영술(DSA)이라고 부른다. 결과적으로 디지털 감산 혈관 조영술을 적용하면 조영제로 채운 혈관의 모습만 영상으로 표현된다(그림 3.22). X선 투사 영상 데이터는 기본적으로 환자의 신체에서 지수함수 형태로 감소하는 X선 감쇠값을 의미하기 때문에, 조영제를 주입 전후에 각각 얻은 영상들의 차이를 계산하는 과정에서 X선 감쇠가 지수함수 형태로 이루어진다는 사실을 고려해서 각각의 영상 화소값을 로그 함수의 값으로 변환하여 두 영상들의 화소 대 화소별로 차이를 구한다. 따라서 로그 함수의 형태의 증폭기를 사용해야 한다.

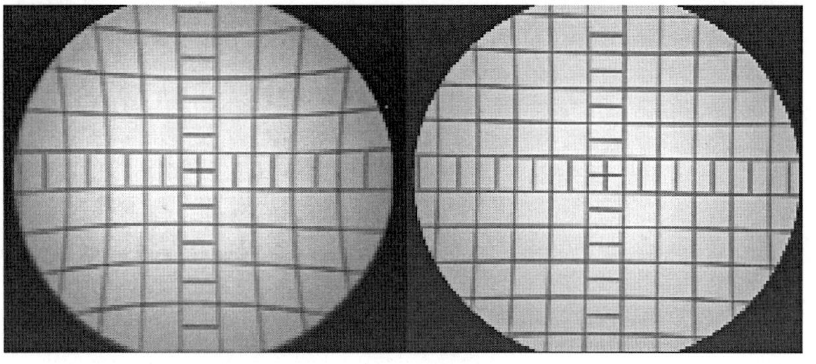

그림 3.21 오목 일그러짐(Pin-cushion) 왜곡(좌측), 오목 일그러짐이 없는 정상상태 (우측)

잘못하면 두 영상들의 차이로 구해진 영상에서 잡음이 더 많이 포함될 수 있다. 예를 들어서 두 영상들에서 각각 대응되는 화소끼리 서로의 값들의 차이를 구해보자. 한 영상은 조영제를 사용하기 전에 얻은 데이터로 10000 (±100) 광자들에 의한 신호를 검출한 결과이고 이를 마스크 영상으로 한다. 그리고 조영제를 환자에게 주입한 후 실시간으로 영상 데이터를 획득하는데 9900 (±100) 광자들에 의한 신호를 검출한 결과다. 이 두 영상들의 화소별로 감산 연산을 수행한 결과 영상의 화소는 100±141 광자들에 기인한 신호로 해석된다. 즉, 감산 연산으로 구한 모든 화소들의 값을 제곱해서 더한 다음에 다시 이를 제곱근으로 변환된 값의 크기로 잡음이 더해진다. 두 상들의 초기 신호대잡음비는 각각 100과 99이지만 두 양상의 차이 영상의 신호대잡음비는 고작 0.7이다! 일반적인 영상의 경우 이 정도의 신호대잡음비는 허용되지 않는다. 그러나 감산 혈관 조영술 영상은 비록 잡음이 크지만 조영제를 환자에게 투여하기 전후 영상들의 작은 명암도 차이를 이용하여 음영이 낮게 표시되는 나타나는 혈관의 특징 값을 충분히 진단에 활용될 수 있다. 즉, 혈관 조영술 영상은 가시성이 매우 높다고 말할 수 있으며 마치 잡지에서 두 그림들 사이에 틀린 부분 찾기 작업에 비유될 수 있다.

영상 프레임들의 평균을 취하면 영상의 잡음을 감소시킬 수 있다. 즉, 현재 선택된 영상, 즉 프레임과 이전의 프레임 또는 여러 장의 영상 프레임들과의 평균을 구하면, 각각 프레임 영상에 존재하는 잡음 성분이 무작위 분포를 갖고 또한 프레임 간의 잡음들이 서로 통계학적으로 연관성이 없기 때문에 영상의 잡음은 평균을 계산하는 데 사용된 프레임 개수의 제곱근의 비율로 감소된다. 영상 데이터의 통계학적 특성이 급격히 변하지 않는 이른바 정적 영상들의 경우 프레

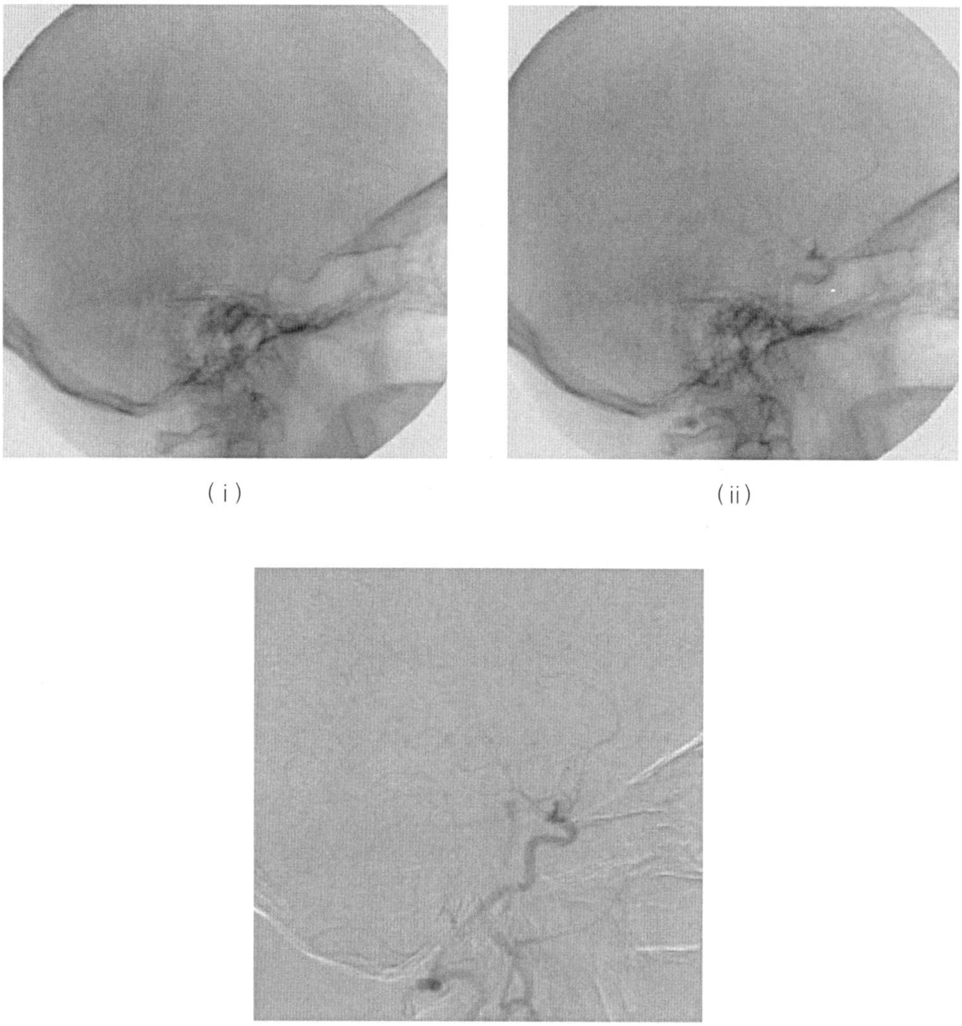

(ⅰ) (ⅱ) (ⅲ)

그림 3.22 (ⅰ) 마스크 영상, 즉 조영제를 투여하기 전의 혈관 영상 (ⅱ) 실시간으로 얻는 혈관 영상, 즉 조영제를 투여한 후의 혈관 영상 (ⅲ) 감산 영상 (마스크 영상과 실시간을 얻는 영상의 차이), 이 영상에서 혈관이 뚜렷하게 보인다.

임들의 평균을 취하는 방법으로 잡음을 효과적으로 낮출 수 있다. 그러나 이런 경우 환자에게 인가되는 X선의 양이 증가하는 단점이 발생하며 경우에 따라서 영상을 신속히 얻고자 하는 경우 프레임 평균을 취하는 과정에서 한 프레임의 촬영이 종료된 후 다음 프레임의 촬영 때까지 시간 지연이 허용되지 않을 수 있다. 신호대잡음비는 환자에게 투여된 조영제의 농도에 비례하지만 그러나 조영제의 농도가 증가하면 환자의 안전에 문제가 발생할 수 있다.

마스크 영상과 실시간 영상을 얻는 과정 동안 환자는 신체를 움직임이면 안 된다. 만약에 촬영 과정에서 환자의 신체 움직임이 존재하면 두 영상들은 서로 정확하게 정합되지 않고 또한 움직임으로 인한 왜곡이 발생하여 감산 혈관 영상에서 가늘고 긴 형태의 왜곡(streak)이 나타난다. 이러한 왜곡을 수정하는 방법 중의 하나는 마스크 영상에서 화소들의 위치를 이동시킨 다음

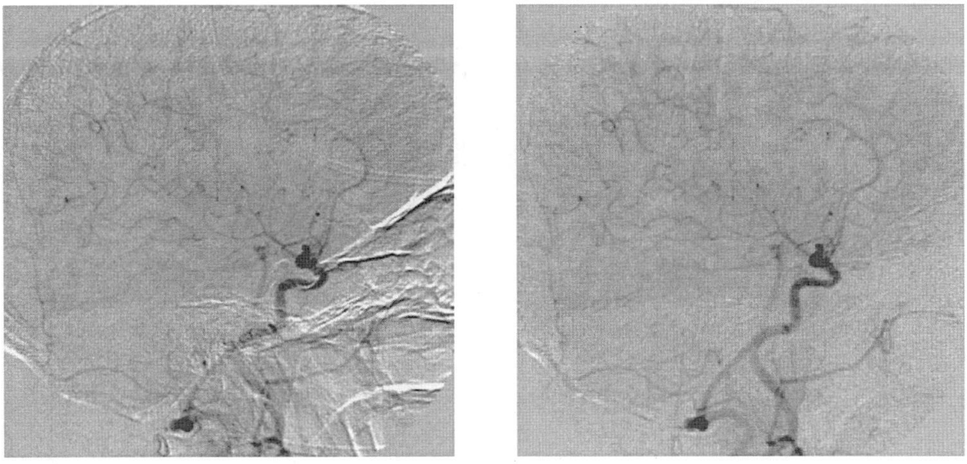

(i)　　　　　　　　　　　　　　　　(ii)

그림 3.23 (i) 환자의 신체 움직임에 의하여 영상에서 가늘고 긴 형태를 갖는 왜곡이 발생함. (ii) 화소들의 위치를 이동하는 방법으로 환자 신체 움직임으로 인한 왜곡 발생을 최소화시킨 결과 영상

에 실시간으로 얻은 영상과의 차이를 구하면 환자의 신체 움직임으로 인한 왜곡을 제거할 수도 있다(그림 3.23). 마스크 영상의 화소 위치를 이동시키는 작업은 시행착오를 거쳐서 이동 방향들과 이동 정도를 조절하는 과정이 포함된다. 촬영이 진행되는 동안에 환자가 움직이면 연조직의 움직임도 발생하기 때문에 특히 심장 질환 연구에 큰 지장을 초래할 수 있다.

3.2.5 컴퓨터단층촬영기

지금까지 설명한 방사선촬영기로부터 얻는 영상은 기본적으로 3차원 물체를 2차원 평면으로 투사한 데이터를 가시화한 것이다. 따라서 이와 같은 영상을 얻는 과정에서 정보의 손실이 발생한다. 특히 서로 겹쳐서 나열되어 있는 인체 장기들을 촬영하는 경우 각각의 장기를 구별하기 어렵고 장기마다 확대 비율이 다르게 적용되기 때문에 영상 왜곡도가 나타나며, X선의 산란 특성으로 인하여 화소가 취하는 명암의 범위도 작다. X 컴퓨터단층촬영기(CT)를 통하여 단층 영상을 획득할 수 있는데, 이 경우 부채꼴의 좁은 빔을 사용하여 여러 방향들로 슬라이스를 설정하여, 횡단면 방향으로 영상을 얻게 된다. 각각의 방향에서 획득된 데이터는 물체에 대한 1차원 투사값을 의미하며 여러 투사 방향들에서 이와 같은 데이터를 수집하여 횡단면 방향의 영상을 재구성한다. 실제로 신체는 마치 여러 슬라이스들로 구성된 빵으로 해석할 수 있는데 횡단면 영상은 그림 3.24처럼 빵의 양끝을 기준으로 설정된 슬라이스 면에 해당된다. 슬라이스의 두께는 1 mm까지 설정될 수 있는데, 이런 경우 중첩 면이 거의 발생하지 않는다. 실제로 횡단면의 영상들을 많이 획득하면 이를 이용하여 임의로 설정된 어느 면을 기준으로 해서 영상 데이터를 해석할 수 있고 3차원으로 영상을 합성할 수도 있다. 컴퓨터단층촬영기는 마치 사각형 모양의 큰 도넛과 같은 외형을 갖는다. 환자의 위치를 회전 운동을 구형장치(갠트리라고 호칭한다, 그림 3.25(i) 참조) 내부에 설정한다.

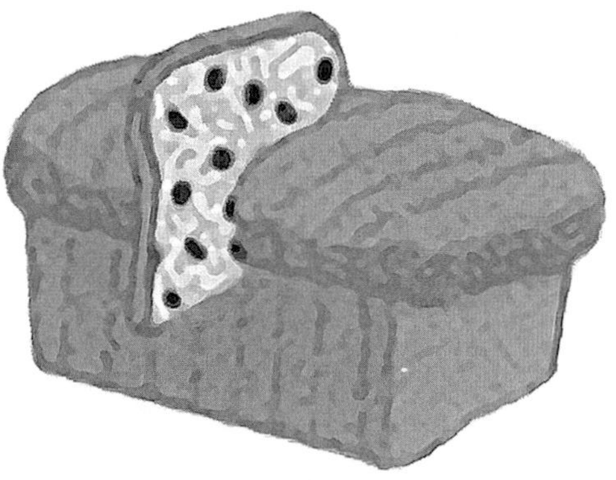

그림 3.24 인체는 빵의 단면 덩어리들의 집합으로 해석될 수 있다. 빵의 양끝을 기준으로 하여 횡단면 방향으로 영상 데이터를 얻는다.

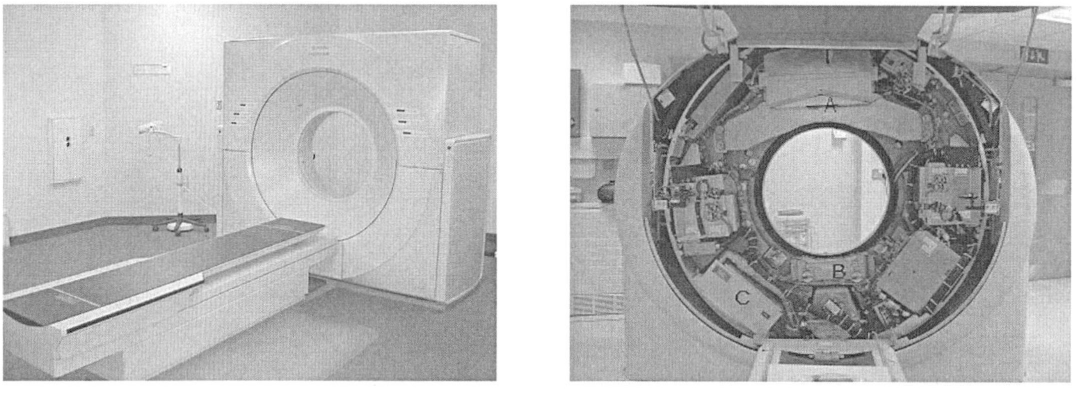

(i) (ii)

그림 3.25 (i) 제3세대 컴퓨터단층촬영기의 모습이며 환자 침대와 갠트리가 보인다. (ii) 커버를 제거하면 X선 튜브와 신호검출기의 아크가 보인다. 갠트리는 X선 튜브를 지지하고 있으며 신호 검출기는 환자를 중심으로 회전하면서 데이터를 수집한다.

컴퓨터단층촬영기의 기하학적 구조는 계속 발전해왔는데 특히 비약적으로 기술이 향상될 때마다 '차세대'라는 용어가 사용되고 있다. 제3세대 스캐너의 경우, X선 튜브가 갠트리 위에 설치되고 환자를 중심으로 회전 운동을 한다. 분산이 적은 부채꼴 빔을 갖는 X선이 환자의 신체에 인가되면 맞은편에 위치한 검출기의 아크 장치가 X선 튜브와 동기화되어서 회전하면서 방사선의 세기를 데이터로 획득한다(그림 3.25(ii)). X선 튜브의 전원이 공급되면 검출기는 회전 운동을 수행하면서 1,000번 정도의 횟수로 데이터를 수집한다.

제1세대 컴퓨터단층촬영기는 인체의 머리를 촬영하는 목적으로 제작되었는데, 이 장치에서 사용하는 방법 원리들의 대부분은 그림을 통하여 쉽게 설명될 수 있다(그림 3.26). X선 분산이 적게 설계된 빔이 인가되면 X선 산란과 인접한 조직들에 가해지는 방사량을 최소화할 수 있다. 빔이 환자의 머리부위를 일직선 방향으로 인가되고 이와 시간적으로 동기화되어서 단일 검출기가 움직이면서 일정한 간격으로 전달된 방사량을 측정한다. 이러한 과정을 스캔이라고 부른다. X선 튜브의 전원 공급이 차단되면, 갠트리는 작은 각도로(~1°) 회전되고 다음 스캔 과정을

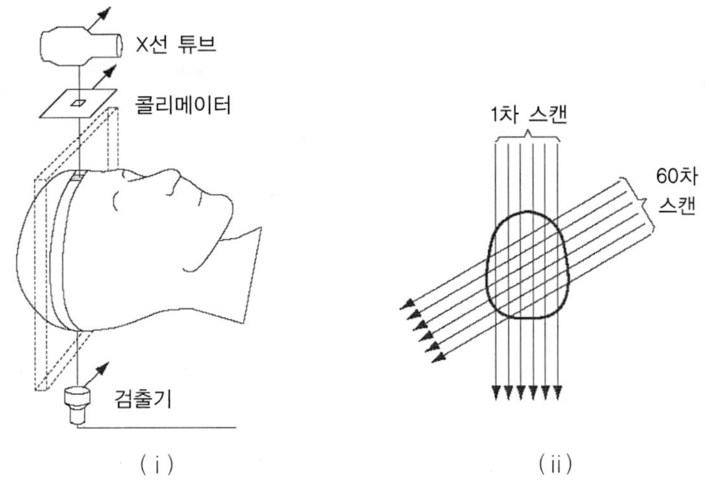

그림 3.26 제1세대 컴퓨터단층촬영기의 작동 원리 (i) 단일 스캔 과정에 포함된 X선 인가 방향 (ii) 빔의 각도가 조정된 다음에 스캔이 이루어지고 검출기에서 데이터가 수집된다(Wolbarst, 1993, p.322 인용).

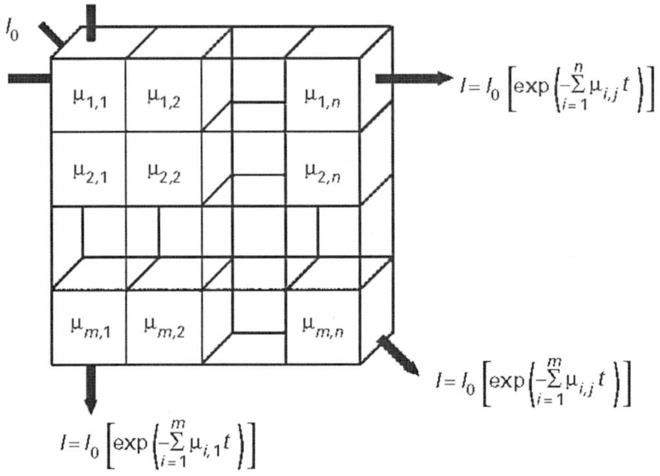

그림 3.27 환자 신체부위를 복셀들의 행렬로 해석하고 있으며 X선의 인가 각도 방향과 신체를 투과하는 X선의 각도 방향이 묘사되어 있다.

실행하게 된다. 이와 같은 각도 변환 및 회전 과정을 반복하여 180° 영역을 포함하는 스캔 과정이 수행된다.

샘플링 간격과 회전각도에 따라서 재구성된 횡단면 영상의 화소 크기가 결정되며, 콜리메이터의 넓이는 슬라이스 두께를 좌우한다. 이와 같은 갠트리의 움직임을 이동-회전이라는 용어로 정의한다.

신체의 횡단면으로 설정된 슬라이스는 작은 크기의 체적 요소, 즉 복셀들로 구성되었다고 해석될 수 있다(그림 3.27). 복셀 데이터는 컴퓨터 모니터 화면에 화소들의 배열 형태로 가시화되는데, 즉 슬라이스 두께를 납작하게 묘사된 3차원 데이터로 표현된다. 제1세대 컴퓨터단층촬영기에서 사용하는 원리를 적용하면, 측정된 X선 강도는 X선이 진행하는 특정한 방향에 나열되어 있는 각각의 복셀의 감쇠계수($\mu_{i,j}$) 합에 의하여 결정된다. 일직선상에 배열되어 있는 복셀들의 감쇠계수($\mu_{i,j}$)값들의 합을 식 (3.3)에 대입한 후 자연 로그함수를 취하면 이 직선상 경로의 방사선 합 p를 다음과 같이 구할 수 있다.

$$p = -\ln(I_0/I) = \sum \mu_{i,j} t \tag{3.7}$$

측정하는 값의 교정을 위해서 각각의 검출기에서 기준 값인 I_0를 측정한다. 갠트리 각도를 특정한 값으로 고정한 상태에서 측정된 방사선들의 합은 투사값으로 해석된다. X선을 환자에 인가한 다음에 신체를 통과하는 X선의 양인 I 값을 측정한다. X선 튜브의 출력은 I_0, 복셀들의 크기 t의 값은 알려져 있기 때문에 설정된 경로에 존재하는 감쇠계수 값들의 합($\sum \mu_{i,j}$)을 계산할 수 있다. 여러 서로 다른 경로들에서 이 값들이 계산되며 결국 컴퓨터단층촬영 영상을 재구성하려면 각각의 복셀에서 감쇠계수값을 추정하기 위한 방정식의 해를 구하고, 횡단면 영상을 의미하는 2차원 배열의 구성요소인 화소의 값을 감쇠계수값에 따라 설정하게 된다.

실제로 위와 같은 계산과정을 수행하기 전에 여러 가지의 수정계수들을 고려해야 한다. X선 빔은 단일 에너지가 아니며 감쇠 정도는 X선의 에너지에 의하여 좌우된다고 알려져 있다. X선이 환자의 신체를 통과할 때 저에너지 X선이 더 많이 감쇠되기 때문에, X선 실효 에너지는 증가된다고 알려져 있으며 이러한 현상을 빔경화 효과라고 한다. 이러한 효과로 인하여 특정한 물체에 지정된 복셀의 실제 감쇠계수값은 환자와의 거리에 따라서 감소하게 된다. 따라서 수정계수 알고리즘을 적용하여 각각의 복셀에 X선이 진행되는 거리를 추정한다. 또한, 각각의 복셀 격자마다 특정한 각도로 X선 빔이 인가되면 서로 다른 복셀마다 X선이 진행되는 경로가 다르기 때문에 더욱 더 복잡한 해석이 필요하다.

방정식들의 동시 해를 구하면(즉, 역행렬을 구하면) 각각의 복셀에 대한 감쇠계수를 계산할 수 있다. 그러나 512×512 크기를 가진 영상의 경우 최소한 262144개의 방정식들이 서로 독립적이어야 하며 환자의 움직임 또는 잡음이 존재하면 이보다 더 많은 독립 방정식들이 필요하다. 만약에 일부 산업적인 응용 목적으로 갠트리 회전 각도의 범위를 제한하면 역행렬로 연산이

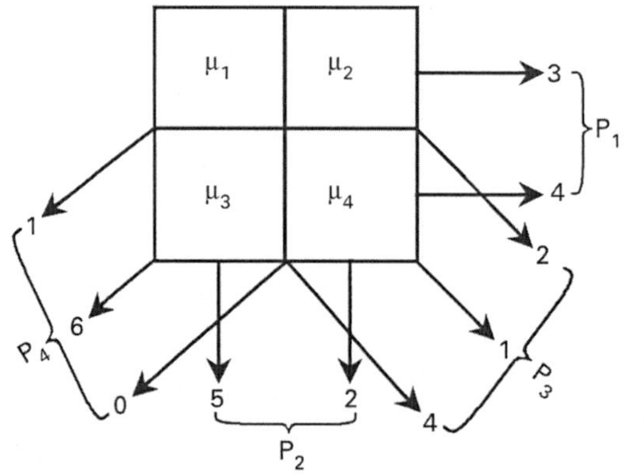

■ 그림 3.28 4개의 복셀과 역투사로 구성된 개체

가능하다. 의학영상을 획득하는 경우 역행렬 대신에 몇몇 가지의 다른 방법들이 존재하는데 이 중에서는 역투사(backprojection), 여과후역투사(filtered backprojection) 그리고 직접 푸리에 재구성 기법들이 널리 사용되고 있다. 이 기법들은 나중에 상세히 설명될 예정이다(제7장에서 다룬다).

역투사 원리(역투사 선형 중첩)는 간단하게 설명될 수 있다. 일단 여러 방향에서 투사값들을 획득한 다음에, 각각의 투사값을 행렬에 역투사하며 특정한 경로 상에 있는 복셀들의 값들을 따로 분리해서 해석하기 보다는 하나의 복셀값을 추정한다. 그리고 여러 서로 다른 방향들에서 이 값들을 더하고 마지막 단계로서 정확한 감쇠계수값을 갖도록 값이 조절된 다음에 화면에 재구성된 영상으로 가시화하기 위해서 명암도로 표현된다.

그림 3.28은 4개의 복셀들을 중심으로 4개의 방향들에 설정된 투사 기법을 활용하여 영상으로 가시화하는 간단한 예를 보여주고 있다. 각각의 방향에 따라 투사기법을 적용하여 얻은 투사값을 다시 역투사하여 각각의 복셀값이 결정된다. 예를 들어서, P_1 방향으로 역투사를 적용하면 다음과 같고,

3	3
4	4

P_2 방향으로 역투사를 수행하고, 각각의 화소의 값에 위의 값을 더하면, 다음과 같고,

8	5
9	6

P_3 방향으로 위의 과정을 반복하고 각각의 화소의 값에 투사값을 다시 더하면, 다음과 같고,

9	7
13	7

그리고 P_4 방향으로 역투사를 수행하고 각각의 화소의 값에 투사값을 더하면, 다음과 같으며

10	13
19	7

복셀 사이의 투사값들을 분리하지 않고 여러 투사 방향에서 값들을 더하기 때문에 위에 구한 값은 너무 크다. 이를 보정하기 위해서, 임으로 투사값을 선택하고 (여기서는 7을 선택한다) 모든 복셀에서 이 값을 빼면 다음과 같은 값을 얻는다.

3	6
12	0

마지막 단계로 최대공약수(여기서는 3)을 구하여 이 값으로 모든 복셀의 값을 나누면 다음과 같은 값을 얻게 된다.

1	2
4	0

비로소 이 값들을 감쇠계수값으로 해석되고 그림 3.28에서 설명된 투사기법을 적용한 최종 결과로 추정한다.

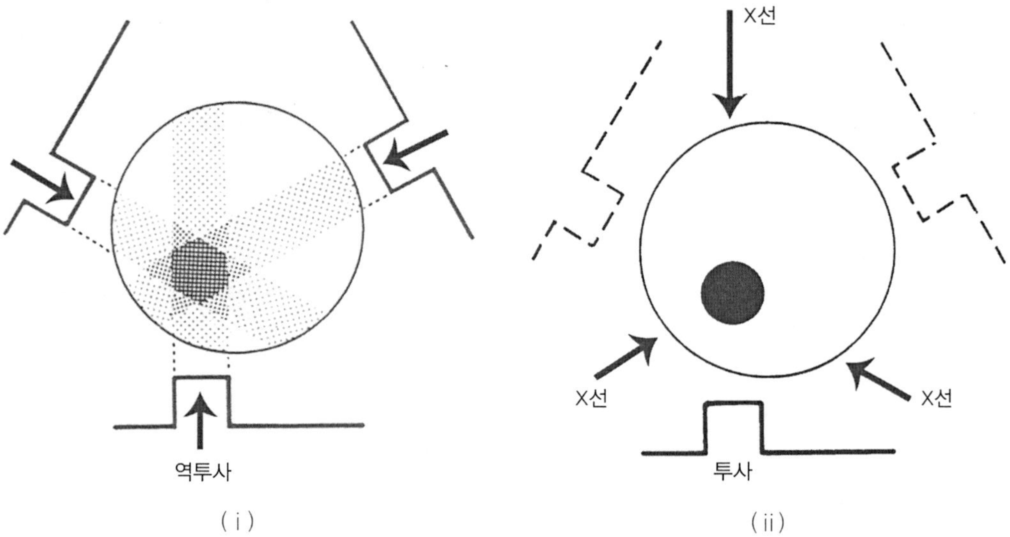

그림 3.29 역투사 기법 설명도. 3개의 투사 방향들이 표시되고 (i) 각각의 방향으로 데이터가 수집되고 (ii) 역투사 기법이 적용된다(Wolbarst, 1993 자료 인용).

그림 3.29는 역투사 기법을 그림으로 보여주고 있다. 여러 방향에서 스캔이 설정되었으며 각각의 스캔 경로를 따라 전체 감쇠계수값에 대한 정보를 획득한다. 이 값들은 특정한 경로를 따라 역투사 과정이 수행되고 이 경로 상에 존재하는 모든 복셀들에 대한 감쇠계수값들이 추정된다. 그러나 한 가지 유의할 사항은 재구성된 영상에서 결함이 발생할 수 있다는 사실이다. 즉, 여러 방향에서 스캔이 많이 이루어질수록(즉, 촘촘하게 각도를 설정하여 투사 방향들이 많이 존재할수록) 획득한 영상에서 물체를 뚜렷하게 인식하기 더욱 더 어려워진다(즉, 재구성된 영상에서 물체가 흐릿하게 표현됨). 이러한 결함을 최소화시키기 위해서 여과후역투사 기법이 필요하다. 이 기법은 역투사가 실행되기 전에 여과 기법이 먼저 수행된다.

여러 유형의 의료영상기기들에서 1차원 투사 데이터들을 이용하여 2차원(횡축) 영상을 재구성하는 과정에서 문제가 발생한다. 예를 들어서 X선 컴퓨터단층촬영기의 경우 방사선이 촬영 대상 물체를 투과할 수도 있고 또한 단일광자방출 단층촬영기 및 양전자단층촬영기와 같은 핵의학 영상 촬영기의 내부 방사선원에서 방사선이 퍼질 수도 있다. 그리고 자기공명영상 촬영 과정에서 비이온화 라디오전자파 펄스가 방사될 수도 있다.

표 3.2 여러 인체 조직들에 대한 CT 계수

조직 유형	CT 계수(HU)
뼈	1000+
출혈	60~110
간	50~80
근육	44~59
혈액	42~58
뇌 회색질	32~44
뇌 백색질	24~36
심장	~24
뇌척수액	0~22
물	0
지방	-20~-100
폐	-300
공기	-1000

참조문헌: Webster(1988)

X선 컴퓨터단층촬영기는 영상을 재구성하는 과정에서 영상 화소의 명암도를 지정할 때 감쇠계수 $\mu_{i,j}$값을 사용하는 대신에 CT 계수 또는 하운스필드 유닛(HU)값을 사용한다. CT 계수는 물의 감쇠계수를 기준으로 다음과 같은 식으로 계산된다.

$$\text{CT 계수(또는 HU)} = 1000^* \frac{(\mu - \mu_{H_2O})}{\mu_{H_2O}} \tag{3.8}$$

위의 식과 같이 CT 계수를 정의하면, 영상 재구성 과정에서 X선 빔 에너지의 값에 의존하지 않고 기본적으로 적분 연산을 통하여 화소의 명암도를 단위가 없는 값으로 설정할 수 있다. 연부 조직의 80~90%를 차지하는 물을 기준으로 한 CT 계수 연산 식을 활용하면 물은 0 그리고 공기는 -1000인 값으로 계산된다. 그리고 X선을 물보다 더 많이 감쇠시키는 물질은 양수의 CT 계수값을 가지는 반면에 물보다 X선을 덜 감쇠시키면 음수의 CT 계수값을 갖는다. 표 3.2는 여러 유형의 조직들에 대한 CT 계수값을 보여주고 있다. 밀도가 치밀한 뼈의 CT 계수는 약 ~3000정도이며 전체 CT 계수의 범위는 -1000에서 ~3000 사이이다. 즉, CT 계수는 4000정도의 범위를 갖기 때문에 이를 영상의 화소값으로 표현하려면 12비트가 필요하고 결과적으로 4096 단계의 명암도를 갖는다($2^{12}=4096$).

컴퓨터단층촬영영상의 화소값은 4096 단계의 명암도를 가질 수 있기 때문에 정량적인 분석이 용이하다. 그러나 보통 256 단계의 명암도를 가시화하는 컴퓨터 모니터에서는 4096 단계의 명암도를 모두 표현할 수 없다. 따라서 4096 단계의 명암도를 그대로 모니터에 가시화하는 경우 4096 범위의 CT 계수값은 16(4096/256)개의 블록으로 표현된다. 즉, 각각의 블록에 속하는 CT 계수값들은 동일한 명암도로 표현되기 때문에 동일한 블록에 속하는 CT 계수값들은 동일한 명암도를 갖는 화소들로 가시화된다. 따라서 CT 계수의 일부 범위(윈도우)만이 선택되고 이

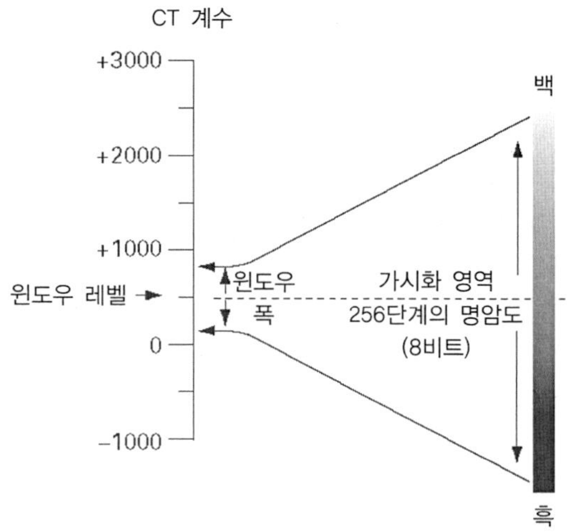

■ 그림 3.30 윈도우 설정 과정. CT 계수의 일부 범위가 선택되면 이를 256 단계의 명암도로 가장 어두운 단계에서 가장 밝은 단계로 화소의 값을 설정하여 모니터에 가시화한다. 여기서 선택된 범위는 윈도우 폭이라 하고 중앙값을 윈도우 레벨이라고 정의한다.

범위를 기준으로 하여 화소의 값을 흑백 명암도로 가시화한다(그림 3.30). 여기서 선택된 CT 계수의 범위는 윈도우 구간(Window Width, WW)이라 하고 중앙값을 윈도우 레벨(WL)이라고 부른다.

예로, 뇌 부위를 영상으로 가시화하려면 윈도우 레벨은 40 HU 그리고 윈도우 구간은 128으로 설정하는 것이 적절하다. 따라서 이런 경우 −24에서 103 HU 범위의 CT 계수들이 화면에 표현된다. 128 범위의 CT 계수들이 256의 범위로 표현되는데, 화소의 명암도는 각각의 CT 계수값에 따라 설정되어서 컴퓨터 모니터에 가시화된다. 4096 범위의 CT 계수를 16개의 블록 단위로 표현하면 하나의 블록에 속하는 모든 CT 계수값들은 동일한 명암도를 갖는 화소들로 가시화되지만, 이렇게 윈도우 구간을 설정하여 가시화된 영상은 밝고 어두움 차이가 한층 더 뚜렷하게 가시화된다. 그러나 설정된 윈도우 폭에 속하는 CT 계수값들만 적절한 명암도를 갖는 화소로 표현되고 윈도우 구간의 하위 경계보다 작은 CT 계수값은 (즉, $<$ −24 HU) 가장 어두운 화소값으로, 그리고 상위 경계보다 큰 CT 계수값은 (즉, $>$ 103 HU) 가장 밝은 화소의 값으로 가시화된다. 윈도우 구간이 폭을 더 작게 선택하면 영상의 명암 대비도를 증강시킬 수 있는데 이 경우 대조 테이블(LUT)을(제5장 참조) 적절하게 선택하여 윈도우 구간을 쉽게 구현할 수 있다.

컴퓨터단층촬영영상의 공간 해상도는 주로 X선 튜브의 초점 크기, 검출기 소자의 크기, 콜리메이터 그리고 영상 재구성 필터의 외형에 따라 결정된다. 공간 해상도는 영상에서 얼마만큼 작은 크기의 물체를 가시화할 수 있는지 판단되며 점상강도분포함수(point spread function)의 진폭(FWHM) 또는 영상의 가장 높은 공간주파수로 평가하는데, 이때 변조전달함수(Modulation Transfer Function)를 사용한다. 컴퓨터단층촬영영상의 평면 내 해상도는 보통 0.5 mm이며 이 수치는 1 lp mm^{-1}에 해당된다. 그러나 컴퓨터단층촬영기의 해상도는 필름에 영상을 나타내는 방사선촬영기의 공간 해상도(~0.05 mm 또는 ~10 lp mm^{-1}) 보다 낮으며 방사선 유방촬영기의 해상도(~0.025 mm 또는 ~20 lp mm^{-1})에 비교해도 낮다. 하지만 컴퓨터단층촬영을 할 때 슬라이스 두께를 작게 하면(~0.5 mm) 일반 방사선기기의 촬영과정에서 신호들이 중첩되는 현상도 회피할 수 있으며 또한 선명한 영상을 획득할 수 있다.

컴퓨터단층촬영영상에서 발생하는 잡음의 주된 요인은 X선 방사의 통계학적 특성에 기인하는 양자 잡음에 기인한다. 즉, 영상 화소마다 검출되는 X선 양자의 수, N이 서로 다르며 양자의 변동은 대략 $\sqrt{N}$의 무작위 확률 분포로 해석되기 때문에 신호대잡음비는 $\sqrt{N}$ 비율로 증가하게 된다.

컴퓨터단층촬영 과정에서 X선 방사 양자의 수가 증가하거나 또는 촬영 시간이 길어지면 그만큼 환자는 방사선 노출량이 증가된다. 따라서 검출기의 양자 수신 능력을 증가시켜야 한다. 만약에 복셀의 크기가 증가하면 신호대잡음비가 증가하지만 평면 내 또는 횡축 공간 해상도가 저하된다. 영상을 재구성하는 과정에서 영상의 잡음을 감소시키는 알고리즘을 사용하면 신호대잡음비가 증가하지만 역시 공간 해상도가 저하된다.

컴퓨터단층촬영영상의 데이터는 디지털 형태로 저장되기 때문에, 영상을 재구성할 때 대조테이블을 활용하여 쉽게 화소의 명암도를 조절할 수 있다. 그러나 이러한 과정에서 잡음도 강화되기 때문에 명암 대비도가 낮은 영상 부위를 판별하기 어려워지는 제약점이 존재한다. 일반적으로 컴퓨터단층촬영영상에서 물체를 구분할 수 있는 최소 명암 대비도는 ≤0.5% (즉, ≤5 HU)인데, 10% 명암 대비도가 필요한 필름을 사용하는 방사선 촬영기에 비교하여 우수하다.

만약에 컴퓨터단층촬영 과정에서 환자가 신체를 움직이는 경우, 재구성된 영상에서 가늘고 긴 모양의 결함이 발생하기도 한다. 그리고 검출기의 이득이 조절되지 않거나 또는 일부 소자들

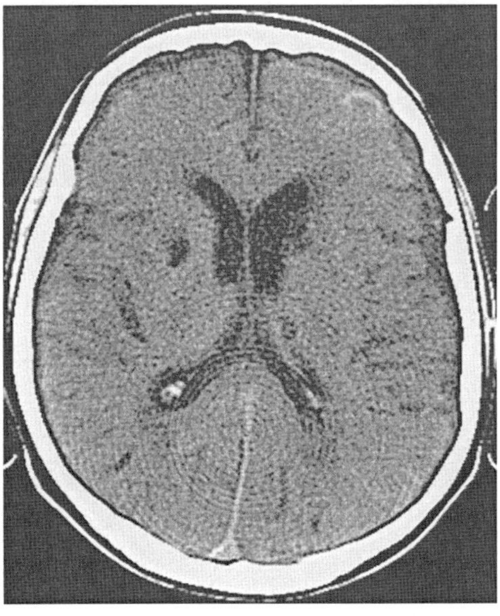

(i)

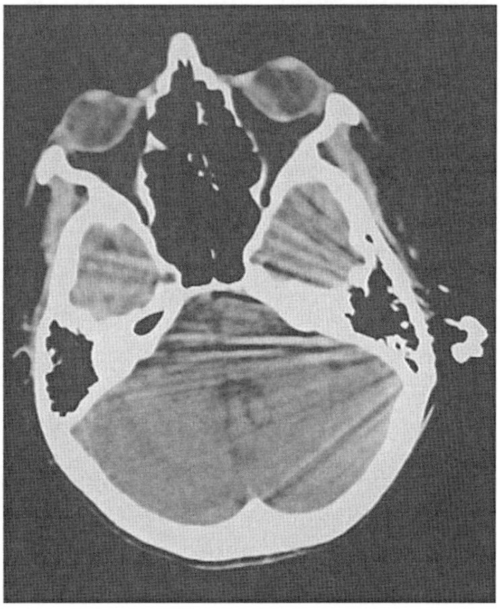

(ii)

그림 3.31 컴퓨터단층촬영영상에서 발생하는 왜곡. (i) 반지 모양의 물결 파형 왜곡 (ii) 기다란 줄 모양의 왜곡

이 작동하지 않으면 재구성된 영상에서 반지 모양의 물결 파형 왜곡이 발생할 수 있다(그림 3.31(ⅰ)). 또한 영상을 재구성하는 과정에서 영상 전처리 알고리즘이 적절하게 적용되지 않으면 빔 경화 왜곡 현상이 발생할 수 있다. 그리고 감쇠 계수가 높은 물질을 촬영할 때 복셀에서 일부 정보만이 수집되어서 부분용적 왜곡이 발생한다. 이와 같이 감쇠 계수가 높은 물질을 촬영할 때 가중치 평균 감쇠 기법을 적용하면 복셀에 정보를 충분히 채울 수 있지만, 예를 들어서 두개골 같이 X선 감쇠가 많이 일어나고 가늘고 긴 형태의 물질을 촬영하면 실제보다 폭이 더 넓은 영상으로 표현된다. 치아용 충전물질과 같은 금속 물질을 촬영하면 기다란 줄 모양의 왜곡(그림 3.31(ⅱ))이 나타나는데, 이는 부분 용적, X선 산란 및 빔 경화 왜곡을 완전히 수정하지 않은 까닭에 발생한다.

기존에 사용된 컴퓨터단층촬영기는 환자 침대를 고정한 상태에서 각각의 슬라이스를 설정할 때마다 영상 데이터를 획득하였다. 촬영 과정에서, 단일 슬라이스에 대하여 데이터를 충분히 수집하기 위해서 갠트리를 한쪽 방향으로 360°까지 회전하였고, 두 번째 슬라이스에 대한 데이터를 수집하기 위해서 반대 방향으로 갠트리를 360°까지 회전시킨다. 그리고 한 슬라이스에 대한 촬영이 종료되면 갠트리가 완전히 정지된 후 두 번째 슬라이스가 설정되고 갠트리가 반대 방향으로 회전된다. 슬라이스의 두께가 증가하는 경우 이에 비례해서 환자 침대가 전방으로 이동된다. 1980년대에 슬립링이라는 혁신적인 기술 개발로 인하여 연속적으로 회전하는 갠트리에 전력 공급이 가능하게 되어서, 스캐너의 속도를 감소시킨 다음 정지시켰다가 다시 속도를 증가시키는 작업 없이 스캐너를 연속적으로 회전시키는 일이 가능하게 되었다. 결과적으로 나선형 또는 헬리컬 컴퓨터단층촬영기가 개발되어서 환자의 신체를 연속적으로 움직이면서 영상 데이터를 획득하게 됐다(그림 3.32).

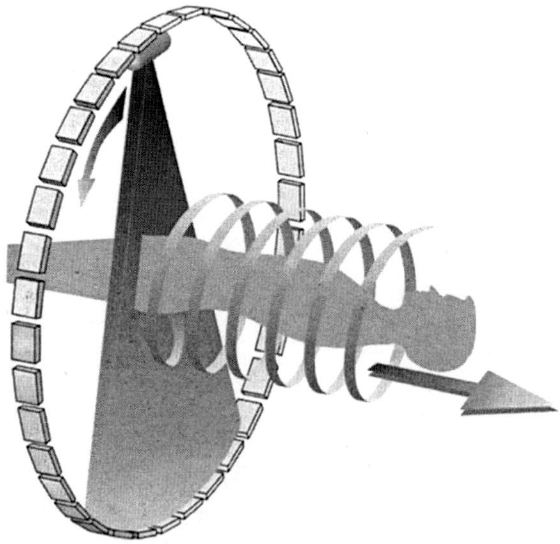

그림 3.32 나선형 컴퓨터단층촬영기

나선형 컴퓨터단층촬영기라는 명칭은 환자의 신체를 통과하는 X선 빔의 궤적이 나선형 모양을 이루기 때문이다. 나선형 컴퓨터단층촬영기를 사용하는 경우 나선형 모양 때문에 역투사 재구성 알고리즘이 이에 맞게 변형되어야 한다. 환자의 신체가 이동되는 방향으로 검출기들을 배열형태로 다중으로 배치하면 나선형 컴퓨터단층촬영기의 성능을 증가시킬 수 있다. 이러한 기기를 다중 슬라이스 나선형 컴퓨터단층촬영기라고 한다. 다중 슬라이스들에 대한 데이터는 ~100 ms 범위에서 수집되기 때문에 임의의 2차원 평면 또는 3차원 데이터는 1초 이내에 영상으로 재구성된다. 따라서 영상을 빠른 시간 내에 획득하기 때문에 환자의 움직임으로 인한 왜곡을 많이 감소시킬 수 있다.

컴퓨터단층촬영기는 데이터를 빠르게 획득하고 해상도가 높고 또한 3차원 영상 데이터로 재구성이 용이하기 때문에 주로 흉부, 폐, 복부 그리고 뼈에 대한 디지털 영상 데이터를 얻는 데 활용된다. 특히, 컴퓨터단층촬영기를 이용하여 폐질환을 진단하는 데 유용하지만 초음파기기나 자기공명영상촬영기로는 폐의 영상을 얻기 힘들다. 컴퓨터단층촬영기는 종종 폐에 끈끈한 점액이 쌓이는 폐기종 진단에도 활용되며 완치하기 어려운 기도확장을 유발하는데, 낭포성 섬유종 진단에도 유용하다(그림 3.33).

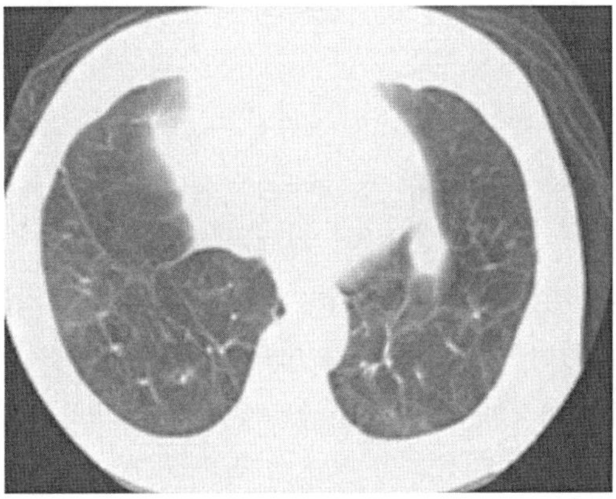

(i)

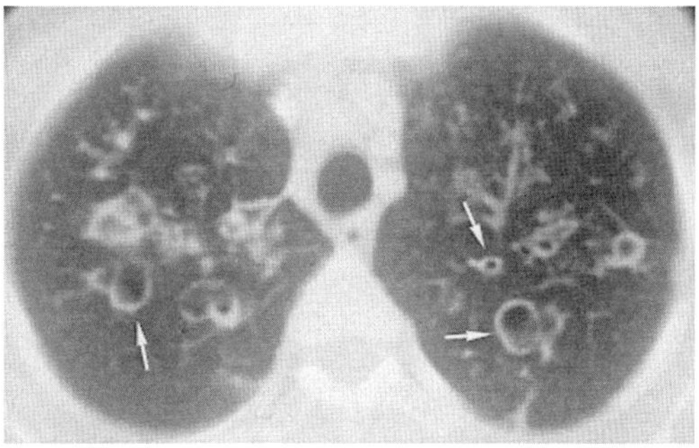

(ii)

그림 3.33 컴퓨터단층촬영 영상 (i) 폐기종 환자, 양쪽 폐에 손상부위가 존재함 (ii) 낭포성 섬유종 환자, 기도가 확장되어 있으며 작고 투명하게 표시되는 부분들에(화살표 표시 부분) 점액이 쌓여있다.

[실습 3.3]에 뇌척수액이 과도하게 축적되어서 뇌실(공간)이 비정상적으로 팽창되어 있고 이로 인하여 뇌 조직에 해로운 과다한 압력이 발생할 수 있는 상태를 보여주는 여러 장의 영상들을 살펴볼 수 있다. 사용자는 스택 형태로 배열된 영상들을 하나씩 이동시키면서 살펴보면 뇌실 부위가 확대된 영상을 볼 수 있다.

3.3 감마선 영상촬영기

핵의학영상촬영기는 비정상적인 신진대사가 발생하는 신체 부위와 또한 뇌관류, 심근관류, 암 질환 부위에서 활발한 반응이 발생하는 추적자 의약품에 방사성 동위원소 물질을 첨가한 뒤, 발산되는 감마선을 검출하여 이를 영상으로 나타낸 장치다. 방사성 동위원소 물질을 첨가한 추적자 약품을 사용할 때 환자로 하여금 삼키게 하거나 또는 주사 주입을 해서 전신을 순환하게 하고 대사 작용을 유발시킨다. 방사성 동위원소 물질이 환자의 신체로부터 감쇠하면서 감마선이 발산되며 환자주위에 위치한 검출기(감마 카메라)가 이를 수신한다. 결과적으로 환자 신체 내부의 추적자 물질 분포를 파악할 수 있으며 이를 영상 신호로 변환하면 인체 장기에서의 신진대사 작용 또는 기능 활동도를 판단할 수 있다.

완벽한 방사성 동위원소는 알파 및 베타 입자 방출이 발생하지 않고 오로지 감마선 발생으로 인한 단색광, 즉 단일 에너지를 방출해야 된다. 70~500 KeV 범위의 에너지를 갖는 감마선 광자가 이상적인데 이 상태의 감마선은 신체를 통과하여 검출기에 감지되기 때문이다. 방사성 동위원소의 반감기 $T_{1/2}$, 즉 감쇠되기 시작해서 절반으로 줄어들 때까지 걸리는 시간을 의미하는데, 환자 신체내부에서의 방사성의약품 추적자 분포를 파악하고 이를 영상으로 가시화하기 위해서는 반감기는 몇 시간 이상을 초과하면 안 되며 또한 필요이상으로 오랜 시간 동안 방사성 동위원소가 방사선을 방출하면 환자의 방사선 노출량이 증가하게 된다. 현재까지 핵의학영상촬영에 가장 널리 사용되고 있는 방사성 동위원소는 준안정상태를 유지하며, 140 KeV 감마선을 방출하고 또한 반감기가 6시간을 갖는 테크니시움-99 (^{99m}Tc)에서 여기된 형태의 물질이다.

방사성의약품 추적자 물질은 신체의 정상조직과 병소조직에서 서로 다른 비율로 흡수되는 소위 조직 특이적 반응이 일어나는 특성을 가지고 있다. ^{99m}Tc 추적자 방사성의약품은 크기가 큰 합성 분자 물질로 구성되어 있고 세포막을 통과하여 흡수되며 심근관류 진단 목적으로 사용되는 화합물이다. 이 물질은 심장근육을 통하여 이동되는데 혈류의 흐름이 원활한 곳에서는 흡수가 잘 된다. 따라서 흡수율이 낮은 부위는 동맥 폐색 위험성으로 인하여 혈류의 흐름이 저하된 허혈 발생 위험성이 높다는 사실을 의미한다.

핵의학영상촬영기 경우 기본적으로 3가지 유형의 의료기기들이 사용되고 있다. 첫 번째는 투사 X선 촬영기의 원리와 유사하며 3차원 깊이 정보를 갖고 있지 않으면 한 개의 2차원 평면 영상 정보를 획득하는 평면 신티그램 촬영기를 들 수 있다. 여기에는 단일 감마 카메라 또는 환자의 전면과 후면에 대한 데이터를 동시에 획득하는 이중헤드 감마 카메라가 있는데 기본적으로 발산되는 감마선을 감지한다. 두 번째로 단층촬영 데이터를 얻는 장치로서 **단일-광자 방출 컴퓨터단층촬영기**(SPECT)가 이에 속하며 감마 카메라를 회전시켜 여러 각도들에서 투사된 데이터들을 획득하고 이를 횡단면으로 영상을 재구성한다. 그리고 **양자 방출 단층촬영기**(PET)를 들 수 있는데, 이 기기는 양자들이 소멸될 때 발산되는 511 KeV 감마 광자의 쌍들을 검출한다.

3.3.1 평면 신티그램 촬영기

감마선은 X선과 마찬가지로 모든 방향으로 발산되어 신체를 통과한다. 감마선원의 위치 정보를 얻기 위해서는 환자와 검출기 사이에 콜리메이터를 설치해야 한다(그림 3.34). 검출기, 즉 감마 카메라는 하나의 커다란 섬광 결정체로 구성되어 있는데 이를 통하여 감마선을 빛 광자로 변환시킨다. 현재 가장 널리 사용되고 있는 섬광 결정체의 재질은 탈륨, NaI(TI)을 첨가한 요오드화 나트륨이다. 빛에너지를 전기 에너지로 변환하고 이를 증폭하는 광전자증배관(PTM)을 육각형 모양의 배열로 구성하여 빛 광자들을 순차적으로 검출한다. 각각의 광전자증폭관의 광전음극에 7~10개의 광자들이 입사되어서 광-전기효과에 의하여 1개의 전자가 방출된다. 이 전자는 가속되어서 다이노드라고 알려진 전극에 충돌된 뒤 3~4개의 2차 전자들이 발생된다. 이 과정은 계속 반복되어서 연속적으로 10~14번 횟수의 과정들이 진행되면 약 10^6~10^8개의 전자들이 양극관에 도달한다. 전류 펄스는 증폭되어서 감마-광자 에너지에 의하여 결정되는 펄스 높이를 갖는 전압 펄스가 발생한다.

콜리메이터 장치는 2.5~5 cm 두께의 납판인데 횡단면 면적은 섬광 결정체의 면적과 동일하고 구멍들이 배열 형태로 나열되어 있다. 입사되는 감마-광자 중에서 콜리메이터의 횡단면에 거의 수직 방향으로 인가되는 광자들만 통과되며 이와는 다른 방향으로 입사되는 광자들은 X선 촬영기에서 2차 방사선 격자무늬 띠 장치와 같이 납판에 흡수된다. 그러나 X선 촬영기와 달리, 핵의학촬영기에서 광자원은 아직 규명되지 않고 있다. 즉 감마선-광자원은 한 특정한 위치가 아닌 공간 분포로 해석되고 있다. 콜리메이터 장치 설치의 기본 목적은 감마-광자들의 공간 좌표 정보를 지정하기 위해서이다.

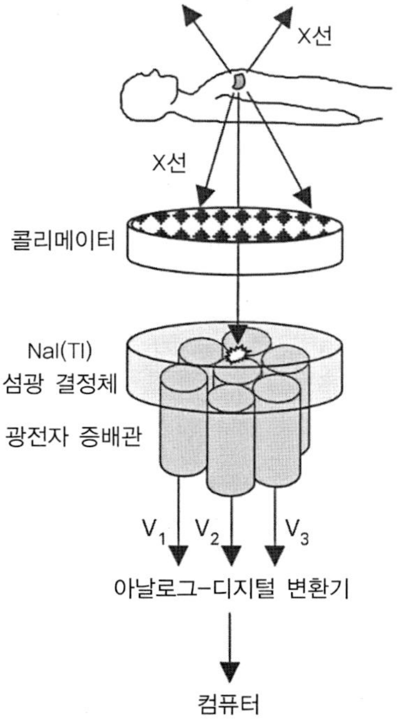

■ **그림 3.34** 감마 카메라를 사용한 핵의학 평면 영상 획득 장치의 구성도

감마-광자가 섬광 결정체와의 상호작용이 발생할 때, 생성된 수천 개의 빛 광자들이 콜리메이터를 통과한 다음에 이를 광전자증배관에 의하여 검출된다. 감마 카메라는 여러 개의 광전자증배관의 출력값들과 위치값들의 평균을 통하여 원래의 감마-광자의 위치 및 에너지를 결정하게 된다(그림 3.35). 결정체에서 각각의 반응과 연관하여 좌표(x, y)와 에너지(z, 펄스의 높이에 비례한다) 값이 저장되고 이를 방사능 분포로 해석한 영상 데이터로 해석된다.

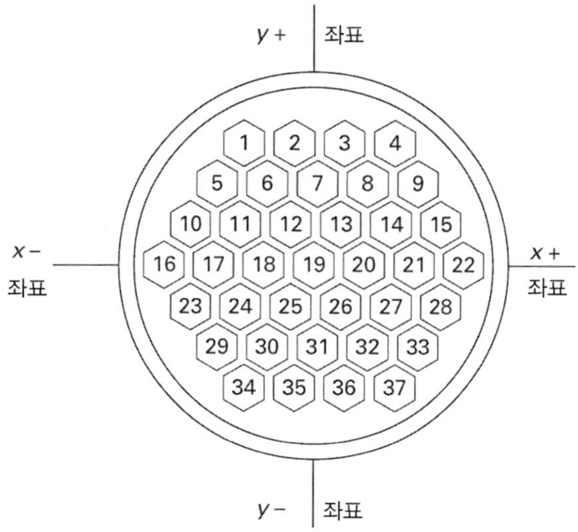

그림 3.35 감마 카메라 내부의 공간좌표 설정

콜리메이터의 특정한 방향 범위에 입사되는 감마-광자들만 섬광 결정체와 반응이 일어나기 때문에 환자의 신체에서 방사성 반응이 발생하는 부위를 파악할 수 있다. 그러나 환자 신체내부에서 (콤프턴) 산란이 일어나고 이로 인하여 촬영관측시야에 일부 산란된 감마-광자들이 검출되고 결과적으로 영상의 명암 대비를 저하시키는 원인이 된다. 산란된 감마-광자는 직선상으로 이동하는 감마-광자에 비교하여 에너지가 작기 때문에, 특정한 방사성 선원에 의하여 방사되는 감마-광자들의 에너지 값은 알려져 있고 이 값을 중심으로 설정된 에너지 대역 (창문) 범위 내에 속한 펄스들만을 선택하면 산란된 감마-광자들을 제거할 수 있다(그림 3.36). 이론상으로는 광자 검출기에서 광전 피크가 이 에너지 대역에 해당되는데 그러나 실제의 경우는 빛의 방출을 통계학적인 분포로 해석되기 때문에 에너지의 대역폭이 커서 결과적으로 펄스 높이 분석기의 에너지 해상도는 제한된다. 일반적으로 에너지 해상도는(반치폭/방출된 광자 에너지×100) 8~14%로 정의된다.

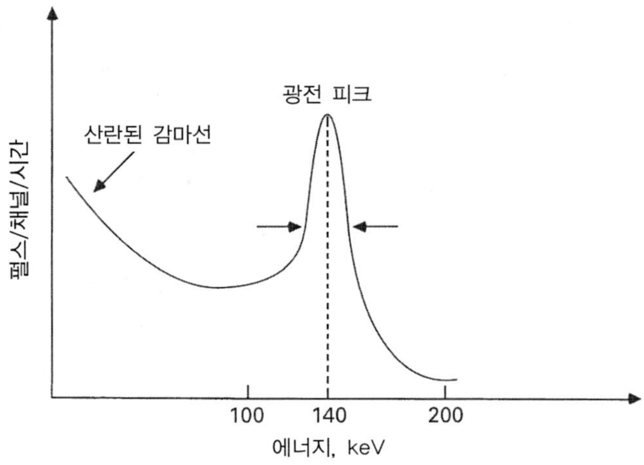

그림 3.36 ^{99m}Tc의 펄스 높이 스펙트럼. 14% 에너지 해상도를 갖는다.

평면 신티그램 촬영영상은 (또한 단일광자방출 단층촬영 영상(3.3.2절)) 공간 해상도가 낮고 (~4 mm) 또한 신호대잡음비도 낮지만, 민감도가 매우 높아서 아주 작은 양의 방사성 물질도 구분될 수 있다. 공간 해상도가 낮기 때문에 영상의 관측시야는 25 cm이고 화소의 개수는 64×64개에 불과하다. 공간 해상도는 (i) 감마 카메라의 고유 해상도, 환자 신체내부에서 산란되는 감마-광자의 양 및 부정확한 영상 공간 좌표 (x, y) 설정, (ii) 주로 기하학적인 구조 때문에 결정되는 콜리메이터의 해상도, (iii) 데이터를 획득한 후 적용되는 필터링(특히 단일광자방출 단층촬영 영상의 경우 필터가 적용됨) 요인들에 의하여 결정된다. 특히 (i) 및 (ii) 요인은 환자 신체 내부의 촬영 대상 장기의 깊이 정보의 영향을 받기 때문에, 결과적으로 공간 해상도가 신체 장기의 깊이 정보에 따라 결정되어서 신체 내부에 깊숙이 위치한 장기를 촬영한 영상일수록 공간 해상도가 낮다. 또한 영상의 신호대잡음비는 검출된 감마선 광자들 개수의 제곱근에 비례하기 하기 때문에 신체 내부에 깊숙이 위치한 장기를 촬영한 영상일수록 신호대잡음비도 역시 낮다.

환자 전신부위의 뼈를 촬영하는 경우 ^{99m}Tc-이인산염제제(methylenediphosphonate(MDP)) 또는 비슷한 성분의 방사성의약품을 사용하여 뼈가 재형성되는 지점들을 검출하여 골종양 및 연조직 종양을 진단한다. 이 방사성의약품은 골광질 수산화인회석 대사 작용이 활발하게 일어나는 부위에 결속되는데 종양 또는 근처부위에 많이 잔류하게 된다(그림 3.37). 그림 3.37의 영상을 얻는 과정에서 환자 침대는 서서히 일직선 방향으로 이동하여 감마 카메라를 지나치게 된다. 이 그림을 살펴보면 감쇠효과의 저하로 인하여 환자의 후면방향에서 얻은 영상의 오른쪽 부분에서 척추가 더 잘 관찰된다. 이 환자의 경우 오른쪽 무릎근처에 방사성추적자 물질이 상대적으로 더 많이 존재한다는 사실을 알 수 있다.

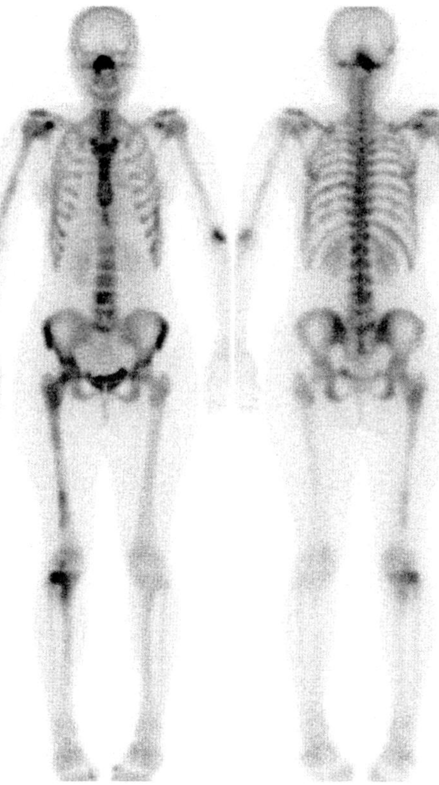

그림 3.37 ^{99m}Tc-MDP 방사성의약품을 사용하여 환자 전신부위의 뼈를 촬영한 영상. 왼쪽 그림은 환자의 전면에서 촬영된 영상이고 오른쪽 그림은 후면에서 촬영된 영상이다. 환자의 오른쪽 무릎 근처에 방사성추적자 물질이 상대적으로 더 많이 존재하는데 이 부위에 종양이 발생하였다고 진단된다.

3.3.2 단일광자방출 단층촬영기

단일광자방출 단층촬영기(SPECT)는 회전하는 감마 카메라, 그리고 환자를 촬영할 때 콜리메이터 사이의 거리가 멀어질수록 공간 해상도가 떨어지기 때문에 가능한 한 환자의 신체에 가까운 위치에서 회전하는 1개, 또는 2개 3개의 검출기들로 구성되어 있다. 검출기 헤드가 많을수록 민감도는 증가하지만 영상 획득 시간은 더 많이 소요된다.

여러 방향에서 얻은 투사 영상들을 횡단면 영상으로 재구성하거나 또는 여과후역투사 기법으로 3차원 영상으로 재구성된다. 그러나 영상 재구성 연산 과정은 X선 컴퓨터단층촬영기에 비교하여 더 복잡한데 이는 검출된 신호들이 방사성동위원소의 공간 해상도뿐만 아니라 복셀의 감쇠 특성 값에 의하여 결정되기 때문이다. X선 컴퓨터단층촬영기와 마찬가지로, 평면영상을 얻는 기기에 비교하여 단일광자방출 단층촬영기의 주요 장점은 주로 여러 신호들이 서로 중첩되거나 또는 겹치는 경우가 없다는 사실이다. 단일광자방출 단층촬영기를 이용하여 시간간격을 두고 심장을 연속적으로 촬영하여 이를 동영상 형태로 가시화할 수 있다([실습 3.4]).

뇌를 단일광자방출 단층촬영기로 촬영하여 혈액 관류의 이상을 유발하는 여러 질환들을 진단하는 연구들이 진행되고 있다(그림 3.38(i)). 또한 단일광자방출 단층촬영기를 이용하여 심장

벽의 두께를 측정하는데(그림 3.38(ii)), 이 경우 시각적으로 잘 인지하기 위해서 인위적으로 컬러를 입히기도 한다.

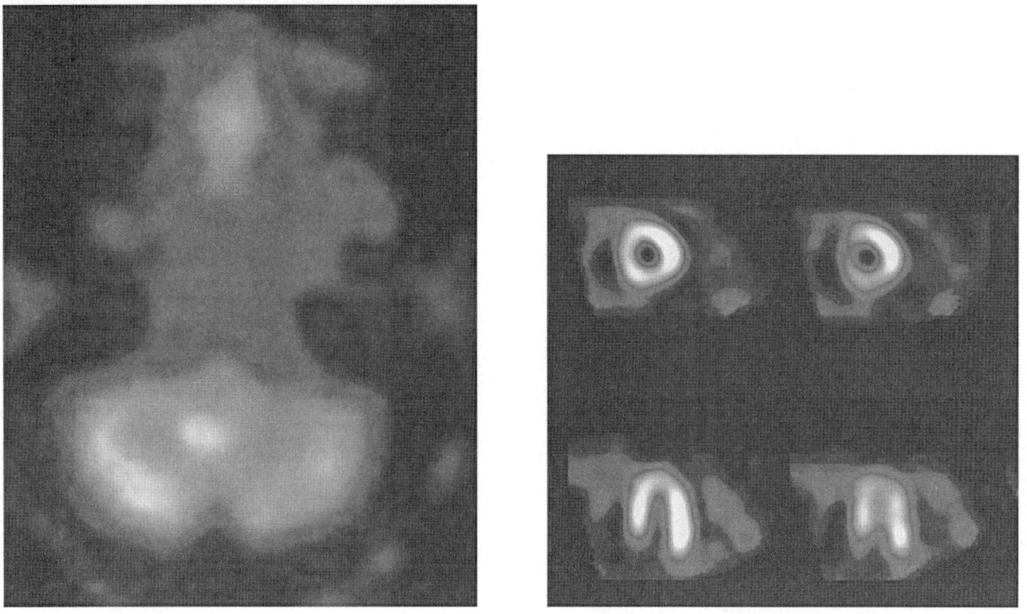

(i) (ii)

그림 3.38 단일광자방출 단층촬영 영상으로 (i) 뇌 종양 부위 (백색 부분), ^{99m}Tc-GH (glucoheptinate) 방사성의약품 사용함 (ii) 심장 벽을 세선화 영상으로 (화소의 밝기를 낮춤) 표시함, ^{99m}Tc-세스타미비 방사성 의약품 사용함. 컬러 화보로 표현한 그림도 참조할 것(p.192).

3.3.3 양전자단층촬영기

양전자단층촬영기(PET)는 가장 최근에 개발된 핵의학 영상획득 장치이다. 다른 핵의학 영상장치와 마찬가지로 신체의 해부학적 정보보다는 생리학적 활성도 (예를 들면 관류, 신진대사)를 측정한다. 양자를 방출하며 반감기가 짧은 방사성동위원소를 (예를 들면, 탄소-11 (^{11}C: 반감기는 약 20분), 질소-13 (^{13}N: 반감기는 약 10분), 산소-15 (^{15}O: 반감기는 약 2분), 플루오린-18 (^{18}F: 반감기는 약 110분)) 환자의 신체에 주사 주입하는데, 이 물질은 신진대사가 활발한 분자 (예를 들면 포도당, 수분 또는 암모니아)와 혼합된다. 이렇게 신체의 분자와 혼합되는 추적자 물질을 **방사성 트레이서**라고 한다. 환자의 신체에서 방사되는 하나의 양자는, 즉 양전하를 갖는 전자는 운동 에너지를 잃는 과정에서 수 밀리미터의 거리를 이동하게 된다. 느리게 움직이는 양자가 전자를 만나는 즉시 이 둘은 바로 사라지고 이들의 정지질량은 두 개의 511 KeV 소멸 (감마선) 광자들로 변환된다. 그리고 이들은 소멸이 발생한 부위로부터 반대 방향으로 전파된다. 촬영을 하는 과정에서 환자의 신체는 감마 광자 검출기를 구성하는 여러 개의 고리들로 둘러싸여 있기 때문에 검출기는 회전될 필요가 없다.

양전자단층촬영기가 단일광자방출 단층촬영기(SPECT)와 다른 점은 두 개의 감마선 광자들이 동시에 생성된다는 점이다. 양전자단층촬영기 스캐너의 맞은편에 배치된 검출기로부터 발생하는 출력은 **일치검출기**(coincidence detector)로 분석되는데, 사용자가 설정한 시간 구간(2~20 ns) 내와 동일한 시간대에 생성된 광자들만이 분석 대상에 포함된다. 결국 511 KeV 광자들만이 분석 대상에 포함된다. 동시 발생 해석을 통하여 두 개의 광자들의 경로를 확인할 수 있으며 양자-방출 방사성의약품도 이 경로 상에 존재하게 된다. 이러한 경로들의 교차점 해석을 통해 방사성의약품의 분포를 묘사할 수 있다.

양전자 단층촬영 영상(그림 3.39)은 평면 신티그램 및 단일광자방출 단층촬영 영상에 비교하여 신호대잡음비가 높고 공간 해상도도 더 좋다(~2 mm). 그러나 양전자 단층촬영 영상기의 가격은 상대적으로 더 비싸다. 반감기가 짧아서 잠깐 동안만 존재하는 양자-방출 동위원소를 발생시키기 위해서는 입자가속기가 필요하다. 실제로 양전자 단층촬영 영상기를 구입하여 운용할 수 있는 병원이나 대학교는 별로 없으며, 임상적 진단에 활용되는 대부분의 양전자 단층촬영 영상기는 동시에 여러 곳에 방사성추적자 물질을 공급할 수 있는 제3자에 의하여 제공되고 있는 실정이다. 따라서 이러한 제약점 때문에 임상적 진단 활용 목적으로 사용되고 있는 양전자단층촬영기의 경우 주로 플루오린-18(^{18}F: 반감기 $T_{1/2}$은 약 110분) 방사성추적자 물질이 사용되는데, 이 물질은 사용되기 전에 상당히 먼 거리에 위치한 장소로 운반될 수 있다. 또한 루비듐-82(반감기 $T_{1/2}$은 약 75초) 물질은 휴대용 장치에서도 생성될 수 있기 때문에 주로 심근관류 진단에 사용된다.

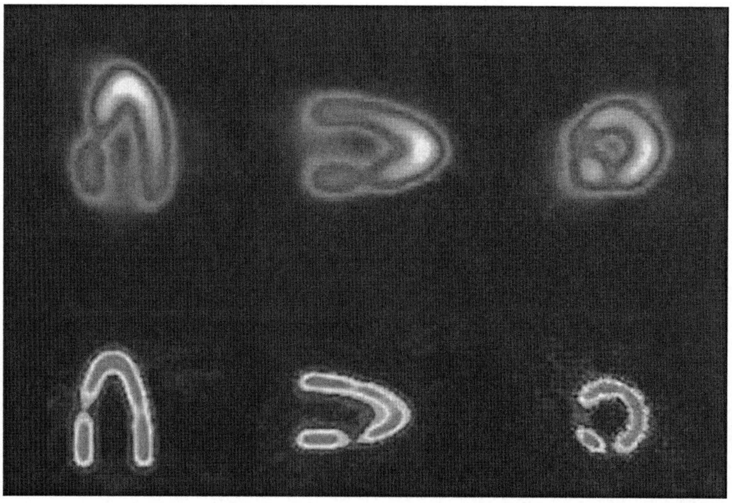

그림 3.39 실물에 가깝게 제작된 심장 모형에 대한 단일광자방출 단층촬영 영상으로서 위 영상을 얻기 위해서 ^{99m}Tc 방사성의약품이 사용되었고 아래의 영상에서는 18F-FDG (fluorodeoxyglucose) 물질이 사용되었다. 컬러 화보 참조(p.193)

환자 신체의 해부학적 및 생리기능학적 정보를 활용하기 위해서 X선 컴퓨터단층촬영영상기와 양전자 단층촬영 영상기 또는 단일광자방출 단층촬영기와 같은 방사성핵종 촬영기를 융합하는 장치들이 개발되고 있다. 이렇게 서로 다른 유형의 영상촬영기들을 결합시킨 시스템의 경우 X선 검출기와 방사성핵종 검출기가 별도로 구성되고 이 검출기들은 하나의 공통 갠트리에 통합된다. 별도로 구성된 2개 검출기들이 같은 시간대에 하나의 검출기가 작동이 완료되면 다른 검출기가 즉시 구동되기 때문에 영상촬영이 진행되는 동안에, 환자가 신체의 위치를 바꿀 필요가 없다. 따라서 이런 방법으로 촬영이 진행되면 서로 다른 유형의 영상들을 정확히 정합할 수 있다. 결과적으로 방사성핵종분포를 컬러로 표시한 영상과 음영의 밝기로 표시한 컴퓨터단층 촬영영상을 서로 정합한 융합영상을 통하여 해부학적 및 생리학기능학적 정보를 동시에 분석할 수 있기 때문에 진단의 정확도가 개선된다.

3.3.4 방사선량 및 위험성

X선 및 감마선 광자들은 신체 내의 분자 및 원자를 이온화시키기 충분한 에너지를 갖고 있기 때문에 생물학적으로 심각한 손상을 유발하고 손상 기간도 오래 지속될 수 있다. 신체에서 흡수된 방사선량, D는 신체의 단위 체적당 흡수된 방사선 에너지와 동일하다. 이와 같이 물체가 흡수한 방사선의 양을 그레이(Gy) 단위로 표시하며 1그레이는 방사선에 노출되는 물질의 1 킬로그램당 1줄의 에너지가 흡수됨을 의미한다. 그러나 방사선량 값만으로는 환자에게 미치는 위험성을 평가하기 어렵다. 방사선의 유형에 따라서 생물학적 손상정도가 다르게 평가된다. 따라서 이러한 점을 감안하여서, 신체 내에 흡수된 방사선량을 방사선 가중치 계수에 곱해서 **등가선량**으로 변환하고 이를 시버트(Sv) 단위로 표시한다. 큐인자는 X선의 경우인 1부터 알파-입자의 20사이의 값을 갖는다.

인체의 장기마다 방사선량 피폭으로 인한 손상정도가 서로 다르게 발생될 수 있다. 환자에 대한 등가선량은 방사선에 노출된 각각 인체장기들의 방사선량에 조직가중요소를 곱하여 이를 모두 합산한 값인데, 조직가중요소는 암과 유전적 위험도를 기준으로 하여 상대적으로 평가된 인체장기마다 정의된 방사선감수성을 의미한다. 표 3.3은 인체장기마다 정의된 방사선감수성, 즉 조직의 가중요소 값을 보여주고 있다. 이 중에서 방사선감수성이 제일 높은 장기는 생식샘처럼 세포 분열이 가장 빠르게 일어나는 조직이다.

표 3.4는 임상 진단 목적으로 사용되고 있는 X선 영상촬영기 종류별로 환자에게 노출되는 방사선량을 보여주고 있다. 여기서 컴퓨터단층촬영기는 각각의 촬영 단계마다 스캔과정이 많이 필요하기 때문에 방사선 노출량이 가장 높다는 사실에 주목하자.

1년을 기준으로 개인마다 노출되는 연간 유효선량의(~3 mSv) 80% 이상은 자연적으로 발생하는 자연방사선, 우주방사선 및 신체에서의 방사성핵종 그리고 환자의 주변 환경에서 비롯된다. 또한 15%는 진단목적으로 사용되는 진단방사선기기 촬영에 기인하고 있다. 자연방사선은 피할 수 없기 때문에 이로 인한 방사선노출량은 허용되고 있으며, 자연방사선에 기인한 유효선량과 동일한 양으로 노출될 때까지 필요한 시간을 기준으로 하여 방사선량을 평가 한다. 이렇게 정의된 시간을 자연유효방사선 시간(BERT)이라고 호칭한다. 예를 들어서 30μSv 유효선량을 갖는 흉부 X선 촬영기는 3.5일의 (1년의 100분의 1) 자연유효방사선 시간으로 해석되는데, 즉

표 3.3 인체의 장기별로 분류한 상대적 방사선감수성 수치

인체장기/조직	상대적 방사선감수성
생식샘	0.2
(적색)골수	0.12
대장	0.12
폐	0.12
위	0.12
방광	0.12
유방	0.05
간	0.05
식도	0.05
갑상선	0.05
피부	0.01
뼈 표면	0.01
다른 장기들	0.05

국제방사선방호위원회가 제정한 국제 기준을 참조함(1991).

표 3.4 X선 촬영부위에 따른 유효선량

X선 촬영 부위	방사선량 노출 범위 (μSv)
치과 X선 촬영기	10~20
흉부	10~50
두개골	100~200
골반	700~1400
복부	600~1700
X선 유방촬영기 (각각의 영상마다)	1000~2000
요추	1300~2700
촬영 전에 마시는 바륨액	1900~4800
IVU(경정맥 요로조영검사)	2500~5100
머리 컴퓨터단층 촬영	2000~4000
몸통 컴퓨터단층 촬영	5000~15000
핵의학 영상 촬영	2000~10000

환자에게 흉부 X선 촬영을 1번 실시하면 3.5일 동안 자연방사선에 지속적으로 노출되어서 축적된 방사선량과 동일한 양으로 노출되었다는 사실을 의미한다. 따라서 1번의 흉부 X선 촬영으로 인하여 환자가 노출되는 방사선량은 미미하다고 볼 수 있다. 전신을 촬영하는 X선 컴퓨터단층촬영기는 몇 분 동안의 촬영시간을 통하여 10 mSv 유효선량이 방출되는데 이는 3.3년이라는 자연유효방사선 시간으로 해석되며 여전히 환자에게 미치는 방사선량은 적다고 간주된다!

일본에서 원자탄 투하로 인하여 방사선에 노출된 사람 또는 핵무기 실험 과정을 통하여 방사선에 노출된 경우 그리고 사고로 인하여 방사선에 노출되는 사람은 그 방사선 노출량이 매우 높은데, 이런 경우 암이 발생할 위험성이 높아지고 유전자 손상 가능성이 높아진다는 사실을 뒷받침하는 많은 연구 결과들이 존재한다. 그러나 임상적 진단 목적으로 사용되고 상대적으로 방사선량이 적은 진단기기로 인해 환자가 방사선에 노출되는 경우 이로 인한 위험성을 평가하기

가 어렵다. 그러나 혹시나 있을지도 모를 방사선노출 위험에서 피하기 위해 환자에게 미치는 위험성과 방사선량의 관계를 (위험성/방사선량 축을 기준으로 한) 정의하였는데 치명적이지 않은 암의 경우 기울기 값이 5×10^{-5} mSv^{-1}인 직선 그리고 치명적인 암의 경우는 0.8×10^{-5} mSv^{-1} 또한 유전적 영향은 1.3×10^{-5} mSv^{-1}의 기울기 값을 갖는 직선의 관계로 규정한다(국제방사선방호위원회가 제정한 국제 기준(1991)). 예로 생명을 위협할 수 있는 치명적인 암의 경우, 100000 사람들이 각각 개인별로 전신부위에 1 mSv 양의 방사선량에 노출되면, 이 중에서 5명 정도는 방사선노출로 인하여 유발된 암으로 일찍 사망할 수 있다는 사실을 의미한다.

의학적 진단 목적으로 방사선 촬영을 하는 경우, 항상 환자에 유익한 점도 있다는 사실도 간과해선 안 되며, 촬영이 진행되는 동안에 환자와 의료진 모두 방사선에 노출되는 양을 가능한 작게 해야 한다는 사실을 명심해야 된다. 이러한 사실을 방사선 방호 최적화 (ALARA, As Low As Resonably Achievable) 원칙이라고 한다. 환자나 의료진의 방사선 노출량을 최소화시키려면 기본적으로 촬영시간 단축, 방사선원으로부터 최대 거리 유지, 납으로 만든 벽과 납-유리 재질의 X선 창 그리고 환자에 앞치마를 착용하는 등의 노력을 기울여 한다.

실습

실습 3.1 X선 방사선 촬영영상

ImageJ 프로그램을 실행하여 흉부 X선 촬영영상인 `chest1` 파일을 열어라. 영상의 밝기와 명암도를 조절하면 해부학적 구조들이 더 잘 보인다는 점에 주목하자. 이 환자는 왼쪽 가슴에 통증을 호소하고 호흡이 가쁜 증상을 보였다. 이러한 증상들을 설명할 만한 특징 값을 영상에서 확인할 수 있는가?

영상의 명암도를 증가시키기 위해서 바륨 조영제로 채워진 대장을 촬영한 `barium` 파일을 열어라. 환자는 복부의 왼쪽 4분원 아래 부위에 통증을 호소하였다. 이러한 증상들을 설명할 만한 특징 값을 영상에서 확인할 수 있는가?

목과 흉부 상단부위의 혈관들을 촬영한 영상인 `arteriogram` 파일을 열어라. 영상에서 혈관 부분을 더 잘 보이기 하기 위해서 컬러를 지정하여 표현하여 보라.

실습 3.2 크기 측정

ImageJ 프로그램을 실행하여 X선 영상 파일을 열어라. 툴바에서 직선을 선택한 다음에 여러 개의 갈비뼈들에 수직방향으로 직선을 그려라. 이 직선상으로 프로파일(Analyze/Profile 메뉴 선택) 영상을 그려라. 갈비뼈는 경사진 배경보다 더 밝게 나타난다. 프로파일 영상 내에서 커서를 수평선 방향으로 이동시켜서 갈비뼈의 평균 폭을 (인치) 단위로 구해보라. Process/Subtract Background 메뉴를 선택하여 배경 영상부위의 경사도를 감소시키고 또한 갈비뼈들의 폭을 좀 더 쉽게 측정하기 위해서 "rolling ball"의 반지름 크기를 적절히 선택하라.

실습 3.3 X선 컴퓨터단층촬영영상 쌓기

ImageJ 프로그램을 실행하여 뇌수종이 발병된 뇌를 여러 슬라이스로 촬영한 Hydro22 영상파일을 열어라. 여러 개의 슬라이스 영상들에서 임의대로 한 영상을 번갈아 선택해보고 또한 Image/Stacks/Start/Animation 메뉴를 선택하여서 영상을 자동적으로 선택되게 만들어라. Edit, Options를 활용하는 경우 영상 파일을 열기 전에 Open images at 100% 메뉴를 실행하라. 또는 영상 파일을 연 후에 Image/Stacks/Make Montage 메뉴를 실행하여 영상 확대 비율을 선택하면 된다.

컴퓨터단층촬영영상들에서 뇌 반구 중앙부위에 있는 백색질 부위가 주위의 회색질 부위에 비교하여 지방조직들이 더 많아서 조직밀도가 낮기 때문에 어둡게 가시화된다. 그리고 뇌심실에 있는 뇌척수액은 백색질보다 더 어두운 화소값을 갖는다. 뇌수종이 발병한 환자의 경우 뇌에서 순환이 일부 차단되기 때문에 뇌심실에 부종이 발생하게 된다. 주어진 영상들에서 어느 영상에서 뇌심실의 부종 현상을 확인할 수 있는가? 단, 영상을 표시하는 윈도우의 왼쪽 상단에 영상번호가 표시되었다는 사실에 유의하자. Zproject와 Average Intensity 메뉴를 선택하여 모든 슬라이스 영상들을 한꺼번에 살펴보라.

기본적으로 뇌수종을 치료하는 방법은 외과적 수술이다. 즉 수술을 통하여 뇌 수종부위에 분류기(shunt)를 설치한 다음에 이를 통하여 뇌척수액의 흐름을 변경시키고 여분의 뇌척수액을 외부로 배출시켜야 한다. Shunt022 슬라이스 영상 파일을 열어라. 어느 영상에서 분류기 장치를 확인할 수 있는가? 그리고 적용된 뇌수종 치료법의 효과를 확인할 수 있는가?

실습 3.4 심장에 대한 단일광자단층 촬영영상

ezDicom을 실행하여 에서 File/Open Dicom을 선택하고 NM0001 파일을 열어라(이 파일은 ImageJ 프로그램을 실행해도 열 수 있지만 이런 경우 모든 기능들을 사용할 수 없다). Video 아이콘을 클릭하여 영상데이터를 동영상 형태로 가시화해 보라. 동영상 형태로 가시화된 파일들을 관찰한 다음에 Video 값을 0으로 (정지 화면을 뜻함) 지정하라. 슬라이더를 이용하여 영상들을 순차적으로 하나씩 관찰하라. 이 영상 데이터는 몇 개의 영상들(프레임)로 구성되어 있는가? DICOM 헤더 파일을 통하여 상세히 분석해 보라.

연습문제

3.1 X선 튜브에서 발생되는 X선 광자들의 최대 에너지 값을 결정하는 요인은 무엇인가? X선 광자들의 에너지 스펙트럼을 결정하는 요인은 무엇인가? X선 촬영을 할 때 X선 빔이 환자의 신체에 도달되기 전에 저에너지 X선 광자들을 제거하는 목적은 무엇인가?

3.2 X선 광자가 필름을 타격하는 방법대신에 평판(screen)이 더 많이 사용되는 이유는 무엇인가? 평판을 사용하면 어떤 점이 불리한가?

3.3 60 KeV 에너지를 갖는 X선 광자는 증감지에서 420 nm 파장의 가시대역 광자들을 생성시킨다. 만약에 에너지 변환 효율이 20%라고 가정하면, 각각의 입사되는 X선 광자가 얼마나 많은 가시대역의 광자들을 생성시키는가? (1 eV = 1.6×10^{-19}J; 플랑크 상수, $h = 6.63\times10^{-34}$ Js)

3.4 X선 방사선 영상에서 뼈와 연조직 중에서 어느 부위가 더 어두운 화소값을 갖는가? 그 이유는 무엇인가?

3.5 두 개의 증감지를 사용하는데 각각의 한 면에 필름을 부착한다. 1개의 증감지를 사용하는 경우에 비교하여 (i) 장점 (ii) 단점은 무엇인가?

3.6 특정한 에너지 수위를 갖는 X선 광자들의 80%가 얇은 재질 판을 통과한다. 만약에 재질 판의 두께를 2배로 증가시키면 이를 통과하는 X선 광자들의 비율은 얼마인가?

3.7 X선 검출을 위해서 사용되는 인광체의 선형감쇠계수가 150 KeV X선 에너지를 기준으로 하여 550 cm^{-1} 이다. 100, 250 그리고 500 μm 의 두께를 갖는 인광체 판을 사용하는 경우 X선이 검출되는 비율은 각각 얼마인가? 공간 해상도에 어떠한 영향을 주는가?

3.8 일부 영상들의 명암도를 증가시키기 위해서 바륨과 요오드염이 사용되는 이유는 무엇인가? 이 물질들의 어떠한 특성이 유용하게 사용되는가? 그리고 어떠한 과정을 거쳐서 이 물질들이 사용되는가?

3.9 흉부 X선 촬영을 하고자 한다. 가능한 최대로 선명한 영상을 얻기 위해서 환자와 감광필름 사이의 거리를 어느 정도 가깝게 설정해야 하는가? 환자의 위치는 X선 튜브의 정면에 배치하여야 하는가? 또는 정면 방향이 아닌가? (어떤 장기들이 중점적인 촬영 대상인지 생각해 보라)

3.10 기하학적 비선명도 (U_G) 때문에 영상의 흐림 현상이 발생한다. 만약에 U_G가 0.25 mm, 검출기 비선명도 U_D는 0.2 mm, 환자의 신체 움직임으로 인한 비선명도 U_M이 0.5 mm이고 또한 고유 비선명도 U_I이 0.15 mm이라고 하면, 이 촬영 시스템의 해상도는 얼마인가? 또한 해상도를 개선시키려면 어떻게 해야 하는가?

3.11 X선 촬영기기에서 다음과 같은 사항들이 적용되었을 때 환자 영상의 명암도에 어떠한 효과가 발생하는지 각각의 항목에 대하여 설명하라.

- 환자의 신체 체적 두께가 증가하는 경우
- kVp 값이 증가된 경우
- 검출기의 양자 효율이 감소한 경우
- 관측시야가 감소한 경우
- 원소기호가 높은 조영제를 사용한 경우

3.12 X선 유방촬영기를 사용할 때 유방을 납작하게 누르는데 이렇게 하면 각각 (i) 공간 해상도 (ii) 영상의 명암도 (iii) 영상의 신호대잡음비에 어떠한 영향을 주는지 설명하라.

3.13 (i) X선 유방촬영기 영상의 명암도를 개선하는 3가지 방법들을 간단한 원리 설명을 통하여 기술하라.

(ii) X선 유방촬영 영상의 공간 해상도를 높게 얻는 데 도움이 되는 2가지 요인들을 설명하라.

(iii) X선 유방촬영 영상의 잡음을 최소화시켜야 하는 이유는 무엇인가? 또한 잡음을 최소화시키려면 어떻게 해야 하는가?

3.14 디지털 감산 혈관 조영술(DSA)에서, X선 강도를 2배로 증가시키면 영상의 신호대잡음비는 어떻게 변하는가? 또한 조영제의 투여량을 2배로 증가시키면 영상의 신호대잡음비는 어떻게 변하는가?

3.15 모니터 화면에 가시화 된 X선 단층촬영 영상의 명암도를 증가시키는 방법은 무엇인가? 설명하라.

3.16 컴퓨터단층촬영기 스캐너의 (x, y) 평면 공간 해상도를 결정하는 요인들은 무엇인가? 슬라이스의 두께가 얇아질수록 어떠한 효과가 발생하는가?

3.17 밀도가 균일한 모형(팬텀)을 컴퓨터단층촬영한 영상의 화소 표준편차가 5 HU이다. 평균값에 비교하여 5 HU보다 큰 값을 갖는 화소들의 비율은 얼마인가?

3.18 ^{99m}TC 방사선의약품을 사용하여 핵의학 영상촬영을 하고자 한다. 영상 촬영을 시작하기 바로 전에 환자에 방사성동위원소 물질을 주입한 후 30분 동안 촬영을 통하여 50:1의 신호대잡음비를 획득하였다.

(i) 만약에 환자에 주입된 방사성동위원소 물질의 양을 2배로 증가시키면 30분 동안의 촬영을 통하여 획득한 영상의 신호대잡음비는 얼마인가?

(ii) 환자의 신체에 주입하는 양을 그대로 유지하되 촬영시간을 2배로 증가시켰을 때 획득한 영상의 신호대잡음비는 얼마인가?

3.19 단일광자방출 단층촬영기를 이용하여 뇌를 촬영하고자 한다. 각각의 영상은 500000개의 SPECT counts로 구성된다. 심근을 촬영하는 경우 SPECT counts 개수가 적게 필요로 하기 때문에 하나의 영상마다 100000개로 이루어진다. 각각의 뇌영상 데이터를 128×128 행렬로 획득하는 경우, 동일한 수준의 신호대잡음비를 얻으려면 심근 영상의 최적 행렬 크기는 얼마인가?

3.20 128×128 SPECT 영상의 신호대잡음비가 50이 되려면 SPECT counts의 개수는 얼마가 되어야 하는가?

3.21 (i) X선 유방촬영 영상 (ii) 머리 부위를 컴퓨터단층 촬영을 하는 경우 각각 방사선량은 얼마인가? 여기서 각각의 경우 자연유효방사선 시간은 얼마인가? 각각의 경우 암 발생 위험성은 어떠한가?

3.22 만약에 백 만명의 사람들이 각각 1 mSv 양의 방사선량에 노출되었다면 이 중에서 얼마나 많은 사람들에서 치명적인 암이 발생할 수 있는가? 단 방사선노출량과 연관하여 임계치가 없는 1차 선형식으로 표현된다고 가정한다. 그리고 이 중에서 얼마나 많은 사람들에서 위암이 발생할 수 있는가? (표 E3.1에 주어진 각각 인체 장기의 방사선감수성 수치를 참조할 것)

표 E3.1 인체 조직별로 분류된 방사선감수성 수치

인체장기 또는 조직	방사선감수성 수치(W_T)
생식샘	0.20
적색 골수	0.12
대장	0.12
폐	0.12
위	0.12
방광	0.05
유방	0.05
간	0.05
식도	0.05
갑상선	0.05
피부	0.01
뼈 표면	0.01
다른 장기들	0.05

국제방사선방호위원회가 제정한 국제 기준을 참조함(1991)

3.23 1980년도 (!), 미국에서 임상적 진단 목적으로 사용하는 X선 촬영을 통하여 환자가 반복적으로 노출된 방사선의 총량은 92000 Sv이었다. 이러한 방사선 노출로 인하여 발생할 수 있는 암들로 인하여 얼마나 많은 사람들이 사망하게 되는가?

Chapter 4

비이온화 방사선 의학영상 획득 장치

살펴보기

초음파를 사용하여 의학영상을 획득하는 장치는 고주파 대역의 음파와 펄스에코 기술을 사용한다. 즉 초음파 빔이 촬영 대상의 체적을 가로질러 진행한 다음에 반향 되는 초음파를 수집하여 횡단면 영상을 획득하는 원리를 사용한다. 현재 상용화 되어 있는 초음파 영상 획득 시스템은 반향 되는 음파 신호의 크기만 측정하고 이를 밝고 어두움을 의미하는 명암도로 디스플레이 장치 화면에 표현하는 기법을 사용한다. 결과적으로 음파 신호의 크기 정보만 표현하는 단점을 갖지만 그럼에도 불구하고 초음파 영상 획득 장치는 실시간으로 환자 신체에 대한 영상들을 획득하고 가격이 저렴하며 또한 환자에 비교적 안전하다고 알려져 있기 때문에 인체내부를 비침습적인 방법으로 검사하는 진단기기로 널리 사용되고 있다. 자기공명영상기기는 핵자기공명이라는 물리적 현상을 응용한 장치이다. 즉 중성자와 같이 짝이 존재하지 않는 핵자들이 자기장 내부에서 특정한 방향으로 정렬된 다음에 외부에서 인가되는 고주파 펄스에 따라서 정렬의 변화가 발생하게 되는데, 이 중성자들이 원래의 자리로 복귀하여 균형 상태를 회복하는 과정에서 할 때 신호가 발생하게 되는데 이를 영상 데이터로 표현한다. 자기공명영상기기는 인체의 연조직을 높은 명암도로 표현하는 장점을 가지며 인체의 해부학적 정보뿐만 아니라 기능적인 정보도 획득할 수 있다. 초음파, 지기공명영상기기와 같이 디지털 형식으로 획득한 영상들은 통신망을 이용하여 서로 대조 또는 융합될 수 있고 또한 영상 정합 기법에 활용되기도 한다.

학습목표

제4장을 학습하면 다음과 같은 사항들을 습득할 수 있다.

1. 비이온화 방사선 영상 획득의 기본 원리와 특히 초음파 및 강력한 자기장을 활용하는 전자파방사선 영상 기법의 기본 원리를 학습
2. 초음파 및 전자파방사선 영상 기법과 관련된 물리적 원리 학습
3. 재료적인 측면에서 초음파 영상의 속도를 결정하는 요인들에 대한 학습
4. 시간 이득 보상의 목적과 구현 방법
5. B-모드 초음파 영상 제구성에 관한 단계적 학습
6. 초음파 영상의 질과 저하에 영향을 미치는 요인들
7. 핵자기공명영상의 현상 설명
8. 핵자기공명영상으로부터 자기공명 영상을 재구성하는 방법
9. 자기공명영상에 공간적 정보를 제공하는 경사 자기장의 사용
10. 스핀에코 펄스 시퀀스를 사용하는 경우 회전 변화에 관한 설명
11. 자기공명영상기기의 영상의 질과 저하에 영향을 주는 요인들에 관한 설명
12. 자기공명영상으로 얻을 수 있는 기능정보 설명
13. 의학영상전송 및 저장 시스템의 장점 요약
14. 여러 다른 유형의 영상기기들로부터 얻은 영상들의 영상 정합에 관한 설명

4.1 초음파 영상

초음파 영상기기는 고주파 음파(~1–10 MHz)를 인가한 다음에 반향파를 수집하여 이를 영상으로 획득하여 실시간으로 정기의 움직임을 보여준다. 초음파는 방사선 및 감마파 같은 전자기파와는 다르게 비이온화 영상으로 분류되고 실제로 임상 진료 목적으로 사용되는 초음파기기에서 인가되는 초음파의 강도는 환자의 인체에 무해하다고 간주되고 있다. 초음파 영상기기로부터 영상을 획득하는 방법은 초음파 펄스를 인체에 인가하여 인체 피부조직에서 반사되는 반향 음파를 얻는 지연 시간 정보를 계산하여 영상정보로 변환한다.

초음파는 티탄산 지르콘 연(PZT)과 같은 물질을 한 쌍의 전극 사이에 배열하는 형태로 압전전성 크리스털을 구성한 초음파 트랜듀서에서 1–5 μs 구간의 펄스 길이로 발생시킨다. 즉, 압전전성 크리스털에 적은 크기의 정현파 전압을 인가하면 공명 현상이 발생하고 전방과 후방 방향으로 진행되는 음파 표면파가 발생된다. 그리고 크리스털은 공명된 음파를 수신하여 가변 전기신호를 발생시킨다. 일반적으로 발생된 초음파 펄스의 구간 길이는 1 μs, 5 MHz 주파수에 5개의 펄스들로 음파를 구성 한다(그림 4.1). 각각 펄스의 간격은 1 ms이기 때문에 펄스는 1000 Hz 주파수로 반복된다. 초음파는 인체 조직에서 1540 ms^{-1} 그리고 공기에서는 330 ms^{-1} 속도로 진행된다.

사례

압전 전성 크리스털 소자에서, 정상파(standing wave) 파장의 길이가 크리스털 두께의 2배가 될 때 발생한다. 이때 크리스털을 구성하는 각각의 표면은 최대의 크기로 진동하며 중 심부분에서는 정지 상태를 보이는데 이 음파는 1차 고조파로 해석된다(발생되는 음파에는 1차 이상의 고조파도 포함되어 있지만 대부분은 1차 고조파로 구성되어 있다). 한 예로 1.5 MHz 초음파를 발생시키려면 크리스털의 두께는 얼마가 되어야 하는가?

공명 현상이 발생하려면

$$\lambda_{res} = 2t \tag{4.1}$$

여기서 t는 크리스털의 두께를 의미하며 λ_{res}는 주파수를 의미하며 크리스털에서 발생하는 초음파의 속도 v는 다음과 같은 식으로 결정된다.

$$v = f\lambda \tag{4.2}$$

한 예로, 압전전성 크리스털에서 v=4000 ms^{-1} 속도, 주파수 f=1.5 MHz로 발생되는 음파는 2.7 mm의 파장을 가지기 때문에 크리스털의 두께는 1.3(5) mm가 된다.

그리고 발생된 음파에는 홀수 고조파도 포함될 수 있는데 예를 들면 4.5, 7.5, 10.5 MHz 주파수의 고조파도 존재할 수 있다.

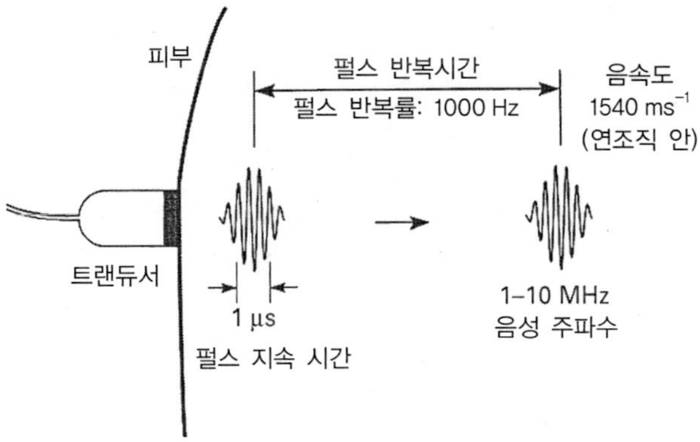

■ **그림 4.1** 임상 진단용으로 활용되는 초음파 빔을 그림으로 설명한 예

음파는 파가 진행되는 방향으로 물질 입자가 앞뒤로 진행되는 종파이다. 물질에서 진행되는 음파의 속도 v는 물질의 특성에 따라 달라지는데, 즉 매질의 밀도인 ρ와 압축계수인 K에 따라 결정된다. 물질을 압축하기 쉬울수록 압축계수는 크다. 즉,

$$v = \frac{1}{\sqrt{\mathrm{K}\rho}} \tag{4.3}$$

이 식을 뼈와 연조직에 적용해 볼 수 있다. 뼈는 연조직에 비교하여 밀도가 높기 때문에 압축계수가 작다. 즉 뼈는 연조직에 비교하여 Kρ 값이 적기 때문에 음파는 뼈에서 진행속도가 더 빠
르다.

진단용 초음파기기에서는 연속적인 초음파를 사용하지 않고 펄스를 인가하는데 이 경우 다양한 주파수 대역을 발생시킬 수 있다. 즉 펄스의 구간이 짧을수록 넓은 범위의 주파수 대역을 얻게 된다. 다행히도 물질에 진행되는 음파의 속도는 음파의 주파수 또는 파장의 영향을 받지 않기 때문에 초음파 펄스를 인가하면 음파가 퍼지지 않기 때문에 펄스가 뭉개지는 현상을 피할 수 있다. 그러나 가시광은 음파와 다른 성질을 가지고 있는데 즉 가시광은 매질에서 진행되는 속도는 파장에 따라 다르며 이로 인하여 태양광선을 프리즘에 인가하면 여러 개의 색깔들이 나타난다.

초음파가 생체 조직의 표면에 도달하면, 음향 특성에 따라서 음파의 일부는 피부에서 역방향으로 반사되고 이를 트랜듀서를 통하여 수집한다. 실제로는 조직 표면에서 180° 각도로 반사되는 음파만이 초음파 영상을 구성하는데 초음파 펄스가 인가된 후 반사되는 음파를 수집하여 지연 시간을 계산하면 진행되는 초음파의 속도를 측정할 수 있고 이로 인하여 조직의 깊이 정보를 유추하게 된다. 예를 들어서, 지연 시간이 160 μsec이고 연조직을 통과하는 펄스의 속도가 1540 ms^{-1}이면 음파가 진행하는 왕복 거리는 24.6 cm, 조직의 깊이는 12.3 cm이다.

음파가 반사되는 조직 표면을 표현하는 영상의 밝기는 반향 음파의 강도에 따라 결정된다(그림 4.2).

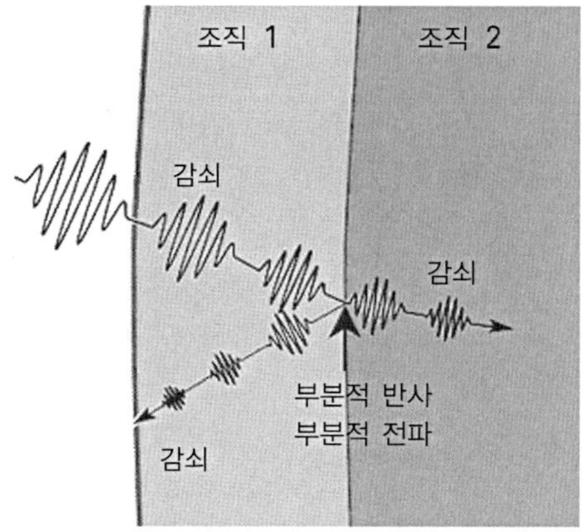

그림 4.2 일정한 경로를 따라서 진행되는 반사파는 연속적으로 크기가 감소하며 매질의 경계면에서 강도가 갑작스럽게 변한다.

음파가 진행되는 방향과 수직 방향으로 반사파가 발생하며 매질의 경계면에서의 반사 계수 R은 다음의 식으로 주어진다.

$$R = \frac{(Z_1 - Z_2)^2}{(Z_1 + Z_2)^2} \tag{4.4}$$

여기서 Z_1, Z_2는 반사가 이루어지는 표면에서 양쪽에서 존재하는 물질의 음향 임피던스를 의미한다. 음향 임피던스는 매질에 따라서 일정한 값을 유지하는데 (표 4.1) 전기 임피던스와 유사한 개념을 갖는다. 즉 임피던스가 증가하면 주어진 압력(전압)에서 속도(전류)가 감소한다. 음향 임피던스는

$$Z = \rho v = \sqrt{\frac{\rho}{\mathrm{K}}} \tag{4.5}$$

여기서 SI는 음향 임피던스의 단위이며 rayl(kg m^{-2} s^{-1})로 표현된다.

서로 경계를 이루는 물질들의 음향 임피던스가 비슷하면 반사가 거의 발생하지 않으며 음향 임피던스의 차이가 큰 물질들의 경계면에서는 반사가 많이 발생한다. 예를 들어서, 연조직과 뼈의 경계면의 경우 반사가 많이 발생하는데 인가된 초음파의 40% 정도의 반사가 이루어진다. 이 경우 반사파가 진행되면서 감쇠가 많이 이루어져 뼈의 아래에 위치한 조직들을 영상으로 표현하기 매우 어렵다. 그리고 연조직과 기체 매질의 경계면서는 인가된 초음파의 99%정도가 반사되기 때문에 폐 또는 기체가 포함된 대장 조직 아래에 위치한 장기들의 조직을 영상으로 표현할 수 없다.

초음파가 생체 조직을 통과하는 경우도 반사와 흡수 현상이 발생하기 때문에 음파가 진행되면서 강도가 계속적으로 감쇠된다(그림 4.2). 이러한 현상은 복잡한 메커니즘으로 설명될 수 있지만 결과적으로 음파가 조직을 통과하는 경우 음파 에너지는 지수함수의 형태로 감소하는데 X선

이 감쇠하는 양상과 비슷하다. 초음파 강도, I는 음파가 진행되는 거리에 따라서 감소하는데 즉 음파가 출발한 $x=0$ 지점에서 x의 거리에 떨어진 위치에서의 음파 강도는

$$I(x) = I_0 e^{(-\mu x)} \tag{4.6}$$

여기서 μ는 감쇠계수이며 종종 X선에서 사용한 cm^{-1} 보다는 dB cm^{-1} 단위로 표현된다. 즉:

$$\mu(\text{dB cm}^{-1}) = -\left(\frac{1}{x}\right)10\log\left(\frac{I(x)}{I_0}\right) = 4.343\,\mu(\text{cm}^{-1}) \tag{4.7}$$

표 4.1 여러 매질에 따른 음향 임피던스

매질	음파의 속도, v(m s^{-1})	음향 임피던스 Z= pc (10^6kg $m^{-2}s^{-1}$)	1 MHz에서의 감쇠계수 (dB cm^{-1})
혈액	1575±11	1.62±0.02	0.15±0.04
뼈	3180−3500	4.8−7.8	14.2−25.2
뇌	1565±10	1.54±0.05	0.75±0.17
유방	1430−1570		0.3−0.6
지방	1450	1.38	0.63
복막	1490		2.1
피하	1478±9		0.6
심장	1571±19	1.64	2.0±0.4
간	1604±14	1.63−1.75	1.2
허파			40
근육	1581	1.70	0.96±0.35
연조직	1540	1.63	1
공기	331	0.0004	45
피마자유	1500	1.4	0.95
PZT	4000	30	
물	1498	1.50	0.0022

표 4.1은 물질에 따라 달라지는 감쇠계수를 보여주며 대부분의 생체 조직들에서는 주파수에 비례한다. 1 MH에서는 연조직의 경우 감쇠계수의 값은 약 1 dB cm^{-1} 이고 공기와 뼈에서는 이보다 커서 각각 45 dB cm^{-1} 와 8.7 dB cm^{-1} 이다. 초음파의 주파수가 증가할수록 음파가 조직에 침투하는 깊이는 작지만 대신에 공간 해상도가 증가한다. 결국 초음파 영상을 획득하는 경우 감쇠계수와 해상도 모두 좋게 선택할 수 없으므로 적당한 선에서 선택을 해야 된다. 초음파 영상을 획득하는 경우 기본적으로 생체 조직에 도달할 수 있는 최대 깊이를 만족하는 주파수를

최대한 높게 선정하여 해부학적 구조를 파악할 수 있도록 공간 해상도를 확보한다.

조직의 표면에서 음파의 반사가 이루어지는 경우 이 지점에서 영상의 밝기도가 결정된다. 반사가 이루어지는 위치에서 발생하는 감쇠와 연속적으로 발생하는 감쇠 현상과 구분되는데, 연속적으로 발생하는 감쇠현상을 보상하기 위해서 시간이득보상 장치를 사용한다. 이 장치는 시간에 따라서 반사파의 크기가 연속적으로 감소하는 현상을 보상하기 위해서 신호를 증폭한다. 그러나 이 장치는 반사파에 포함되어 있는 잡음도 함께 증폭하는 단점이 존재한다.

A-모드 방식의 초음파 영상 획득 장치는 기본적으로 반사파를 활용하여 생체조직 경계면의 깊이를 추정하는 방법을 활용하며 안구종양, 간경화 및 심근경색 진단에 사용된다.

B-모드 방식의 초음파 영상 획득 장치는 A-모드 방식의 초음파 영상 획득 장치보다 더 널리 사용되고 있는데, 환자의 신체를 전후 방향으로 반복적으로 빔을 조사하여 스캔하는 방식을 사용하여 주로 신체의 해부학적인 구조를 2차원 단층 또는 단면 영상으로 보여준다. B-모드 촬영 방식에서 초음파 빔이 한번 진행될 때마다 수직방향으로 밝기를 나타내는 점들로 구성된 라인 영상을 얻게 된다. 수직 라인 방향으로 정렬된 각각의 점의 밝기는 이 지점에서 반사된 초음파의 강도에 따라 결정되는데 추가적으로 시간이득보상 장치를 이용하여 감쇠를 보상한 다음에 최종적으로 밝기가 결정된다. 초음파 빔을 조사하는 과정은 회전 또는 진동하는 트랜듀서를 사용한 기계적 장치가 활용되거나 아니면 1개의 수정체를 사용하지 않고 압전소자들을 배열로 구성하여 각각의 소자 사이마다 시간 차이를 두고 전달되는 전압 펄스를 사용하기도 한다(그림 4.3). [실습 4.1]은 초음파 빔이 진행되는 과정을 시뮬레이션 한 결과를 보여준다. 초음파 빔이 특정한 방향으로 진행되는 과정에서 발생하는 모든 반사파들이 발생하며 트랜듀서를 구성하는 압전소자들 사이에 시간 차이가 유발되는 과정에서 초음파 빔의 진행방향이 달라지며 2번째 선 방향으로 영상 데이터를 획득한다. 이러한 방식으로 하나의 영상을 획득하기 위해서 보통 128에서 256개의 선 방향들에 대한 데이터가 수집되고 이를 한 단면상에 존재하는 영상으로 보여준다(그림 4.4). 이때 한 특정한 방향을 따라서 반사파들을 모두 수집하는 시간은 100 μs 단위이기 때문에 결과적으로 하나의 초음파 영상을 획득하려면 수십 밀리가 소요된다. 또한 초음파 빔을 연속적으로 조사하면 실시간으로 초음파 영상을 획득할 수 있다.

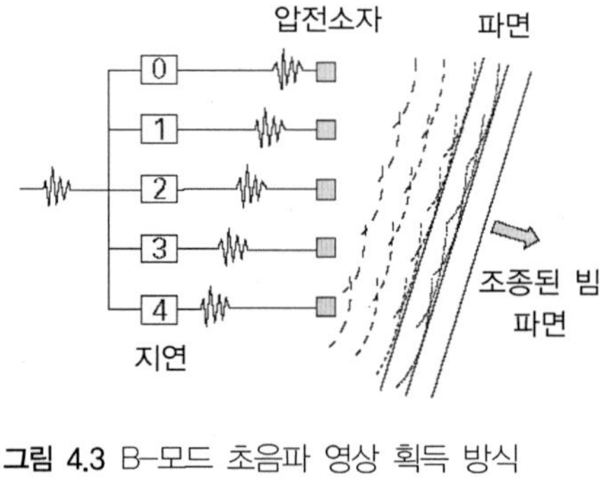

■ 그림 4.3 B-모드 초음파 영상 획득 방식

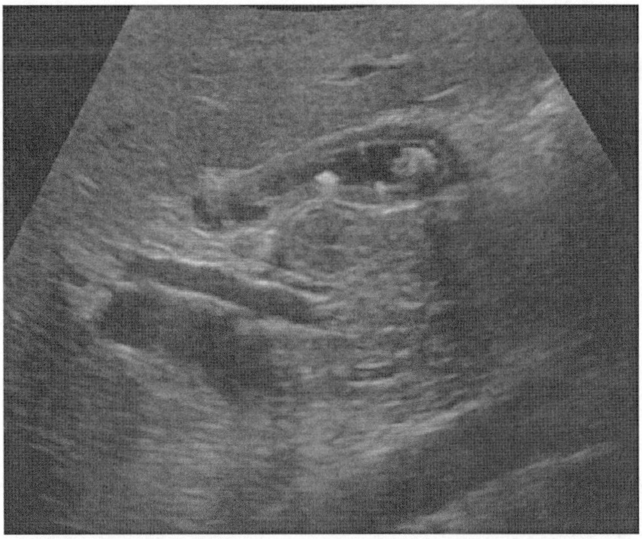

그림 4.4 B-모드 초음파 영상 장치를 이용하여 획득한 담낭 영상으로 폴립이 존재하고 있다.

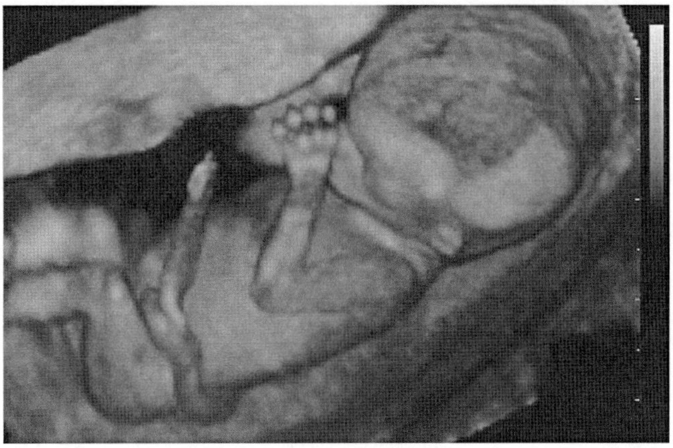

그림 4.5 12주에 접어든 태아의 모습을 3차원으로 재구성한 영상

사례

128개의 소자들로 구성된 5 MHz 트랜듀서를 사용하여 12 cm 깊이 해상도를 갖는 영상을 얻고자 한다. 이런 경우 1장의 영상을 획득하기 위해서 필요한 시간은 얼마인가?

12 cm 깊이에서 1540 ms^{-1}의 속도로 반사되는 초음파를 수집하려면 156 μs가 소요된다. 따라서 128×156 μs 시간이 필요하기 때문에 결과적으로 한 장의 영상을 획득하려면 20 ms의 시간이 필요하다.

B-모드 초음파 영상획득 장치에서 크리스털 소자들을 행 방향으로 추가적으로 배치하여, 음파가 진행되는 단면과 수직으로 빔을 조사하면 3차원 초음파 영상을 획득할 수 있다. 그러나 추가적으로 설치된 행들의 수가 적으면(예를 들어서 3~10행), 이런 경우 음파가 진행되는 방향과 수직방향의 정보는 많이 얻을 수가 없다. 하지만 하나의 행 방향으로 배열된 크리스털 소자들의 개수보다 많은 수의 행들이 배치되면 이런 경우 2차원 영상뿐만 아니라 진정한 3차원 영상도

얻을 수 있다(그림 4.5). 3차원 초음파 영상을 획득하는 활용 예제로서, 태아 및 자궁 검진 및 여러 유형의 종양 진단을 들 수 있다.

4.1.1 영상 화질

초음파가 진행되는 방향으로 설정되는 공간 해상도는 축 해상도(axial resolution)라고도 알려져 있다. 즉 공간 해상도는 후방산란 신호들을 구분할 수 있도록, 음파가 진행되는 방향으로 두 표면들을 최대로 근접하게 구별하는 정밀도를 말하며 초음파 파장의 절반을 의미한다. 즉 인가되는 초음파의 파장이 짧을수록 영상의 축 해상도가 증가한다.

사례

5 MHz 초음파 트랜듀서를 이용하여 5개의 주기를 갖는 펄스를 발생시키는 경우 이 신호가 연조직을 통과할 때 축 해상도는 얼마인가?

초음파의 파장은 0.308 mm(식 (4.2) 활용)이고 공간상에서 펄스의 길이는 1.54 mm가 된다. 그리고 축 해상도는 0.77 mm이다.

초음파가 진행되는 방향과 수직방향으로 위치한 평면에서 해상도를 측면 해상도(lateral resolution)이라 한다. 이 해상도는 초음파 빔의 회절이 시작될 때 단면적의 크기로 결정된다. 초음파 회절이 발생하면 초음파 빔이 $\sin^{-1}(1.2\lambda/w)$ 각도로 발산하는데 여기서 w는 트랜듀서의 지름을 의미한다. 또한 회절로 인하여 부방사부(side lobe)가 발생되는데 이로 인하여 주방사부의 에너지가 감소하게 되어 결과적으로 영상의 화질이 감소된다. 보통 초음파 크리스털 트랜스듀서의 지름크기는 1~5 cm이기 때문에 초음파의 측면 해상도가 저하되기 쉽다. 이런 경우 초음파 빔의 초점 조정을 통하여 측면 해상도를 향상시킬 수 있다. 예를 들면 크리스털의 표면을 평평하게 말고 오목하게 제작하면 초점 조정을 향상시킬 수 있고 결과적으로 측면 해상도가 개선될 수 있다.

후방산란 초음파의 신호대잡음비는 초음파 펄스의 대역폭과 신호강도, 트랜듀서, 트랜듀서의 댐핑 정도 및 초점 조정에 따라 결정된다. 초음파 영상 획득과정에서 비균일성으로 인하여 밝고 어두운 점들의 형상을 갖는 스펙클이 발생하면 신호대잡음비가 2.0정도로 감소되며 이런 경우 다른 유형의 의료영상 장비에 비교하여 매우 낮은 해상도를 갖게 된다. 조영제를 사용하면 초음파 영상의 명암도 차이를 개선시킬 수 있으며, 조영제는 보통 10 μm보다 작은 지름 크기를 갖는 작은 미세방울 또는 기체로 채워진 미세구형 물질로 구성되어 있고 환자의 혈관에 주사주입으로 조영제를 투여하게 된다. 이 경우 혈관에 투여된 조영제의 미세구형물질로 인하여 후방산란 에코 신호의 크기가 증강된다.

초음파 영상의 화질 저하는 여러 가지 원인들로 인하여 발생한다. 보통 뼈는 다른 조직에 비교하여 초음파 감쇠계수가 높기 때문에 뼈에서 초음파가 최소로 진행 된다. 그러나 뼈 또는 공기와 같이 높은 반사계수를 갖는 물질에서는 초음파 반향이 매우 강하게 발생할 수 있기 때문에 초음파 영상에서 밝은 등거리 선의 형상으로 나타난다. 또한 기체/연조직 경계부위와 같이 반향이 강하게 발생하면 음향음영이 발생되고 또는 신체 깊숙이 안쪽에 위치한 장기 아니면 초음파 감쇠가 많이 발생하는 인체 부위에서 음향음영 현상이 발생한다.

4.1.2 도플러 초음파 영상

동맥 혈관이 좁아지는 혈관 협착증을 진단하거나 심박출량을 추정하는데 기본적으로 혈류 속도 측정을 통하여 이루어진다. 도플러 효과를 활용하여 혈류속도를 추정할 수 있는데 이런 경우 이중 스캔 방법을 사용하는 B-모드 스캔을 통하여 인터레이스 방식으로 정보를 수집한다.

도플러 효과란 기차나 경찰 사이렌과 같이 소리를 발생하는 물체가 다가올 때 주파수가 증가하고 또한 물체가 멀어지면 주파수가 감소하는 현상을 말한다. 상대적인 주파수 변화량 $\Delta f/f$는 음파를 발생시키는 물체가 움직일 때의 속도와 음파가 공기 중으로 전달될 때 속도의 상대적인 비율에 따라 결정된다. 즉,

$$\frac{\Delta f}{f} = \pm \frac{v}{v_s} \tag{4.8}$$

여기서 +기호는 음원이 수신부에 접근한다는 의미이고 −기호는 멀어진다는 의미이다.

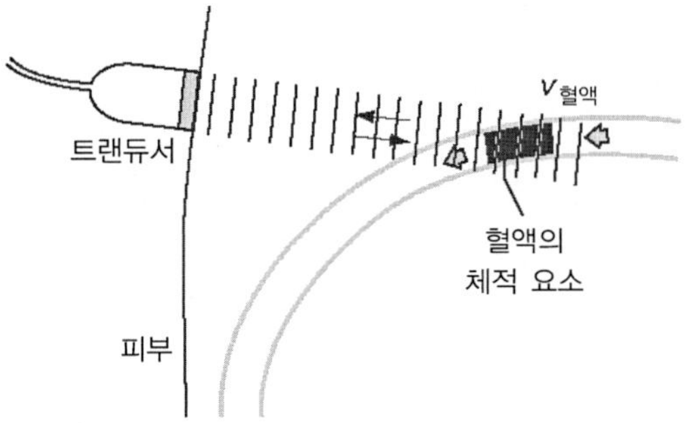

■ **그림 4.6** 지속파(continous wave)를 사용한 혈류 측정법

초음파 튜랜듀서 방향으로 움직이는 적혈구는 움직이는 속도 때문에 고주파의 펄스를 수신하는데 이로 인하여 초음파를 여러 방향들로 산란시키면서 적혈구 자신이 움직이는 음원처럼 행동한다. 후방산란 신호는 2번 도플러 이동이 발생된 신호이고 트랜듀서에서 수신된 반향파의 주파수 이동 범위는 다음 식과 같다.

$$\Delta f = \frac{2fv(\cos\theta)}{v_s} \tag{4.9}$$

여기서 θ는 초음파 빔과 혈류 진행방향 사이의 각도를 의미한다(그림 4.6 참조). 예를 들면 $f = 5\,\text{MHz}$, $\theta = 45°$이고 $v = 50\,\text{ms}^{-1}$이면 도플러 이동 주파수는 2.26 kHz가 되는데 이 주파수는 가청대역에 속한다. 수신된 신호를 증폭해 원래의 신호와 혼합하면 비트 박자가 발생되

고 이를 스피커에 전송하면 들을 수 있다. 만약에 주파수 스펙트럼 분석기를 사용하며 도플러 이동 주파수를 측정하면 적혈구의 이동 속도를 추정할 수 있는데, 적혈구가 움직이는 이동 방향을 사전에 파악해야 한다. B-모드 초음파 스캔을 진행하면서 동시에 θ를 측정할 수 있으며 도플러 유속 측정 정보와 B-모드 초음파 촬영을 통하여 얻은 영상 정보를 서로 융합하여 이중스캔 영상을 조합할 수 있는데 이를 컬러 도플러, 색채 유속(CF) 영상이라 한다.

여기서 유속 정보는 영상 화소마다 색채를 지정하여 표현하는데, 가장 널리 사용되는 색채 지정 방법은 BART(Blue Away, Red Towards) 표현법이다(즉, 트랜듀서에서 멀어지는 픽셀 정보는 파란 색으로 그리고 튜랜듀서에 접근된 화소 정보는 붉은 색으로 표현한다). 또한 유속 정보를 보다 효과적으로 표현하기 위해서 색채의 채도와 명암도를 활용하여 유속이 더 빠른 부분을 표시하고 또한 난류 또는 가속이 발생하는 부위의 픽셀들을 표시하기도 한다. 속도에 따라 서로 다른 색채를 미리 지정해 놓은 컬러 룩업 테이블을 사용하기도 하는데, 보통 초음파 영상 화면에 참조용으로 표시되기도 한다(그림 4.7 참조).

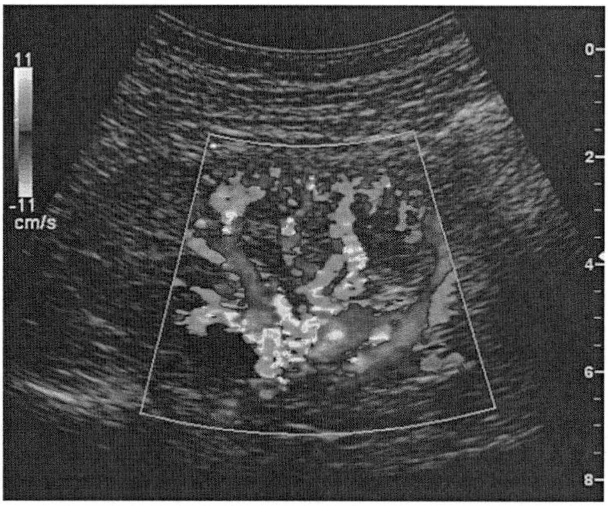

그림 4.7 컬러 도플러 영상. 컬러 룩업 테이블에 표시된 색채는 혈류와 연관되어 있다. 컬러 화보 참조(p.193)

[실습 4.2]에서 도플러 정보와 혈류 속도 정보를 함께 사용하여 심장에 대한 초음파 영상을 보여주고 있다.

지속파 도플러 영상 획득방법에서는 2개의 크리스털을 이용하며 이 중 한 개는 송신부 그리고 다른 한 개는 수신부로 사용되는데 보통 같은 트랜듀서에 내장된다. 여기서 펄스-에코 펄스 원리가 적용되는 대신에 초음파를 전송하기 위해서 사용되는 발진기는 수신부에서 획득한 신호의 복조(demodulation)를 위해서 활용된다. 혼합된 신호는 필터를 통과하고 크기가 증폭되며 디지털 변환 과정이 수행된다. 또한 혈류의 범위를 추정하기 위해서 주파수 스펙트럼이 분석된다. 지속파 도플러 장치를 통하여 획득한 신호는 시간상으로 도플러 값을 가시화하는 방법이 사용되면 공간상의 정보(즉, 깊이 정보)는 존재하지 않는다(그림 4.8).

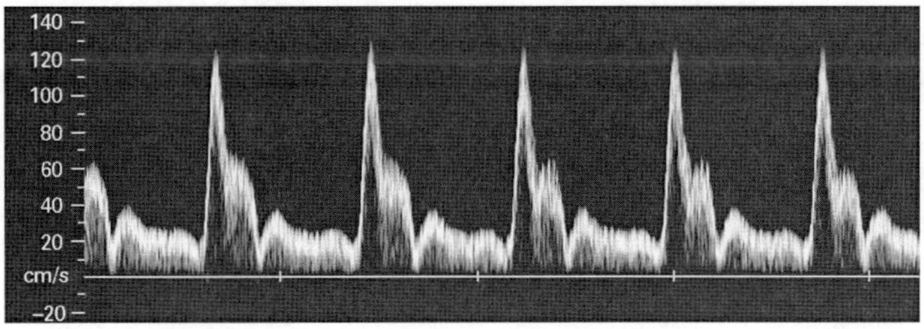

그림 4.8 시간의 축으로 여러 심장주기들에 걸쳐서 변화되는 도플러 스펙트럼을 가시화한 화면

4.1.3 초음파 영상의 임상적 활용

초음파 영상을 획득하는 과정에서 비침습적인 방법으로 방사선을 사용하지 않으며, 실시간으로 영상을 획득하거나 3차원 영상을 합성할 수 있다는 장점 때문에 여러 가지 임상 분야에서 사용되고 있다. 그러나 초음파를 인가하는 피부 조직의 경우 충분한 초음파 에너지를 반사시켜야 하기 때문에 연조직, 유체 및 작은 부위의 석회화 영역을 진단하는 경우 진단 부위가 뼈에 가려지면 안 되고 신체 표면 부위의 근처에 위치한 조직 검사에만 유용하다.

또한 인체 부위에서 복부와 골반 부위를 진단할 때 초음파가 가장 유용하게 사용된다. 산부인과 분야에서는 초음파를 이용하여 태아의 머리 크기 및 키를 측정해서 태아의 발육도 및 건강을 검진할 수 있고, 척추의 모양을 초음파 영상으로 확인하여 척추갈림증과 같은 기형 여부를 판단할 수 있다. 도플러 영상을 활용하면 태아의 혈류 속도 심장의 기능도 평가할 수 있다.

유방암 진단에 X선 방사선 영상이 우선적으로 사용되지만 초음파 영상을 함께 사용하면 진단의 정확성을 향상시킬 수 있다(그림 4.9 참조). 즉 유방 부위에 혹이 발견되면 수액으로 차있는 낭종인지 아니면 경화된 조직인지 판단하고자 하는 경유 초음파 영상이 유용하게 사용될 수 있는데 특히 젊은 여성의 경우 유방 조직의 밀도가 높기 때문에 X선 방사선 영상으로는 조직의 이상 여부를 판단하기 어렵다.

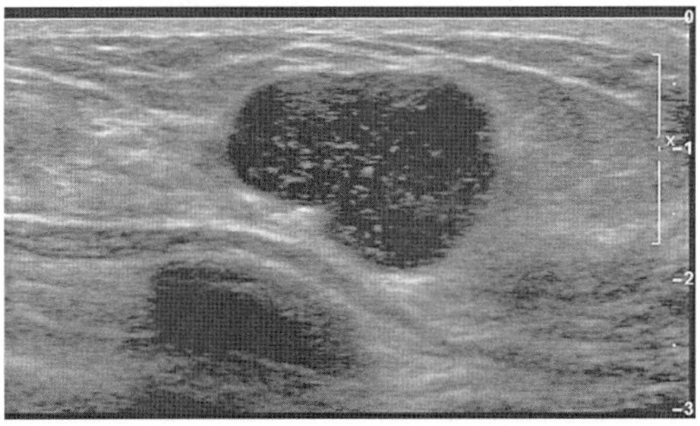

(i)

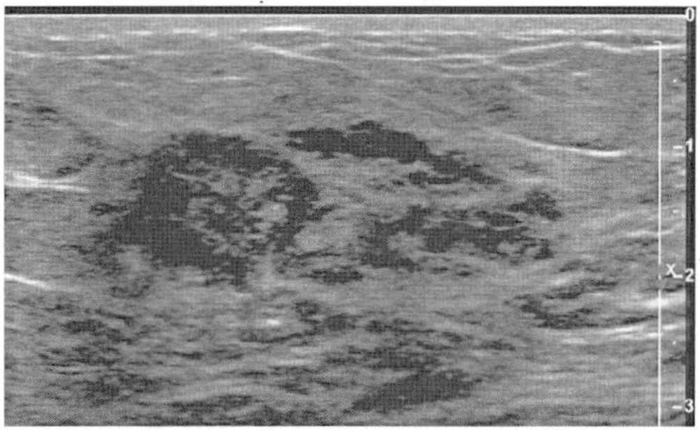

(ii)

그림 4.9 여성의 유방부위에 대한 초음파 영상 (i) 수액으로 차있는 낭종 (ii) 소엽암

4.2 자기공명영상기기

자기공명영상기기(MRI)는 200 MHz에서 2 GHz 사이의 라디오파 대역의 주파수를 지닌 전자기 복사와 1에서 2 테슬라의 큰 자기장(지구가 갖는 자기장인 0.5×10^{-4} 테슬라에 비교하면 매우 큰 자기장)을 사용하여 비이온화 방법으로 영상을 획득하는 기기이다. 여기서 큰 자기장은 초전도 자석에 전기 저항이 거의 0에 가까운 초전도 전선으로 구성된 코일에 전류를 흘려 얻는다.

자기공명영상은 인체의 해부학적 및 생리학적 정보(즉, 신체 구조와 기능 정보)를 3차원적으로 합성하여 연조직의 형태를 가시화할 수 있고 또한 약 1 mm 정도의 공간 해상도를 제공한다. 자기공명영상기기는 X선 컴퓨터단층촬영기와 마찬가지로 단층 촬영정보를 제공하는 장치이다. 자기공명영상을 획득하기 위해서 영상을 재구성하는 원리는 기본적으로 컴퓨터단층촬영기와 동일하지만 주파수 영역에서 원 신호를 획득하여 영상으로 재구성하는 점이 다르다. 특히 자기공명영상을 재구성하는 과정에서 촬영 단면의 수를 충분하게 설정하면 3차원적으로 영상을 가시화할 수 있고 또한 사용자의 의도대로 2차원 평면을 임의로 설정하여 영상을 재구성할 수 있다([실습 4.3] 참조). 자기공명영상을 획득하는 데 소요되는 촬영시간은 보통 몇 분 정도 소요되기 때문에 (이에 반하여 컴퓨터단층촬영은 몇 초 정도 시간이 걸린다) 촬영 환자의 신체적 움직임이 문제가 될 수 있다. 그리고 자기공명영상기기는 비용이 매우 높은 초전도 자석을 사용하기 때문에 X선 컴퓨터단층촬영기에 비교하여 환자가 지불하는 비용이 몇 배 이상 높다.

4.2.1 핵자기공명

자기공명영상을 얻는 과정은 기본적으로 핵자기공명 이론에 근거를 두고 있다. 핵은 중성자 또는 양성자로 대표되는 핵자로 구성된다. 핵은 짝이 없는 핵자로 구성되며 마치 작은 자석과 같이 행동하고 자기장을 지닌다. 자기공명영상을 획득하는 과정에서 수소원자핵(단일 양성자)이 아주 중요한 역할을 하는데 이는 생물체의 조직에서 가장 많이 포함된 원소가 수소원자핵이고, 현재 상용화되어 있는 자기공명영상기기 모두 양자 신호를 활용하기 때문이다.

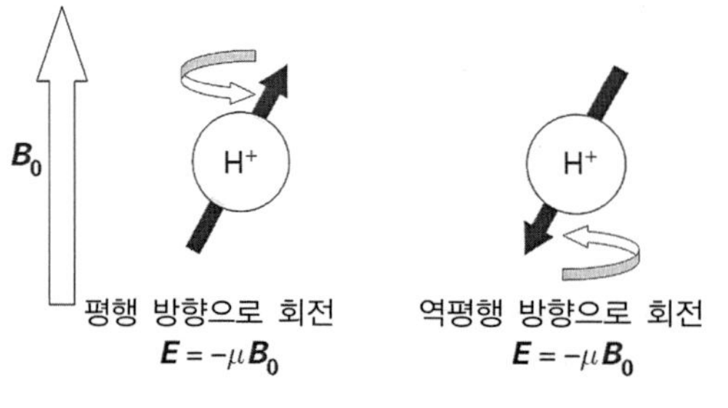

■ 그림 4.10 외부에서 인가된 자기장에 대하여 반응하는 수소원자핵의 자기모멘트를 설명하고 있으며 외부자기장에 평행으로 정렬된 상태와 정반대 방향으로 정렬된 상태를 각각 보여주고 있다.

수소원자핵의 자기모멘트는 임의의 방향으로 무질서하게 정렬되어 있지만 외부에서 자기장이 인가되면, 마치 중력장의 방향에 따라 자이로스코프가 반응하는 것처럼 자기장의 방향대로 정렬된다(그림 4.10). 여기서 라머 주파수로 알려진 세차 주파수는 외부에서 가해진 자기장, $\boldsymbol{B}_0$의 크기에 비례한다. 자기모멘트는 자기장의 방향과 같게 평행하게 정렬(낮은 에너지 상태)되거나 또는 역평행 방향(높은 에너지 상태)으로 정렬되기도 한다(그림 4.10).

이러한 자기 에너지는 상온의 열에너지에 비교하여 에너지 차이가 작으며 설령 외부에서 가해진 자기장의 세기가 크더라도 그 차이가 작다. 양성자들은 끊임없이 전방 또는 후방 방향으로 정렬을 반복하지만 특정한 시간을 기준으로 살펴보면 에너지의 최소화를 이루기 위해서 외부에서 가해진 자기장과 평행방향으로 정렬된 양자들의 수가 약간 더 많은 상태를 유지한다. 외부에서 가해진 자기장, $\boldsymbol{B}_0$의 세기가 클수록 에너지의 차이가 크며 이로 인하여 자기장과 평행방향으로 배열된 양성자의 수가 더 많아진다. 예를 들면 1.5T 자기장에서는 2백만 개의 양성자들을 기준으로 하여 자기장의 방향으로 나열된 양성자의 수가 역방향으로 정렬된 양성자의 수에 비교하여 9개 더 많다(2×2×5 mm 크기의 용적에 담긴 물에 1.5T 자기장을 인가하는 경우 자기장과 평행으로 정렬되는 양성자의 수는 그렇지 않은 양성자의 수에 비교하여 6×10^{15} 더 많다). 높은 자기장을 사용하는 자기공명영상기기일수록 에너지의 차이를 표현하는 양성자의 수가 더 많고 이는 곧 자기공명영상의 신호의 강도가 크다는 사실을 의미하기 때문에 결과적으로 신호대잡음비의 비율이 높은 영상신호를 얻게 된다.

이러한 에너지의 차이를 검출하기 위해서는 우선적으로 짧은 구간을 갖는 고주파를 인가해야 된다. 만약에 인가된 고주파의 에너지가 두 에너지의 차이와 정확하게 같으면 외부자기장과 평행(낮은 에너지 상태)으로 배열된 양성자들의 일부가 높은 에너지 상태를 의미하는 역평행 방향으로 정렬된다. 이와 같이 일부 양성자들이 낮은 에너지 상태에서 높은 에너지 상태로 변화시키는 고주파의 주파수를 라머 주파수라고 한다. 즉 라머 주파수가 아닌 다른 주파수로는 양성자의 에너지의 상태를 변화시킬 수 없으며, 이러한 과정은 공명 현상으로 해석된다. 특히 1.2 T의 자기장에서의 수소원자핵들이 반응하는 공명(라머)주파수는 전자파에 해당된다. 에너지의 상태 변화로 인하여 외부자기장과 평행(z축 방향)으로 배열되는 양성자들의 수가 감소하며 이로 인하여 평균자화인 $\boldsymbol{M}_0$는 고주파 펄스의 구간 및 세기에 (그림 4.11(i)) 따라서 x-y 평면 또는 그 아래쪽으로 나선형태의 분포로 급감하는 형태로 해석된다. 이러한 묘사는 실험실기준틀에서 관찰한 모습이지만 회전기준틀의 기준으로 해석하면 $\boldsymbol{M}_0$가 x-y 평면방향으로 α의 각도 (인가된 고주파 펄스의 세기와 구간의 길이에 따라서 결정됨)로 기울어진 형태로 묘사된다(그림 4.11 (ii)).

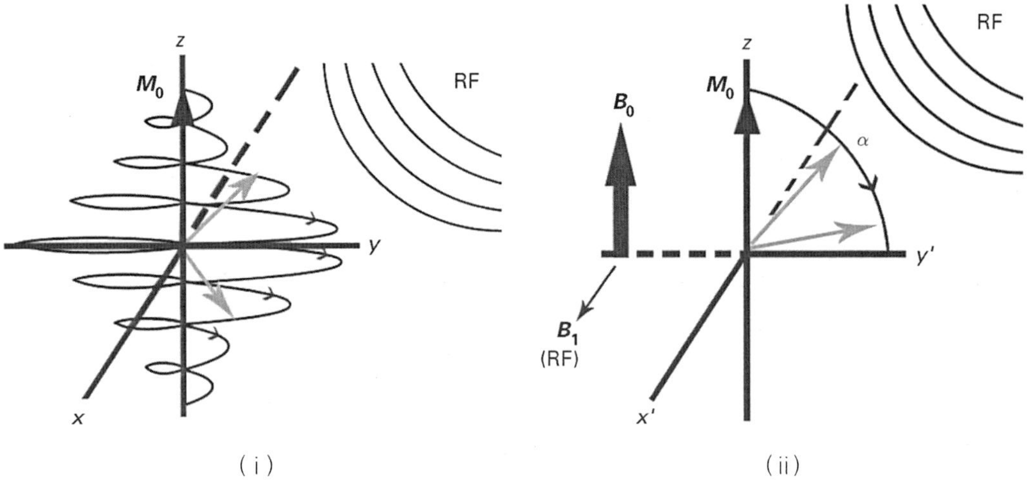

그림 4.11 라머 주파수와 동일한 고주파 펄스가 인가되었을 때 평균자화의 분포도 (ⅰ) 실험실기준틀의 관점에서 묘사된 평균자화 분포 (ⅱ) 회전기준틀의 관점에서 묘사된 평균자화 분포.

고주파 펄스는 라머 주파수로 진동하며 이의 자기장을 B_1이라고 표시하면 B_0와 직각방향으로 자성이 배열된다. B_1은 B_0에 비교하여 크기가 매우 작으며 M_0에 영향을 미치어 결과적으로 M_0가 x-y 평면으로 기울어지는 효과를 발생시킨다.

일정한 구간을 갖는 고주파 펄스가 인가되고 이로 인하여 M_0가 90° 각도로 기울어지는 경우 이를 90° 펄스라고 호칭하며 이때 x-y 평면에서 최대 자기화가 이루어진다. 90° 각도의 기울기를 발생하는 펄스 구간의 2배를 가진 펄스를 인가한 경우 이를 180° 펄스라고 호칭하며 −z축 방향으로 자기화가 이루어지고 횡 방향으로는 자기화가 형성되지 않는다.

인가된 90° 펄스가 차단되면 회전 운동을 하는 M_0로 인하여 전자파 코일에 전류가 발생하고 이어서 z축 방향으로 M_0가 서서히 원래의 위치로 돌아간다. 이때 유도된 신호를 자유유도감쇠 신호라고 부른다. 또한 z축 방향으로 M_0가 원래의 위치로 회복하는데 걸리는 시간은 촬영 대상 물질의 분자역학을 분석하는데 중요한 정보를 제공한다.

이완 과정 중의 하나인 장축 또는 T_1 이완(스핀−격자) 작용이라 하며 이 작용으로 인하여 M_0 자기장이 서서히 z축 방향으로 원래의 위치로 회복되는데 이를 T_1 회복 과정이고 한다. 이러한 과정을 물리학적으로 설명하면 핵스핀과 분자를 둘러싸고 있는 격자와의 상호 작용으로 발생한다고 볼 수 있으며 이 과정은 다음과 같은 식으로 표현된다.

$$M_z = M_0(1 - e^{-t/T_1}) \tag{4.10}$$

여기서 T_1은 (그림 4.12(ⅰ)) 조직의 특성에 따라서 결정되는데, 지방의 경우는 100 ms이고 물의 경우는 2000 ms의 값을 가진다.

이와 동시에 횡축 방향으로 자기장이 0으로 감쇠하는데 이는 물질에 존재하는 각각의 스핀이 서로 약간 다른 주파수로 회전하고 또한 서로 다른 위상을 갖기 때문이다. 이러한 과정을 횡축 또는 T_2(스핀–스핀) 이완 작용이라고 하며 스핀들끼리 상호작용으로 인하여 발생한다. 이 과정은 다음과 같은 식으로 표현된다.

$$\boldsymbol{M}_{x,y} = \boldsymbol{M}_0 e^{-t/T_2} \tag{4.11}$$

여기서 T_2는 특성 시간을 의미한다(그림 4.12(ii)).

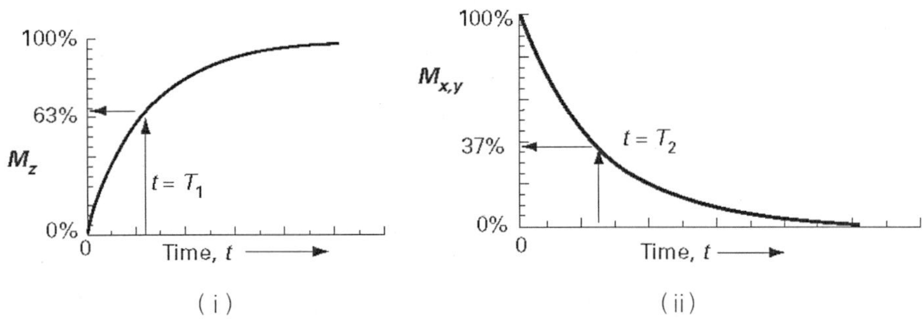

그림 4.12 (i) 스핀–격자 이완으로 인하여 $\boldsymbol{M}_z$가 T_1 시간상수 비율로 $\boldsymbol{M}_0$까지 증가함
(ii) 스핀–스핀 이완으로 인하여 $\boldsymbol{M}_{x,y}$가 T_2 시간상수 비율로 0에 가까이 감소함

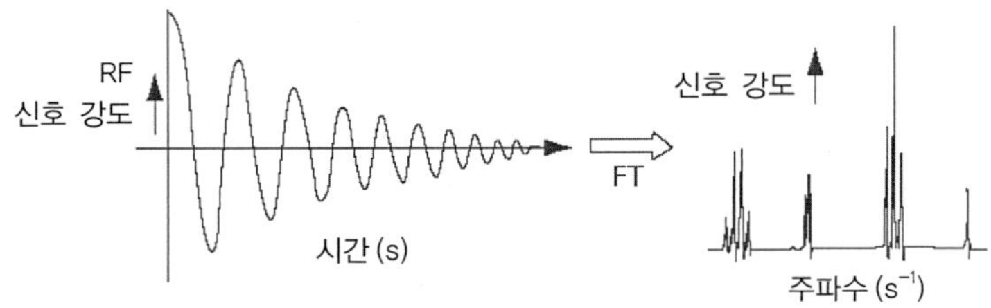

그림 4.13 자유유도감쇠 신호와 푸리에 스펙트럼(After Bushong, 1996, p.15 참조)

이 두 과정은 동시에 발생하지만 T_2 감쇠 시간이 장축방향인 z 방향으로 자기장이 회복되는 시간보다 빠르게 완료되고 이로 인하여 특정한 조직의 경우 T_2 값이 T_1 값에 비교하여 항상 짧다.

횡축방향으로 자기장이 감쇠하는 과정에서 발생하는 신호를 자유유도감쇠라 하며 실험실기준틀에서 보면 횡축방향으로 자기장이 회전하기 때문에 결과적으로 항상 라머 주파수에 대한 고조파 주파수로 공명하며 감쇠한다(그림 4.13 참조). 이때 감쇠하는 신호의 전체 형태는 T_2 시간상수의 값으로 감쇠한다. 또한 자기장이 국부적으로 변화고 또한 조직 내부에서 자기장의 분포가 균일하지 않기 때문에 위상 차이가 발생한다. 따라서 실제의 경우 T_2 값 대신에 다음과 같은 식과 같이 T_2^*를 사용하여야 한다.

$$\frac{1}{T_2^*} = \frac{1}{T_2} = \frac{1}{T_2'} \tag{4.12}$$

결국 T_2^* 값은 국부적으로 균일하지 않은 자기장 분포를 반영한 값이며 T_2에 비교하여 10배에서 100배보다 짧다. 실제로는 빠르게 감쇠하는 T_2^*를 측정하는 대신에 T_2를 측정하기 위해서 스핀 에코 방법이 종종 사용된다.

지금까지 설명된 사항들을 요약하면, 외부로부터 자기장 $\boldsymbol{B}_0$가 인가되면 자기장과 일치하는 순방향 또는 역 평행 방향으로 핵자기 스핀들이 정렬된다. 순방향 또는 역 평행 방향으로 핵자기 스핀 현상이 발생하여 서로 상쇄현상이 발생하고 이로 인하여 상대적으로 적은 양으로 외부 자기장과 같은 평행 방향으로 정렬된다. 만약에 라머 주파수를 갖는 고주파를 인가하면 각각의 스핀에서 공명 현상이 일어나고 에너지를 흡수한다. 인가된 고주파 펄스의 자기장 및 구간에 따라서 양성자들이 x-y 평면 방향으로 이동하고 이로 인하여 횡축 방향으로 자기장이 형성된다. 횡축에 형성된 자기장은 x-y 평면상에 위치한 수신 안테나 또는 수신 코일에 전압을 유도하고, 종종 동일한 수신 코일을 사용하여 고주파 대역의 여기 펄스를 송신하고 이로 인하여 자기공명 신호를 획득 하게 된다. 고주파 신호를 차단하면 양성자들은 서로 다른 위상을 갖게 되고 자기장 $\boldsymbol{B}_0$의 방향대로 정렬 움직임이 일어난다. 이 두 가지 과정들은 동시에 발생하며 횡축으로 자기장이 감소하는 동시에 (T_1 감쇠) 장축 (z 축) 방향으로는 자기장이 증가한다(T_1 회복).

설령 화학적 또는 자성체 차원에서 같은 환경일지라도 스핀들은 각자 서로 다르게 반응하기 때문에 정확히 동일한 주파수로 세차 운동을 하지 않으며 전체 자유유도감쇠 신호는 각각의 자유유도감쇠 신호를 얻은 다음에 이를 중첩원리를 적용하여 합성한 신호 형태로 획득한다. 자유유도감쇠 신호에 푸리에 변환을 적용하면 주파수별로 정보를 얻을 수 있으며, 이를 핵자기공명 스펙트럼이라 한다(그림 4.13). 지수함수 형태로 감쇠하는 각각의 정현파는, 라머 주파수를 갖는 정현파 주파수로 로렌찌안 선을 형성한다(즉 식으로 표현하면 $a/(a^2+(f-f_L)^2)$ 식 첨가, 여기서 a는 전체 폭의 절반의 길이를 의미한다). 푸리에 스펙트럼에서 최대 지점의 위치 정보를 활용하면 환자의 양성자 분포도를 파악할 수 있으며 이완 시간을 활용하여 보다 더 높은 정밀도로 푸리에 스펙트럼 분석을 통하여 환자의 양성자들의 분포도에 대한 상세한 정보를 획득할 수 있다.

4.2.2 자기공명영상 획득

관건은 핵자기공명 스펙트럼으로부터 자기공명영상을 얻는 일이다. 생체조직으로부터 얻는 핵자기공명 스펙트럼 정보는 조직의 부위에 따라서 다르게 획득되지 않고 하나의 최대치로만 표현된다(그림 4.14). 따라서 핵자기공명 스펙트럼을 분석하면 양성자들의 존재여부는 알 수 있지만 그러나 이들의 위치 정보는 파악되지 않는다.

액체 헬륨을 사용하는 초전도 자석은 저온상태에서 강력한 정자기장을 발생시키는데 이때 경사자장 코일을 사용하여 1 미터당 밀리 테슬라 단위로 ($\mathrm{mT\ m^{-1}}$) 자계 분포가 변하는 선형경사 자계 $\boldsymbol{B}_x$를 인가하면 환자의 신체에 걸쳐서 총자기장이 증가하게 된다.

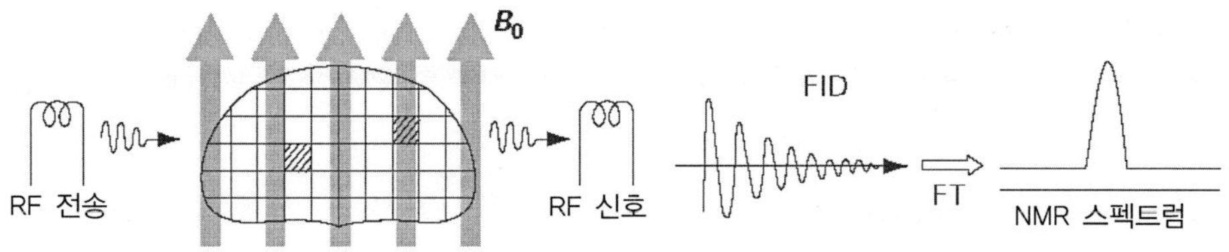

그림 4.14 환자 신체 부위의 서로 다른 두 지점들에서의 분포된 양성자들로 인한 핵자기공명 스펙트럼

라머 주파수는 인가된 자기장에 비례하기 때문에 생체조직에서 부위에 따라서 주파수가 서로 다르게 측정되며 이로 인하여 자유유도감쇠 신호의 해석이 복잡해진다. 예를 들어서 생체조직에서 두 지점에 존재하는 복셀로 인하여 자유유도감쇠 신호에 푸리에 변환을 적용하면 두 개의 서로 다른 주파수들에서 피크가 존재한다(그림 4.15).

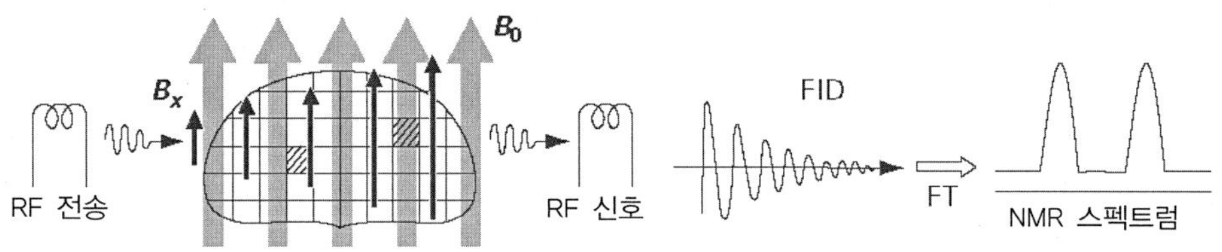

그림 4.15 공간좌표 상으로 서로 다른 두 지점에 분포된 양성자들에 경사자기장을 인가하였을 때의 핵자기공명 스펙트럼

두 개의 피크들은 각각 서로 다른 공간좌표 정보를 가지고 있기 때문에 결과적으로 푸리에 스펙트럼은 방사선-컴퓨터단층촬영 영상처럼 하나의 투사 정보로 해석될 수 있다. 자기장 B_0는 항상 인가되어 있지만 경사자기장은 데이터를 획득하는 동안에만 일시적으로 가해진다. 환자의 신체 부위에 대하여 여러 개의 투사 정보를 획득한 후 횡축 방향으로 영상 데이터를 얻게 된다.

이때 인가된 경사자기장의 하나인 특정한 주파수를 갖는 고주파 펄스를 인가하면 특정한 슬라이스를 선택할 수 있다. 경사자기장, x, y, z축의 선택을 통하여 특정한 각도로 스캔한 슬라이스를 획득하고 또한 시상면, 관상면 또는 횡축방향 면으로 영상을 얻을 수 있다. 그리고 비스듬한 각도로 슬라이스 영상을 획득하고자 하면 서로 다른 가중치를 갖는 두 개의 경사자기장과 동시에 특정한 주파수를 갖는 펄스를 사용한다. 우선적으로 횡축 단면으로(즉, 주자기장이 인가된 방향과 수직을 이루는 횡단면을 말함) 영상을 얻는 원리를 설명하면 다음과 같다. 이 경우 슬라이스는 z 축 방향으로 형성되고 또한 경사자기장도 이 축을 따라서 인가되어서 스캐너를 중심으로 좌우 대칭으로 자기장이 형성된다(등각점). 결과적으로 촬영 대상 환자의 경우 다리 방향으로는 공명 주파수가 점점 낮아지는 반면에 머리 방향으로 갈수록 주파수는 커진다(등각점 부위에서는 주파수 변동이 없다). 이때 유한한 대역폭을 가진 고주파를 인가하면 등각점의 좌우 부분에 존재하는 스핀들이 횡단면 방향으로 운동을 하게 된다. 슬라이스의 두께 또는 위치는 경사자기장의 세기 또는 고주파 대역폭의 조절을 통하여 선택될 수 있지만 슬라이스 두께를 무한정으로 작게 할 수는 없다. 일반적으로 작은 대역폭을 유지하면서 큰 자기장을 갖는 경사자기장을 발생시키는 어려운데 매우 얇은 두께의 슬라이스에는 단지 몇몇 개만의 스핀들이 존재하기 때문에 신호대잡음비율이 낮다. 그리고 주파수를 선택할 때 사용되는 고주파의 중심 주파수를 변경하면 환자의 다른 신체부위에 슬라이스를 설정할 수 있다.

일단 슬라이스를 설정하면, 2차원 영상 데이터를 얻기 위해서는 z축을 제외한 나머지 축들(여기서는 x축과 y축)로 구성된 평면을 고려해야 한다. 데이터를 획득하는 과정에서 한 축을 따라서 주파수를 변화되면서 또 다른 경사자기장이 (예를 들면) x축 방향에 인가된다. 이 경우에도 슬라이스 중심부에는 별다른 변화가 발생하지 않지만 중심으로부터 좌측부위에서 주파수 공명이 낮고 오른쪽 부위에서는 공명이 더 많이 발생한다. 따라서 좌측에서 우측으로 열의 방향에 따라서 주파수가 다르기 때문에 위치 정보를 파악할 수 있다. 이러한 기법을 주파수-부호화 방법이라 한다.

그러나 y축 방향으로 주파수를 변경하면서 경사자기장을 인가하는 경우에는 영상 화소의 위치를 구별할 수 있는 열과 행의 정보를 정확하게 얻을 수 없다.

마지막으로 적용할 수 있는 방법은 위상정보로 신호를 부호화하는 방법인데(이 방법을 이해하기는 어렵다), 이런 경우 위상정보를 얻기 위해서는 인가되는 경사자기장의 개수가 충분히 존재하여서 행과 행 단위사이로 위상 변화가 발생해야 되며 결과적으로 영상 데이터를 얻기 위해서는 많은 위상정보를 수집한 후 푸리에 변환 과정을 적용해야 한다. 이런 과정을 위상-부호화 기법이라 한다.

3차원 공간 좌표를 얻기 위해서는 3개의 경사자기장 코일들이 별도로 필요하다. 다중 투사영상을 얻기 위해서는 환자의 신체부위를 중심으로 경사자기장을 전자적인 장치로 회전시켜야한다. 수집된 에코 신호들에 대하여 푸리에 변환을 적용하면 특정한 방향으로 물체의 투사영상 데이터를 얻게 된다. 1차원 투사정보를 조합하면 물체에 대한 2차원 푸리에 변환 값을 얻을 수 있고 이를 푸리에 역변환 과정을 거쳐서 횡축방향으로 영상을 획득할 수 있다. 이러한 기법을 직접 푸리에 재구성 방법이라고 하며(7.8.2 참조) 자기공명영상을 획득할 때 대부분 경우에 사용된다

그림 4.16은 자기공명영상기기를 구성하는 핵심 모듈들을 보여주고 있다. 주자석은 환자 신체에 존재하는 양성자들의 극성을 결정하는데 아주 낮은 온도까지 냉각하기 위해서 초전도 코일을 사용한 자석이 사용될 수 있는데 마치 컴퓨터단층촬영기에서 사용되는 터널모양을 가진 갠트리와 유사한 모양을 갖는다. 경우에 따라 지구상에서 희귀한 합금을 사용한 주자석을 사용하는데 이 때 자석의 모양을 보다 더 개방적인 형태로 구성할 수 있다. 경사장 코일을 사용하면 자성을 선형적으로 변화시킬 수 있고 이로 인하여 환자의 신체부위의 공간 좌표에 따라서 양성자 공명 주파수가 다르게 변화한다. 경사장 코일은 주자석 내부에 영구적으로 부착된다. 고주파 코일은 양성자들 사이에서 위상 차이를 검출하기 위해서 필요한데 규칙적으로 진동하는 자기장을 발생시킨다. 또한 고주파 코일은 유도 자기장에 의하여 발생된 자유유도감쇠 신호를 수신하는데 환자의 촬영 신체 부위에 적합한 형태로 제작돼 설치된다.

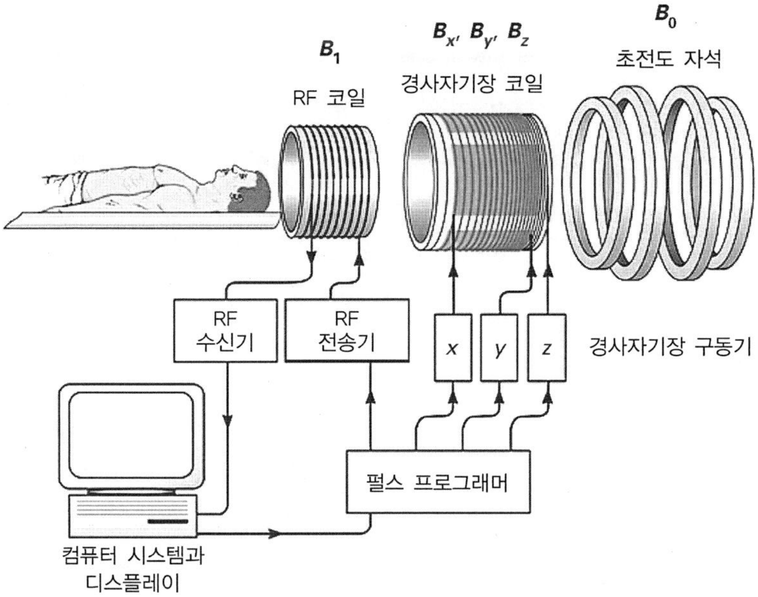

그림 4.16 자기공명영상기기를 구성하는 핵심 모듈

4.2.3 펄스 시퀀스

임상적 진단을 위하여 자기공명 영상 촬영을 하는 경우 스핀 에코 펄스가 가장 널리 사용되는데 이는 T_1 또는 T_2 강조 대비 영상을 획득할 때 펄스 구조가 간단하고 또한 응용도가 높기 때문이다. 90° 고주파 펄스가 인가되면 평균자화는 횡면으로 이동하게 되며 연속적으로 180° 고주파 재위상화 펄스가 인가된다. 90도 펄스가 차단되면 스핀들의 움직임들로 인한 위상의 변화가 발생하며 결과적으로 위상 분산 현상으로 인하여 T_2^* 감쇠가 일어난다. 그러나 횡 방향으로 스핀들의 활동이 완전히 사라지기 전에 180° 재위상 펄스가 인가되면 위상 분산이 다시 진행되기 전까지 스핀들의 세차 운동이 주로 영향을 미치게 된다(그림 4.17). 이 새로운 에코는 스핀 에코라고 하며 스핀 재위상을 유발한다. 일련의 180° 펄스들이 인가되면 연속적으로 재위상이 발생하고 이로 인하여 반복적으로 각각의 스핀 회전 움직임의 축이 변화하게 된다.

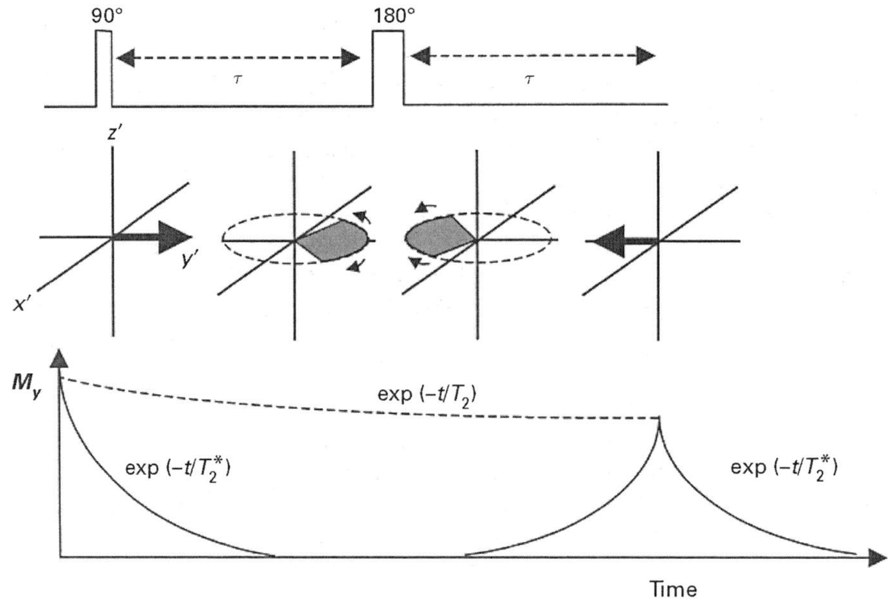

그림 4.17 90° 펄스를 인가하면 자기장의 방향이 x–y 평면으로 향하게 된다. 그리고 이루에 위상 분산이 시작된다. 이때 180° 펄스가 인가되면 각각의 스핀 움직임이 x–y 평면을 기준으로 180° 방향으로 젖혀지고 결과적으로 다시 위상 회복이 이루어진다.

180° 펄스를 인가된 직후 스핀 에코 신호의 최대치가 지수 함수 형태로 감쇠하기 시작하는데 이를 스핀–스핀 이완 작용이라 한다(그림 4.18). 따라서 90° 펄스가 인가된 후 적절한 시간대에 일련의 180° 펄스들을 가하면 부분적으로 T_2^* 감쇠가 일어나면서 전체적으로는 T_2 감쇠가 진행된다. 90° 펄스의 중심에서 스핀 에코의 중심까지 걸리는 시간을 에코 시간이라 하고 TE라 표기한다. 그리고 TE/2 값은 90° 펄스의 중앙에서 180° 재위상 펄스의 중앙부분까지 소요되는 시간이다. 영상의 크기 및 얻고자 하는 신호대잡음비에 따라서 펄스 시퀀스들이 여러 개 적용될 수 있다. 반복 시간인 TR은 90° 펄스의 중앙에서 다음에 인가되는 90° 펄스의 중심까지 소요되는 시간을 의미한다.

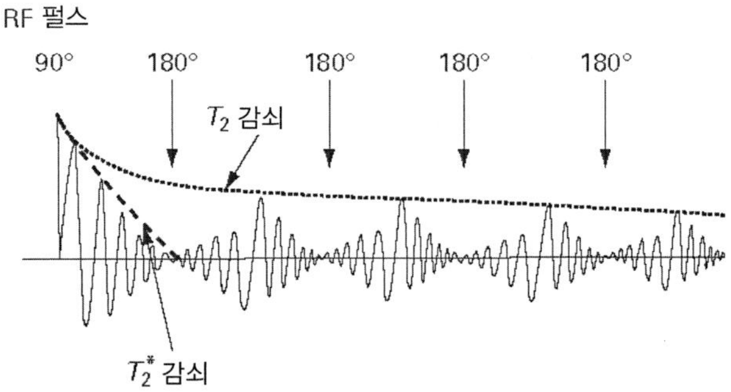

그림 4.18 90° 펄스가 인가된 후 적절한 시간대에 180° 펄스들이 인가되면 전체적으로 크기가 감소하는 스핀 에코 파형들이 발생한다. 여기서 각각의 스핀 에코 파형은 T_2^*로 감쇠하지만 전체적인 파형의 크기는 T_2로 감쇠한다.

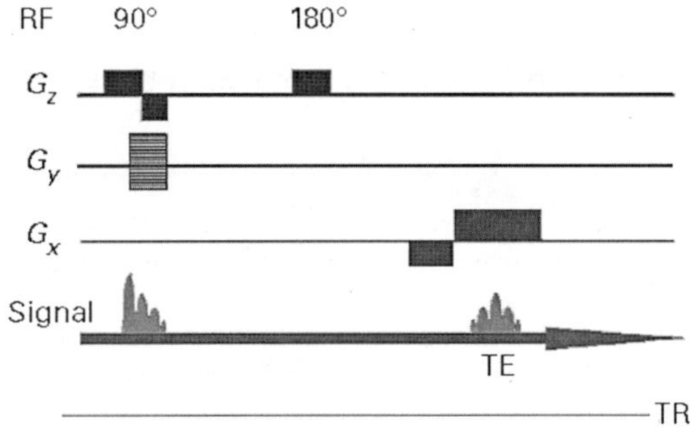

그림 4.19 스핀 에코 영상 획득을 위한 펄스 시퀀스

그림 4.19는 스핀 에코 펄스 시퀀스를 그림으로 보여주고 있다. 이 그림의 하단부에서 자기공명 신호의 변화 과정(즉 90° 펄스가 인가된 직후와 에코 시간 TE 발생 직후의 자유유도감쇠 신호 파형의 변화 과정)이 묘사되었으며 또한 TE 발생 순간이 표시되었다. 경사자기장은 직사각형 도형으로 표시되었는데 이 도형의 면적은 자기장의 크기를 의미하고 극성(즉 플러스 또는 마이너스 극성을 의미하며 시간 축을 중심으로 위 또는 아래의 위치로 해석된다). 여기서 y축 방향으로 위상정보가 부호화되는데, 위상 부호화 경사자기장(G_y)은 펄스 시퀀스가 반복될 때마다 크기가 변화되기 때문에 이를 표현하기 위해서 여러 겹의 실선으로 그려졌다. 표현되었다. 이와는 대조적으로 주파수 부호화(G_x) 과정은 신호가 검출될 때만 이루어진다. 탈위상 방사군(G_x를 묘사하는 마이너스 극성을 갖고 플러스 극성을 의미하는 직사각형 도형의 절반의 크기를 가짐)은 위상의 변화들을 보상하기 때문에 결과적으로 에코 발생 시간에만 주파수의 변화가 감지된다. 마지막으로 슬라이스 선택 경사 자기장(G_z)은 90° 및 180° 고주파 펄스가 발생될 때 인가되는데 이로 인하여 촬영하고자 하는 슬라이스 부분에서만 스핀 현상이 활성화된다. 또한 이 부분에도 탈위상 방사군이 사용된다.

스핀에코 시퀀스를 사용하여 영상을 얻는 경우 영상 획득 시간은 펄스 시퀀스의 TR 값과 위상 부호화 단계의 개수(즉 위상 방향으로 정렬된 픽셀의 개수를 의미함)의 곱으로 결정된다. 동일한 물체에 대해서 영상을 반복적으로 획득하면 신호대잡음비를 개선시킬 수 있는데 이 경우 영상 획득 시간은 단일 영상을 얻는 시간에 반복 횟수를 곱하면 된다. 이렇게 반복해서 신호들을 얻으면 동기(코히어런트) 신호 부분에 기인하는 에코 신호는 더해지고 비동기(인코히어런트) 잡음 신호의 크기는 감소된다.

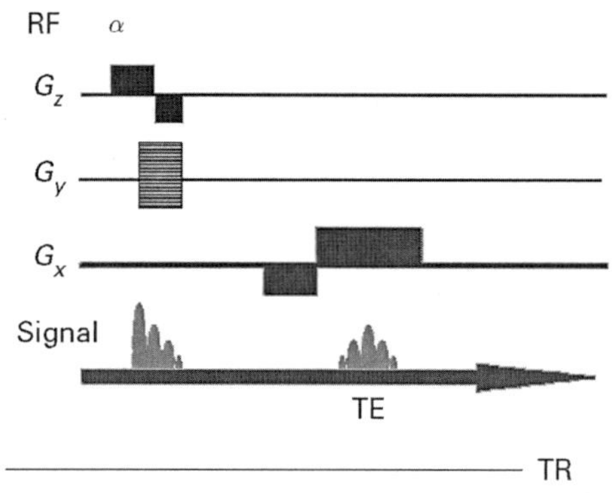

그림 4.20 경사 에코 영상 획득을 위하여 설정된 펄스 시퀀스

실제로, 동일한 물체에 대하여 반복적으로 신호들을 획득한 다음에 이를 평균값으로 최종 신호로 얻는 경우 신호대잡음비는 평균을 취하는 횟수의 제곱근의 비율로 개선된다. 즉, 예를 들어서 2회 반복하여 영상 데이터를 얻는 경우 영상획득 시간은 2배 이상으로 증가하지만 신호대잡음비는 1.4배로 향상된다([실습 4.4] 참조). 그러나 영상을 촬영하는 동안 환자가 움직일 수도 있고 또한 영상을 획득하는 시간이 제한되어 있기 때문에 실제로 반복 촬영하는 횟수를 6번에서 8번으로 제한하고 있다.

다중 슬라이스 영상 획득 기법은 에코 신호들의 끝 부분과 다음 90° 여기 펄스 (TR − TE)를 가하는 순간 사이의 시간을 활용하는데 이 시간 구간을 **데드 타임**이라고 호칭한다. 즉 이 시간 동안에 다음 슬라이스가 선택되고 활성화될 수 있다. TR 구간동안 총 20에서 30개의 슬라이스들을 획득할 수 있다. 또 하나의 고려할 사항은 간섭-현상(보다 더 정확하게 표현하면 "간섭-여기")인데 이 현상은 서로 이웃한 슬라이스들이 불완전한 슬라이스 모양을 가지면 발생한다. 이런 경우 슬라이스 사이에 간격을 설정하거나 또는 인터리빙 방식으로 슬라이스를 선택하면 (즉 먼저 홀수의 번호에 해당되는 슬라이스들이 먼저 작동된 다음에 짝수의 번호에 해당되는 슬라이스들이 작동되는 방식) 간섭현상을 개선시킬 수 있다.

스핀에코 영상 획득 기법은 다른 펄스 시퀀스 기법에 비교하여 상대적으로 영상을 획득하는데 시간이 더 많이 소요되는데, 이와 같은 문제점을 해결하기 위해서 **경사 에코 펄스**가 사용된다(그림 4.20). 이 시퀀스에서는 180° 펄스가 사용되지 않기 때문에 영상 획득 시간이 빨라지지만 영상 획득과정이 T_2보다는 T_2^*에 영향을 더 받기 때문에 결함이 발생할 가능성이 높다. 경사 에코 영상 획득 기법은 기본적으로 빠른 (짧은 TR) T_1-강조 스캔을 사용한다. 이렇게 짧은 구간의 TR를 사용하는 경우 (90°가 아닌) 플립 각도를 신중하게 사용하여야 하는데 실제로 20°에서 60° 사이의 플립 각도를 갖는 펄스들이 사용 된다. 여기서 최종으로 획득하는 영상의 명암도를 조절하기 위해서 특정한 스핀 각도가 사용될 수 있다.

자기공명영상 획득을 위해서 여러 종류의 펄스 시퀀스들이 정의되어 있지만 이들의 대부분은 스핀에코 또는 경사 에코 영상 기법으로 분류된다. 반전회복(Inversion recovery, IR) 영상 기법은 기존의 스핀에코 영상 기법에서 T_1-가중치 명암도를 강화하기 위해서 고안된 방법이다.

임상 진단을 위하여 반전회복 영상 기법을 활용하는 경우, 지방과 같이 특정한 T_1 이완 시간을 갖는 연조직으로부터 발생되는 신호를 차단하는 경우이다(그림 4.21). 이렇게 사용되는 펄스를 단기반전회복(Short time inversion recovery, STIR) 펄스 시퀀스라고 호칭한다. 또한 경사 에코 영상 기법으로부터 파생한 펄스로서 고속저각영상 획득(Fast Low-Angle Shot Imaging, FLASH)을 들 수 있는데 작은 플립 각도를 사용하는 특징을 갖는다. [실습 4.5]를 통하여 심장이 박동하는 영상을 관찰하라.

에코평면 영상 기법(Echo Planar Imaging, EPI)은 아주 빠른 시간에 자기공명영상을 획득하는 방법이다. 에코평면 영상 기법을 이해하려면 역공간(k-space) 개념을 이해해야 한다. 역공간의 원리는 배열형태로 연산된 푸리에 변환(제7장 참조) 결과를 자기공명명영상 데이터로 해석하는 개념이다.

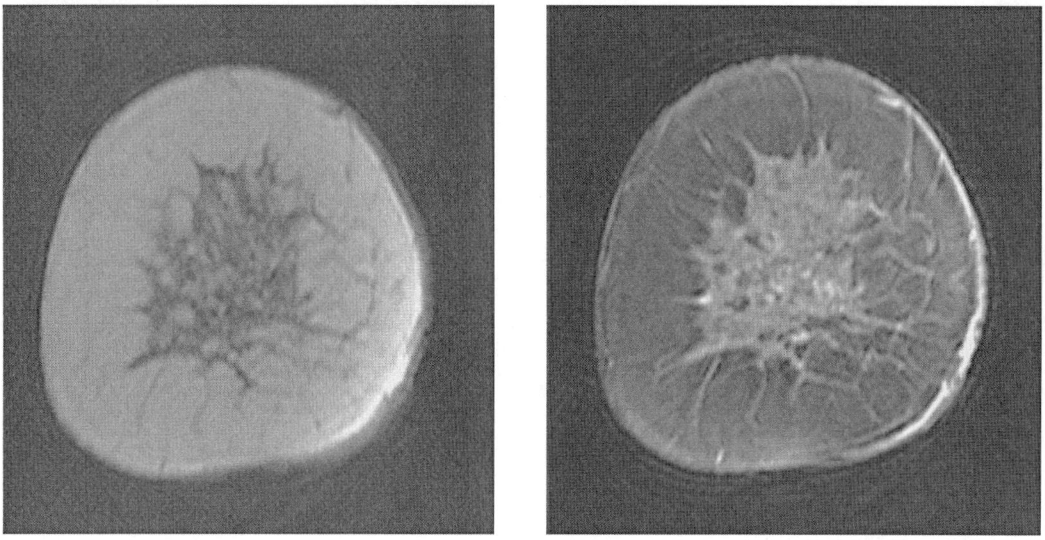

(i) (ii)

그림 4.21 횡축 방향으로 보여주는 유방 영상
(i) 지방으로 인한 신호 성분을 억제하기 전 (ii) 지방으로 인한 신호 성분을 억제한 후

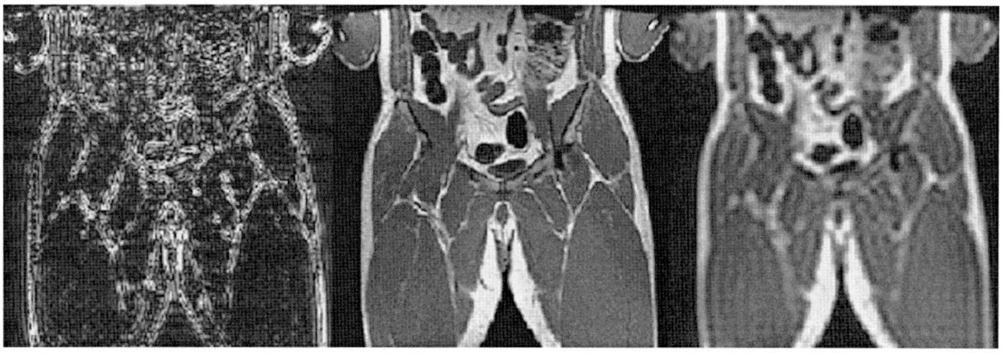

그림 4.22 역공간(설명은 본문 참조)의 데이터를 일부 또는 전부 활용하여 획득한 영상

역공간 데이터에 존재하는 각각의 행은 위상-부호화 자계 기법을 적용하여 수집한 에코 데이터를 의미한다. 역공간을 구성하는 하나의 요소는 영상 데이터의 화소와 일치하지 않는다. 역공간의 중앙부위에 위치한 행은 작은 크기를 갖는 위상-부호화 단계들을 적용하여 얻은 저주파 신호 성분을 표현하며, 역공간의 에지 성분은 큰 크기를 갖는 위상-부호화 단계 적용 과정에서 얻은 고주파 신호를 의미한다. 최종적으로 자기공명영상을 얻기 위해서는 역공간에 존재하는 모든 데이터들을 고려해야 한다. 경우에 따라서 영상획득 시간을 단축하기 위해서 역공간의 일부 데이터만을 사용하여 영상을 얻기도 하지만 이 경우 영상의 화질이 감소된다.

그림 4.22에서 중앙에 위치한 영상은 역공간에 존재하는 모든 데이터를 활용하여 얻은 영상이지만, 왼쪽 영상은 역공간의 에지 성분만 수집하여 얻은 영상이므로 영상에서 에지 성분만을 보여주고 있다. 이와는 반대로 역공간의 중심부위에 존재하는 데이터만을 수집하여 영상으로 복원하는 경우 (오른쪽 영상) 전체적인 모양은 드러나지만 자세한 영상 정보는 포함하고 있지 않다. 일반적으로 역공간의 데이터를 한 줄씩 수집하여 영상을 복원한 다음에, 위상-부호화 자계를 증가시켜서 역공간의 다음 줄에 해당되는 데이터를 얻고 이를 영상으로 복원하는 과정을 반복하는 방법이 사용된다. 에코평면 영상 기법을 활용하는 경우, 자기장을 이용하여 역공간의 모든 행에 해당되는 데이터를 하나의 TR 시간으로 획득한다(이를 단발장전 기법이라 한다). 이러한 펄스를 사용하면 하나의 슬라이스에 대한 데이터를 50 ms 시간으로 아주 빠르게 얻을 수 있다. 그리고 일반적으로 사용하는 펄스 시퀀스에 비 비교하여 적은 수의 위상-부호화 단계만을 사용하기 때문에 (예를 들면 256단계 대신에 64단계를 사용함) 영상의 질이 저하된다. 에코평면 영상 기법은 경사자기장에 많이 의존하기 때문에 영상에서 잡음이 발생할 가능성이 높다. 그럼에도 불구하고 이 영상 기법은 영상을 빠르게 얻는 것이 관건인 소아과학 연구분야 또는 기능적 자기공명영상 획득에 응용되고 있다.

4.2.4 T_1-강조 및 T_2-강조 영상 기법

자기공명영상은 서로 다른 복셀에 상대적으로 크기가 다른 핵자기공명 신호의 크기를 영상화한 것이다. 자기공명영상은 물체의 양성자 밀도와 양성자 주위의 T_1 및 T_2 반응도에 따라 좌우된다. 지기공명영상 획득을 위해서 여러 가지 종류의 프로토콜이 사용되고 있는데, 즉 펄스 시퀀스의 길이와 펄스사이의 간격을 조절하여 스핀에코, 경사에코, 반전회복 시퀀스를 고안하여 영상의 명암 해상도를 증가시킬 수 있다. 이러한 시퀀스를 사용하여 획득한 영상은 조직의 T_1 즉 T_1-강조 값의 차이를 표현하고 있다. 또는 양성자-강조 즉 T_2-강조 영상을 획득할 수 있다.

T_1-강조 영상을 얻기 위해서는 스핀에코 시퀀스를 사용하여 T_2 및 스핀밀도의 작용을 억제해야 한다. 따라서 TR 및 TE 값의 크기가 작아야 한다(TR $\leq$ 500~600 ms 그리고 TR $\leq$ 20 ms). TR이 짧을수록 서로 다른 T_1 이완 시간을 갖는 조직들 사이의 종방향 회복 값들의 차이가 최대로 벌어지고, TE가 짧으면 횡방향 자기화 과정에서 서로 위상 차이가 발생하기 때문에 횡방향의 신호의 차이가 작아진다.

T_1-강조 영상은 컴퓨터단층촬영 영상과 유사하며 가장 많은 관심이 주어지는 영상 기법이다.

이 영상 기법을 활용하면 인체 전체의 해부학적 구조를 가시화할 수 있으며 추가적으로 조영제를 사용하면 혈관부위도 가시화할 수 있다. 머리부위에 대한 T_1-강조 영상을 살펴보면, 지방조직은 밝게 그리고 뇌척수액(CSF) 부위는 어둡게 묘사된다(그림 4.23).

T_2-강조 영상은 T_1의 효과를 감소시키기 위해서 TR의 값이 크며 (2000~4000 ms) T_2 값에 따라서 영상의 명암도가 좌우되기 때문에 TE 값도 길게 선택한다(80~150 ms). T_2-강조 영상의 경우 뇌척수액 부위 및 수분이 비정상적으로 높은 부위(암 종양, 감염 또는 뇌졸중이 발생한 부위에는 수분의 수치가 높음)가 밝은 화소의 값으로 표현된다(그림 4.24). T_2-강조 영상의 문제점은 TE 값을 아주 크게 선택하면 영상의 명암도는 매우 향상되지만 신호대잡음비가 감소한다는 점이다.

자기공명영상 획득 기법으로 얻은 대부분의 영상들의 경우 정상적인 부위와 병리학적인 소견을 보이는 부위의 구별이 가능하도록 충분한 명암도의 차이를 갖는다. 그러나 충분한 명암도의 차이를 확보하지 못하는 경우에는 상자성체 물질인 조영제(보통 가돌리늄을 사용함)를 사용하여 영상을 획득한다. 현재 기존의 방사선혈관조영술 대신에 자기공명혈관조영술(MRA) 기법으로 대체되고 있는데 이 방법을 사용하면 비침습적인 방법으로 혈관 플라그 및 혈관협착 유무를 빠르게 진단할 수 있다. 자기공명영상 기법은 인체의 해부학적인 구조 또는 정보를 제공할 뿐만 아니라 인체의 기능적 또는 생리학적인 정보도 제공하기 때문에 많은 잠재적인 능력을 가지고 있다. 기능적자기공명 촬영을 통하여 심장 근육의 기능을 파악할 수 있고 뇌신경 세포의 활동도 엿볼 수 있어서 패턴 인식 연구에도 활용된다. 현재도 자기공명영상기기를 활용한 새로운 응용 사례들이 보고되고 있다. 또한 자기공명영상을 분석하여 알츠하이머 환자에게서 발견되는 뇌용적의 수축 변화도 진단할 수 있으며 다른 유형의 의료영상 장비에 비교하여 암 종양을 조기에 진단할 수도 있다.

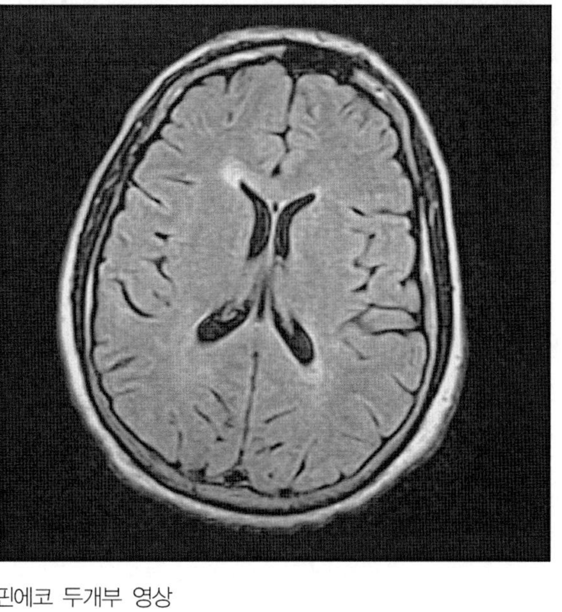

그림 4.23 T_1-강조 스핀에코 두개부 영상

4.2.5 자기공명 영상의 특성 파라미터

자기공명영상의 신호대잡음비를 결정하는데 가장 중요한 파라미터는 자기장 B_0이다. 즉 B_0의 세기가 클수록 더욱 더 많은 스핀들이 반응하기 때문에 결과적으로 평균자화의 세기가 커진다. 신호대잡음비의 개선 비율은 대략적으로 B_0의 강도에 따라 선형적으로 증가 한다. 따라서 모든 조건들이 동일한 경우 1.5 T 자기장을 사용하는 시스템이 0.5 T 시스템에 비교하여 신호대잡음비가 높다. 그러나 자기장이 큰 시스템일수록 T_1값이 증가되기 때문에 상대적으로 영상에 결함이 발생할 가능성이 높아진다. 자기공명영상 촬영 대상 영역의 (FOV) 크기가 커지면 복셀의 크기도 증가되는데 이 경우 슬라이스 두께도 증가해서 결과적으로 각각의 복셀값을 결정하는 양성자의 개수도 증가한다. 따라서 이 경우 신호대잡음비는 향상되지만 반대로 영상의 공간 해상도는 저하된다.

영상의 공간 해상도는 촬영 영역의 크기가 설정된 후 주파수–부호화 투사의 개수와 위상–부호화 투사 개수에 따라 결정된다.

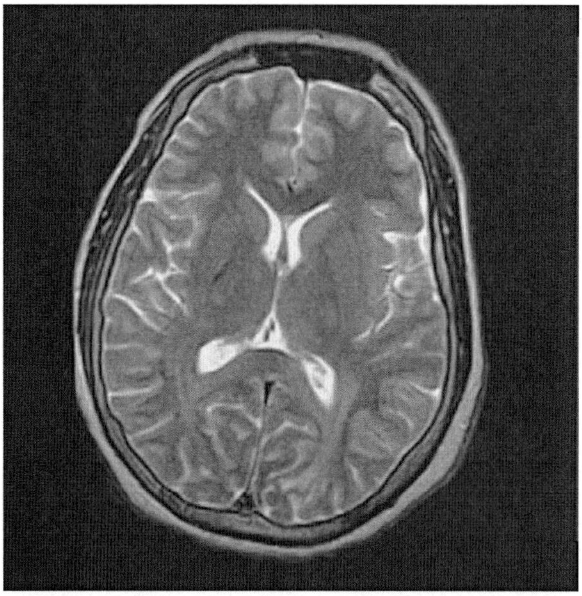

그림 4.24 T_2–강조 스핀에코 두개부 영상

위상–부호화 축으로 공간 해상도를 증가시키려면 위상–부호화 투사 개수 N을 증가시켜야 하는데 이 값은 위상–부호화 경사자기장 크기에 따라 달라진다. 따라서 N을 증가시키는 경우 영상을 획득하는 시간도 증가하게 된다. 또한 주파수–부호화 축을 공간 해상도를 증가시키는 경우 복셀에 작용하는 양성자의 수가 감소하게 되어 결과적으로 신호대잡음비가 감소하는 단점이 발생한다. 기존의 임상적 진단 활용을 위한 자기공명영상기기의 전체 공간 해상도는 컴퓨터 단층촬영기의 공간 해상도와 비슷한데 대략 0.5~1.0 mm 공간 해상도를 갖는다.

자기공명영상의 명암도를 결정하는 파라미터들로서 여러 가지 요인들의 복잡한 상호작용으로 얽혀있는데 여기에는 T_1 및 T_2, 조직의 양성자 밀도, 펄스 시퀀스 그리고 자기장 유량 및 확산 효과 요인들이 포함된다.

자기공명영상에 존재하는 결함은 대부분의 경우 자기공명영상기기의 흠집 때문에 발생하는데 여기에는 일정하게 형성되지 않는 자기장 및 경사자기장, 비선형적인 코일 작용 등이 포함되고 영상 획득 과정에서 환자의 신체 움직임에도 기인한다. 특히 영상을 획득할 때까지 오랜 시간이 소요되는 펄스 시퀀스를 사용하거나 또는 환자의 심장박동수가 높거나 가파른 호흡을 하는 경우 환자라는 요인으로 인하여 최종으로 획득한 영상에 결함이 발생할 수 있다. 환자의 심장주기와 동기화시킨 심장 게이트 신호를 사용하면 심장 활동과 연관하여 발생하는 동적 잡음과 또한 가슴의 움직임으로인한 결함의 발생을 감소시킬 수 있다.

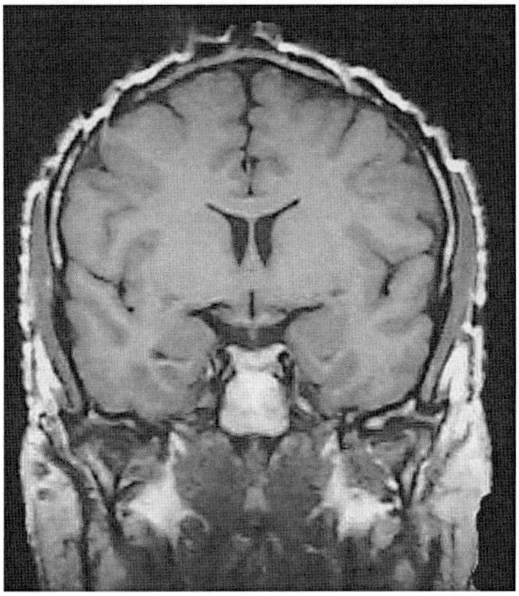

그림 4.25 T_1–강조 스핀에코 영상이지만 환자의 머리부위에 존재하는 강자성체 물질(머리카락 또는 두피 내에 작은 자성체 물질이 존재함)으로 인하여 국부 자기장이 일정하게 분포되지 않아서, 두피 부위에 영상 왜곡이 존재함

또한 머리의 횡단면 방향으로 자기공명영상 촬영을 수행하는 경우 두피 부위에 뇌-지방으로 이루어진 경계면이 존재하기 때문에 이 부분은 밝은 화소값을 갖는 에지 성분으로 표현되고 여러 물결 모양의 왜곡이 발생한다. 영상의 한 복셀에 여러 종류의 조직 정보들이 포함되면 부분 체적효과 현상이 발생하기도 한다. 그리고 강자성체 물질로 (그림 4.25) 인하여 영상 왜곡이 발생하기도 하고 또는 샘플링 개수가 유한해서 발생할 수 도 있다(7.4.2 참조).

자기공명영상기기는 이온화 방사선을 사용하지 않기 때문에 인체에 안전하다고 알려져 있다. 그러나 강도가 센 정자기장과 경사자기장의 사용과 연관해서는 안전지침이 마련되어 있다. 높은 강도의 자기장은 전기회로에 이상반응을 유발할 수 있기 때문에, 인공 심장박동조절기를 신체에 장착한 환자에는 자기공명영상 촬영이 허용되지 않는다. 또한 외과용 클립 또는 철 금속 물질을 신체에 이식한 환자의 경우도 자기공명영상기기를 가동할 수 없다. 그리고 자기공명영상 촬영이 임산부(특히 임신 후 첫 14주까지 임신초기의 임산부)에 특별한 위해를 가하지 않는다고 알려져 있지만, 임산부도 자기공명영상 촬영 대상에서 제외시키고 있다. 경사자기장이 60 T s^{-1} 이상이 되는 부위에서 말초신경 자극 현상이 발생할 수 있는데 이 경우 통증은 발생하지만 실제로 신체에 아무런 해가 되지 않는다고 알려져 있다. 라디오전자파 펄스들을 지속적으로 인가하는 경우 환자의 신체에 에너지가 순차적으로 축적되므로 환자는 열감을 느낄 수도 있다. 예로서 3T 자기장을 사용하는 자기공명영상기기로 인하여 발생하는 열감은 자기장의 제곱에 비례하는데 이와 같이 고자기장에 놓인 환자의 경우 신체부위의 전도성이 점점 더 증가하게 돼 결과적으로 인가하는 라디오전자파의 출력을 증가시켜야 한다. 이로 인해 드물게 발생하지만 환자가 작은 부위의 화상을 입을 수도 있다. 자기공명영상 촬영이 진행되는 동안에 매우 시끄러운 소음이 발생하기도 하는데, 경사장 자기코일에 전류가 통과할 때 주자기장과의 상호 작용으로 인하여 힘이 가해짐에 따른 진동이 발생한다. 이와 같이 발생하는 기계적 진동은 환자에게는 소음으로 감지되기 때문에 자기공명영상 촬영이 수행되는 동안에 환자는 헤드폰을 착용하거나 귀마개를 사용한다.

4.3 의학영상 저장 및 전송시스템

의학영상 저장 및 전송시스템(PACS)은 여러 종류의 의료기기들로부터 획득한 디지털 영상 또는 디지털 스캐너로 얻은 영상들을 네트워크를 통하여 전송한 다음에 관련된 전문가들이 여러 다른 워크스테이션의 단말기에서 영상들을 볼 수 있도록 해주는 시스템이다(그림 4.26). 획득한 의료영상들은 저장장치에 저장되기도 하는데 경우에 따라서 DVD와 같은 매체에 영구히 저장되고 필요하다면 원격진료방사선진단을 위하여 원격지에 영상이 전송되기도 한다.

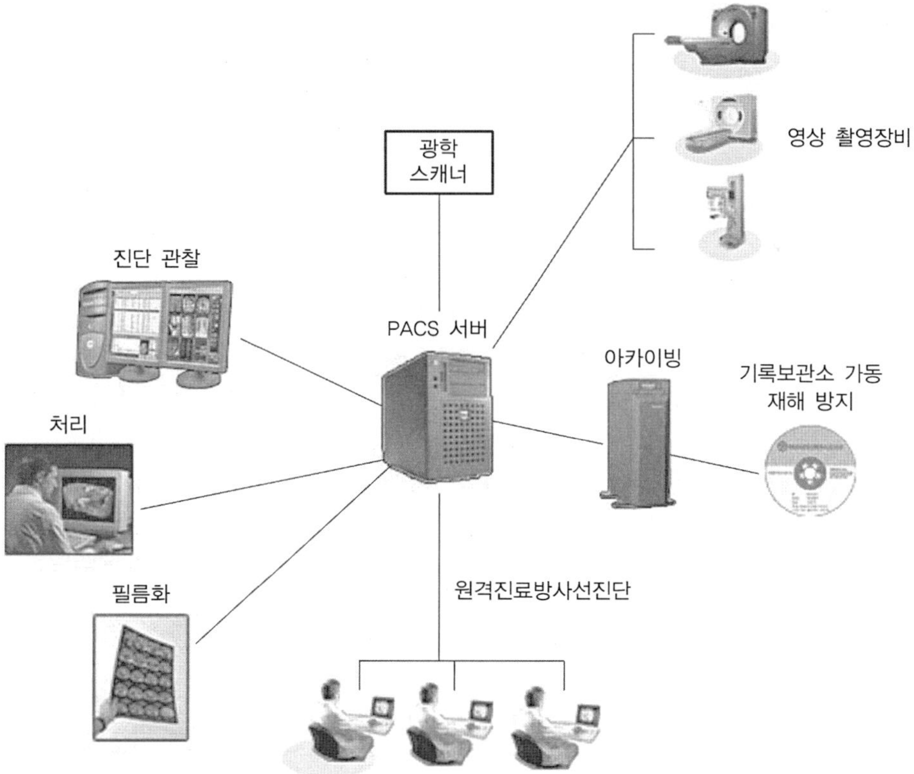

그림 4.26 의학영상 저장 및 전송 시스템

획득한 의학영상은 의료용 디지털 영상 및 통신 표준(DICOM)에 따라서 영상 데이터를 처리하면 필요하다면 동영상과 같은 형태로 일련의 영상들을 보여주기도 한다. 또한 의료용 디지털 영상 및 통신 표준에는 의학영상과 연관된 환자정보 및 판독결과(음성으로 기록한 판독 결과)도 함께 저장되고 네트워크를 통하여 전송된다. 의학영상 저장 및 전송 시스템은 방사선학정보(RIS)와 병원정보(HIS) 시스템과 연동되어서 의료비용 청구 및 병원 재고정리와 같은 원무행정 사항도 포함된다.

유방 방사선 촬영기를 포함한 대부분의 의료영상 장비들은 디지털 형태로 영상을 획득되고 있고 있으며 기존의 사용하던 필름방식의 방사선 영상 획득방식은 컴퓨터 방사선 영상(CR)

또는 디지털 방사선 영상(DR) 획득방식으로 전환되고 있다. 의학영상 저장 및 전송 시스템의 장점들로서 다음사항들을 나열할 수 있다.

(i) 필름을 사용하지 않고 방사선 영상을 획득함(따라서 필름을 현상하는 암실이 필요 없으며, 필름을 인화기 위해서 현상액도 필요하지 않고 또한 필름을 보관하는 장소도 필요 없음).
(ii) 원격지에서도 원하는 의료영상들을 쉽게 얻을 수 있음.
(iii) 영상처리 및 영상 강화 기법을 쉽게 적용할 수 있음.
(iv) 여러 다른 유형의 영상들을 쉽게 정합할 수 있음.
(v) 영상 데이터를 신속히 전달하고자 할 때는 영상 압축 기법을 적용함.

반면에 주요 단점으로서는 의학영상 저장 및 전송 시스템을 구축하기 위해서는 비용이 많이 들며 관련된 업무를 수행하기 위하여 교육 훈련이 별도로 필요한데 경우에 따라서 시스템을 작동하는 실무자가 기술적 어려움을 겪기도 한다. 그럼에도 불구하고, 대부분의 병원들에서 의학영상 저장 및 전송 시스템을 운용하거나 또는 설치할 계획을 가지고 있다.

4.3.1 다양한 유형의 의료영상들의 영상 정합

서로 다른 유형의 의학 영상들을 융합하는 경우 각각의 영상이 가진 단점들을 보완할 수도 있지만 경우에 따라서는 뜻하지 않은 어려움이 발생하기도 한다. 그리고 이렇게 서로 다른 유형의 영상들을 융합하면 종종 각각의 영상에서 드러나지 않았던 임상 진단 정보들이 보다 더 잘 드러나게 된다. 특히 서로 다른 유형의 영상들을 획득하면 추가적으로 임상 진단 정보들의 추정이 가능해진다. 예를 들면, 컴퓨터단층촬영 영상 또는 자기공명영상과 같은 해부학적 영상 데이터를 단일광자단층 촬영기(SPECT), 양전자 단층 촬영기(PET)와 같은 기능학적 영상 데이터를 결합하면 추가적인 임상 해석이 가능하지만 이 경우 서로 다른 유형의 영상들의 정합(registration) 과정이 필수다. 예로 기능학적 영상 데이터의 경우 종양 또는 병소 부위의 위치를 파악할 수 있는 해부학적 정보가 충분하지 않다. 그림 4.27은 단일광자 단층 촬영기로부터 얻은 영상과 자기공명 영상기로부터 획득한 영상을 서로 정합한 결과를 보여주고 있는데, 여기서 자기공명 영상은 흑백 모드로 표현되어서 해부학적 정보를 보여주며(즉, 해부학적 템플릿을 제공함) 이 영상 위에 불투명한 영상 형태로 단일광자 단층촬영 데이터를 보여주고 있다.

영상 정합 과정은 다음과 같다.

- 한 환자에 대하여 서로 다른 각도에서 촬영한 영상들의 정합(intra-subject 영상 정합).
- 여러 환자들을 대상으로 촬영한 영상들의 정합(inter-subject 영상 정합). 예를 들면 서로 다른 환자들의 신체 부위를 촬영하여, 구조적으로 어떻게 서로 다른지 여부를 진단하고자 하는 경우를 등.
- 한 환자에 대하여 시간이 경과하는 과정에서 촬영한 영상들의 정합한 다음에 어떠한 변화가 있는지 진단하는 경우(serial 영상 정합).

영상 정합 과정의 초기 단계에서는, 영상 획득 파라미터들(서로 다른 화소/복셀의 크기, 서로 다른 영상의 크기 그리고 서로 다른 방향으로 촬영된 각도의 값)의 차이를 보정하는 과정이 고려된다. 예를 들어서 단일광자 단층촬영 영상(64×64 화소들로 이루어짐)과 자기공명영상 또는 컴퓨터 단층촬영 영상과 정합하는 경우 우선적으로 단일광자 단층촬영 영상의 크기를 512×512로 확대시켜야 하는데 이 경우 영상 확대로 인한 화질의 감소를 예방하기 위해서 보간법을 사용해야 한다.

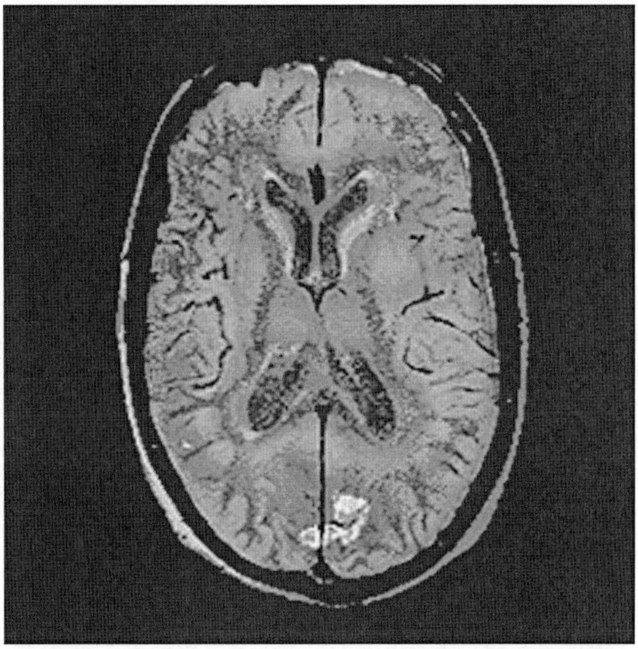

그림 4.27 머리 부분을 촬영한 단일광자 영상과 자기공명 영상을 정합한 결과(Mt. Sinai 병원의 Karin Knesaurek 박사의 허락을 통하여 게재함). 컬러 화보 참조(p.193)

영상 정합 과정의 기본 원리는 서로 다른 유형의 의학영상들을 대상으로, 하나의 영상을 다른 유형의 영상 형식으로 변환하는 과정을 의미한다. 즉 첫 번째 영상의 각각의 좌표 정보를 두 번째 영상의 해당되는 좌표 정보를 찾는 과정이다. 이 경우 환자를 촬영하는 과정에서 환자의 신체 외부에 표시물을 부착하면 영상 정합을 보다 더 쉽게 수행할 수 있지만 이 과정에서 시간이 소요되고 침습적인 방법으로 표시물을 부착해야 된다. 경우에 따라서는 환자의 신체 내부에 표시물을 삽입하는 경우가 있는데 즉 환자의 가슴우리, 심실, 뼈의 표면 등에 부착하게 된다. 영상 정합 과정에서 방사선학과 의사가 설치된 컴퓨터 프로그램을 실행하면서 영상 정합의 결과를 육안으로 확인하면서 정합과정을 수행할 수 있다. 만약에 정합대상의 영상들에서 왜곡이 존재하지 않는 경우 단순하게 두 번의 영상회전 및 두 번의 영상 이동 과정의 수행을 통하여 가장 간단하게 영상 정합을 수행할 수 있다(그림 4.28 참조). 그러나 정합 대상의 영상들에서 하나라도 영상왜곡이 존재하면 아핀변환을 포함하는 비강체 영상 정합과정을 수행해야 하는데 (6.3절 참조) 전단효과 과정이 포함될 수 있다.

방사선 치료과정에서 의학영상 정합 기술이 활용될 수 있는데 이 경우 대부분 뇌종양 환자의 치료에 해당되며 또한 안면 수술과 같이 복잡한 수술을 하기 전에 사전 모의 수술을 위하여 의학영상 정합이 사용되기도 한다. 자기공명영상과 컴퓨터단층 촬영 영상에서 암 부위와 이 주변에 존재하는 조직과 사이의 명암차이가 낮으면, 방사선학과 의사는 자기공명영상과 컴퓨터단층 촬영의 영상을 이용하여 해부학적 정보를 얻더라도 암 조직의 위치와 상태를 정확히 주청하는데 어려움을 겪을 수 있다. 이런 경우 단일광자 단층촬영기와 단일클론항체 방사성 물질을 활용하면 암 종양 부위에 항체가 집중되기 때문에 암 부위와 이의 주변 조직 사이의 명암차이를 증가시킬 수 있다. 따라서 해부학적 영상정보와 기능학적 영상 정보의 정합을 통하여 암 종양과 다른 종류의 질병들의 조기 진단에 큰 도움이 되고 또한 진단의 정확도를 향상시킬 수 있다.

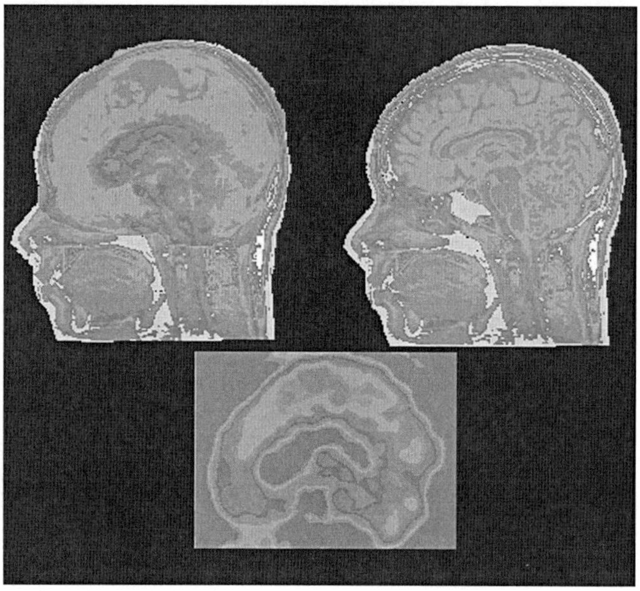

■ 그림 4.28 환자의 머리부위를 시상면 방향으로 촬영된 자기공명영상(위의 오른쪽)과 단일광자 단층 영상(아래 중앙) 그리고 이 두 영상들의 정합 결과(위 왼쪽). 각각의 영상에서 병소부위가 눈에 뜨일 수도 있지만 정합된 영상을 살며보면 환자의 두개골 상단에 병소부위가 더욱 뚜렷하게 드러난다. 컬러 화보로 표현된 페이지도 참조하길 바란다(p.193).

실습

실습 4.1 빔 조정 과정 실습

`beamsteering.html` 파일을 더블 클릭한 다음에 Beam steering 항목을 클릭하면 7개의 요소들로 구성된 격자 튜랜스듀서가 화면에 표시된다. 첫 번째 요소가 가장 먼저 전압 펄스를 받아들여 초음파 펄스를 방사한다. 그리고 다른 요소들도 각각 전압 펄스를 받은 다음에 요소마다

일정한 시간 간격을 두고 초음파를 방사한다. 결과적으로 전압 펄스사이에 존재하는 일정한 지연시간에 따라서 결정되는 각도 방향으로 거의 일직선 형태로 초음파 빔 파형이 진행된다.

실습 4.2 심장 초음파 영상 시퀀스

ezDicom의 File/Open Dicom 메뉴를 실행하여 `US0001` 파일을 연다. 이 파일은 심장(심장 초음파)에 컬러 도플러를 적용하여 얻은 8개의 연속 영상들을 포함하고 있으며 운동을 수행한 후(즉 스트레스 상황이 발생한 후)에 심장의 활동 모습을 보여주고 있다. Video 아이콘을 클릭하면 이 영상들이 동영상처럼 표현되는데 속도를 1에서 5까지 수준으로 조절이 가능하다. 동영상 애니메이션이 완료되면 Video 모드를 0으로 (즉, 정지화면) 한 다음에 슬라이더 컨트롤을 이용하여 8개의 영상들을 하나씩 순차적으로 살펴볼 수 있다. 여기서의 4개의 심방들이 관찰되는가? BART (Blue Away, Red Towards) 명령어를 사용하여 심장을 통하여 순환되는 혈류의 방향을 가시화할 수 있는가? Image/View Image Information 메뉴를 실행하여 DICOM 헤더 정보들을 상세히 관찰하라.

심장 초음파 영상 기법은 다른 의학영상 촬영기법에 비교하여 어떠한 장점이 존재하는가?

실습 4.3 머리부위에 대한 자기공명영상

ImageJ를 실행하여 `HeadMRI` 파일을 열면 인체 머리부위를 촬영한 55장의 자기공명영상들을 관찰할 수 있다. 이 영상들은 어떤 면을 기준으로 하여 촬영되었는가? Image/Stacks/Start Animation 메뉴를 실행하면 55개의 영상들을 스택형식의 동영상 형태로 애니메이션이 수행된다. 애니메이션을 중단한 다음에 스택형식으로 55장의 영상들을 쌓은 다음에 슬라이더 컨트롤을 이용하여 영상들을 하나씩 순차적으로 관찰하라.

Image/Stacks/ZProject...Max intensity 메뉴를 실행하여 슬라이스들이 서로 중첩됨을 확인하라.

이 경우에 관찰된 영상 데이터는 실제적으로 3차원 데이터로 해석되는데 영상들을 쌓은 스택사이의 간격은 화소의 크기보다 크다. 이 데이터는 사용자가 관할하고자 하는 임의의 방향으로 재구성할 수 있다. 툴바에 있는 직선을 그리는 툴을 사용하여 30개의 슬라이스들이 포함되도록 코의 위치까지 직선을 그려보라(직선을 그리는 과정에서 shift 키를 계속 누르고 있어야 한다). Stacks/Reslice 메뉴를 실행한 다음에 입력 및 출력 Z 간격을 2.2로 그리고 슬라이스 개수를 55개로 설정한다. 영상이 압축된 형태로 화면에 가시화되는데 x축 방향으로 20 (이런 경우 Edit/Options/Memory 기능을 사용하여 메모리 용량 증가가 필요할 수도 있다)으로 설정하여 보다 더 정확하게 영상을 관찰한다.

실습 4.4 자기공명영상에서 존재하는 잡음

자기공명영상에 포함된 잡음을 감소시키기 위해서는 동일한 촬영부위에 영상을 여러 차례 획득하게 되는데 결과적으로 영상 프레임들의 평균값으로 표현되는 영상을 획득한다. 이 영상의 신호대잡음비는(SNR) 향상된다. ImageJ의 `liver_n` (n = 1,....6) 파일을 열어서 6개의 영상들을 열어라.

Plugins/Ch.5 Plugins/SNR 메뉴를 실행하여 liver_1 영상의 신호대잡음비를 계산할 수 있는데 이 과정에서 화소들의 명암도가 일정한 영상의 일부 영역을 선택해야 된다(예를 들어서 (109 186) 좌표에서 (171 303) 좌표 범위를 포함하는 직사각형 영역을 선택한다).

이에 6개의 영상들을 더하라. 우선 두 개의 영상들을 더한다(Process/Image/Calculator 메뉴를 실행하면 두 영상들을 더할 수 있는데 그 결과는 32 bit 형식으로 표현된다). 그리고 결과 영상에 3번째 영상을 더하고 순차적으로 계속 영상들을 더하는 작업을 수행하고 최종적으로 얻은 결과를 6으로 나누는 과정을 수행하여 (이 과정은 Process/Math 기능을 이용하면 된다) 6개의 영상들의 평균값으로 표현된 영상을 얻는다. 이 결과 영상의 신호대잡음비를 계산하라. liver_1 영상의 신호대잡음비에 비교하여 어떠한 차이가 있는가? 신호대잡음비가 개선됨을 확인할 수 있는가?

실습 4.5 심장의 활동 가시화

heart.avi 동영상 파일을 실행하여 심장이 박동하는 모습을 관찰하자(즉 Windows Media Player 프로그램을 실행하여 heart.avi 동영상 파일의 아이콘을 더블 클릭하면 된다). 그리고 각각의 영상 프레임도 관찰하자. 영상의 오른쪽 하단 부위에 심장동맥이 보이는지 확인하고 4개의 심방들이 뚜렷이 보이는지 관찰하라.

ezDicom의 File/Open Dicom을 실행하여 MR0001 파일을 열어라. 이 파일에는 심장을 촬영하여 얻은 16개의 연속적인 영상들이 포함된다. Video 아이콘을 클릭하여 이 영상들을 동영상 모드로 관찰하라. 여기서 4개의 심방들이 관찰되는가? Image/View Image Information 메뉴를 실행하여 DICOM 헤더 정보를 분석하라. 동영상 모드로 관찰하는 과정에서 avi 시퀀스로 애니메이션 하는 과정과 비교해보라.

실습 4.6 점들을 활용한 강체 정합

Scion 컴퓨터를 활용하였는데 저자의 경우 이상하게도, 영상 정합의 수행을 위하여 특징점들을 선택해주는 ImageJ 프로그램을 쉽게 설치할 수 없었다. (File/Open) 메뉴를 실행하여 HeadMRI 01, HeadMRI 02, HeadMRI 03 그리고 HeadMRI 04 파일들을 열어라(만약에 이 영상들을 읽지 못하는 경우가 발생하면(즉 "unable to open the selected file"라는 메시지가 컴퓨터 화면에 보이는 경우), 이 영상 파일들을 Scion Image 디렉터리의 하부 영상 디렉터리에 복사하면 된다). 영상들에서 해부학적 정보들이 잘 드러나는 지점들을 선택하라(예를 들면 안와 지점, 귀의 위치 지점 그리고 두 개 기저부에서 특징이 잘 관찰되는 지점들). 3개의 식별지점, 즉 특징점들을 선택하는데, 각각의 특징점의 위치는 서로 충분히 거리를 두어야 하며 쉽게 식별되어야 한다. 이렇게 선택된 특징점들은, 첫 번째 영상과 정합하기 위해서 2번째, 3번째 그리고 4번째 영상의 크기를 조절하거나 이동 또는 회전시킬 때 참조되는데 각각 영상에서 동일한 위치에 배열되어 있는 화소들 사이의 최적의 거리를 계산하게 된다.

(Stacks/Windows to Stack) 메뉴를 실행하여 영상들을 스택형식으로 배열한 다음에 슬라이더 바 컨트롤을 이용하여 영상을 하나씩 관찰하라. Stacks/Register 메뉴를 클릭하고 “Select fiducial points on screen” 기능을 확인하라. 스택형식으로 배열된 각각의 영상에서 서로 대응되는 3개의 특징점들을 클릭하라(여기서 각각의 영상에서 3번째 특징점을 더블클릭하면 다음 영상으로 이동된다). image 04!에 표시된 특징점들의 순서에 유의하라. “Register” 메뉴를 클릭하여 스택에 포함된 모든 영상들에 대한 영상 정합을 수행하고 스택에 포함된 각각의 영상을 관찰하면서 영상 정합이 얼마나 잘 이루어졌는지 확인하라.

연습문제

4.1 초음파 영상 획득과정에서 낮은 메가헤르츠 주파수가 사용되는 이유는 무엇인가?

4.2 음파는 연조직 또는 뼈에서 보다 더 빨리 전달되는가? 만약 그렇다면 이유가 무엇인가?

4.3 초음파 펄스가 근육으로부터 뼈로 전달될 때 반사되는 에너지의 양은 얼마인가? 또한 이 과정에서 얼마의 에너지가 전달되는가? (표 4.1에서 Z 값을 참조함)

4.4 초음파 펄스가 연조직에 전달되는 과정에서 반사면에서 0.1 ms 후에 에코 신호가 발생하였다. 반사면의 깊이는 얼마인가?

4.5 초음파 펄스와 다음 펄스 사이의 시간차이가 0.5 ms인 경우 초음파 영상기기가 영상을 얻을 수 있는 최대 범위는 얼마인가? 단 연조직에서 초음파의 전달 속도는 1540 ms^{-1}로 한다. (비고: 한 펄스로부터의 에코 신호는 다음 펄스가 전달되기 전에 수신되어야 한다)

4.6 초음파 빔이 어떤 물질을 통과할 때 에너지의 크기가 100분의 1로 감소되는 경우 데시벨 단위로 이 에너지 감소량을 계산하라.

4.7 1 MHz 초음파 펄스가 각각 다음과 같은 물질 (i) 공기, (ii) 뼈, (iii) 근육에, 전달될 때 에너지의 크기가 2분의 1로 감소되는 지점의 거리를 각각 계산하라. (감쇠계수는 뼈의 경우 45, 공기는 8.7 그리고 근육은 1 dB $cm^{-1}MHz^{-1}$이다)

4.8 5 MHz (3 파장의 길이에 해당) 초음파 영상기기를 이용하여 횡축방향으로 얻을 수 있는 영상 해상도는 얼마인가?

4.9 5 MHz 도플러 초음파 영상기기를 작동하여서 3 KHz 맥놀이 (beat) 신호가 포착되는 경우 혈류 속도는 얼마인가?

4.10 자기공명영상기기에서 “공명” 용어는 무엇을 의미하는가?

4.11 자기공명영상기기를 통하여 코히어런트 영상 데이터에 무작위로 발생하는 잡음이 섞인 신호를 획득하였다. 각각 영상의 복셀을 기준으로 하여 4회 신호들을 획득하여 이를 평균으로 계산하여 신호를 검출하는 경우 신호대잡음비는 얼마나 개선되는가?

4.12 자기공명영상기기에서 라디오전자파를 송수신하는 목적은 무엇인가?

4.13 자기공명영상기기에서 자유유도감쇠신호 용어를 설명하라.

4.14 z-x 평면에서 수소핵 영상을 얻고자 할 때, 슬라이스의 방향을 어떻게 설정하고 또한 위상-부호화 및 주파수-부호화 경사 자기장을 어느 방향으로 인가해야 하는가?

Part II
영상처리의 기초 개념

Chapter 5

디지털 영상처리의 기초

살펴보기

그레이레벨 히스토그램(gray-level histogram)은 영상의 특징을 잘 보여준다. 히스토그램에서 밝기, 대비, 엔트피, 신호대잡음비(SNR: signal-to-noise ratio)와 같은 전체적인 영상의 품질을 조사할 수 있다. 히스토그램은 계산이 간단하고, 많은 실시간 영상처리 기술들을 위한 기본이다. 디스플레이 룩업 테이블(display look-up table)은 그레이스케일 변환이 일어나도록 한다. 그 결과, 영상의 모습이 화소값을 변경시키지는 않는다. 한 영상의 히스토그램은 다양한 효과를 구현하는 룩업 테이블을 위한 파라미터를 결정하는데 사용될 수 있다.

학습목표

제5장을 읽고 난 후에, 다음과 같이 할 수 있다.

1. 확률밀도함수로서의 그레이레벨 히스토그램 기본 서술
2. 영상의 밝기와 대비 구분
3. 동적 범위(dynamic range)와 대비 간의 관계 설명
4. 영상에 적용된 엔트로피의 개념 해석
5. 영상의 엔트로피로부터 영상파일의 압축율 계산
6. 한 영상의 신호대잡음비(SNR) 추정
7. 매핑함수로서 룩업 테이블(LUT)의 사용 설명
8. 히스토그램 스트레치와 히스토그램 균일화(equalization)의 효과를 설명하고 구분
9. 지수승과 로그 히스토그램 변환의 효과 설명
10. 특별한 영상을 가장 잘 나타내는 적절한 룩업 테이블 선택
11. 전체적인 처리(global processing)와 적응적 처리(adaptive processing)의 구분

5.1 그레이레벨 히스토그램

그레이레벨 히스토그램은 한 영상의 축약된 특성을 가지고 있다. 이것은 전체적인 그 영상의 품질을 평가하고 영상을 개선하기 위해 필요한 적절한 처리 단계를 결정하기 위하여 사용될 수 있다. 히스토그램은 영상에 있는 화소들의 이산적인 화소값 a_i를 나타내는 화소들의 수를 보여주는 그림이다. 즉, 수평축을 따라 표시된 각 화소값은 히스토그램값 간격인 빈(histogram bin)에 의하여 나타난다. 그리고 빈의 높이는 해당 특정 값을 가지는 화소들의 숫자를 나타낸다. 그레이레벨 히스토그램의 더 정확한 이름은 화소값 히스토그램(pixel value histogram)인데, 그 이유는 화소값과 그레이레벨은 동의어가 아니기 때문이다. 룩업 테이블(LUT)을 이용하여 화소값을 바꾸지 않고 영상에서의 그레이레벨을 바꿀 수 있다.

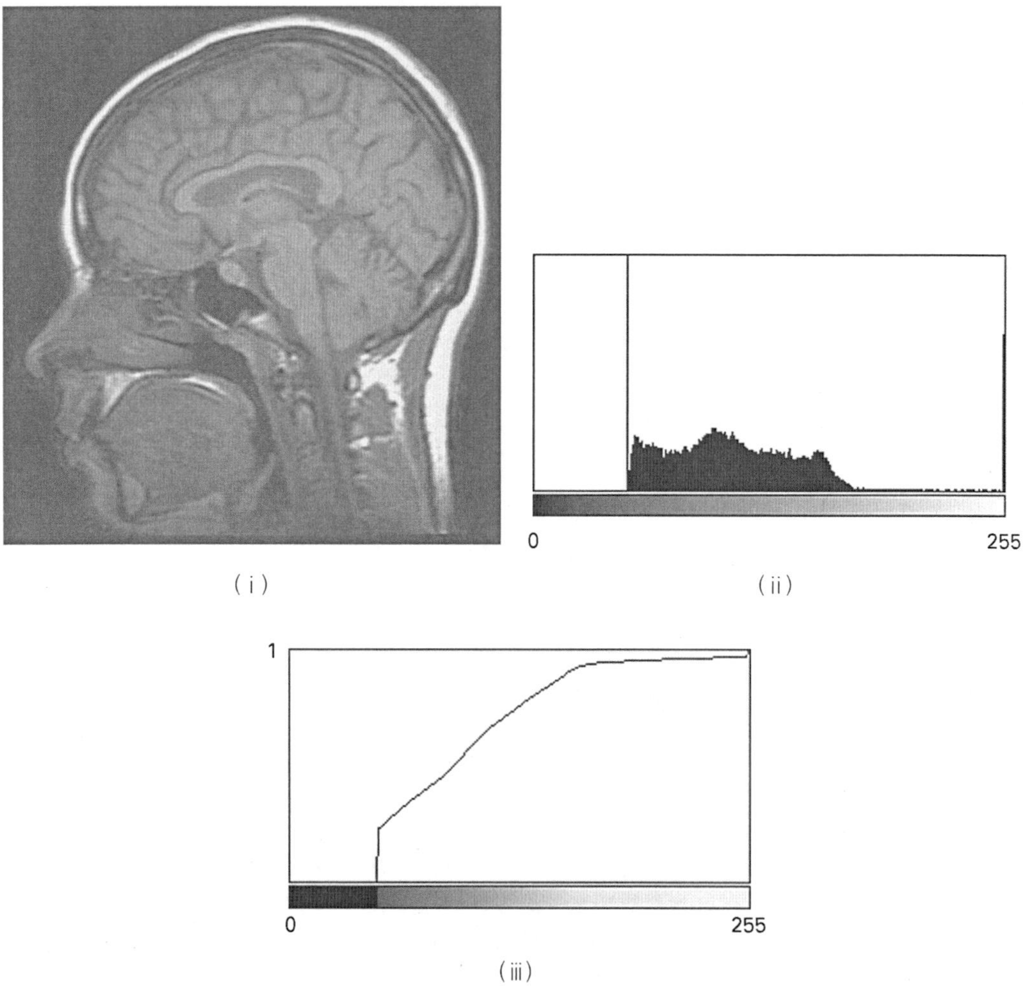

■ **그림 5.1** (i) 두부에 대한 시상 MRI 영상, (ii) 그레이레벨 히스토그램, (iii) 누적분포함수

그림 5.1(i)은 8비트 두부의 MRI 영상이고 그림 5.1(ii)는 수평축을 따라 화소값 a_i가 0에서 255인 영상의 그레이레벨 히스토그램이다. 빈의 높이는 이 영상에는 약 50정도의 화소값을 가지는 가장 큰 빈의 높이에 상대적으로 크기조정을 했다. 이것은 머리를 둘러싸고 있는 어두운 배경에 해당한다. 그레이레벨 히스토그램을 만드는 과정은 래스터 패션으로 영상을 스캔하면서, 각 화소값이 발견되면 해당 빈을 채우는 것을 포함되고 있다. 히스토그램은 각 화소값을 가지는 화소의 수를 보인다. 그러나 영상에서 그 화소들이 어디에 위치했었는지를 기록하지는 않는다. 따라서 공간적인 정보는 사라지는 것이다. 히스토그램은 각 영상마다 독특하다. 그러나 다른 영상도 동일한 히스토그램을 가질 수 있다. 그럼에도 불구하고 히스토그램은 원 영상의 유용한 특성을 간결하게 나타낸다.

히스토그램에서 모든 빈의 높이를 다 더한 것은 한 영상 화소의 전체 수와 같다. 정규화된 히스토그램은 이 숫자로 빈의 높이들을 나누면 된다. 그 결과로 빈의 높이의 합은 1이 된다. 통계적인 개념에서 말한다면, 정규화된 히스토그램은 디지털 영상의 확률밀도함수(PDF: probability density function)이며, 그 영상에서 특정한 값을 가지는 화소를 관찰할 수 있는 0에서 1의 크기를 갖는 확률을 나타낸다. 정규화된 히스토그램/PDF의 적분은 영상의 밝기 분산함수(distribution function) 혹은 누적분산함수(CDF: cumulative distribution function)이다(그림 5.1(iii)). 이것은 한 화소가 주어진 값보다 작거나 같은 값을 가질 확률을 나타낸다. 확률밀도함수가 모두 양수이므로 누적분산함수는 0으로부터 1로 단조증가(monitinically increase)한다. 특정한 화소값에 대한 누적분포함수는 0으로부터 특정 화소값에 이르는 모든 화소값들에 대한 확률밀도 함수를 더함으로써 얻어진다. 한 그림 안에서의 최대와 최소의 화소값은 히스토그램/확률밀도함수, 혹은 누적분포함수로부터 얻어진다. 그리고 중위수 화소값(median pixel value)은 누적 확률이 0.5에 해당되는 화소값을 찾음으로써 누적분포함수 그림에서 편리하게 얻을 수 있다.

그레이레벨 히스토그램은 영상이 전체적으로 어둡거나 밝은 것을 나타낸다(그림 5.2). 평균 화소값, $\bar{a}$는 히스토그램에서 얻어질 수 있다. 즉, 화소값과 해당 빈의 높이들을 곱한 것을 다 더한 후에 전체 화소수로 나누면 된다. 평균 화소값은 최대 가능 값의 절반에 가깝다. 예로서, 8비트 영상(256 그래이 레벨)의 경우 127 혹은 128이다. 이것은 최적의 밝기를 가리킨다. 이 값보다 현저히 작거나 큰 것은 영상이 전체적으로 어둡거나 밝다는 것을 말하며, 이것을 수정하기 위해 얼마나 많은 화소값을 바꾸어야 하는 지를 가리킨다. 뒤에 나오는 [실습 5.1]이 이러한 개념을 설명한다.

5.1.1 동적 범위와 대비

화소값의 범위는 한 그림에서 발견되는 최대 화소값($a_{\max}$)과 최소 화소값($a_{\min}$) 차이로서 정의되는 것인데, 영상의 동적 범위(dynamic range)라고 한다. 이것은 또한 화소값의 차이 혹은 다음과 같이 나타낼 수 있다.

$$동적\ 범위 = 20 \log_{10}(a_{max} - a_{min}) \tag{5.1}$$

따라서, 12비트 CT 영상은 화소값의 범위가 -1000에서 3095이므로 4096에 대한 72 dB의 동적 범위를 가진다. 반면 10비트의 형광투시법(fluoroscopy) 영상은 0에서 1023인 1024에 대해 60 dB의 동적 범위를 갖는다.

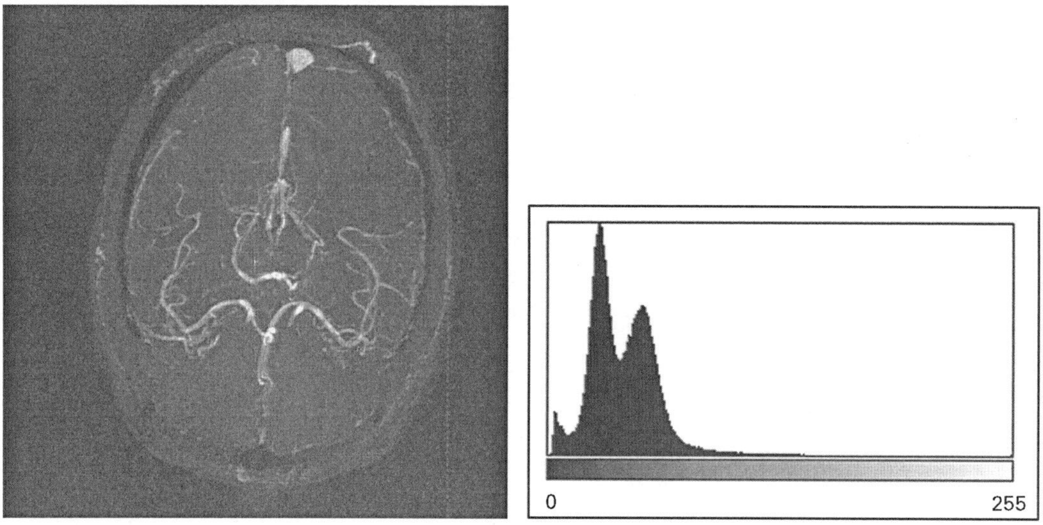

(i)

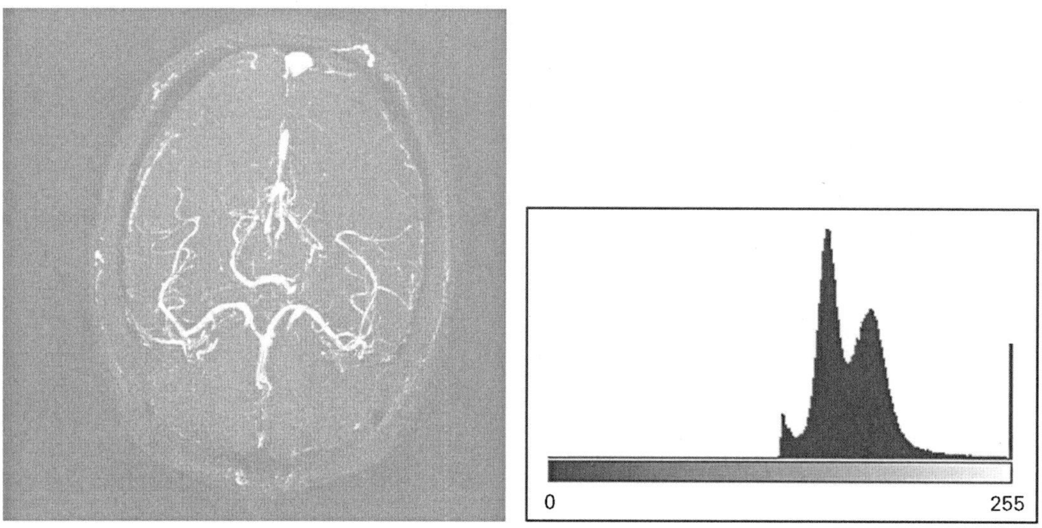

(ii)

그림 5.2 (i) 전체적으로 어두운 영상과 그 히스토그램 (ii) 전체적으로 밝은 영상과 그 히스토그램

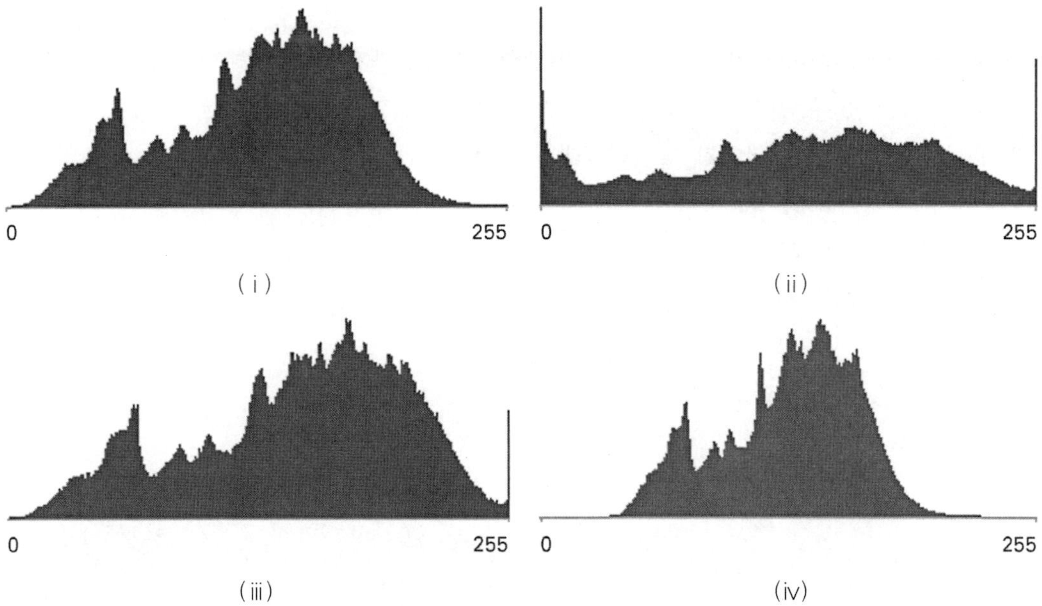

■ **그림 5.3** 그레이레벨 히스토그램. (ⅰ) 완전 동적 범위의 영상-감지기에의 하여 최적으로 캡처됨. (ⅱ) 감지기의 동적 범위보다 장면의 동적 범위가 더 큰 경우-히스토그램의 상단은 오보플로우가 하단은 언더플로우가 생함. (ⅲ) 장면의 동적 범위와 감지기의 동적 범위가 일치된 경우, 그러나 잘못된 노출로 히스토그램 상단에 소값이 너무 큼. (ⅳ) 장면의 동적 범위가 감지기의 동적 범위보다 작은 경우

이상적으로, 영상화될 장면에서 나오는 복사(radiation)의 동적 범위가 영상시스템의 감지기의 동적 범위와 유사해야 한다. 이 경우에 장면에서 모든 그레이 음영들이 검출기에 잡혀지고 영상에 나타난다(그림 5.3(ⅰ)). 만약에 장면으로부터의 복사의 동적 범위가 검출기의 동적 범위보다 크다면 영상 히스토그램의 낮은 부분이나 높은 부분의 끝부분이 잘려지게 된다(그림 5.3(ⅱ)). 따라서 화소값이 한계 값으로 오버플로우(overflow)나 언더플로우(underflow)가 일어나 정보가 회복될 수 없게 상실된다. 비록 그러한 오버플로우나 언더플로우가 히스토그램의 한쪽 끝 부분에만 일어난다 해도(그림 5.3(ⅲ)), 결과적으로 화소값들이 그 끝부분에서 밀려나 상실된 정보는 회복이 불가능하다. 좀더 좋은 상황은 대상의 동적 범위가 검출기의 동적 범위보다 작을 때이다(그림 5.3(ⅳ)). 이런 경우, 원래의 히스토그램의 빈의 수를 유지하면서 동적 범위는 가용한 전체 범위를 감당하기 위하여 늘일 수 있다([실습 5.2] 참조). 검출기의 동적 범위와 디스플레이의 동적 범위는 일치해야 한다. 만일 그렇지 않다면, 예로서 7비트(128레벨)로 디지털화하는 카메라 혹은 스캐너와 8비트(256레벨) 디스플레이 경우, 입력된 레벨은 가용한 디스플레이 레벨상에 펴져서, 영상의 히스토그램은 각 빈 레벨로 분리되어 있는 128개 레벨로 나타난다. 따라서 히스토그램은 종종 영상획득 단계에서 가장 좋은 영상의 질을 확인하기 위한 지시자(indicator)로 사용될 수 있다.

동적 범위와 가장 가까운 개념은 대비(contrast)다. 한 영상의 동적 범위가 영상시스템의 가용한 범위에 있을 때, 그 영상은 가장 높은 대비를 나타낸다. 역으로 동적 범위가 낮을 때, 즉 근접한 그레이레벨의 작은 범위만이 영상에 표시될 때 영상은 낮은 대비를 가지며, 영상은 흐릿하게 보이고 유실 되어진 것이다. 그림 5.4의 영상들을 보라. 어떤 것이 가장 높은 대비를 가지며, 어떤 것이 낮은 대비를 가지는가? 동적 범위와 대비의 관계는 [실습 5.2]에서 더 탐색해보기로 한다. [실습 5.3]은 일련의 처리 동작을 기록하기 위해 ImageJ의 매크로 사용을 설명한다.

대비와 동적 범위는 동의어가 아니다. 대비는 동적 범위에 의존하며 빈의 높이와 영상에서 화소값의 평균 분리(separation)와도 관계가 있다. 예로 한 영상이 두개의 피크를 가지는 히스토그램인 바이모달(bimodal) 히스토그램을 가질 때(그림 5.5(i)), 한 개의 피크를 가지는 유니모달(unimodal) 히스토그램의 영상보다 일반적으로 높은 대비를 나타낸다(그림 5.5(ii)).

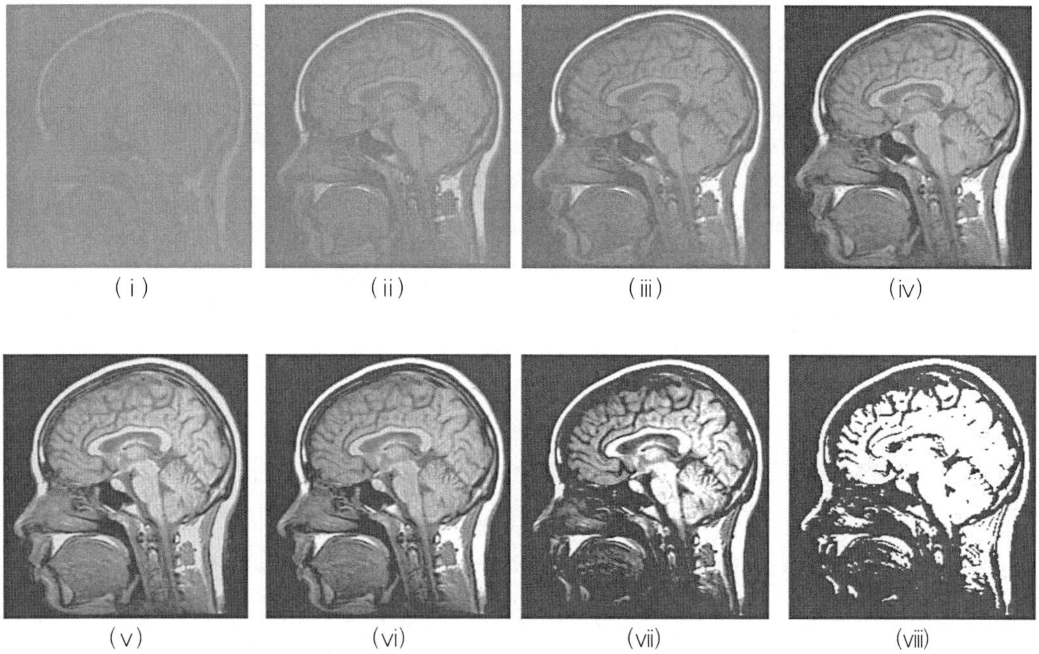

그림 5.4 다른 대비들을 보여주는 영상들((i) 가장 낮은 대비 영상 (viii) 가장 높은 대비 영상)

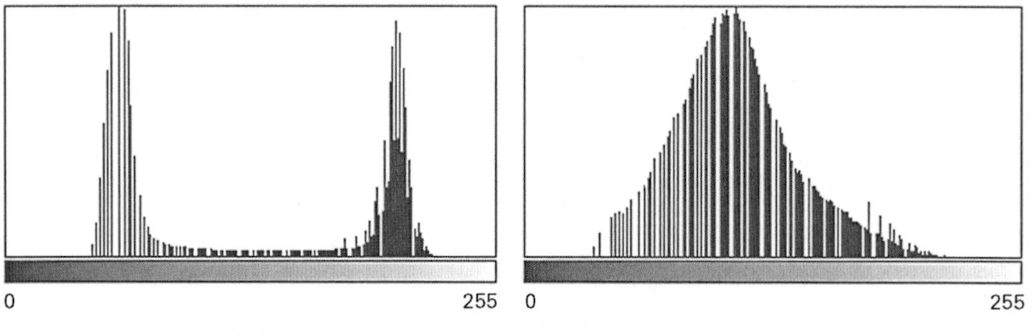

그림 5.5 (i) 바이모달 그레이레벨 히스토그램 (ii) 유니모달 그레이레벨 히스토그램

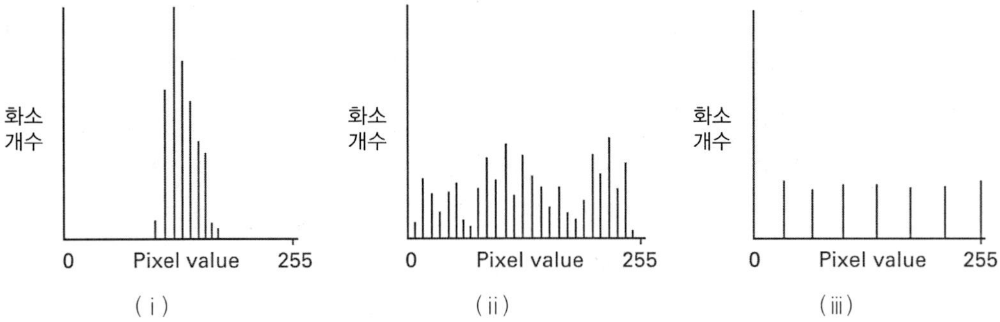

그림 5.6 히스토그램들 (i) 낮은 동적 범위와 낮은 대비 (ii) 최대 동적 범위와 높은 대비 (iii) 최대 동적 범위와 더 높은 대비

낮은 동적 범위를 가진 영상과 결과적으로 낮은 대비를 가진 영상의 히스토그램이 그림 5.6(i)에 나타나 있다. 최대의 동적 범위를 가진 영상이 그림 5.6(ii)에 있다. 이것은 높은 대비를 가진다. 비록 동적 범위는 증가될 수 없지만 대비는 증가될 수 있다. 그림 5.6(iii)는 한 영상의 히스토그램을 보인다. 화소값의 분리를 증가시켜 중간에 빠진 화소값들이 있지만 완전한 동적 범위를 가지고 있다. 이것은 결과적으로 보다 높은 대비의 영상이 된다. 대비는 화소값들의 분리를 화소값이 0와 255를 나타내는 한계값까지 계속 증가시킴으로써 더욱 증가될 수 있다. 이른바 이진 영상(binary image)은 최대 가능한 대비를 갖는다. 그러나 화소값의 숫자가 줄어들기 때문에 폴스 칸투어링(false contouring)과 포스테리제이션(posterization)이 점점 분명해진다. 최대한으로 동적 범위를 증가시키는 과정과 대비를 더욱 증가시키 위하여 화소의 분리를 더욱 증가시키는 것은 그림 5.4의 일련의 영상들을 만들어 낸다. 그리고 그림 5.4(viii)의 이진영상에서 절정에 달하게 된다.

5.1.2 엔트로피

엔트로피는 시스템에서의 무질서의 정도를 나타내는 척도다. 잘 조직된 시스템은 낮은 엔트로피를 가진다. 반면에 정리가 안된 시스템은 높은 엔트로피를 가진다. 엔트로피를 이해하는 한 방법은 한 시스템이 수용할 수 있는 상태의 확산 정도를 생각하는 것이다. 즉, 낮은 엔트로피 시스템은 상태의 숫자가 작을 것이다. 반면에 높은 엔트로피 시스템은 많은 상태를 차지한다.

영상의 경우에는, 이 상태들은 각 화소들이 수용할 수 있는 그래이 레벨에 해당된다. 8비트 화소인 경우에 256개의 상태가 있다. 만일 그 모든 상태들이 동일하게 차지되면, 영상이 균일한 분포의 히스토그램을 갖는 경우로서, 상태의 확산은 최대가능 값을 가진다. 한편 만일 한 영상이 단지 두개의 상태만을 가진다면, 즉 모든 화소가 블랙 혹은 화이트이면 엔트로피는 낮다. 그리고 만일 모든 화소가 동일한 값을 가진다면 그 영상의 엔트로피는 영이다. 영상의 엔트로피가 감소함에 따라 정보의 양도 줄어든다.

엔트로피는 화소당 비트로 나타낸 영상의 평균 전체 정보의 양을 나타낸다. 엔트로피의 개념은 정보이론에서 나왔고, 여기서 정보는 일어날 확율의 감소로 생각될 수 있다. 단일 메시지의 정보의 양은 정보 단위에 있어서 다음과 같다.

$$I(E) = \log(1/P(E)) = -\log P(E) \tag{5.2}$$

여기서 $P(E)$는 메시지가 발생할 사전확률(prior probability)을 나타낸다. 직관적으로 메시지에 의한 정보의 양은 발생 확률과 역관계가 있다. 높은 발생확률을 가지는 메시지들은 작은 정보를 가진다. 반대로, 낮게 기대되는 메시지들은 많은 정보를 지닌다. 데이터와 정보는 다른 것이다. 우리 모두는 긴 전자메일(데이터)를 받는다. 그러나 이들 가운데 우리가 이미 알고 있는 것을 알려준다면 정보를 거의 포함하고 있지 않다. 전자메일들 가운데 우리가 기대하지 않은 어떤 것을 알려줄 때 그들은 정보를 지니고 있다.

만일 단지 두 개의 사건이 가능하다면(0과 1) 식 (5.2)의 로그함수의 베이스는 2이다. 그리고 결과적인 정보의 단위는 비트(bit)가 된다. 만일 두 사건이 같은 확률, $P_1(E) = P_{2(E)} = 1/2$이면, $I_1(E) = I(E)_2 = -\log_2(1/2) = 1$비트가 된다. 즉 두개의 동일 가능성을 가진 사건 중에 하나가 일어났을 때, 정보의 1비트가 전달되는 것이다. 그러나 만일 두 사건이 동일한 확률을 가지지 않는 경우, 예로서 $P_1(E) = 1/4$ $P_2(E) = 3/4$일 때, 덜 흔하게 일어나는 사건 $(I(E)_1 = -\log_2(1/4) = 2)$이 더 흔히 일어나는 사건 $(I(E)_2 = -\log_2(3/4) = 0.415)$에 의해 전달되는 정보보다 크다.

영상에서 화소값 a_i는 확률 $P(a_i)$로 일어나며, 이것은 정규화 히스토그램에서 빈의 높이로 주어진다. 유효한 화소의 값은 0에서 $2^n - 1$이다. 1차 통계(First-order statistics)는 화소들의 통계적 특성이 이웃 화소들에 의존하지 않는다고 추정한다. 한 영상의 엔트로피, H의 일차 추정은 각 화소의 정보량의 합으로 주어진다.

$$H = \sum_{i=0}^{2_n - 1} P(a_i) I(a_i) = -\sum_{i=0}^{2^n - 1} P(a_i) \log_2 P(a_i) \tag{5.3}$$

이 수식을 $P(a_i)$에 대하여 미분하면, 최대 가능한 엔트로피는 모든 그레이레벨이 같은 확률을 가지고 있을 때 일어난다. n비트 영상에서, 모든 빈들(2^n)이 모두 같은 확률로 채워진다면, 즉 그레이레벨 히스토그램이 균일하게 분포된다면, 영상은 히스토그램 균일화(histogram equalized)되었다고 말한다(5.2.2절). 그 경우에, $P(a_i)$는 일정하며 $1/2^n$이다. 엔트로피는 화소당 n비트가 된다.

$$H = -\sum_{i=0}^{2^n - 1} P(a_i) \log_2 P(a_i) = -\Sigma(1/2^n) \cdot \log_2(1/2^n) = +\Sigma(1/2^n) \cdot n = n \tag{5.4}$$

따라서 최대 엔트로피는 모든 빈들이 채워지고, 같은 확률을 가질 때 이루어진다.

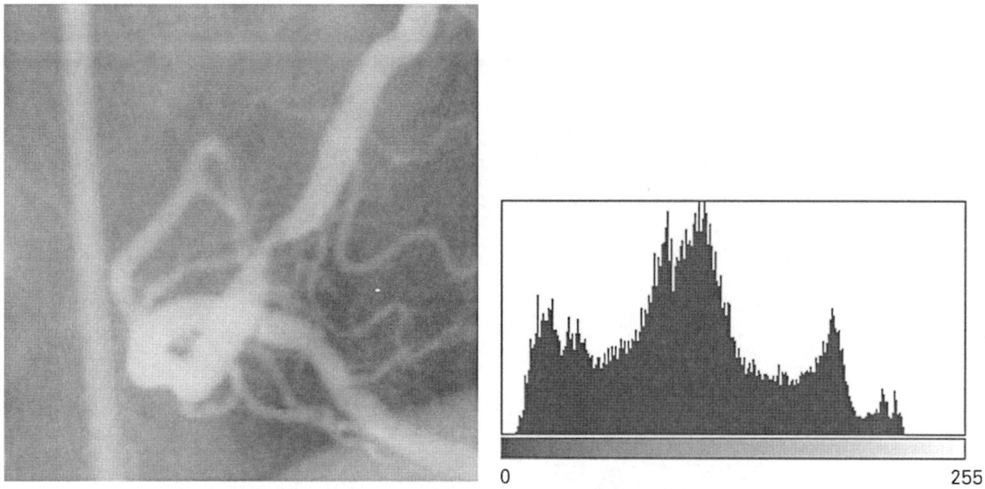

(i)

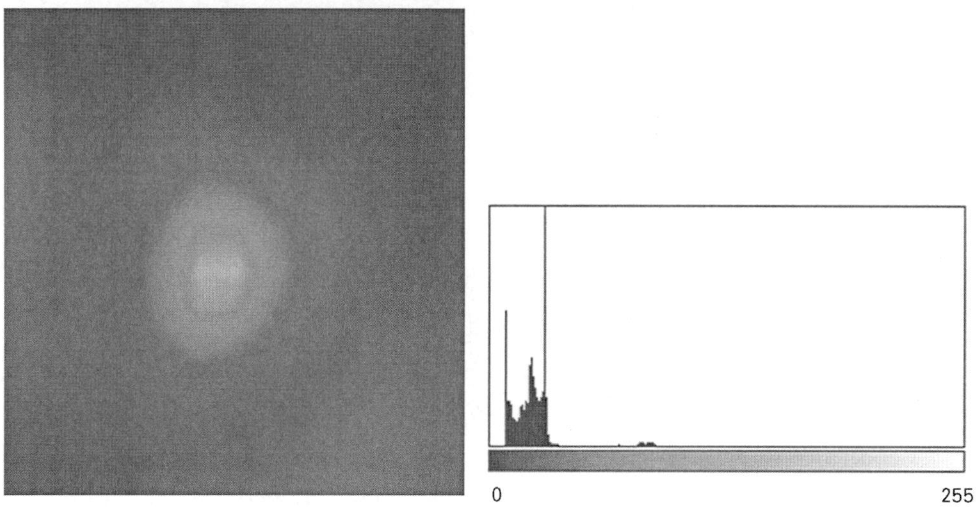

(ii)

그림 5.7 영상과 히스토그램. 해당 엔트로피는 (i) 7.50이고 (ii)는 4.95비트/화소

8비트 영상에 대하여, 8비트에 근접한 엔트로피는 모든 가용한 화소값을 사용한 풍부하고 복잡한 영상을 나타낸다. 비록 1차 엔트로피가 그레이레벨 히스토그램에 의존하지만, 그러한 영상은 자세함을 가지나 공간패턴(spatial pattern)의 정보를 가지지는 않는다. 그림 5.7(i)에서 보여진 혈관조영도에서 화소값들은 넓은 동적 범위를 가지며, 영상의 엔트로피는 높다. 비록 히스토그램이 완전한 범위를 커버하지 못하고 균일 히스토그램이 아니기 때문에, 최대 도달 가능한 엔트로피는 아니다. 원자력 의학영상들은 제한된 동적 범위를 가지며 덜 자세한 경향이 있다(그림 5.7(ii)). 결과적으로 그들의 엔트로피는 낮다. 일반적으로, 빈들이 많이 채워지고, 빈들의 높이가 차이가 나지 않으면 않을 수록, 엔트로피는 더욱 높다. 이것은 [실습 5.3]에 있는 영상에서 볼 수 있다.

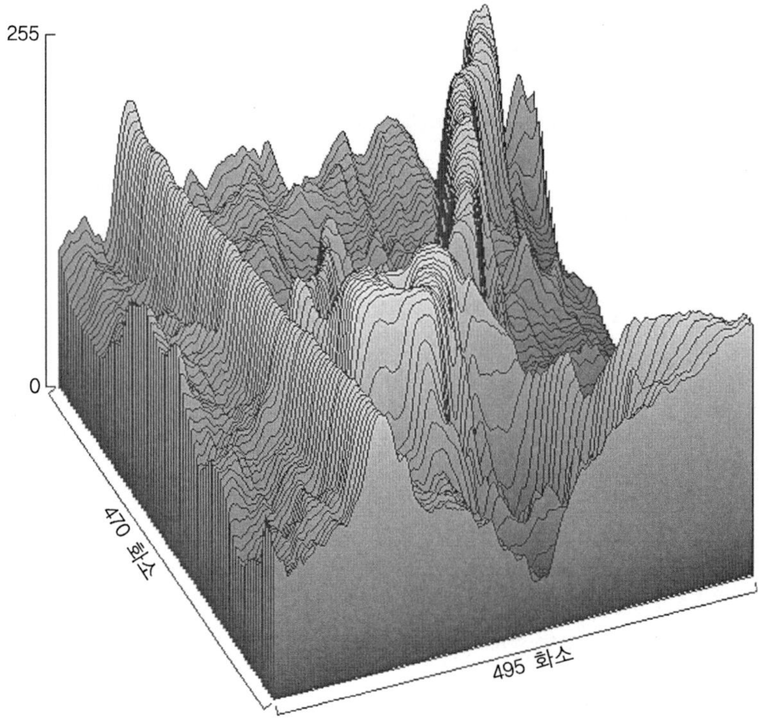

그림 5.8 그림 5.7(i)의 혈관조영 영상의 표면 도면

높은 엔트로피를 가진 영상은 많은 다른 화소값을 가지고 있다. 그리고 모든 화소는 거의 같은 빈도로 일어난다. 이것은 표면을 그린 그림에서 명확하게 나타나는데, 화소의 위치에 대한 화소값을 그린 그림 5.8에서 볼 수 있다. 엔트로피는 어떤 영역의 텍스처(texture)가 거친지 부드러운지를 특징짓는다. 이것은 영상 내에서 화소값들의 국부 변화도에 대한 정보를 제공하기 때문이다. 텍스처는 정상조직과 병리학적인 조직을 구분하기 위하여 사용될 수 있다. 그리고 악성과 양성을 예측하기 위하여 유방조직에 사용되어 왔다.

만일 히스토그램에서 어떤 화소값들이 다른 것들에 비하여 자주 나타난다면, 자연적인 이진 코딩보다 효과적인 코딩 시스템이 그 영상에 대하여 사용될 수 있다. 같은 코딩 길이를 사용하는 대신에, 예로서 8비트, 각 화소값들에 대하여 자주 발생되는 화소값들은 보다 짧은 코드가 할당될 수 있다. 그리고 가끔씩 발생되는 것들에 대하여는 보다 긴 코드가 할당될 수 있다. 그 결과는 정보의 손실 없이 평균 코드의 길이가 줄어들 수 있다. 이것은 무손실(lossless) 혹은 무오류(error free) 파일 압축의 결과를 준다. 이것이 허프만 코딩(Huffman coding)과 같은 가변 길이 코딩 시스템의 기본 원리이다. 엔트로피는 특정 영상에 대하여 얼마나 많은 무손실 압축이 될 수 있는지를 보여주는 것이다. 높은 엔트로피를 가지고 있는 영상들은 크게 압축될 수가 없다.

4개의 화소값(0, 1, 2, 3)만 갖는 영상을 생각하자. 정규화된 히스토그램 값은 0.5, 0.25, 0.125, 0.125이다. 히스토그램을 그려라. 심볼당 평균정보, 즉 엔트로피는 다음과 같다.

$$H = -(0.5\log2(0.5) + 0.25\log2(0.25) + 0.125\log2(0.125) + 0.125\log2(0.125))$$
$$= -(-0.5 - 0.5 - 0.375 - 0.375) = 1.75$$

이것은 고정길이 이진 코딩 (00, 01, 10, 11)을 사용한 경우에 요구되는 2비트/화소 보다 작다. 따라서 영상은 적절한 코딩을 사용하여 압축될 수 있다는 것을 나타낸다. 만일 코드가 0, 10, 110, 111이 사용된다면, 평균 코드의 길이, L은 다음과 같다.

$$L = (0.5x1) + (0.25x2) + (0.125x3) + (0.125x3) = 1.75$$

이것은 엔트로피와 동일하다. 즉, 최상의 가능 코드에 대한 조건인 것이다. 따라서 이것은 최적의 코드이다.

이 코드를 사용하면 파일 압축률(file compression ratio), C는 원 파일의 크기에 대한 압축된 파일의 크기 비를 나타낸다. 비록 약간의 오버헤드인 코드 테이블을 첨부해야 하지만, 압축률은 2:1.27, 즉 1.14:1 이다. 이것은 소수의 화소값을 가지고 한 것이어서 가변길이 코딩 시스템 사용으로 인한 파일 공간의 절약은 미미하다. 그러나 화소수가 증가하면 파일공간의 잠재적인 절약이 기대된다.

영상의 엔트로피는 가변길이 코딩으로써 압축 가능성의 한계를 정의한다. 예로서, 균일화된 히스토그램(equalized histogram)을 가진 영상은 이 방식으로 압축될 수 없다.

5.1.3 신호대잡음비

한 영상의 신호대잡음비(SNR: signal-to-noise ratio)는 종종 영상 자체에서 추정될 수 있다. 영상의 신호 혹은 평균밝기는 전체 영상의 평균화소값의 제곱, $\bar{a}^2$ 으로 된다. 잡음은 화소값의 분산, σ_a^2 으로 된다. 그러나 이것은 일정한 그레이 값을 갖고 충분히 큰 영역에서 측정될 필요가 있다. 그래서 잡음의 측정에 모든 중요한 변화들이 포함되게 하여야 한다. 이것은 국부정보로 인한 화소값의 변화, 즉 특징(feature)과 잡음을 혼돈해서는 안된다. 또한 잡음은 첫 영상과 같은 조건에서 얻어진 완전 균일한 제2의 영상이 가능하다면 그것에서 측정될 수도 있다. 방사선 촬영에서, 예로서, 아크릴 블록이나 균일한 물, 팬텀(국부투시), 혹은 공기 스캔을 하는 것으로 그것을 얻을 수 있다. 각 경우에서 잡음은 두 번째 영상에서 계산될 수가 있다. 그것이 단지 랜덤한 통계적 변동을 담고 있고, 상관관계가 있는 잡음이 없는 한, 첫 번째 영상에 적용될 수 있는 잡음을 추정할 수 있다.

영상의 데시벨(dB)로 나타낸 SNR은

$$\text{SNR} = 10\ \log_{10}(\bar{a}^2/\sigma_a^2) = 20\ \log_{10}(\bar{a}/\sigma_a) \tag{5.5}$$

이것은 식 (2.13)에서 얻을 수 있는데, 신호의 전력은 전체 화소의 평균 화소값의 제곱으로부터 결정된다. 그리고 잡음전력은 특징을 가지고 있지 않는 ROI(Region of Interest) 지역 안의 분산으로부터 결정된다. 영상들로부터 SNR을 구하는 연습이 [실습 5.4]에 주어져 있다.

많은 영상에서, 배경으로부터 전경을 구분하는 것이 목적이다. 예로서, 주변의 정상적인 조직으로부터 종양을 구분하는 것이다. 이러한 경우에, 대조대잡음비, CNR(contrast-to-noise ratio)가 신호대잡음비인 SNR보다 더 유용하다.

$$\mathrm{CNR} = 20\ \log_{10}(\bar{a}_{\mathrm{foreground}} - \bar{a}_{\mathrm{background}})/\sigma_a \tag{5.6}$$

여기서 신호 혹은 평균 화소값은 대비 혹은 전경과 배경의 평균 화소값의 차이로 대치된다. CNR은 전경과 배경에 대한 SNR의 차이와 같다. 왜냐하면 잡음은 전경 혹은 배경을 사용하여 측정되어지는 것이 유사하기 때문이다.

5.1.4 다른 히스토그램 특징들

만일 중앙 집중적인 경향이 있다면, 공간 모멘트들은 분포에 있어서 값들의 공간적 분포를 묘사하기 위해 매우 간단하면서 강력한 방법이다. 그들은 그레이레벨 히스토그램과 같은 1차원 분포나 혹은 영상 자체와 같은 고차원 분포에 적용될 수 있다.

N개의 가능한 값 x_i를 가진 1차원 이산적인 분포에 적용한다면, n번째 모멘트는 다음과 같이 정의된다.

$$m_n(x) = \sum_{i=0}^{N} P(x_i) \cdot x_i^n \tag{5.7a}$$

중심 모멘트(central moment)는 평균과 관련하여 정의된다. 따라서 n번째 중심 모멘트는 다음과 같이 정의된다.

$$\mu_n(x) = \sum_{i=0}^{N} P(x_i) \cdot (x_i - \bar{x})^n \tag{5,7b}$$

히스토그램의 첫 중심 모멘트는 평균 화소값을 나타낸다.

$$m_1 = \sum_{i=0}^{255} P(a_i) \cdot a_i = \bar{a} \tag{5.8a}$$

2번째 중심 모멘트는 분산(variance)을 나타낸다.

$$\mu_1 = \sum_{i=0}^{255} P(a_i) \cdot (a_i - \bar{a})^2 = \sigma_a^2 \tag{5.8b}$$

여기서 $i=0$, 255는 8비트 영상에 적용된 것을 의미한다. 3번째 중심 모멘트는 왜도(skewness)를 나타낸다. 만일 이것이 수치적으로 영이라면, 히스토그램이 대칭이라는 것이다. 왜도의 값이 음수이면 히스토그램이 왼쪽으로 비대칭을 의미한다(히스토그램의 꼬리가 중앙 왼쪽으로 더 확장된다). 4번째 중심 모멘트는 첨도(kurtosis)를 나타낸다. 이것은 가우시안(Gaussian)의 모양에 얼마나 가까운가를 나타낸다. 첨도가 영이면 분포가 가우시안이다. 반면에 음수/양수값은 그 모양이 가우시안보다 평평하거나 더 가파른 것을 나타낸다.

5.2 히스토그램 변환과 룩업 테이블

우리는 영상은 화소의 행렬로 저장되는 것을 보았다. 만일 한 화소를 저장하기 위하여 8비트가 사용된다면 화소값은 0에서 255의 범위가 된다. 이러한 화소값들은 디스플레이 룩업 테이블(LUT)를 거쳐서 디스플레이 영상의 밝기를 결정한다. 화소값들은 LUT의 주소값이 되고, 해당 화소를 위한 밝기 정보(그레이레벨)값을 알아내기 위하여 사용된다(그림 5.9(ⅰ)). 밝기 정보는 모니터에 보내져 스크린 상에서 그 화소를 그리기 위하여 사용된다. 디폴트 룩업 테이블에서는 화소값들이 그레이레벨값을 직접 가리킨다. 즉, 화소값 0은 0번째 그레이레벨(검정)을 가리키고, 화소값 255는 255번째 그레이레벨(백색)을, 화소값 127은 127번째 그레이레벨(중간 회색) 등을 가리킨다(그림 5.9(ⅱ)). 룩업 테이블은 y축에 출력 그레이레벨에 대한 x 축에 입력 화소값을 나타내거나 그레이레벨들의 수직 윈도우로서 표현 된다(그림 5.9(ⅲ)).

룩업 테이블은 화소값들을 그레이 값으로 사상시키며, 저장된 화소값 자체를 변경하지 않고, 화소값의 분포를 그레이 값의 다른 분포로 변경함으로써 영상을 다르게 표현하기 위하여 사용될 수 있다. 그 처리는 사상함수로 다음과 같이 표시될 수 있다.

$$g = M(a) \tag{5.9}$$

여기서 a는 저장된 화소값이며, g는 디스플레이된 그레이레벨이다. 사상함수 M은 처리의 효과를 결정한다. 룩업 테이블을 사용한 영상의 변환은 **점 조작**(point operation)에 해당된다. 여기서 출력 화소값은 다만 해당 입력화소값에 의존한다.

한 영상의 밝기는 모든 화소에 고정된 값을 더하여 밝게 하거나 고정된 값을 빼서 어둡게 함으로써 조정될 수 있다. 그러나 이것은 영상 화일의 화소값을 변경시킨다. 원 영상의 화소값을 유지하면서 출력 영상의 밝기를 변경시킬 수 있는 다른 방법은 디스플레이 룩업 테이블을 사용하는 것이다. 이것은 디폴트 룩업 테이블을 사용하는 경우보다 밝거나 어두운 명암도를 주기 위해 화소값을 룩업시에 사용한다. 룩업 테이블을 사용하여 이것을 구현할 수 있다.

디스플레이 된 영상의 대비는 고정된 값으로 나누거나 곱하지 않고 적절한 룩업 테이블을 사용하여 변경될 수 있다. 디폴트 룩업 테이블 보다 큰(작은) 기울기를 가지는 룩업 테이블을 사용함으로써 대비는 증가(감소)될 수 있다. 이러한 것은 [실습 5.5]에서 설명된다.

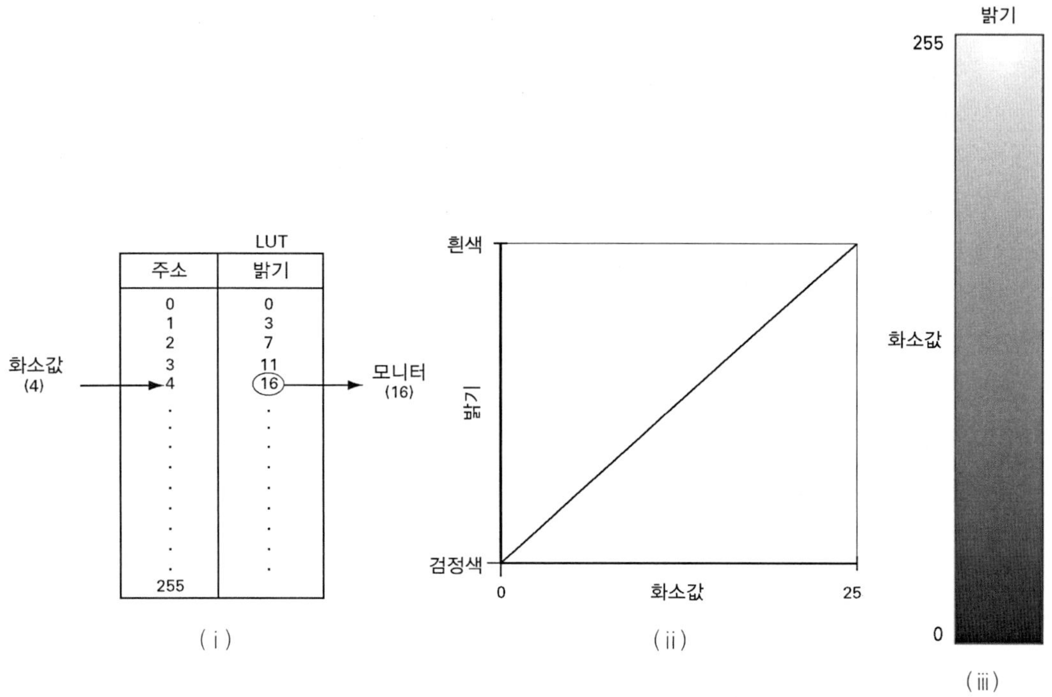

그림 5.9 룩업 테이블 (i) 메모리에 저장된 테이블 (ii) 화소값과 밝기를 연결하는 그래프 (iii) 그레이 값의 분포

많은 비전 응용에서, 배경부분에 해당하는 영역으로부터 관심이 있는 객체에 해당하는 영역을 분리 혹은 분할을 할 수 있는 것은 유용하다. 임계화(thresholding)는 영상의 배경과 객체 영역들에서 명암도 또는 색상이 다른 것을 이용하여 분할을 수행하기 위한 쉽고 편리한 방법을 제공한다. 문턱치(임계치)를 적용할 대상은 일반적으로 그레이 영상이고 출력은 흑백 화소들로 구성된 이진 영상이며, 곧 분할을 나타낸다. 대게 흑색 화소는 배경을 나타내고, 백색은 전경 혹은 객체를 나타낸다. 물론 이것이 바꾸어 질 수도 있다. 간단한 구현에서, 분할은 명암도 문턱치(intensity threshold)로 알려진 단일 파라미터로 결정된다. 영상의 각 화소는 이 문턱치와 비교된다. 만일 화소의 값이 문턱치보다 크면, 출력에서 그 해당 화소는 백색으로 설정된다. 만일 화소값이 문턱치보다 작거나 같으면 그것은 흑색으로 설정된다. 룩업 테이블 셋업 함수를 사용하면 저장된 화소의 값을 실제로 변경하지 않고 문턱치를 적용한 결과를 디스플레이할 수 있다.

보다 복잡한 응용을 위하여 다중 문턱치를 명시할 수 있다. 그래서 일정한 밴드에 속하는 화소값들을 백색으로 하고 나머지는 흑색으로 설정이 가능하다. 또는 다양한 밴드에 다른 가상 색상(false color)을 부여할 수 있다. 다중 밴드를 구분하는 것을 밀도 나누기(density slicing)로 언급한다. 컬러영상에서 각 컬러 채널에 대하여 다른 문턱치를 설정하는 것이 유용할 수 있다. 다른 일반적인 변화는 배경에 속하는 모든 화소들은 흑색으로 설정하고, 나머지는 강제로 백색으로 설정하는 것 대신에 원래의 명암도로 그대로 두는 것이다. 그 결과, 정보를 잃지 않게 된다.

5.2.1 히스토그램 스트레칭

전체 동적 범위보다 작은 동적 범위를 가지고 있는 영상은 만일 히스토그램 늘이기(stretch)가 되면 전체 동적 범위로 디스플레이 될 수 있다. 가장 간단한 방법은 히스토그램 변환 없이 그대로 디스플레이 하는 선형 늘이기이다(그림 5.10(i)). 이 작업은 히스토그램 늘이기 혹은 대비 늘이기로 언급된다. 화소값을 바꾸지 않고 특정 룩업 테이블로서 흑색에서 흰색까지 전 범위로 그레이 값으로 매핑되게 한다.

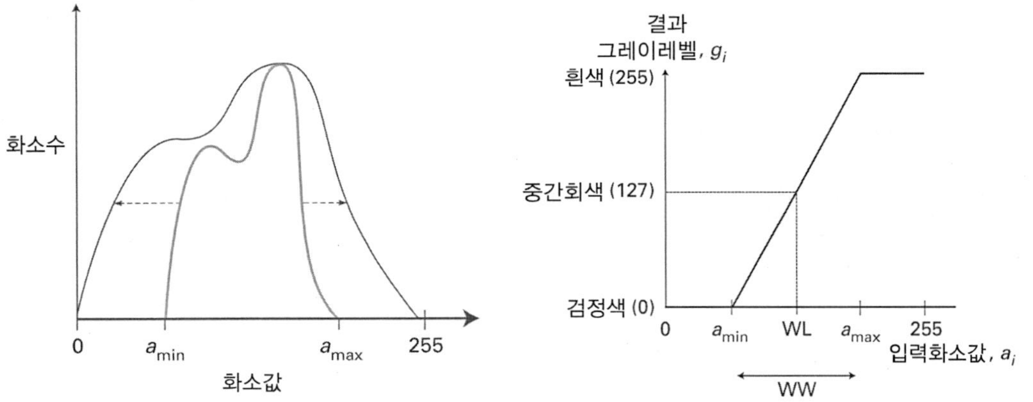

그림 5.10 (i) 히스토그램을 선형적으로 스트레칭하는 개념 (ii) 선형 히스토그램 늘이기를 구현하기 위해 요구되는 룩업 테이블

이 새로운 룩업 테이블은 최소 화소값, a_{min}을 흑색으로, 최대 화소값, a_{max}를 흰색으로 매핑한다. 그리고 다른 화소값들은 선형적으로 그레이 값으로 매핑한다.
따라서 화소값, a_i로부터 변환된 그레이 값, g_i는 다음과 같이 주어진다.

$$g_i = \frac{2^n - 1}{a_{max} - a_{min}} \cdot a_i \tag{5.10}$$

요구되는 룩업 테이블은 그림 5.10(ii)에 나타나 있다. 스트레치 되어질 값의 범위는 이 경우에 $(a_{max} - a_{min})$로서 윈도우의 폭(WW: window width)라고 하자. 그리고 윈도우의 중앙점을 윈도우 레벨(WL: window leve)이라고 하자. 룩업 테이블은 각 회소값을 해당하는 그레이레벨 값으로 바꾸기 때문에 이것은 일대일 변환이다. 그래서 히스토그램의 빈의 숫자는 같은 값으로 유지된다. 그 결과, 히스토그램 스트레치로 인하여 더욱 사이가 떨어지므로 중간에 비어있는 빈들이 존재한다. 이것을 그림 5.11에서 볼 수 있다. 이러한 형태의 룩업 테이블은 컴퓨터 단층촬영(CT: computer tomography)에서 윈도우잉을 구현할 때 사용된다. 윈도우 레벨의 값은 {-1000 3095} 범위에서 선택될 수 있다. 윈도우 폭의 값과 함께 윈도우 레벨은 관심 해부학(anatomy)에 따라 선택된다. 즉, 윈도우의 바닥값은 흑색으로 매핑되고, 윈도우의 꼭대기 값은 백색으로 매핑된다.

어떤 영상들에 대하여 대부분의 화소값들이 좁은 범위에 들어있고, 나머지 몇몇 화소들은 흑색 혹은 백색과 같은 극단적인 값에 속해 있을 수 있다. 만일 이러한 극단적인 값들이 포함된다면 윈도우는 가능한 전 영역을 차지고 늘이기를 거의 할 수 없다. 보다 강력한 방법은 화소값의 어떤 퍼센티지, 예로서 $p\%$를 무시하고 윈도우를 선택하는 것이다. 이것은 예로서 $p=2\%$의 화소를 흑색 빈으로, $p=2\%$의 화소들을 백색빈으로 강제함으로써, 수정된 영상의 히스토그램의 끝 부분들을 포화시키는 효과를 가지게 된다.

RGB 컬러 디지털 영상에서, 히스토그램 늘이기는 영상을 HSI 컬러 공간으로 바꾸고 명암도 정보에만 밝기 매핑을 적용함으로써 히스토그램 늘이기를 할 수가 있다.

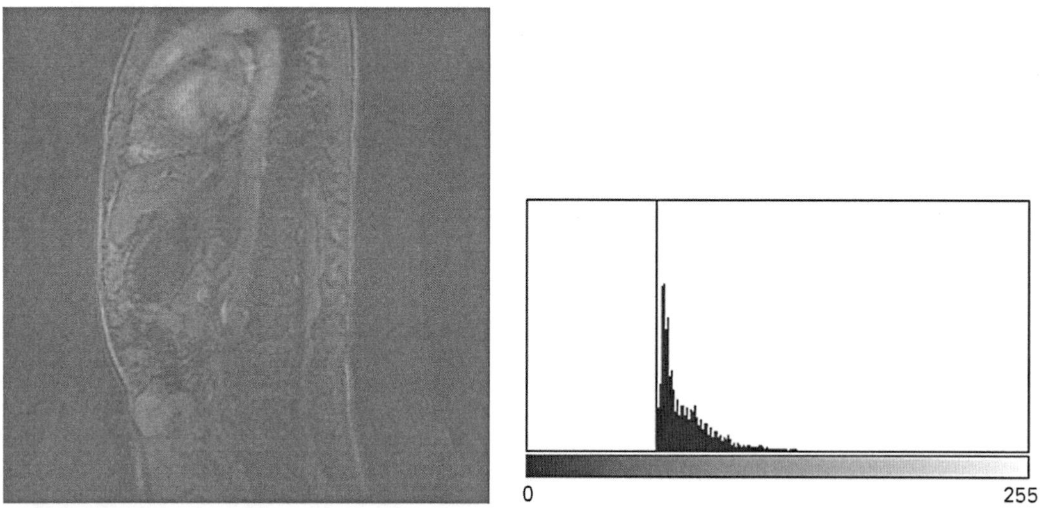

(i)

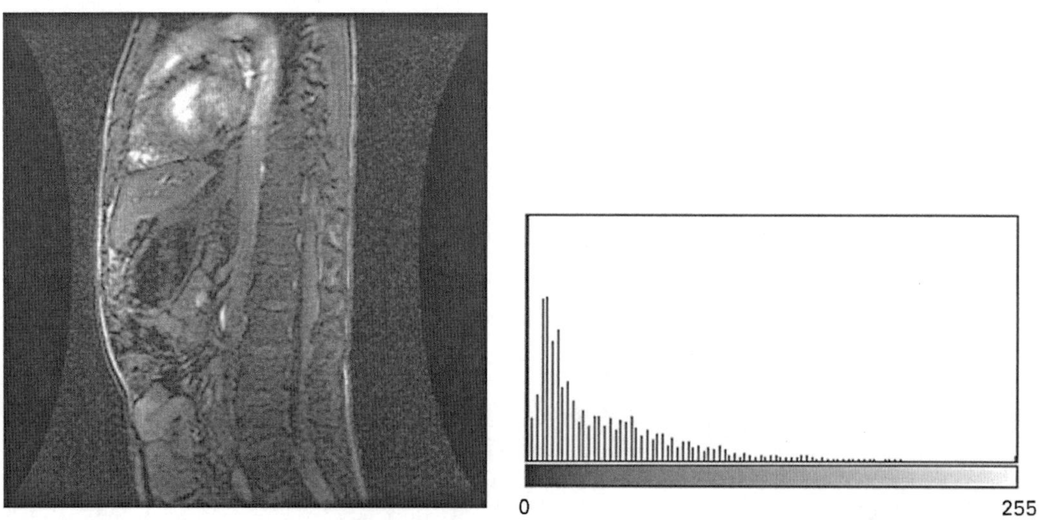

(ii)

그림 5.11 (i) 제한된 동적 범위의 영상과 그레이레벨 히스토그램. (ii) 선형 히스토그램 늘이기를 한 후 영상과 그레이레벨 히스토그램

부동소수점 영상에서 화소값들은 부동소수점 숫자로 표현된다. 즉, 정수보다 실수로 표현된 부호가 있는 수와 지수의 형식인 과학적인 표시 방식이다. 32비트 숫자에서 첫 비트는 부호비트로서 "S"이고 다음의 8비트는 지수비트로서 "E"이고 나머지 23비트는 "F"로 소수를 나타낸다.

```
S  EEEEEEEE FFFFFFFFFFFFFFFFFFFFFFF
0  1      8 9                    31
```

이것은 큰 값의 범위를 허용하며, 화소값이 어떤 물리적인 양을 나타낼 때 유용하다. 플로팅 포인트 화소값을 정수 화소값으로 바꿀 때, 8비트 정수로 변환 전에 범위는 먼저 0-255로 정규화된다. 이것은 히스토그램 스트레칭을 위한 룩업 테이블과 유사한 매핑함수로 수행될 수 있다.

$$g_i = \mathrm{round}\left(\frac{(2^n - 1)\cdot \mathrm{FP_i}}{(\mathrm{FP_{max}}) - (\mathrm{FP_{min}})}\right) \tag{5.11}$$

여기서 round는 256 가용한 레벨로의 양자화(quantization)을 가리킨다. 틀림없이 어떤 정보들은 정규화 과정에서 상실된다. 그러나 상대적인 명암도는 유지된다. 두배 정밀도 플로팅 포인트는 64비트를 숫자에 할당하며, 보다 큰 범위를 아우를 수 있다. 즉, 한 비트는 부호비트인 "S", 지수표시를 위해 11비트인 "E", 그리고 52비트는 소수인 "F"를 표시하기 위한 것이다.

5.2.2 히스토그램 균일화

여러 개의 영상들을 비교할 필요가 있을 때, 양적 텍스처 척도값은 특정한 기준상에서 혹은 다른 조건하에서 비교를 수행할 수 있다. 히스토그램 표준화 시도가 일반적이다. 가장 공통인 표준화 기술은 히스토그램 균일화(equalization)이며, 히스토그램을 평평한 혹은 균일한 히스토

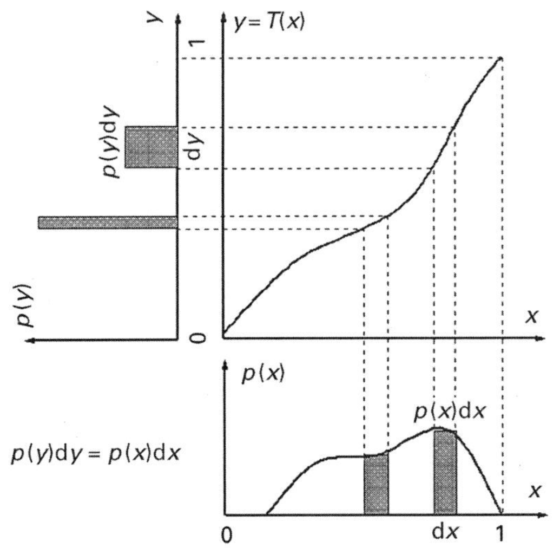

그림 5.12 변환함수, $y = T(x)$는 확률밀도함수 $p(x)$가 확률밀도함수 $p(y)$로 바뀌는 것을 결정한다.

그램으로 변화시킨다. 각 화소값들은 거의 동일한 빈도로 발생한다. 영상에서 전달하는 정보를 최대화하며, 변환된 영상이 향상된 모습을 가진다.

정규화된 히스토그램 혹은 PDF, $p(x)$를 가지는 영상, A를 생각하자. 변환함수 $y = T(x)$ (그림 5.12)는 자신의 확률함수를 출력영상, B를 묘사하는 다른 확률함수, $p(y)$로 매핑한다. x로부터 y로 매핑된 회소들의 수는 변하지 않기 때문에 다음이 성립된다.

$$p(y)dy = p(x)dx \tag{5.12}$$

만일 출력영상이 평평한, 균일한 확률밀도함수를 가지기를 원한다면, $p(y)$는 일정한 것이 되어야 한다(8비트 영상에서는 1/255). 따라서

$$dy = p(x)dx \tag{5.13a}$$

혹은

$$dy/dx = p(x) \tag{5.13b}$$

따라서 히스토그램 균일화를 위한 매핑함수, $y = T(x)$는

$$\mathrm{A}(x,\ y) = \mathrm{CDF_B} - 1\{\mathrm{CDFA}(\mathrm{A}(x,\ y))\} \tag{5.14}$$

where

$$T(x) = \int_0^x p(u)du,\ \ T(0) = 0 \tag{5.15}$$

직관적으로, 만일 $p(x)$가 높으면 $T(x)$가 가파른 기울기를 가지고, dy는 넓어지고 $p(y)dy = p(x)dx$를 유지하기 위하여 $p(y)$는 낮아지게 된다. 만일 반대로 $p(x)$가 얕은 기울기를 가지면, dy가 좁아지고 $p(y)$는 높아지게 된다.

이산적인 그레이레벨에 대하여, 입력영상, x의 그레이레벨은 이산적인 값, $x = \{0,\ 1,\ 2,\ \cdots.255\}$를 취할 것이며, 연속 적분은 다음과 같이 이산적으로 표시된다.

$$T(x) = \sum_{i=0}^{x} pi \tag{5.16}$$

이것은 입력 영상의 누적분포함수(CDF: cumulative distribution function)가 된다. 따라서 히스토그램 균일화를 위하여 요구되는 변환함수 혹은 룩업 테이블은 범위 $0 < y < 255$로 적절하게 스케일 된 누적분포함수이다. 이것은 영상의 화소값 히스토그램을 누적시킴으로써 얻어진다. 각 영상은 자신의 히스토그램으로부터 얻어지는 특정한 룩업 테이블을 요구한다(그림

5.13(i)). 히스토그램 늘이기에서 사용된 선형 룩업 테이블과는 달리, 일반적으로 단조증가(monotonic)하며 비선형적이다.

이산적인 구현에 있어서, 출력 영상은 완전히 균일화할 필요는 없다. 스케일된 룩업 테이블이 가용한 양자화 그레이레벨과 같지 않는 값을 낼 수도 있다. 비록 원본 영상에서는 값이 달라도 그 값들은 같은 레벨로 양자화될 수도 있다. 이러한 것은 히스토그램 균일화 기술을 유일하지 않고 되돌릴 수 없는 것으로 만든다. 일반적으로 출력 영상의 히스토그램에는 갭(사용되지 않는 밝기 레벨)있다. 왜냐하면 입력 히스토그램에 있는 같은 그레이레벨의 화소들이 출력 히스토그램에서 완전히 일정한 분포를 가지게 하기 위해 분리될 수 없기 때문이다. 이것은 근사적으로

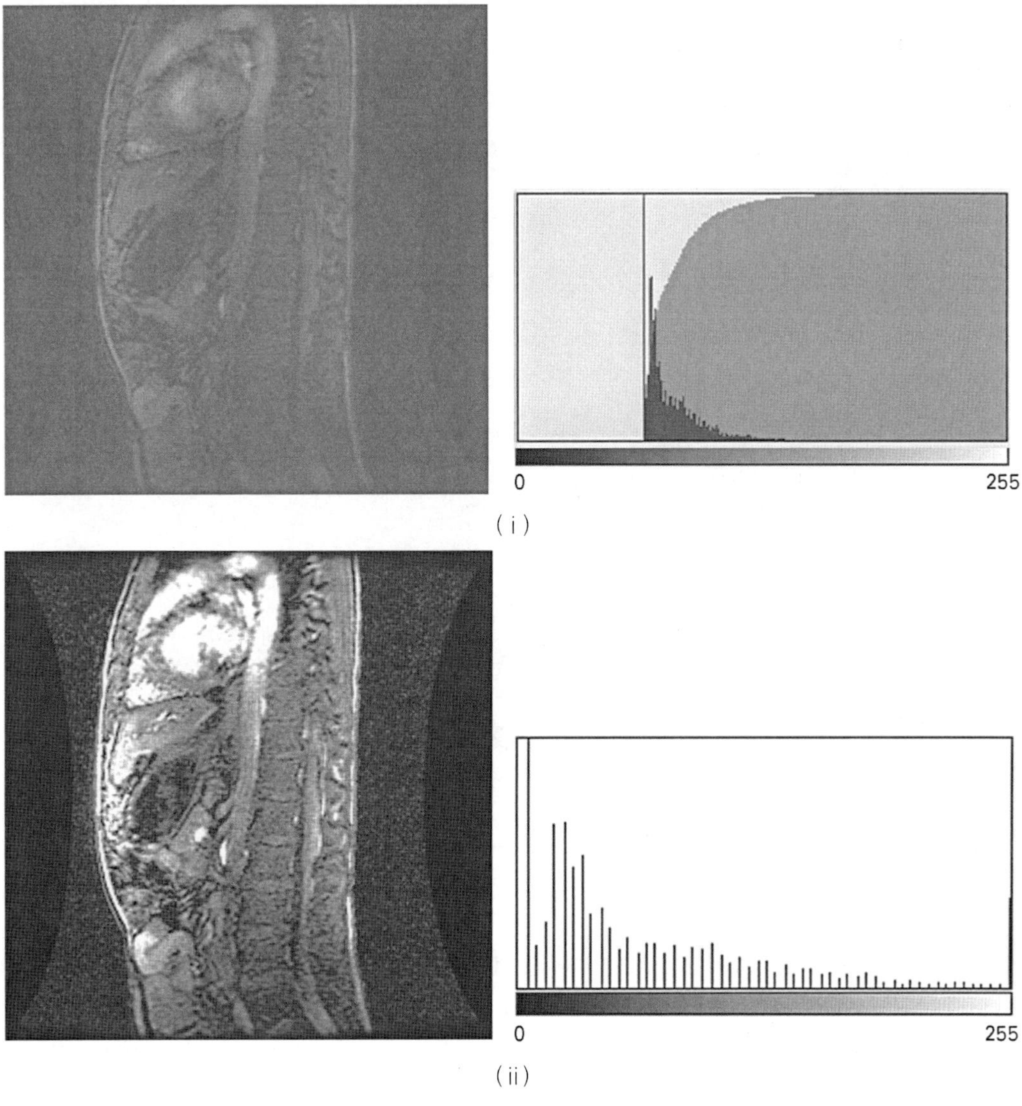

■ **그림 5.13** (i) 제한된 동적 범위를 가진 영상(그림 5.10(i)와 동일)과 CDF와 중첩된 그레이레벨 히스토그램 (ii) 룩업 테이블로서 원 영상의 CDF를 사용하여 히스토그램 균일화한 영상과 그레이레벨 히스토그램. 결과 히스토그램과 그림 5.11(ii)의 히스토그램 스트래칭된 것의 히스토그램과 비교하라.

평평한 히스토그램의 결과를 가진다(그림 5.13(ii)). 이러한 효과는 입력 영상에서 화소의 수와 밝기 양자화 레벨의 수가 증가함에 따라 감소하게 된다. 이러한 약점에도 불구하고, 영상 개선에서 히스토그램 균일화는 인기가 있는 방법이다.

그림 5.14에서, 그림 5.14(i)의 입력 영상의 히스토그램(PDF)과 CDF가 그림 5.14(ii)에 나타나 있다. 그림 5.14(iii)의 출력 영상을 만들기 위해 변환함수 혹은 룩업 테이블로서 누적분포함수(CDF)가 사용된다. 비록 출력 영상의 히스토그램이 완전히 평탄하지는 않지만(그림 5.14(iv)) 입력 영상에 비하여 평탄하다. 그리고 출력 영상의 히스토그램의 CDF도 선형 램프에 가깝다(평탄한 히스토그램을 기대함).

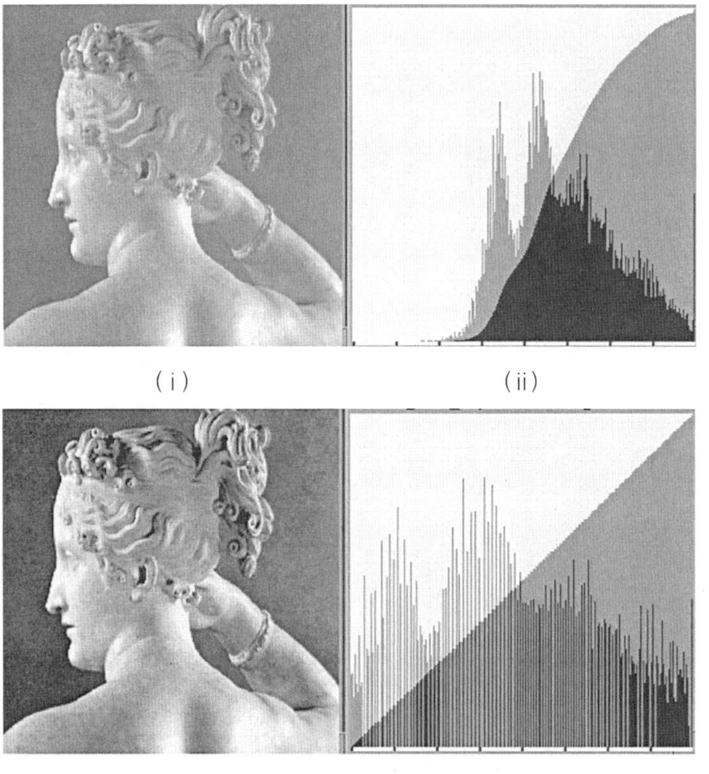

(i) (ii) (iii) (iv)

그림 5.14 (i) 입력영상, (ii) CDF가 중첩된 히스토그램, (ii) 룩업 테이블로서 입력영상의 CDF를 사용한 히스토그램 균일화된 출력영상, (iv) 히스토그램과 영상(iii)의 CDF

히스토그램 균일화를 구현하기 위하여 룩업 테이블로서 CDF를 사용하는 것은 [실습 5.6]에 설명된다. 히스토그램 균일화의 장점은 완전 자동화이다. 즉, 영상이 주어지면, 우리는 그레이레벨 히스토그램을 추출할 수 있고, 그것의 CDF를 얻을 수 있다. 스케일링 후에 이것은 다른 파라미터를 명시함 없이 룩업 테이블로서 사용된다. 히스토그램 값의 반복적인 덧셈과 관련이 있기 때문에 계산은 간단하다.

그러나, 영상에서 자주 발생하지 않는 그레이레벨들의 합과 전체적인 변환(global transform)은 의용 영상에서는 중대한 문제가 될 수 있다. 이 문제를 해결하기 위하여 히스토그램 균일화를 국부적(local)으로 시도한 적이 있었고, 이것을 국부 영역 히스토그램 균일화(local-area histogram equalization)라고 한다. 현재 움직이는 사각형 윈도우 중앙에 있는 화소가 중심이 되어 화소들의 히스토그램이 처리되며, 처리가 모든 화소에 대하여 이루어진다. 이러한 방법은 계산적 비용이 크며, 이동하는 윈도우의 인공적인 사각형 모양으로 인하여 아티팩트(artifact)를 유발할 수도 있다. 적응적 국부영역 히스토그램 균일화(adaptive local area equalization)도 또한 사용되었으며, 여기서 특정 화소를 위한 윈도우가 특정한 모양이나 크기로 제한되지 않고 그 환경에 적응될 수 있다.

5.2.3 히스토그램 매칭

종종 영상을 변환하는 것은 유용하다. 그 결과, 히스토그램이 어떤 모양을 가지거나 다른 영상의 히스토그램과 매칭을 할 수 있다. 일반적으로 히스토그램 매칭은 입력과 출력 영상 사이를 매핑하기 위해 비선형 비 단조증가의 룩업 테이블이 필요하다.

우리가 영상, A를 변환시켜, 그것의 히스토그램이 영상, B의 것과 일치하기를 원한다고 가정하자. 이것은 두 단계 처리과정으로 이루어진다. 먼저, 영상은 변환되어 LUT로서 $\mathrm{CDF_A}$의 균등화 히스토그램을 가진다. 이제 영상 B의 누적분포함수 $\mathrm{CDF_B}$는 영상을 균등화하기 위해 사용될 수 있다. 반대로 누적 분포함수의 역수는 평탄한 히스토그램을 가지는 영상을 B의 히스토그램을 가지는 영상으로 변환시킬 수 있다. 이것이 영상 A를 변환시키는 두 번째 단계를 위해 요구되는 것이다. 즉, 영상 A를 영상 B와 매칭되는 히스토그램을 가진 영상 A'로 변환한다.

$$A'(x,\ y) = \mathrm{CDF_B^{-1}}\{\mathrm{CDF_A}(\mathrm{A}(x,\ y))\} \tag{5.17}$$

이것은 비선형성을 가진 디지타이저로 생성된 영상을 이상적인 선형 디지타이저를 사용한 것처럼 변환함으로써 포토메트릭 켈리브레이션(photometric calibration)에 사용될 수 있다(즉, 출력 그레이레벨은 입력필름 밀도와 비선형의 관계를 가진다).

5.2.4 국부 히스토그램 변환

앞에서 논의한 히스토그램 변환들은 전체 영상의 그레이레벨 분포에 근거한 룩업 테이블이나 변환을 적용하는 전체적인 것이다. 이 방법은 비록 전체적인 대비나 동적 범위를 향상시킬 수 있지만, 작은 영역에 대하여 자세함을 향상시키는 것이 요청되는 경우들이 있다. 해결책은 영상의 국부 이웃화소의 그레이레벨 분포에 근거한 룩업 테이블을 유도하는 것이다.

절차는 각 화소의 이웃을 정의하고, 이웃의 히스토그램 특징을 사용하여 화소가 출력 명암도 레벨에 매핑되는 룩업 테이블을 유도하는 것이다. 이것은 영상의 각 화소에 대하여 수행된다. 행과 열을 따라 움직이면서 국부 히스토그램에 몇 개의 새로운 화소들을 더하는 것이며, 이전 계산으로부터 히스토그램을 업데이트할 수 있다.

5.2.5 다른 히스토그램 변환

그림 5.15는 룩업 테이블로 구현될 수 있는 다른 많은 흔히 사용되는 히스토그램 변환들이다. 선형 혹은 항등(identity) 라인은 디폴트 값이다. 음수 기울기 라인은 영상을 역상으로

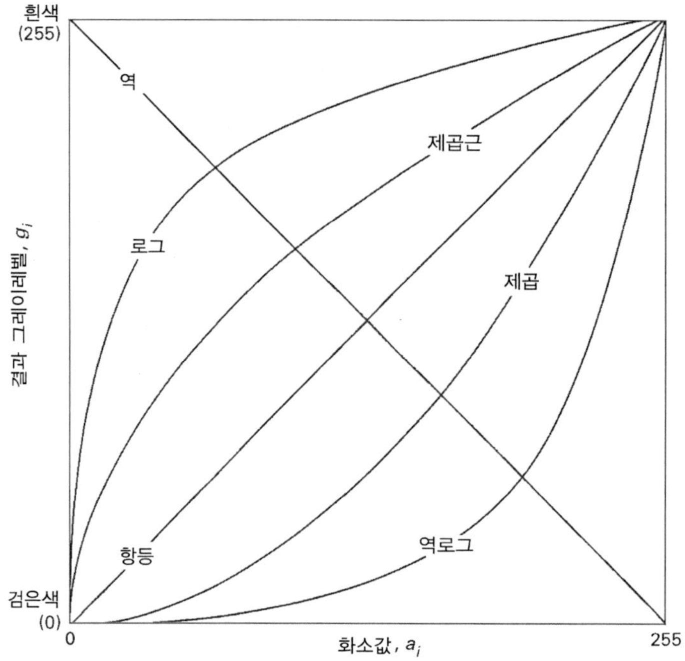

그림 5.15 영상 개선을 위해 사용되는 룩업 테이블의 예들

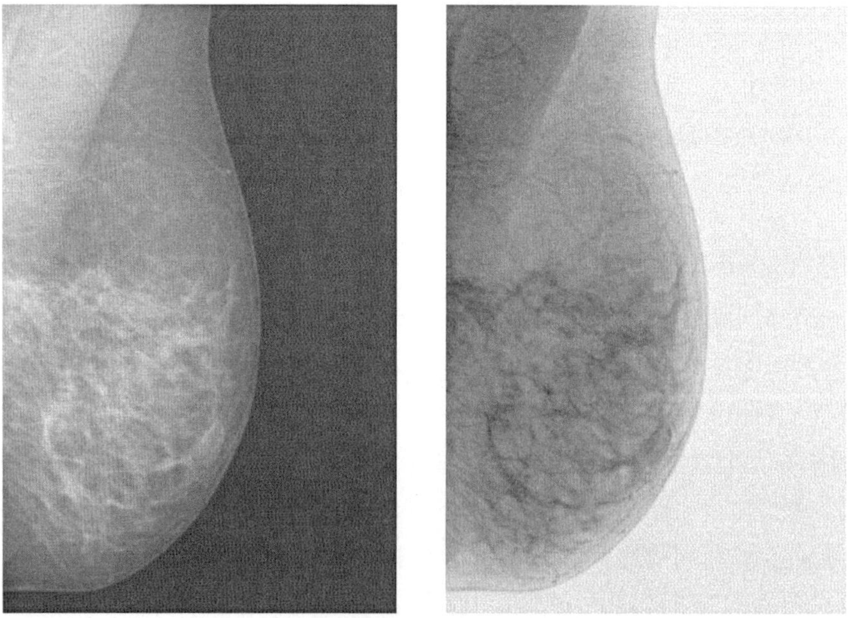

(i) (ii)

그림 5.16 (i) 원 유방 X선 영상 (ii) 음화 영상

변환한다. 즉, 음화 사진과 같은 것이다. 이 변환은 종종 뼈나 유방 X선 영상을 볼 때 사용한다(그림 5.16). 로가리즘과 제곱근 변환은 어두운 끝 부분의 밝기를 확장시키고 밝은 끝부분을 압축시킨다.

이러한 형태의 관계는 선형 응답곡선을 가진 카메라로 얻을 영상을 인간의 시각시스템인 로가리즘 밝기 곡선으로 변환하기 위해 사용될 수 있다. 그것은 또한 천문 영상과 같은 영상의 동적 범위를 압축하는데 사용할 수 있다. 로그 룩업이나 역룩업 테이블의 효과는 [실습 5.7]에 설명된다.

파워-로 변환들은 다음의 일반 형태를 가진다.

$$\text{출력 그레이레벨} = \text{요소}^* \ (\text{입력화소값})^{\gamma} \tag{5.18}$$

여기서 지수는 변환의 감마로 알려져 있다. 즉, $\gamma = 1/2$는 제곱근 변환, $\gamma = 2$는 제곱근 변환, 화소값은 감마값의 지수로 곱해지고, 출력 값은 8비트로 스케일 된다. $\gamma < 1$를 사용하여 밝은 객체를 포화시키지 않고 어두운 객체들을 밝게 만들 수가 있다. 또한 $\gamma > 1$를 사용하여 밝지 않는 객체를 소실함 없이 밝은 객체를 어둡게 만들 수 있다. 영상의 각 화소에 대하여 직접적으로 변환을 계산하는 것은 많은 계산을 요구한다. 따라서 출력 값이 미리 256 입력값에 대해 계산되어 룩업 테이블에 저장된다. 컴퓨터 모니터를 사용할 경우, 감마수정(gamma correction)은 중요하다. 일반적으로 지수가 2에 가까운 파워-로(power-law) 응답함수를 가진다. 예로서, 2.5의 지수를 가진 모니터에 영상을 깨끗하게 출력하기 위해 $(2.5)^{-1}$의 감마= 0.4를 가진 파워-로 룩업 테이블을 사용하여 미리 처리해 두어야 한다.

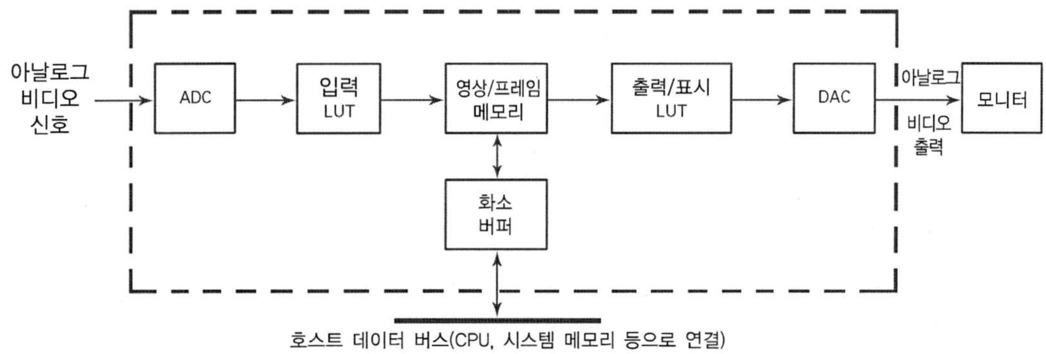

그림 5.17 입출력 LUT를 포함하는 프레임-그래버 보드의 계통도

대부분의 이미징 시스템에서 룩업 테이블은 프레임-그래버(frame-grabber) 보드 상에서 하드웨어로 구현된다(그림 5.17). 입력 룩업 테이블은 ADC와 영상 혹은 프레임 메모리 사이에 위치한다. 이것의 사용은 디지털화하는 정밀도가 저장 정밀도보다 높을 때 혹은 비선형 룩업 테이블을 사용하여 큰 동적 범위의 압축을 위해 사용한다. 출력 룩업 테이블은 영상 메모리와 DAC 사이에 있고, 저장된 화소값을 변경하지 않기 때문에 입력에 비하여 훨씬 다양할 수 있다.

그림 5.17은 호스트 컴퓨터와 프레임 그레버 보드 인터페이스 계통도이다. 컴퓨터는 CPU를 사용하여 영상처리를 수행한다. 출력 혹은 디스플레이 룩업 테이블은 그레이스케일 영상을 의사 컬러(pseudocolor) 영상으로 변경하는데 사용된다. 이것은 영상에서 특정 구조의 가시성을 향상시키는데 사용될 수 있다. 초음파 영상의 경우에 자주 이것이 사용된다. 주요 색상인, RGB 세 개의 룩업 테이블들이 DAC를 위하여 각각 필요하다.

디지털 의용 이미징 시스템은 한 조의 변환들을 가지고 있고, 룩업 테이블들로서 메모리에 저장하고 있다. 이것들은 조작하는 사람에 의하여 저장된 영상의 모습을 수정하기 위하여 선택될 수 있다. 가장 관심있는 특징들이 잘 보여진다고 생각할 때까지 다양한 룩업 테이블을 사용하여 영상을 디스플레이 할 수 있다. 컴퓨터 방사선 촬영(computed radiography) 시스템은 영상 플레이트(IP: image plate) 감지기에 적용 가능한 선형 룩업 테이블을 사용하여 영상을 사용자가 디스플레이 하도록 허용한다. 혹은 시그모이드 룩업 테이블을 사용하여 필름의 특징 곡선의 모양을 흉내 내도록 한다. 많은 이미징 시스템은 사용자가 마우스를 사용하여 상호작용적으로 룩업 테이블을 만들수 있도록 허용한다. 영상을 보기 위한 다른 룩업 테이블의 사용 효과는 [실습 5.8]에서 다룬다.

실습

실습 5.1 영상의 밝기

ImageJ에서 영상 mri를 열어라. 이것은 다소 어두운 영상이다. 이것의 그레이레벨 히스토그램을 나타내라(Analyze/Histogram). 그리고 평균 화소값을 메모하라. 빈의 높이의 수직 스케일이 디스플레이 되지 않지만, 빈의 높이는 히스토그램 내에 커서를 움직임으로써 찾을 수 있다. 즉, 화소값은 “Value”로서, 빈의 높이는 “Count”로서 보여진다. mri 영상을 클릭하여 현재 영상임을 확인하라. 그리고 Image/Adjust/…Brightness/Contrast로 가라. 영상을 밝게 하기 위해 Brightness 슬라이더를 움직여라. Apply를 클릭하라. 그리고 밝아진 영상의 히스토그램을 보라(Analyze/Histogram). 그 모양과 평균화소값을 기록하라. 원 영상의 히스토그램과 어떻게 비교되는가?

영상 **dsa stent**에 대해 같은 일을 하라. 이 영상은 디지털 감산 혈관 촬영(digital subtraction angiography)에 의하여 얻어진 영상이다. 이것은 신장이식과 혈관 스텐트를 가진 환자의 골반 사진이다. 두드러진 화소화(pixelation)가 있다.

실습 5.2 대조와 동적 범위

ImagJ에서 **MRIhead** 영상을 열어라. 화소값의 히스토그램을 보기 위해 Analyze/Histogram로 가라. 최소 최대 화소값($a_{\min}$, $a_{\max}$)을 메모하라. 이들의 차이가 동적 범위이다. MRIhead의 메뉴바를 다시 클릭하라. 대조 슬라이드(Image/Adjust/…Brightness/Contrast에 있는)를 좌우로 움직여 보라. 이러한 일을 하는 동안 영상을 주시해보라. "B&C" 박스 안에 있는 룩업 테이블과 같이 영상의 대조는 바뀐다(그러나 히스토그램은 바뀌지 않는다). 수용할 정도의 대조를 얻기 위해 필요한 만큼 오른쪽으로 슬라이드를 움직여라. 그리고 "B&C" 박스에서 히스토그램 업데이트를 보기 위해 Apply를 클릭하라. 원 히스토그램은 스트레칭 됐다는 것을 기억하라. 새 영상은 높은 동적 범위를 가지며 나은 대조를 가지고 있다. 화소값은 퍼져 있으나 빈의 수는 같다. 그 결과 히스토그램에서 갭이 보인다. 히스토그램 윈도우를 닫고, 다시 오픈한다면 보다 자세히 이것을 볼 수 있다. 그 결과 윈도우도 업데이트 된다. 영상의 대조를 계속 증가시키면 히스토그램에 어떤 일이 일어나는가?

대조 슬라이드로 영상의 대조를 낮추어라. 화소값의 수가 줄어들었고, 그 결과, 화소값이 주기적으로 쌓여 있고 높은 스파이크를 보인다.

실습 5.3 엔트로피

영상 `noise`를 imageJ상에서 열고, 그레이레벨 히스토그램을 얻어라(Analyze/Histogram). 화소당 엔트로피를 얻기 위해 엔트로피 플러그인(Plugins/Ch.5 Plugins/Entropy)을 사용하라. 다음의 영상을 사용하여 반복하라. **`histeq`, `16` 그레이-밴드, `8` 그레이-밴드, `4` 그래이-밴드, `2` 그레이-밴드**. 얻어진 엔트로피 값과 식 (5.3)을 참조하는 그레이레벨 히스토그램과의 관계에 대하여 논하라.

영상 `dsa stent`를 열라. 엔트로피가 그레이레벨 히스토그램과 어떤 관계가 있는가? 히스토그램 스트래칭를 사용하여 영상의 대조를 조정하라(Process/Enhance Contrast 그리고 포화 화소 0%로 하여 "Normalize"를 클릭하라). 그리고 다른 이름으로 영상을 저장하라. 히스토그램을 보고 엔트로피를 기록하라. 원 영상 `dsa stent`에 대하여 히스토그램 균일화를 수행하라(Process/Enhance Contrast 그리고 "Equalize Histogram"을 클릭하라). 이 영상을 다른 이름으로 저장하라. 히스토그램을 보고 엔트로피를 기록하라. 세 영상의 엔트로피들을 비교하라. 세 히스토그램에서 빈의 숫자는 같다. 빈의 높이는 히스토그램 스트레칭한 원 영상의 그것과 동일하다. 단지 좀 떨어져 있을 뿐이다. 반면에 히스토그램 균일화에서는 빈의 높이가 변화되었고, 더 균일화 되었다.

영상 `broken foot`과 `thermography`에 대하여 반복 실습하라.

세 원 영상의 표면 플롯을 보라(Analyze/Surface Plot 그리고 "Draw Wireframe"을 클릭하라). 표면 플롯과 엔트로피 사이에 연관성이 있는가?

실습 5.4 신호대잡음비

영상 `angiogram`을 imageJ상에서 열고, Live Histogram Plugin을 사용하여 히스토그램을 보아라(Plugins/Ch.5 Plugins). 다각형 선택 툴을 사용하여 일정한 그레이 값을 가지는 지역을 가능한 크게 선택하라. 신호대잡음비를 Plugins/Ch.5 Plugins에 있는 SNR 플러그인을 사용하여 비율과 데시벨에서 구하라.

영상을 스무딩(smoothing) 하라(Process/Smooth). 이것이 히스토그램의 모양에 어떻게 영향을 미치는가? 평균과 분산이 어떻게 달라지는가? 경향을 분명히 보기위해 여러 차례 스무딩하라. 원 영상을 샤프닝하라(Process/Sharpen). 이것이 히스토그램 모양에 어떤 영향을 미치는가? 평균과 분산(그리고 동적 범위)이 어떻게 달라지는가? 경향을 분명하게 보기 위해 여러 번 시도하라. 변화를 설명하라.

원 영상 angiogram에 분산 10을 가진 가우시안 잡음을 더하라(Process/Noise/Add Specified Noise). 원 영상의 히스토그램과 업데이트된 히스토그램에 대하여 전체 모양, 표준편차, 동적 범위를 비교하라. 잡음 영상의 신호대잡음비를 추정하라. 표준편차 20을 원 영상에 더하고 반복하라. 더해진 잡음으로 인해 신호대잡음비가 어떻게 달라지는가?

실습 5.5 룩업 테이블

영상 `normal mri`를 imageJ로 열어라. 그 히스토그램을 디스플레이 하라(Analyze/Histogram). 영상을 클릭하고 Image/Adjust/…Brightness/Contrast로 가라. 화소값의 히스토그램을 항등(identity) 룩업 테이블을 사용하여 다시 표시하라. 밝기 슬라이드를 먼저 중앙의 왼쪽으로 그리고 다시 오른쪽으로 움직임에 따라 표시된 영상은 변화된다. 즉, 영상은 어두워졌다가 다시 밝아진다. 디스플레이 룩업 테이블에 어떤 일이 일어났는지 살펴보라. 오른쪽으로 움직인 룩업 테이블에 의하여 영상은 어둡게 된다. 즉, 영상파일에 화소값은 보다 작은 (어두운) 그레이레벨을 주기 위해 쉬프트된 룩업 테이블에서 값을 구한다. 밝아진 영상의 표현은 왼쪽으로 쉬프트된 테이블의 결과이다. 화소값이 보다 큰 값으로 룩업 되게 한다. "Reset" 버튼을 누르면 디스플레이 룩업 테이블은 디폴트 값인 항등 룩업 테이블로 되돌아간다(보여진 히스토그램은 화소값의 히스토그램이며 "Apply" 버튼이 눌려지지 않는다면 변화되지 않는다).

원 룩업 테이블로 돌아가기 위하여 "Reset"을 클릭하라. 먼저 대비 슬라이드를 왼쪽으로 그 다음은 오른쪽으로 움직여라. 어떻게 영상이 변화되는지, 이러한 효과들을 얻기 위해 룩업 테이블들이 어떻게 바뀌어야 하는지를 메모하라. 표시된 대비를 수정하기 위해 룩업 테이블의 기울기가 바뀐다. 높은 기울기를 가진 룩업 테이블은 높은 대비의 영상을 나타내고, 그 반대도 성립된다. 만일 이 변화를 고정하고 싶다면 "Apply" 버튼을 누르면 히스토그램이 그대로 바뀐다. 높은 대비의 히스토그램은 큰 동적 범위를 가지는 것에 해당된다.

대비는 슬라이드를 오른쪽으로 이동함으로써 계속적으로 증가 될수 있다. 룩업 테이블의 기울기를 증가하여 특정한 화소에 대하여 아주 가파른 기울기를 가진 스텝함수에 룩업 테이블이 접근하였을 때, 극단에 이르게 된다. 이 화소값이 경계치이며, 그 값에 이르는 것은 흑색으로 그 이상은 백색으로 디스플레이 함으로써 경계치를 구현한다. 결과 영상은 최대 대비를 가지며, 흑과 백색으로만 구성된다. 낮은 기울기를 가지는 룩업 테이블은 낮은 대비를 가지는 영상을 만든다. 이것의 극단은 룩업 테이블의 기울기가 수평이 되면, 모든 화소가 중간 그레이값을 가지며, 영상은 대비를 가지고 있지 않다.

실습 5.6 히스토그램 균일화

영상 dsa stent를 ImageJ로 열어라. 그리고 Live Histogram Plugin을 적용하라. 영상의 복사본을 만들고 히스토그램 균일화를 적용하라(Process/Enhance Contrast 그리고 Equalize를 클릭하라). 그리고 결과를 저장하라. 히스토그램 균일화가 영상의 모습에 어떠한 효과를 가지는가? 히스토그램의 기울기가 어떻게 변화되었는가?

원 영상을 이용하여, 디폴트 LUT를 보기 위해 Image/Color/ShowLUT로 가라. 텍스트의 리스트를 보기 위해 "List"를 클릭하라. 4개의 열로 구성되어 있는데, 첫 열은 화소값 1-155를 가지고 있다. 그리고 다음 3개의 열은 RGB의 룩업 테이블의 값을 가지고 있다. 이것은 그레이스케일 LUT이기 때문에 3개 열이 동일하다. (LUT는 Image/Color/EditLUT를 사용하여, 16×16 그레이스케일 배열로 볼 수 있다.)

영상 dsa stent를 클릭하라. 그리고 CDF 플러그인을 시작하라(Ch.5 Plugins). 윈도우가 열리고, 히스토그램과 누적분포함수, CDF가 중첩되어 있다. 또한 화소값과 누적빈의 개수를 포함한 박스가 있다. 누적분포함수 값은 **CDF_LUT** 파일에 기록된다. LUT 형태의 **txt**는 ImageJ에 의하여 인식된다. File/Import/LUT를 사용하여 텍스트 파일을 ImageJ로 읽어 들여라. 이 룩업 테이블을 영상 dsa stent에 적용하라. 이것은 히스토그램 균일화되고, Image/Color/ShowLUT를 사용하여 역로그룩업 테이블을 볼 수 있다. 같은 결과를 ImageJ에 내장된 히스토그램 균일화를 사용하여 얻을 수 있다(Process/Enhance Contrast/Histogram Equalization).

실습 5.7 로그와 역로그 룩업 테이블

영상 dsa stent를 ImageJ로 열어라. 디스플레이 룩업 테이블이 항등 룩업 테이블인지 Image/Color/ShowLUT를 사용하여 점검하라. stent 영상을 복사하라. File/Import/LUT...를 사용하여 텍스트 파일 logLUT.txt를 임포트하라. 임포트된 로그 룩업 테이블을 복사된 영상에 적용하라. 모양에서 차이가 있는 보라.

Image/Color/ShowLUT를 사용해 로그 룩업 테이블을 관찰하라. 원 stent 영상을 다시 복사하라. File/Import/LUT...을 사용해 텍스트 파일 invlogLUT.txt를 임포트하라. 임포트된 역로그 룩업 테이블을 복사된 영상에 적용하라. 이 영상은 매우 어둡게 된다! Image/Color/ShowLUT를 사용해 역로그 룩업 테이블을 관찰하라. Process/Math를 사용하고, 적절한 룩업 테이블을 선택하여 ImageJ에서 많은 변환들을 영상들에 직접 적용할 수 있다.

실습 5.8 다른 룩업 테이블 적용

영상 chest radiography를 열어라. Image/Color/Show LUT를 사용하여 LUT를 디스플레이하라. 방사선 영상을 복사하라. File/Import/LUT로 가서 **s-curve LUT.txt**를 선택하라. 영상의 변화된 모습에 주의하라. 룩업 테이블을 표시하라. 룩업 테이블이 필름의 특성 곡선처럼 모양에서 시그모이드이다. 원 영상 데이터는 CR(computed radiography)로 수집되고, 항등 룩업 테이블로 사진을 볼 수 있다. 복사된 사진은 CR 시스템에서 가용한 여러 테이블 중에서 시그모이드로 볼 수 있다. 만일 필름에 캡처된다면 어떻게 영상이 나타나는지를 보라.

연습문제

5.1 아주 밝은 배경을 바탕으로 다른 밝기를 가진 3개의 물체가 있는 영상이 있다고 가정하라. 영상의 히스토그램은 어떻게 될 것인가?

5.2 다음 형태의 영상에 대한 히스토그램에 대하여 주석을 단 스케치를 하라.
(i) 다른 그레이레벨의 균일배경에 같은 그레이레벨을 가진 객체들의 집합
(ii) 상대적으로 밝은 배경에 상대적으로 어두운 객체들의 집합, 배경과 객체 모두 그레이레벨은 퍼져있다.
(iii) 덜 노출된 방사선 사진
(iv) 과도 노출된 방사선 사진

5.3 다음을 출력하는 룩업 테이블을 그려라.
(i) Thr_1과 Thr_2사이에 있는 화소들을 흰색 전경으로, 나머지는 흑색 배경
(ii) Thr_1과 Thr_2사이에 있는 화소들을 그레이 전경으로, 나머지는 흑색 배경
이러한 룩업 테이블에 대하여 가능한 응용을 제시하라.

5.4 낮은 조명 하에서 영상을 촬영하여 낮은 대비를 가지고 있다고 하자. 대비를 개선하기 위해 단순히 일정 수(모든 화소를 일정 수로 곱하는 처리)로 스케일링하는 것에 비하여 대비 스트레칭을 사용하는 장점은 무엇인가?

5.5 우주 영상을 보기 위해 로가리즘 룩업 테이블을 사용하는 장점을 설명하라.

5.6 그림 E5.1에 보인 PDF 함수에 대하여 해당 CDF를 스케치하라.

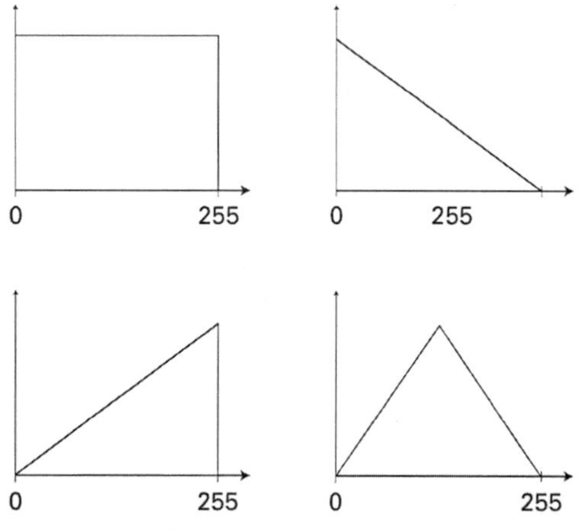

그림 E5.1

5.7 표 E5.1은 4비트 영상의 각 그레이레벨에서 화소수를 나타낸다. 그레이레벨 히스토그램을 그려라. 히스토그램 균일화를 시행하고, 결과 히스토그램을 그려라. 히스토그램 균일화의 목적은 무엇인가?

표 E5.1

Gray level	Number of pixels
0	20
1	40
2	60
3	75
4	80
5	75
6	65
7	55
8	50
9	45
10	40
11	35
12	30
13	25
14	20
15	30

5.8 한 영상을 히스토그램 균일화 한다고 가정하자. 왜 그 결과를 히스토그램 균일화해도 어떤 변화도 나타나지 않는가?

5.9 세포군집 영상을 히스토그램 균일화를 하라(그림 E5.2). 결과 영상에 대하여 서술하라. 히스토그램 스트레칭과 당신이 선택한 파라미터로 나은 결과를 얻을 수 있는가? (당신이 생각하기에 어떤 방법이 더 나은가?) 대비가 개선될 때, 시야의 조명이 불균일한 것이 분명해 보인다. 이 분균일을 개선할 방법을 생각할 수 있는가?

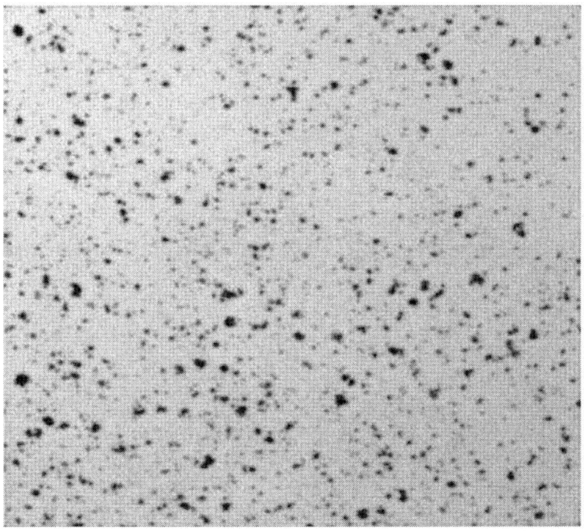

그림 E5.2

5.10 그림 E5.3에 보여진 영상의 동적 범위는 얼마인가? 당신이 생각하기에 가장 대비를 개선한다고 생각되는 방법을 사용하라. 결과 영상에 대하여 논의하라.

그림 E5.3

Chapter **6**

공간 영역에서 영상 개선

살펴보기

영상 개선은 인간의 시각에 잘 보이게 혹은 컴퓨터 분석이나 진단에서 성능을 향상시키기 위해 대비와 특징의 가시성을 좋게 하기 위해 영상을 개선하는 처리기법이다. 영상 개선의 목적이 응용에 따라 다르기 때문에 목적이 대체로 잘 정의되어 있지 않다. 그리고 기준도 주관적이며, 영상 개선의 기술은 임시적인 경향이 있다. 개선기술은 출력 화소가 입력 화소에만 의지하는 화소중심처리(point operation)를 포함한다. 그리고 최종 출력 화소는 입력 화소의 이웃에 의존하는 국부 혹은 이웃처리(local or neighborhood operation)도 포함한다. 후자의 처리는 컨벌루션(convolution)를 포함하는데 스무딩이나 샤프닝을 위해 마스크 혹은 커널을 사용한다.

학습목표

제6장을 읽고 난 후, 다음과 같이 할 수 있다.

1. 잡음 영상 평균의 SNR에 대한 효과 서술
2. 영상에서 고르지 않은 배경 제거
3. 논리적 그리고 기하학적인 처리의 응용에 대한 서술
4. 이미징에서 PSF의 역할과 컨벌루션처리에 대한 설명
5. 스무딩을 위한 미디언과 가우시안 마스크를 포함한 다양한 마스크 사용
6. 영상의 스무딩과 샤프닝에 사용된 컨벌루션 마스크 구분
7. 가능하다면 2차원 마스크를 1차원 마스크 분리
8. 잡음이 심한 영상을 포함하여 영상을 샤프닝하기 위해 적절한 기술 선택
9. 에지를 찾는 데 사용하는 1차와 2차 미분 비교

6.1 대수적 연산

대수적 연산은 두 개 이상의 영상들에 대하여 화소 대 화소의 합, 차, 곱, 나눗셈인 출력 영상을 만든다.

6.1.1 평균

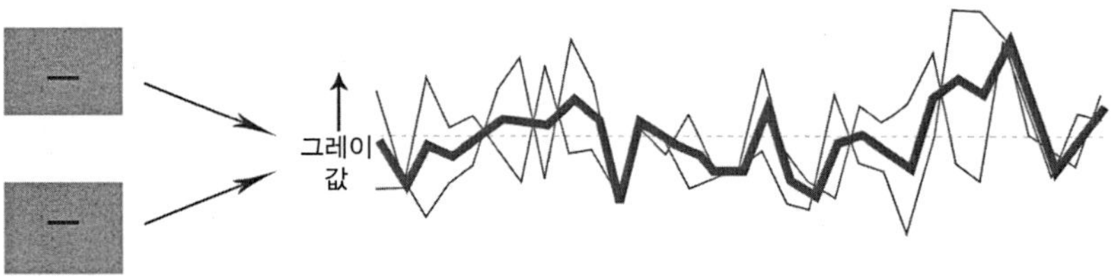

그림 6.1 각 프로파일(실선)과 두 실선의 평균(굵은 실선)이 있는 잡음 CT 영상들

잡음 영상은 영상 데이터 위 아래로 랜덤한 변동이 있다. 그림 6.1은 동일한 조건하에서 스캔을 위해 균일한 대상으로서 사용된 물용기를 촬영한 두 개의 X선 CT 영상이다. 영상에서 해당 라인을 따라 나타난 모습은 각 화소값이 CT의 경우 영인 평균값을 중심으로 주위에서 변동한다. 변동이 동일하지 않기 때문에 모습은 동일하지 않다. 그러나 만일 두 개의 모습이 평균된다면 결과는 보다 작은 값으로 변동할 것이다.

어떤 영상시스템에서, 영상처리 과정 중에 더해지는 랜덤 잡음의 양만 다르게 하여 같은 객체에 대해 복수의 영상을 얻는 것이 가능하다. 예로서, M개의 영상을 얻을 수 있다. 그런데 여기서 영상의 중요한 부분은 바뀌어지지 않는다. 그러나 각 영상은 중첩된 랜덤 잡음 패턴을 다음과 같이 가진다.

$$D_i(x,\ y) = S(x,\ y) + N_i(x,\ y) \tag{6.1}$$

여기서 $S(x,\ y)$는 이미징 될 때 바뀌지 않는 특징이며, $N_i(x,\ y)$는 부가적인 잡음이다. 잡음은 전자장 방사에서 이산특성으로부터 일어나는 퀀텀 혹은 통계적 잡음이거나 이미징 시스템에 의하여 생기는 전자 잡음이다. 2.5.3절에서 대부분의 의용영상은 퀀텀 잡음이 주이고, 퀀텀 잡음은 신호강도의 제곱근에 의하여 주어지는 SNR를 가지는 푸아송(Poissonian) 통계를 따른다. 전자 잡음은 가우시안(Gaussian) 통계를 따른다. 이 결과는 종모양의 분포곡선이 된다. 앞의 두 잡음은 비상관성(uncorrelated) 잡음이다. 만일 M개 영상이 평균한다는 것은 결과 영상에서 각화소의 자리에 각 영상의 해당 위치에 있는 M개 화소를 더하고 그 합을 M으로 나누면 된다. 화소값이 더해지는 동안 잡음 변동 패턴은 더욱 느려진다. 왜냐하면 잡음 값이 아니라 잡음 값의 제곱이 더해지기 때문이다.

결과적으로 영상의 고정된 성분은 일정하게 되고, 잡음이 $\sqrt{M}$ 으로 줄어들어 SNR이 증가한다.

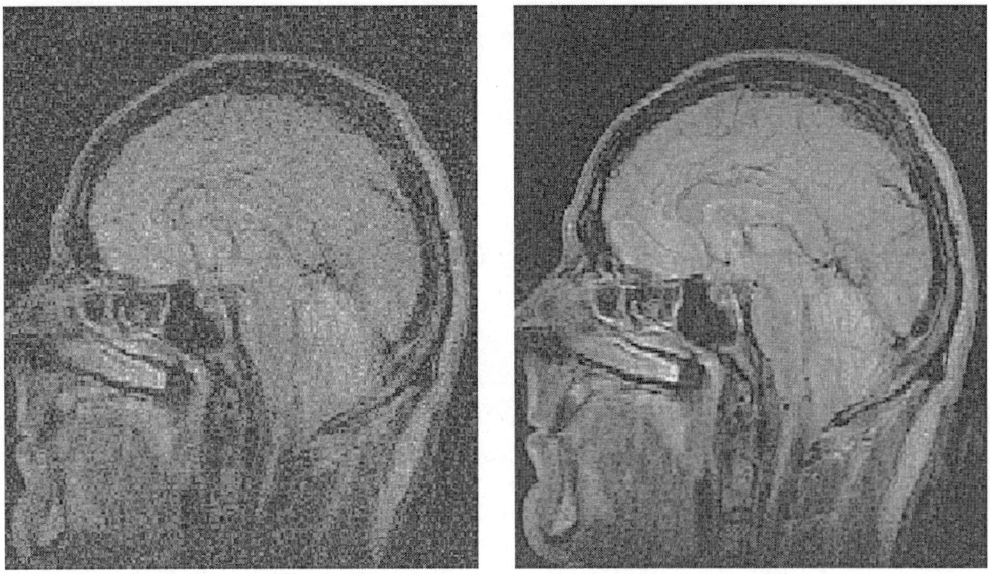

(ⅰ) (ⅱ)

그림 6.2 (ⅰ) 하나와 (ⅱ) 8개의 평균으로 재구성한 MRI 영상들

결과 영상의 SNR을 증가시키기 위하여 영상을 평균하는 것은 많은 의용 영상시스템에서 구현될 수 있다. 예로서, 3.2절에 나오는 핵의용 이미징에서 연속적으로 얻어지는 영상 M개를 더함으로써 혹은 초기 계획보다 M시간 길게 영상을 획득함으로써 자주 사용한다. 두 가지 방법 모두 결과적으로 환자에게 방사의 양이 증가되므로 진단 영상을 얻기 위해 다른 대안이 없을 때 사용한다. 평균은 많은 측정의 평균으로부터 얻어진 영상을 재구성함으로써 이루어질 수도 있다(그림 6.2).

그레이 값이 유한한 범위로 주어졌을 때(예로 [0, 255]), 덧셈의 과정이 오버플로우나 화소값을 클리핑(clipping)해야하는 결과를 초래하지 않도록 하는 것이 중요하다. 만일 나눗셈이나 [0. 255]로 스케일링 하기 전에 화소값이 보다 큰 깊이를 가지는(예로 12 혹은 16비트/화소) 임시 저장소에서 더하면 앞의 문제를 피할 수 있다.

6.1.2 뺄셈

만일 감지기의 감도의 변화나 장면의 불균일한 조명에 의하여 영상이 고르지 못한 그림자 배경에 의하여 오염되었다면, 배경 영상을 감산함으로써 영상을 개선할 수 있다. 만일 배경 영상을 독립적으로 얻을 수 없다면 원 영상을 블러링시켜 특징들이 펴져 보이지 않게 하고 단지 배경 그림자만 남게 함으로써 합성할 수 있다(그림 6.3). 배경을 얻기 위해 적절한 블러링을 적용하는 것이 [실습 6.1]에 있다.

뺄셈은 언더플로우를 만들 수 있다. 즉, 화소값이 음수가 되는 것이다. 클리핑을 피하기 위해 [0, 255]로 재스케일링하기 이전에 보다 큰 깊이의 임시 저장소를 사용하거나 부호가 있는 실수(signed floating-point numbers)를 사용하라.

디지털 조형 촬영에서, 주입된 요드첨가제 물질이 관심 영역의 도달 전(이전 대비 영상), 후(이후 대비 영상)의 영상을 뺀다. 그러면 이상적으로 요드 첨가된 혈액에 대한 영상만이 남는다(그림 3.23). 실제로 영상의 대수(logarithm)된 것이 빼진다. 이것은 원 영상을 나눗셈한 것과 같은 효과다.

(i) (ii) (iii)

그림 6.3 (i) 영상, (ii) 가우시안 마스크로 블러링해 얻은 배경 영상, (iii) 원 영상 (i)에 배경 (ii)를 뺀 후 대비 스트레칭 한 다음의 결과 영상

실제적인 컴퓨터 비전에서 움직임 분석은 단일 영상보다 영상 시퀀스의 저장과 조작을 요구한다. 시퀀스에서 각 영상은 프레임(frame)이라고 부른다. 각 프레임 사이에 경과된 시간을 프레임 간격(frame interval)이라고 한다. 프레임 간격의 역수는 초당 프레임의 수가 된다. 자동제어 같은 많은 응용에서 이상적인 것은 프레임이 도착하는 대로 즉, 실시간 혹은 온라인으로 바로 처리하는 것이다. 안정적인 감지기로부터 같은 영역을 연속적으로 획득한 두 영상에 대하여 뺄셈을 하는것은 객체의 상대적 운동을 감지하는 데 사용될 수 있다. 여기서 두 영상은 정확하게 같은 두 지역을 촬영한 즉, 정확하게 등록(registered)된 것이어야 한다. 이 방법의 문제점은 과거의 프레임과 현재의 프레임에서 객체가 있는 곳이 조금만 바뀌면 그레이레벨에 변화가 생긴다. 만일 차영상에서 경계치를 준다면 앞의 효과와 등록이 완전하지 않아서 생기는 잔여 에지 문제는 최소화될 수 있다.

6.1.3 곱셈과 나눗셈

불규칙한 조명을 수정하기 위하여 배경 영상을 빼는 것은 장면의 배경에 영상의 특징들이 가산적으로 중첩되어 있다는 가정을 근거로 한다. 그러나 비선형 시스템에서는 이것이 맞지 않다. 특징과 관련된 밝기는 특징이 있는 부분의 배경 밝기에 비례한다. 이 경우에는 뺄셈보다 나눗셈이 불규칙한 배경을 제거한다([실습 6.2]에서 이것을 수행해 볼 수 있다). 영상의 나눗셈은 만일 나누는 영상의 화소값이 영(zero)값을 가진다면 문제가 된다. 이 경우 모든 배경에 "1"을 더하면 값이 1~256이 된다. 그리고 나눗셈 한 다음에 재조정한다(re-scaling). 나눗셈 과정은 또한 감지기의 화소 대 화소 감도나 광학적인 통로의 왜곡에서 발생되는 아티팩트(artifiact)를 제거한다. 이 과정은 영상의 배경을 균일하게 만들기 때문에 종종 "평탄화 작업(flat-fielding)"이라고 한다. 이것은 소형 디지털 카메라에서 대형 망원경까지 모든 것에서 표준 캘리브레이션(calibration) 절차이다. 영상 나눗셈은 또한 처리 영상들이 다른 스펙트럼 밴드에서 수집되었을 때 사용된다. 여기서 영상의 비율은 중간 스펙트럴 밴드에서 영상을 생성하는 효과적인 방법이다.

영상의 곱셈은 한 영상에 텍스처를 중첩할 때 혹은 마스크를 영상의 일부에 적용할 때 사용될 수 있다. 곱셈과 더불어 발생하는 어려움은 화소값이 극단적으로 큰 값이 생길 수 있다. 자동 크기조정을 하여도 정밀도에서 큰 손실이 어떤 값에서는 일어난다.

6.2 논리(불리언) 연산

논리 연산은 화소-대-화소 기반으로 행한다. 입력으로서 이진 영상을 사용한다. 모든 논리 연산들은 3가지 기본 연산, AND, OR, NOT 연산의 조합으로 구현될 수 있다. 이들 각각의 효과는 그림 6.4의 진리표에 주어졌다. 비트 "1"은 "참"(혹은 "ON") 그리고 비트 "0"은 "거짓" (혹은 "OFF")과 연관이 있다. AND 연산은 만일 입력 A와 B가 1이면, 1 (참)을 출력으로 낸다. 그렇지 않다면 0(거짓)을 출력으로 낸다.

입력 A	입력 B	출력
0	0	0
0	0	0
1	0	0
1	1	1

(i) AND

입력 A	입력 B	출력
0	0	0
0	1	1
1	0	1
1	1	1

(ii) OR

입력 A	출력
0	1
1	0

(iii) NOT

입력 A	입력 B	출력
0	0	0
0	1	1
1	0	1
1	1	0

(iv) XOR

그림 6.4 진리표 (i) AND, (ii) OR, (iii) NOT, (iv) XOR

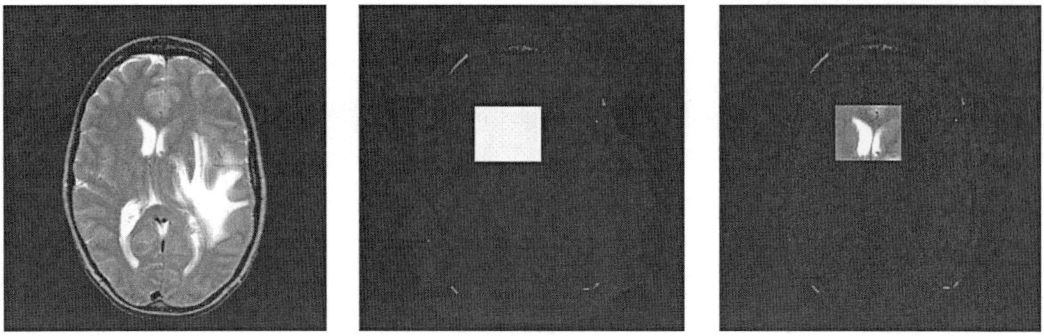

(i) (ii) (iii)

그림 6.5 (i) 원 영상, (ii) AND 마스크, (iii) (i)과 (ii)의 AND 한 결과

OR 연산은 만일 입력 A이나 B가 1이면, 1(참)을 출력으로 낸다. 그렇지 않다면 0(거짓)을 낸다. 그리고 NOT 연산은 입력과 같지 않는 출력을 낸다. XOR 연산은 만일 입력 A나 B가 1이면 (그러나 둘다는 1이 아니어야 한다), 1(참)을 출력으로 낸다. 그렇지 않다면 0(거짓)을 낸다. AND의 가장 분명한 응용은 두 영상의 겹침을 계산하는 것이다. 두 영상에서 공통으로 1인 모든 화소를 밝게 만든다. OR 연산은 두 영상의 합집합(union)을 계산하는 것이다. 두 영상에서 객체를 나타내는 모든 화소를 밝게 한다. 그리고 XOR 연산은 두 영상에서 화소값이 다른 위치를 발견하는 데 사용한다.

논리적 연산자들은 그레이 영상에 적용될 수 있다. 여기서 입력영상 해당 비트들에 비트 별로(bit-wise) 적용된다. 예로서, 영상 A, B로부터 두 개의 8비트 화소 00100100과 00100001에 대하여 XOR 연산은 다음의 결과를 낸다.

```
A      00100100
B      00100001
XOR    00000101
```

NOT 연산은 영상의 반전 혹은 음화를 얻기 위하여 사용된다. AND, OR, XOR은 영상의 일부 영상을 얻기 위해, 즉, 마스킹(masking)을 위해 사용된다. 이것은 종종 ROI(Region of Interest) 처리로 불린다. 이진 마스크를 만들어 ROI 영역을 정의할 수 있다. 마스크는 처리하기 원하는 영상과 같은 크기의 이진 영상이다. AND 마스크를 위해서 ROI를 정의하는 화소는 백색(1111 1111) 그리고 다른 화소들은 흑색(0000 0000)로 설정된다. 이것과 대상 영상과 논리적으로 AND를 수행한다. 영상 내의 ROI 영역의 화소들은 그대로 남지만 ROI 영역 밖의 화소들은 흑색으로 된다(그림 6.5). ROI를 정의하는 화소를 흑색으로 한 매스크와 대상 영상을 OR하여 유사한 결과를 얻을 수 있다.

AND 연산은 비트-플레인(bit-plane)을 만들기 위하여 비트-슬라이싱(bit-slicing)이라 불리는 동작을 수행하는 데 사용될 수 있다. 8비트 영상에서 특정 비트의 영향을 결정하기 위하여, 상수와 비트 와이즈 형태로 AND 할 수 있으며, 여기서 관련 비트는 1로 설정되고 나머지 7

비트는 0으로 설정된다. 예로서, 비트-프레인 7을 얻기 위하여 영상은 128(10000000 이진)과 AND를 수행한다. 비트-플레인 4의 경우는 16(00010000 이진)과 영상이 AND 된다. 그림 6.6은 유방조영술 영상과 그 구성 비트-플레인들이다. 비트-플레인 0은 근본적으로 랜덤 잡음이며, 비트-플레인 7은 실제로 레벨 127의 경계치이다. 실험 6.3은 영상의 비트-플레인을 찾는 내용이 있다.

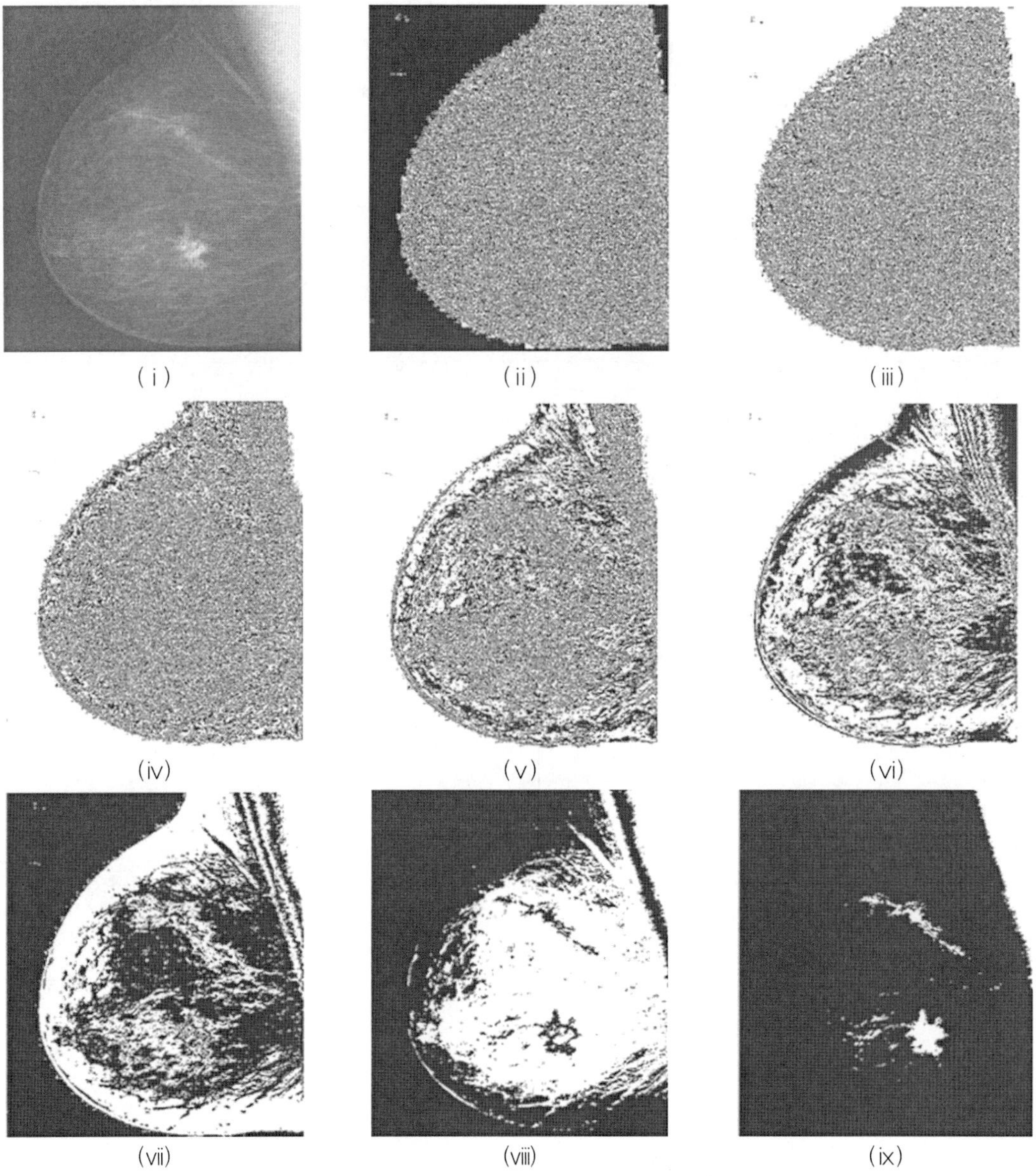

■ **그림 6.6** (ⅰ) 유방조영술 영상과 그 비트-플레인들: (ⅱ) 비트-플레인 0, (ⅲ) 비트-플레인 1, (ⅳ) 비트-플레인 2, (ⅴ) 비트-플레인 3, (ⅵ) 비트-플레인 4, (ⅶ) 비트-플레인 5, (ⅷ) 비트-플레인 6, (ⅸ) 비트-플레인 7

원 영상 I는 가중합으로서 그들을 결합하여 비트-플레인들로부터 얻어진다. 즉,

$$I = (2*(2*(2*(2*(2*(2*(2*bp7 + bp6 + bp5) + bp4) + bp3) + bp2) + bp1) + bp0) \tag{6.2}$$

그레이스케일 영상에서의 연산들은 문제가 될 수 있다. 예로서, 비트와이즈 형태에서 두 개의 상위 화소값을 AND하는 것이 상위 출력값을 보장하지는 않는다(예로서, 128 AND 127은 0). 그레이스케일 영상들에서 OR의 문제는 결과가 입력 화소값 중에 하나에 작은 변화에도 크게 흔들린다는 것이다. 예로서, 127과 128의 OR은 255를 낸다. 반면에 127과 126의 OR은 127을 낸다. 이러한 문제를 피하기 위하여 이진 영상에 연산을 하는 것이 좋다. 논리 연산들은 제9장의 형태적 처리에 자주 사용된다.

6.3 기하 연산

스케일링, 이동, 반사, 회전 그리고 밀림과 같은 영상에 대한 기하 연산을 수행하는 것은 종종 필요하다. 기하 연산을 위하여 두 개의 분리 알고리즘이 요구된다. 먼저, 공간 변환 자체이다. 그 다음은 그레이레벨 보간(interpolation)이다. 입력 영상에서 정수 위치가 출력 영상에서 실수 위치로 매핑되기 때문이다.

기하학적 공간 연산은 입력 영상의 각 화소의 위치를 출력 영상에서 다른 위치로 매핑한다. 기본적인 연산은 다음 형태의 일차 다항식으로 표시된다.

$$\begin{bmatrix} x' \\ y' \end{bmatrix} = A \begin{bmatrix} x \\ y \end{bmatrix} + B \tag{6.3}$$

여기서 A는 2×2 행렬이고 B는 2×1 열 벡터이다. 이동은 행렬 B에 대한 값들을 명시함으로써 수행된다. 반면 스케일링, 회전, 반사는 행렬 A를 사용한다.

$x-y$ 플레인은 3차원 x, y, z에서 $z=1$인 것으로 생각하는 동종(homogeneous)좌표로 모든 변환들은 행렬의 곱셈으로 행해진다. 일반(어파인) 변환은 다음과 같다.

$$\begin{bmatrix} x' \\ y' \\ 1 \end{bmatrix} = \begin{bmatrix} a_{xx} & a_{xy} & b_x \\ a_{yx} & a_{yy} & b_y \\ 0 & 0 & 1 \end{bmatrix} \begin{bmatrix} x \\ y \\ 1 \end{bmatrix} \tag{6.4}$$

그것은 종종 응용들에서 사용된다. 예로, 원격 감지(remote sensing) 분야이며, 여기서 영상의 기하학적 왜곡을 수정하기 원한다.

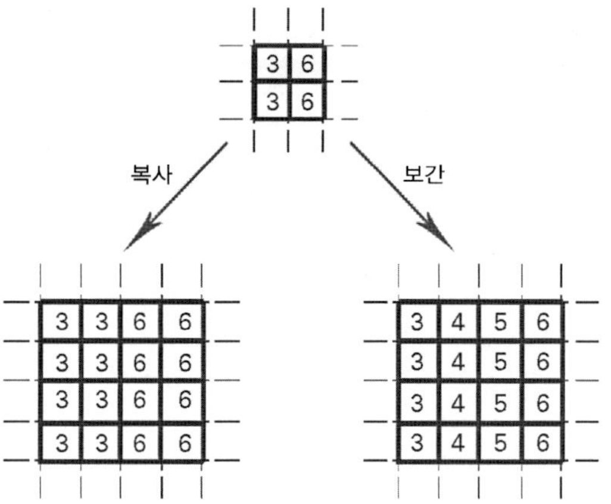

그림 6.7 영상확장의 방법. (i) 단일 화소값을 복사 (ii) 보간

스케일링은 영상을 축의 방향을 따라 확장/줌이나 압축/축소한다. 영상은 화소 복사나 보간을 통하여 확장될 수 있다. 그림 6.7은 화소 복사가 어떻게 같은 값을 가지는 화소 그룹으로써 원 영상의 화소들을 대치하는지를 보인다. 여기서 그룹의 크기는 스케일 팩터로 결정된다. 또한 원 영상의 이웃화소들의 값을 보간하여 각 화소를 대치할 수 있다. 정수 스케일 팩터에 대하여, 새로운 위치, (x', y')는 비정수 위치로 매핑이 되고, 그레이레벨 보간이 필요하다. 동종 좌표를 사용하여 스케일링은 다음과 같이 기술된다.

$$\begin{bmatrix} x' \\ y' \\ 1 \end{bmatrix} = \begin{bmatrix} s_x & 0 & 0 \\ 0 & s_y & 0 \\ 0 & 0 & 1 \end{bmatrix} \begin{bmatrix} x \\ y \\ 1 \end{bmatrix} \tag{6.5}$$

최근접 이웃(nearest-neighbor) 보간은 최근접 이웃의 그레이값을 할당한다. 2차선형 보간은 4개의 최근접 이웃들을 가중 평균하여 더 좋은 결과를 준다. 가중치는 거리나 화소의 겹침에 비례한다. 고차수(higher-order) 보간 혹은 스플라인 기반의 보간이 사용된 수 있다.그러나 더 많은 계산비용을 고려해야 한다.

사례

4개의 화소, $f(x) = \{100,150,75,125\}$를 갖는 1차원 자료가 있다. 8개의 화소로 스케일하기를 원하다고 가정하자. 4개의 화소는 8개의 화소와 같이 고르게 분포되어 있다. 그림 6.8처럼 나타낼 수 있다. 가까이 있는 $f(x_i)$값들을 이용하여 $f(x_i')$값을 추정한다.

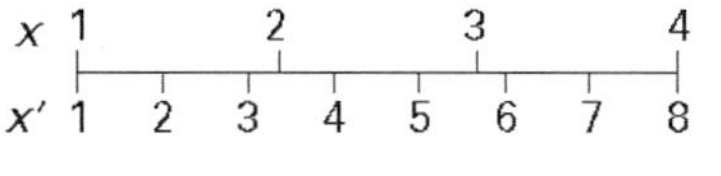

그림 6.8 1차원 보간

이것을 하는 방법 중에 하나는 각 $f(x_i')$에 가장 가까운 $f(x_i)$를 할당하는 방법이다. 즉, $f(x_1)$의 100이 $f(x'_2)$에 할당된다. 그리고 $f(x_2)$의 150은 $f(x'_3)$과 $f(x'_4)$에 할당되는 방식으로 계속된다. 이것이 최근접 보간(nearest neighbor interpolation)이며 결과는 $f(x'_i)=\{100,100,150,150,75,75,125,125\}$이다. 다른 방법은 $f(x_i')$에 중간 값을 할당하는 것인데, 양쪽 값의 상대적 거리에 따른 선형 가중치 평균값을 할당하는 것이다. 예로서, $f(x'_2)$는 $f(x_1)$의 100과 $f(x_2)$의 150의 사이의 값을 가질 것인데, $f(x_2)$보다 $f(x_1)$에 더 가까워서 이를 고려하여 다음과 같이한다.

$$f(x'_2)=(4/7)\cdot 100+(3/7)\cdot 150=121$$

만일 값들이 0과 255 사이의 정수로 제한 되어있다면, 이것을 계속하게 되면 새로운 값 $f(x_i')$는 {100, 121, 143, 129, 96, 82, 104, 125}가 된다. 이것은 선형 보간(linear interpolation)이다.

이러한 방법들이 영상에도 적용될 수 있다. 그림 6.9는 4×4 영상이 8×8로 보간된 모습을 보인다. 최근접 보간에서는 가장 가까운 영상의 화소값을 새로운 값들이 취한다. 그러나 양선형 보간(bilinear interpolation) 2차원에서 요구된다. 먼저, 모든 열 방향으로 선형 보간하고, 다음에 이 값들이 열들을 따라 보간된다(같은 방법이 큰 영상에서 작은 영상으로 다운 스케일링할 때도 사용될 수 있다).

그림 6.10에서 X 위치에 보간 화소의 값을 계산해 보자. 행을 따라 선형 보간을 사용하면 위 행과 아래 행을 따라 중간 화소들에 대하여 각각 30과 70값을 얻는다. 그리고 중간 열에 대하여 상대적 거리를 감안하여 보간을 하면 X 표시한 곳에 40을 얻는다.

이것이 모서리 4개 화소값의 상대적 거리를 감안하여 가중평균을 취한 것과 같을 것으로 기대한다. 상대적인 거리는 피타고라스의 거리, $\sqrt{x^2+y^2}$ 사용하여 $\sqrt{5}$와 $\sqrt{13}$을 얻는다. 이것들은 상단과 하단 화소들을 가중하는데 사용된다. 따라서 가중 평균은 $(60\sqrt{13}+140\sqrt{13})2\sqrt{13}+2\sqrt{5}$으로 줄어든다. 이것은 가장 가까운 정수 45이다. 따라서 2단계 선형 보간은 피타고라스 정리를 사용한 1단계 보간/가중 평균과 동등하지 않다. 더욱이 만일 맨해튼 거리를 사용하여 4개의 화소값을 1단계 평균한다면 가장 가까운 보간 정수값인 43을 얻는다. 왜 이렇게 다른 값을 얻게 되는가 그리고 어느 것을 사용해야하는 지에 대하여 망설이게 될 것이다.

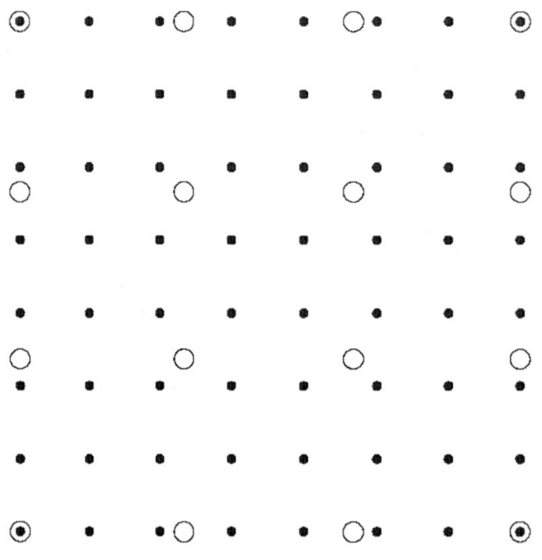

그림 6.9 2차원 보간

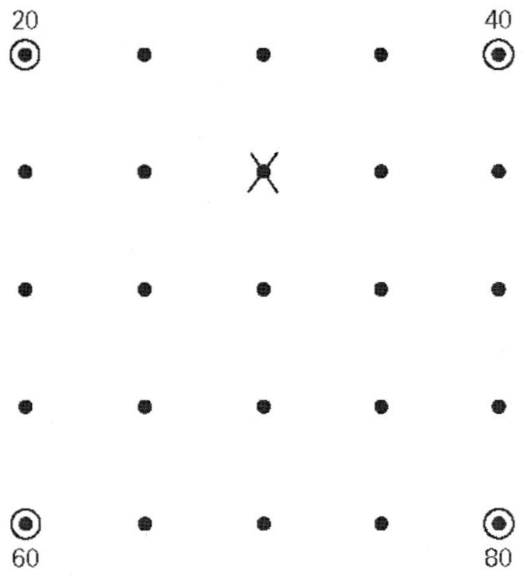

그림 6.10 2차원 보간

양방향 선행 보간의 주요 아이디어는 먼저 한 방행에서 선형 보간을 행하고, 다음에 다른 방향에서 행한다는 것이다. X방향에서의 선형 보간은 다음과 같다.

$$R_1 = \left(\frac{x_2 - x}{x_2 - x_1}\right) Q_{11} + \left(\frac{x - x_1}{x_2 - x_1}\right) Q_{21} \tag{6.6a}$$

$$R_2 = \left(\frac{x_2 - x}{x_2 - x_1}\right) Q_{12} + \left(\frac{x - x_1}{x_2 - x_1}\right) Q_{22} \tag{6.6b}$$

y 방향의 보간은

$$P = \left(\frac{y_2 - y}{y_2 - y_1}\right) R_1 + \left(\frac{y - y_1}{y_2 - x_1}\right) R_2 \tag{6.6c}$$

식 (6.6a)와 (6.6b)를 식 (6.6c)에 대입하면 다음과 같다.

$$P = \left(\frac{y_2 - y}{y_2 - y_1}\right)\left[\left(\frac{x_2 - x}{x_2 - x_1}\right) Q_{11} + \left(\frac{x - x_1}{x_2 - x_1}\right) Q_{21}\right] + \left(\frac{y - y_1}{y_2 - y_1}\right)\left[\left(\frac{x_2 - x}{x_2 - x_1}\right) Q_{12} + \left(\frac{x - x_1}{x_2 - x_1}\right) Q_{22}\right]$$

만일 화소값이 (0, 0), (0, 1), (1, 0), (1, 1)로 알려진 4개의 점이 있는 좌표 시스템을 선택한다면, 보간식은 다음과 같이 간단히 된다.

$$P = (1 - x)(1 - y) Q_{11} + x(1 - y) Q_{21} + (1 - x) Q_{21} + xy Q_{22} \tag{6.7}$$

이름과는 대조적으로 이 보간은 선형이 아니다. 이것은 두개의 선형 보간의 곱이며, $b_1 + b_2 x + b_3 y + b_{4xy}$의 형식을 가지고 있다. 보간은 x, y 방향을 따라 선형적이다. 그러나 다른 방향으로는 이것은 2차적이다.

이 선형 보간의 결과는 보간의 차수와는 독립적이다. 만일 x 방향으로 보간이 먼저 수행되고, y방향으로 다음에 된다면, 결과는 같다. 4개의 점들로부터 다양한 거리에 있는 점들의 흔적이 그림 6.12(i)에 윤곽선들로 보여진다. 윤곽선들은 쌍곡선 형태로 보인다.

만일 피타고라스 정리를 사용하여 거리를 측정한다면, 한 점에서 등거리의 흔적은 원들

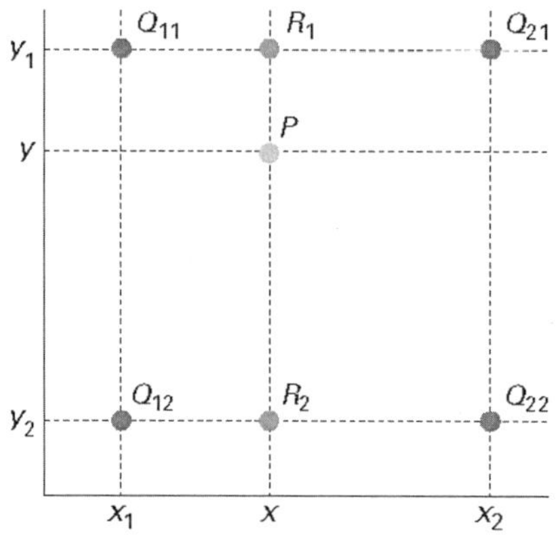

그림 6.11 4개의 점들의 값이 주어져 있고, P에서의 값을 구하기 원한다. 먼저 R_1과 R_2에서의 값을 구하게 위해 행 방향으로 선형 보간 한다. 다음에 열 방향으로 선형 보간한다. 컬러 화보 참조(p.194)

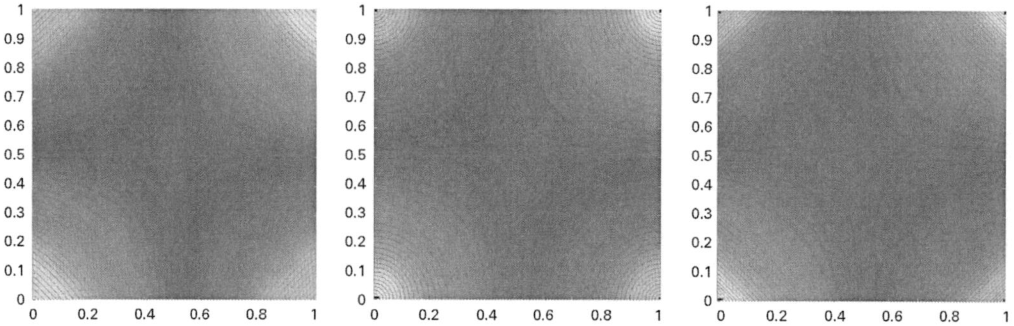

그림 6.12 4개의 점들로부터 등거리 윤곽선 (i) 2단계 선형 보간 사용 (ii) 유클리디언 거리 사용 (iii) 맨해튼 거리 사용. 컬러 화보 참조(p.194)

이 된다. 비록 점들에서 많이 벗어나게되면 그들은 쌍곡선적이 된다(그림 6.2(ii)). 만일 맨해튼 거리를 사용한다면 등거리의 흔적은 다이아몬드 형이 된다. 하지만 점들에서 많이 벗어난다면 그들은 쌍곡선적이 된다(그림 6.12(iii)). 따라서 1차원 상에 거리가 선형 보간을 위한 가중치가 되는 것은 아주 독특하다. 2차원에서의 거리는 2차원 선형 보간을 위해 다른 가중치를 주는 방법은 다양하게 정의될 수 있다.

서브-샘플링이라 불리는 축소(shrinking)은 화소 그룹을 그룹 내의 한 화소로 대치하거나 이웃에 있는 화소값들을 보간함으로써 수행한다. 그림 6.13은 서브-샘플링의 두 가지 방법을 보인다. 첫째 것은 주변에 있는 한 화소가 주변 화소들의 대표로 선택되는 것이다. 둘째 방법은 평균

과 같은 통계적인 샘플을 취하는 것으로서 이웃 화소들 간에 보간을 행하는 것이다. 비정수 서브-샘플링에 대하여, 최근접 방법이나 양선형 보간법이 사용된다.

거리(b_x, b_y) 이동은 다음과 같이 주어진다.

$$\begin{bmatrix} x' \\ y' \\ 1 \end{bmatrix} = \begin{bmatrix} 1 & 0 & b_x \\ 0 & 1 & b_y \\ 0 & 0 & 1 \end{bmatrix} \begin{bmatrix} x \\ y \\ 1 \end{bmatrix} \qquad (6.8)$$

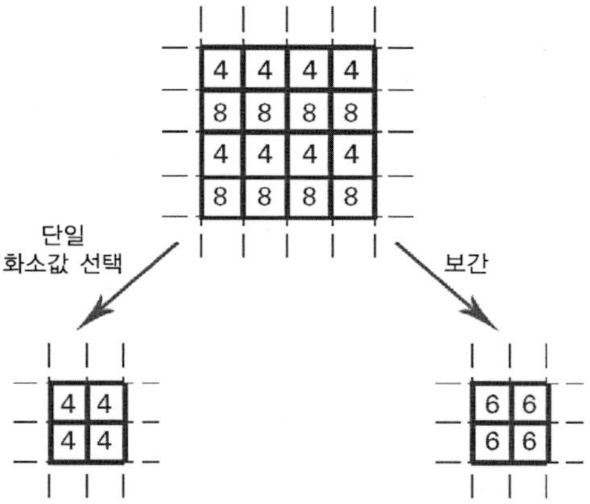

그림 6.13 서브-샘플링의 방법들 (i) 좌상단 값으로 대치 (ii) 평균값으로 보간

회전 연산자는 입력 영상의 화소의 위치 (x, y)를 원점에 대하여 θ만큼 회전함으로써 출력 화소의 위치 (x', y')로 매핑한다. 공간 변환은 다음과 같다.

$$\begin{bmatrix} x' \\ y' \\ 1 \end{bmatrix} = \begin{bmatrix} \cos\theta & -\sin\theta & 0 \\ \sin\theta & \cos\theta & 0 \\ 0 & 0 & 1 \end{bmatrix} \begin{bmatrix} x \\ y \\ 1 \end{bmatrix} \qquad (6.9)$$

임의 점에서의 회전은 이동과 회전을 결합함으로써 얻어진다.

일반적인 어파인 변환은 6개의 독립 파라미터로 정의된다. 두 개의 파라미터는 원점들에 대한 정렬, 두 개의 파라미터는 두 축에 대한 스케일링, 나머지 두 파라미터는 각 축에 대한 각 변화를 기술한다. 대부분의 영상처리 응용에서, 공간 변환은 해석적인 표현으로 수정될 수 없다. 대신 두 영상에서 해당되는 세 개의 점들에 대한 측정이 이루어지고, 최적의 변환을 찾기 위해 최소자승법(least squares method)이 사용된다([실습 4.5]를 보라). 이미징 시스템에서 왜곡이 발생하면, 왜곡을 수정하기 위해 원 영상과 왜곡된 영상이 최상의 변환과 그 역 변환을 발견하기 위해 사용될 수 있다. 또 널리 사용되는 다른 응용은 다른 영상시스템으로부터 얻어진 영상의 등록(registering)이다.

6.3.1 로그-폴라 변환

로그-폴라 변환은 영상의 좌표 시스템을 직교(Cartesian)에서 로그-폴라로 변환하는 간단한 연산이다(그림 6.14). 이것은 영상이 인간의 망막 상에 어떻게 나타나는지를 흉내 낸다(두뇌는 영상들을 다시 우리가 감지하는 카티션과 같은 방식으로 되돌린다). 로그-폴라 변환은 직교 평면(x, y)에서 로그-폴라 평면(ξ, η)으로 각과 방향을 유지하는 등각 매핑이다.

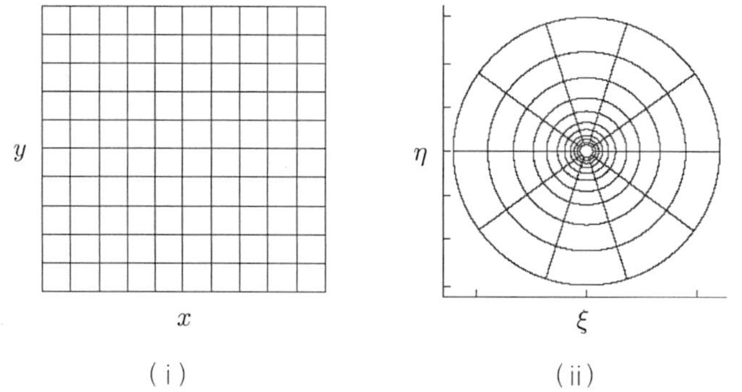

그림 6.14 (i) 직교 평면(x, y)의 점들부터, (ii) 로그-폴라 평면(ξ, η)내 점들로의 로그-폴라 변환

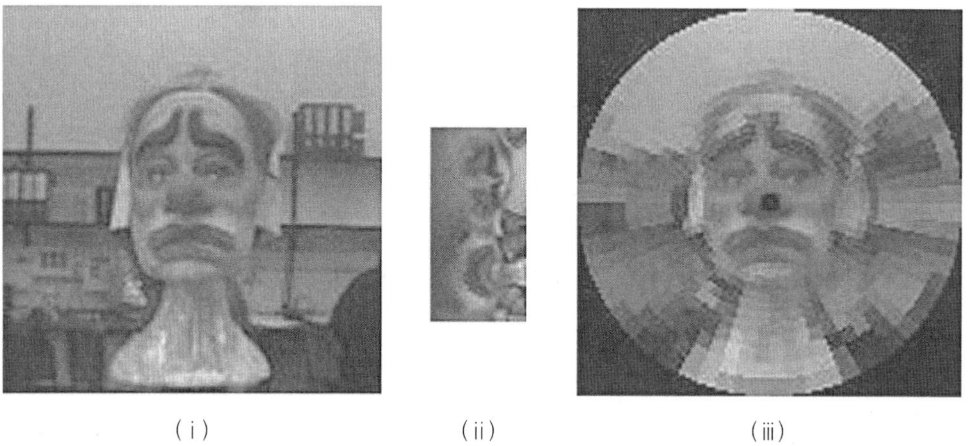

그림 6.15 (i) A 256×256 영상, (ii) its 64×32 로그-폴라 변환, (iii) 레티날 표현.
컬러 화보 참조(p.194)

$$\xi = \sqrt{x^2 + y^2} \tag{6.10a}$$

$$\eta = \tan^{-1}(y/x) \tag{6.10b}$$

로그-폴라 변환은 영상을 회전과 크기가 불변하는 형태로 바꾼다. 이것은 객체감지, 패탄인식, 영상등록에 아주 유용하다. 로그-폴라 영상 샘플링의 또 다른 장점은 데이터 축소; 영상의 중앙 해상도는 높지만 주변은 낮다. 예로 256×256 직교 영상을 128×64 로그-폴라 영상으로 변환은 저장과 속도면에서 8배나 된다(그림 6.15). 이것은 인공 비전 시스템에서 추적에 유용하다.

중앙에 높은 해상도를 차지하는 객체는 주변에 거칠게 샘플된 배경에 대하여 중요하다. 이것은 추적 대상 물체가 대부분 시간에 있을 것으로 기대되는 시각 필드의 중앙에 초점을 둔다.

6.4 컨벌루션 기반 연산들

공간 영역에서 디지털 컨벌루션은 영상처리에서 기본적이 처리다. 영상을 스무딩하거나 샤프닝하는 데 이것을 사용한다. 이것은 곱셈의 합(sum of product)과 이동(shift) 연산으로 이루어진다. 기본 개념은 180도 회전된 작은 영상 혹은 매트릭스 $k\times k$인 마스크/커널이 입력 영상 $M\times M$을 가로질러 레스터 패턴으로 움직인다. 여기서 k는 홀수이며 영상의 크기 보다 훨씬 작다. 출력 영상의 각 화소는 마스크에 의하여 정의된 영역 안에서 마스크의 가중치와 입력 화소의 곱의 합이다. 만일 입력 영상이 F이고, 컨벌루션 마스크가 H(크기는 $k\times k$)라면, 출력 영상 G는 다음과 같다.

$$G = F * H \tag{6.11}$$

출력 영상에서 각 화소는 다음과 같이 주어진다.

$$g(i,\ j) = \sum_{m=-a}^{a} \sum_{n=-a}^{a} f(m,\ n)h(i-m,\ j-n) \tag{6.12}$$

여기서 $a=(k-1)/2$이다.

수식이 복잡해 보이지만 처리는 그림 6.16에 나타냈다. 마스크는 입력 영상 위에서 좌상단에서 시작한다. 마스크의 요소들은 영상의 화소들과 곱해지고, 더해져서 마스크 중앙 위치에 출력 화소의 값으로 된다. 마스크에서 k는 홀수로 한다. 그래서 마스크의 중앙이 분명하도록 한다. 마스크는 오른쪽으로 움직이고 출력 영상의 다음 화소값을 얻기 위해 곱의 합이 다시 계산되고 정규화된다. 이러한 과정은 마스크가 입력 영상을 가로질러 래스터 스캔 형태로 반복된다.

실제로, 곱의 합은 종종 오버플로우을 일으킨다. 정규화인 마스크 요소의 수로 나누는 것은 입력 영상의 화소값 범위 내에 가중치 응답이 머물도록 한다. 출력 영상의 화소값은 종종 비정수값을 가진다. 그래서 라운드-오프(round-off) 에러를 피하기 위해 플로팅 포인트 수로 다루어야 한다.

만일 마스크가 원형 대칭이라면 마스크의 초기 180도 회전이 나타나지 않는다. 이것은 스무딩이나 샤프닝에 사용하는 많은 공통적인 마스크에 해당한다. 그러나 항상 그런 경우는 아니다. 예로서, 수평, 수직 에지를 찾는 마스크의 경우이다. 이 180도 회전은 컨벌루션과 코릴레이션을 구분하는 것이다. 크로스-코릴레이션(cross-correlation)은 180도 회전 없이 곱셈의 합, 대치, 스캔 동작이 일어난다. 결과적인 크로스-코릴레이션 함수는 주로 다른 영상에 나타나는 한 영상의 특징을 찾는 경우에 사용한다. 그리고 영상의 일치(aligning)나 등록(registering)을 위해도 사용한다.

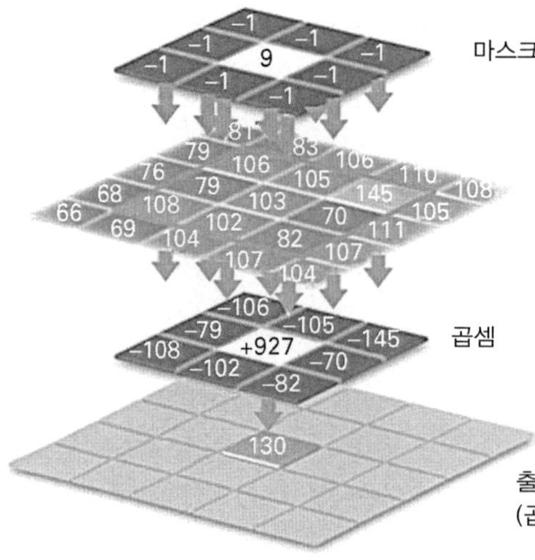

그림 6.16 디지털 컨벌루션: 마스크는 원시 영상 위에 올려지고, 마스크의 요소들은 화소값으로 곱해진다. 그리고 그 결과는 출력 화소를 결정하기 위해 더해진다.

입력 영상의 가장자리에 있는 화소들은 이웃 화소의 수가 부족하다. 3×3 마스크로 컨벌루션을 위해 입력 영상에서 한 화소 넓이 경계에 있는 화소들을 포함한다. 반면 5×5 마스크의 경우는 경계폭이 두 화소이다. 만일 마스크의 크기 k가 영상의 크기 M에 비하여 훨씬 작다면 큰 문제가 안 된다. 영(zero)으로 패딩하거나, 경계에 있는 화소를 반복 사용하거나, 수평, 수직 방형으로 와핑(warping)하여 영상 A를 확장하면 문제가 해결될 수 있다. 그러나 이 방법들은 완벽하지 않다. 보다 신중한 접근 방법은 입력 영상의 가장자리로부터 $(k-1)/2$ 영역 내에 중요한 정보를 포함하고 있지 않음을 확인하는 것이다.

$k \times k$ 마스크로 $M \times M$ 영상을 컨벌루션하는 계산 복잡도는 곱셈과 덧셈의 수에 근거하여 화소당 k^2이다. 이것은 큰 마스크의 경우 중대한 문제가 될 수 있다. 그래서 공간주파수 영역에서 계산을 사용한 컨벌루션 접근 방법이 이점이 있다.

선형 영상시스템은 선형 중첩원리를 따른다. 즉, 선형 중첩인 복합 영상으로부터의 출력 영상을 얻는다. 만일 그것이 이동 불변(shift-invariant)이면 특징들이 입력 영상에서의 위치와 독립적인 출력을 얻는다. 즉, 입력 영상에서 한 특징이 이동되면 출력 영상에서도 그 특징은 같은 양으로 이동된다. 그렇지 않다면 변화된다. 많은 영상시스템들이 적어도 근사하게라도 이러한 특성을 나타내며, LSI (Linear Shift-invariant)라고 한다. 이것은 영(zero) 입력에 대해 영을 출력하는 것을 의미한다.

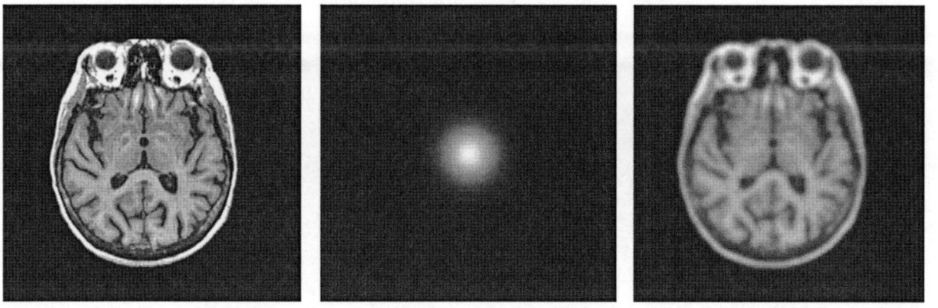

그림 6.17 흐릿한 영상(오른쪽)을 얻기 위해 선명한 두뇌영상(왼쪽)을 가우시안 PSF 함수(중앙)로 컨벌루션

만일 임펄스 포인트 $\delta(x,\ y)$가 이미징 시스템을 통과한다면 생기는 영상을 점확산함수(PSF: Point Spread Function), $h(x,\ y)$라고 한다. 모든 이산적인 영상은 개개의 화소들로 구성된다. 만일 시스템이 선형이고 이동 불변이라면, 선형성은 오퍼레이터의 적용을 각 임펄스 마다 허용하고, 응답을 더하도록 한다. 즉, 이동 불변은 적절한 이동이 이루어진다면, 모든 다른 임펄스에 대하여 한 응답의 사용을 허용한다. 따라서 점 영상(즉, PSF)의 응답이 알려지면, 어떤 영상에 대해서도 응답을 계산할 수 있다. 출력 영상, $g(x,\ y)$는 입력 영상, $f(x,\ y)$의 결과들의 합이다. 다음과 같이 입력과 PSF의 컨벌루션(convolution)에 의하여 묘사된다.

$$g(x,\ y) = f(x,\ y) * h(x,\ y) \tag{6.13}$$

PSF는 이미징 시스템의 특성을 결정짓는 컨벌루션 마스크로 기술될 수 있다. 예로서, 광학, 센서들, 레코더들 그리고 디스플레이 들의 불완전 때문에 생기는 흐릿한 특성을 나타낸다. 다른 크기의 PSF로 컨벌루션하는 것은 [실습 6.4]에서 볼 수 있다.

이러한 효과를 없애는 기술은 역 과정이며, **역컨벌루션**(deconvolution)이라고 한다.

6.4.1 스무딩 마스크

가장 간단한 스무딩 연산은 이웃 화소들을 평균하는 것이다. 즉, 출력 영상에서 각 화소는 입력 영상의 해당 위치 화소 주위를 둘러싸고 있는 화소들의 평균값이다. 이것을 구현하는 마스크는 모든 계수가 "1"이고(그림 6.18(i)와 (ii)), $1/k^2$ 상수를 곱하는 $k \times k$ 크기의 마스크이다. 이것은 평균 혹은 박스 마스크라 부른다. 평균처리는 국부 화소값의 갑작스런 변화를 줄이고 잡음을 줄임으로써 입력 영상을 부드럽게 한다. 감소된 부드러움의 효과는 가중 평균 마스크를 사용함으로써 얻을 수 있다(그림 6.18(iii)).

1	1	1
1	1	1
1	1	1

(i)

1	1	1	1	1
1	1	1	1	1
1	1	1	1	1
1	1	1	1	1
1	1	1	1	1

(ii)

1	2	1
2	4	2
1	2	1

(iii)

그림 6.18 컨벌루션 마스크. (i) 3×3 평균 마스크 (ii) 5×5 평균 마스크 (iii) 3×3 가중 평균 마스크

영상 스무딩은 신호대잡음비를 줄이고 그레이레벨 히스토그램을 바꾼다([실습 6.5]).

이러한 마스크들 중에 하나를 사용하면 충분한 수의 그레이레벨을 가지지 못한 영상에서 흔히 일어날 수 있는 가짜 윤곽선(false contour)을 없앨 수 있다. 또 다른 용도는 마스크보다 작은 특징들을 흐리게 하는 것이다. 이것은 영상을 관심의 영역들로 나누는 분할의 전처리에 유용한다. 경험적으로 마스크의 크기, k는 흐리게 해야 할 특징의 직경이 w라면 $2w+1$과 같거나 커야한다. 반면에 전체적인 잡음을 제거하면서 그러한 특징들을 유지하려면 마스크의 크기가 $2w-1$보다 작아야 한다.

그림 6.18의 마스크들은 분리 가능한 마스크들이다. 2차원 마스크들은 1차원 마스크 두 개로 분리 될 수 있다. 계산을 적게 하면서 같은 효과를 내기 위해 영상에 연속적으로 사용될 수 있다. 예로서, 그림 6.18(i)의 2차원 마스크는 1차원 수평 마스크, [111], 그리고 이것의 전치(transpose)인 1차원 수직 마스크 $\begin{bmatrix}1\\1\\1\end{bmatrix}$ 대치 될 수 있다. 왜냐하면 이 두 마스크의 컨벌루션은 원래의 2차원 마스크가 되기 때문이다. 2차원 컨벌루션은 두 개의 1차원 컨벌루션으로 대치될 수 있다. 첫 컨벌루션 결과에 두 번째 컨벌루션을 하면 된다. 선형 이동 불변(linear shift-invariant) 연산자를 가진 컨벌루션은 교환가능하기에 순서는 중요하지 않다. 이러한 처리는 곱셈의 수를 화소당 k^2에서 $2k$로 줄인다. 컨벌루션 마스크는 매트릭스, h는 분리 가능하다면 다음과 같이 표시할 수 있다.

$$[h] = [h_{\mathrm{col}}][h_{\mathrm{row}}]^{\mathrm{T}} \tag{6.14}$$

여기서 T는 매트릭스의 행과 열을 바꾸는 전치를 의미한다.

평균 마스크들은 불연속성을 갖는 벽돌벽(brick wall) 프로파일의 결과로서 링잉(ringing) 효과에 영향을 받는다. 이 결점을 공간주파수의 견지에서 제7장에서 논의할 것이다. 초점이 잘 맞지 않은 영상시스템은 순환대칭인 평균 마스크인 “pill box”와 같은 모양의 점확산함수(point spread function)로 모델링 될 수 있다. 시험 패턴의 효과는 그림 6.19에서와 같다. 디 포커스 영상이 스무딩되고 에지가 흐려졌을 뿐만 아니라 어두운 원형 띠들이 밝은 것으로, 혹은 그 반대로 바뀌었다. 이것은 불연속을 가진 마스크의 원하지 않는 특성이다.

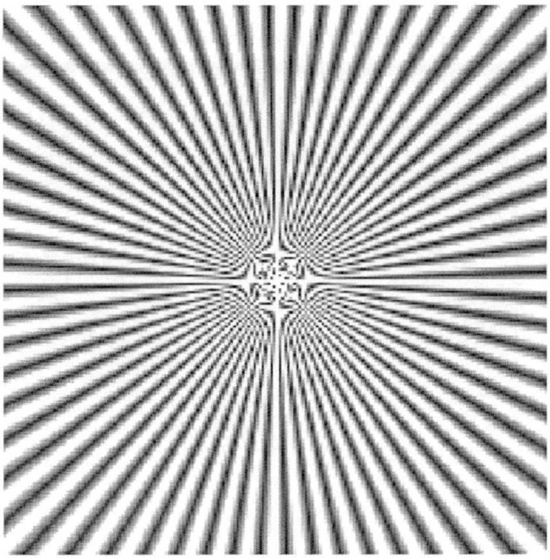

(i)

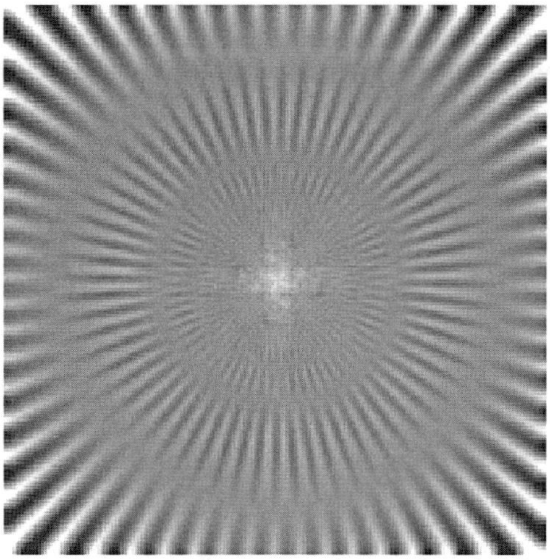

(ii)

그림 6.19 모델 디포커싱을 하기 위해 순환 대칭 마스크로 컨벌루션한 시험 패턴; (i) 시험 패턴 (ii) 디포커싱 한 영상

가우시안 마스크는 종모양의 프로파일을 가지고 있다. 큰 값이 중앙에 있고 대칭을 이루고 있다. 이것은 가중 평균 마스크와 다소 유사한 응답을 한다. 그러나 프로파일이 점진적으로 작아지므로 링잉 효과가 훨씬 작다. 마스크의 요소는 다음과 같다.

$$h(i,j) = A\exp[(-1/2)(d/\sigma)^2] \tag{6.15}$$

여기서 A는 스케일 요소이며, d는 마스크의 중심으로부터 화소의 거리며 ($d=\sqrt{x^2+y^2}$), σ는 마스크의 폭을 결정한다(그림 6.20). 어림으로 $\sigma=(2w+1)/2$로 하며, 여기서 w는 흐리게 할 특징의 크기이다. 가우시안 마스크는 분리가능하며, 1차원 수평 가우시안, 그리고 1차원 수직 가우시안으로 구현할 수 있다. 가우시안은 사실 유일한 완전 원형대칭 연산자이며 분리 가능하다.

통계학에서 중앙 제한 이론(central limit theorem)은 모든 분산 형태들은 그들을 결합시킬 때 가우시안 형태로 되는 경향이 있다는 것을 보여준다. 근원적인 처리는 컨벌루션인데, 두 개의 평균 마스크가 컨벌루션되면 결과는 삼각형태가 된다. 이것은 가중 평균 마스크에 해당된다. 그리고 더 많은 마스크가 함께 컨벌루션되면 결과는 가우시안에 가까이 간다. 많은 영상시스템은 그들의 점확산함수(PSF)를 나타내기 위해 가우시안 마스크를 사용하여 모델링 될 수 있다.

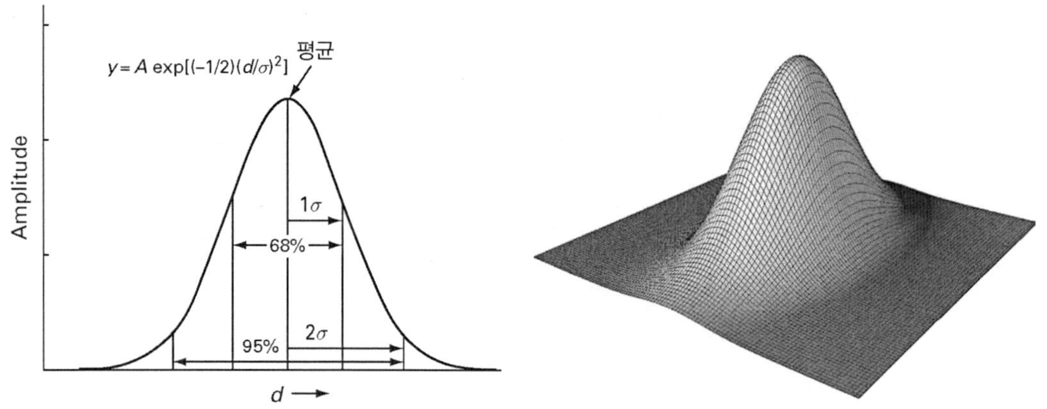

(i) (ii)

■ **그림 6.20** (i) 가우시안 프로파일(1차원)과 (ii) 2차원 가우시안의 철사구조 영상

b_1	1/2 (1 1)
b_2	1/4 (1 2 1)
b_3	1/8 (1 3 3 1)
b_4	1/16 (1 4 6 4 1)
b_5	1/32 (1 5 10 10 5 1)
b_6	1/64 (1 6 15 20 15 6 1)
b_7	1/128 (1 7 21 35 35 21 7 1)
b_8	1/256 (1 8 28 56 70 56 28 8 1)

$$B_2 = b_2 * b_2^{T} = 1/16 \left[\quad \right]$$

$$B_4 = b_4 * b_4^{T} = 1/256 \left[\quad \right]$$

■ **그림 6.21** 1차원 이항 마스크 $b_1 \sim b_8$와 가우시안 마스크 B_2와 B_4

가우시안 마스크는 1차원 이항 마스크로부터 근사적으로 만들 수 있다(그림 6.21). 각 요소는 이항 확장식 $(1+x)^n$의 계수들이다. 즉, 파스칼 삼각형에 의해 주어진 이항분포이다. 홀수 크기의 마스크가 관심의 대상이다. 수평 마스크(b_2)와 수직 마스크(b_2^T)들은 컨벌루션되어, 2차원 마스크(B_2)를 형성한다. 항의 수가 클수록 이항 분포는 가우시안을 잘 근사화한다. 예로서, 매스크 B_4는 이미 좋은 근사치이며, 정수 기반의 가우시안 마스크로 사용될 수 있다.

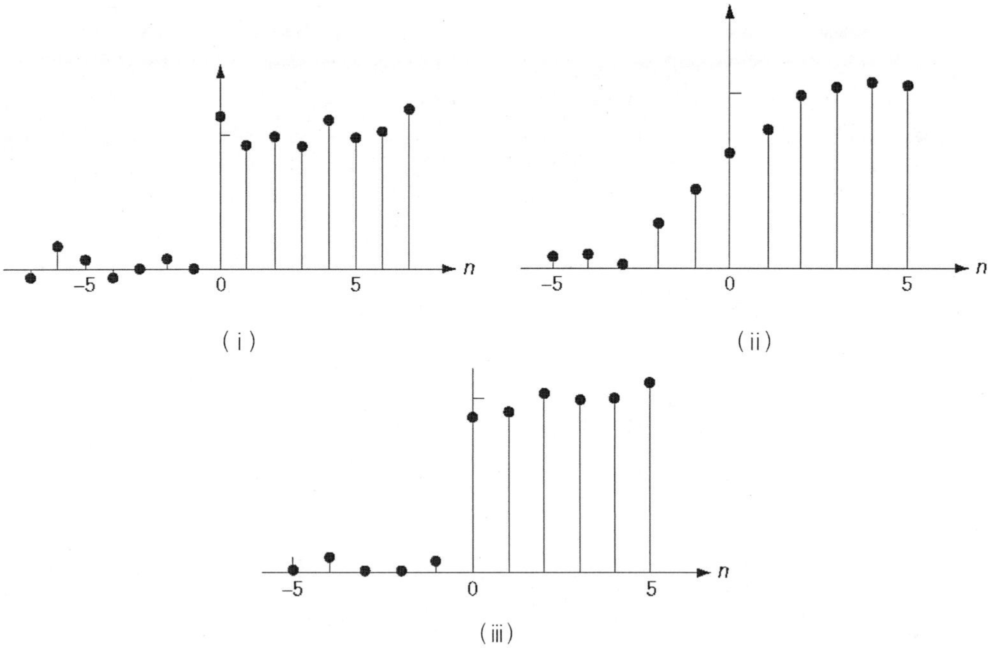

그림 6.22 1차원 5요소 마스크의 효과. (i) 에지 (ii) 평균 마스크 (iii) 미디언 마스크

평균 마스크의 주된 단점은 영상에서 에지를 흐리게 한다는 것이다. 영상에서 에지는 그레이 레벨 간의 갑작스런 변화이다. 그림 6.22(i)는 에지에 대해 수직인 1차원 프로파일을 보인다. 에지 양쪽 끝에 있는 화소값의 변화는 랜덤 잡음의 존재를 말한다. 평균 마스크와 에지 프로파일과의 컨벌루션의 결과는 그림 6.22(ii)에 표시되어 있다. 프로파일을 따라 마스크가 움직이면서 5개 화소값에 대하여 평균이 계산되고 각 위치의 중앙 화소를 대치하기 위해 사용된다. 마스크가 에지의 양쪽에 높거나 낮은 화소를 샘플할 때 평균값은 렌덤 잡음을 줄인다. 그러나 마스크가 높은 값과 낮은 값을 포함할 때, 출력 영상의 프로파일은 날카로운 에지보다는 낮은 값에서 높은 값으로의 램프가 된다. 마스크가 길면 길수록, 램프는 길어지고 에지는 더 흐릿해진다. 가중치 평균도 유사한 결과를 가지지만 효과가 덜할 뿐이다.

잡음은 제거하지만 에지를 흐리게 하지지 않는 마스크는 미디언(median) 마스크이다. 이것은 비선형 마스크이며, 마스크 영역 안에 있는 중앙값을 출력한다. 이것은 순위 마스크(rank-order mask)의 한 종류이며, 예로서, 최대 그리고 최소 마스크가 있는데, 이들은 최대치 혹은 최소치를 출력한다. 미디언 마스크는 영상을 스무딩한다. 이것은 범의의 값들의 중앙에 있는 값을 출력 때문에 국부적 변동를 줄일 수 있다. 정수 화소값만을 원한다면 라운드-오프 오차가 관련되지 않는다.

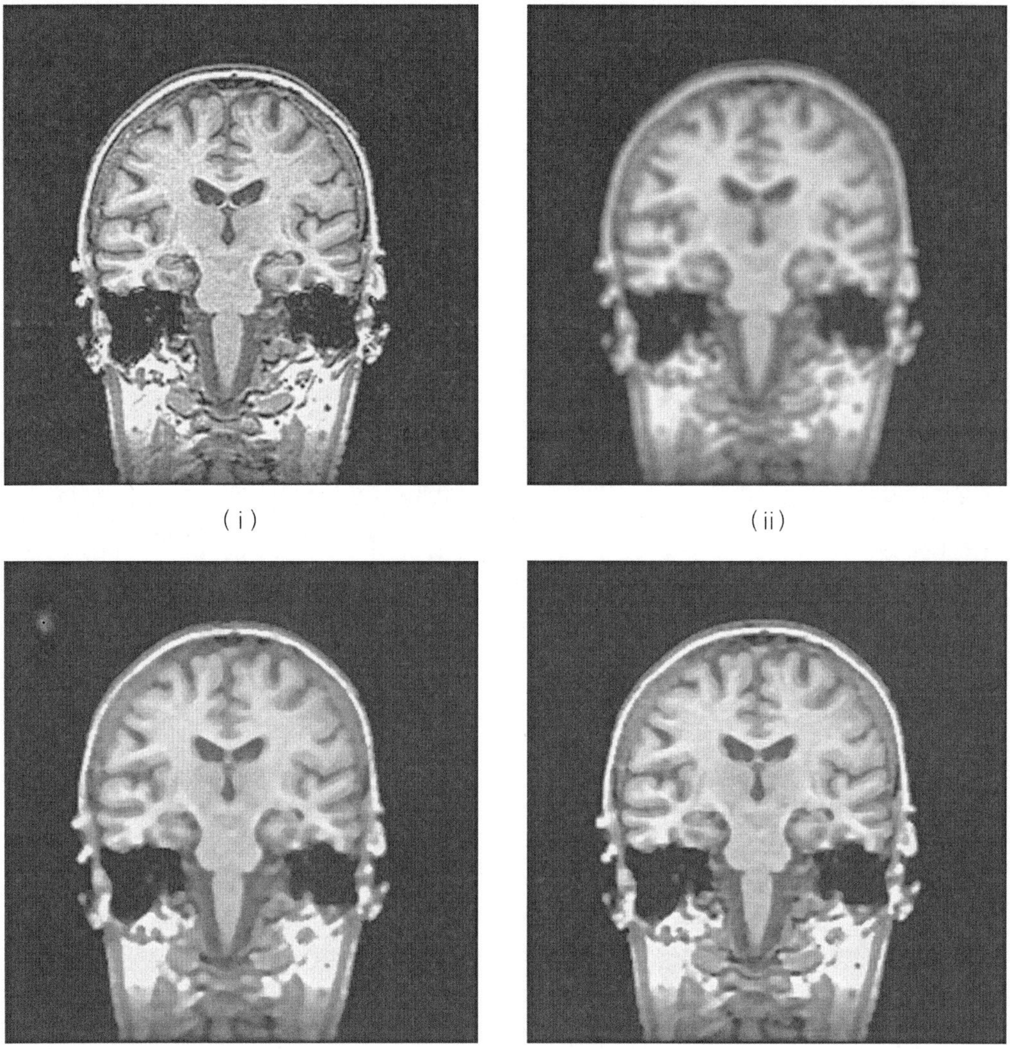

(i) (ii) (iii) (iv)

그림 6.23 (i) 머리의 관상 자기공명영상 (ii) 5×5 평균 마스크와 컨벌루션 후 결과 (iii) 5×5 스퀘어 미디언 마스크 (iv) 다이아몬드형 5×5 미디언 마스크

그림 6.22(i)의 잡음이 있는 에지 프로파일에서 미디언 마스크의 동작을 생각해 보라. 미디언 마스크가 에지를 따라 움직일 때, 낮은 화소값과 높은 화소값을 포함한다. 항상 낮거나 높은 값의 다수를 따라 둘 중에 하나이지 중간 값은 아니다. 따라서 에지는 선명하게 유지되며(그림 6.22(iii)), 램프가 생기지 않는다. 1차원 미디언은 에지를 유지하는 성질을 가진다. 2차원 정방형 미디언은 분리 가능하지 않다는 것을 기억하라. 영상의 인지에서 에지가 중요하다. 에지의 유지는 처리에서 중요한 것이다.

그림 6.23(i)는 256×256 자기공명영상이며, 머리의 관상 부분이다. 5×5 평균 필터의 효과가 그림 6.23(ii)에 나타나 있다. 영상은 많이 스무딩 되었으나 에지가 흐려졌다. 5×5 정방형 미디안 마스크가 원 영상과 컨벌루션하여 그림 6.23(iii)을 만들었다. 스무딩 되었으나 수평 수

직 에지가 흐릿해지지 않았다. 마지막으로 6.23(iv)는 폭과 높이가 5인 다이아몬드 형의 미디언 마스크의 효과를 보여준다. 영상은 대각선 에지까지 모든 에지가 스무딩 되었지만, 흐림이 없다.

미디언 마스크들은 영상에서 특히 임펄스나 소금-후추 잡음 제거에 탁월하다. 소금-후추 잡음은 데이터 전송에서 종종 생기는 데이터 누락의 결과로서, On (흰색-소금) 혹은 Off (검은색-후츠) 값을 가지는 분리된 화소들을 포함한다. 그림 6.24(i)는 두 개의 화소가 임펄스 잡음을 가지는 영상을 보여준다. 평균 마스크와 컨벌루션의 결과를 그림 6.24(ii)에 보여준다. 임펄스 잡음은 크기에서 감소되었으나 많은 화소가 흐려졌다. 마스크에 포함되는 대부분의 화소들이 낮은 밝기 화소인 경우, 미디언의 마스크로 처리하면, 결과는 임펄스 잡음이 영향을 미치지 못한다. 따라서 2차원 영상에서 마스크 크기에 반보다 작은 영역에 소금-후추 잡음이 있는 경우에 제거된다(그림 6.24(iii)). 미디언 마스크는 평균 마스크처럼 다른 형태의 잡음에는 좋지 않다([실습 6.6]). 출력 화소들은 이미 있는 값으로 제한되기 때문에 적절한 스무딩을 나타내는 새로운 값을 내지는 못한다.

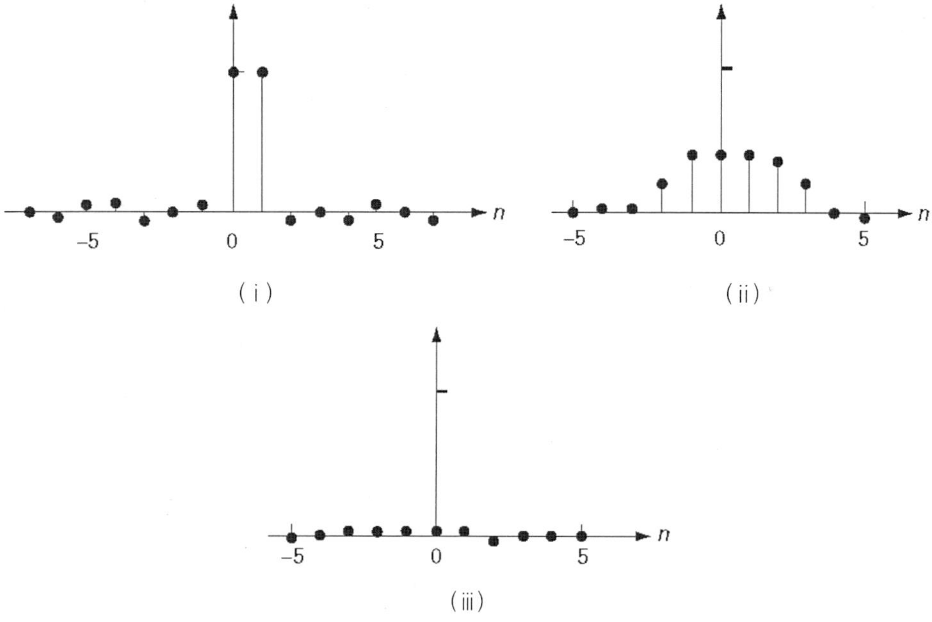

그림 6.24 임펄스 잡음에 오염된 프로파일 상에 가한 5요소 마스크의 효과
(i) 잡음, (ii) 평균 마스크, (iii) 미디언 마스크

6.4.2 샤프닝과 에지 검출 마스크

샤프닝은 자세함을 나타내기 위해 날카로운 에지를 가진 영상을 생성하는 데 사용된다. 샤프닝을 하는 방법 중에 하나는 언샤프 마스킹(unsharp masking)을 사용하는 것이다. 원 영상은 흐려지며, 즉 언샤프된다. 원 영상에서 이것을 뺀 결과 영상 g(x, y)은 다음과 같다.

$$g(x,\ y) = f(x,\ y) - cf_s(x,\ y) \tag{6.16}$$

여기서 $f_s(x,\ y)$는 스무딩된 영상은 평균 마스크를 사용하여 얻어진다. 그리고 c는 상수이다. 언샤프 마스킹 연산인 UM은 식 (6.17)과 같다.

$$\mathrm{UM} = \begin{vmatrix} 0 & 0 & 0 \\ 0 & 1 & 0 \\ 0 & 0 & 0 \end{vmatrix} - \left(\frac{\mathrm{c}}{9}\right) \begin{vmatrix} 1 & 1 & 1 \\ 1 & 1 & 1 \\ 1 & 1 & 1 \end{vmatrix} \tag{6.17}$$

상수 값은 다양한 정도의 샤프닝을 주기위해 변경될 수 있다. $C = 0.9$의 경우에, 결과 마스크는 (6.18)과 같다.

$$(\mathrm{UM}') = \left(\frac{1}{10}\right) \begin{vmatrix} -1 & -1 & -1 \\ -1 & 9 & -1 \\ -1 & -1 & -1 \end{vmatrix} \tag{6.18}$$

여기서 요소들을 다 더하면 1이 된다. 결과 영상에서 원 영상의 평균 밝기를 유지한다. 그러나 결과 영상에서 화소들이 0에서 255 범위를 보장하지 못한다. 샤프닝 마스크는 중앙에 음의 작은 값으로 둘러싸인 양의 큰 값을 가진다. 반면에 스무딩 마스크에는 음의 값이 없다.

언샤프 마스킹은 그림 6.25에서 설명된다. 그림 6.25(i)의 원 영상은 가우시안 블러링에 의해 스무딩 되고(그림 6.25(ii)), 두 영상이 감산되었을 때 날카로운 영상이 결과로 남는다(그림 6.25(iii)). 그림 6.26은 도식적으로 1차원 프로파일에서 언샤프 마스킹의 과정을 보여준다.

샤프닝은 스무딩 조작의 반대이다. 스무딩은 평균으로 가능하다. 이것은 적분이므로 직관적으로 샤프닝은 미분이나 감산으로 가능하다. 그림 6.27의 왼쪽에 있는 영상 내 화소들의 수평라인은 보라. 만일 각 라인을 따라 이웃화소들의 반복된 감산이 수행된다면, 결과 영상은 오른쪽에 보여진 영상이다. 영이 아닌 의미있는 값들은 에지를 가로지른 감산에서 나온다. 즉, 작은 값에서 큰 값을 감산하거나 그 반대이다. 높거나 낮거나 일정한 그레이레벨 영역에서는 처리된 화소는 모두 낮은 값이다. 즉, 검은 색에 가깝다. 단만 예외는 만일 원 영상에 큰 잡음이 있다면, 이 경우에 감산은 그것의 강도를 강조한다.

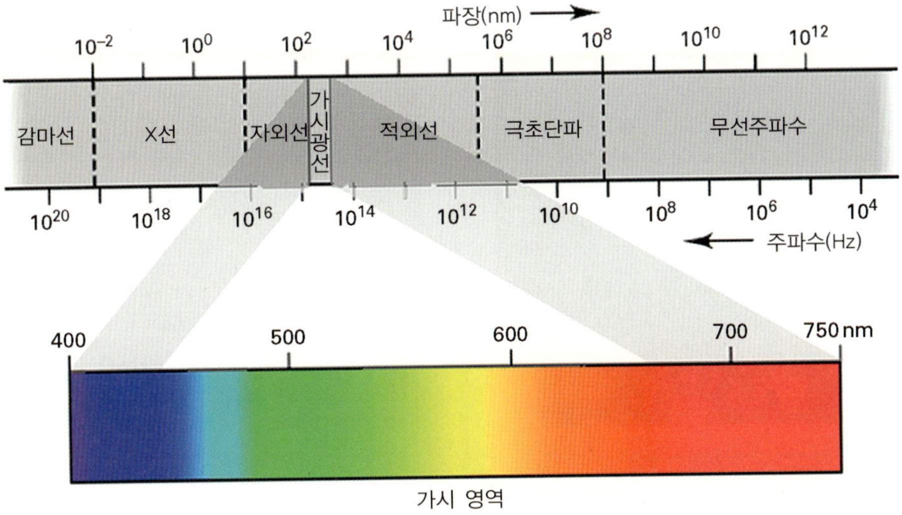

컬러 화보 1 광자의 에너지 또는 주파수에 따른 전자파 스펙스럼(p.5)

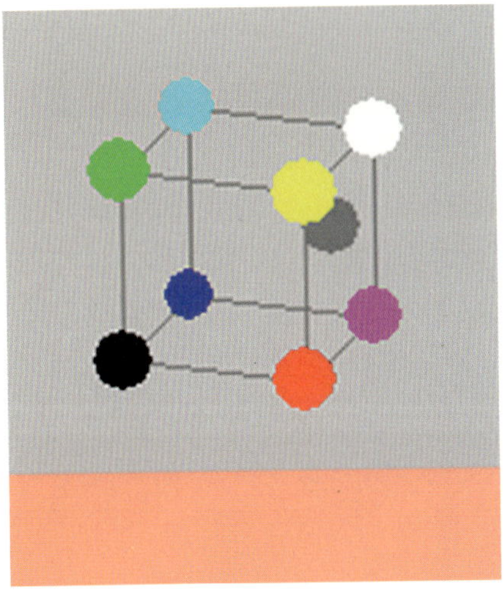

(i)

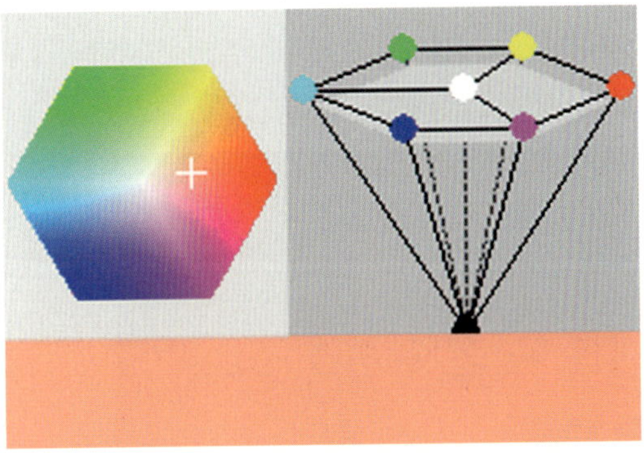

(ii)

컬러 화보 2 (i) 빨강 = 240, 녹색 = 160, 파랑 = 140의 회색볼로 나타난, RGB 공간에서의 컬러(바닥)와 위치
(ii) 색상 = 0.02, 채도 = 0.04, 명도 = 0.93인 HSV 공간에서의 같은 컬러(바닥)와 위치, 육각형의 원추체에서 색상은 빨강색 축의 각도이며, 중심까지의 거리는 채도이고, 자리 잡고 있는 수직축은 명도이다(p.42).

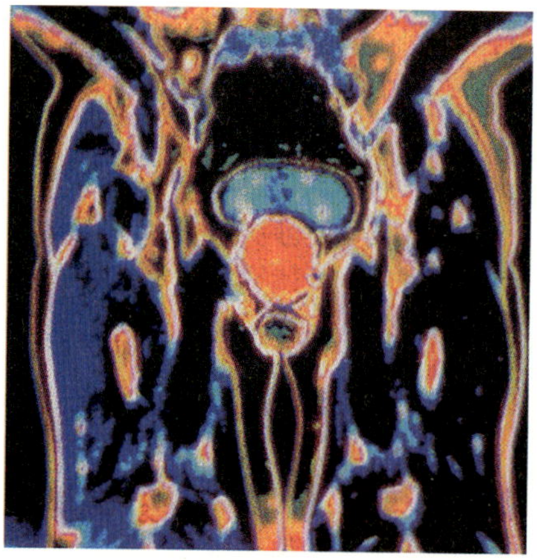

(i)

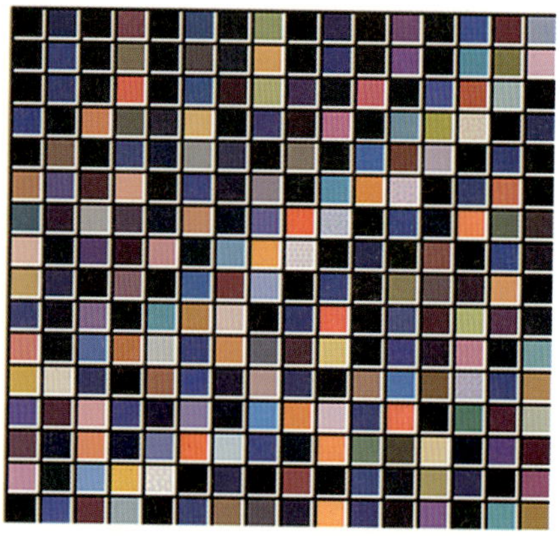

(ii)

컬러 화보 3 (i) 인덱스 컬러 영상과 (ii) 좌측상단의 0에서 우측하단의 255까지 256개의 컬러로 구성된 컬러 팔레트(p.43).

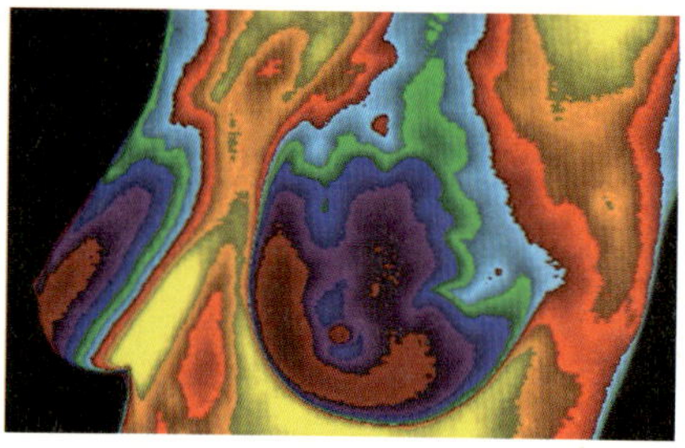

(i)

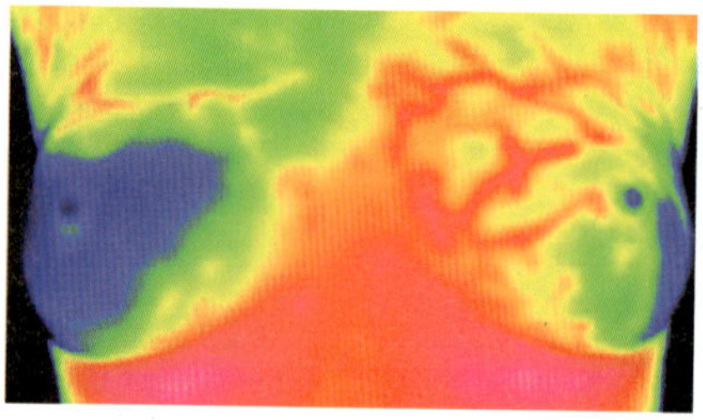

(ii)

컬러 화보 4 유방에 대한 열 영상. (i) 정상 상태의 유방. (ii) 유방 좌우의 온도 차이가 비정상적으로 높음(p.66).

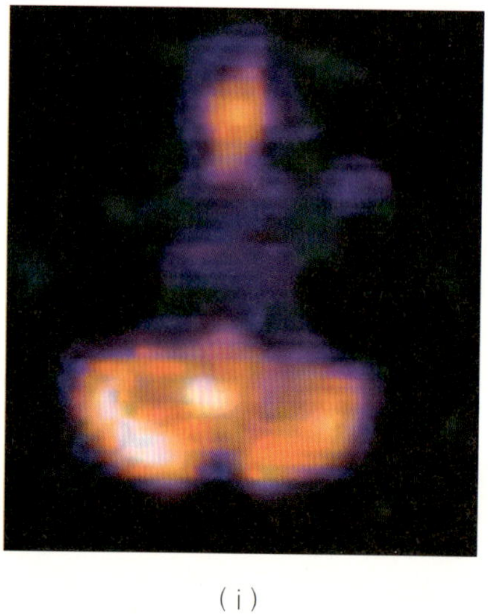

(i)

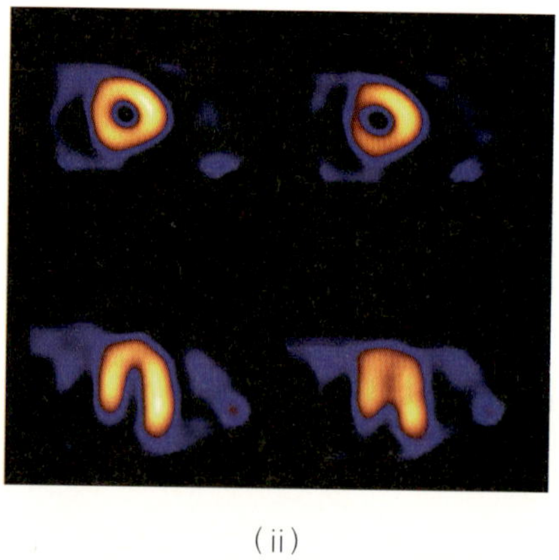

(ii)

컬러 화보 5 단일광자방출 단층촬영 영상으로 (i) 뇌 종양 부위 (백색 부분). ^{99m}Tc-GH (glucoheptinate) 방사성 의약품 사용함. (ii) 심장 벽을 세선화 영상으로 (화소의 밝기를 낮춤) 표시함. ^{99m}Tc-세스타미비 방사성의약품 사용함(p.87).

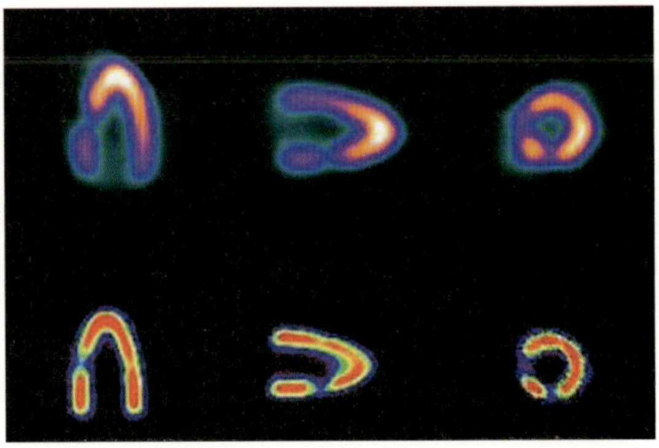

컬러 화보 6 실물에 가깝게 제작된 심장 모형에 대한 단일광자방출 단층촬영 영상으로서 위 영상을 얻기 위해서 ^{99m}Tc 방사성의약품이 사용되었고 아래의 영상에서는 18F–FDG (fluorodeoxyglucose) 물질이 사용되었다(p.88).

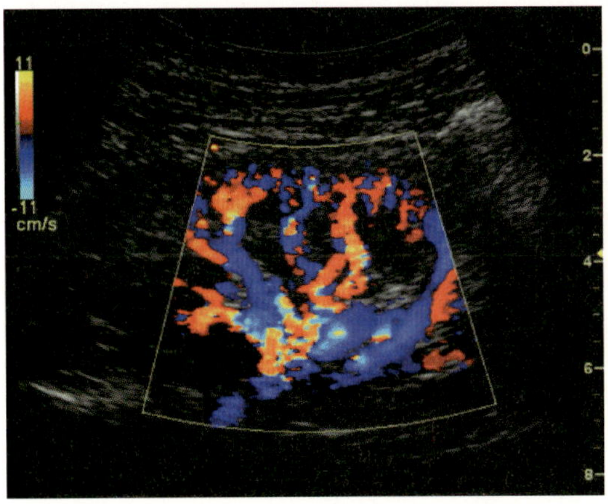

컬러 화보 7 컬러 도플러 영상. 컬러 룩업 테이블에 표시된 색채는 혈류속도와 연관되어 있다(p.106).

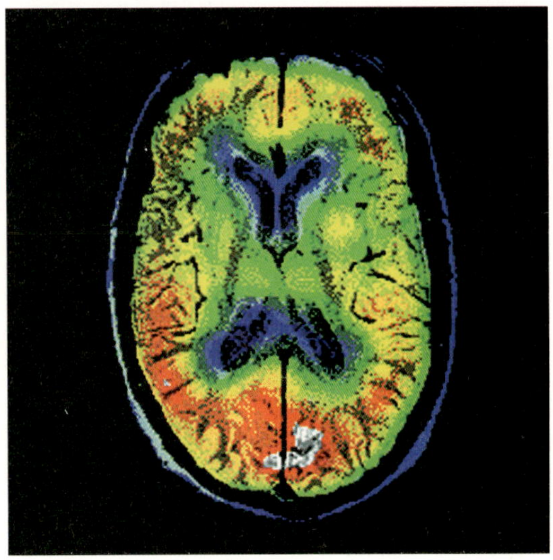

컬러 화보 8 머리 부분을 촬영한 단일광자 영상과 자기공명 영상을 정합한 결과(Mt. Sinai 병원의 Karin Knesaurek 박사의 허락을 통하여 게재함)(p.127).

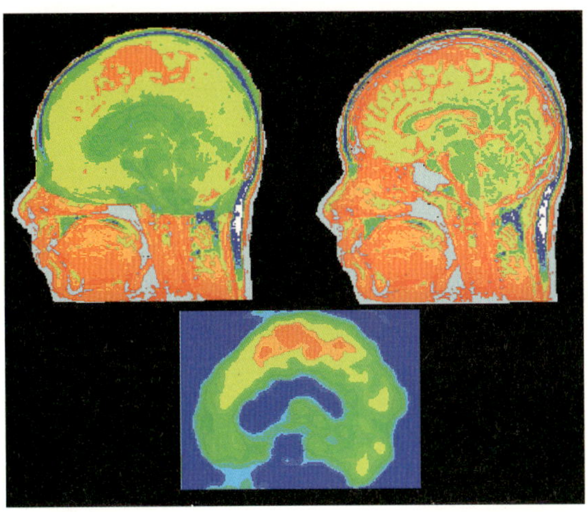

컬러 화보 9 환자의 머리부위를 시상면 방향으로 촬영된 자기공명영상(위의 오른쪽)과 단일광자 단층 영상(아래 중앙) 그리고 이 두 영상들의 정합 결과(위 왼쪽). 각각의 영상에서 병소부위가 눈에 뜨일 수도 있지만 정합된 영상을 살펴보면 환자의 두개골 상단에 병소부위가 더욱 뚜렷하게 드러난다(p.128).

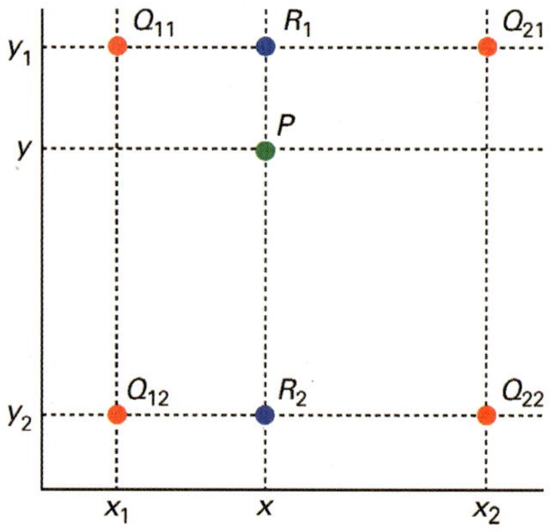

컬러 화보 10 4개의 점들의 값이 주어져 있고, P에서의 값을 구하기 원한다. 먼저 R_1과 R_2에서의 값을 구하기 위해 행 방향으로 선형 보간 한다. 다음에 열 방향으로 선형 보간한다(p.178).

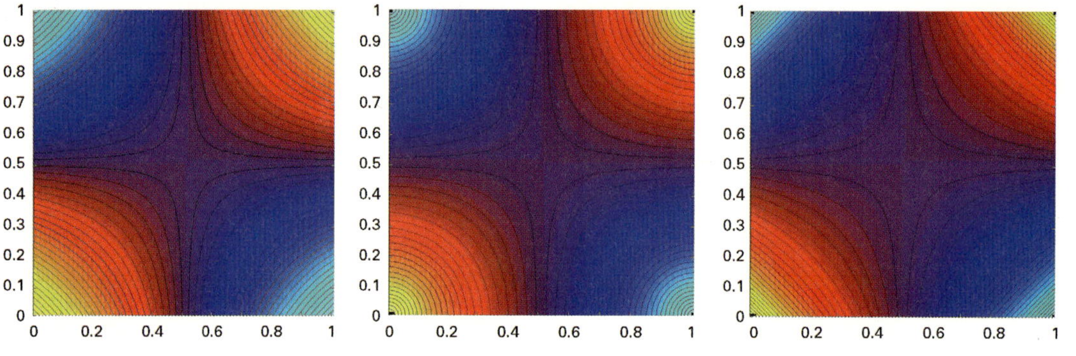

컬러 화보 11 4개의 점들로부터 등거리의 컨투어. (i) 2단계 선형 보간 사용, (ii) 유클리디언 거리 사용 (iii) 맨해튼 거리 사용(p.178).

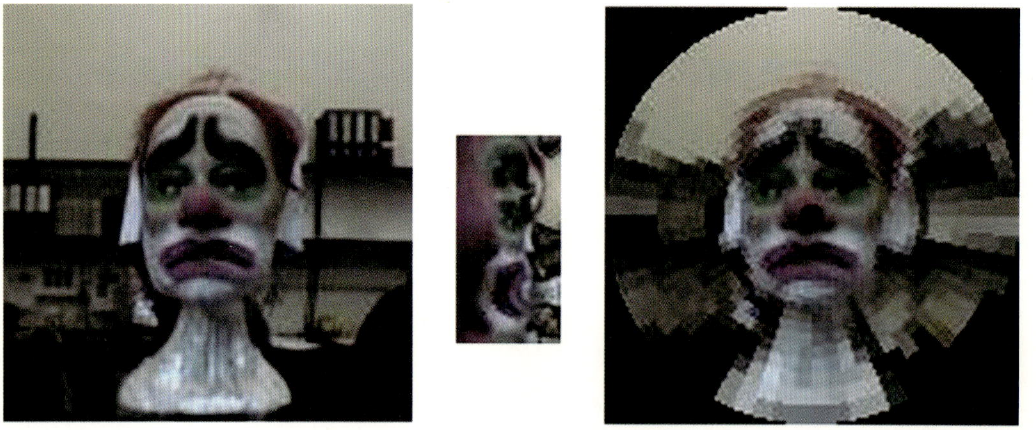

컬러 화보 12 (i) A 256×256 영상, (ii) its 64×32 로그-폴라 변환, (iii) 레티날 표현(p.180).

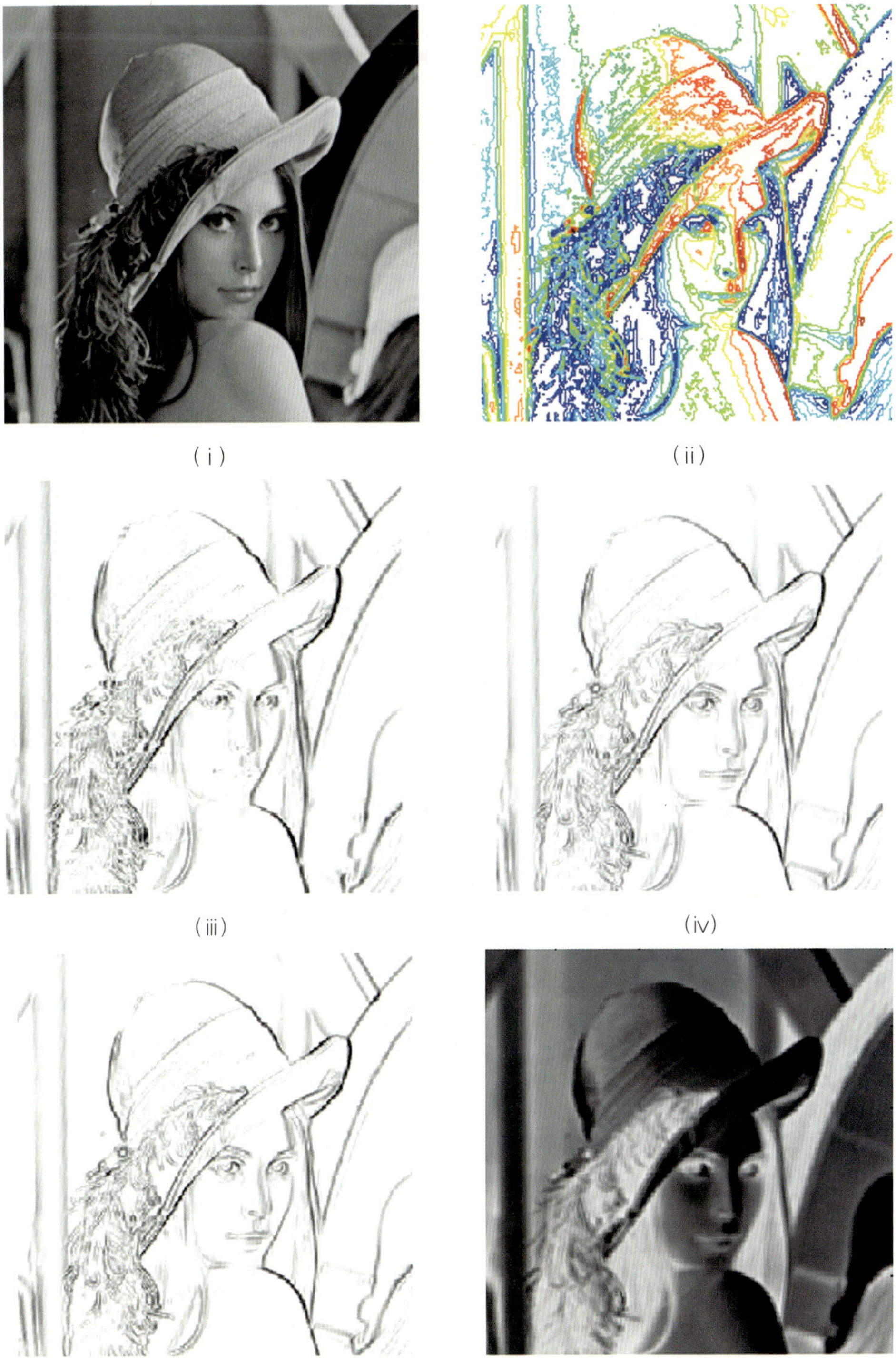

컬러 화보 13 (i) 원 영상(잡음 없음) 256×256 영상, (ii) 컨투어, 그레이디언트 에지, (iii) 로버츠, (iv) 프리윗 (v) 소벨, (vi) 프레이-첸 연산자(p.218).

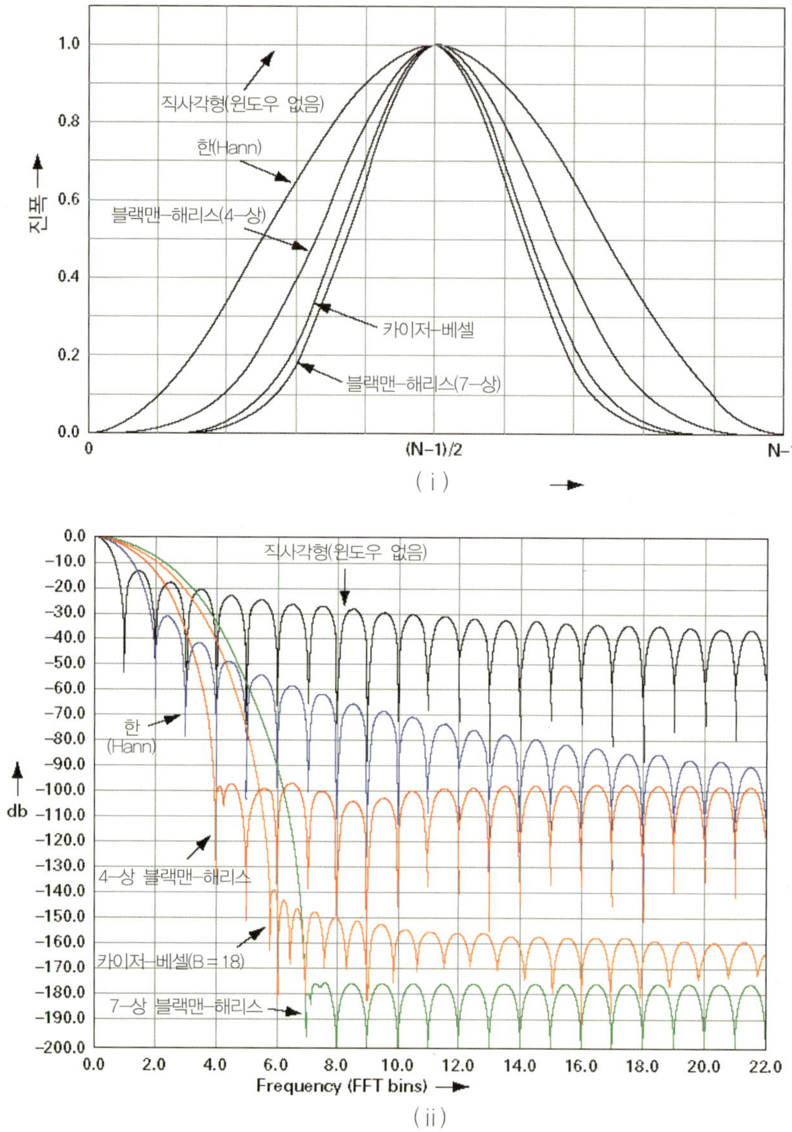

■ **컬러 화보 14** (i) 공통적으로 사용되는 몇 개의 윈도우 함수의 프로파일과 (ii) 그들의 푸리에 변환들(p.245).

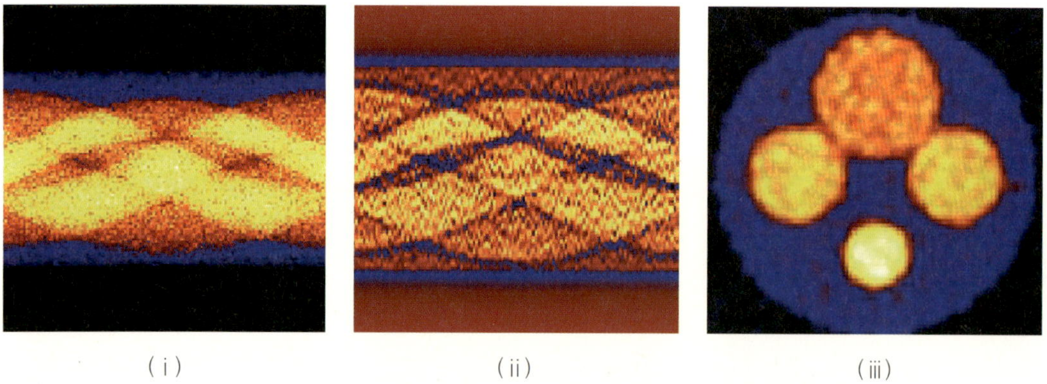

■ **컬러 화보 15** 투영으로부터 2차원 영상재구성을 위해 사용된 직접 푸리에 재구성 방법(p.271).

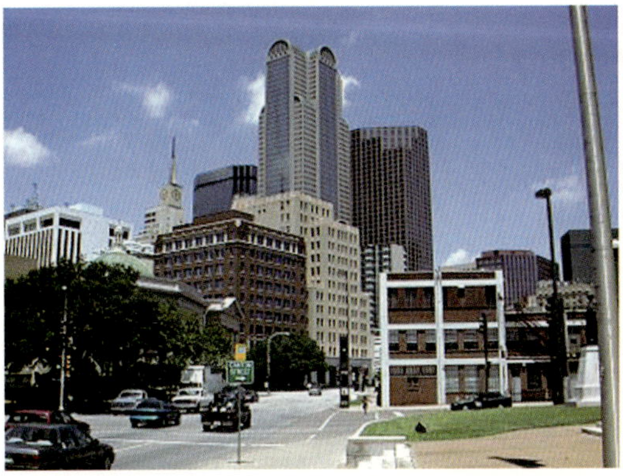

(i)

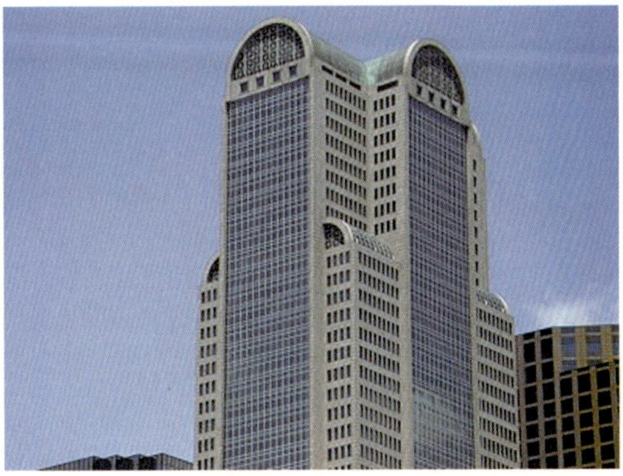

(ii)

컬러 화보 16 (i) 광각 렌즈를 사용한 영상으로서 볼록 일그러짐 변형을 보인다. (ii) 약간의 오목 일그러짐 변형을 보여주는 망원 사진 렌즈를 사용하여 찍은 영상(p.302).

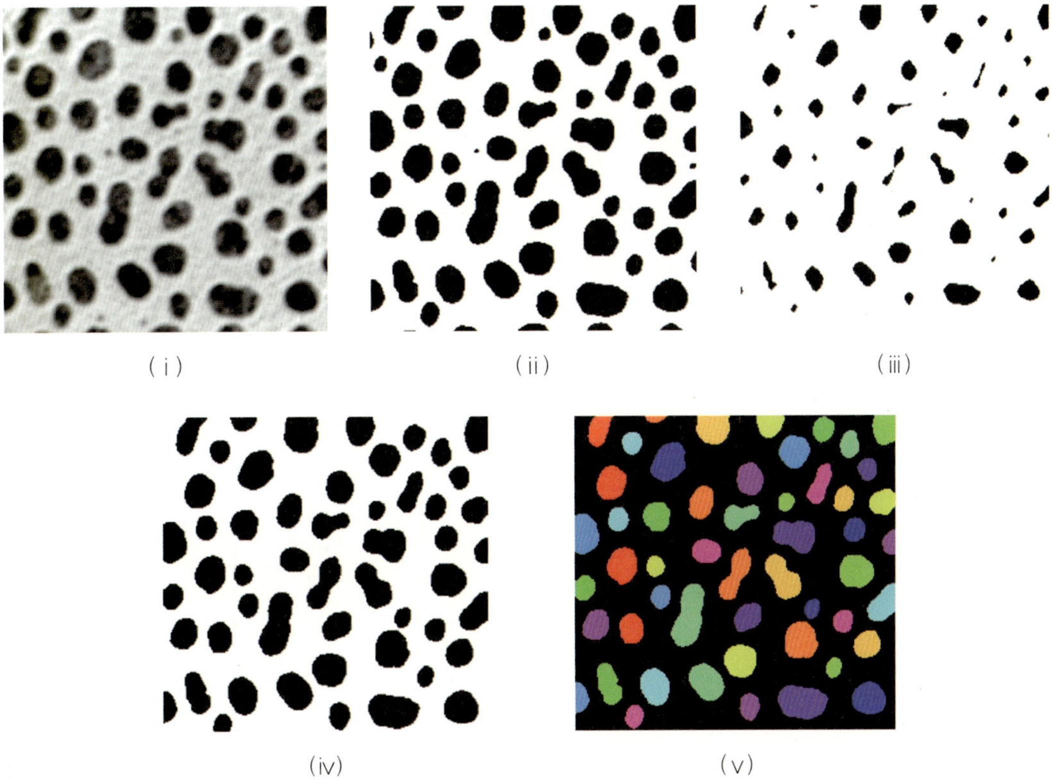

컬러 화보 17 (i) 원본 영상, (ii) 임계화 후, (iii) 4번 침식 후, (iv) 12번 조건 팽창 후(작은 객체는 제거된다). (v) 다른 색상으로 각 객체를 레이블링하고 표시(p.318).

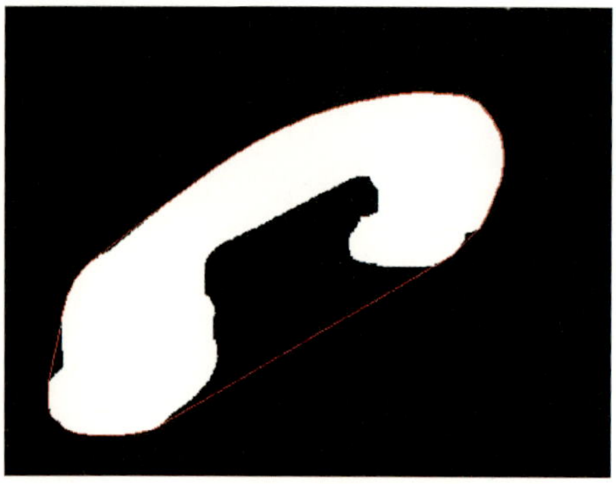

■ **컬러 화보 18** 볼록 모양(빨간색으로 보이는)에 의해 둘러싸인 특징(p.330).

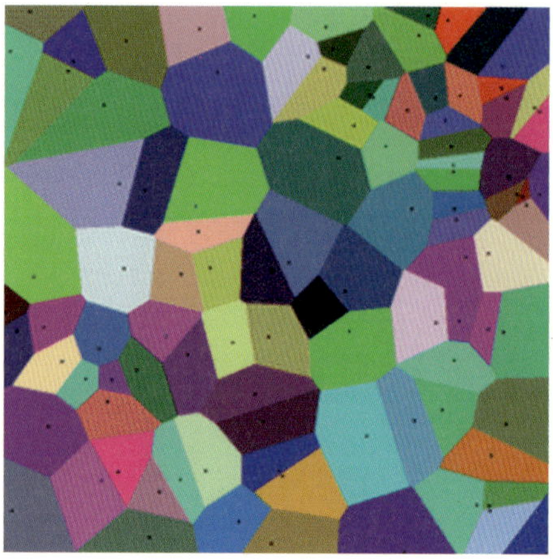

■ **컬러 화보 19** 영향력 다각형을 보이는 점 집합의 보로노이 도표(p.331).

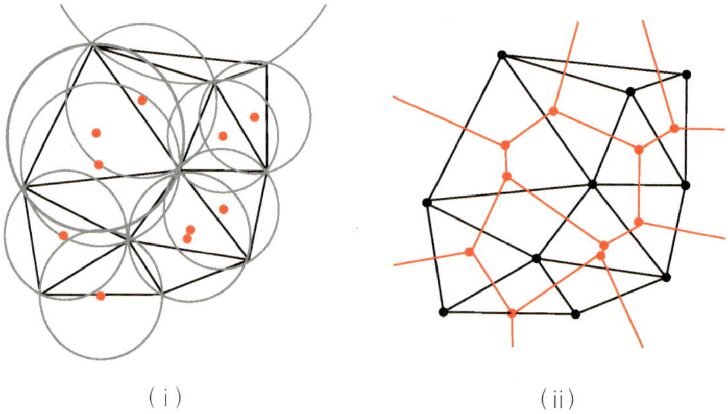

■ **컬러 화보 20** (i) 들로네(Delaunay) 삼각 분할과 외접원을 가지는 점들(빨간색) (ii) 보로노이(Voronoi) 도표(빨간색)를 생성하는 외접 점의 중심을 연결한다(p.331).

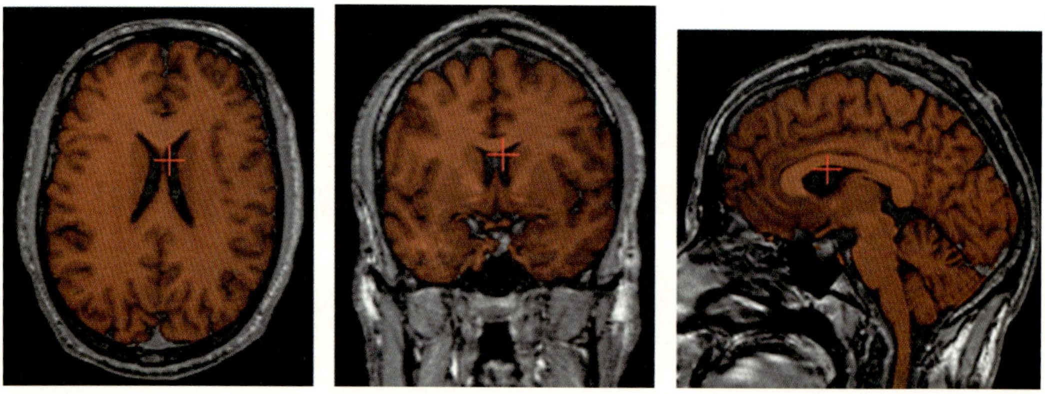

■ **컬러 화보 21** 특정 음영이 뇌의 연속적인 분할에 추가되었다. 세 영상은(왼쪽에서 오른쪽으로) 축, 두정 및 정중면을 보인다. 공통점이 각 영상에 표시되었다(p.348).

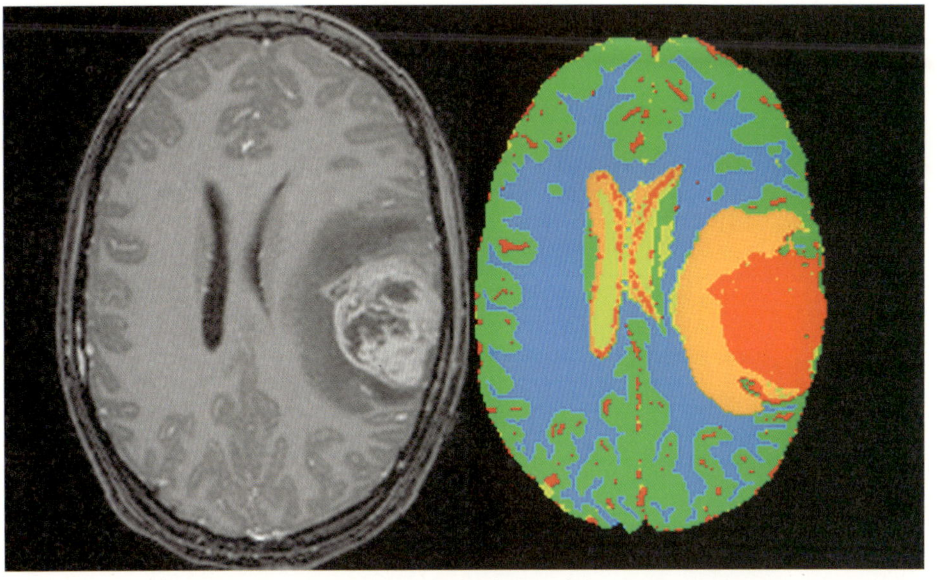

■ **컬러 화보 22** 종양을 가진 (i) 자기공명 뇌 영상의 축방향 슬라이스, (ii) 5개 클래스로 자동 분할. 영상분할은 3차원으로 이루어진다(Courtesy: Professor Guido Gerig, Department of Computer Science, University of North Carolina at Chapel Hill.)(p.357).

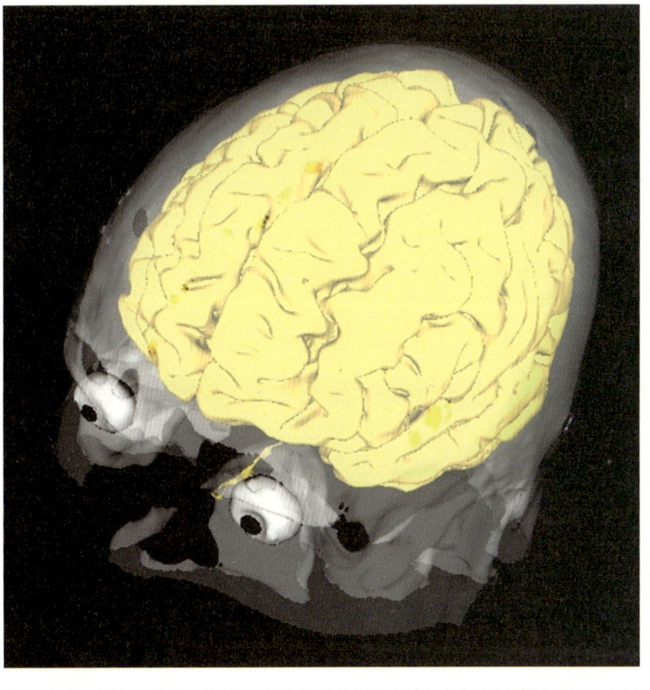

■ **컬러 화보 23** 영역 키우기에 의한 3차원 자기공명영상의 분할, 흰색과 회색 물질 영역이 3차원 렌더링 전에 결합된다. 제12장)(p.360).

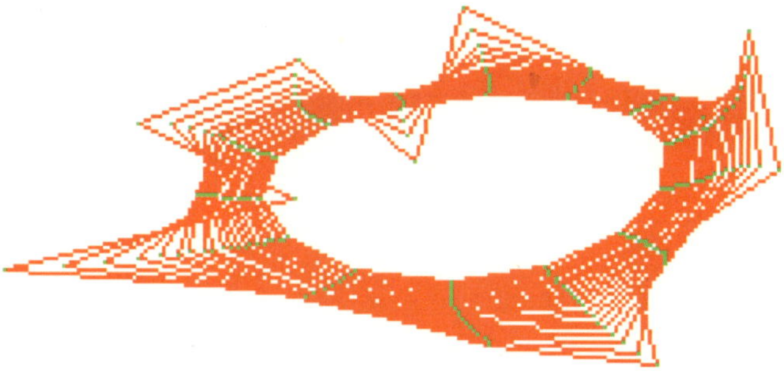

컬러 화보 24 외부 곡선부터 시작하는 꿈틀꿈틀 움직임(빨간색)의 20번 반복은 내부 탄성 함수에 따라 이동한다. 제어점의 궤적은 녹색으로 보인다(p.364).

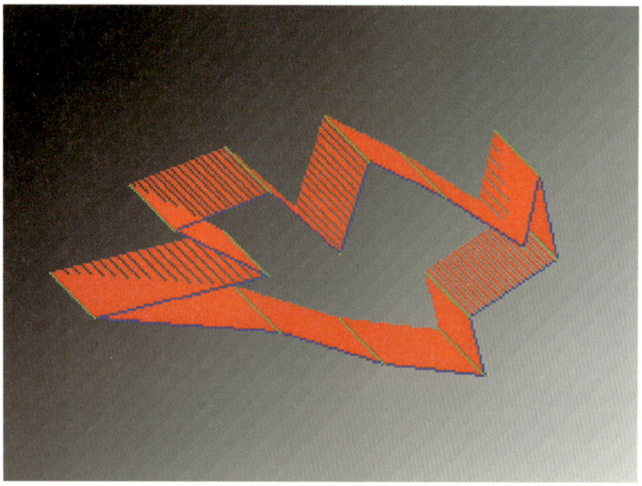

컬러 화보 25 식 (10.13)에 의해 주어진 외부 에너지 함수에 따라 이동하는 외부 윤곽으로부터 시작하여 꿈틀꿈틀 움직임(빨간색)의 20번 반복. 제어점의 궤적은 녹색으로 보인다(p.365).

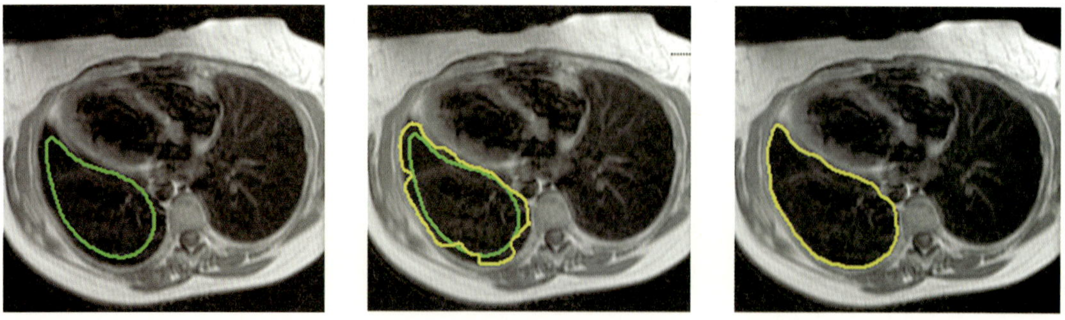

(i) (ii) (iii)

컬러 화보 26 (i) 초기 윤곽, (ii) 노란색의 중간 윤곽(녹색의 초기 윤곽), (iii) 최종 윤곽(p.366)

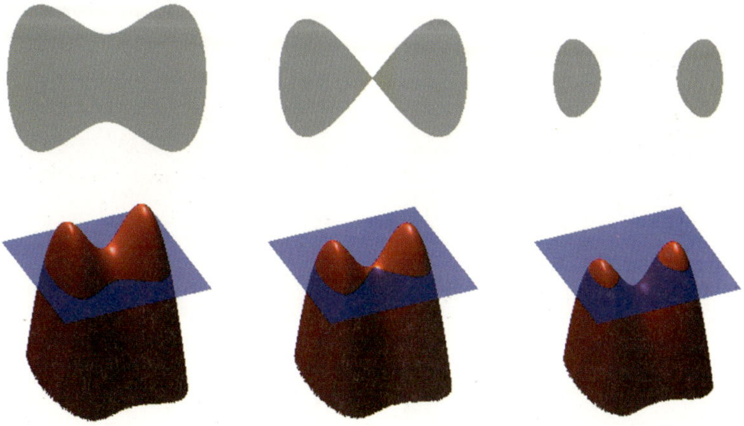

컬러 화보 27 윤곽(맨 위)과 레벨 설정 함수 φ에 대한 관계(p.367).

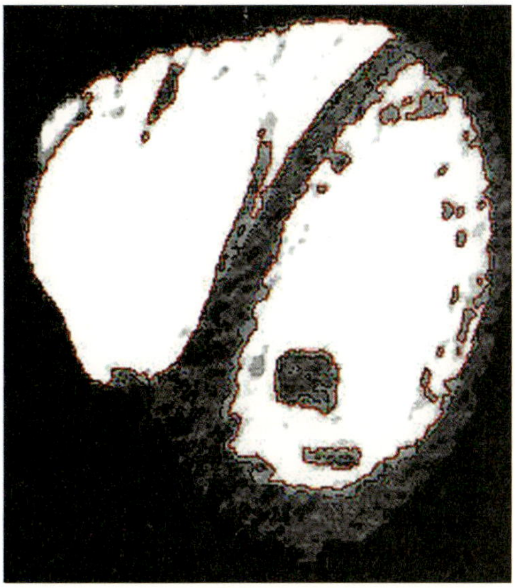

(i)

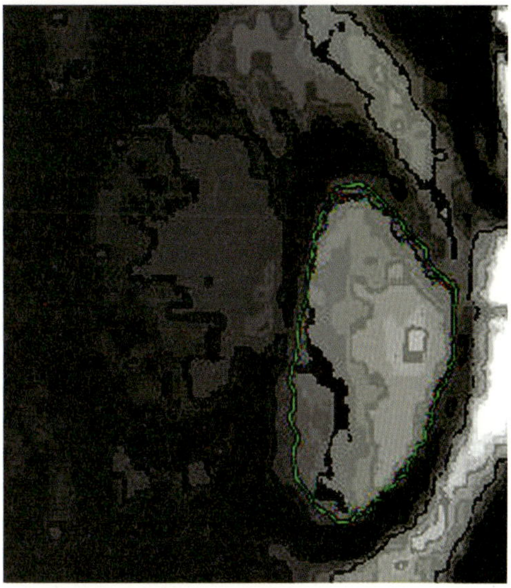

(ii)

컬러 화보 28 (i) 컴퓨터단층 촬영 영상의 영상 분할, (ii) 레벨 집합을 이용한 심장의 자기공명영상. 이들 영상 각각은 시계열의 일부 꿈틀꿈틀 움직임은 (i)에서 붉은색으로, (ii)에서 녹색으로 보인다(Courtesy: Dr. Rene Vidal, Biomedical Engineering, Johns Hopkins University.)(p.368).

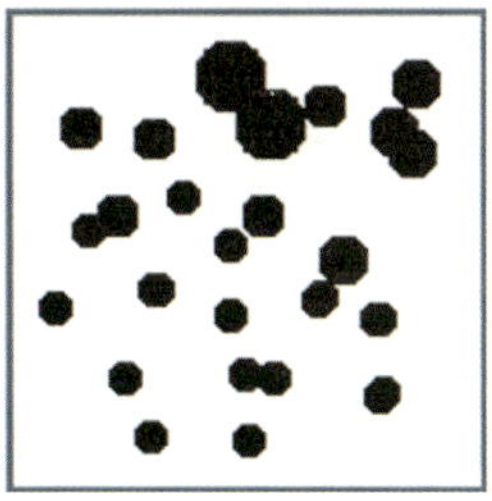

(i)

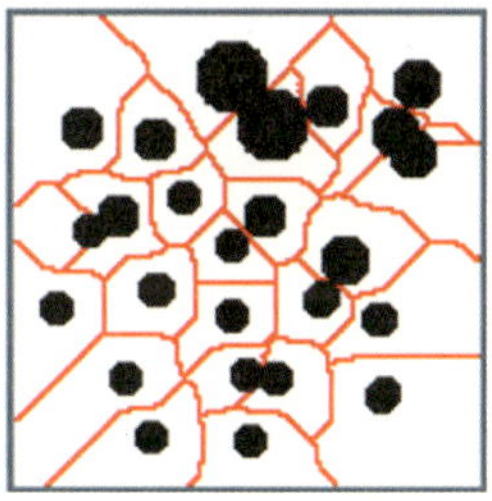

(ii)

컬러 화보 29 (i) 중첩되는 특성을 가진 이진 영상, (ii) 원본 영상에서 중첩된 경계선(빨간색)(p.371).

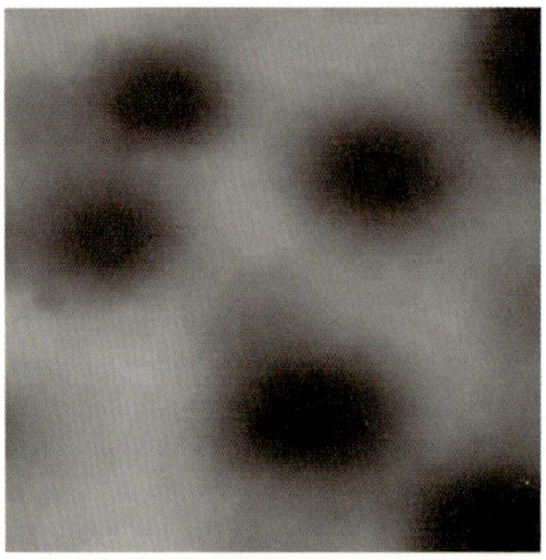

(i)

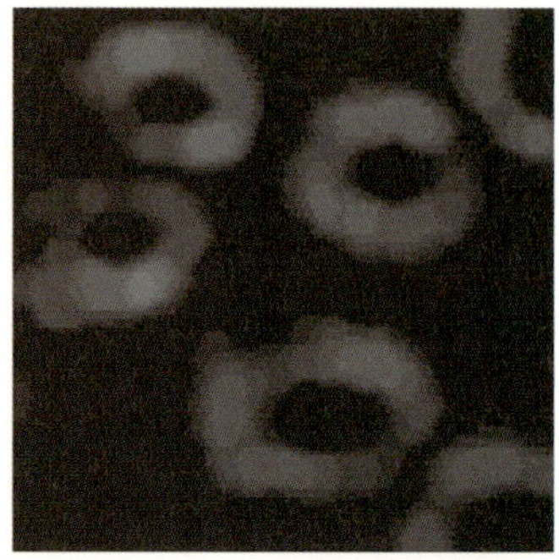

(ii)

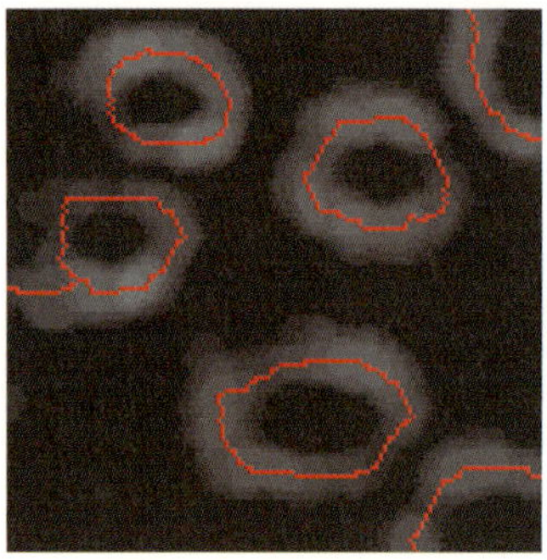

(iii)

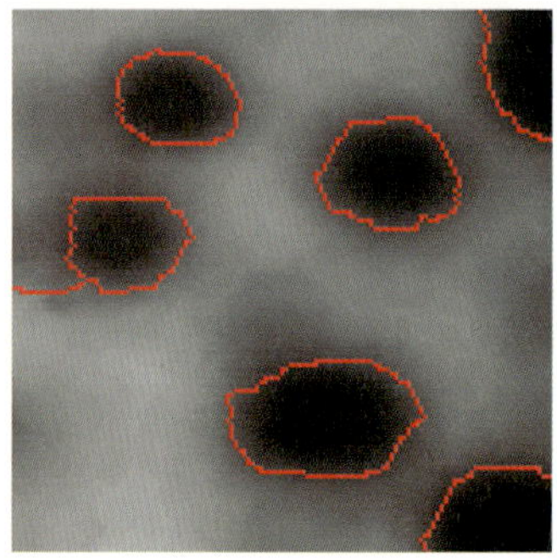

(iv)

컬러 화보 30 (i) 원본 영상, (ii) 그레이디언트 영상, (iii) 경계선을 그레이디언트 영상에 덮어 씌운 것, (iv) 경계선을 원본 영상에 덮어 씌운 것(p.372).

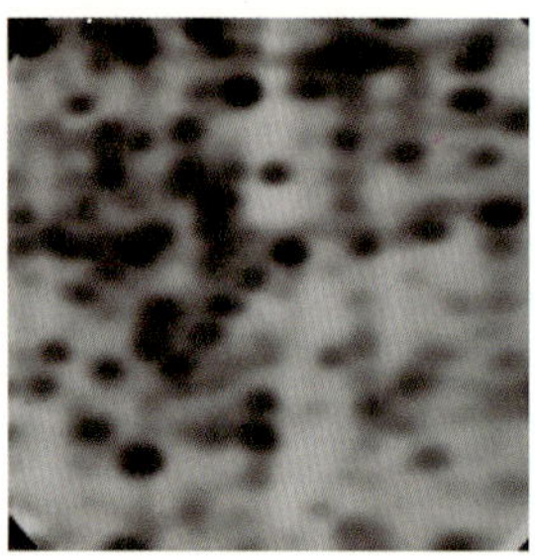

(i)

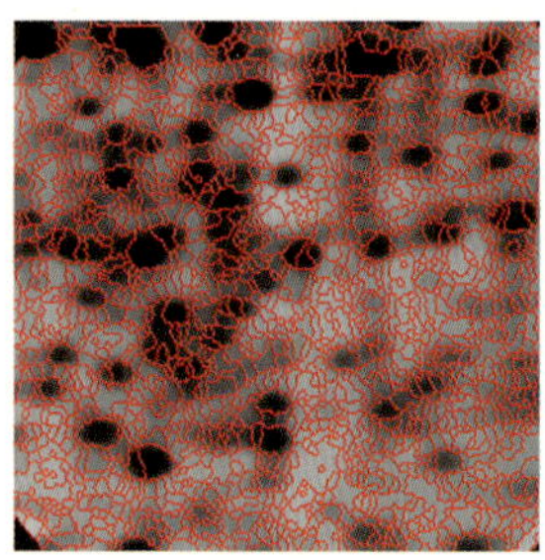

(ii)

컬러 화보 31 (i) 전기 영동 젤의 영상, (ii) 그레이디언트 영상의 경계선 변환(p.373).

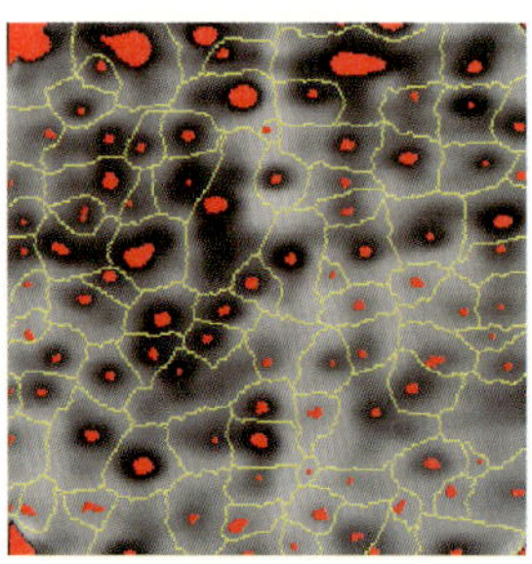

(i)

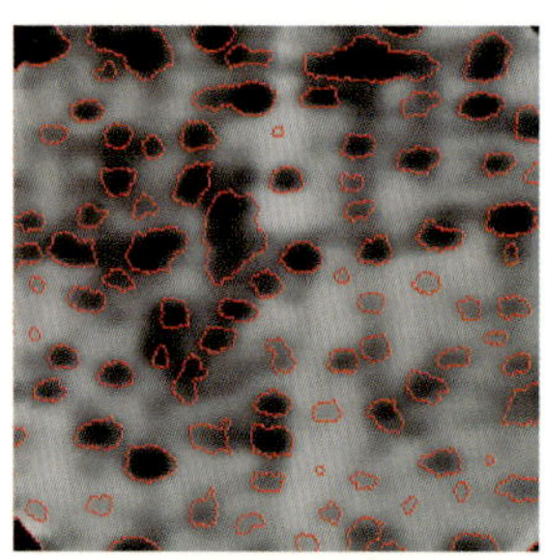

(ii)

컬러 화보 32 (i) 작은 방울 모양과 배경의 마커, (ii) 그레이디언트 영상의 마커 제어 경계선(p.373).

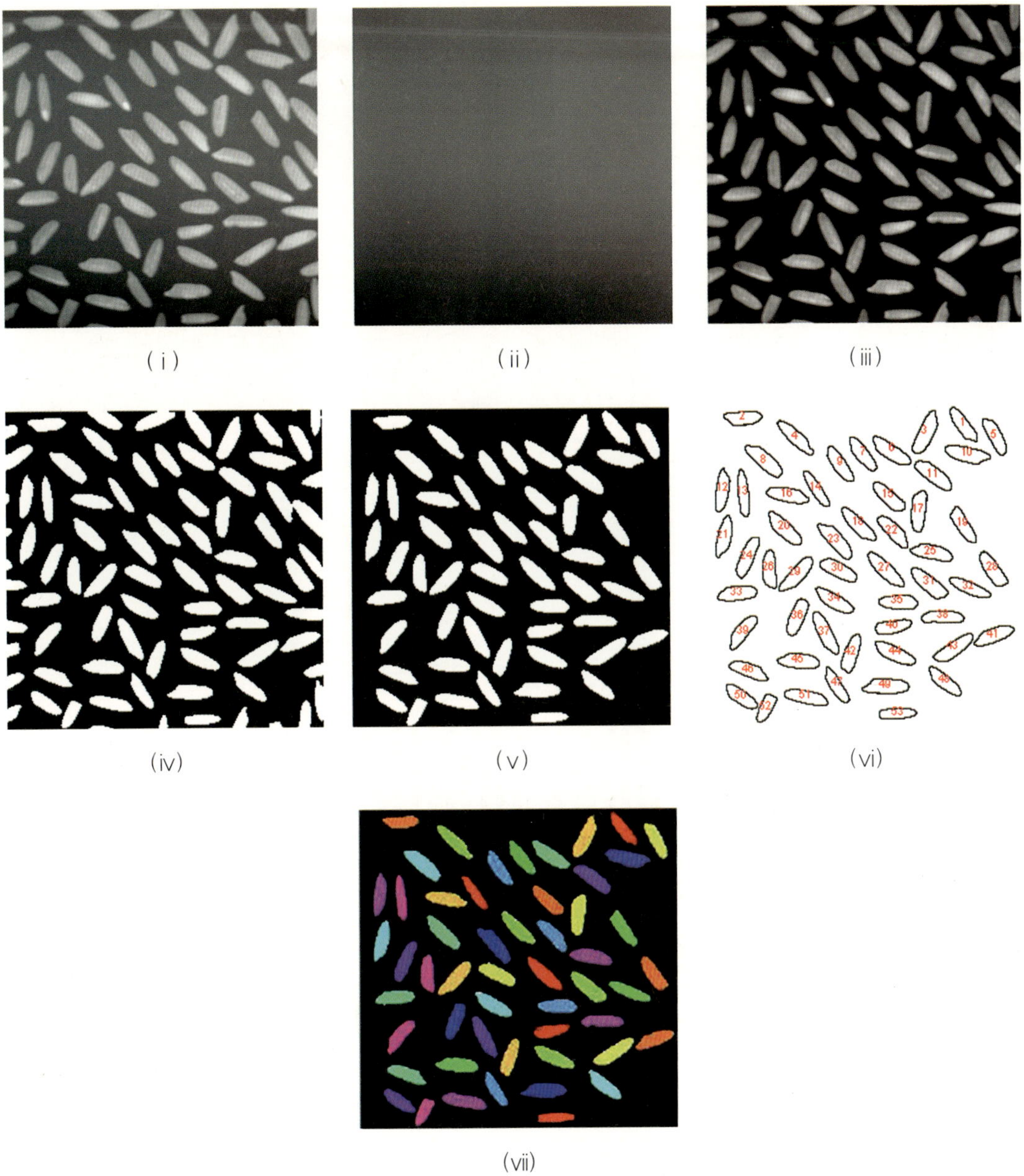

컬러 화보 33 (i) 원 영상, (ii) 배경(블러링한 (i)로부터), (iii) 개선된 영상(=(i) - (ii)), (iv) 분할된 영상((iii)의 오츠 경계화), (v) (iv)에서 제거된 후의 부분 객체, (vi) 레이블된 성분 영상, (vii) 컬러로 코드화한 레이블된 성분 영상(p.379).

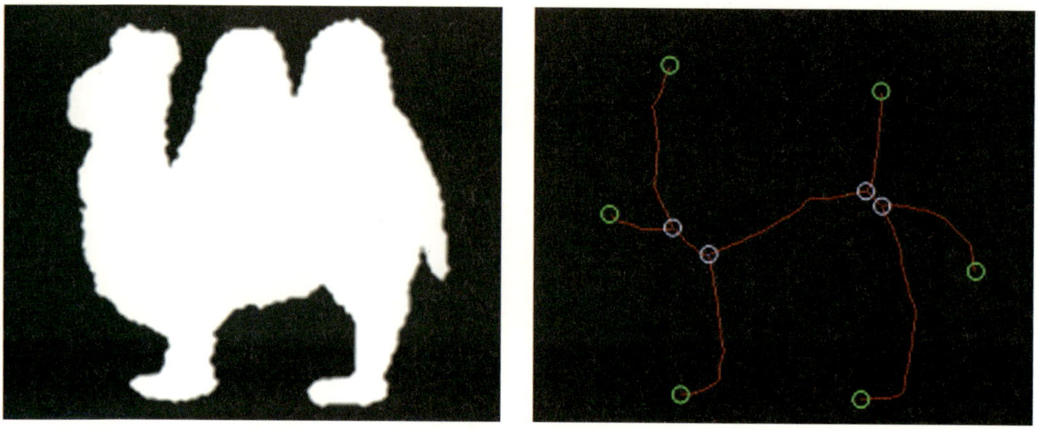

(ⅰ)　　　　　　　　　　　　(ⅱ)

컬러 화보 34 (ⅰ) 영상, (ⅱ) 영상의 분기점(흰색)과 끝점(녹색) 원이 함께 있는 골격(빨강)(p.381).

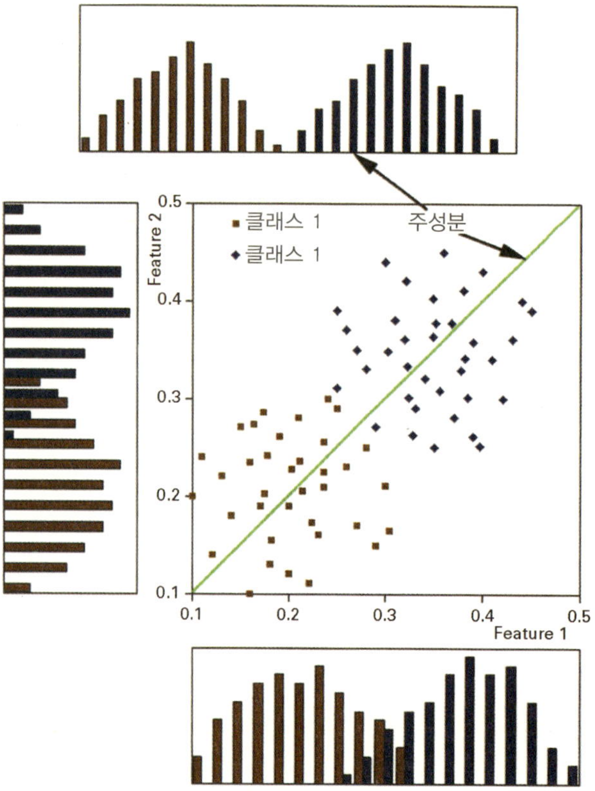

컬러 화보 35 이 데이터 집합은 선에 따라 최적으로 분리됐고(히스토그램으로 보여줌), 첫 주성분 방향은 원 특징의 선형 결합이다(After Russ 2002 Copyright(2007)(p.384).

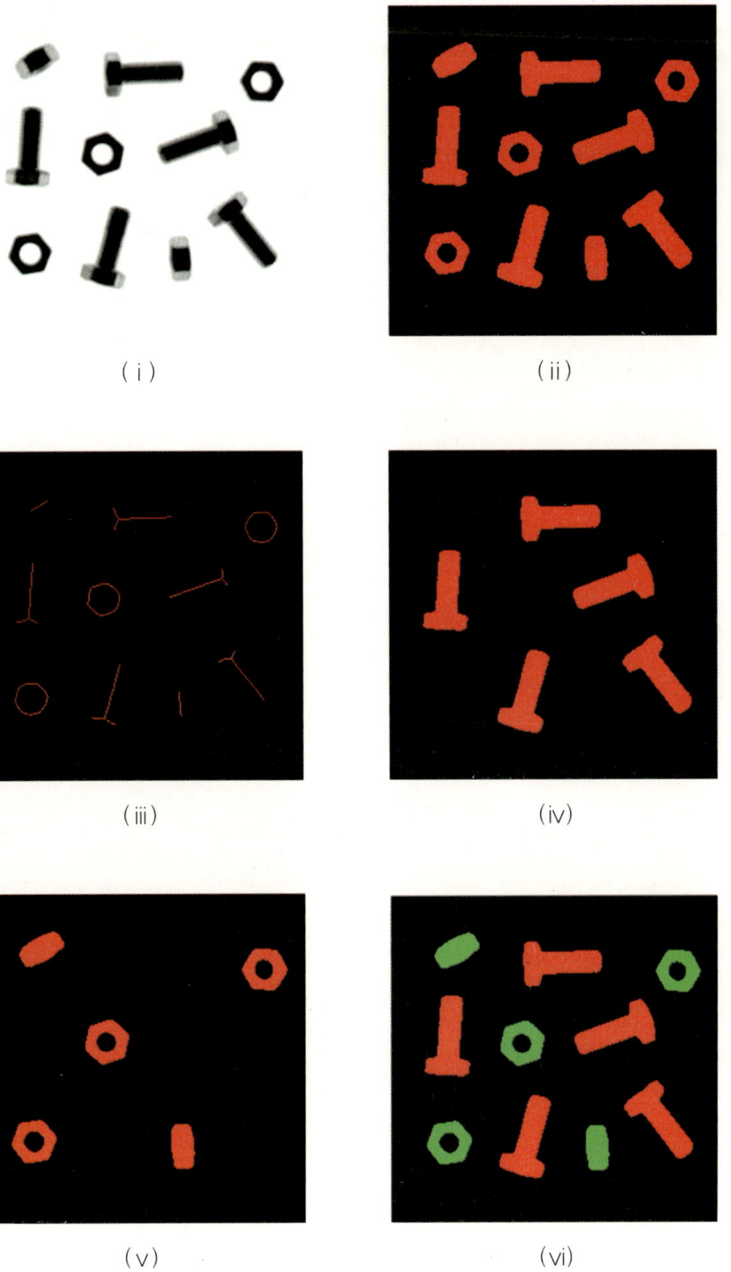

컬러 화보 36 (ⅰ) 원 영상, (ⅱ) 경계화 후, (ⅲ) 순차적으로 골격화를 적용한 후, (ⅳ) (ⅲ)의 분기 화소를 조건부로 팽창한 후, (ⅴ) 논리적으로 (ⅱ)와 (ⅳ)를 조합한 후, (ⅵ) 컬러 코드화한 너트와 볼트(p.387).

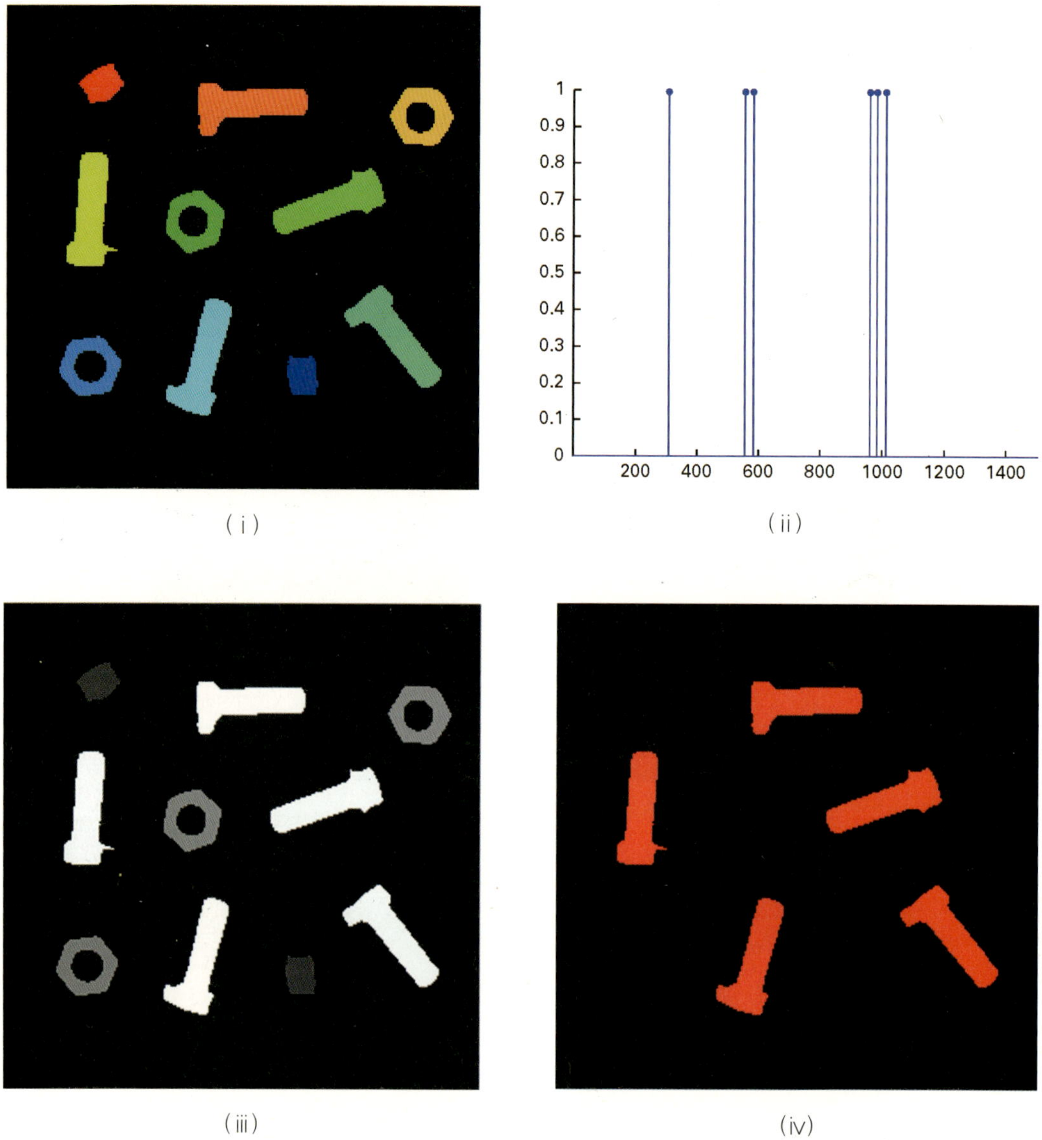

컬러 화보 37 (i) 분할 후의 레이블된 영상(그림 11.5(i) 사용), (ii) 특징의 영역을 보여주는 1차원 특징 공간 (iii) 측정된 영역 중 "칠한" 특징들, (iv) 영상 경계화 후 (iii) 값이 800 이상인 곳(p.387).

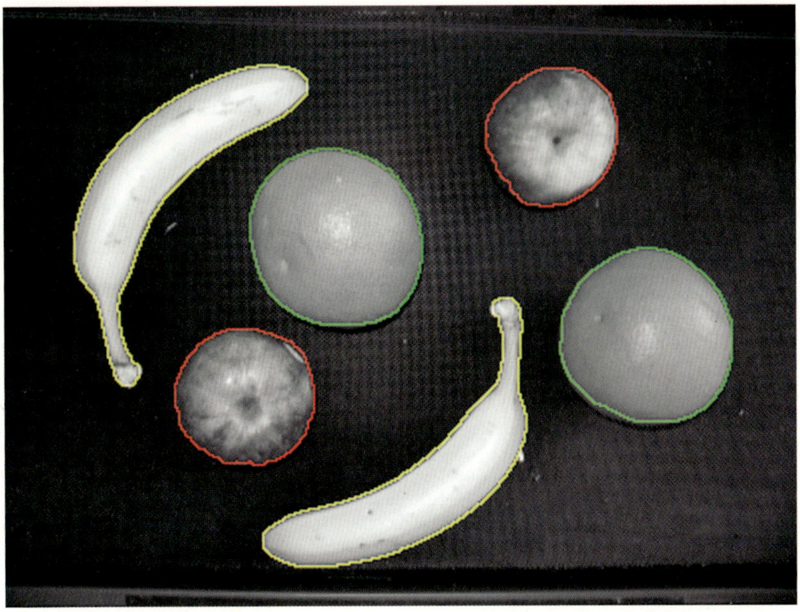

■ **컬러 화보 38** 과일에서 객체를 3개의 클래스로 분류했고, 원 영상에 외곽선을 겹쳤다(p.388).

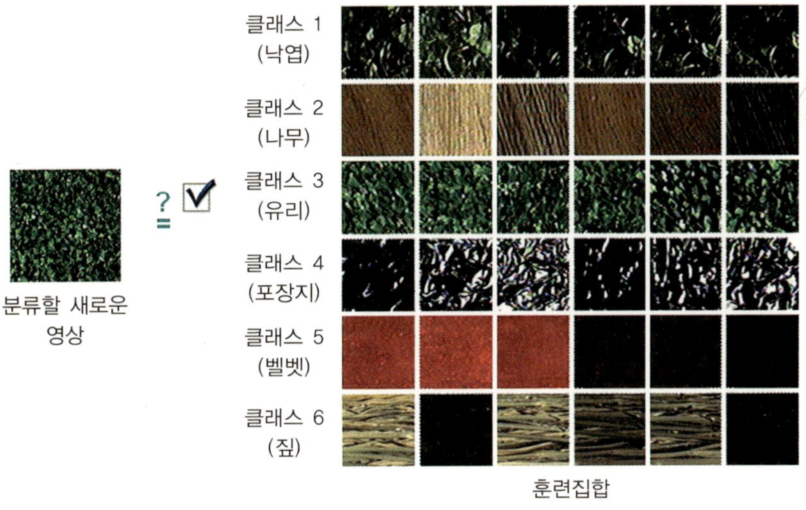

■ **컬러 화보 39** 왼쪽 영상은 훈련 집합 영상으로 정의한 클래스 중 하나로 분류됨. 좋은 분류기는 클래스 3에 할당(p.388).

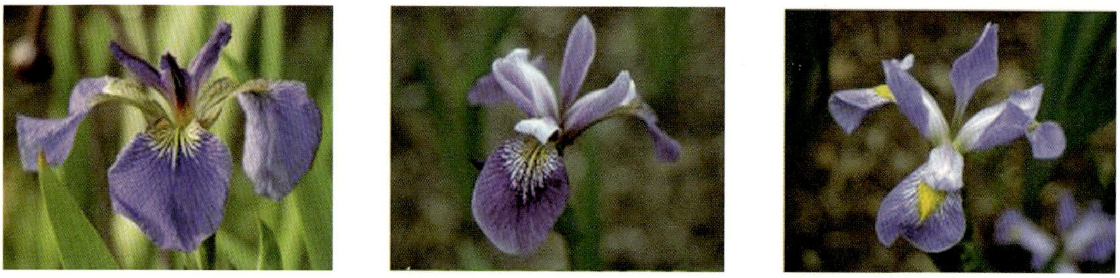

(i) (ii) (iii)

컬러 화보 40 (i) 붓꽃 세토사, (ii) 붓꽃 베르시콜라, (iii) 붓꽃 비르지니카(p.392).

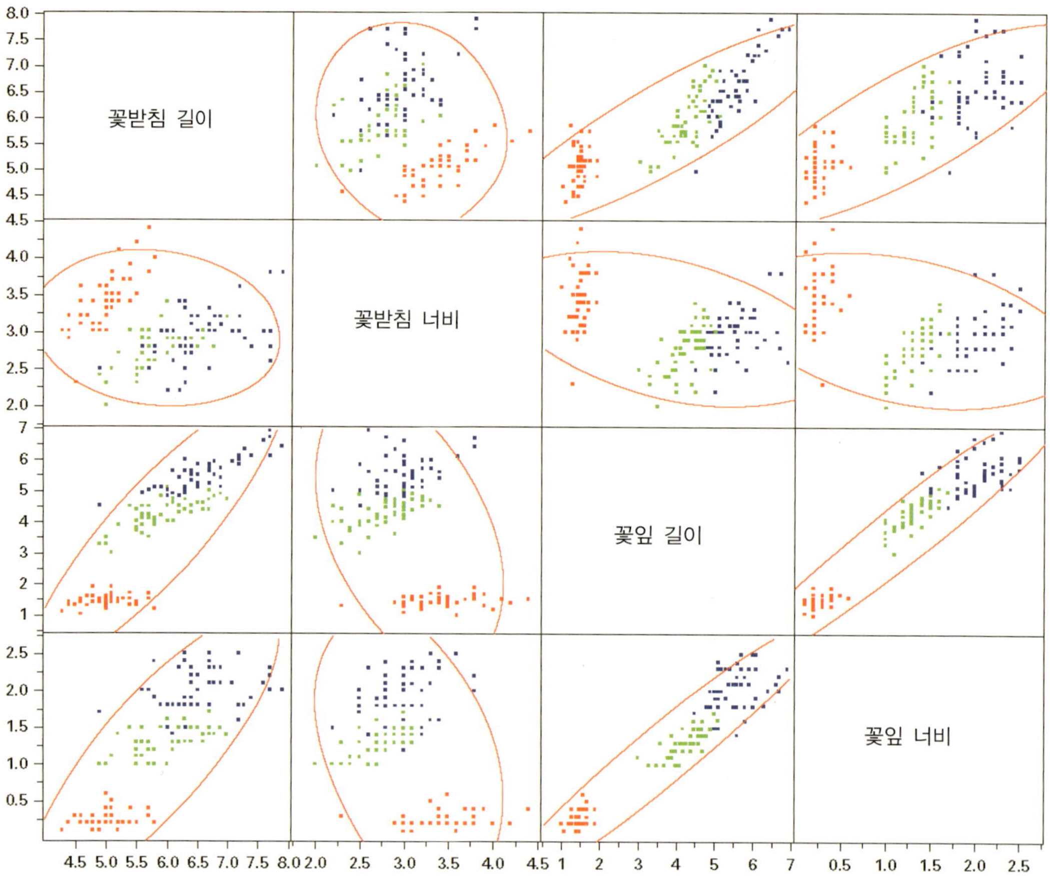

컬러 화보 41 피셔 붓꽃 데이터의 분산형 플롯 행렬(붓꽃 세토사의 특징은 빨간색으로 도식화했고, 붓꽃 비르지니카는 녹색으로 도식화했고, 붓꽃 베르시콜라는 파란색으로 도식화했다. 타원 외곽선은 각 플롯에 있는 특징의 95%를 감싼다)(p.393).

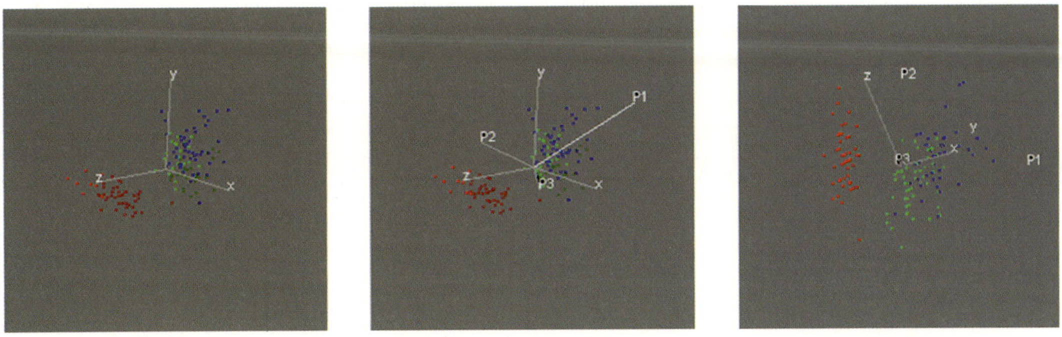

(i) (ii) (iii)

■ **컬러 화보 42** 방사형 플롯. (i) x, y와 z은 각각 꽃잎 길이, 꽃받침 길이와 꽃받침 너비. (ii) 주 성분인 P_1, P_2와 P_3이 겹쳤음을 보여줌. (iii) 평면인 P_1과 P_2의 투영(붓꽃 세토사의 특징은 빨간색으로 도식화했고, 붓꽃 비르지니카는 녹색으로 도식화했고, 붓꽃 베르시콜라는 파란색으로 도식화함)(p.394).

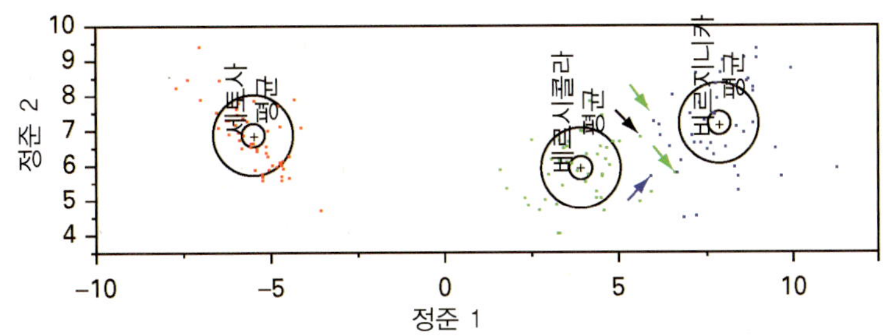

■ **컬러 화보 43** 피셔 데이터의 정준 플롯이다. 세 특징은 분류기를 이용해 오분류했으며(표 11.3 참조), 컬러 화살표로 표식했다. 검은 화살표는 교차 유효를 사용했다면 잘못 분류된 추가적인 특징을 보여준다(평균의 위치에 관한 작은 컬러 원은 95% 신뢰 수준이고, 큰 컬러 원은 클래스 내 특징의 50%를 가진다)(p.396).

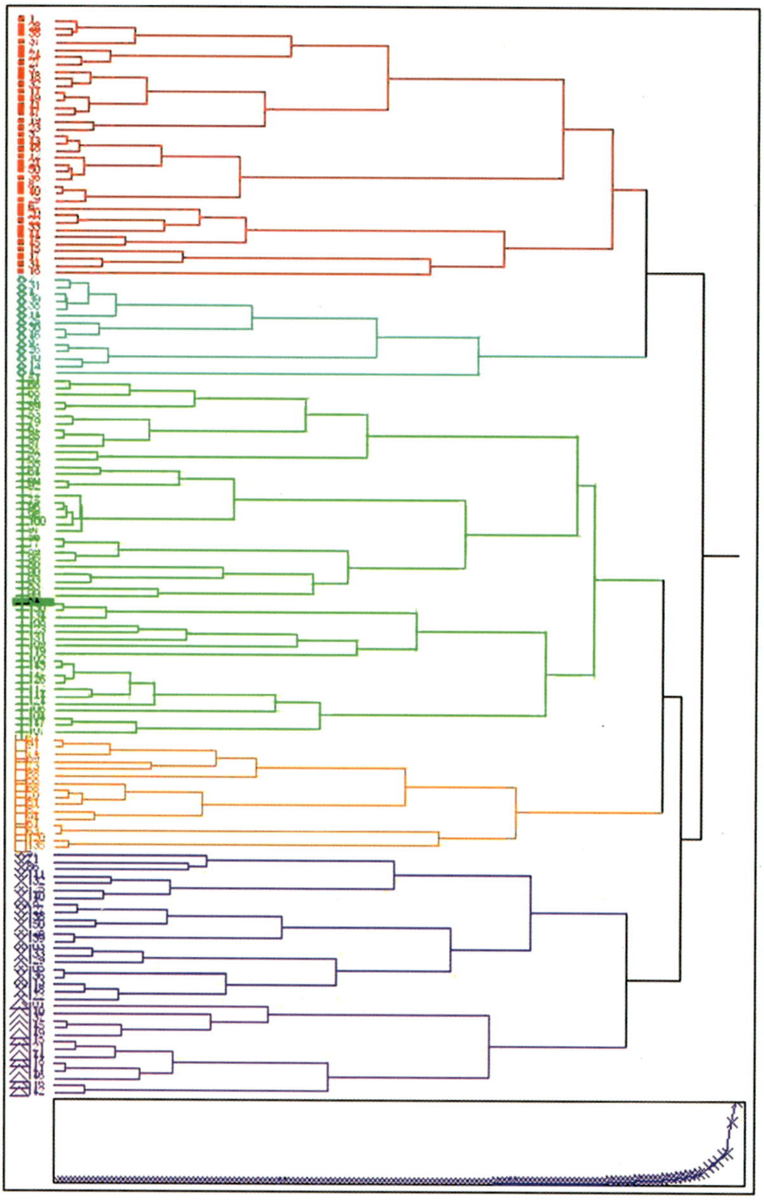

▪ 컬러 화보 44 피셔 붓꽃 데이터베이스의 중준 데이터의 계층으로 얻은 계층도와 스크리(scree) 플롯이다. 특정 위치에 있는 계층도 아래에 수직선을 그려 클래스 개수를 선택한다. 스크리 플롯은 위치를 결정할 때 도움을 준다. 스크리 플롯이 세 군집으로 제안했을지라도, 여섯 개의 군집을 식별하도록 배치했음을 보여준다(컬러로 보여줌)(p.400).

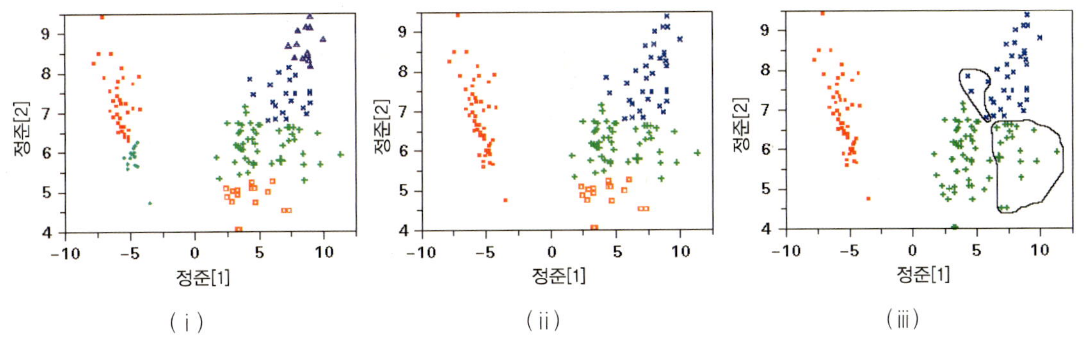

■ **컬러 화보 45** 계층 군집화로 얻은 계층도에서 선택한 군집 개수에 따라 데이터를 컬러화한, 피셔의 정준의 분산형 플롯이다(p.401).

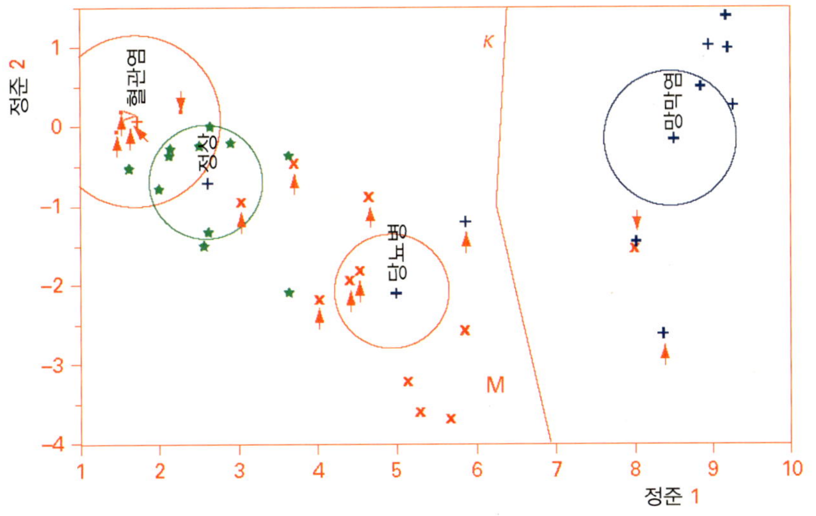

■ **컬러 화보 46** 망막 혈관 데이터를 2차원 정규 좌표 공간으로 표현한 그림. 실제로 측정한 데이터들이 표시되었으며(혈관염은 *, 정상의 경우는 *, 당뇨병은 x 그리고 망막염은 + 기호로 표시됨). 특징 값들인 M과 K가 지향하는 방향은 공간상에서 빛이 진행하는 공선의 형태로 표시됨. 각각의 원의 크기는 평균값(+ 기호로 표현됨)을 95%의 신뢰도로 추정함을 의미함. 혈관의 꼬부라짐 정도가 서로 많이 다른 그룹들의 경우는 원이 겹쳐지지 않으며 작은 화살은 잘못 분류된 데이터들을 의미함. 색상으로 표현한 부분도 참고하길 바란다(p.437).

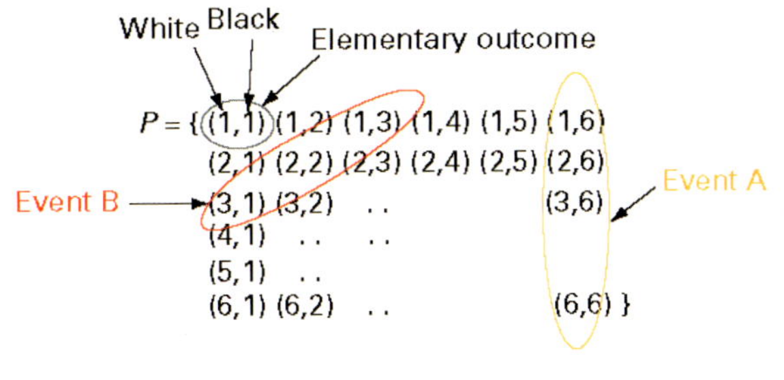

■ **컬러 화보 47** 두 주사위를 던졌을 때(p.454).

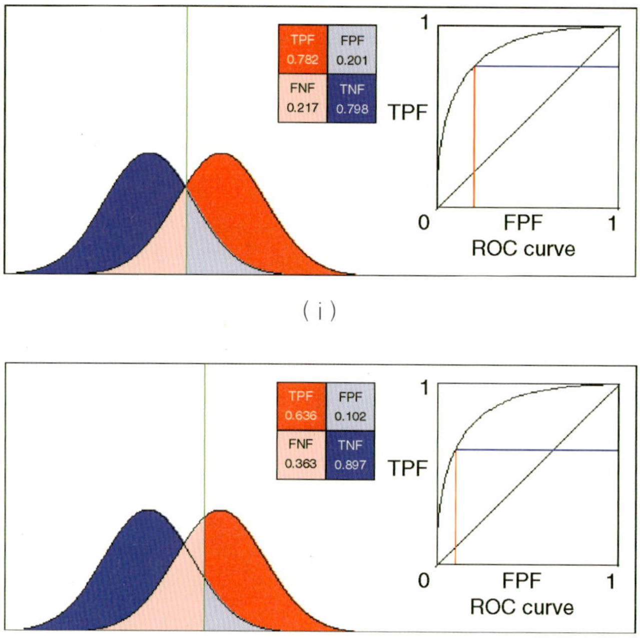

(ii)

컬러 화보 48 겹친 분포. (i) 분포의 절편과 (ii) (i)보다 높은 값에 있는 결정 경계값. ROC 플롯에 대응하는 점을 보여준다(p.462).

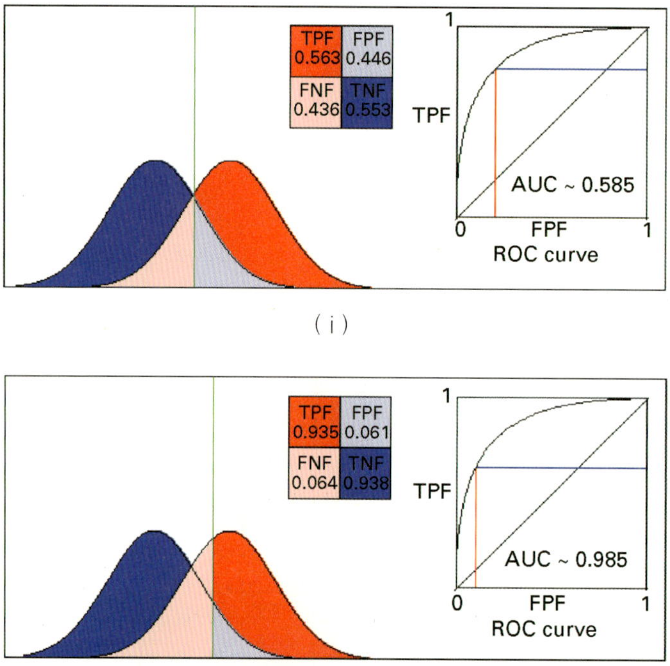

(ii)

컬러 화보 49 (i) 큰 (ii) 작은 겹침이 있는 분포. AUC의 대응 값은 ROC 플롯에서 보여준다(그림 B.14에 보여준 이 분포의 AUC 값은 0.859이다)(p.463).

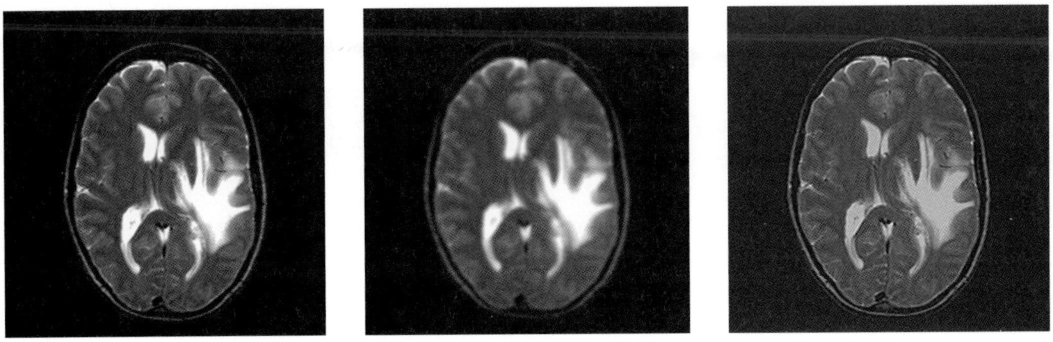

(i) (ii) (iii)

그림 6.25 (i) 원 영상, (ii) 스무딩 영상, (iii) 차영상($2*(i)-(ii)$)

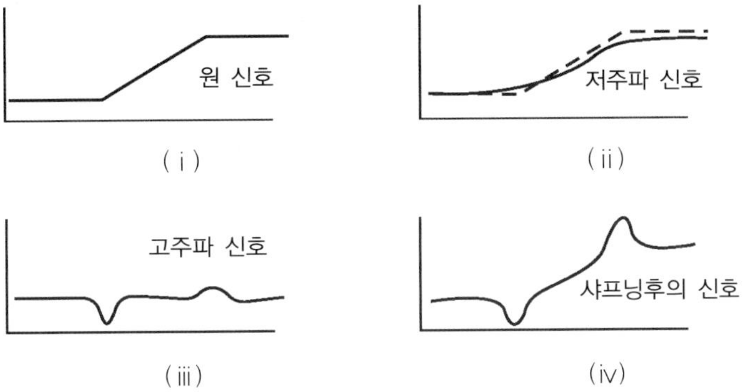

그림 6.26 (i) 원 영상 프로파일, (ii) 스무딩 후의 프로파일, (iii) 원 영상 프로파일로부터 감산된 스무딩 프로파일, (iv) 2배 원 영상 프로파일에서 감산한 스무딩 프로파일

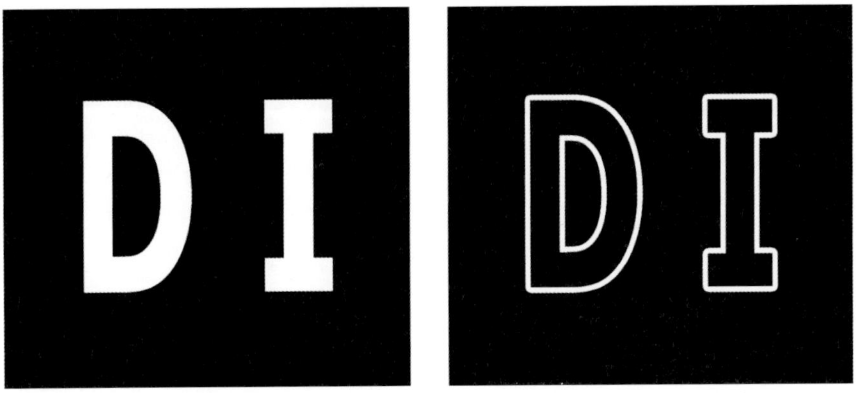

그림 6.27 왼쪽 영상의 화소에 반복된 감산의 결과로 된 오른쪽 영상

미분은 기본적으로 두 값의 감산과 간격으로 나누는 것이다. 여기서 간격이 1이면 나눗셈은 의미가 없다. 디지털 영상은 공간 변수에서 연속함수가 아니기 때문에 미분할 수 없다. 그러나 원 아날로그 영상은 연속이므로 미분 가능하다. 디지털 영상에서 감산은 아날로그 영상에서의 미분의 근사다. 따라서 이것은 정당하다.

영상 $f(x, y)$의 x방향에 1차 미분은 식 (6.19a)와 같다.

$$\frac{\partial f}{\partial x} = f(x+1, y) - f(x, y) \tag{6.19a}$$

y방향에서 이것은 식 (6.19b)이다.

$$\frac{\partial f}{\partial y} = f(x, y+1) - f(x, y) \tag{6.19b}$$

2차원에서 1차미분, 그레이디언트 f는 1차원 미분 크기의 합으로 나타난다.

$$\nabla f \approx (x+1, y) + f(x, y+1) - 2f(x, y) \tag{6.20}$$

이것은 두 개의 마스크를 사용하여 구현될 수 있다.

$$\begin{bmatrix} -1 & 1 \\ 0 & 0 \end{bmatrix} \text{그리고} \begin{bmatrix} -1 & 0 \\ 1 & 0 \end{bmatrix}$$

그리고 두 결과 영상을 더한다. 보다 조직적인 마스크는 45도 회전함으로써 얻어진다. 즉,

$$\begin{bmatrix} -1 & 0 \\ 0 & 1 \end{bmatrix} \text{그리고} \begin{bmatrix} 0 & -1 \\ 1 & 0 \end{bmatrix}$$

이들은 Robert의 크로스 그레이디언트 연산자(cross gradient operator)이며, 결합한 결과를 보면 다음과 같다.

$$\begin{bmatrix} -1 & -1 \\ 1 & 1 \end{bmatrix}$$

계산하기에 아주 간단한 알고리즘이다. 작은 마스크는 잡음에 민감하며, 에지가 날카롭지 않으면 에지에 약하게 반응한다. 중심에 대한 정의가 부족하므로 짝수 크기의 마스크는 거북하다. 대신에 다음과 같이 3×3 마스크가 구현될 수 있다.

$$\frac{\partial}{\partial x} = \begin{bmatrix} -1\,0\,1 \\ -1\,0\,1 \\ -1\,0\,1 \end{bmatrix} \quad \text{그리고} \quad \frac{\partial}{\partial y} = \begin{bmatrix} -1 & -1 & -1 \\ 0 & 0 & 0 \\ 1 & 1 & 1 \end{bmatrix} \tag{6.21}$$

이것은 프리윗(Prewit) 연산자다. x, y 방향으로 각각 미분한다. 그리고 영상의 전체적인 미분값을 주기위해 합한다. 각각은 근본적으로 수직, 수평 방향을 위한 에지 검출기(edge detector)다. 모든 에지를 보여주기 위해 더해야 한다. 각 연산자는 미분 연산자, 평균 연산자로 분리 가능하다. 그 결과, 계산은 1차원 컨벌루션 마스크로 연속 통과시켜서 효율적으로 구현할 수

있다. 처리과정에 스무딩을 부과하는 것이 좋을 것이다. 왜냐하면 미분은 잡음에 민감하기 때문이다. 소벨(Sobel) 연산자의 각각은 다음과 같다.

$$G_x = \begin{bmatrix} -1 & 0 & 1 \\ -2 & 0 & 2 \\ -1 & 0 & 1 \end{bmatrix} \text{ 그리고 } G_y = \begin{bmatrix} -1 & 2 & -1 \\ 0 & 0 & 2 \\ 0 & 2 & 1 \end{bmatrix} \tag{6.22}$$

이것은 수직 혹은 수평 방향으로 미분을 취하고, 직각방향으로 가중 평균을 스무딩을 한다. 소벨 연산자는 Prewit 연산자보다 잡음을 제거하는 데 낫다. 이 모든 마스크의 항들을 합하면 영이 된다. 미분 연산자에서 기대되듯이 일정한 그레이레벨 영역에서는 영의 값을 주는 것을 나타낸다. 샤프닝은 영상의 신호대잡음비를 증가시킨다. 그리고 그레이레벨 히스토그램을 바꾼다([실습 6.7]).

소벨 연산자로 컨벌루션한 x, y 성분의 에지 영상들은 화소값의 제곱합의 평방근으로서 합쳐야 한다. 즉, $\sqrt{P_x^2 + P_y^2}$ 여기서 P_x 혹은 P_y는 에지의 크기를 주기 위해 x, y에지 영상의 화소값들이다. 종종 계산의 효율성을 위해 두 영상의 절대 값을 단순히 더한다. 에지에 해당하는 화소값을 구분하기 위한 가장 간단한 방법은 그레이디언트 영상을 임계화하는 것이다. 어떤 경계치 이상의 지역 그레이디언트 값을 갖는 화소들은 에지를 나타낸다고 가정한다. 영상에서 자연적인 에지들은 결과 영상에서 Sobel 연산자의 스무딩 효과 때문에 몇 개의 화소 폭을 가진 라인을 나타낸다. 이 현상을 제거하기 위해 9.2.4절의 세선화(thinning)가 바람직하다.

소벨 연산자의 결과 값은 최대 허용된 화소값을 쉽게 오버플로우 할 수 있다. 만일 정수 화소값이 사용된다면, 더 큰 범위의 화소값을 지원하는 영상 타입을 사용함으로써 오버플로우를 피할 수 있다.

에지의 방향, a는 에지와 수평축 간의 각도다. 이것은 x, y 성분 에지 영상에서 결정될 수 있다. 소벨의 에지의 각은 $\tan^{-1}(P_y/P_x)$사용하여 얻을 수 있다. [실습 6.8]은 이 단계를 구현하는 것이다.

비록 에지 경계선이 끊어지는 결과 영상을 얻는다 할지라도, 에지 크기에 대해 적절한 경계치는 잡음에 대한 잘못된 반응을 제거하기 위해 사용된다. 이 문제 해결을 위해, 의미 있는 경계로 에지 화소들을 모으기 위해 **에지 연결(edge linking)**이 필요하다. 간단한 방법은 에지 점의 크기와 각도를 비교하여 그 차이가 특정 경계치보다 작다면 그들을 연결하는 것이다. 이것은 상황마다 적응적으로 될 수 있다.

키르시(Kirsh) 에지 연산자는 특정 방향의 에지에 최적으로 반응하는 1차 미분을 바탕으로 한 에지 컨벌루션 마스크들로 구성된다(그림 6.28).

$$\begin{bmatrix} 1 & 1 & 1 \\ 0 & 0 & 0 \\ -1 & -1 & -1 \end{bmatrix} \quad \begin{bmatrix} 1 & 1 & 0 \\ 1 & 0 & -1 \\ 0 & -1 & -1 \end{bmatrix} \quad \begin{bmatrix} 1 & 0 & -1 \\ 1 & 0 & -1 \\ 1 & 0 & -1 \end{bmatrix} \quad \begin{bmatrix} 0 & -1 & -1 \\ 1 & 0 & -1 \\ 1 & 1 & 0 \end{bmatrix}$$

| N ╲ NW — W ╱ SW

$$\begin{bmatrix} -1 & -1 & -1 \\ 0 & 0 & 0 \\ 1 & 1 & 1 \end{bmatrix} \quad \begin{bmatrix} -1 & -1 & 0 \\ -1 & 0 & 1 \\ 0 & 1 & 1 \end{bmatrix} \quad \begin{bmatrix} -1 & 0 & 1 \\ -1 & 0 & 1 \\ -1 & 0 & 1 \end{bmatrix} \quad \begin{bmatrix} 0 & 1 & 1 \\ -1 & 0 & 1 \\ -1 & -1 & 0 \end{bmatrix}$$

| S ╲ SE — E ╱ NE

그림 6.28 키르시 에지 검출기를 구성하는 마스크들

$$G_1 = \frac{1}{2\sqrt{2}}\begin{bmatrix} 1 & \sqrt{2} & 1 \\ 0 & 0 & 0 \\ -1 & -\sqrt{2} & -1 \end{bmatrix} \quad G_2 = \frac{1}{2\sqrt{2}}\begin{bmatrix} 1 & 0 & 1 \\ \sqrt{2} & 0 & \sqrt{2} \\ 1 & 0 & 1 \end{bmatrix} \quad G_3 = \frac{1}{2\sqrt{2}}\begin{bmatrix} 0 & -1 & \sqrt{2} \\ 1 & 0 & -1 \\ -\sqrt{2} & 1 & 0 \end{bmatrix}$$

$$G_4 = \frac{1}{2\sqrt{2}}\begin{bmatrix} \sqrt{2} & -1 & 1 \\ -1 & 0 & 1 \\ 0 & 1 & -\sqrt{2} \end{bmatrix} \quad G_5 = \frac{1}{2}\begin{bmatrix} 0 & 1 & 0 \\ -1 & 0 & -1 \\ 0 & 1 & 0 \end{bmatrix} \quad G_6 = \frac{1}{2}\begin{bmatrix} -1 & 0 & 1 \\ 0 & 0 & 0 \\ 1 & 0 & -1 \end{bmatrix}$$

$$G_7 = \frac{1}{6}\begin{bmatrix} -1 & -2 & 1 \\ -2 & 4 & -2 \\ 1 & -2 & 1 \end{bmatrix} \quad G_8 = \frac{1}{6}\begin{bmatrix} -2 & 1 & -2 \\ 1 & 4 & 1 \\ -2 & 1 & -2 \end{bmatrix} \quad G_9 = \frac{1}{3}\begin{bmatrix} 1 & 1 & 1 \\ 1 & 1 & 1 \\ 1 & 1 & 1 \end{bmatrix}$$

그림 6.29 프레이-첸 에지 검출기를 구성하는 마스크들

결과 에지 영상은 8개의 컨벌루션 중간 영상들의 최댓값으로부터 취해진다.

프레이-첸 에지 검출기는 또 다른 1차 연산자다. 프레이-첸 마스크를 사용한 에지 검출기는 선형변환을 사용한 밝기 벡터를 매핑하고, 밝기 벡터와 에지 공간으로 투영 사이의 각을 기반으로 에지를 선택함으로써 구현된다. 3×3 영상 영역은 9개의 프레이-첸 마스트의 가중합으로 나타난다. 영상은 9개의 마스크로 컨벌루션되고(그림 6.29), 각 마스크의 컨벌루션 결과의 내적이 수행된다. 처음 4개의 마스크는 에지를 위해, 다음 4개는 선을 위해, 그리고 마지막 마스크는 평균을 계산하기 위해 사용된다. 에지를 검출하기 위해, 적절한 마스크를 선택하고 영상은 그것에 의해 처리된다.

캐니(Canny) 연산자는 최적의 에지 검출기로 설계되었다. 이것은 여러 단계를 거친다. 첫 단계는 에지를 검출하기 이전에 원 영상에서 잡음을 제거하는 것이다. 입력 영상은 가우시안 마스크로 스무딩 된다. 가우시안 마스크의 폭이 크면 클수록 잡음에 대한 탐지기의 민감도는 낮아진다. 검출된 에지에서 위치 오차는 가우시안 마스크의 크기가 커질수록 증가한다. 다음 단계는 예로서, 프리윗 연산자를 사용하여 에지의 강도와 방향을 찾는 일이다. 그레이디언트 크기 영상에서 에지는 돌출부분을 나타낸다. 이 알고리즘은 이 돌출 부분의 꼭대기를 따라간다. 돌출 부분의

꼭대기가 아닌 화소는 모두 영으로 함으로써 결과 영상에서 가는 선을 얻을 수 있다. 이것은 비최대치 억제(non-maximal suppression)라고 한다. 최종적으로 히스테리시스(Hysteresis)는 단일 경계치 주위에 생기는 에지의 단절을 방지하는 한 방법으로 사용된다. 대신에 두개의 경계치, T_1, T_2가 $T_1 > T_2$로 사용된다. 검출은 T_1보다 높은 모든 점에서 시작된다. 그리고 돌출부분의 높이가 T_2보다 떨어지는 곳까지 모든 방향에 대하여 계속한다. 이러한 히스테리시스는 잡음성 에지가 다수의 에지 조각으로 나누어지지 않도록 한다. 보통 좋은 결과를 위해 상위 경계치 값은 아주 높고, 하위 경계치 값은 아주 낮다. 하위 경계치를 너무 높게 잡으면 잡음성 에지가 끊어지고, 상위 경계치를 너무 낮게 잡으면 결과 영상에서 원하지 않는 에지의 수가 증가한다.

비록 프리윗, 소벨 연산자가 로버츠(Roberts) 연산자보다 우수하지만, 대부분의 에지 검출기들은 잡음 없는 영상에서 잘 동작한다(그림 6.30). 보다 복잡한 프레이-첸 연산자가 가장 우수한 결과를 표시한다. 잡음 영상에서는 에지 검출기들은 성능이 다소 떨어진다. 프레이-첸 연산자는 잡음 영상에서도 성공적인 결과를 보인다. 그리고 가우시안-라플라시안(Laplacian of Gaussian) 연산자도 성능이 좋다. 소벨은 프리윗 보다 조금 낫다. 그리고 프리윗은 로버츠보다 낫다.

객체 검출과 인식 시스템에서 에지의 검출은 중요한 단계다. 예로서, 에지 검출 알고리즘은 혈관조형 X선 영상에서 관상 동맥의 에지를 더 잘 기술할 수 있다. 관상동맥의 협착은 제대로 피를 공급하지 못해 심장 근육이 해를 준다. 정상적인 동맥과 협착(stenoses)이 일어난 영역의 단면을 비교함으로써 동맥 심장 질환의 중대성을 평가할 수 있다. 만약에 혈관의 에지가 측정 이전에 깨끗하게 기술된다면 보다 더 정확한 결정을 내릴 수 있다.

6.4.3 2차 미분 마스크

에지 검출 알고리즘의 목적은 그레이스케일 밝기가 갑자기 바뀌는 지역을 찾는 것이다. 이것은 그레이디언트 혹은 1차 미분을 하고, 어떤 경계치 보다 큰 것에 해당한다. 다른 대안은 2차 미분의 영교차(zero crossing)를 찾는 것이다. 왜냐하면 이것이 그레이디언트의 국부 최대에 해당하기 때문이다(그림 6.31). 2차 미분은 가까이 있는 두 개의 1차 미분의 차다. 따라서 x, y, 방향의 2차 미분은 다음과 같이 될 수 있다.

$$\frac{\partial^2 f}{\partial^2 x} = f(x+1,\ y) - 2f(x,\ y) + f(x-1,\ y) \tag{6.23a}$$

$$\frac{\partial^2 f}{\partial^2 y} = f(x,\ y+1) - 2f(x,\ y) + f(x,\ y-1) \tag{6.23b}$$

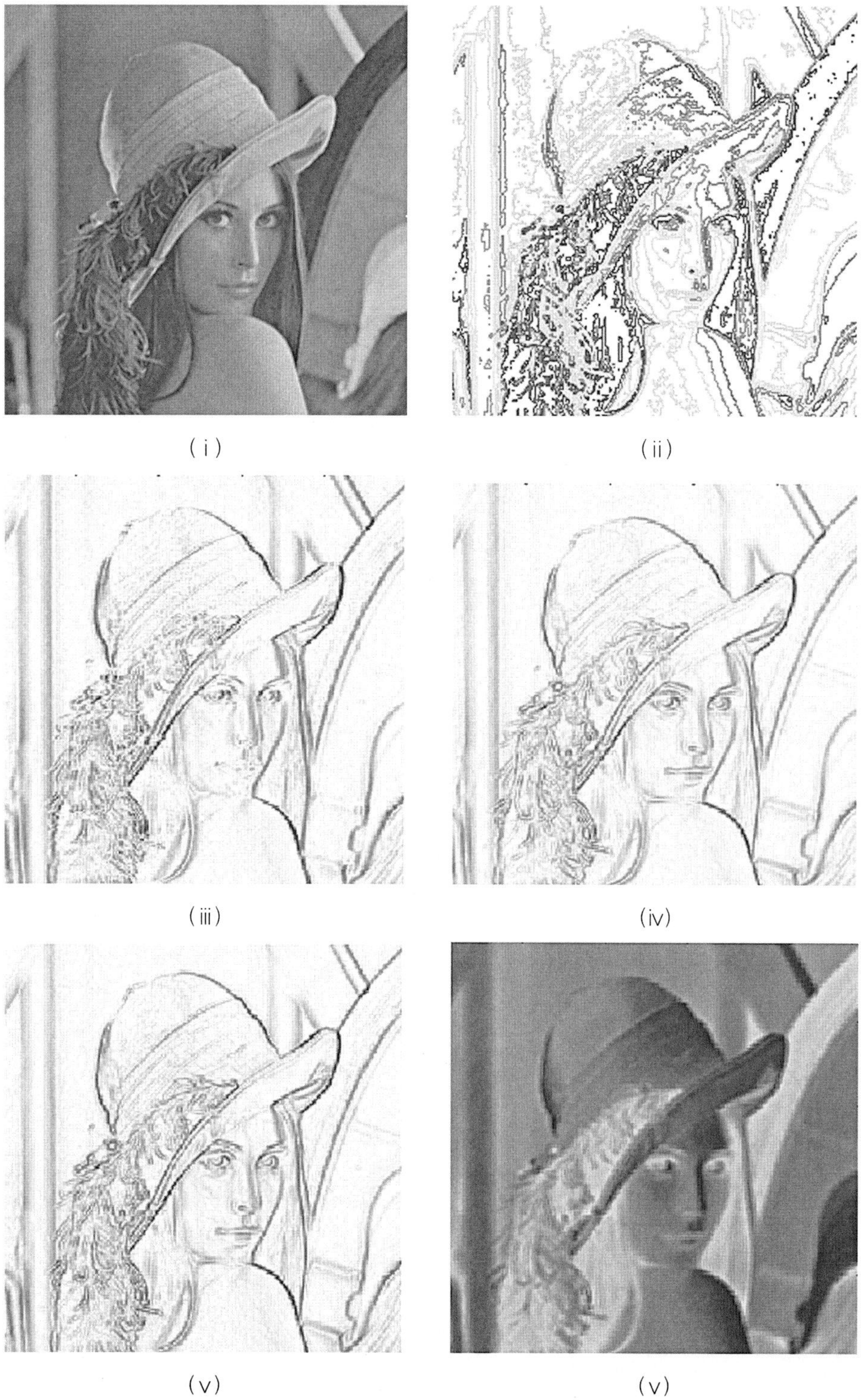

그림 6.30 (i) 원 영상(잡음 없음) 256×256 영상 (ii) 컨투어, 그레이디언트 에지 (iii) 로버츠, (iv) 프리윗 (v) 소벨 (vi) 프레이-첸 연산자. 컬러 화보 참조(p.195)

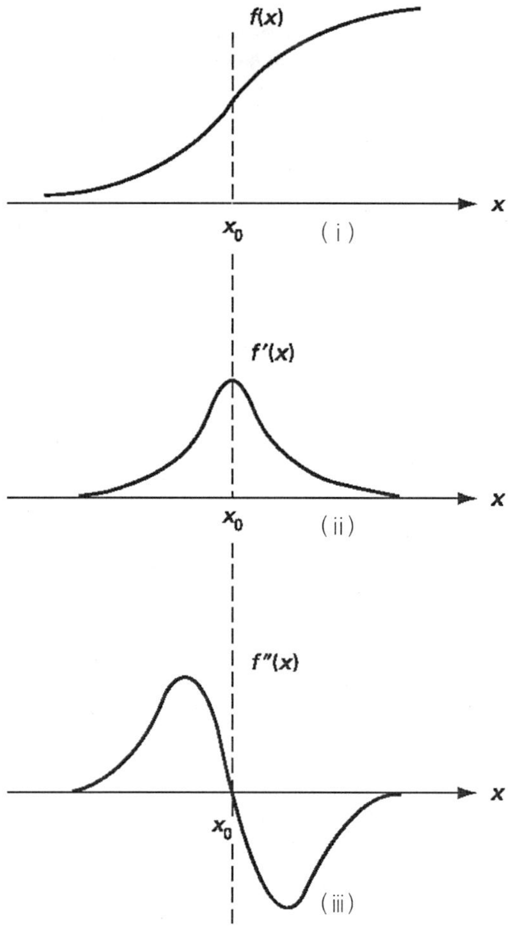

그림 6.31 (i) 에지 교차 프로파일 (ii) 1차 미분 (iii) 2차 미분

두 개를 합쳐서 마스크로 식을 쓰면 다음과 같다.

$$\nabla^2 f = \begin{bmatrix} 0 & 1 & 0 \\ 1 & -4 & 1 \\ 0 & 1 & 0 \end{bmatrix} \tag{6.24a}$$

이 마스크는 라플라시안 마스크로 알려졌다. 수식은 90도 회전에 대하여 상등이다. 45도에 대하여 회전 상등인 수식은 다음과 같다.

$$\nabla^2 f = \begin{bmatrix} 1 & 1 & 1 \\ 1 & -8 & 1 \\ 1 & 1 & 1 \end{bmatrix} \tag{6.24b}$$

이것은 식 (6.17)의 언샵 마스크와 정규화 요소는 다르지만 형태가 동일함에 주목하라.

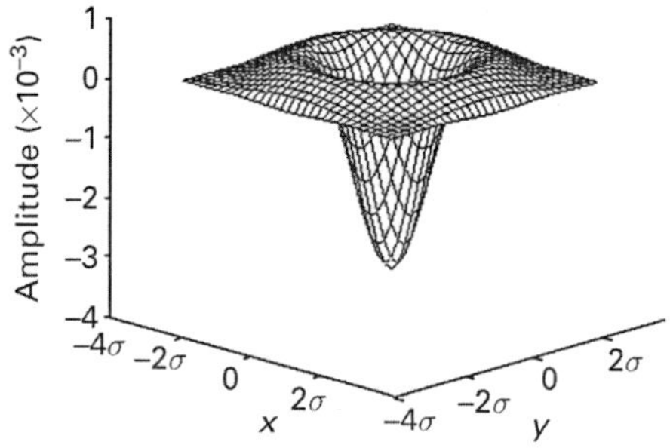

그림 6.32 2차원 LoG 함수. 표준편차로 표시된 x, y축

라플라시안 연산자는 실제로 잘 사용되지 않는다. 왜냐하면 2차 미분이므로 이중 에지를 만들게 된다. 그리고 잡음에 너무 민감하다. 그러나 잡음에 대한 민감도를 최소화하는 스무딩과 결합된다면 영교차를 사용하여 에지의 위치를 찾는 것은 유용하다. 가우시안 마스크로 컨벌루션함으로써 이것이 가능하다. 모양 때문에 멕시칸 모자 연산자로 불리는 LoG (Laplacian of a Gaussian) 연산자가 된다. 영 평균과 표준편차 σ를 가진 2차원 LoG 함수는 다음의 형태를 가진다.

$$\text{LoG} = -\left(\frac{r^2-\sigma^2}{\sigma^4}\right)\exp(r^2/2\sigma^2) \tag{6.25}$$

여기서 $r^2 = x^2 + y^2$그리고 σ는 스무딩의 정도를 결정한다. 이 형태는 그림 6.32에 있다. σ는 원하지 않는 잡음이나 자세함을 제거하기 위해 설정될 수 있다. 영교차에 의해 검출된 모든 에지들은 곡선이 끊어지는 곳을 제외하고 닫힌 곡선의 형태에 있다([실습 6.9]).

LoG 함수(가우시안 폭 1.4)를 근사화한 이산 마스크를 그림 6.33에 나타냈다. 가우시안이 점점 좁아짐에 따라 LoG 마스크는 단순한 라플라시안 마스크가 된다. 이것은 좁은 가우시안($\sigma < 0.5$화소)으로 스무딩하는 것은 이산 격자 상에 더 이상 효과가 없기 때문이다.

0	1	1	2	2	2	1	1	0
1	2	4	5	5	5	4	2	1
1	4	5	3	0	3	5	4	1
2	5	3	−12	−24	−12	3	5	2
2	5	0	−24	−40	−24	0	5	2
2	5	3	−12	−24	−12	3	5	2
1	4	5	3	0	3	5	4	1
1	2	4	5	5	5	4	2	1
0	1	1	2	2	2	1	1	0

그림 6.33 LoG(가우시안 폭 1.4)를 근사화한 이산 마스크

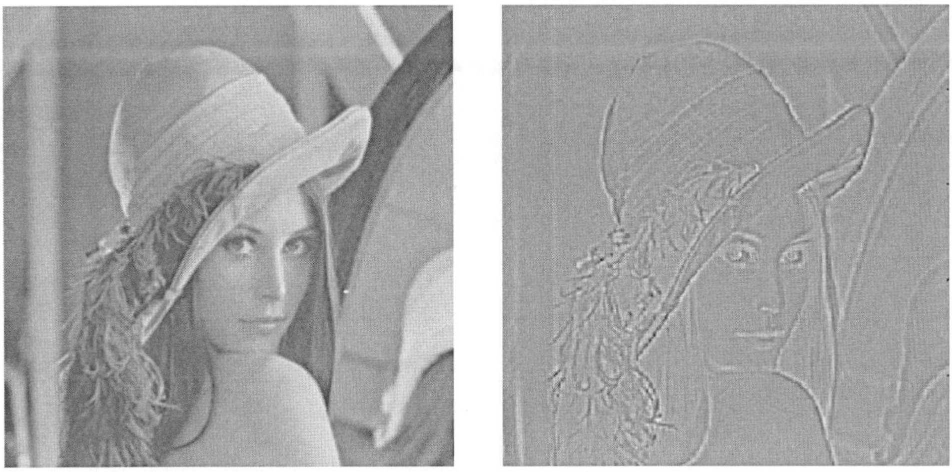

(i) (ii)

그림 6.34 (i) 원 영상(잡음없음)과 (ii) 가우시안-라플라시안 연산결과

그레이디언트(1차 미분) 연산자는 화소의 그레이레벨이 갑자기 바뀌는 곳인 날카로운 에지를 위한 효과적인 탐지자이다. 그러나 그레이레벨이 어두운 곳에서 밝은 곳으로 천천히 바뀔 때는 그레이디언트 연산자는 폭넓은 에지를 만들어 낸다. 이 경우에 라플라시안(2차 미분) 연산자를 사용하는 것이 도움이 된다. 넓은 에지에 대하여 2차 미분은 에지 중앙에 영교차(zero crossing)를 가지기 때문이다. 그림 6.34는 LoG 연산자를 사용한 에지 검출 결과를 보여준다.

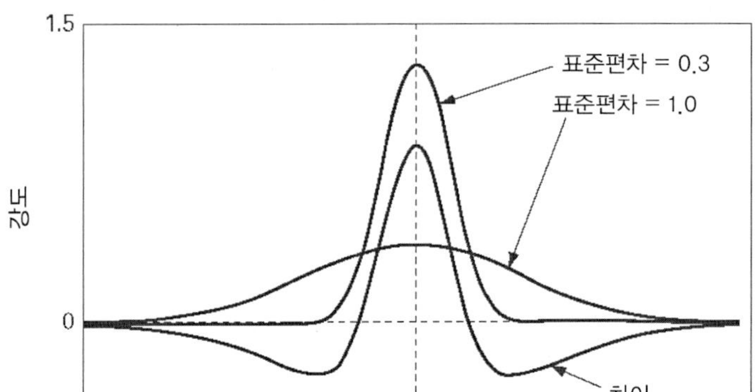

그림 6.35 1차원 가우시안 차분 연산. 서로 다른 표준편차를 가지는 두 가우시안과 그들의 차이.

라플라시안과 LoG 연산자는 영교차 검출에 기초가 된다. 가장 간단한 방법은 전경과 배경 사이 경계가 영교차 위치를 나타내는 이진 영상을 만들기 위해 LoG의 출력에 영으로 경계치를 설정하는 것이다. 더 좋은 방법은 경계의 양쪽에 있는 점들을 생각하는 것이다. 그리고 라플라시안이 좀 더 작은 점을 선택하는데, 이것은 영교차 점에 좀 더 가깝기 때문이다.

LoG 마스크를 두 개의 다른 크기의 가우시안의 차이를 가진 마스크로 근사하는 것이 가능하다. 이것은 DoG (Difference of Gaussian)이라 부른다(그림 6.35). 이것은 한 스무딩 영상에서 다른 정도의 스무딩을 가진 영상을 감산하는 것에 해당된다. 이것은 언샤프 마스킹(unsharp masking) 기술의 일반화이다. DoG 마스크는 인간이 경계를 알아내는 방식과 유사하다고 알려져 있다.

실습

실습 6.1 배경 감산

ImageJ에서 `rice` 영상을 열고, 그레이레벨 히스토그램을 관찰하라. 이 영상은 고르지 않는 배경을 가지고 있는데, 영상의 하단과 왼쪽이 어둡다. Process/Filter/Gaussian Blur를 사용하여 영상의 복사판들을 블러링시켜라. 그리고 Radius 값을 사용하여 다른 정도의 블러링을 선택하라. 쌀알을 볼 수 없을 정도로 블러링을 증가시켜라. 그러나 배경이 모두 평균되어 버리는 정도로 너무 블러링은 계속하지 말라. 적절하게 블러링된 영상을 `background.tif`로 저장하라. Processing/Image Calculator …Subtract를 사용하여 원 영상에서 그것을 감산하라. 그리고 새로운 영상의 히스토그램을 관찰하라. 고르지 않는 배경은 제거되어졌고, 히스토그램은 균일한 밝기의 배경에 좁은 화소값의 분포를 가진다. 만일 대비가 증가된다면(Process/Enhance Contrast …Normalize) 영상을 보다 분명하게 볼 수 있다. `Uneven`과 `sonnet` 영상들에 대하여 불균일 배경 제거를 위한 같은 절차를 시도하라.

실습 6.2 영상 나눔

`rice` 영상을 [실습 6.1]에서 한 것 같이 Process/Image Calculator … Divide With 32-bit result를 사용하여 배경에 의해 영상을 나누라. [실습 6.1]에서 감산으로 얻어진 영상과 결과 영상을 비교하라. 불균일 배경을 제거하는 곳에 감산과 나눗셈, 어떤 것이 더 좋은가?

`Uneven`과 `Sonnet` 영상에 각각의 배경영상으로 나눗셈을 하여 불균일 배경을 제거하라. 그리고 불균일 배경제거에 감산을 사용한 결과와 비교하라.

실습 6.3 비트-플레인

ImageJ 에서 `mandrill` 영상을 열어라 그리고 영상과 이진수 10000000를 논리적인 AND를 사용하여 비트-플레인 7을 얻어라. 결과의 대비를 증가시켜라. 다른 비트-플레인들을 보라. 어느 비트-플레인이 많은 정보를 가지고 있는가? 어느 것이 자세함과 잡음을 가지고 있는가?

가장 많은 정보를 가진 비트-플레인은 유지하고 가장 적게 정보를 가진 것은 압축함으로써, 이 절차가 영상압축에 어떻게 적용될 수 있는지 알 수 있는가?

실습 6.4 컨벌루션

ImageJ에서 **testpattern**, 가우시안 PSF 영상인 **gauss2**, **gauss4**와 **gauss8**을 열어라. Analyze/Surface Plot …with Draw Wireframe를 사용하여 마지막 3개의 영상이 가우시안인 것을 증명하라. Process/Filter/Convolve를 사용하여 각 가우시안 PSF와 testpattern을 컨벌루션하라. 그리고 해당 텍스트 파일을 선택하라. 가우시안 PSF의 폭이 증가함에 따라 훼손도 증가함을 주목하라. testpattern2로 반복하라.

실습 6.5 평균/스무딩

ImageJ에서 **testpattern**을 열고, (i) 3×3 평균 (ii) 5×5 평균 (iii) 3×3 가중 평균의 효과를 (마스크 3×3 **average.txt**, 5×5 **average.txt**, 3×3 **weighted average**를 사용하여) (a) 히스토그램 상에서 (b) SNR에서 관찰하라. 어느 것이 가장 스무딩하게 그리고 가장 적게 스무딩하게 만드는가?

3×3 가중 평균 마스크를 텍스트 영상으로 임포트하라(File/Import/TextImage를 사용). Image/ Scale를 사용하여 적절하게 크기를 스케일 하라. 와이어플레임을 가진 표면으로 디스플레이하라(Analyze/Surface Plots를 사용 Draw Wireframe, Shade, Draw Axis를 체크). 이것이 당신이 기대한 것인가?

실습 6.6 잡음 제거

소금 후추 잡음으로 오염된 두개골 방사선 사진인 **noisyS&Pskull**을 열어라. 그레이레벨 히스토그램을 디스플레이 하기 위해 live histogram 플러그인을 사용하라. 큰 스파이크가 0과 255에 있다. Process/Filter… Mean 반경 2를 사용하여 5×5 평균 마스크를 적용하라. 어떻게 히스토그램이 바뀐 것에 주목하라. Process/Filter… Median 반경 2를 사용한 5×5 미디언 마스크의 결과와 비교하라. 어느 것이 잡음을 제거하는데 효과적인가? 결과 영상들의 히스토그램이 어떻게 다른가? (힌트: 각 히스토그램의 골짜기를 보라.)

가우시안 잡음으로 오염된 **noisyGskull**을 사용하여 반복하라. 원 영상의 그레이레벨 히스토그램의 모양을 관찰하라. 각 마스크에 따라 어떻게 바뀌는가? 가우시안 잡음을 제거하는데 어느 것이 성공적인가? 두 개의 결과 영상 히스토그램에서 많은 차이를 보는가?

실습 6.7 샤프닝

ImageJ에서 **angiogram**을 열어라. (a) 히스토그램 상에서 (b) SNR 상에서 샤프닝 효과를 관찰하라. 샤프닝하기 위해 (i) Process/Filters/Convolve…와 **sharpen.txt** 마스크 (ii) Process/ Filter/Find Edges를 사용하라. 어느 것이 소벨 마스크를 구현하는가? 가슴 방사선 사진, asthma을 가지고 반복하라.

실습 6.8 소벨 연산자를 사용한 에지 검출

brainpathology를 열어라. 이것을 이후 작업에서 오버플로우를 방지하기 위해 32비트 영상으로 변환하라(Image/Type/32-bit). 이것은 두 개의 소벨 마스크(**Gx.txt**와 **Gy.txt**)와 수평 수직 에지 영상을 얻기 위한 컨벌루션을 위해 Process/Filter/Convolve…를 사용하라. Plugins/Macro/Install로 가서 **ApplyFunctiontoImage.txt**를 열어라. Plugins/Macro가 사용될 때 몇 개의 함수들이 사용 가능하다. Plugins/Macro 내부에 있는 sqr과 sqrt, 그리고 Process/ Image Cakculator의 Add를 사용하여 두 에지 영상의 제곱 합에 대한 제곱근을 구하라. 최종 결과는 Process/Enhance Contrast/Normalize를 사용하여 8비트의 대비 스트레치된 것으로 바꿀 수 있다. 그것은 원 영상에서 모든 에지를 보여주는 소벨 영상이다. 그 결과는 Process/FindEdges로부터 직접 얻은 결과와 유사하다.

Process/Image Calculator를 사용하여 소벨 수평 에지 영상으로 32비트 수직 에지 영상을 나누어라. Plugins/Macro의 Atan 함수를 사용하여 이 영상의 역 Atan을 구하라. 이것은 소벨의 "Phase-of-the-edges" 영상이다. 이것은 "magnitude-of-the-edges" 영상에서 끊어진 에지를 연결하는데 유용하다.

실습 6.9 LoG 연산자

LoG 연산자의 효과는 영상에서 에지를 두드러지게 하는 것이다. ImageJ에서 **smooth**를 열고, LoG 연산은 음수 화소값을 내기 때문에 32비트 영상으로 바꾸어라. 영상에 에지를 보기 위해 이것을 LoG 마스크와 컨벌루션을 하라(Process/Filters/Convolve… LoG.txt를 사용). 마우스를 영상 위에 가져다가 음의 값을 가진 화소들이 있음을 확인하라. 이 영상의 대비는 개선될 수 있다. (Process/EnhanceContrast …Normalize 체크) 예로서, 10% 포화 화소를 가진 것으로 대비 조정하라.

연습문제

6.1 컴퓨터 비전에서는 움직이는 물체를 추적하는 것이 중요하다. 카메라가 움직이지 않을 때, 만일 배경을 안다면 문제는 해결 가능하다. 일단 배경을 안다면 배경과 다른 현재의 영상의 영역을 발견함으로써 움직이는 물체를 찾을 수 있다(그러나 현실적으로 배경 자체가 카메라 이동, 조명 혹은 다른 요소들로 인하여 변화되므로 이 접근방법은 성공적이지 않다. 이 문제들을 다루는 복잡한 알고리즘들이 존재한다. 그러나 우리는 연습을 위하여 복잡성을 무시한다).

`Mall<n>.tif` 여기서 $<n> = 1, 2, 3, \cdots$. 19. 인 일련의 영상들을 생각하라. 영상들은 같은 장면들이지만 모든 영상이 움직이는 사람들을 포함하고 있으므로 배경이 없다. 모든 영상을 사용하여 최상의 배경 영상을 결정하라. 모든 영상들을 사용하여, 19개 영상들로부터 배경을 제거하라.

6.2 진리표를 사용하여, A XOR B가 (A OR B) AND (NOT(A) OR NOT(B))와 동일함을 보여라.

6.3 값 N으로 한 영상과 AND하라. 여기서 N은 해당 값으로 영상을 경계치화 하는 것이다.

6.4 프로파일 1 4 7 4 3 6을 (a) 최근접 이웃 방법, (b) 선형 보간 방법을 사용하여 길이 9 11, 그리고 15 화소로 확장하라.

6.5 다음 영상을 수작업으로 확장하라.

8	8	13	9
1	13	1	15
5	4	7	7
5	10	3	7

(i) 7×7, (ii) 8×8, (iii) 10×10의 크기로, (a) 최근접 방법 (b) 선형 보간 방법으로 확장하라.

6.6 요소 k로 한 영상을 크게 스케일하고, 그 결과를 다시 요소 k로 작게 스케일하였다고 생각하자. 최종 결과는 원 영상과 똑같은가? 만일 그렇지 않다면, 왜 그런가? 이번에는 먼저 작게 스케일링하고 다시 크게 스케일한다면 어떻게 되는가?

6.7 한 영상을 회전시키고 다시 그 결과를 같은 크기로 역회전시켰다고 가정하자((i) 최근접 방법 (ii) 선형 보간 사용). 결과 영상은 원 영상과 동일한가? 만일 아니라면 왜 그러한가?

6.8 다음 1차원 마스크의 컨벌루션의 결과는 무엇인가? (각 경우에 한쪽(M1)을 다른 한쪽(M2)을 지나게 한다. M2의 중앙 화소를 대치하면서, M1을 한 화소씩 이동시켜 곱의 합을 구한다.)

(1) $[111]*[111]$

(2) $[111]*\begin{bmatrix}1\\1\\1\end{bmatrix}$

(3) $[121]*\begin{bmatrix}1\\2\\1\end{bmatrix}$

(4) $[111]*\begin{bmatrix}-1\\0\\1\end{bmatrix}$

(5) $[-1\ 0\ 1]*\begin{bmatrix}1\\1\\1\end{bmatrix}$

(6) $[-1\ 0\ 1]*\begin{bmatrix}1\\2\\1\end{bmatrix}$

(7) $[-1\ 2\ 1]*\begin{bmatrix}-1\\0\\1\end{bmatrix}$

6.9 3×3 평균 마스크를 두 번 적용한 것이 5×5 평균 마스크를 적용한 것과 다르다. 무엇이 동일하지 않은가?

6.10 3×3 미디언 마스크를 분리할 수 있는가(예로 1×3 마스크 다음의 3×1 마스크로 구현할 수 있음)? 답을 설명해 보라.

6.11 언샤프 마스킹은 블러링의 효과를 반전할 수 있는가? 영상을 선택하고 3×3 평균 마스크를 적용한 후 언샤프 마스크를 적용하라. 결과를 설명해 보라.

6.12 잡음을 줄이기 위해 영상에 평균 마스크를 적용한다. 그 다음에 세부사항을 개선하기 위해 결과에 라플라시안 마스크를 적용한다. 이런 연산을 반대로 해도 동일할까? 설명하라.

6.13 영상에 한 번만에 언샤프 마스킹을 수행하는 3×3 마스크는 무엇인가?

6.14 에지에서 그레이디언트 최대치의 크기를 갖는 캐니 연산자 내 가우시안 커널 크기를 늘린 효과는 무엇인가? 커널 크기를 늘렸을 때의 경계치 추적기를 만들어야 함을 암시한다면 무엇을 바꿔야 하는가?

6.15 로버츠 크로스-그레이디언트나 소벨 연사자 대신에 캐니 연산자를 선택할 수가 있는 상황은 무엇인가? 어떠한 상황에서는 선택할 수 없는가?

Chapter **7**

주파수 영역에서 영상 개선

살펴보기

일반 영상에서는 얻을 수 없는 정보를 얻기 위해 많은 수학적인 변환이 영상에 적용될 수 있다. 웨이블릿 변환 그리고 게이버 변환과 같은 다른 변환들의 사용이 증가되고 있지만 푸리에 변환이 가장 인기가 있다. 푸리에 변환은 영상의 공간 영역의 표현을 푸리에 영역의 공간주파수라 불리는 다른 표현으로 나타낸다. 이미징 시스템의 점확산함수(point spread function)와 입력 데이터의 컨벌루션은 영상을 형성한다. 공간 영역에서의 컨벌루션은 푸리에 영역에서의 곱과 같다. 이것은 영상을 스무딩 하거나 샤프닝하는 데 보다 효과적인 방법이다.

학습목표

제7장을 읽고 난 후, 다음과 같이 할 수 있다.

1. 주기성 파형이 어떻게 사인파의 중첩으로 구성되어 있는가 기술
2. 푸리에 급수로부터 푸리에 변환이 어떻게 유도되는 지 설명
3. 샘플과 홀드의 의존성을 가지고, 2차원 이산 푸리에 변환의 개념
4. 엘리어싱 현상을 서술하고 그것을 제거하기 위한 적절한 절차 적용
5. 푸리에 변환의 특성을 개략적으로 설명
6. 템플릿 매칭을 하기 위해 크로스 코릴레이션 사용
7. PSF(point spread function)와 MTF(modulation transfer function)으로부터 영상시스템의 공간 해상도 얻음
8. 링잉 효과를 피하면서 영상을 스무딩하거나 샤프닝하는 주파수 영역의 필터 사용
9. 필터된 역투영에서 필터의 필요성을 설명하고 필터된 역투영 알고리즘 요약
10. 라돈 변환의 특성을 개략적으로 설명
11. 푸리에 재구성의 과정 서술

7.1 푸리에 영역

비록 컨벌루션 과정이 영상시스템(선형 이동 불변) 입력으로부터 영상 형성을 위한 모델을 제공하지만, 다른 동일한 영상의 공간주파수 내용 상에서 모델 방법이 있다. 공간주파수는 거리에 따라 그레이 값이 얼마나 자주 바뀌는지에 대한 척도이다. 높은 공간주파수는 작은 반복 거리가 특징이다. 그레이 값이 어두운 곳에서 밝은 곳으로 또 어두운 곳으로 짧은 거리에서 바뀐다. 영상에서 에지나 잡음 같이 미세하게 일어나는 것 같이 바뀐다.

시간을 따라 변하는 사인파는 주파수를 가진다. 주파수는 주기, T에 반비례한다. 그래서 사인파는 거리에 따라 변하는 공간주파수를 가진다. 공간주파수는 반복 거리, 파장 λ에 반비례한다. 공간주파수(혹은 웨이브 넘버), k는 사인파의 파장과 관계된다. k는 다음 식과 같이 주기와 공간적으로 같다.

$$k = \frac{1}{\lambda} \tag{7.1}$$

센티미터로 측정되는 cm^{-1} 단위를 가진다. 2차원 영상에서 공간주파수 k는 성분 u와 v와 관계된다. x, y 방향으로 반복된 거리에 해당하는 다음과 같은 식에 해당한다.

$$k = \sqrt{u^2 + v^2} \tag{7.2}$$

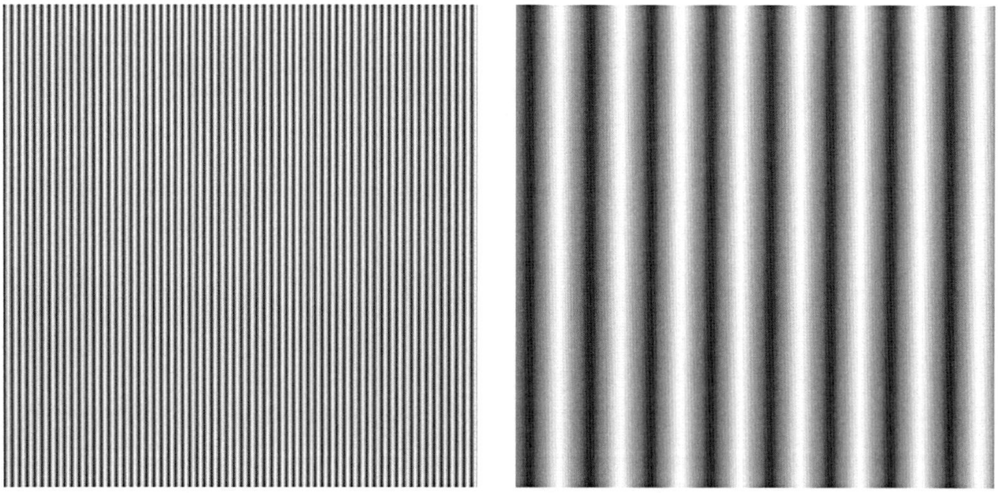

(i) (ii)

그림 7.1 x축을 따라 반복되는 사인파 모양들 (i) 높은 공간주파수 (ii) 낮은 공간주파수

그림 7.1은 밝기의 사인 패턴을 보인다. 짧은 거리에 대하여 반복하는 것은 높은 공간주파수를 가진다(그림 7.1(i)), 반면 장거리에 대하여 반복하는 것은 낮은 공간주파수를 가진다(그림 7.1(ii)).

연속적이고 주기적인 파형들은 항상 일련의 근사된 사인파의 가중 합으로 표현될 수 있다. 이것은 기본 주파수에 대한 정수 다항으로 된다. 이것이 푸리에 급수다(부록 A). 사인파들은 단일 주파수로 구성된 기본 함수들이다. 이것들로부터 더 복잡한 주기 파형 $f(x)$가 만들어 질 수 있다. 이들은 독립 혹은 직교(orthonormal)이기 때문에 유익하다.

$$f(x) = \frac{1}{2}a_0 + \sum_{n=1}^{\infty} a_n \cos(nx) + \sum_{n=1}^{\infty} b_n \sin(nx) \tag{7.3}$$

영 주파수 항인 $\frac{1}{2}a_0$는 상수이다. 종종 전기공학에서 빌려온 용어인 DC로 언급된다. 기본 주파수 혹은 1차 고조파(harmonics) 항, $n=1$은 자기 자신 전체를 반복하는 비율을 가리킨다. 2차 고조파는, 예로서, $n=2$, 3차 고조파는 $n=3$ 등으로 된다.

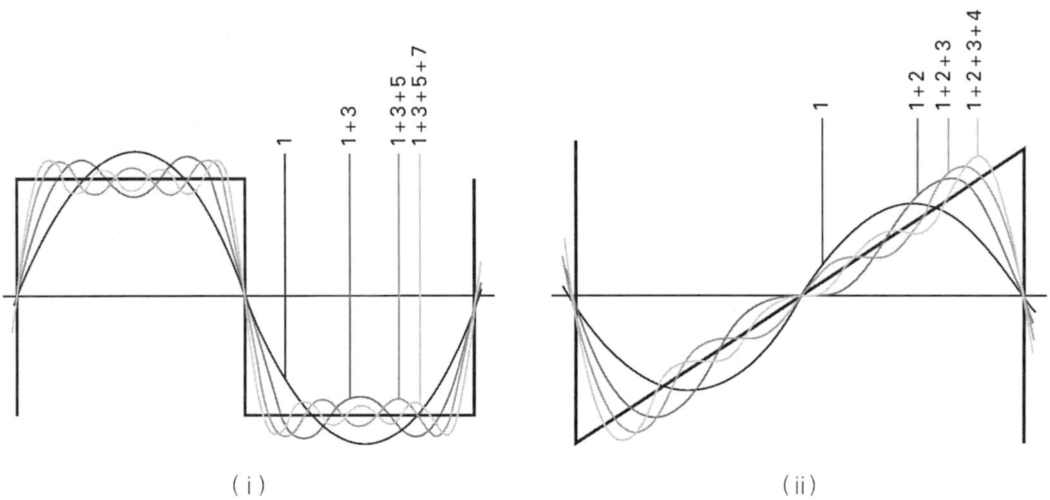

그림 7.2 고조파 분석 (i) 구형 파형 (ii) 톱니파 파형. 각각은 같은 반복 거리의 사인파형(레이블 1)과 높은 차수의 고조파들(레이블 2, 3, 4)로 구성

그림 7.2는 주기적인 1차원 프로파일의 예를 보이고 있다. 사인파들로부터 그들이 만들어질 수 있음을 보인다. 날카로운 에지는 높은 공간주파수를 요청한다는 것에 주목하라. 주기함수를 사인파와 코사인파로 나누는 과정을 푸리에 분석이라고 한다. 역과정은 보다 더 복잡한 과정을 만들기 위해 결합하는 과정으로 푸리에 합성이라고 한다. 복소 지수함수를 사용하여 표시함으로 간소화될 수 있다.

$$f(x) = \sum_{n=-\infty}^{n=\infty} C_n \exp(\mathrm{j} \cdot 2\pi nx/L) \tag{7.4}$$

여기서 푸리에 계수, C_n은 크기와 위상을 갖는 복소수다. 이것은 푸리에 스펙트럼으로 나타낼 수 있다([실습 7.1]).

사인파는 단일 사인 항으로 되어있기 때문에 푸리에 스펙트럼은 단일 크기 항으로 구성된다(그림 7.3(i)). 톱니파는 계수의 크기가 $1/n$으로 감소하는 즉, 1/2, 1/3, 1/4, … 크기들을 가진 고조파들의 합으로 구성된다. +90도와 −90도 간의 위상의 변화는 항이 사인인지 코사인인지를 결정한다(그림 7.3(ii)). 구형파는 푸리에 계수가 $1/n$로 되는 홀수 고조파들로만 구성된다(그림 7.3(iii)). 높은 주파수항은 구형파의 날카로운 에지에 기여한다. 정확히 날카로운 에지 혹은 불연속의 수직 에지를 만드는 것은 가능하지 않다. 무수한 항으로 구성한다 할지라도 항상 링잉(ringing)으로 알려진 잔류 진동이 존재한다.

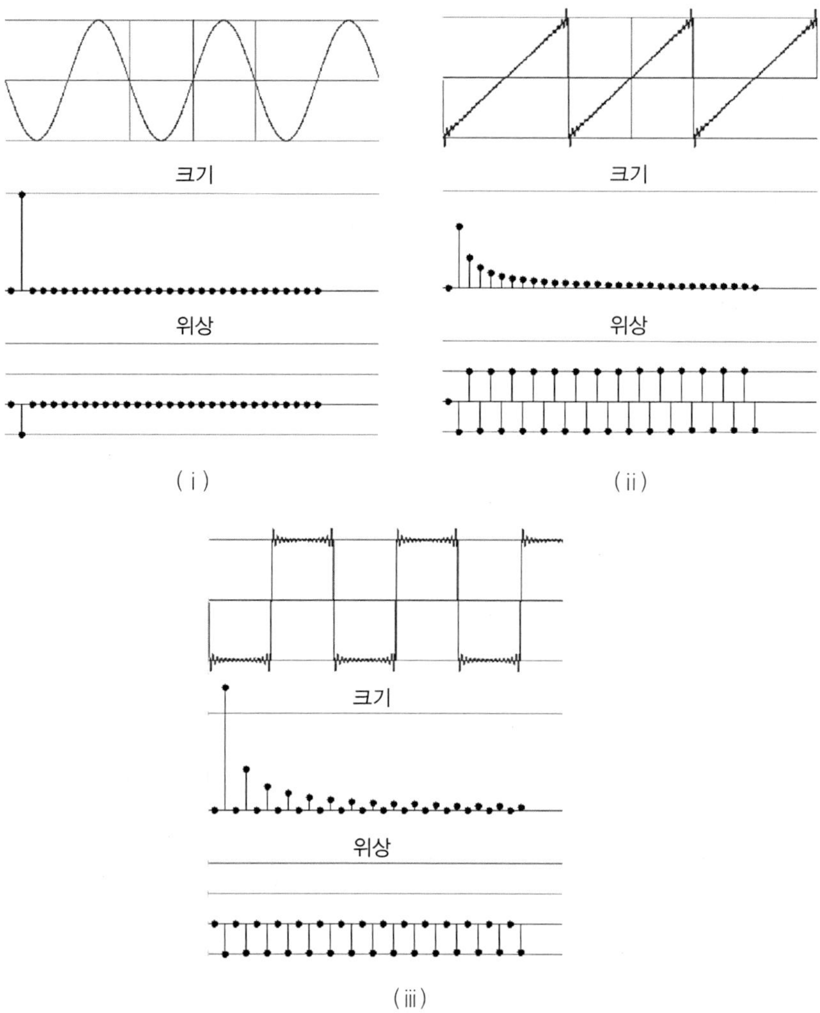

그림 7.3 파형과 푸리에 스펙트라(크기와 위상). (i) 사인파, (ii) 톱니파, (iii) 구형파

7.2 푸리에 변환

파형은 주기적이 아닐 때, 파형의 반복 거리는 실제로 무한이다. 파형은 여전히 사인파들로부터 합성될 수 있다. 그러나 단순히 기본 주파수의 정수 배의 합이라기 보다 주파수의 연속 범위가 요구된다. 이러한 연속적 주파수들의 합성이 푸리에 변환(FT)이다. 푸리에 변환은 실수부와 허수부를 가진 복소수이다. 이 두 부분을 크기와 위상으로 결합하는 것은 종종 유익하다(부록 A). 크기 스펙트럼은 원 파형에서의 다른 주파수들의 상대적인 양을 나타낸다. 반면에 위상 스펙트럼은 그들의 상대적인 위치를 나타낸다. 따라서 푸리에 변환은 그레이스케일 밝기에서 원 파형의 공간차원의 표현을 공간 주파수에서의 주파수 차원 표현으로 바꾼다.

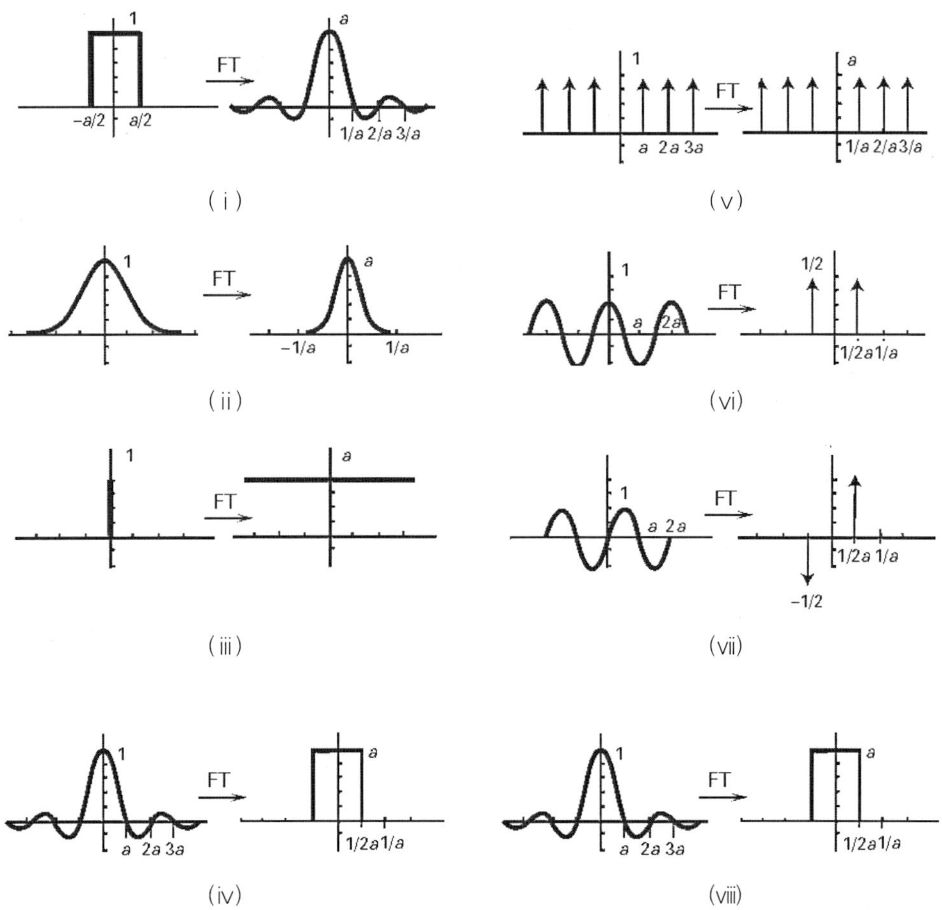

■ **그림 7.4** 1차원 프로파일과 각 푸리에 변환

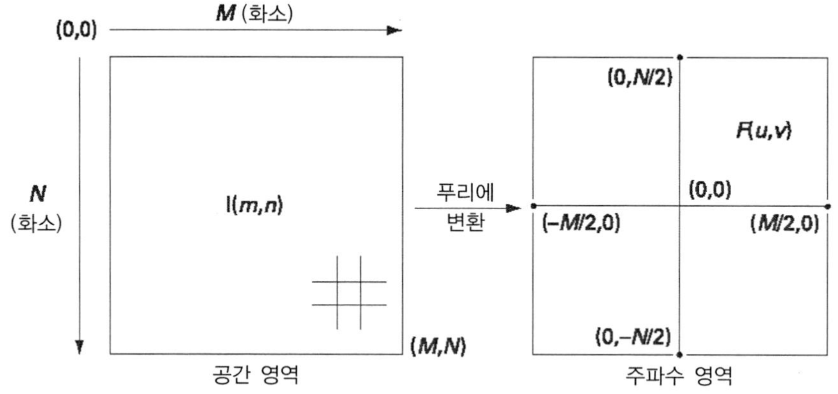

그림 7.5 공간 영역과 공간주파수 영역에서 파라미터들의 관계

그림 7.4는 푸리에 크기 스펙트라와 더불어 많은 1차원 프로파일을 설명한다. 직각 펄스(그림 7.4(i))는 샘플링 함수로 알려진 싱크 모양으로 변환된다. 단순한 고조파들만 존재하는 것이 아니라 모든 주파수들이 존재한다는 것에 주의하라. $\pm 1/a$, $\pm 2/a$ 등에서 영교차로 분리된 사이드 로오브(side lobe)가 있다. 푸리에 스펙트라의 가장자리선은 $1/n$으로 떨어진다. 이것은 주기 직각 펄스열의 푸리에 시리즈와 같다.

모든 펄스 형태에 대하여, 공간 영역에서 펄스의 폭(Δx)은 주파수 영역(Δk)에서의 변환의 폭에 역 비례한다. 그 관계는 다음과 같다.

$$\Delta x \Delta k \geq 2\pi \tag{7.5}$$

가우시안 펄스는 두 영역에서 부드러운 모양 때문에 최소의 곱을 이룬다. 그래서 가우시안 펄스의 푸리에 변환은 또 다른 가우시안이다(그림 7.4(ii)). 델타 혹은 임펄스 함수는 $x = 0$ 위치를 제외하고 영(zero) 값을 가지며 단위영역을 차지한다. 이것의 푸리에 스펙트럼은 일정한 크기와 위상으로 $u = -\infty$ 에서 $+\infty$ 까지 확장된다.

고차원의 신호들은 1차원 푸리에 변환의 일반화로 다루어질 수 있다. 예로서, 2차원 영상의 푸리에 변환은 크기 영상과 위상 영상으로 분리된 두 개의 영상으로 표시될 수 있다. 공간주파수, k는 영상의 중앙인 영(D.C.)로부터 급속히 증가된다. 수평 혹은 수직 에지에 주파수들은 높은 주파수 혹은 가장 작은 분해 길이, 즉, 공간 차원에서 두 개의 화소와 같은 것에 해당된다(그림 7.5). 어떤 소프트웨어는 크기 영상과 위상 영상을 나타낸다. 반면에 어떤 소프트웨어는 복소수 푸리에 변환의 제곱인 파워 영상(파워 스펙트럴 밀도, PSD)를 나타낸다. 영상에서 높은 주파수 성분은 아주 작다. 따라서 파워 영상은 종종 대수(logarithm) 룩업 테이블을 사용하여 표시된다.

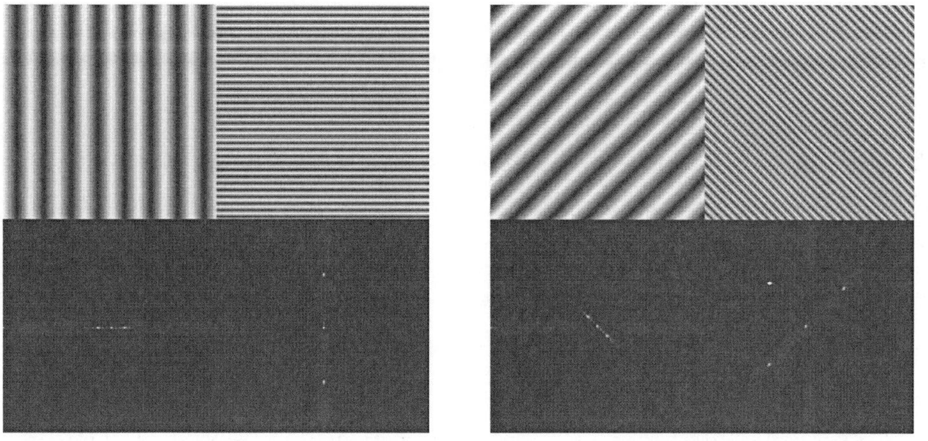

(i) (ii)

그림 7.6 (i) 두 개의 사인파 영상과 그들의 푸리에 변환 영상 (ii) 영상 (i)이 컨벌루션된 것과 그들의 푸리에 변환

그림 7.6(i)는 두 개의 영상, 수평과 수직사인파와 그들의 푸리에 변환 영상을 나타낸다. 각 변환 영상은 영상 중앙에 한 점을 가지고 있다. 이것은 영주파수인데, 공간 차원에서 영상의 평균 밝기를 나타낸다. 그리고 두 개의 점이 중앙 근처에 대칭으로 나타난다. 이들 중에 한 개는 중복된 것이다. 이것은 푸리에 변환 연산자의 대칭성 때문에 존재하는 것이다. 중앙으로부터 이 점들의 거리는 원 사인파의 주파수를 나타낸다. 그리고 점들의 밝기는 사인파의 강도를 가리킨다. 그림 7.6(i)의 왼쪽상단의 사인파는 낮은 주파수이다. 그리고 방향은 수평방향이다. 퓨리 변환 영상에서의 점들은 수평 (u)축 방향이다. 그리고 중앙 영 주파수 점에 가깝다. 7.6(i)의 오른쪽 상단의 사인파는 높은 주파수이고 수직 방향이다. 이것의 푸리에 변환점들은 수직 축에 있으면 영 주파수에서 조금 떨어져 있다. 만일 원 영상들이 회전된다면 그들의 푸리에 변환들도 같은 각도로 회전된다(그림 7,6(ii)).

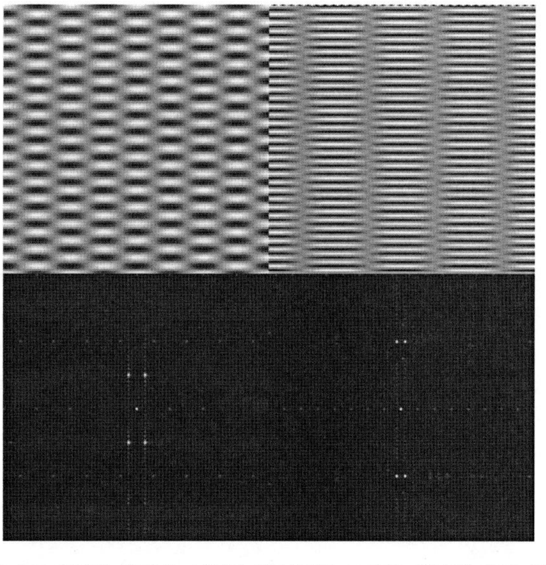

그림 7.7 2개의 혼합된 사인파 영상들과 그들의 푸리에 변환 영상들

그림 7.7은 두 개의 영상을 보여준다. 각각 수평 수직 사인파의 혼합으로 구성되어 있다. 각 성분은 그들의 주파수와 상대적인 강도에 따라 푸리에 변환 영상의 점들에 기여한다. 유사한 영상들과 그들의 푸리에 변환들로 [실습 7.2]에서 실험할 수 있다.

그림 7.8은 오른쪽 영상에 푸리에 변환에 해당되는 왼쪽의 영상들을 보여준다. 직각 영상들(그림 7.8(ⅰ), (ⅲ), (ⅴ), (ⅶ))은 싱크 특성을 가진 영상들(그림 7.8(ⅱ), (ⅳ), (ⅵ), (ⅷ)) 폭은 그 방향에 있는 객체의 길이에 역 비례한다. 따라서 객체가 작으면 작을수록 높은 공간주파수에서 더 큰 에너지 성분을 가진다. 객체의 회전 (그림 7.8(ⅶ))은 푸리에 변환영상도 같은 각만큼 회전되게 한다(그림 7.8(ⅷ)). 원 모양의 객체 (그림 7.8(ⅸ))는 원 모양의 대칭 푸리에 영상을 나타낸다(그림 7.8(ⅸ)).

대부분의 영상들은 사인파, 불로그나 원보다 복잡하며, 많은 공간주파수의 합성으로 이루어졌다. 그러나 그들의 푸리에 변환 영상은 같은 기본 개념에서 이해될 수 있다. 브릭 영상(그림 7.9)의 특히 수직 방향에 강한 주기 패턴은 푸리에 변환 영상에서 수직축을 따라 강한 점을 볼 수 있다. 건물의 블록(그림 7.9)의 푸리에 변환 영상에서 밝은 선은 공간 영상의 강한 에지에 직각으로 나타나는 주파수의 집단을 가리킨다.

그림 7.10의 글자들은 특히 낮은 주파수에서 다른 푸리에 변환들을 가진다. 푸리에 변환 영상에서 밝은 선들은 공간 영역의 에지에 직각 방향으로 나타난다. 평행한 에지들은 어떤 특징도 나타나지 않는데, 이것은 공간 영역에서의 이동은 푸리에 변환에서 아무 효과가 없기 때문이다. 만일 글자가 원 모양을 가진다면 그것의 푸리에 변환도 그럴 것이다.

그림 7.11의 알갱이의 푸리에 변환에서 동심원 구조는 각 알갱이들 때문이다. 각 알갱이의 위치에 대한 정보는 푸리에 위상 영상에 있다. 커피 빈들 (그림 7.11)은 덜 대칭이며 보다 다양한 색깔을 가지므로, 그들은 강은 원형 구조를 나타내지 않는다.

대부분의 영상들은 반복적인 구조를 가지 않는다. 따라서 그들의 푸리에 변환에서 강한 점들이 많이 없다(그림 7.12). 젊은 여인에 대한 푸리에 변환 영상에서 좌상단에서 하우단에 이르는 선은 그녀의 모자와 머리카락 사이의 에지 때문에 생긴 것이다. 개코원숭이 영상의 푸리에 변환은 가는 털로 인하여 보다높은 주파수 파워를 나타낸다. 가슴 방사선 사진의 푸리에 변환은 공간주파수의 넓은 범위를 나타낸다. 수직, 수평의 특징들이 있는데, 방사선 사진에서 수평 갈비뼈들과 수직 척추 때문으로 예상된다.

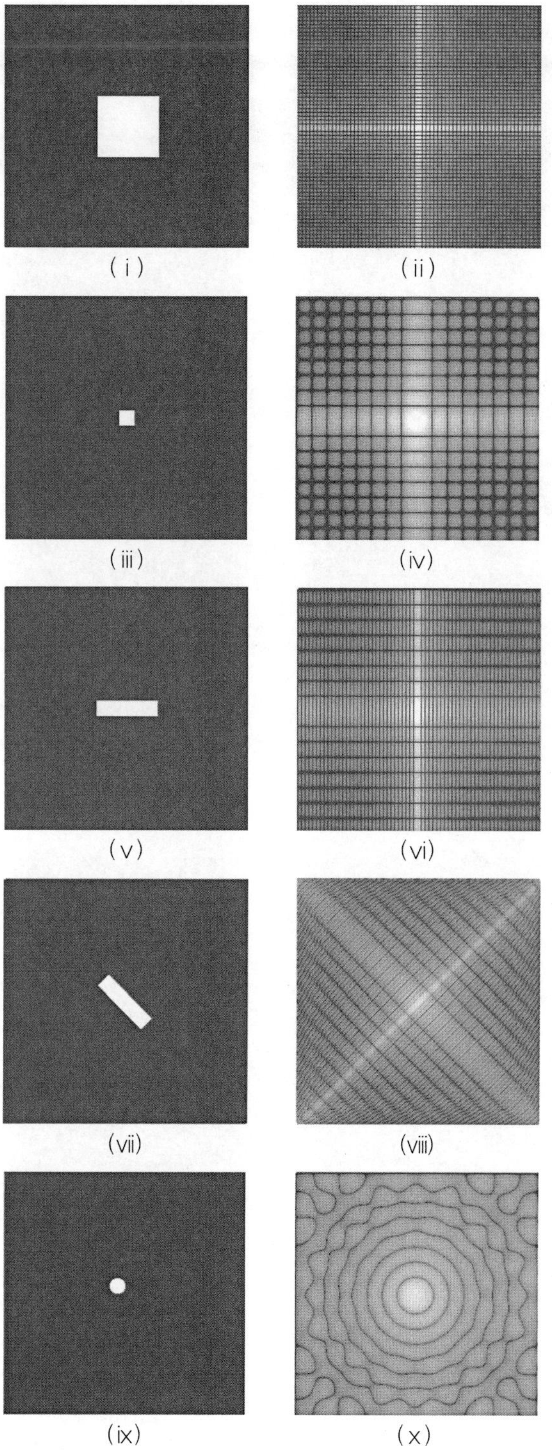

그림 7.8 모든 영상은 256×256, (i) 64×64 백색 사각형 영상, (ii) 영상(i)의 푸리에 변환 (iii) 16×16 백색 사각형 영상, (iv) 영상(iii)의 푸리에 변환, (v) 64×16 백색 직사각형의 영상 (vi) 영상(v)의 푸리에 변환, (vii) 영상(v)의 시계방향 45도 회전 영상 (viii) 영상(vii)의 푸리에 변환, (ix) 직경 16 화소인 원으로 된 영상, (x) 영상(ix)의 푸리에 변환

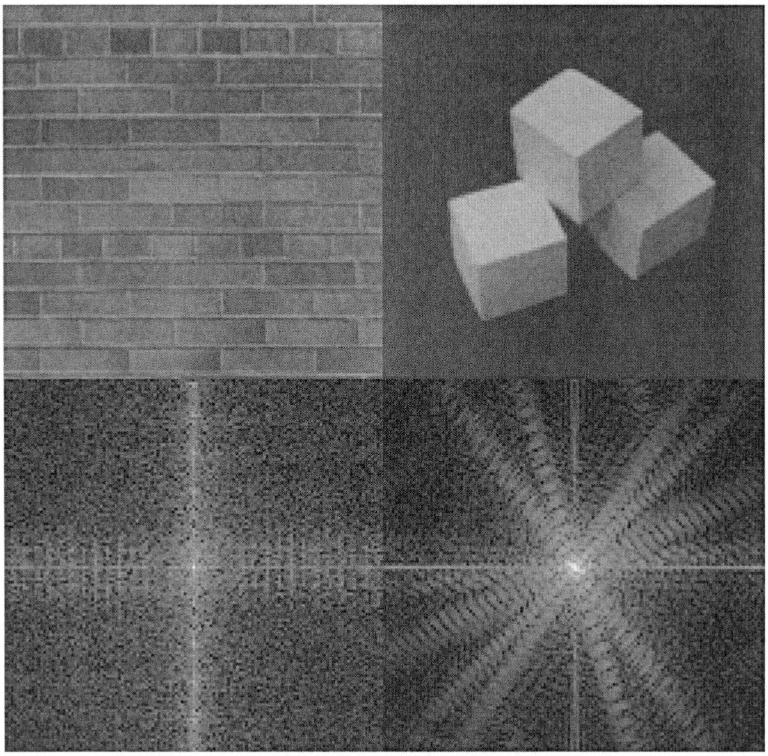

그림 7.9 브릭과 블록 건물(상), 그들의 푸리에 변환 영상(하)

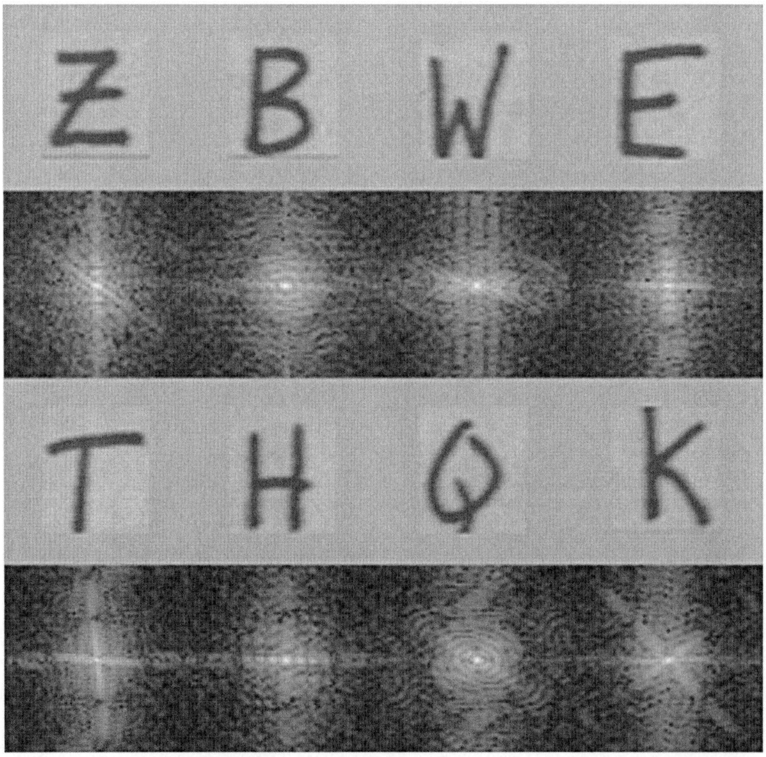

그림 7.10 글자들과 그들의 푸리에 변환들

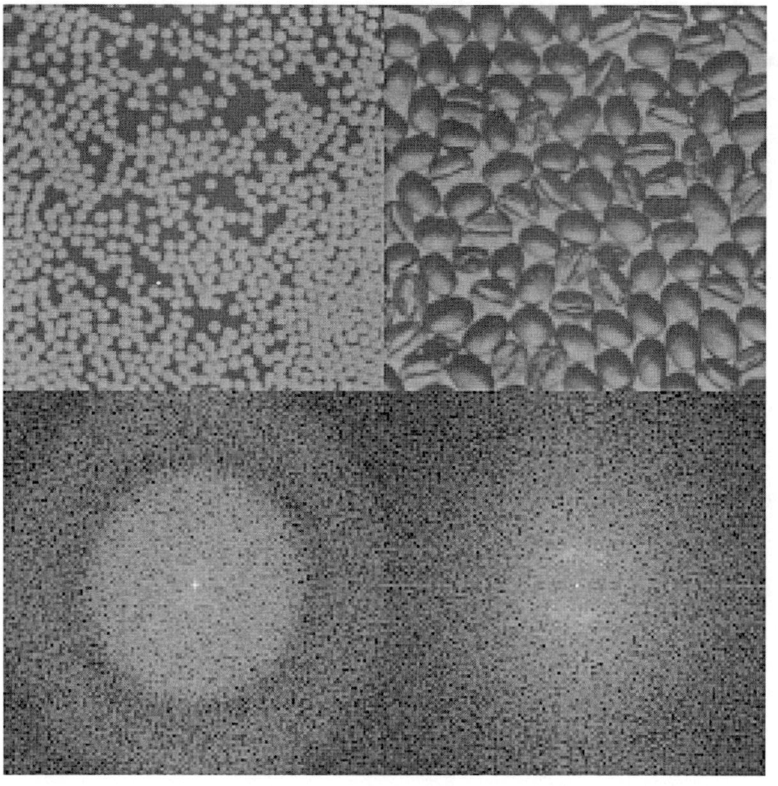

그림 7.11 알갱이와 커피 빈(상), 그들의 푸리에 변환들(하)

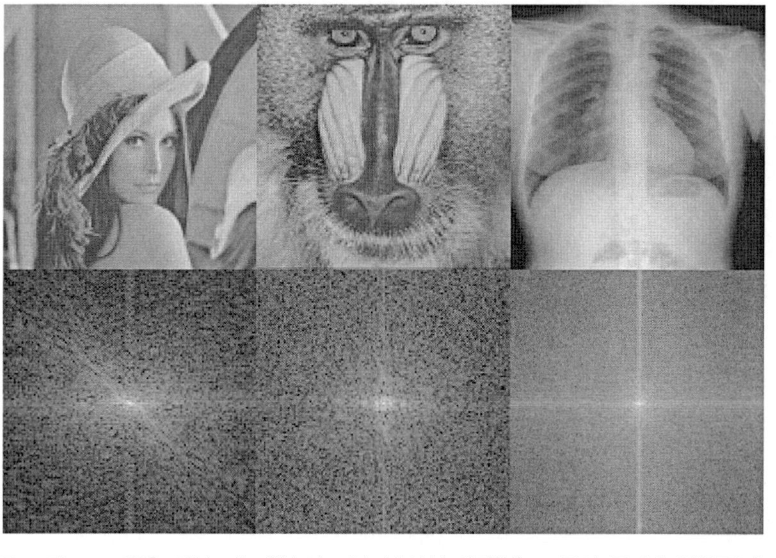

그림 7.12 젊은 여성, 개코원숭이, 가슴 방사선 사진(상), 그들의 푸리에 변환들(하)

7.3 푸리에 변환의 특성

푸리에 변환은 수많은 흥미로운 특성들을 가지고 있다. 이미 몇 가지는 앞에서 논의하였고, 다음과 같이 정리될 수 있다.

① **분리성**: 매트릭스(화소로 이루어진 영상)의 2차원 이산 푸리에 변환(DFT)은, 한 연산은 행으로, 다른 연산은 열로 하여, 두 개의 연속적인 1차원 푸리에 변환으로 구현될 수 있다. 먼저 1차원 이산 푸리에 변환을 모든 행에 대하여 계산하고, 그 결과의 모든 열에 대하여 1차원 이산적 푸리에 변환을 계산할 수 있다(그림 7.13). 계산은 순서와 상관이 없기 때문에, 먼저 열에 대하여 계산하고, 결과의 행에 대하여 2차원 푸리에 변환을 계산할 수도 있다.

② **선형성**: 두 신호, $f(x, y)$와 $g(x, y)$의 푸리에 변환이 $F(u, v)$, $G(u, v)$라고 하면,

$$F(af(x, y)+bg(x, y)) = aF(u, v)+bG(u, v) \tag{7.6}$$

③ **이동성**: 이동된 함수의 이산 푸리에 변환은 위상 요소를 변경하는 것을 제외하고 바뀌지 않는다. 원 영상을 (x_0, y_0)만큼 이동하는 것은 푸리에 변환의 크기를 변경하지 않고 위상만 변경시킨다.

④ **주기성**: 이산적 푸리에 변환과 그 역변환은 주기 N으로 주기적이다. $f(x, y)$가 실수 이면, 푸리에 크기 영상은 이중 대칭을 가진다.

⑤ **회전성**: 만일 영상이 회전된다면, 푸리에 변환도 같은 만큼 회전된다.

⑥ **스케일링**: 특성은 "한 차원에서의 축소는 다른 차원에서의 확장을 가져온다"는 말로 축약된다. 따라서 넓은 가우시안 영상 변환은 주파수 영역에서 좁은 가우시안을 의미하며, 그 역도 성립한다.

⑦ **컨벌루션**: 공간 영역에서의 컨벌루션은 주파수 영역에서의 곱에 대항하며, 그 역도 성립한다. 이것이 식 (7.7a), (7.7b)에 나타나 있다.

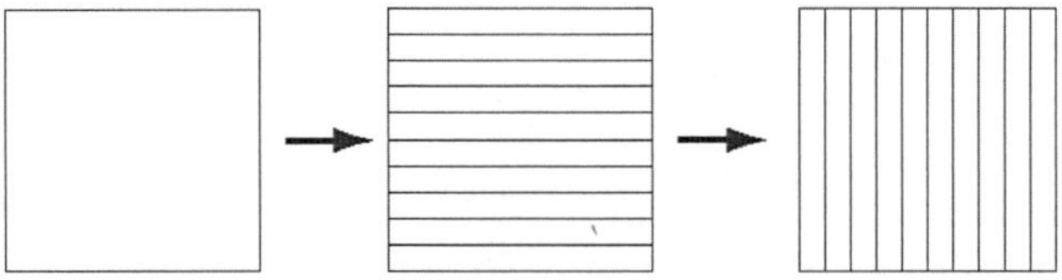

(ⅰ) (ⅱ) (ⅲ)

그림 7.13 2차원 이산 푸리에 변환의 계산 (DFT), (ⅰ) 원 영상, (ⅱ) (ⅰ)의 각 행에 대한 이산 푸리에 변환 (ⅲ), (ⅱ)의 각 열에 대한 이산 푸리에 변환

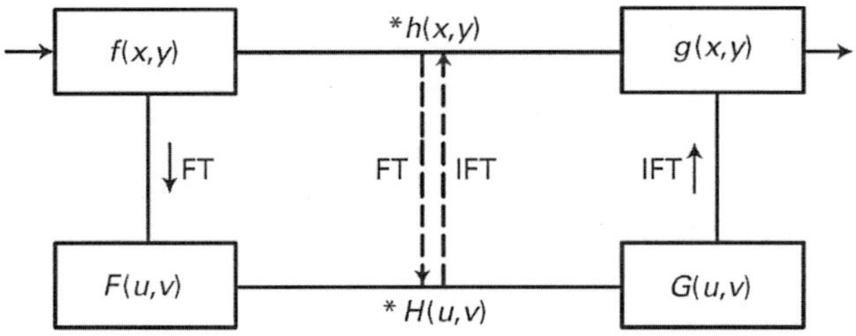

그림 7.14 푸리에 변환과 푸리에 역변환

$$f(x,\ y)*h(x,\ y) \leftrightarrow F(u,\ v)H(u,\ v) \quad (7.7a)$$

$$f(x,\ y)h(x,\ y) \leftrightarrow F(u,\ v)*H(u,\ v) \quad (7.7b)$$

스무딩이나 샤프닝을 위해 영상을 마스크로 컨벌루션하여 처리하는 대신에 영상의 푸리에 변환은 주파수 영역에서 해당 필터로 곱함으로써 이루어 진다. 그리고 같은 결과를 주기 위해 역변환 (그림 7.14)을 취한다. 후자는 더 많은 단계로 구성되지만, 컨벌루션 복잡성에 대한 보상보다 푸리에 변환과 역변환을 계산하기 위해 사용된 알고리즘들의 속도로 인해 일반적으로 효과적이다.

고속 푸리에 변환(FFT) 알고리즘들은 이산 푸리에 변환의 효율적인 구현이다. 푸리에 변환은 디지털 영상 해석을 위한 실용적인 도구를 개발하는 데 중요하다. 가장 공통적인 고속 푸리에 변환 알고리즘은 반복적으로 영상은 작은 영상으로 나누고, 변환시킨 다음에 결합한다. 만일 영상이 각 단계에서 $N/2$ 크기의 작은 영상으로 나누어진다면, 알고리즘은 2의 제곱의 크기의 변을 가진 정사각형 영상에 적용이 제한된다. 만일 이 요구를 만족시키지 못한다면, 2의 제곱 크기의 영역을 선택할 수 있다. 혹은 2의 제곱의 크기로 영값을 채워서 영상을 패딩시킬 수 있다. 그러나 정방형으로 제한하지 아니하는 알고리즘들이 있다. 고속 푸리에 변환 알고리즘을 사용함으로 얻는 계산의 효율성에 대하여 생각해 볼만하다. 길이가 N인 영상에 대하여 이산 푸리에 변환을 직접 계산하는 것에 대하여 비교해 보면 시간의 절약은 $2^n/n$이 된다. [실습 7.3]은 푸리에 변환과 그 역변환을 원 영상과 비교하여 고속 푸리에 변환 알고리즘의 정확성에 대하여 알아본다.

⑧ **투영**: 각 ϕ에서 2차원 함수의 투영에 대한 1차원 푸리에 변환은 같은 각도에서 영상의 2차원 푸리에 공간에서 선을 만든다. 이것은 센트럴 슬라이스 정리(Central Slice Theorem)라고 하며, 라돈 변환(Radon Transform)의 기반이 된다. 라돈 변환은 역투영으로 단층 영상을 만드는 데 사용된다.

⑨ **에너지**: 영상의 에너지는 화소들의 제곱의 합으로 주어진다. 주파수 영역은 영상은 크기와 위상으로 표시된다. 에너지는 푸리에 계수의 제곱을 취함으로 알 수 있다. 이것은 레일리의 에너지 정리(Rayleigh's Energy threorem) 혹은 파세발의 정리(Parseval's theorem)라고 한다.

$$P(u, v) = \sum|f(x, y)|^2 = \sum|F(u, v)|^2 \tag{7.8}$$

여기서 합은 모든 화소에 대한 것이다. 파워 항은 각 복소 크기와 그것의 콘주게이트의 곱으로 얻을 수 있다.

[실습 7.4]는 이산 푸리에 변환의 특성에 대하여 알아본다.

7.4 샘플링

그림 7.15(i)는 1차원 아날로그 파형과 그 푸리에 크기 스펙트럼을 보여준다. 아날로그 신호를 디지털화한다는 것은 균등 간격의 수 많은 위치에서 샘플링하고, 이산적 값을 형성하기 위해 이 값들을 양자화하는 것이다. 샘플 간 간격은 화소의 크기를 형성하고, 디지털 영상에서 볼 수 있는 자세함, 즉 공간 해상도를 결정한다. 밝기 양자화는 디지털 영상에서 그레이값의 수를 제한한다. 즉, 각 화소에 8비트를 사용한다는 것은 그레이레벨의 해상도의 수를 256으로 제한하는 것이다.

일정한 간격의 샘플은 아날로그 영상과 빗살모양 함수(comb function)도는 무한 임펄스열(infinite impulse train), Ш(x)의 곱으로 만들어 진다. 그림 7.15에서 간격 Δx는 선형 화소의 크기와 같다(그림 7.15(ii)). 이것은 이상적인 샘플링 과정을 나타낸다. 곱하기의 결과는 스파이크의 크기가 샘플 값으로 스케일링 된다(그림 7.15(iii)). 주파수 영역에서 샘플링의 효과를 생각하는 것은 흥미롭다. 공간이나 주파수 한 영역의 곱셈은 다른영역에서의 컨벌루션과 같다. 주파수 영역에서의 아날로그 신호의 스펙트럴 모양은 다른 빗살 모양 함수와 컨벌루션된다. (빗살 모양 함수의 푸리에 변환은 공간 영역에서의 간격을 가진 역 비례하는 간격을 가진 또 다른 빗살 함수(그림 7.14)라는 것을 기억하라.) 이것은 $\pm n/\Delta x$의 주파수에 중심을 둔 스펙트럴 모양의 주기적 반복을 만든다. 여기서 Δx는 공간 영역에서의 샘플 간격이다(그림 7.15(iii)). 샘플 간격의 역수 $1/\Delta x$는 샘플 주파수 f_s와 동일하다. 예로서, 만일 샘플이 0.002 인치가 떨어져 있다면, 샘플링 주파수는 500/인치가 되며 종종 500dpi(dot per inch)로 표시한다.

사실, 샘플 빗살 함수는 무한하다. 이것을 유한으로 만들기 위해 박스-카 함수(box-car function), rect(x) (그림 7.15(iv))를 곱함으로 이것을 절단할 필요가 있다. 이것의 길이는 파형의 선형 크기, L과 동일하다. 이것은 화소의 정수, $N\Delta x$이다. 공간 영역에서의 rect 함수는 "do nothing" 윈도우이다. 이것은 공간 데이터를 파형의 물리적 크기로 절단하지만 데이터 값을 바꾸지 않는다. 그러나 그것의 푸리에 변환은 좁은 싱크 함수, sinc(f)와 컨벌루션으로 인해서 주파수 스펙트럼(그림 7.15(v))을 다소 바꾼다.

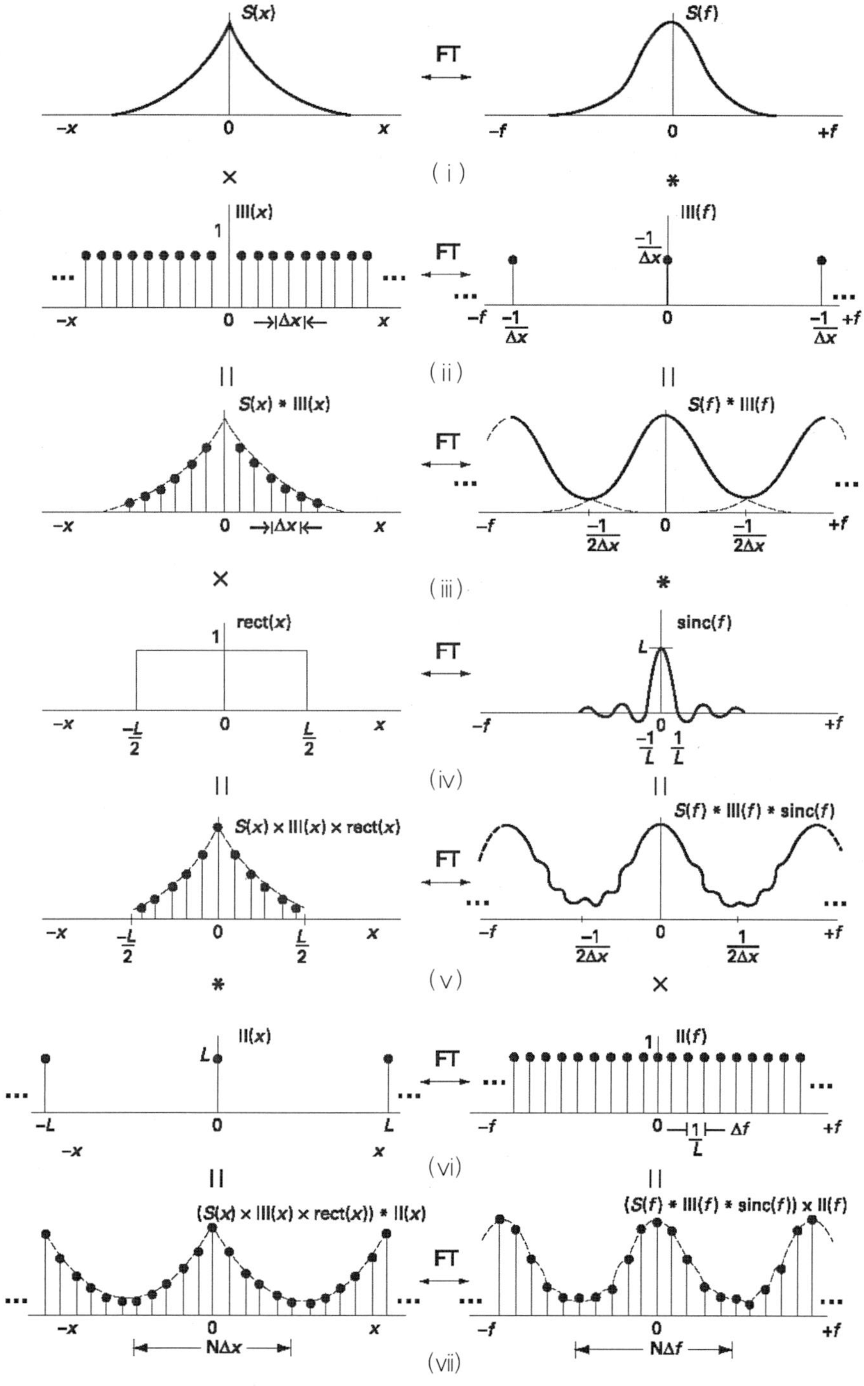

그림 7.15 공간과 주파수 영역에서의 영상의 디지털화 과정: (ⅰ) 아날로그 영상 (ⅱ) 공간 영역에서 샘플링을 위한 빗살 함수, (ⅲ) 샘플링의 효과, (ⅳ) 절단 함수, (ⅴ) 절단 함수의 효과, (ⅵ) 주파수 영역에서 샘플링을 위한 빗살 함수, (ⅶ) 주파수 영역에서 샘플링의 효과 – 이산 푸리에 변환

샘플간의 공간 차원에서 값들의 유지는 샘플 점들과 좁은 직각 함수와의 컨벌루션으로 나타낼 수 있다. 직각함수의 폭은 샘플 점들의 간격, 즉 화소의 크기와 동일하다. 이것은 넓은 싱크

함수에 의해 주파수 영역에서의 곱셈과 동등하다. 넓은 싱크 함수는 직각 홀드함수의 푸리에 변환이다. 이것은 높은 공간주파수에서의 중복된 스펙트럼의 푸리에 크기를 억제시키며, 샘플함수의 블러링의 결과를 준다. 이것은 CT (computer tomography)에서 부분 볼륨 효과(partial volume effect)를 유발한다. 그림 7.15에는 부가적인 효과를 보이지 않았다.

푸리에 변환의 계산은 이산 주파수, 이산 푸리에 변환(DFT)에서의 평가를 요구한다. 주파수들은 주파수 영역의 주기에서 동일한 간격으로 샘플된 N값이 선정된다(그림 7.15(vi)). 따라서,

$$\Delta f = 1/(N\Delta x) = 1/L \tag{7.9}$$

빗살 함수 II(f)에 의해 푸리에 변환을 곱하는 과정은 주기적인 이산 공간 함수(그림 7.15(vii))을 얻기 위해 넓은 빗살 함수로 공간 영역에서 대등한 것을 컨벌루션하는 것이다. 따라서 이산 푸리에 변환을 계산하는 것은 공간 영역 영상이 주기적이라는 의미이다.

실제 데이터에 대하여 이산 푸리에 변환은 N개의 복소수 값을 만든다. 실수 부분은 주파수의 짝수 함수, 허수 부분은 주파수의 홀수 함수이다. 이것은 결국 우수 대칭을 가지는 크기 영상과 홀수 대칭을 가지는 위상 영상을 만든다.

실제 디지털 시스템에서, 디지털화된 샘플의 높이는 또한 양자화된다. 그들은 n비트 양자화를 위해 2^n의 이산값으로 제한된다. 만일 샘플 높이가 이산값들 사이에 놓이면 가까운 값으로 근사시킨다. 이것은 양자화 오차라고 알려진 근사화이다.

7.4.1 윈도우 함수

주기성의 가정은 영상의 이산 푸리에 변환에서 기본적이다. 따라서 그림 7.16과 같이 중앙의 영상 프레임은 오른쪽 에지 주위로부터 왼쪽 에지 주위까지 그리고 하단 에지 주위에서 상단 에지 주위까지 둘러싸인다. 만일 좌우 에지 사이와 상하 에지 사이에 차이가 많다면, 푸리에 변환은 모델링 하려는 영상에서 갑작스런 공간 불연속을 만나게 된다.

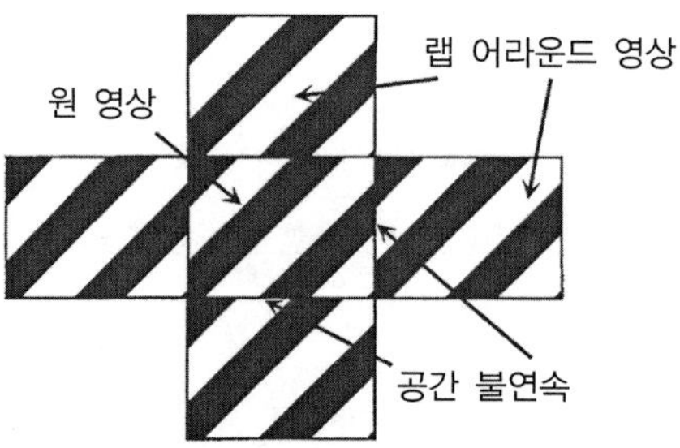

그림 7.16 푸리에의 변환은 원 영상을 주기적인 것들로 생각한다. 이것은 원 영상의 에지들에서 공간 불연속을 만들며, 결과적으로 오차적인 주파수 성분들을 유도한다.

그림 7.16 푸리에 변환은 원 영상이 주기적으로 본다. 이것은 푸리에 변환이 모델하려는 원 영상의 에지에서 공간의 불연속을 만들고 오차성 주파수 성분을 유발시킨다.

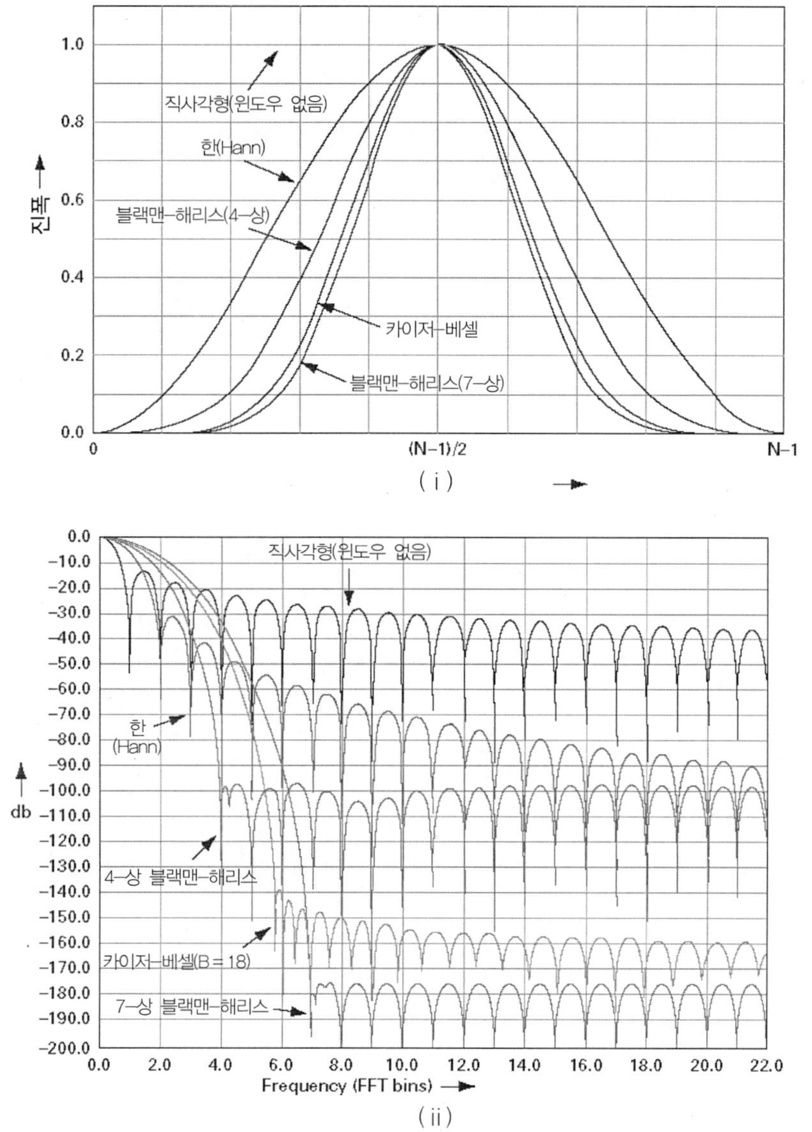

그림 7.17 (i) 공통적으로 사용되는 몇 개의 윈도우 함수의 프로파일과 (ii) 그들의 푸리에 변환들. 컬러 화보 참조(p.196)

주파수 영역의 영상이 공간 영역으로 재 변환되었을 때, 원 영상에 존재하지 않았던 불연속을 모델하려는 시도 때문에 공간적인 왜곡이 포함된다.

이점을 좀더 자세히 생각해 보자. 주파수 영역에서 실제 영상은 2차원 직각함수(혹은 박스-카 함수)를 곱함으로 무한히 반복되는 영상으로부터 추출될 수 있다. 그러나 이것의 역 변환은 공간영역에서 링잉(ringing)을 유도한다. 왜냐면 직각 함수의 푸리에 변환인 싱크함수의 로브들과 컨벌루션으로 인해 링잉이 생긴다. 링잉과 랩 어라운드(wrap-around) 효과는 주파수 영역에서 샘플된 영상을 태퍼링 윈도우(tapering window) 함수로 미리 곱함으로써 최소화될 수 있다. 태퍼링 윈도우 함수는 중앙의 단일 크기에서 양쪽 끝의 영(zero)으로 부드럽게 만든다(그림

7.17(i)). 주파수 영역에서 가장 좁은 윈도우들은 시간 영역에서 가장 넓은 메인 로브들을 가지며, 그 역도 성립한다(그림 7.17(ii)).

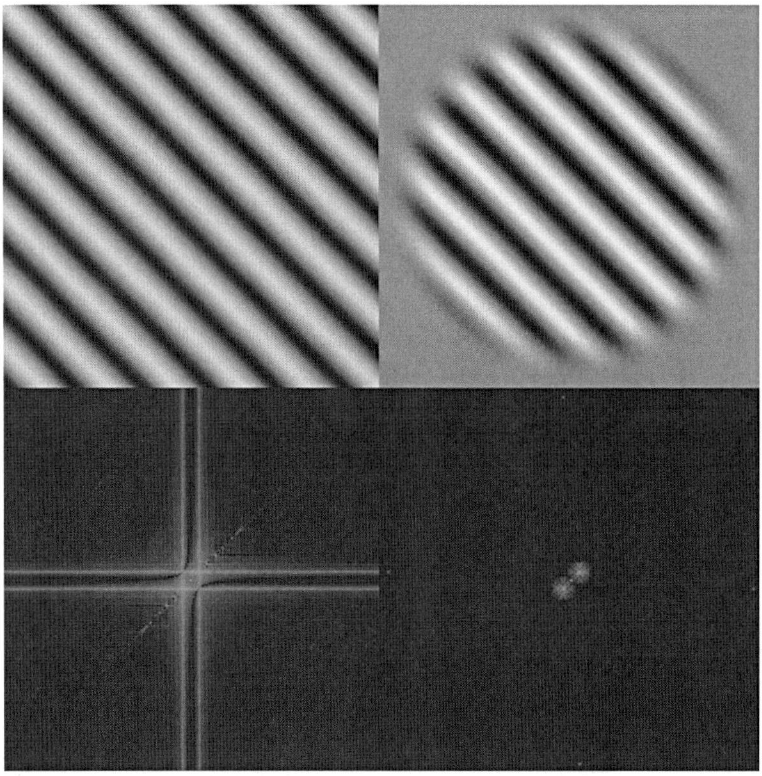

그림 7.18 영상과 윈도우된 영상(상단), 각각의 푸리에 영상들(하단)

일반적으로 윈도우 함수는 공간 영역이나 주파수 영역에서 적용될 수 있다. 가장 좋은 윈도우를 선택하는 것은 단순한 문제가 아니다. 왜냐하면 가장 좁은 메인 로브(좋은 해상도 위해)와 작은 이차 사이드 로브들(링인 최소화 위해)을 가지는 것은 타협적이기 때문이다. 4항 블랙맨-해리스(the four-term Blackman-Harris) 윈도우 함수는 일반적으로 좋은 윈도우이다. 이것은 적절히 좁은 메인 로브와 100 dB 정도의 사이드 로브 제거를 가진다.

영상과 그것의 윈도우된 버전에 대한 이산푸리에 변환이 그림 7.18에 보여진다. 푸리에 변환에서 점들의 줄들이 윈도우로 상당히 줄어졌다.

7.4.2 에일리어싱

샘플링 과정은 만일 샘플링 주파수가 충분히 높지 않으면, 즉, 화소의 크기가 충분히 작지 않으며, 거짓 저주파 신호들의 결과를 가져오는 에일리어싱을 유도한다. 만일 $1/2\Delta x$보다 큰 주파수를 가지고 있다면, 주파수 영역에서 반복 신호의 에일리어싱이 중첩되어 나타난다.

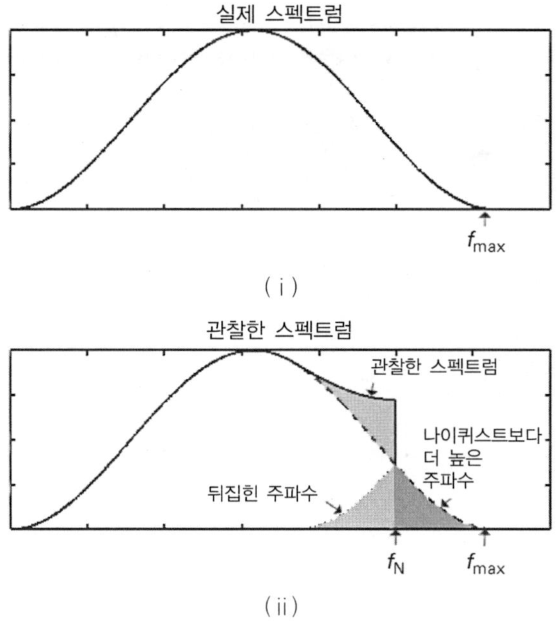

그림 7.19 (i) 파형의 실 주파수 스펙트럼 (ii) 에일리어싱 후에 관찰된 스펙트럼

이 중첩은 그림 7.15(iii)에서 일어나는 것을 볼 수 있다. 에일리어싱이 일어나기 시작하는 주파수는 나이퀴스트 주파수(Nyquist frequency), $f_N(=1/2\Delta x)$이다. 이것은 샘플링 주파수, $f_s(=1/\Delta x)$의 반과 동일하다. 에일리어싱을 피하기 위해, 나이퀴스트 주파수는 신호 내의 최대 주파수보다 크거나 같아야 한다(다른 말로 하면, 샘플링 주파수는 신호 내의 최대 주파수의 두 배 보다 크야 한다). 이것이 나이퀴스트-섀넌 판별기준(Nyquist-Shannon sampling criterion)이다(2.4.1절 참고). 이 조건을 만족하지 못하면 샘플된 신호에 오염이 생기고, 결과적으로 원 신호는 역변환에서 정확하게 복구되지 못한다. 나이퀴스트 주파수보다 높은 주파수들은 나이퀴스트 주파수에 미러드(mirrored)된 낮은 주파수에 다시 나타난다. 그리고 기존에 있는 주파수들에 더해진다. 그림 7.19(i)은 신호의 최대 주파수의 두 배보다 높은 샘플 주파수에 샘플된 파형의 실 주파수 스펙트럼을 나타낸다. 그림 7.19(ii)는 샘플링 주파수가 조건을 만족하지 못할 때 샘플링의 효과를 나타낸다. 이 효과는 나이퀴스트 주파수 f_N 이상의 파워는 나이퀴스트 범위로 미러링된다. 이것은 관측된 스펙트럼의 모양을 손상시킨다.

에일리어싱을 피하기 위해, 샘플링하기 전에 저주파 필터를 사용하여 신호에서 높은 주파수는 제거해야 한다. 이것은 디지털화된 영상의 대역폭을 제한시킨다. 그러나 저주파 필터링은 디지털화된 영상이 미러된 주파수에 의하여 손상되는 것을 막아준다.

갑작스런 밝기 변화의 경계지역에 대하여 높은 공간주파수 샘플링을 충분히 하지 못하면, 경계주위에 평행하게 생기는 저주파 라인 형태의 에일리어싱 효과를 만들어 낸다. 그림 7.20은 공기로 둘러싸여 있고 물을 담고 있는 환상의 축 영상들을 보여준다. 아티팩트(artifact)는 영상을 재구성하기 위해 사용한 샘플의 수와 관련이 있다. 재구성 동안에 더 많은 샘플은 밝기가 덜하고 좁은 아티팩트를 보여준다.

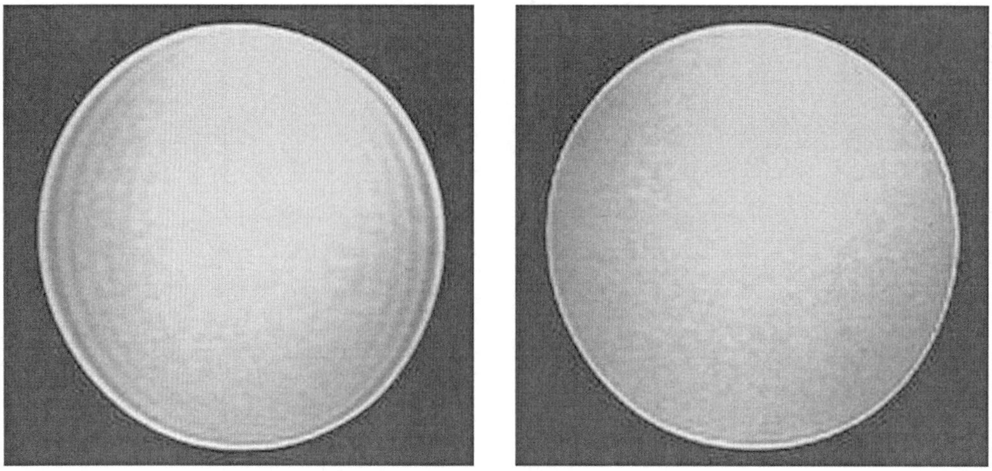

그림 7.20 물 팬텀에 대한 자기공명영상. (i) 수평으로 128 샘플 그리고 수직으로 256 샘플 사용. (ii) 양쪽 방향에 256 샘플 사용

MRI에서 랩-어라운드 아티팩트는 영상화될 대상보다 FoV(Field of View)가 작을 때 생긴다(그림 7.21). FoV 바깥에 놓여 있는 객체의 부분들은 영상의 에지 부근에 나타난다. 마치 영상에 되접어 진 것처럼 혹은 영상의 반대편에 나타나도록 전영상 주위를 감산 것처럼 된다. 랩-어라운드 아티팩트는 주로 위상-앤코딩 방향에 나타나며, 위상 공간의 원형으로 인하여 생긴다.

푸리에 공간에서 오버 샘플링은 수행 시간에 대한 부담은 있지만 이 효과를 제거할 수 있다. 영상획득 시간은 위상 엔코딩 단계들의 수에 비례한다. 랩-어라운드 효과를 줄이기 위해 많은 새로운 MR 이미징 시스템들은 오브샘플링, 디지털 필터, 데시메이션(decimation)을 통합하여 사용한다. 그러나 저장하기에 너무 많은 데이터를 만들어 낸다. 디지털 필터링은 데이터로부터 고주파 성분들을 제거한다. 그리고 데시메이션은 데이터 세트의 크기를 줄인다.

7.4.3 서브-샘플링

영상의 서브-샘플링은 에일리어싱을 초래한다. 그림 7.22(i)는 256×256 자기공명영상 촬영으로 얻어진 뇌영상을 보여준다. 푸리에 변환은 그림 7.22(ii)에 있다. 만일 공간 영상이 빗살 함수로 곱하여 서브-샘플된다면(그림 7.22(iii)), 샘플은 양쪽 방향으로 여덟째 화소를 샘플하며, 결과적으로 영상에 대한 희박한 카피가 된다(그림 7.22(iv)). 이 영상에 대한 푸리에 변환은 32×32의 많은 작은 영역들로 구성되며, 원 영상의 푸리에 변환이 어떻게 될지를 보여준다(그림 7.22(v)). 공간 영역에서 샘플의 간격을 증가시킴으로 주파수 영상의 주기는 줄어든다. 그러나 불행하게도 원 영상의 푸리에 변환은 작은 영역에서 가용한 것보다 높은 주파수 영역으로 확장된다. 데이터가 훼손되는 결과를 가져오는 영역들로 폴드벡(folded back) 됨에 따라 스팩트럼의 에일리어싱이 생긴다. 작은 영역들 중에 하나를 분리하여(그림 7.22(vi))역 푸리에 변환을 취하면 이 현상을 볼 수 있다(그림 7.22(vii)). 에일리어싱은 결과적인 공간 데이터를 심하게 손상시킨다. 이 효과는 원 영상을 저주파 필터링한 결과와는 매우 다르다(그림 7.22(viii)). 에엘리어싱 아티팩트의 시각적인 나타남은 원 영상에 의존하지만, 일반적으로 없어야 할 새로운 패턴이 생긴다. 이러한 에일리어싱을 제거하는 방법은 서브-샘플하기 전에 원 영상에서 고주파들을 제거하는 것이다. [실습 7.5]는 서브-샘플했을 때 에일리어싱을 나타내는 영상들의 예를 가지고 있다.

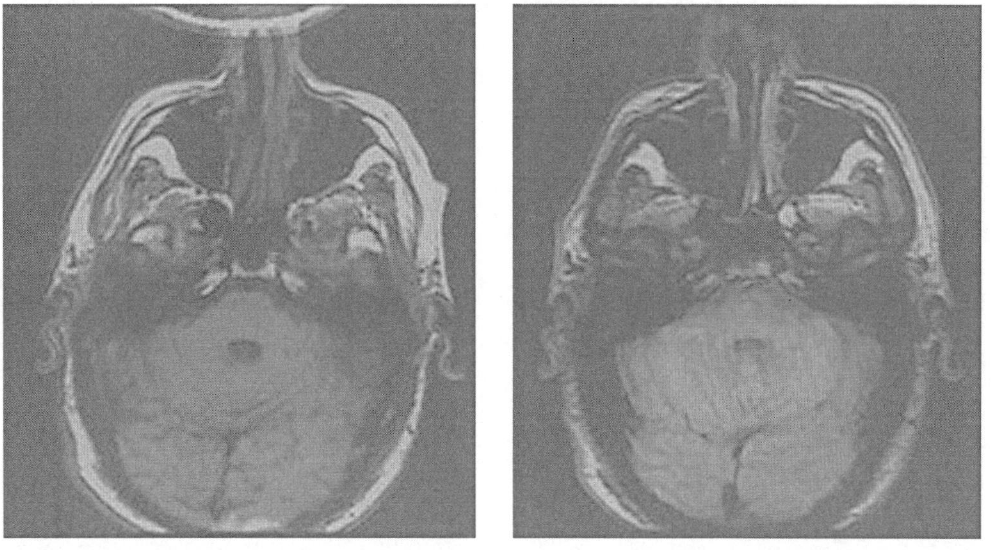

(i) (ii)

그림 7.21 뇌에 대한 축 영상 (i) 머리의 앞쪽에 머리 뒷면의 랩-어라운드, (ii) 오버샘플링으로 랩-어라운드 감소

7.4.4 샘플로부터 재구성

일단 아날로그 영상이 샘플되면, 샘플된 점들 사이의 정보는 상실된다. 실제적인 질문은 샘플된 점들로부터 원 아날로그 영상이 복구될 수 있는가 이다. 예로서, 처리 이후에 디지털 영상을 아날로그 컴퓨터 모니터에, 혹은 필름이나 종이에 출력하기 원할 때 그러한 의문이 생긴다. 재구성은 샘플된 점들에 대한 적절한 보간(interpolation)을 요구한다.

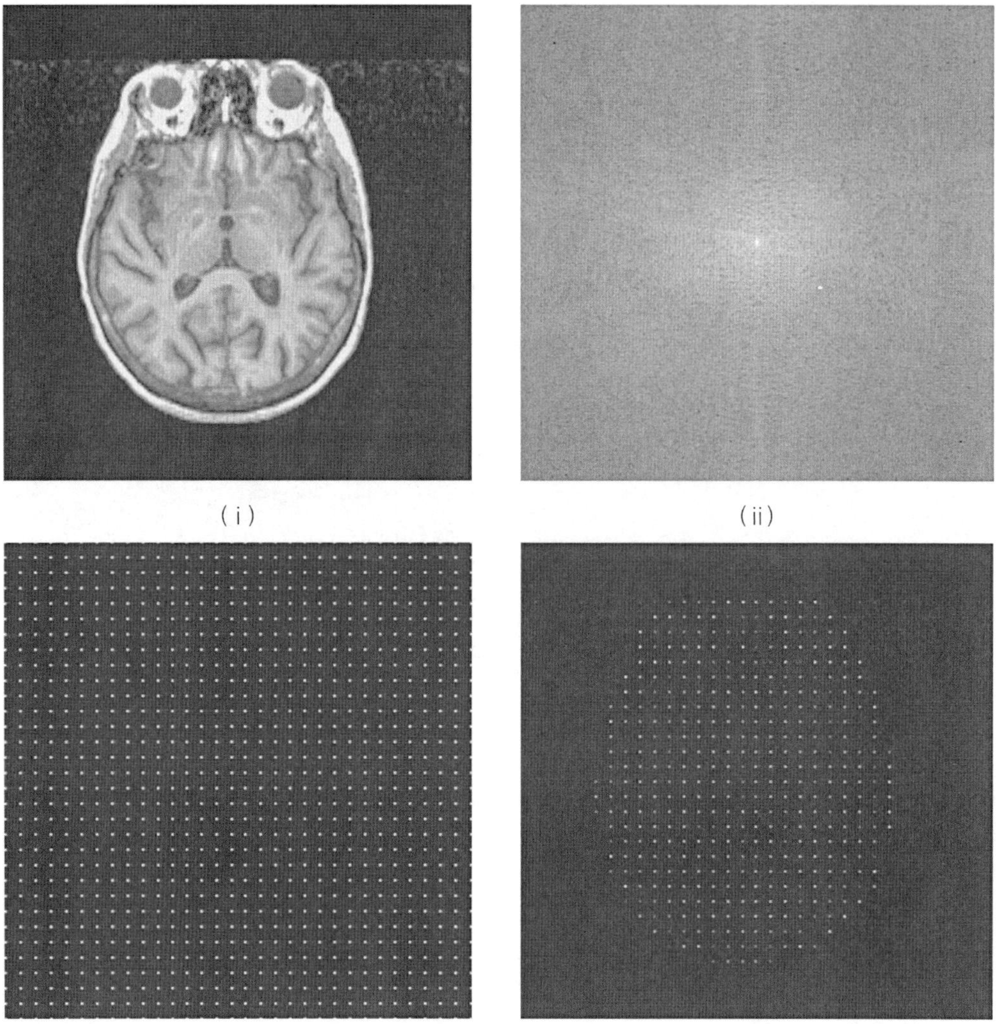

(ⅰ) (ⅱ) (ⅲ) (ⅳ)

그림 7.22 서브-샘플링. (ⅰ) 자기공명영상. (ⅱ) 영상 (ⅰ)의 푸리에 변환. (ⅲ) 샘플링 함수. (ⅳ) 서브샘플된 영상

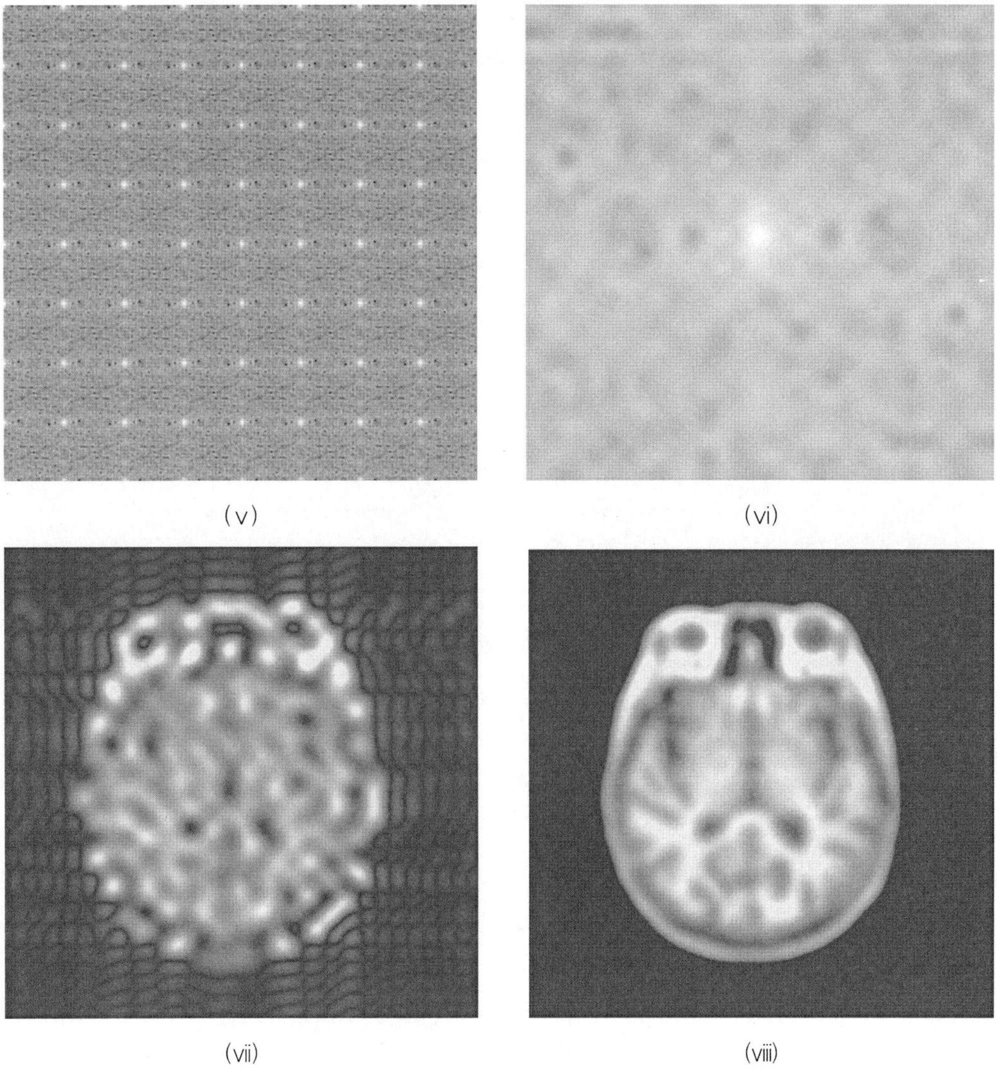

그림 7.22 서브-샘플링(계속). (v) 영상(vi)의 푸리에 변환. (vi) (v)의 32×32 영역. (vii) 영상(vi)의 역 푸리에 변환 (viii) 영상(i)의 저주파 필터된 영상

1차원 주파수 영역에서 이 상황을 그림 7.23의 오른쪽을 사용하여 생각해 보자. 에일리어싱이 없는 경우, 샘플 스펙트럼(그림 7.23(i) 오른쪽)을 $-1/(2\Delta x) \leq u \leq 1/(2\Delta x)$ 동안 직각함수 (그림 7.23(ii)의 오른쪽)와 곱하는 것은 원 아날로그 스펙트럼을 반복으로부터 차단시킨다(그림 7.23(iii)의 오른쪽). 이것은 공간 영역에서 샘플 점들(그림 7.23(i) 왼쪽)에 대한 싱크함수(그림 7.23(ii) 왼쪽)과의 컨벌루션과 동일하다. 종종 이것은 싱크 보간(sinc interpolation)이라고 부른다. 공간 영역에서 결과적인 프로파일(그림 7.23(iii) 왼쪽)은 아날로그 신호이며, 이상적인 저주파 필터에 의하여 통과된 원 아날로그 프로파일과 동일하다(7.7.1절).

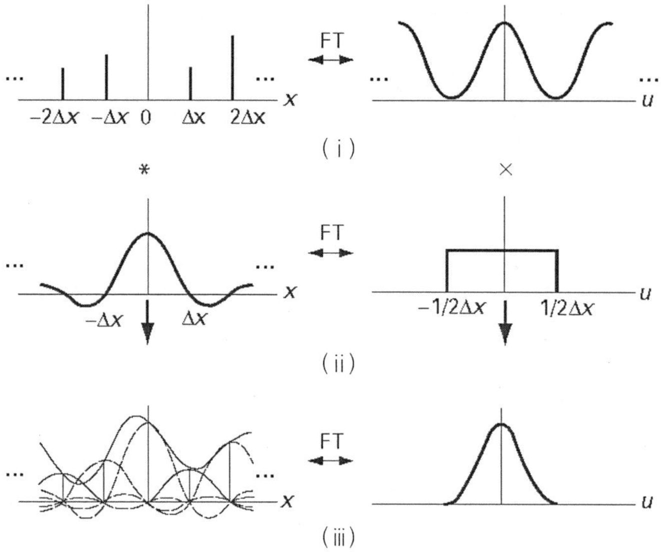

그림 7.23 싱크 보간. 아날로그 신호는 샘플값(i)을 스케일 된 싱크 함수(ii)와 컨벌루션함으로써 (iii)에서 점선을 표시했듯이 복구된다. 주파수 영역의 대등한 스케치는 오른쪽에 있다.

7.5 크로스-코릴레이션과 오토코릴레이션

두 집단의 수들이 어느 정도 관련성이 있는지를 추정하는 표준적인 방법이 크로스-코릴레이션(corss-correlation)이다. 한 집단인 마스크라 불리는 집단은 참조 집단이라 불리는 데이터 위로 지나가면서 각 위치들에서 곱의 합이 계산된다. 높은 출력값은 두 집단이 유사하다는 것을 의미하며, 낮은 출력값은 그들이 유사하지 않다는 것을 의미한다. 이것은 마스크가 계산전에 180도 화전하는 것을 제외하고서는 컨벌루션과 유사한 과정이다. 만일 마스크가 대칭이라면 이 두 처리는 동일하다. 두 개의 영상, f와 h에 대해 크로스-코릴레이션 영상의 출력화소는 다음과 같다.

$$g(i,j) = \sum_{m=-a}^{a} \sum_{n=-a}^{a} f(m,n)h(m-i,n-j) \tag{7.10}$$

여기서 $a=(k-1)/2$이다. 이 방정식은 컨벌루션의 정의식인 (6.12)와 비교해 보라. 이 크로스-코릴레리션함수(CCF)을 컨벌루션 연산자으로 나타낼 수 있다.

$$CCF = f(x,y) * h^{*}(x,y) \tag{7.11}$$

여기서 $h^{*}(x, y)$는 $h(x, y)$의 복소수 짝(complex conjugate)으로서 행과 열을 뒤집거나 180도 회전하여 만들어진다.

만일 두 영상이 동일하다면, 오토코릴레이션 함수(ACF)가 된다. ACF는 특정 공간적 위치에서 한 영상의 값들이 통계적으로 다른 위치에 있는 같은 영상의 값들과 얼마나 관계가 있는지를 가리킨다. 이것은 영상에서의 주기성을 찾는데 사용될 수 있다. 한 영역에서의 두 양의 곱은 다른 영역에서 컨벌루션의 푸리에 변환과 동일한다. 영상의 오토 코릴레이션의 푸리에 변환은 그것의 파워 스펙트럼과 일치한다.

$$FT[f(x,y)*f^*(x,y)] = F(u,v)F^*(u,v) = |F(u,v)|^2 = P(u,v) \tag{7.12}$$

또한 파워 스펙트럼의 역 푸리에 변환은 오토코릴레이션의 함수이다. 파워 스펙트럼과 오토코릴레이션 함수는 푸리에 변환의 쌍이다. 이것을 위너-킨친(Weiner-Khinchin) 관계라고 한다. 고속 푸리에 변환의 효율성 때문에 영상의 파워 스펙트럼을 얻고, 그것의 푸리에 변환을 하는 것이 공간 영역에서 직접 오토코릴레이션을 구하는 것 보다 빠르다.

영상들이 다를 때, 즉, 크로스-코릴레이션은 다음의 관계를 만족한다.

$$FT[f(x,y)*g^*(x,y)] = F(u,v)G^*(u,v) \tag{7.13}$$

공간 영역에서 크로스-코릴레이션은 크로스 파워인 $F(u,v)G^*(u,v)$의 역 푸리에 변환으로부터 얻을 수 있다. 여기서 $G^*(u,v)$은 $G(u,v)$의 복소수 짝이다.

크로스-코릴레이션은 템플릿 매칭과 유사 영상을 공간적으로 등록하는데 사용될 수 있다. 두 가지 응용 모두에서 크로스-코릴레이션의 피크가 구해진다. 실제로 영상들은 코릴레리션 영상에서 불균일한 배경을 피하기 위해 그리고 주파수 영역에서의 수행될 계산을 위해, 같은 밝기의 범위로 정규화될 필요가 있다.

그림 7.24에서, 템플릿 영상과 참조영상의 정규화된 크로스-릴레이션 함수가 3차원으로 표시되어 있다. 피크는 두 영상이 가장 잘 연관을 가지는 곳을 나타낸다. 그것의 위치는 그들 간의 이동 혹은 오프셋(offset)을 나타낸다. 매칭에 영향을 주는 문제는 코릴레이션이 회전이나 스케일링에 불변하지 않다는 것이다. 만일 템플릿가 참조 영상에서 특징과 같은 크기가 아니며, 유사한 방향이 아니라면 이 처리는 잘 동작하지 않는다.

크로스-코릴레이션은 템플릿 매칭기로서는 잘 동작하지 않는다. 저주파를 제거하고 에지와 같은 특징을 강조하기 위해, 마스크와 참조 영상을 전처리할 필요가 있다. [실습 7.6]은 템플릿 매칭의 실제적인 예를 다룬다.

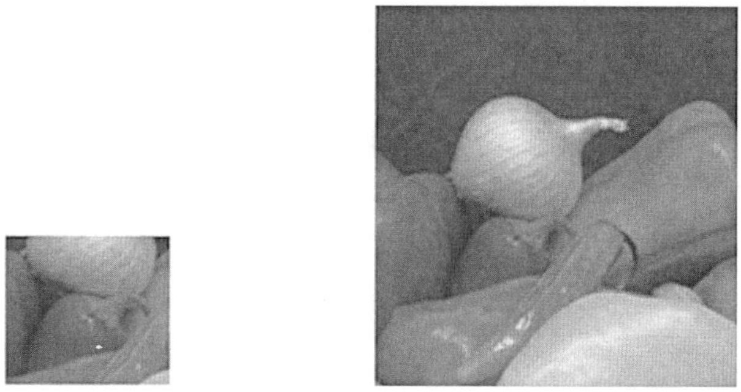

(i)

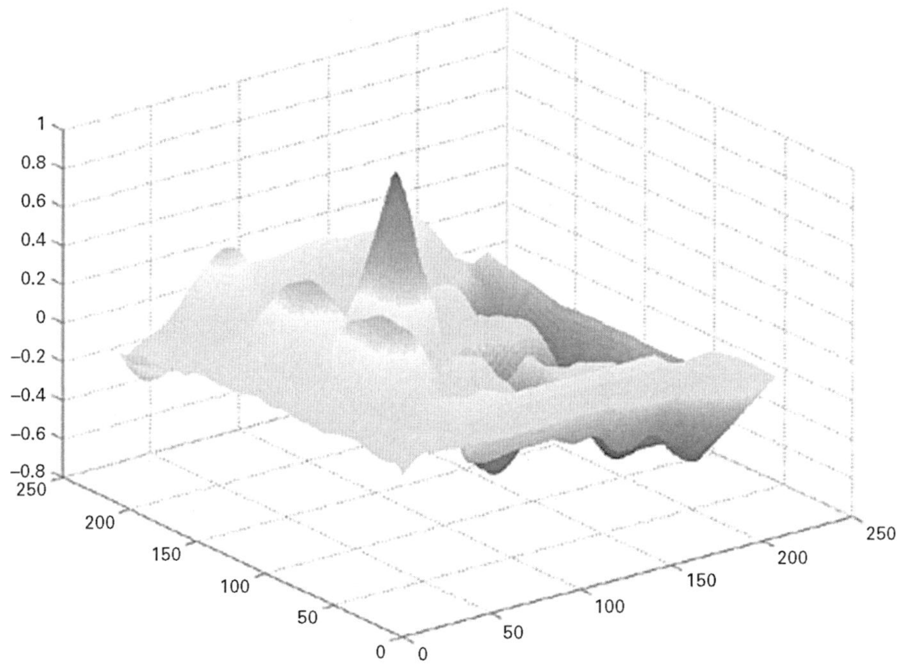

(ii)

■ **그림 7.24** (i) 템플릿 영상과 참조 영상, (ii) 그들의 크로스-릴레이션 함수

7.6 영상시스템 – 점확산함수와 광전달함수

선형 이동불변(LSI) 영상시스템은 점확산함수 혹은 임펄스 응답함수, $h(x, y)$에 의하여 특징지워진다(2.2.2절). 점확산함수의 최대 높이의 반에서의 폭(FWHM)은 폭의 척도, 결과적으로 시스템의 해상도의 척도로 사용된다. 대부분의 영상시스템에서의 점확산함수는 종종 방사 대칭 가우시안 모양으로 근사될 수 있다. 영상화 과정은 출력(영상)을 얻기 위해 점확산함수와 컨벌루션되는 입력(객체)로 구성된다(6.4절).

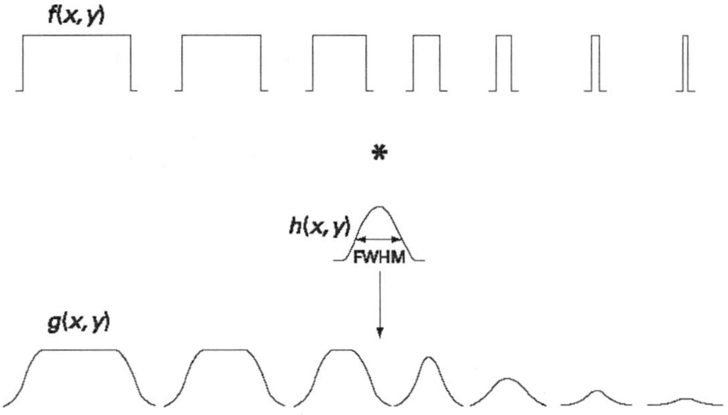

■ **그림 7.25** 다양한 크기의 날카로운 에지를 이미징한 효과. 큰 특징에 대해서는 영상 대비가 변하지 않지만 에지가 무디어진다. 특징이 점점 작아지면 대비는 줄어들지만 크기는 점확산함수의 FWHM에서 고정되어 유지된다.

객체에서의 큰 특징들은 그들의 에지에서 블러링을 경험한다. 점확산함수의 FWHM 보다 작거나 유사한 크기의 특징들에 대하여, 해당 영상들의 대비는 객체의 크기와 함께 점진적으로 감소한다. 영상의 크기는 점확산함수의 크기를 유지한다(그림 7.25). 컨벌루션과정은 점확산함수의 FWHM 보다 작은 특징들은 영상에 나타나지 않는다는 것을 확인해 준다. 대신에 특징들은 FWHM 만큼 넓게 나타나지만 컨벌루션이 프로파일 하에 영역을 유지하기 때문에 감소된 대조를 가진다. 따라서 FWHM에 의하여 특징지워지는 점확산함수가 시스템에서 볼 수 있는 가장 작은 특징의 크기를 결정한다. 대조의 상실은 점점 작은 특징들, 즉 높은 공간주파수들에 대하여 점진적으로 나쁘게 된다.

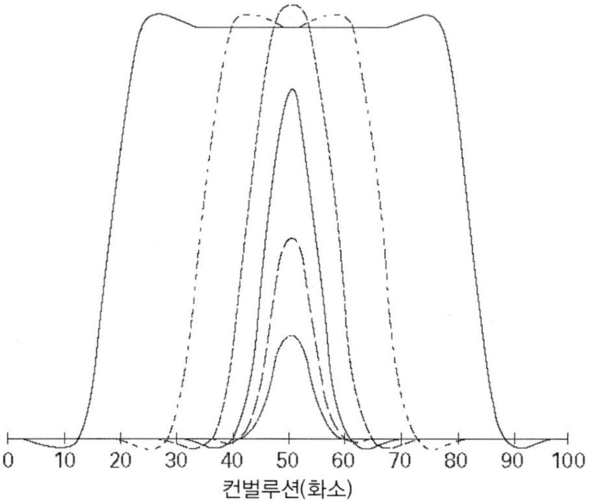

■ **그림 7.26** 가우시안 점확산함수와 컨벌루션 후에 폭이 64, 32, 16, 8, 4와 2 화소 폭의 사각 객체의 영상 프로파일

제한된 공간 해상도는 얇은 구조에 대한 밝기와 두께를 측정하는데 어려움을 유발한다. 점확산함수로 컨벌루션하는 것은 영상을 실 객체보다 더 넓게 그리고 덜 밝게 만든다. 이러한 효과는 점확산함수의 FWHM의 약 두 배 보다 작은 크기들에 대해서 중대해진다. 이 현상은 핵의료 영상화와 같은 거친 레스터가 사용되는 디지털 시스템에서 유한한 샘플링으로 인하여 악화된다. 두께의 지나친 추정과 밝기의 모자라는 추정은 가우시안 점확산함수와 컨벌루션으로 모델링될 수 있다(그림 7.26). 두께의 정확한 추정, 예로서 SPECT 영상에서 심장벽의 두께, 이미징 시스템의 점확산함수와 해당 영상을 역컨벌루션시킴으로 얻을 수 있다. 한 영역에서의 컨벌루션이 다른 영역에서의 곱셈과 동등함으로, 영상의 푸리에 변환과 점확산함수의 푸리에 변환의 곱으로 또한 묘사될 수 있다. 점확산함수의 푸리에 변환은 영상시스템의 광변환 함수(optical transfer function), OTF이다. 광변환 함수는 입력에 관계된 출력의 크기와 위상을 결정하는 복소수함수이다. 따라서 이미징은 두 가지 동등한 방법들을 사용하여 생각할 수 있다. 그림 7.14의 도식에 따라, $h(x,\ y)$와 $H(U,\ V)$ 는 특정한 마스크와 필터라기보다 이미징 시스템의 점확산함수와 광전달함수로 생각할 수 있다. 따라서 점확산함수와 광전달함수는 이미징 시스템 응답의 동등한 특성들이다. 좋은 영상시스템은 좁은 점확산함수를 가진다. 즉, 이것은 공간 블러링을 거의 주지 않는다. 이것은 높은 공간 해상도를 주는 신뢰할 만한 영상을 만든다는 것을 가리키는 푸리에 영역에서 넓은 광전달함수를 말한다.

일반적으로, 광전달함수 OTF는 다음과 같다.

$$\mathrm{OTF} = \mathrm{MTF}\ \ e^{i\varphi} \tag{7.14}$$

여기서 크기는 MTF(magnitude transfer function)이며, 위상 항은 PTF(phase transfer function)이다. 이상적인 이미징 시스템은 단위 크기의 MTF를 가지며, 모든 공간주파수에서 영(zero)의 PTF를 가진다.

일반적으로, MTF만으로 영상시스템을 완전히 서술할 수 없다. 왜냐하면 위상 정보가 없기 때문이다. 그러나 만일 점확산함수, $h(x,\ y)$가 실수 대칭이면, (일반적으로 엑스레이 영상시스템에서는 사실이다) 광전달함수(OTF)는 복소수 보다는 실수이며, MTF와 교환하여 사용할 수 있다.

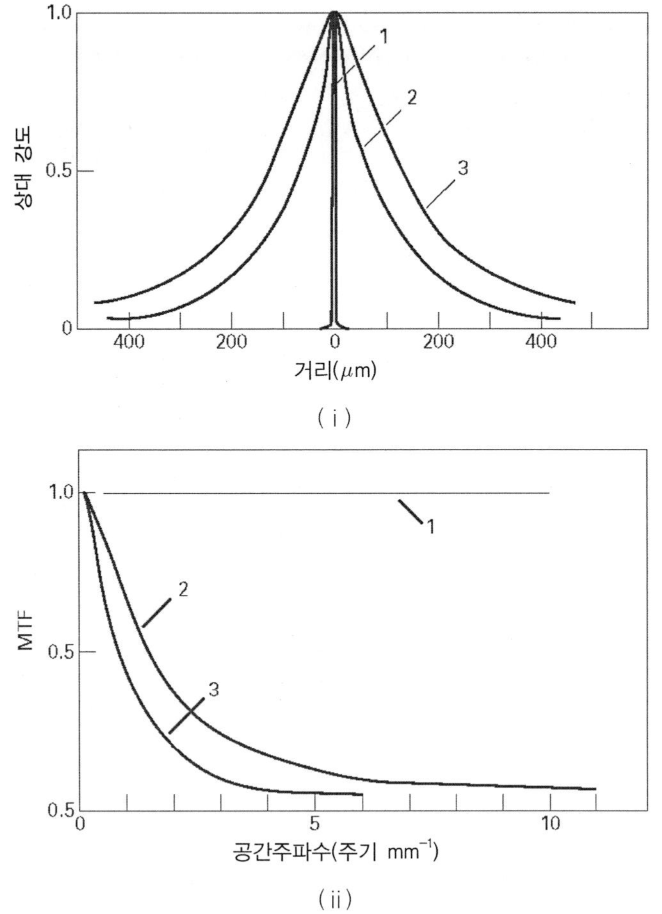

그림 7.27 (i) 점확산함수, PSF와 (ii) MTF 간의 관계

그림 7.27은 점확산함수와 MTF 간의 관계를 설명한다. 이들은 푸리에 변환의 쌍이다. 완전한 엑스레이 영상시스템은 영(zero) 폭의 점확산함수를 가지며, 모든 주파수들에서 단일 크기의 MTF를 가진다. 시스템의 공간 해상도로 여겨지는 점확산함수의 FWHM는 MTF의 폭에 해당된다. 이것은 분해 가능한 가장 높은 주파수를 정의하며, MTF가 약 0.1에 해당하는 주파수이다. 이것의 대비 레벨(contrast level)은 가시성의 최소 경계치(minimum threshold of visibility)에 해당한다.

만일 사인파 시험 패턴을 영상화하면, 객체 프로파일의 크기에 대한 영상 프로파일의 크기의 비는 공간주파수에서의 MTF의 값을 준다. 공간주파수에서 연속적으로 변화하는 사인파 시험 패턴(그림 7.28)에 대하여, 다른 공간주파수들(그림 7.29)에서 MTF를 직접적으로 계산할 수 있다. 저주파에서 MTF는 단위 크기에 가깝다. 그러나 보다 높은 공간 주파에서는 작은 객체를 정확하게 영상화하는 것이 어렵다는 것을 가리키면서, MTF는 감소한다.

MTF는 시스템 성능에 대한 편리한 서술자이다. 왜냐하면 한 시스템의 전체 MTF는 모든 구성 단계들의 MTF의 산물이기 때문이다. 한편으로, 한 시스템의 전체 점확산함수는 보다 더 복잡한 관계를 갖는 모든 구성 점확산함수의 컨버류션 산물이다.

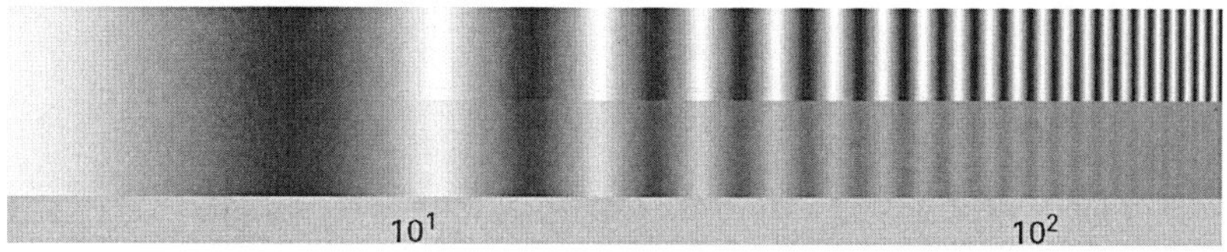

그림 7.28 공간주파수 2에서 200 lp mm^{-1}으로 단일 대비의 사인파 시험 패턴(상), 영상시스템에 의하여 형성된 이미지(하). 시스템의 MTF는 약 42lp mm^{-1}에서 0.5 약 126lp mm^{-16}에서 0.1로 떨어진다.

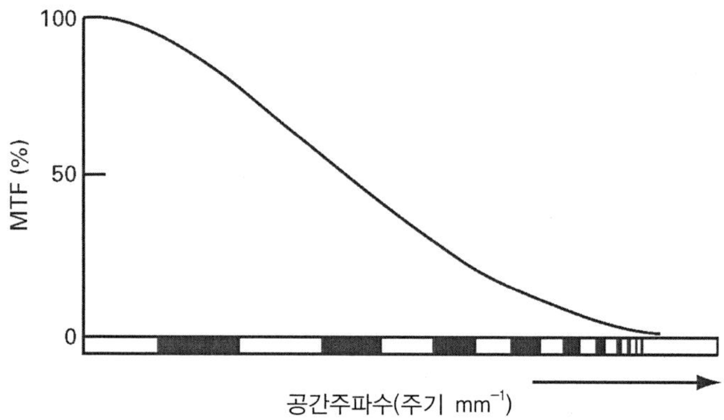

그림 7.29 이미지화 되는 공간주파수 함수로서의 MTF

7.7 주파수 영역 필터들

공간 영역에서 선형 마스크와 컨벌루션은 주파수 영역에서 마스크의 푸리에 변환, 필터의 곱셈으로 수행될 수 있다(그림 7.14). 그러나 이것은 미디안 마스크와 같은 비선형 마스크에 적용되지는 않는다. 이것은 주파수 영역에서 직접적으로 필터로 변환될 수 없다.

7.7.1 저주파 통과 혹은 스무딩 필터들

이상적 저주파 통과 필터는 컷오프 주파수 k_0에 이르는 모두 주파수들을 통과하시키고, 그 이상의 것들은 제거한다. 다음과 같이 서술될 수 있고, 그림 7.30(i)에 보여진다.

$$\begin{aligned} H(k) &= 1 \quad \text{if} \quad k \le k_0 \\ &= 0 \quad \text{if} \quad k > k_0 \end{aligned} \tag{7.15}$$

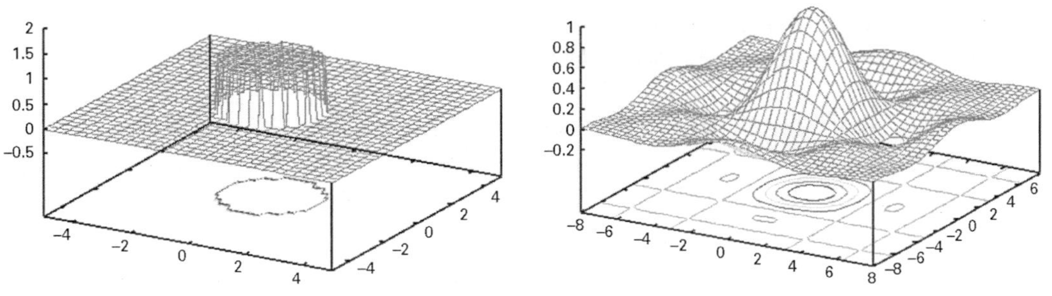

(i) (ii)

그림 7.30 (i) 저주파 통과 "벽돌벽(brick wall)" 필터, (ii) 그것의 푸리에 변환

영상의 변환에 필터를 곱하는 것은 저주파 성분을 보존하고 날카로운 에지와 같은 고주파 성분을 제거하여 스무딩 효과를 나타낸다.

뇌의 MRI 영상의 푸리에 변환(그림 7.31(i))은 고주파 공간주파수로 확장되는 푸리에 변환을 가진다(그림 7.31(ii)). 푸리에 변환한 것이 저주파 필터와 곱해질 때, 필터의 컷오프 주파수 이상의 것들은 제거된다(그림 7.31(iii)). 역변환 후에 복원된 영상(그림 7.31(iv))은 고주파의 손실로 블러링(blurring)되며, 날카로운 에지 부근에 링잉(ring) 효과가 존재한다. 이것은 브릭 월(brick wall) 필터의 날카로운 불연속에서 생긴 결과이다. 이 필터의 푸리에 변환은 싱크 함수 마스크이며, 사이드 로브는 밝은 에지를 따라 링잉 효과를 만들어 낸다. 필터가 좁으면 좁을수록 블러링과 링잉을 더 심해진다.

가우시안 혹은 준 가우시안 필터의 프로파일은 두 영역에서 끝이 점차적으로 작아지지만 불연속이 아니다(그림 7.32). 이들은 링잉 효과를 내지 않기 때문에 잡음 영상을 스무딩하는 데 선호한다. 주파수 영역에서의 가우시안의 표준편차는 공간 영역에서 마스크의 표준편차의 역이다. 마스크 프로파일은 가중 평균의 프로파일이다.

점차로 끝이 마무리되는 모양의 필터의 다른 예는 저주파 버터워스(Buttworth) 필터이다. 이것의 모양은 다음과 같이 주어진다.

$$H(k) = \frac{1}{(1 + k/k_0)^{2n}} \tag{7.16}$$

여기서 n은 필터의 차수이며, k_0는 컷오프 주파수이다. 컷오프 주파수에서 값이 0.5로 떨어진다(그림 7.33). n이 증가함에 따라 필터는 점점 날카로워지고 결과적으로 공간 영역에서 링잉은 증가한다. $n = 1$인 필터는 링잉이 없고, $n = 2$의 경우 감지하기 어렵다. 그러나 차수가 올라가면 링잉이 심해진다.

저주파 통과필터는 잡음을 줄이고 스무딩 영상을 만든다. 이것은 작은 영상의 갭과 그레이스케일의 변화를 블러링 함으로써 영상의 특징들을 인식하는 것을 쉽게 만든다.

7.7.2 고주파 통과 혹은 샤프닝 필터들

이상적인 고주파 통과 필터는 컷오프 주파수 k_0 보다 높은 주파수는 모두 통과시키고, 이 아래의 것은 제거하는 브릭월(brick wall) 필터이다. 즉, 이것은 다음과 같다.

$$\begin{aligned} H(k) &= 0 \quad \text{if} \quad k \le k_0 \\ &= 1 \quad \text{if} \quad k > k_0 \end{aligned} \tag{7.17}$$

날카로운 불연속 때문에 이것은 원하지 않는 링잉을 만들어 낸다.

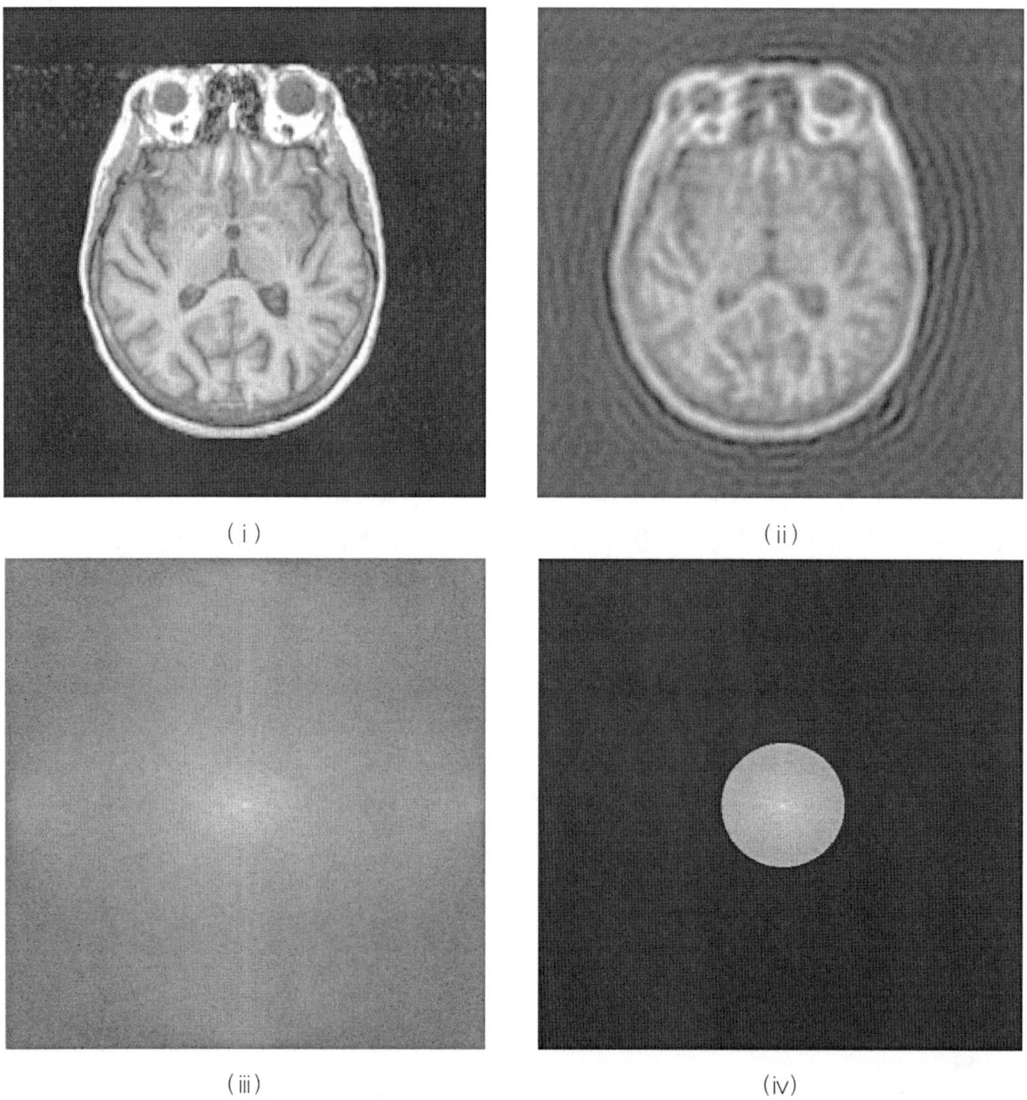

그림 7.31 (i) 자기공명 뇌 영상(512×512), (ii) (i)의 푸리에 변환, (iii) 영상(ii)을 반경 64 화소인 저주파 필터를 곱한 결과, (iv) 그림 (iii)의 역 푸리에 변환

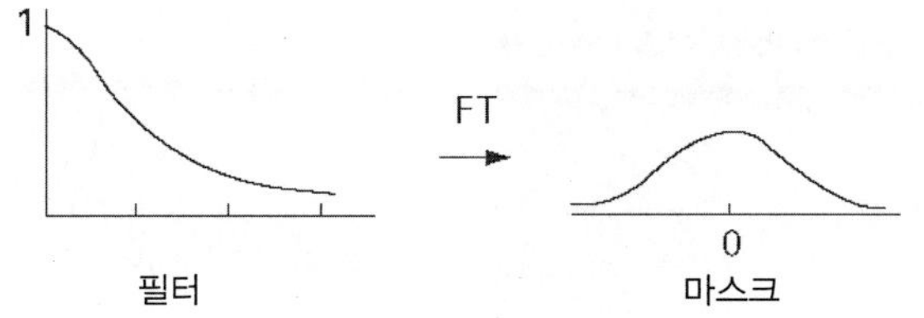

■ **그림 7.32** 가우시안 필터와 그것의 푸리에 변환, 가우시안 마스크

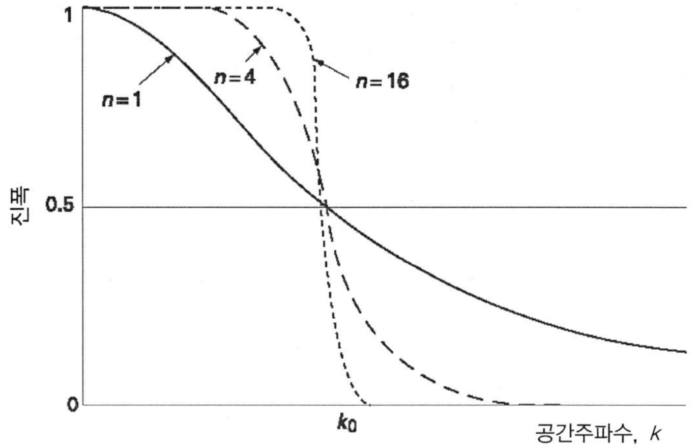

■ **그림 7.33** 저주파 통과 버터워스 필터의 프로파일, 차수 n=1, 4, 16 경우

영상(그림 7.34(ii))의 푸리에 변환이 고주파 통과 블릭월(brick wall) 필터로 곱해질 때 필터의 컷오프 주파수 아래 주파수들은 제거된다(그림 7.34(iii)). 역 푸리에 변환 후에, 복원된 영상(그림 7.34(iv))는 원 영상의 에지만 보여준다. 이 에지들은 이 예제에서 심하게 링잉효과로 훼손되어 있다. 고주파 통과 필터가 영상의 영주파수 성분(DC)을 제거하기 때문에 필터된 영상의 평균 배경밝기는 검은색이지만, 일반적으로 오프셋 값을 더하여 중간 그레이 값으로 한다. 결과 영상은 대비가 좋지 않다. 해결책은 오버플로우를 피하면서 원 영상의 부분에 고주파 통과 결과를 더하는 것이다. 이 하이부스트 필터링(high-boost filtering)이라고 알려진 접근 방법은 언샤프 마스킹(6.4.2절)의 일반화 방법이다. 영상은 공간 영역에서 소벨 마스킹의 결과와 유사하다. 일반적으로 공간 마스크들은 에지 검출을 위하여 많이 사용되고, 반면에 주파수 필터들은 고주파 부스팅을 위해 자주 사용된다.

점진적 끝 모양을 가진 고주파 통과 버터워스 필터는 다음의 함수를 가진다. 그리고 그림 7.35에 전달함수를 보여준다.

$$H(k) = \frac{1}{(1 + k_0/k)^{2n}} \tag{7.18}$$

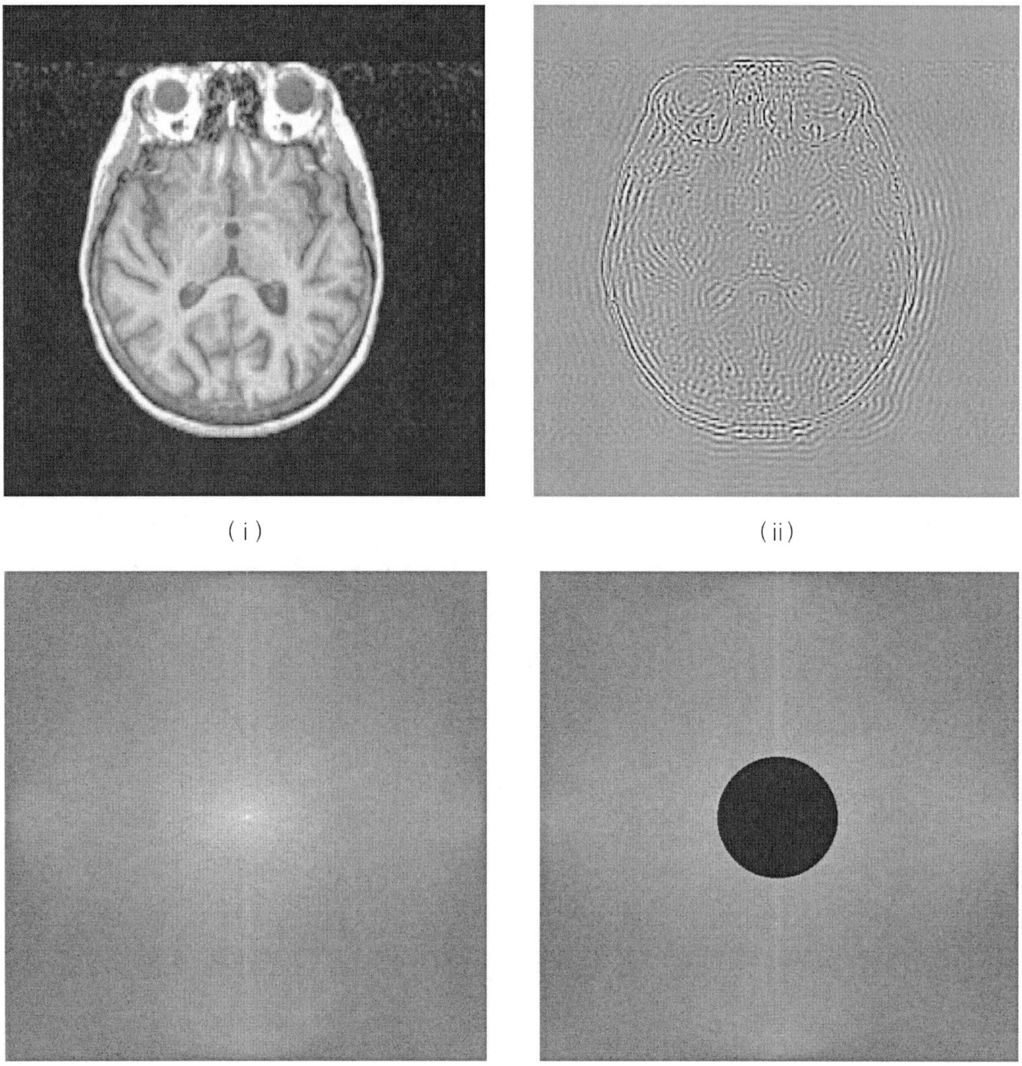

(i) (ii) (iii) (iv)

그림 7.34 (i) 자기공명 뇌 영상(512×512) (ii) (i)의 푸리에 변환. (iii) 영상(ii)을 반경 64 화소인 고주파 필터를 곱한 결과 (iv) 그림 (iii)의 역 푸리에 변환

필터의 차수는 컷오프의 날카로움과 링잉의 양을 결정한다. 그림 7.36은 전형적인 고주파 통과 필터와 푸리에 마스크를 보인다. 마스크는 작은 음의 주변 항으로 둘러싸인 중앙의 큰 양의 항을 가진 특징을 보인다. 다양한 필터들을 포함한 많은 연습문제가 [실습 7.7]에 있다.

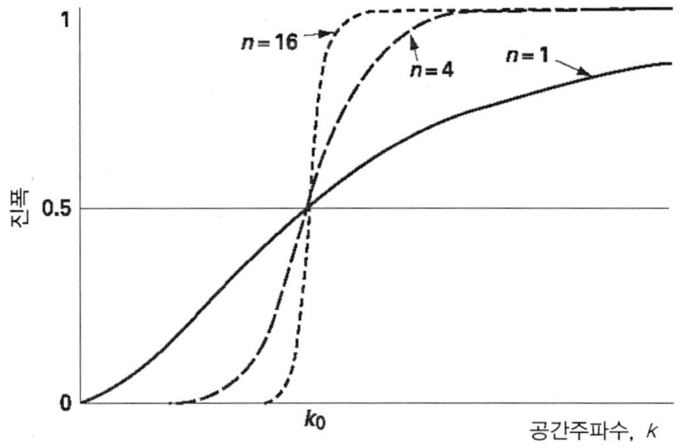

그림 7.35 고주파 통과 버터워스 필터의 프로파일, 차수 n=1, 4, 16 경우

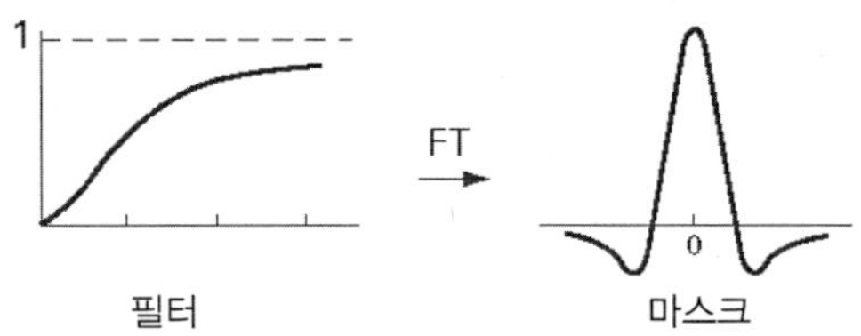

그림 7.36 고주파 통과 필터와 그것의 푸리에 변환

7.7.3 대역 통과 필터와 대역 차단 필터

대역 통과 필터들은 저주파 통과 필터와 고주파 통과 필터의 결합이다. k_{low} 보다 낮은 주파수들과 k_{high}보다 높은 주파수들을 모두 감쇠시킨다. 반면에 두 개의 컷오프 주파수 사이에 있는 패스밴드에 있는 모든 주파수들은 출력 영상에 남게 된다(그림 7.37). 주파수 영역에서 저주파 통과와 고주파 통과 필터를 곱함으로써 만들어진다. 여기서 저주파 필터의 컷 오프 주파수가 고주파 필터의 컷 오프 주파수보다 높다.

가우시안 차이 (DoG) 마스크(그림 6.23)은 대역 통과 필터와 동일하다. 이것은 원 그레이스케일 영상의 블러링된 것에서 덜 블러링된 것을 감산하는 것을 포함한다. 주파수 영역에서, 블러링된 영상들은 폭이 다른 저주파 통과 가우시안 필터들과 원 그레이스케일 영상과 곱함으로써 얻을 수 있다.

다른 영상에서 한 영상을 감산하는 것은 두 개의 블러링된 영상들에서 보존되었던 공간정보를 유지한다. 이것은 잡음 영상들에서 에지를 향상시키 위해 유용하다.

대역 통과 필터에 대한 역 주파수 응답을 가진 필터가 대역 차단 필터이다. 만일 리젝 밴드가 좁으면, 이 필터는 노치 필터(notch filter)라고 한다. 이것은 전자 부품에서 생길 수 있는 간섭 패턴과 같은 주파수가 명확히 명시된 주기적인 신호를 제거하는 데 유용하다. 노치 필터는 그 특별한 주파수에 영을 곱하여 푸리에 영역에서 그 주파수를 제거한다. 역 푸리에 변환 영상에서는 더 이상 간섭 패턴이 없어지지만, 그 주파수 대에 적법한 공간적 자세함도 제거되어 약간의 시각적 저하가 생긴다. 그림 7.38(ⅰ)는 가슴 방사 사진이 주기적 대각선 줄무늬로 훼손된 것을 보여준다. 푸리에 변환(그림 7.38(ⅱ))는 줄무늬의 주파수를 나타낸다. 이것은 노치 필터로 제거될 수 있다(그림 7.38(ⅲ)). 역 푸리에 변환(그림 7.38(ⅳ))는 줄무늬가 없는 방사 사진의 주요 특징을 가지고 있다. [실습 7.8]은 대역 통과 필터와 노치 필터를 다룬다.

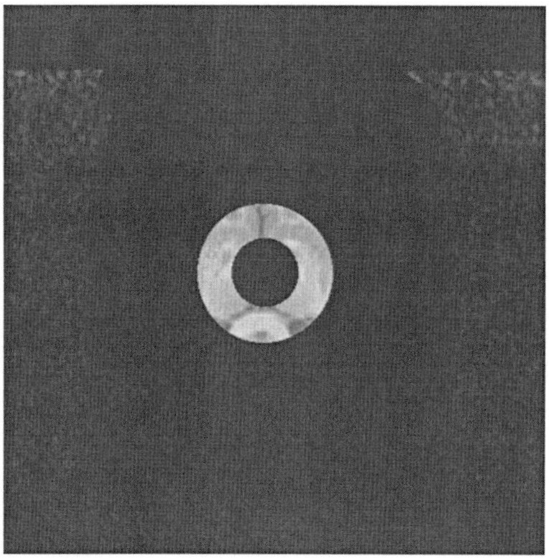

(ⅰ)

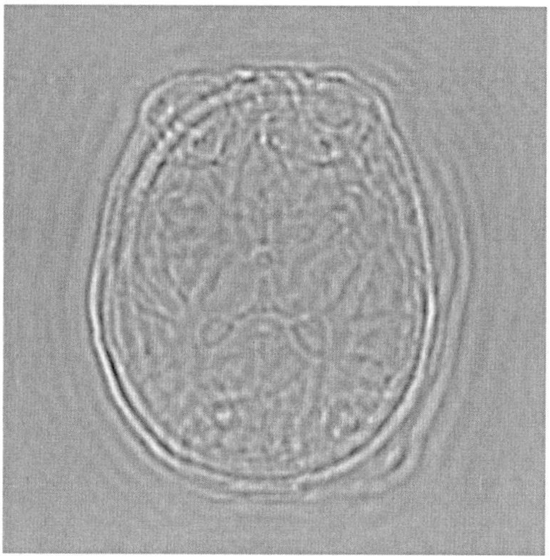

(ⅱ)

그림 7.37 (ⅰ) 그림 7.31(ⅰ)에 대한 대역 통과 필터된 푸리에 변환, (ⅱ) (ⅰ)의 역 푸리에 변환

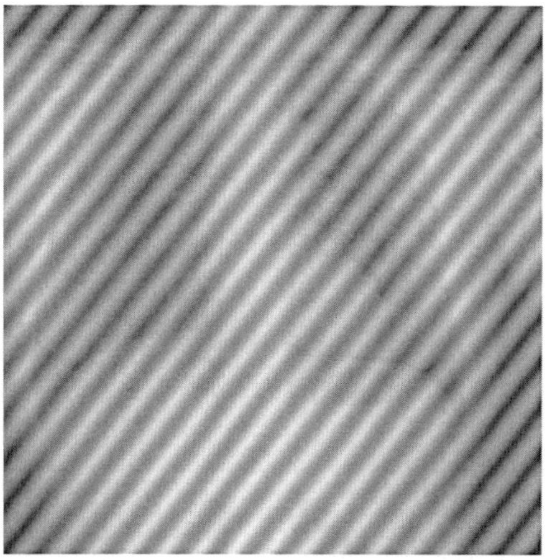

(ⅰ)

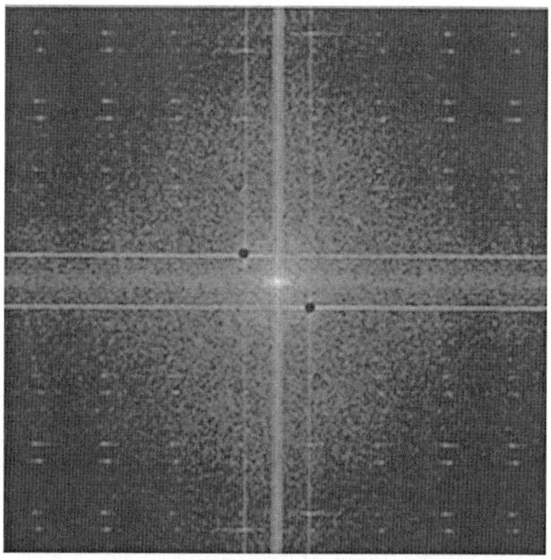

(ⅱ)

그림 7.38 (ⅰ) 주기적 대각선 줄무늬로 훼손된 가슴 방사 사진, (ⅱ) (ⅰ)의 푸리에 변환

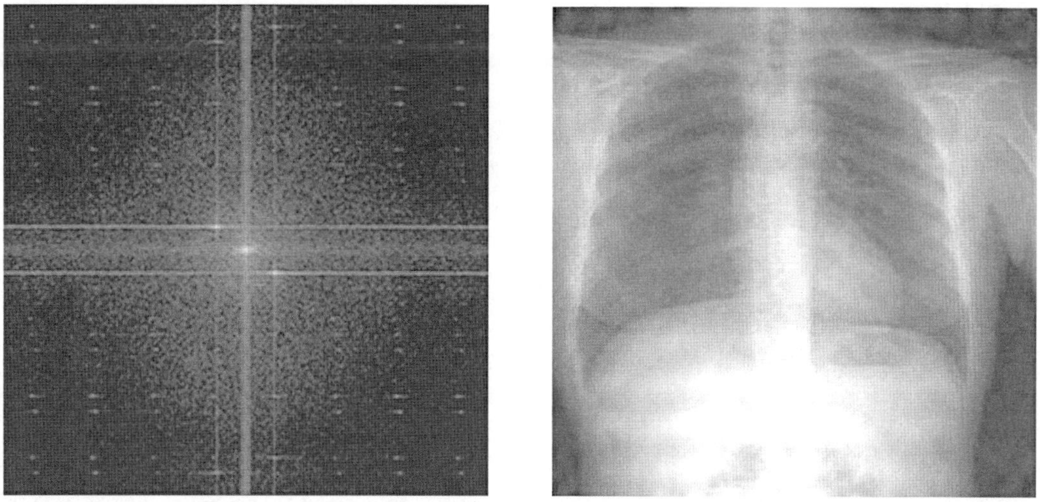

그림 7.38 계속 (iii) 노치 필터를 곱한 결과 (iv) 그림 (iii)의 역 푸리에 변환

7.7.4 호모모픽 필터

호모모픽 필터링(그림 7.39)은 밝기를 정규화시키고 대비를 증가시킴으로써 영상의 모습을 개선하기 위한 일반화된 기술이다. 영상 $f(x,\ y)$는 조명, $i(x,\ y)$과 반사, $r(x,\ y)$의 성분으로 표현할 수 있다.

$$f(x,\ y) = i(x,\ y) \cdot r(x,\ y) \tag{7.19}$$

그러나 이들은 푸리에 영역에서 분리 가능하지 않다. 만일 영상의 화소에 대한 로그를 취한다면 푸리에 변환에서 다음과 같이 분리 가능하다.

$$\begin{aligned} F(z(x,\ y)) &= F(\ln f(x,\ y)) \\ &= F(\ln i(x,\ y) + \ln r(x,\ y)) \end{aligned} \tag{7.20}$$

이것은 조명과 반사 성분을 분리시킨다. 필터 함수 $H(u,\ v)$는 이들 성분에 대하여 독립적으로 다룰 수 있다. 조명 성분은 느린 공간 변화로 특징되며 저주파다. 반면에 반사는 에지에서 갑자기 바뀌며 고주파로 특징 짓는다. 필터함수는 동적 범위를 줄임으로써 저주파를 줄이기 위해 선택되고, 고주파는 증가시켜 대비를 향상시킨다.

호모모픽 필터링은 MRI 영상에서 무선 주파수 펄스의 불균등 때문에 티슈의 밝기 변화를 줄이기 위해 사용되어 왔다.

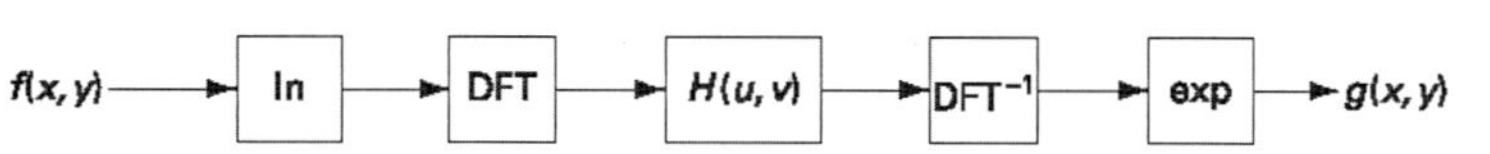

그림 7.39 호모모픽 필터의 도식도(DFT^{-1}는 역 이산 푸리에 변환을 가리킨다)

7.7.5 공간 마스크 대 주파수 필터

같은 결과가 공간 영역에서 컨벌루션 마스크를 사용하여 영상을 처리하거나 주파수 영역에서 해당 필터를 사용하여 곱셈함으로써 얻어질 수 있다. 그러나 계산적인 균형(trade-off)이 있다. 일반적으로 9x9 크기까지의 작은 마스크에 대해서는 컨벌루션이 효과적이다. 그러나 보다 큰 마스크에 대해서는 주파수 영역에서 필터로 처리하는 것이 더 계산적인 장점이 있다.

7.8 단층촬영 재구성

푸리에 변환의 중요한 응용은 단층촬영 영상의 재구성이다. 엑스레이 CT, MRI, SPECT, PET에서 사용되는 컴퓨터 단층촬영은 주위에 다양한 각도에서 투영을 기록함으로써 다른 플레인에서 2차원 인체 영상을 만든다. 푸리에 이론은 우리에게 얻어진 투영으로부터 영상을 재구성하는 수단에 대한 통찰력을 준다.

획득된 투영으로부터 영상을 재구성하기 위해 사용될 수 있는 많은 알고리즘이 있다. 가장 많이 흔하게 사용되는 두 가지는 엑스레이 CT, PET, SPECT에서 사용되는 역투영(back projection)과 MRI에서의 직접 푸리에 재구성(Fourier reconstruction)이며, 푸리에 기술을 이용하는 것으로 이해된다.

7.8.1 역투영

역투영은 고전적인 영상 재구성 방법이다. 1차원 투영은 다양한 방향에 따라 모여지고, 각각은 전체적인 감쇠에 따른 정보를 제공한다. 이러한 것들이 거꾸로 투영되어 원 영상을 재구성하는데 더해진다(그림 3.29).

그림 7.40은 기준 좌표 시스템 (x, y)에 대하여 각 θ에서 엑스레이의 균일빔에 의하여 조명된 객체의 2차원 슬라이스를 보여준다. 측정된 투영은 $p(r, \theta)$로 표시하고, 투영은 영도에서 180도까지 다른 θ값들에서 얻어진다.

라돈 변환(Radon transform)은 투영의 면에서 함수를 기술한다. 함수에서 투영들로의 매핑이 라돈 변환이다. 투영들로부터 함수의 재구성이 역 라돈변환이다. 공간 영역에서 객체 함수 $f(x, y)$의 라돈 변환 $\mathbf{R}\{f(x, y)\}$은 극좌표계 (r, θ)에서 투영 $p(r, \theta)$으로 다음과 같이 정의된다.

$$p(r, \theta) = \mathbf{R}\{f(x, y)\} = \int_{\mathrm{L}} f(x, y)\mathrm{d}l \tag{7.21}$$

여기서 선적분 $\int_{\mathrm{L}}$는 다음과 같이 주어지는 $x-y$면에 라인을 따라 취한다.

$$x \cos\theta + y \sin\theta = r \tag{7.22}$$

이것은 극좌표에서 라인에 대한 방정식이다. 여기서 r은 원점으로부터 라인까지 이르는 수직거리이다. Θ는 각을 가리킨다(그림 7.41). 그림 7.40은 라돈 변환의 선적분 투영 $p(r,\ \theta)$을 나타낸다. 투영의 집합은 다른 각도들에도 얻어지며, 2차원 라돈 변환을 구성한다.

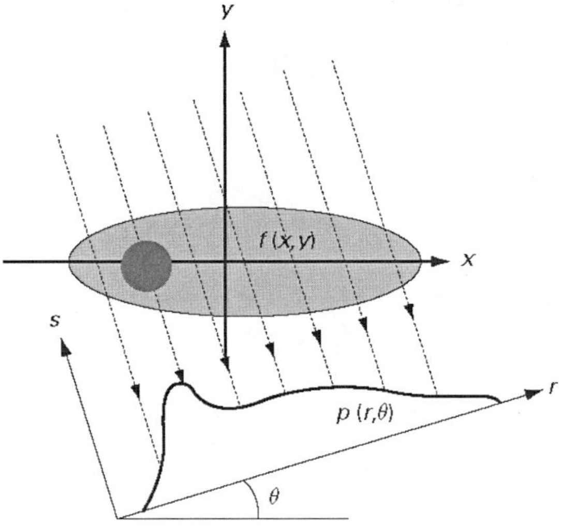

그림 7.40 각 θ에서 얻어진 선적분 투영, $p(r,\ \theta)$

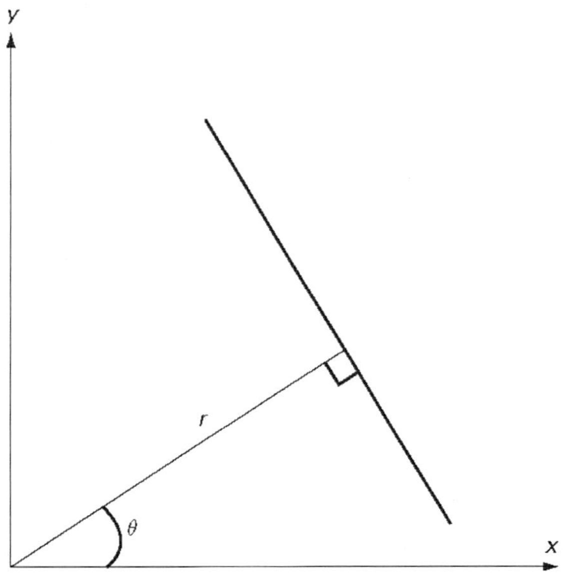

그림 7.41 극좌표에서 표현되는 직선 라인

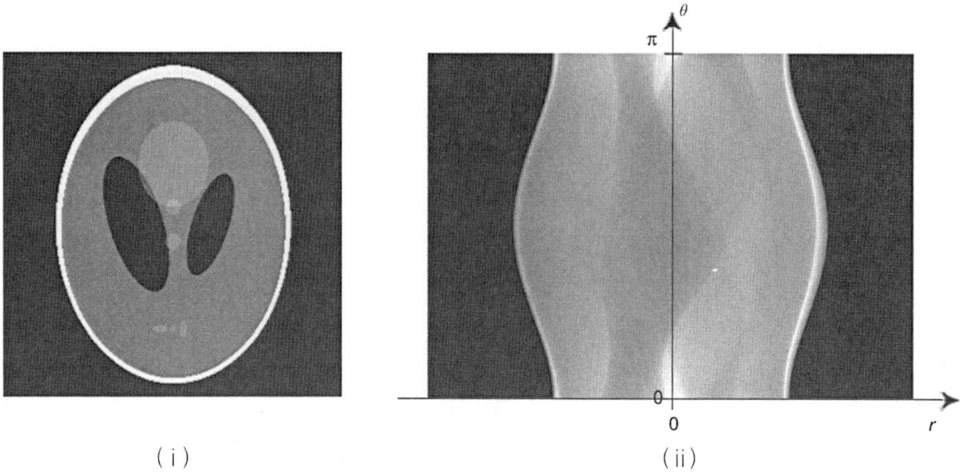

■ 그림 7.42 (i) 머리영상 (ii) 평행빔의 시노그램

투영들은 절단면(transverse cross-section) 내의 선형 감쇠 계수, $\mu(x, y, z)$의 선적분의 집단으로 측정된다. 절단면의 라돈변환인 다른 각도에서 투영 집합이 주어지면, 문제는 감쇠계수 상에서 절단면 자체를 재구성하는 것이다. 이것은 역투영과 동등한 투영 집합의 역 라돈 변환을 취함으로써 가능하다.

주평면 (x, y)의 라인은 (r, θ) 평면에서 점에 해당한다. 그리고 라인상의 특정한 한 점 (x_1, y_1)은 (r, θ) 평면에서는 한 점을 통과하는 많은 라인들을 가지며, 식 (7.22)를 만족한다. 그런 점들의 괘적은 사인파이다. 따라서 (x, y) 공간에서 한 점은 (r, θ) 공간, 즉 투영 영역 혹은 라돈 영역에서 사인파에 해당한다.

공간영역에서 점들로 구성된 실 객체는 투영 영역에서 다른 크기와 위상을 가진 사인파의 중첩으로 나타난다. 만일 1차원 투영들이 쌓이고 r과 θ가 카티션 좌표로서 표시되면, 시노그램

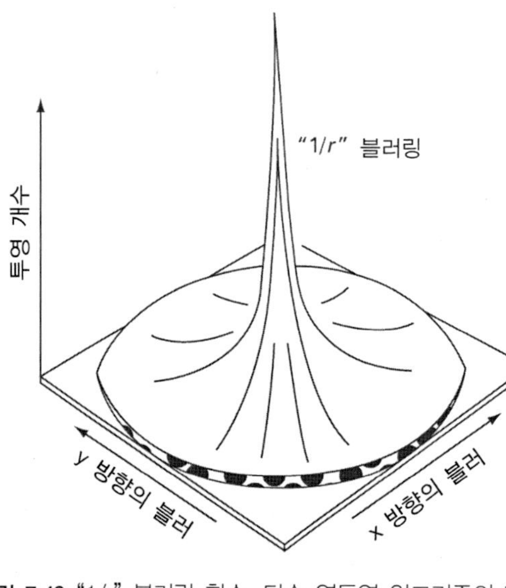

■ 그림 7.43 "1/r" 블러링 함수, 단순 역투영 알고리즘의 PSF

(sinogram)이라 불리는 중첩된 사인파들의 집합으로 나타난다. 머리의 CT 영상과 해당 시노그램이 그림 7.42에 있다. 시노그램의 아래 행은 $\theta = 0$도에서의 투영에 해당하고, 꼭대기 행은 $\theta = 180$에서의 투영이다. 그 이상에서 시노그램은 주기적이 된다.

단순히 역투영과 획득된 투영의 중첩으로 이 재구성을 시각화하는 것이 가능하다. 이것을 공식적으로 역투영의 선형 중첩(LSBP: Liner Superpositioning of Back Projection)라고 하며, 종종 단순히 역투영이라고 한다. 이것은 역라돈 변환의 직접 구현에 해당한다. 투영들은 각 방향에 따라 역으로 투영된다. 그러면서 경로에 있는 각 화소에게 투영의 값을 준다. 각 값들이 모여지고 화소의 밝기, $f(x, y)$가 다음과 같이 된다.

$$f(x, y) = \sum_{j=1}^{n} p(r, \theta_j) \tag{7.23}$$

단순 역투영은 원 객체의 근사 재구성을 준다. 투영의 수가 증가함에 따라 근사가 개선된다. 그러나 무한 수의 투영을 하여도 재구성 영상에는 잔류하는 블러링이 있다(그림 3.29). 블러링은 역투영 알고리즘의 인공 결함(artifact)이다. 이것은 별모양의 인공결함(star artifact)으로 언급되며, 근본적으로 역투영의 점확산함수이다(그림 7.43). 이것은 블러링이 x, y 방향에 대하여 얼마나 대칭적인가와 스캔의 수가 증가함에 따라 감소한다는 것을 보여준다. 특징 있는 모양 때문에 이것은 "$1/r$" 블러링이라고 한다. 보다 복잡한 알고리즘인 필터된 역투영은 이 효과를 줄인다. 이것은 역투영하기 전에 각 투영에 필터를 적용하는 것으로 구성되어 있다.

획득된 투영, $P_{\mathrm{a}}(x, y)$는 단순 투영 동안에 블러링을 입는다. 이것은 블러링이 없는 이상적 투영인 $P(x, y)$와 $1/r$ 블러링 함수와 컨벌루션하는 것으로 다음과 같이 표현된다.

$$P_{\mathrm{a}}(x, y) = P(x, y) * s(r) \tag{7.24}$$

여기서 $s(r) = 1/r$, 블러링 함수이다. 이 관계를 주파수 영역으로 변환하면 컨벌루션은 곱셈으로 단순화된다.

$$P_{\mathrm{a}}(u, v) = P(u, v) \times S(k) \tag{7.25}$$

여기서 대문자는 푸리에 변환을 뜻한다. 그리고 u, v는 공간주파수, k의 요소들이다.

다시 정리하면

$$P(u, v) = \frac{P_{\mathrm{a}}(u, v)}{S(k)} \tag{7.26}$$

$1/r$의 푸리에 변환은 $1/k$이며, 그 결과 다음과 같다.

$$P(u, v) = P_{\mathrm{a}}(u, v) \times k \tag{7.27}$$

즉, 획득된 투영의 푸리에 변환은 주파수에 비례하는 필터로 곱해서 필터링 되어야 한다. 이때 이상적인 투영의 푸리에 변환을 주기 위해 램프(ramp) 필터을 사용한다. 이상적인 투영들은 역 투영되고 블러링이 작은 원 영상을 얻기 위해 중첩되어진다. 램프 필터는 나이퀴스트 주파수, $1/2a$ 이상으로 구현할 필요한 없다. 여기서 "a"는 이웃 탐지기 간의 거리인 샘플 거리이다. 이 주파수 이상을 계속하지 않는 것이 좋다. 왜냐하면 그 이상에서는 잡음만이 증폭될 뿐이기 때문이다. 램프 필터는 영상에서 높은 공간주파수들을 증폭한다. 그 결과 "$1/r$" 블러링에 대응되는 선명하지만 잡음이 있는 결과 영상을 준다. 링잉효과를 줄이고 필터의 잡음 성능을 개선하기 위해, Shepp-Logan, 저주파 통과 코사인, 혹은 해밍(Hamming)같은 필터를 사용하여 높은 공간주파수들의 증폭을 줄일 수 있다(그림 7.44). CT 스캐너들은 재구성 동안 메뉴에서 이러한 필터들을 선택하도록 허용한다. 가장 적절한 필터는 디스플레이 할 대상에 달려 있다. "Smooth" 혹은 "soft Tissue" 필터는 보다 완만하지만 잔류하는 블러링으로 인해 공간 해상도의 손실이 있다. "Sharp" 혹은 "Bone" 필터는 램프에 가깝고, 에지에 향상을 주지만 보다 잡음이 있는 영상을 제공한다.

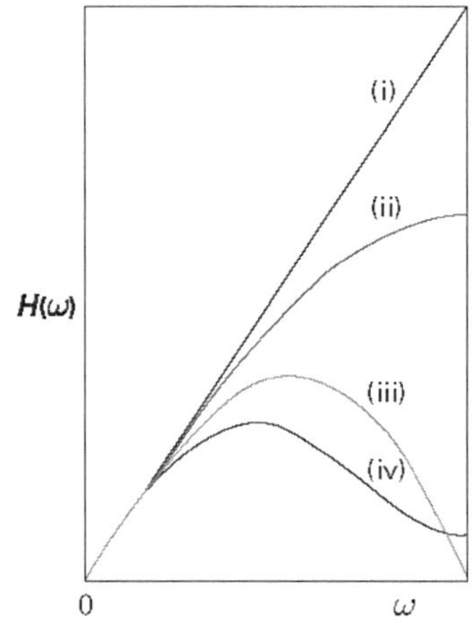

그림 7.44 필터된 역투영에 사용되는 필터들. (i) 램프, (ii) Shepp-Logan, (iii) 코사인, (iv) 해밍

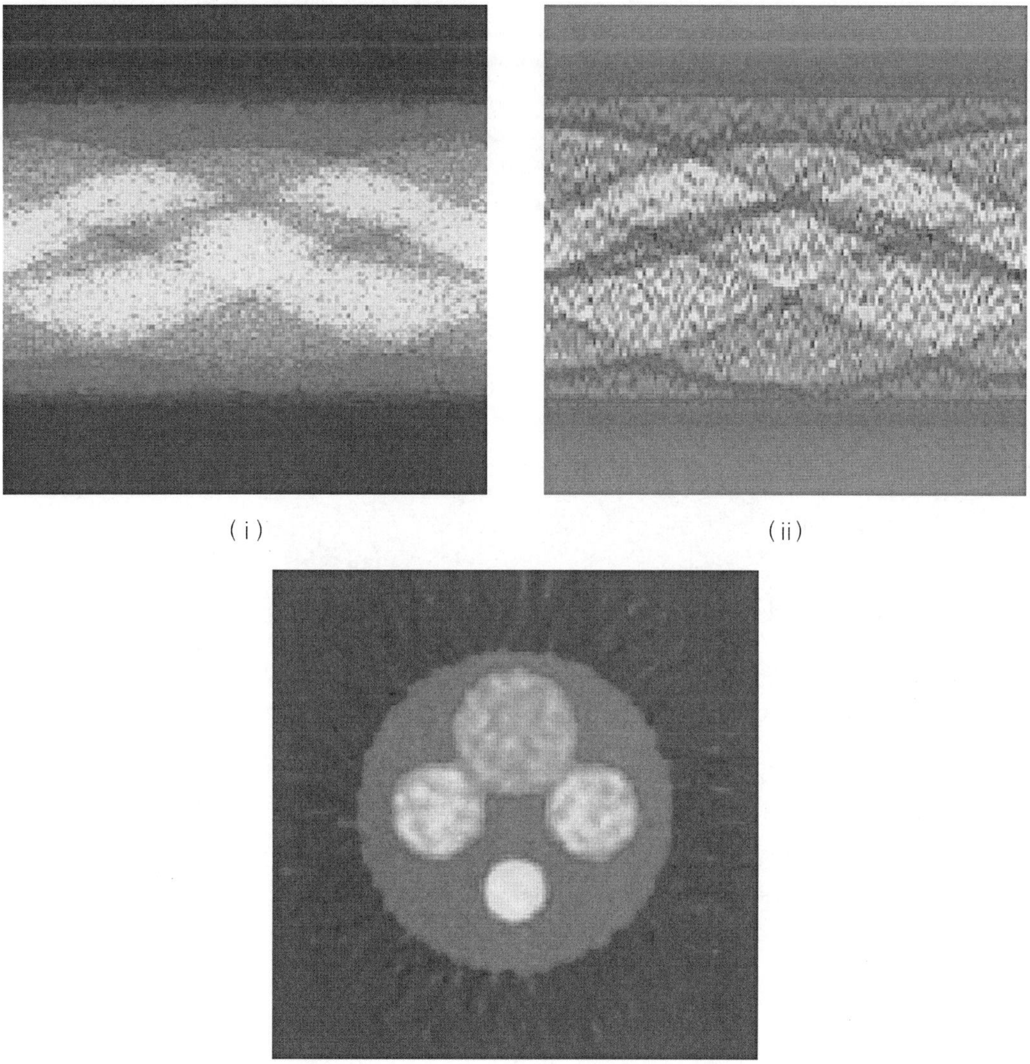

(i) (ii) (iii)

그림 7.45 투영으로부터 2차원 영상재구성을 위해 사용된 직접 푸리에 재구성 방법. 컬러 화보 참조(p.196)

그림 7.45는 얻어진 시노그램(sinogram), 필터링 후에 모습, 그리고 필터링된 시노그램으로부터 재구성된 예를 보이고 있다. [실습 7.9]에 필터된 역투영에 대한 컴퓨터 연습문제들이 있다. 역투영 과정은 제7장을 위한 보충 자료에서 `filterback` MPEG 무비에 잘 묘사되어 있다. 이것은 윈도우 미디어 플레이어로 볼 수 있다.

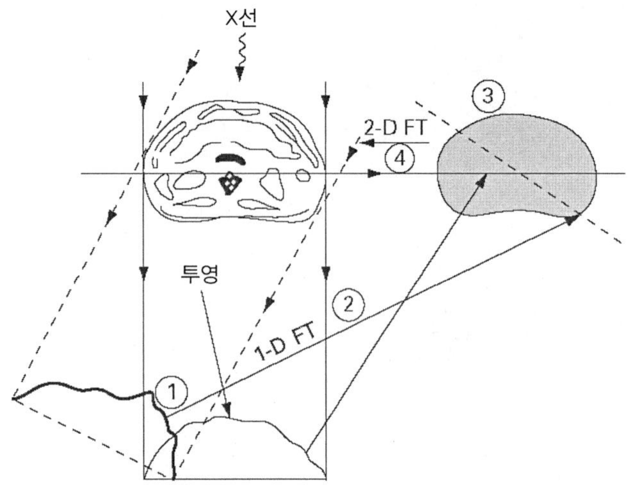

그림 7.46 투영으로부터 2차원 영상 재구성을 위한 직접 푸리에 재구성 방법

7.8.2 직접 푸리에 재구성

센트럴 슬라이스 정리(central slice theorem)는 슬라이스와 투영들 사이에 연결을 만든다. 이것은 투영의 1차원 푸리에 변환은 영상의 2차원 푸리에 변환과 동일하다는 것을 보여준다. 2차원 푸리에 변환은 원 투영이 얻어질 때(그림 7.46)와 같은 각도들에서 주파수 공간의 원점을 가로지르는 라인들로 측정된다. 따라서 극좌표에서 2차원 푸리에 변환은 많은 투영들의 1차원 푸리에 변환으로부터 결합될 수 있다. 극좌표에서 카티션 좌표로 보간 후에, 역 2차원 푸리에 변환은 공간 영역에서 축 슬라이스의 영상 재구성을 준다. 역 변환을 취하기 이전에 직각 좌표로의 데이터의 보간이 필요하다. 2차원 보간은 만일 많은 수의 투영들이 얻어지지 않는다면 컴퓨터 계산이 집중되며, 이런 경우 X선 CT에 대한 방법의 활용성을 제한한다. 그러나 MRI 영상화에서는 주파수 면에서 측정데이터들이 주어져 있어서, 직접 푸리에 재구성 기술은 더 주목을 끈다.

실습

실습 7.1 푸리에 스펙트라

`Fourier applet/Fourier.htm`을 오픈하여 푸리에 애플릿을 열어라. 꼭대기에 사인파와 아래쪽에 푸리에의 “크기”와 “위상”을 보기 위해 우측상단의 사인박스를 클릭하라. 사인파는 단일 크기항, $n=1$로 구성되어 있다. 삼각파를 보기 위해 다음 박스를 클릭하라. 크기는 왼쪽으로부터 $n=0, 1, 2, 3, \dots$으로 이름이 붙어져 있다. 영 주파수는 영의 크기를 가진다. 기여도를 보기 위해 마우스를 $n=1$의 크기에 위치시켜라.

2차 고조파 $n=2$는 또한 영이다. 삼각파에는 이것이 없다는 것을 가리킨다. 3차 고조파, $n=3$ 푸리에 크기 스펙트럼에서 높이로 주어지고, 1차 고조파보다는 훨씬 작다. 모든 홀수 하모닉, $n=3, 5, 7, \ldots$은 존재한다. 그러나 짝수 고조파, $n=2, 4, 6, \ldots$은 없다. 왜냐하면 삼각파는 사인파와 유사하여, 1차 고조파가 대세이고, 주파수가 올라가면 홀수 고조파가 사인파의 모양을 조금 바꿀 뿐이다. 삼각파는 푸리에 크기 스펙트라에서 높이에 의하여 주어진 가중치를 가지고, 홀수 고조파의 선형 합으로 구성되어 있다. 가중치 혹은 푸리에 계수는 고조파가 증가하면 $1/n^2$으로 감소한다. 즉, $1, 1/9, 1/25, \ldots$.

톱니파 모양을 보아라. 이것은 홀수와 짝수의 모든 고조파들로 구성되어 있다. 푸리에 계수는 $1/n$, 즉 $1, 1/2, 1/3, 1/4, \ldots$ 위상은 항이 사인인지 코사인인지를 결정하며, 90도에서 −90도 사이에서 바뀐다.

사각형파를 보아라. 이것은 홀수 고조파만으로 구성되어 있다. 푸리에 계수는 $1/n$으로 된다. 슬라이더를 사용하여 보여진 항의 수를 줄여라. 그리고 점점 증가시키면서 어떻게 사각형의 모양에 부가적인 항이 기여하는지를 살펴보라.

잡음 버턴은 크기와 위상이 불규칙하게 합성된 백색잡음의 랜덤성을 보여준다. 누를 때 마다 다른 랜덤 혼합이 보여진다. 다른 모양들과는 달리, 푸리에 계수들은 고주파에서도 작지 않다. 대신에 상수값 주위에서 변동을 거듭한다.

사인파을 정제한 완전 파동의 효과를 보아라. 각 경우에 상수 주파수에 주목하라. 완전파 정제에서는 1차 고조파가 없다. 그리고 2차 고조파가 우세한 항이 된다. 따라서 과정은 기본적으로 원 신호의 주파수를 두 배로 한다.

실습 7.2 영상들의 푸리에 변환

ImageJ에서 영상들, **hoziz strip<n>**과 **vert strip<n>**을 열어라. 여기서 <n>은 2, 4, 8, 16, 32, 64이다. 영상에서 단위 파장에 대한 화소의 수를 가리킨다. 직선을 선택하고, 줄무늬는 사인파 프로파일을 가졌다는 것을 점검하기 위해 각 영상 (Analyze/PlotProfile)에서 프로파일을 표시하라. 각 영상(Process/FFT/FFT)의 푸리에 변환을 취하라. **Horiz stripe2**는 2화소의 파장을 가진다. 이것은 가장 좁은 줄무늬와 가장 높은 주파수에 해당한다. 푸리에 영상에서 나이퀴스트 주파수에 해당하는 영상의 에지에 두 개의 점들 있다.

푸리에 크기 스펙트라는 매우 큰 동적 범위를 가진다($\geq 10^6$). 선형 LUT로는, 가장 밝은 화소들이 우세하고, 낮은 값들은 보이지 않는다. ImageJ를 포함한 대부분의 소프트웨어에서는 변환을 출력하기 이전에 로그 변환을 적용하여 값을 스케일링한다. 이것은 동적인 범위를 줄여서 보다 자세한 내용이 출력되게 한다. 그러나 밝은 자세함을 보기 원한다면, 역 로그 LUT를 영상에 적용하여 이 변환을 거꾸로 할 수 있다. Stripe45의 변환을 보기 위해 역 LUT (File/Import/LUT….과 **invlogLUT.txt**)를 임포트하라. 보이는 모든 것은 중앙의 강한 성분들이며, 45도에서 가장 강한 점들이다.

Process/Image Calculator …Add를 사용하여, 두 개의 영상, 예로서 **vert stripe16**과 **horiz stripe4**을 더하라. 새 윈도우에서 영상의 합을 만들라. 그리고 오버플로우를 피하기 위해 32비트에서 수행하라. 푸리에 크기 영상을 얻어라, 강한 점들을 보기 위해 역 로그 LUT를 사용하라.

Horiz stripe16을 오픈하고 사각형 프로파일을 가진 영상을 얻기 위해 화소값 128에서 (Image/Adjust/Threshold…) 경계치를 주라. 푸리에 크기 변환을 취하고 부가적인 점들을 주목하라. 사각파의 푸리에 시이즈가 주어졌다면 있기를 기대한 곳에 그들이 있는가?

Horiz stripe32를 취하라. 그리고 모든 화소들에서 128 감산하라(Process/Math/ Subtract…). 그리고 2로 그 화소들을 곱하라(Process/Math/Multiply…). 이 영상의 수평 프로파일의 모양은 무엇인가? 그것은 half-wave rectified 되어야 한다(영상 **rectified**)를 보라). 푸리에 크기 변환을 취하라. 당신이 기대한 것인가?

Full-wave rectification을 나타내는 프로파일을 가진 수평 줄무늬 패턴을 만들라. (**horiz strip32**을 역으로 취하고, 128 감산하고 2를 곱하라. 그리고 결과를 앞 문단의 half-wave rectified 영상에 더하라) 푸리에 크기 변환이 당신이 기대한 곳에 점들을 보여주는가?

House에 대하여 푸리에 크기 변환을 취하고, 다양한 점들의 기원에 대하여 설명하라.

실습 7.3 고속 푸리에 변환 알고리즘의 정밀도

House에 대하여 ImageJ의 FFTDirect 플러그인을 사용하여 푸리에 변환을 적용하고, 크기와 위상 영상을 얻어라. 원 영상을 재구성하기 위해 이 영상들과 FFTinverse 플러그인을 사용하라. 필요한 정밀도를 제공하기 위해 FFT와 역 FFT 알고리즘은 32비트 부동 소수점 연산을 사용한다. 재구성 영상은 사람의 눈에 원 영상과 동일하게 보인다. 그러나 Process/Image Calculator를 사용하여 차영상을 계산하여 32비트 차영상을 얻어라. 영상에서 화소들은 작은 값이지만 완전히 영은 아니다. Analyze/Set Measurements를 사용하여 6 자리에서 평균 그레이 값과 표준편차를 점검하라. 이 파라미터들의 크기는 FFT와 역 FFT에 연루된 오차의 레벨을 가리킨다.

실습 7.4 푸리에 변환의 특성

ImageJ의 FFTDirect 플러그인을 사용하여 **car1**과 **car1 translated** 영상들의 푸리에 크기 영상을 얻어라(Plugins/Ch.7 Plugins). 그리고 그들을 비교하라. 결과로부터 푸리에 변환의 어떤 특성을 유추할 수 있는가? Car 영상들에서 변환 영상에서 어떤 특징이 나타나는가? 텍스쳐 표면에서는 어떤 것이 나타나는가? FFTDirect를 사용하여 **car2**과 **car2 rotated** 영상들의 푸리에 크기 영상을 얻고 비교하라. 이 결과로부터 푸리에 변환의 어떤 특성을 유추할 수 있는가?

fourier를 열고, FFTDirect 플러그인을 사용하여, 푸리에 크기 영상을 얻기 위해 Magnitude를 선택하라. 푸리에 위상 영상을 얻기 위해 Phase를 선택하라. 원 영상을 복원하기 위해 FFTInverse에서 두 변환 영상을 사용할 수 있다. 크기 영상만을 사용하고, 역 푸리에 변환 영상을 관찰하라. 위상 영상만을 사용하여 역 푸리에 변환의 결과를 관찰하라. 결과 영상들의 밝기와 대비를 조정해야 한다. 푸리에 크기 영상과 위상 영상의 상대적인 중요성에 대하여 이것은 무엇을 제시하는가?

`Lena` 영상을 열고, 푸리에 크기와 위상 영상을 얻어라. `Lena`로부터 위상 영상과 `fourier` 영상으로부터의 크기 영상을 결합하기 위해 FFTInverse를 사용하여 공간 영상을 재구성하라. 그리고 `fourier`로부터 위상 영상과 `lena`로부터 크기 영상을 결합하라. 당신의 결론은 무엇인가?

위상 정보의 중요성은 직관적으로 애매하다. 크기 스펙트럼이 각 주파수 성분이 얼마나 존재하는가를 명시하는 반면에 위상 스펙트럼은 영상에서 어디에 각 성분이 존재하는가를 명시한다. 분명히 성분들이 재 자리를 지키는 한 그들의 크기는 영상의 온전함에 덜 중요하다. 이러한 이유로 주파수 영역에서 가장 중요한 필터는 크기에만 영향을 주도록 설계하는 것이 아니라 위상 정보를 유지하도록 설계한다. 이들은 영 위상 필터(zero phase filter)로 알려지고, 위상의 왜곡을 유도하지 않는다.

`Grid`에 대하여 푸리에 변환을 취하라. x축을 따라 얼마나 가까이 공간을 차지하는 패턴이 넓게 흩어진 점들로 변환되는 가에 주목하라. 그리로 y축을 따라 넓게 흩어진 공간의 패턴이 가깝게 있는 점들로 변환되었는가에 주목하라.

실습 7.5 에일리어싱

`radial lines`를 열고 Image/Scale을 사용하라. 서브-샘플을 0.5의 스케일로 그리고 2.0의 스케일로 영상을 재샘플하라. 매번 Interpolate를 체크하지 말라. 재샘플된 영상에서 고주파를 손실함에 유의하라. `radial resoultion`과 비디오 테스트 패턴인 `test pattern` 사용을 반복하라. 이 패턴의 특성은 모아레 패턴임에 주목하라.

실습 7.6 템플릿 매칭

ImageJ에서 `mask` 영상과 `reference` 영상을 열어라. 이 작업은 `reference` 영상 내에 문자가 X인 `mask`의 모든 위치를 찾는 것이다. Process/FFT/FD Math로 가서 박스에 영상의 이름을 넣고, Correlate를 선택하고, Do Inverse Transform을 체크하라. 두 영상들은 크로스-코릴레리션 되어있다. 마스크와 가장 잘 일치하는 위치들을 가리키는 영상의 가장 높은 화소값을 찾기 위해 경계치를 적용하라(Image/Adjust/Threshold…). 비록 비슷한 문자, K, N에도 좋은 매치가 있지만 Reference 영상에서 X의 위치는 식별된다. 최종 영상은 원 `reference` 영상에서 고정된 이동되었다는 것에 주목하라. 이동은 원 영상에서와 처리된 영상에서 해당 위치 사이에 생긴다. 이것은 두 복소수 영상에서 곱셈하는 동안 위상을 변화시켰기 때문이다.

실습 7.7 주파수 영역 필터링

`axialbrainMRI`를 열어라. Process/FFT/Cusyom Filter...로 가라. 그리고 필터로 `low-pass filter`를 선택하라. 결과 영상은 잡음이 감소되지만 다소 블러링된다. 스트레칭(Process/EnhanceContrast... Normalize)하면 대비가 증가된다. 우세한 에지 주위에 링잉이 있음에 주의

하라. Gaussiam lp filter를 열고, 원 영상을 필터링하라. 그리고 필터된 영상은 잡음이 감소되었음과 가시적 링잉 현상이 없음을 관찰하라.

원 영상 axialbrainMRI를 필터링하기 위해 High-pass filter를 사용하라. 낮은 주파수를 차단한 결과, 원 영상에서 일정한 밝기의 영역은 영이 된다. 높은 주파수를 포함하고 있는 에지는 필터링 된 영상에서 양과 음의 밝기 값을 가진다. 영상을 스크린에 표시하기 위해, 공간 영역에서 출력에 옵셋이 더해지고 영상의 밝기는 스케일 된다. 이렇게 하면 저주파 영역에 대하서는 중간 밝기가 되고 에지에 대해서는 어둡고 밝은 값들을 갖게 된다. 링잉 효과에 대하여 주목하라. Gaussian hp filter를 열고, axialbrainMRI를 필터링하기 위해 사용하라. 결과를 비교하라. Skull 영상에 대하여 저주파 통과 와 고주파 통과 필터를 시도하라.

가우시안 고주파 통과 필터의 결과를 32비트 연산을 사용하여 원 영상에 더하라(Process/Image Calculator를 사용하고, Create New Window와 32비트 결과를 점검하라). 그리고 대비를 증가시켜라. (Process/Enhance Contrast/Normalize 5% 포화 화소로) 이 영상은 보다 날카로운 에지를 가지며, 이러한 처리는 하이-부스트(high-boost) 필터링이라고 한다. 결과를 공간 영역에서 소벨 마스크와 비교하라(Process/Sharpen을 사용).

실습 7.8 대역 통과 필터와 노치 필터

Process/FFT/Bandpass Filter를 사용하여 대역 통과 필터를 얻을 수 있다. 통과 밴드를 정의하는 저주파와 고주파를 명시할 필요가 있다. 그러나 디폴트 값으로 시작하라. axialbrainMRI를 대역 통과 필터링하라. 32비트 영상으로 바꾼 후에 다양한 통과 밴드를 사용하라. 각 경우에 사용된 필터를 보기 위해 Display Filter를 체크하라.

striped lena를 열고 고속 푸리에 변환(Plugins/Ch.7 Plugins/FFTDirect로 크기와 위상변환.)을 하라. 툴 메뉴에서 페인트 브러시를 사용하여, 크기 영상에서 대각선 줄무늬에 해당하는 두 개의 대각선 상의 점을 표시하라. 그리고 역 변환(Plugins/Ch.7 Plugins/FFTInverse)을 취하라. 공간 영상에서 어떻게 대부분의 줄무늬가 제거되었는지에 주의하라. 그림 주변 가까이에 여전히 조금은 남아 있다. 푸리에 변환 크기 영상에서 대각 점들을 통과하는 줄들을 그림판에서 제거하라. 역 푸리에 변환을 취하고, 남은 것들이 제거되었음을 확인하라.

실습 7.9 필터링된 역투영 시뮬레이션

CTSim은 팬텀 객체를 통하여 엑스레이를 전송하는 과정을 시뮬레이트하는 오픈 소스 컴퓨터 프로그램이다(1983-2001 Kevin M. Rosenberg MD). (V.3.0.3은 윈도우 XP에서 바로 동작한다. Leopard OS의 맥 컴퓨터에도 동작할 수 있다. Unix/Linux를 위해 별도의 다운로드가 가용하다.) 이것은 필터된 역투영을 사용하여 투영들로부터 원 팬텀 영상을 재구성한다. 이것은 또한 영상 분석의 폭 넓은 어레이와 처리 함수들을 가지고 있다.

이것은 http://ctsim.org/download.html에서 가용하다. 또한 복사본이 교재 사이트에서 다운로드가 가능하다. Ctsim-installer-win32-3.0.3.exe을 더블 클릭하라. 그리고 당신의 컴퓨터에 설치 위해 명령에 따르라. Ctsim의 기본 동작을 알아보는 가장 빠른 길은 다음과 같다.

(1) File – Create Phantom

이것은 기하학적 팬텀을 가진 윈도우를 만든다. Hermann 머리 팬텀을 선택하라.

(2) Process – Rasterize …

기하학적 정의로부터 래스터라이징 영상으로 변환함으로써 팬텀 영상 파일을 생성한다. 대화상자에 나타난 디폴트 값을 사용하라.

(3) View – Display Scale Auto …

이 명령을 새로운 래스터라이즈 영상 윈도우에 사용하라. 이것은 팬텀의 소프트 티슈의 자세함을 보기 위해 밝기 스케일을 최적화시킨다. 미디안 중앙 값과 표준편자 0.1를 선택하라.

(4) Process Projections …

기하학적 팬텀 윈도우에 이 명령을 사용하라. 이것은 엑스레이 데이터 집단을 시뮬레이션한다. 대화상자에 나타난 디폴트 값을 사용하라. 시뮬레이팅 되고 시노그램을 형성하기 위해 수집되는 엑스레이 데이터를 보기 위해 Trace Level Projections를 on시켜라. Pause를 사용하여 시뮬레이션을 멈출 수 있고, 천천히 단계를 볼 수 있음에 유의하라.

(5) Reconstruction – Filtered Backprojection …

이 명령을 투영 윈도우에 사용하라. 이것은 투영들로부터 영상을 재구성한다. 최종 재구성 영상을 구성하는 역투영을 보기 위해 Trace Level to Full로 스위치 하는 것을 제외하고 대화 상자의 디폴트 값을 사용하라. 이 처리 과정을 멈출 수 있고, 개별적으로 필터된 역투영의 각 단계를 살필 수 있다.

(6) View Auto …

이 명령을 새로 재구성된 영상 윈도우에 사용하라. 이것은 소프트 티슈의 자세함을 보기 위해 밝기 스케일을 최적화한다. 미디언 중앙값과 표준편차 0.1을 선택하라.

(7) Anayze – Compare Images …

이 명령을 래스터라이즈 팬텀 영상 윈도우에 사용하라. 이것은 비교 영상을 요청하는 대화상자를 불러온다. 방금 만든 재구성 영상을 선택하라. 또한 체크박스 “Make difference image”를 체크하라. 당신은 영상 거리 척도를 볼 수 있고, 또한 래스터라이즈된 팬텀과 재구성 영상 간의 차이를 가진 새로운 윈도우를 볼 수 있다.

래스터라이제이션, 투영, 재구성의 파라미터를 변화시킴으로써, 많은 컴퓨터 단층촬영 계산 연습을 행할 수 있다.

투영에 사용된 뷰의 수를 변화시켜라(디폴트 값 320에서, 160, 그리고 80). 고정된 모든 파라미터들은 디폴트 값을 유지하라. 이 세 경우에 대하여 재구성된 영상의 품질의 차이를 묘사하라.

Hermann head 팬텀을 `herman.phm`으로 저장하고, 내용을 보기 위해 워드패드로 그것을 열어라. 텍스트 파일에 각 라인은 팬텀의 요소들을 묘사한다. 당신은 www.ctsim.org/manual/ctsim7.html#phantomfile에서 각 라인의 형식을 볼 수 있다. 당신 자신이 설계한 팬텀을 만들 수 있다.

실습 7.10 필터링한 역투영

ImageJ에서 **Phantom**을 열어라. 그리고 Ch.7 Plugins/Radon Transform을 선택하고 투영 데이터와 시노그램의 대응된 집합을 열기 위해 Calculate를 클릭하라. "ramp" 필터를 선택하고 필터된 역투영을 위해 Reconsruction을 클릭하라. Shepp-Logam, cosine 그리고 Hamming 필터를 사용하여 재구성 단계를 반복하라. 영상의 품질면에서 원 팬텀 영상과 결과들을 비교하라.

Randon Transform 플러그인으로부터 Import Data를 클릭하고 **SLsinogram2**(데이터 빈이 열에 저장)를 임포터하라. 이것은 같은 팬텀 영상의 시노그램이다. 하지만 몇 개의 투영만 취한 것이다(180 대신에 30). 앞에서 처럼 4개의 다른 필터들을 사용하여 시노그램 영상에서 팬텀 영상을 재구성하라. 이전의 재구성과 결과들을 비교하라.

연습문제

7.1 공간 영역과 주파수 영역에서 영상들을 나타내는데 사용되는 변수 (x, y)와 (u, v)의 단위는 무엇인가?

7.2 푸리에 변환과 역변환이 선형 처리되는 것을 보여라.

7.3 다음 영상들에 대한 푸리에 스펙트라의 도식도를 그려라.
(i) 수직 길이 2배의 수평 길이를 가진 사각형
(ii) 45도 시계 방향으로 회전된 (i)의 사격형
(iii) 계수 2로 축소된 (i)의 사각형

7.4 1차원 사각 함수의 푸리에 변환은 무엇인가?

$$\begin{aligned} \mathrm{rect}(x) &= 1, \ \text{for} \quad |x| \le \frac{1}{2}, \\ &= 0, \ \text{for} \quad |x| > \frac{1}{2}? \ \text{(적분 필요)} \end{aligned}$$

7.5 좌상단에서 하우단까지 한 화소폭의 줄을 제외하고 검정색인 영상을 생각하라(그림 E7.1 좌상단). 이것의 푸리에 변환을 설명할 수 있는가(그림 E7.1 좌하단)? 또한 잡음 영상을 생각하라(그림 E7.1 우상단). 즉, 각 화소는 랜덤값을 가지며, 모든 다른 화소들과 독립적이다. 당신은 이것의 푸리에 변환을 설명할 수 있는가(그림 E7.1 우하단)? 잡음 있는 퓨리 변환 영상의 중앙에 있는 밝은 점은 무엇을 나타내는가? 왜 잡음에 대한 푸리에 변환은 어두운 회색으로 나타나는가?

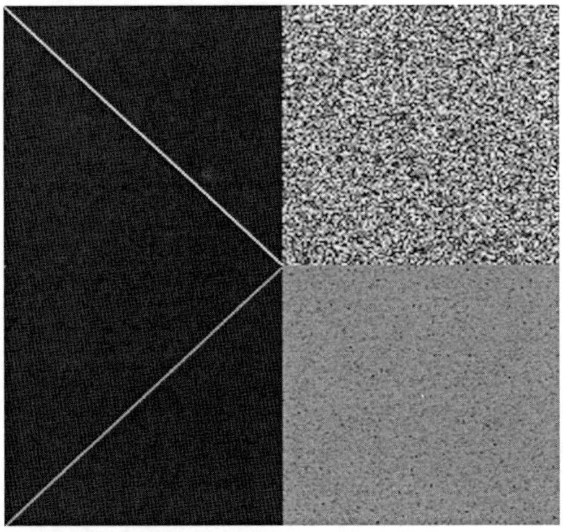

그림 E7.1 줄무늬와 잡음, 그리고 그들의 푸리에 변환들

7.6 한 영상의 푸리에 변환에 대한 푸리에 변환을 수행한 결과는 무엇인가? 시도해 보라. 결과를 설명할 수 있겠는가?

7.7 크기 1024×1024 영상의 푸리에 변환을 계산하기 위해 직접 산술연산을 사용하는 것 보다 고속 푸리에 변환 알고리즘을 사용하는 데 있어서 속도에 있어서 어떤 증가가 기대될 수 있는가?

7.8 디지털화 과정에서 거리 Δx만큼 떨어진 샘플을 취한다. 에일리어싱을 피하기 위해 이 영상에서 허용된 최대 주파수는 무엇인가?

7.9 메이칼 이미징 시스템은 x, y 방향으로 Δx, Δy 간격에서 샘플들을 취한다. 이 영상에서 에일리어싱에서 자유롭게 되기 위해 허용된 최대의 주파수는 무엇인가?

7.10 점확산함수의 FWHM이 5 mm이라면 에일리어싱을 피하기 위해 어떤 샘플링 주파수가 사용되어야 하나?

7.11 컴퓨터 단층 영상시스템은 FWHM이 2 mm인 점확산함수를 가지고 있다. 에일리어싱 문제를 피하기 위해 영상화소가 얼마나 작아야 하는가? FoV, 50 cm에 대하여 영상의 각면을 따라 얼마나 많은 화소가 요구되는가?

7.12 샘플된 것에서 아날로그 영상이 어떻게 복원될 수 있는가? 공간 영역에서(i) 그리고 주파수 영역에서(ii) 요구되는 처리들을 서술하라. 아날로그 영상의 복원의 정밀도에 대하여 만족할 조건들에 대하여 논평하라.

7.13 컨벌루션과 코릴레이션과의 관계를 설명하라. 어떤 조건에서 이들이 서로 같은가?

7.14 가우시안 방정식을 사용하여, FWHM이 표준편차에 2.36배라는 것을 보여라.

7.15 메디칼 이미징 시스템에서 점확산함수는 다음과 같다.

$$h(x,\ y) = \mathrm{e}^{-(|x|+|y|)}$$

점확산함수는 분리 가능한가? 이것은 원형 대칭인가? 시스템의 MTF는 무엇인가?

7.16 메디칼 영상처리와 분석에서 스무딩과 샤프닝은 중요한 연산인가? 설명을 위한 특정한 예를 보여라.

7.17 평균 마스크 필터로 필터링하는 것은 푸리에 변환의 결과에 어떻게 영향을 미치는가? 5×5 평균 마스크로 필터링한 후의 푸리에 변환 영상과 푸리에 변환의 것과 비교하라. 평균 마스크의 크기 증가의 효과는 무엇인가?

7.18 다른 시각에서의 투영의 집합은 한 객체의 푸리에 변환과 어떻게 관계되는가?

7.19 역투영을 사용하여 영상의 재구성을 할 때, 필터에 대한 필요성이 있는가? 그러한 필터의 필요한 특성은 무엇인가? 3개의 다른 필터들을 비교하고 어떤 단층촬영에 가장 효과적인지를 가리켜라.

7.20 센트럴 슬라이스(Central Slice)정리를 사용한 직접 푸리에 재구성 방법을 설명하라.

Chapter **8**

영상 복원

살펴보기

관찰하고 있는 객체를 영상으로 정확하게 표현하기가 어렵다. 획득되는 동안이나 영상시스템 내에서 영상은 항상 변질된다. 잡음, 흐림 현상, 왜곡 등이 그 예다. 영상 복원은 이러한 변질된 것들을 없애거나 줄인다. 점상강도분포함수(PSF, Point Spread Function) 또는 변조전달함수(MTF, Modulation transfer function)는 영상시스템의 완전한 양적인 표현을 제공하고, 직접적으로 시스템 내 영상 변질의 특성을 표현하며, 영상들의 세부사항을 복원하는데 사용될 수 있다. 만일 영상이 상당한 양의 잡음으로 변질 될 경우, 문제는 더 복잡해진다. 복원 기술들은 변질에 대해 모델에 기반하여 변질 과정을 반대로 역 변환하여 본래의 영상을 복원한다. PSF나 MTF가 알려지고 흐림 현상과 잡음의 본질이 잘 파악될 때 이 기술들이 가장 효율적이다. 기하학적 변질은 역 쌍일차 방정식과 그레이레벨 보간법을 이용하여 반전시킬 수 있다.

학습목표

제8장을 읽고 난 후에, 다음과 같이 할 수 있다.

1. 영상 잡음의 중요 원인을 밝히고 그들의 특징을 논의
2. 잡음의 영향을 줄일 수 있는 적절하고 일반적인 전략 선택
3. 적응적 필터링의 장점을 논의
4. 흐림 현상과 부가적인 잡음을 포함하는 영상 변질 모델에 대한 논의
5. 잡음, 흐림 현상 영상에 대해 알맞은 값을 위너(Wiener) 필터에 적용
6. 위너 필터링과 역 필터링의 성능을 비교
7. 영상에서 일그러짐이 어떻게 제거 될 수 있는지 설명

8.1 영상 저하

영상은 잡음, 흐림 현상, 왜곡 등 여러 다른 방법에 의해 변질될 수 있다. 영상 장치는 불규칙한 광자의 불규칙적인 도달에 의해 확률적인 잡음을 소개하는 유한의 노출 시간을 사용하기 때문에 잡음이 존재한다. 광학적 결점과 기계적 잡음은 (예를 들어, CCD 장치의 열 잡음) 더 많은 잡음을 초래한다. 샘플링은 고주파 신호 구성요소의 에일리어싱(aliasing)으로 인해 잡음을 일으키고, 디지털화는 양자화 오류를 발생한다. 더욱이 잡음은 통신 오류와 압축을 통해 발생될 수 있다. 흐림 현상은 전자석의 방사(예를 들어, 가시광선과 X선)를 이용하는 모든 영상시스템에 존재한다. 회절은 비추는 파장의 순서로 영상 장치의 해상도를 제한한다. 영상시스템과 목표 객체 사이의 빛 흩어짐은(예를 들어, 대기에 의해) 추가적인 흐림 현상을 발생한다. 렌즈와 거울의 제한된 공간적 크기와 광학적 결점은 흐림 현상을 일으킨다. 이산화는 많은 흐림 현상을 일으키는데, 이는 CCD같은 장치들은 구분되는 점에서 샘플링 하는 것보다 영역의 조명을 평균화시키기 때문이다. 일그러짐은 시야 내의 균등하지 않은 확대 때문에 발생한다.

영상 복원의 목표는 변형된 영상의 원래 모습을 다시 재구성하는 것이다. 이는 본질적으로 변질을 일으키는 변환의 역을 적용하는 역 문제이다. 변질을 더 잘 모델에 기반 할수록, 그의 역을 더 잘 찾을 수 있다. 그러나, 많은 경우에, 단지 변질의 제한된 통계학적인 지식을 가지며, 역 변환은 상대적으로 **불량 조건**(ill-conditioned)이 될 것이다.

8.2 잡음(Noise)

잡음은 영상의 화소값 내 원하지 않는 변이다. 이는 영상의 질 저하를 초래하게 된다. 무작위이거나 **확률적인** 과정이기 때문에 잡음 값을 정확히 예측하는 것은 가능하지 않지만 잡음의 통계학적인 특성들을 결정하는 것이 가능하다. 그림 8.1은 잡음(아날로그) 영상을 통해 프로파일의 일부를 보여준다. 비록 전체 프로파일을 묘사하기 위해 수학적 표현을 쓰는 것은 가능하지 않지만, 잡음을 평균값, 평균 제곱값, 확률밀도함수와 같은 다양한 평균 특성 값으로 수량화하는 것이 가능하다.

확률 변수를 특성화하는 가장 간단한 방법은 그의 기댓값과 변화량으로 나타낸다. 변수의 기댓값은 그 변수에 대한 장기간의 평균값이다. a가 확률 변수 일 때, a의 **기댓값**(기대 또는 평균값)은 μa나 $E\{a\}$로 표기된다. 이는 확률 변수의 평균값을 나타낸다.

만일 a가 영상 내의 화소값(또는 화소 진폭)으로 나타내어 졌을 때, 그의 평균값 $(\bar{a})$는 프로파일을 통합시키거나(예를 들어, 영역 탐색), L의 방향 쪽 거리로 나눔으로서 얻을 수 있다. 여기서 거리 L은 가급적으로 무한적으로 길어야 한다.

$$\bar{a}= \lim_{L\to\infty} 1/L \int_{0}^{L} a(x)\mathrm{d}x \tag{8.1a}$$

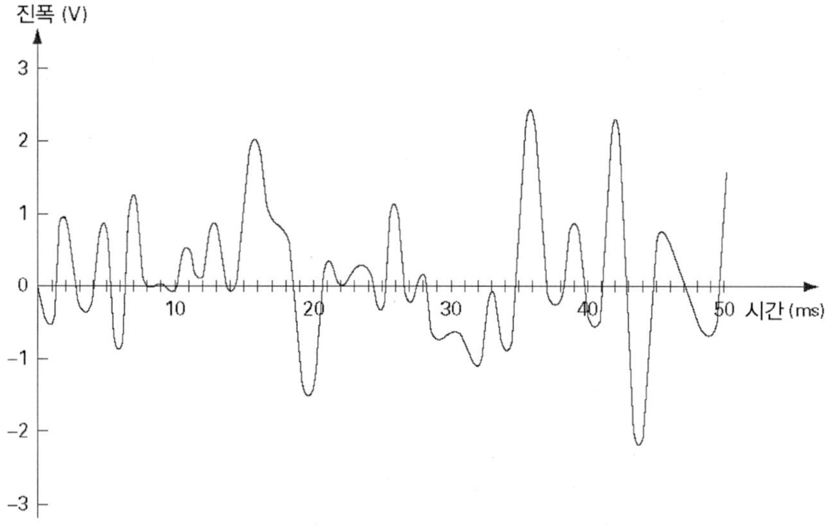

그림 8.1 잡음(아날로그) 영상을 통한 전체 프로파일

또는, 만일 잡음의 확률밀도함수(특정한 a값을 가질 확률), $p(a)$는 아래 식을 이용하여 알 수 있다.

$$E\{a\}=\overline{a}=\int_{-\infty}^{\infty} ap(a)\mathrm{d}a \tag{8.1b}$$

두 방법 다 동등하며, 그림 8.2에 표현되어 있다.

그림 8.3은 두 가지 프로파일을 보여주는데, 각각 0이라는 평균값을 가진 불규칙 잡음을 가지고 있다. 이것을 분별하기 위해서는, 그들의 평균제곱 값을 다음과 같은 두 방식을 통해 구할 수 있다.

$$\overline{a^2}=1/L\int a^2(x)\mathrm{d}x \tag{8.2a}$$

or

$$E\{a^2\}=\overline{a^2}=\int a^2p(a)\mathrm{d}a \tag{8.2b}$$

$\overline{a}$와 $\overline{a^2}$ 사이 관계는 다음과 같은 변화량, σ^2에 의해 제공된다.

$$\begin{aligned}\sigma^2 &= \int (a-\overline{a})^2p(a)\mathrm{d}a \\ &= E\{|\square a|^2\}=E\{|a-E\{a\}|^2\} \\ & E[a^2-2aE\{a\}+E^2\{a\}]=E\{a^2\}-|E\{a\}|^2 \\ & \overline{a^2}-(\overline{a})^2\end{aligned} \tag{8.3}$$

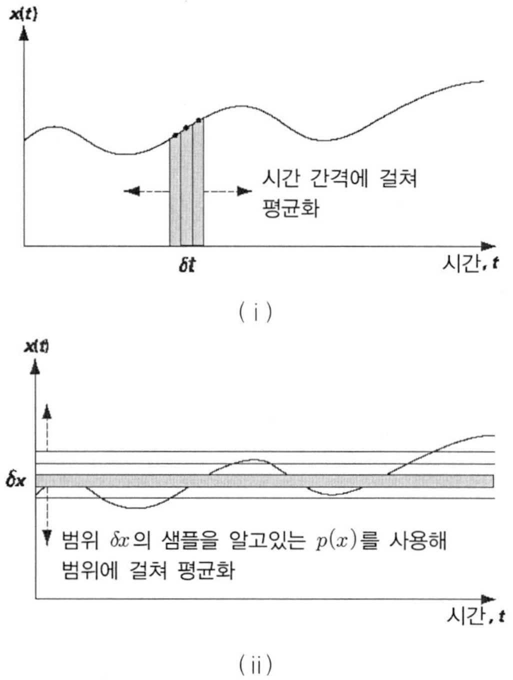

그림 8.2 잡음의 평균값을 찾는 대안적인 방법

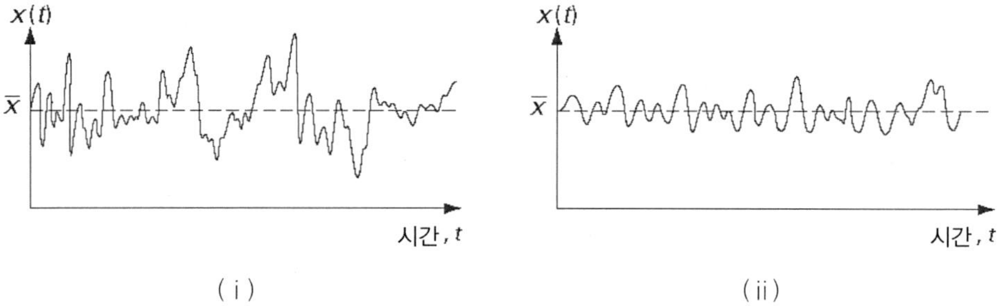

그림 8.3 0의 평균 잡음 요소를 가지는 두 가지 다른 프로파일

부가적인 잡음 요소를 가진 영상에서, 평균 전체 파워인 평균 제곱 진폭 $\overline{a}$ 또는 $E\{a^2\}$)은 신호에서 직류 파워, 평균 진폭 $\overline{a^2}$ 또는 $|E\{a^2\}|$), 그리고 잡음의 평균 파워인 변수, 변화량 또는 σ^2를 더한 값이다.

영상의 신호대잡음비 SNR은 다음의 식으로 구할 수 있다.

$$\mathrm{SNR} = |E\{a\}|^2/\sigma^2 \tag{8.4}$$

영상시스템에서 잡음은 신호에서 독립적일 수 있고(예, 영상 화소), 보통 다음과 같이 덧셈으로 표현될 수 있다.

$$g(x,\ y) = f(x,\ y) * h(x,\ y) + n(x,\ y) \tag{8.5}$$

또는, 의존적인 잡음, 즉 신호 세기나 화소값 함수가 될 수 있는데, 이때 좀 더 복잡한 곱셈 모델을 사용하여 시뮬레이션 된다.

$$\begin{aligned} g(x,\ y) &= [f(x,\ y)+h(x,\ y)\cdot f(x,\ y)] * h(x,\ y) \\ &= [f(x,\ y)+(1+n(x,\ y))] * h(x,\ y) \\ &\approx [f(x,\ y)\cdot n(x,\ y)] * h(x,\ y) \end{aligned} \tag{8.6}$$

양자 잡음과 필름 그레인(grain) 잡음은 실제적으로 곱셈이지만 전자적인 잡음은 덧셈이다. 대부분의 영상 복원 과정에서 잡음은 덧셈으로 나타내어진다.

8.2.1 잡음 유형

잡음은 영상에 어느 정도 항상 존재한다. 잡음의 다른 종류들은 그들의 근원을 통해서 정의될 수 있다. 어떠한 영상 장비는 제한된 노출 시간을 사용해야 하며, 이것은 광자들의 불규칙한 도달로 확률적인 잡음을 발생한다. 광학적인 결함이나 기기적인 잡음(예를 들어, 반도체 장치의 열 잡음)들은 잡음을 더 만든다. 샘플링은 고주파 신호 요소의 에일리어싱에 기인되는 잡음을 만들고, 디지털화는 양자화 오류를 만든다. 부가적인 잡음은 통신 오류나 압축을 통해 발생된다.

백색 잡음(White noise)

이는 일정한 파워 스펙트럼을 가지는 잡음으로, 예를 들어, 파워 스펙트럼 밀도로 보통 이는 **잡음 파워 스펙트럼**(NPS, noise power spectrum)이라 불리며, 주파수와 일정하다. 이론적으로는, 스펙트럼이 무한적 주파수로 연장할 수 있고 그러므로 전체 잡음 파워는 무한하다. 실제로 임의 자연적으로 발생하는 백색 잡음의 스펙트럼은 충분한 고주파에서 떨어진다. 전문 용어는 백색광에서 유추하여 얻어지며, 이는 같은 비율로 가시 스펙트럼에 있는 거의 모든 주파수를 포함한다.

백색 잡음은 전적으로 연관성이 없다. 예를 들어, 각 화소값은 지역의 화소값들과 연관이 없다. 이것은 자기상관 함수가 0이라는 것이다. 하지만, 연관성이 없다는 것은 신호가 가질 수 있는 값을 제한하지 않는 것이다. 값의 어떠한 분포라도 가능하다. 예를 들어, 만약 0과 1들의 시퀀스가 통계적으로 관련성이 없다면, 1이나 0의 값만을 가질 수 있는 이진 신호는 "백색"이다. 연속적인 분포를 가진 잡음, 예를 들어 정규분포 또한 백색이다.

색깔이 있는 잡음(Colored noise)

핑크 잡음, $1/f$ 잡음 또는 **깜박거림 잡음**은 주파수의 상호적인 값에 비례적인 파워 스펙트럼 밀도를 가진다. 주파수를 제곱하는 한 **옥타브** 이상, 핑크 잡음은 파워를 반으로 떨어뜨린다–예를 들어, 옥타브당 3 dB 떨어진다. **갈색 잡음** 또는 **빨강 잡음**은 주파수 제곱의 상호 값과 비례적인 파워 스펙트럼 밀도를 가진다. 한 **옥타브** 이상에서, 파워의 4분의 1로 떨어진다. 예를 들어,

옥타브당 6 dB로 떨어진다. 그래픽적으로, 갈색 잡음은 브라운 운동, 액체 안에 있는 입자들의 불규칙적인 움직임을 따라한다. 갈색 잡음은 백색 잡음을 통합함으로써 만들어질 수 있다.

주기적 잡음(Periodic noise)

이는 전형적으로 전자적 간섭으로 발생한다. 특히, 영상을 얻을 때 강한 주요 파워 신호가 있을 때 발생한다. 이것은 공간에 의존적이며 보통 특정한 주파수 배수에서 사인 곡선을 가진다. 이는 주파수 영역에 있는 켤레 점의 쌍으로 인식될 수 있고, 일반적으로 수동적이나 등급(협 밴드 제거) 필터를 사용하여 제거될 수 있다.

가우스 잡음(Gaussian noise)

가우스 잡음은 다음 식으로 주어지는 확률밀도함수나 정규화된 히스토그램을 가진다.

$$p(a) = \sqrt{(1/2\pi\sigma^2)}\,\exp(-a-\mu)^2/2\sigma^2) \tag{8.7}$$

여기서 a는 그레이 값이고, μ는 평균 그레이 값, 그리고 σ는 표준편차이다. 화소값의 약 70%는 $[(\mu-\sigma),\ (\mu+\sigma)]$의 범위 안에 있다. 이는 분석적으로 통합될 수 있어 특히 매력적인 모델이고 남용을 설명할 수 있다. 이것은 또한 편리하게도 주파수 영역에서 같은 스펙트럼 모양을 가진다. 가우스 잡음은 많이 부분 자연적으로 발생한다. 예를 들어, 안테나에 있는 원자의 열 진동이나 (열 잡음나 존슨 잡음이라 불린다), 따듯한 객체에서 흑체 방사와 같다.

보통 부정확하게 가우스 잡음이 백색 잡음 일거라 가정된다. 하지만 각자 가지고 있는 특성이 서로 같다고 할 수 없다. 가우스란 그레이 잡음이 분포 되어 있는 방법을 나타내는 반면 용어 "백색"은 화소값 사이 연관성 부족을 나타내는 것이며, 이 불규칙성은 모든 주파수에 같은 양으로 나타내어진다. 예를 들어, 평편한 파워 스펙트럼. 가우스 백색 잡음은 많은 실세계 상황의 근사값이며 수학적으로 가능한 모델을 만들어 낸다.

임펄스(Implus, 소금-후추(salt-and-pepper, 희끗희끗)) 잡음

잡음의 다른 일반적인 형태는 데이터 손실(drop-out) 잡음으로 보통 임펄스 잡음나 소금-후추 잡음이라 한다. 이 잡음은 데이터 전송에서의 오류로 발생한다. 오류가 발생한 화소는 최댓값이나 영으로 지정하여, 영상을 "소금-후추(희끗희끗)"한 모습으로 만든다. 영향을 받지 않은 화소는 변함이 없다. 잡음은 보통 오류가 생긴 화소의 비율로 나타낸다.

양자화 잡음(Quantization noise)

양자화 잡음은 진폭 양자화 과정에서 내재되고, 샘플링된 값이 제한된 숫자 레벨에 맞춰질 때 아날로그-디지털 변환기(ADC)에서 발생한다. 잡음은 비트의 숫자가 $n \geq 4$일 때 신호에 독립적이고 부가적이다.

최소와 최대 화소값, 즉 $a_{\min}$과 $a_{\max}$ 경계가 되는 디지털 신호에 대해 신호대잡음비 SNR은 다음 식을 사용하여 얻어 질 수 있다.

$$\mathrm{SNR} = 20\log_{10}(a_{\max} - a_{\min})/\sigma_n \tag{8.8}$$

여기서 σ_n은 잡음의 표준편차이다. 입력 신호가 전체 진폭 사인 곡선일 때, SNR이 다음과 같음을 볼 수 있다(연습문제 8.1을 참조).

$$\mathrm{SNR} = 6n + 1.76\mathrm{dB} \tag{8.9}$$

완전한 시스템의 전체 신호대잡음비가 일반적으로 시스템 요소의 가장 작은 신호대잡음비(가장 큰 잡음)로 독점될 때 양자화 잡음은 보통 무시된다. 반도체 탐지기에서 이것은 광자 잡음이다.

광자 잡음(Photon noise, 양자(Quantum) 잡음, 샷(shot) 잡음)

광자 잡음은 가시광선, X선, γ선(모두는 푸아송 분포의 확률 분포를 가지는 광자의 에너지 패키지로 발산된다)을 포함하는 전자파의 통계적인 특성으로 생성된다. 이의 평균 레벨은 $\sqrt{N}$이며, 여기서 N은 신호 평균이므로 이것은 신호에 독립적이거나 부가적이 아니다. 하지만, N이 커질 때, 푸아송 통계는 이항식이 되고 또는 분포가 근본적으로 연속적이면 가우스가 된다. 이것이 중심 극한 정리이다.

스페클(speckle, 또는 배수) 잡음

비록 가우스 잡음이나 스페클 잡음이 영상에서 표면적으로 비슷하게 보일 수 있지만, 이 들 잡음들은 서로 다른 과정의 결과이고 제거하는데 다른 방법이 필요하다. 가우스 잡음은 영상의 화소값에 불규칙한 값을 더함으로 모델링 되는 반면 스페클 잡음은 화소값에 불규칙적인 값이 곱해져 모델링 된다. 스페클 잡음은 레이더 응용에 중요한 문제이기도 하다.

8.3 잡음 감소 필터

단지 영상에 나타난 저하가 부가적인 잡음($g(x, y)$)이면,

$$g(x, y) = f(x, y) + n(x, y) \tag{8.10}$$

여기서 $f(x, y)$는 저하되지 않은 원본이고, $n(x, y)$는 잡음이고, 주파수 영역에서는

$$G(u, v) = F(u, v) + N(u, v) \tag{8.11}$$

푸리에 영역에서 특정 주파수에 발생하는 주기적 잡음 경우에 이것은 **등급 필터**([실습 7.8]을 참조)로 알려진 좁은 **대역 차단 필터**를 이용하여 쉽게 제거 될 수 있다. 그림 8.4(i)은 주기적인 잡음으로 저하된 그림을 보여준다. 이 잡음은 푸리에 영역(그림 8.4(ii))에 있는 관련된 점들을 필터링하고 역 푸리에를 사용함으로서 대부분 제거 될 수 있다(그림 8.4(iii)).

잡음은 주파수 범위이외에서 더 흔히 나타나는 반면, 영상은 자주 낮고 중간 주파수에서 에너지의 대부분을 가진다. 그러므로, 비록 실제로는 영상의 가장자리를 흐리지 않고 잡음을 줄이는 것은 매우 어려우나 고주파수 요소의 진폭을 줄일 수 있는 저주파수 통과 필터는 (6.4.1절) 잡음을 줄일 수 있다. 때때로 이 과정은 주파수 영역에서 필터로 구현되는 것이 가장 좋고, 때로는 마스크로 공간적 영역에서 이루어지는 것이 더 편리하다. 균일하거나 치우치거나, 전역 평균 마스크는 상당한 가장자리 흐림을 만들에 내지만, 과정에서 비선형인 중간값 마스크는 가장자리를 보존하고 흐리지 않는다. 중간값 마스크는 특히 임펄스와 소금-후추 잡음을 제거하는 데 효율적이다. 그림 8.5(ⅰ)는 소금-후추 잡음에 의해 저하된 영상을 보여준다. 중간값 마스크는 이러한 잡음을 성공적으로 제거한다(그림 8.5(ii)). 같은 크기의 평균화 마스크는 잡음을 흐리게 하지만 또한 근본적인 영상을 흐리게 한다(그림 8.5(iii)). 더 큰 평균화 마스크는 소금-후추 잡음의 모습을 줄이지만, 근본적인 영상을 더욱 더 흐리게 한다(그림 8.5(iv)).

그림 8.6은 중간값이나 평균화 마스크 모두가 어떻게 가우스 잡음을 성공적으로 제거하지 못하는지 보여준다.

영상 $f(x, y)$가 배수나 스페클 잡음에 의해 오염되었을 때, 이체동형(homonorphic)의 필터링이 사용된다.

$$g(x, y) = f(x, y) * n(x, y) \tag{8.12}$$

이것은 부가적인 선을 생성하기 위해 영상의 로그를 사용한다.

$$\log\{g(x, y)\} = \log\{f(x, y)\} + \log\{n(x, y)\} \tag{8.13}$$

이후 기존 선형 필터링을 사용하여 로그 잡음 요소를 줄이고, 필터링 후 지수함수를 사용한다.

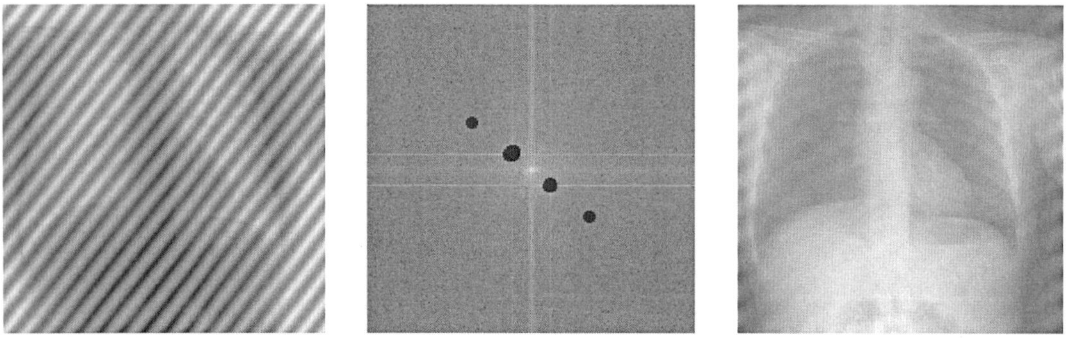

(ⅰ) (ii) (iii)

그림 8.4 (ⅰ) 주기적인 잡음에 의해 저하된 영상 (ii) 푸리에 변환에서 대응되는 주파수를 제거 (iii) (ii)의 역 푸리에 변환시킨 것

8.3.1 적응적 필터

적응적 마스크는 각 화소에 대해 정의된 지역 근처에 있는 화소들의 통계에 기반하여 행동을 바꾸는 마스크의 한 클래스이다. 이들은 근본적으로 비선형 마스크이다. 잡음을 줄이는 데 있어 성능은 전역 마스크보다 뛰어나지만, 필터의 복잡성을 증가시킨다.

부가적인 경우를 고려해 보자, 잡음 영상 $g(x,\ y)$를 만들기 위해 영상 $f(x,\ y)$를 오염시키는 잡음의 변화량은 $\sigma_{\mathrm{N}}{}^2$이고, 이는 잡음 영상으로 측정될 수 있다. 이웃 크기가 정해지고, 각 이웃에 있는 화소들의 평균값 m_{L}과 변화량 $\sigma_{\mathrm{L}}{}^2$가 계산될 수 있다. 적응 마스크는 다음 식을 이용하여 원래 영상 화소의 측정값 $\hat{f}(x,\ y)$를 만들어 낸다.

$$\hat{f}(x,\ y) = g(x,\ y) - (\sigma_{\mathrm{N}}{}^2/\sigma_{\mathrm{L}}{}^2)(g(x,\ y)) - m_L \tag{8.14}$$

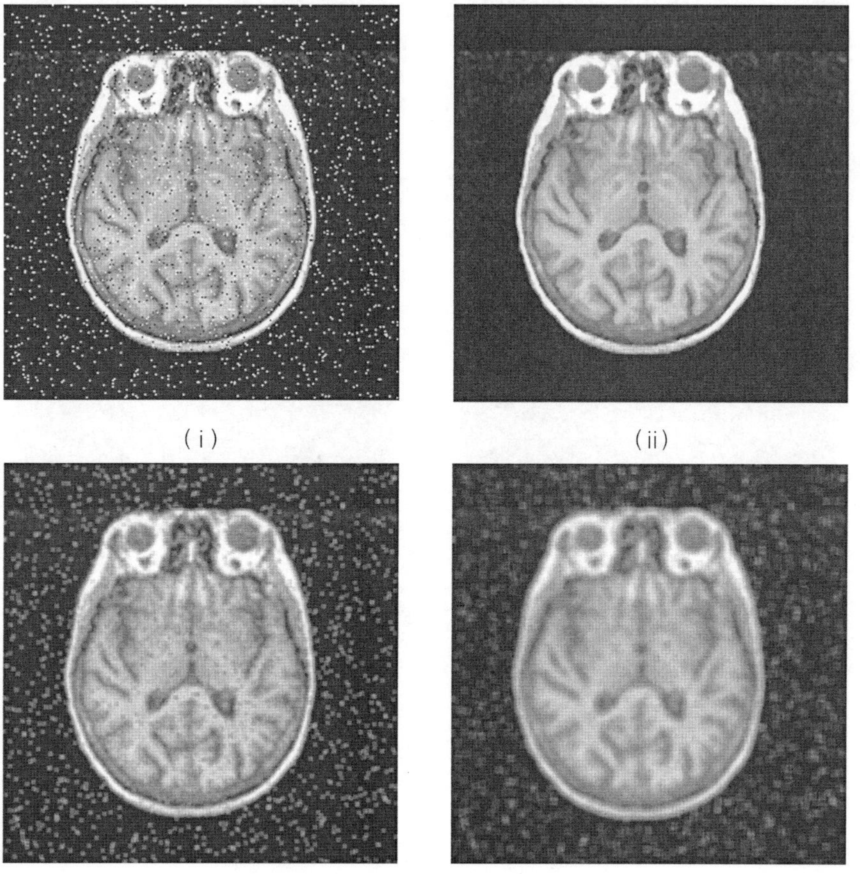

(i) (ii) (iii) (iv)

그림 8.5 (i) 소금-후추 잡음을 가진 256×256 영상 (ii) 3×3 중간값 마스크 (iii) 3×3 평균화 마스크 (iv) 5×5 평균화 마스크로 컨벌루션한 효과

만일 지역 변화량이 클 때, $g(x,\ y)$와 가까운 출력을 생성 한다. 이것은 큰 변화량이 보존되어져야 하는 가장자리와 같이 변화를 포함하므로 적절하다. 정반대로, 만일 영상의 배경 영역과 같이

지역 변화량이 낮을 때(예를 들어, $\sigma_L{}^2$에 가깝게), 출력이 지역 평균값, m_L과 가까울 것이다. 이것은 가장자리를 유지하는 동안 잡음을 줄인다. 이 특정한 마스크는 **최소 평균 제곱 오류** (Minimum Mean Square Error, MMSE) 마스크라 한다.

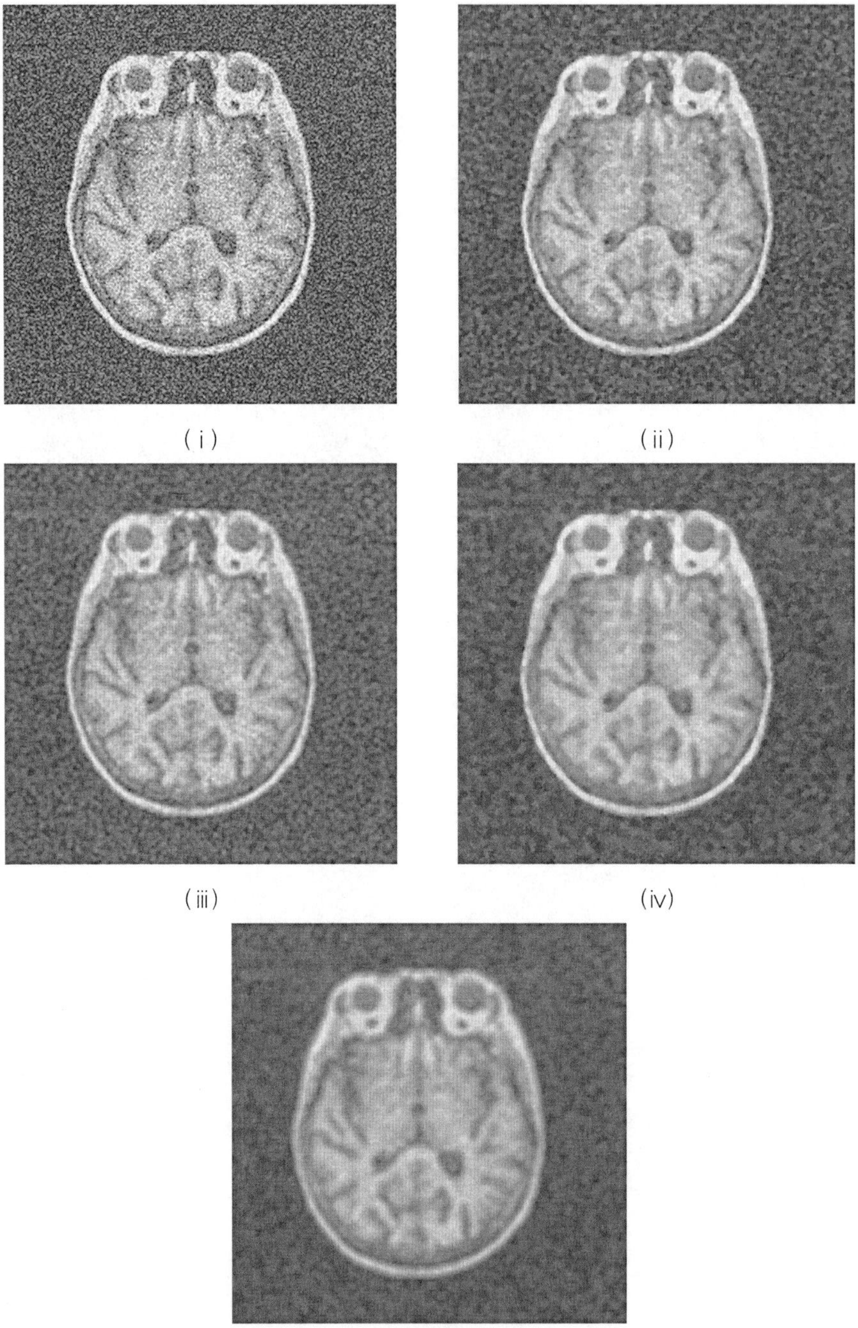

그림 8.6 (i) 가우스 잡음($\sigma=40$)으로 저하된 영상 (ii) 3×3 중간값 마스크 (iii) 5×5 중간값 마스크 (iv) 3×3 평균화 마스크와 (v) 5×5 평균화 마스크로 컨벌루션한 효과

적응적 마스크의 다른 예로는 이웃 크기가 특정한 기준과 만나도록 변하는 것이다. 이러한 마스크의 예는 쿠와하라(Kuwahara) 마스크이다. 비록 이것이 다양한 다른 이웃 모양에 대해 구현되지만, L이 정수인 $J=K=4L+1$의 크기를 가지는 정사각형 이웃에 대해 묘사될 것이다. 창은 그림 8.7에서 보여지는 것처럼 네 개의 겹치는 작은 이웃으로 분할된다($i=1, 2, 3, 4$). 평균 밝기 m_i과 변화량 σ_i^2이 네 영역의 각각에서 측정된다. 창내 중심 화소의 출력 값은 가장 작은 변화량을 가지는 서브-이웃의 평균값으로 정해지게 된다. 그러므로, 잡음이 줄어들고 가장자리는 선명해진다(그림 8.8).

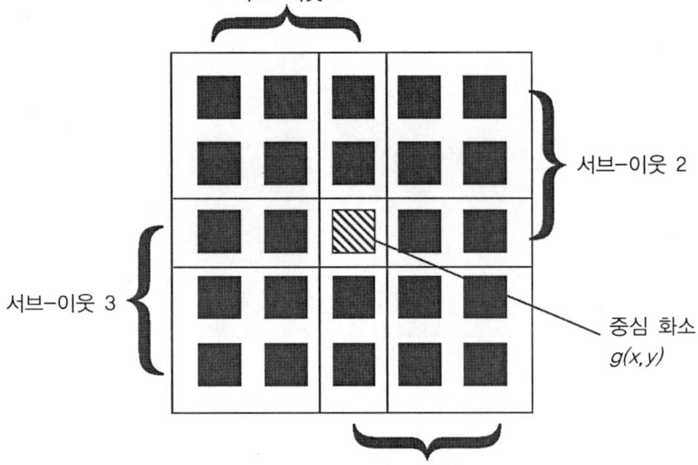

그림 8.7 네 개의 정사각형 영역이 쿠와하라 필터로 인해 정의된다. 이 예제에서는 $L=1$이고 $J=K=5$이다. 각 영역은 $[(J+1)/2]\times[(K+1)/2]$

적응적 중간값 마스크는 소금-후추 잡음을 제거하는데 더 나은 성능 향상을 위해 구성될 수 있다. 한 가지 방법은 이웃 표준편차의 주어진 배수보다 많이 선택된 이웃 창에서 다른 화소를 검출하고 단지 이러한 화소를 이웃의 중간값으로 바꾸는 것이다. 이 마스크의 원칙은 만일 알맞은 샘플 추출이 정해졌을 때, 떨어진(극의 값) 화소가 발견되는 일이 없다는 것이다. 그림 8.9는 소금-후추 잡음으로 오염된 영상에 이러한 필터의 효과를 보인다. 결과(그림 8.9(ii))는 전역 3×3 중간값 마스크(그림 8.6(ii))를 적용한 결과와 비교되어야 한다. 이 두 결과(그림 8.9(iii)) 사이 차이점은 크지는 않지만, 차이가 있다. [실습 8.1]은 이러한 적응적 중간값 마스크로 실습한 것을 보인다.

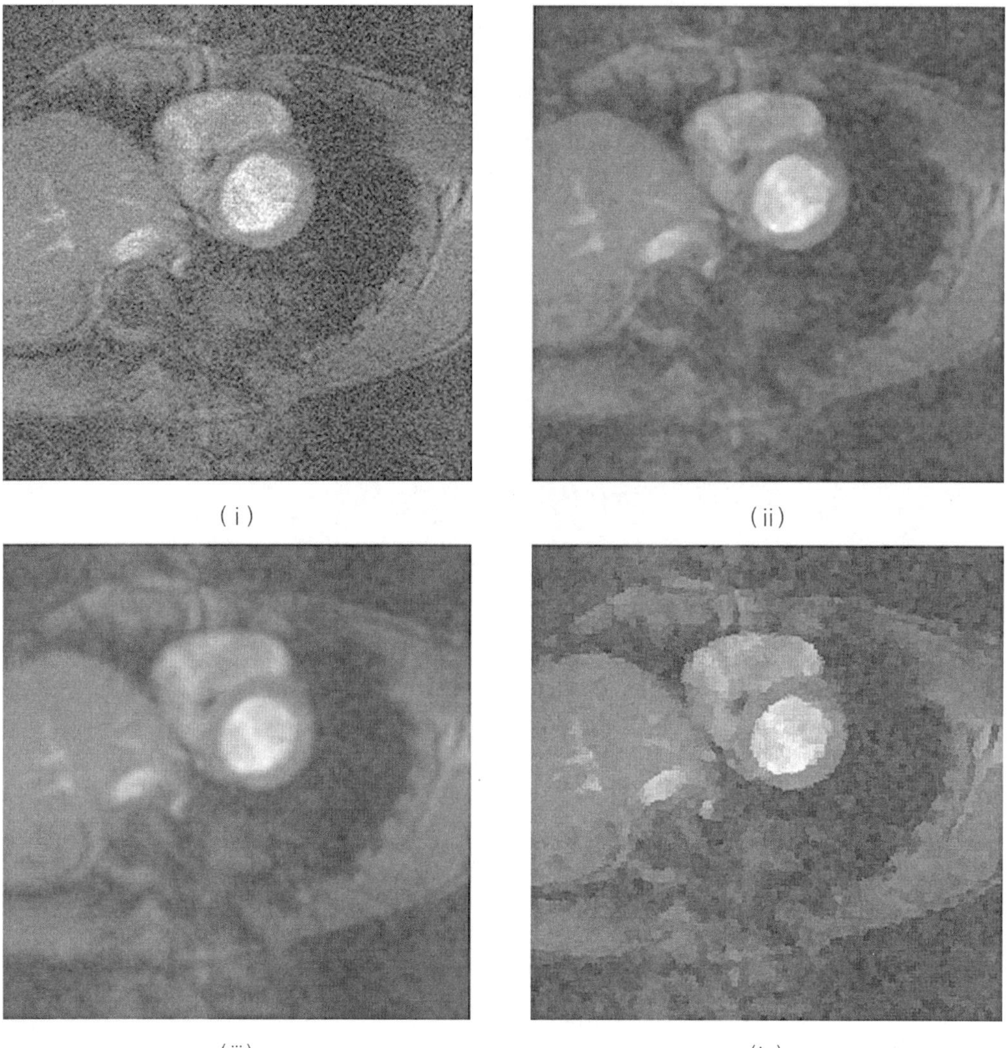

(i) (ii) (iii) (iv)

그림 8.8 (i) 잡음 영상 (ii) 5×5 중간값 마스크 (iii) 5×5 평균화 마스크와 (iv) 5×5 쿠와하라 마스크로 컨벌루션한 효과

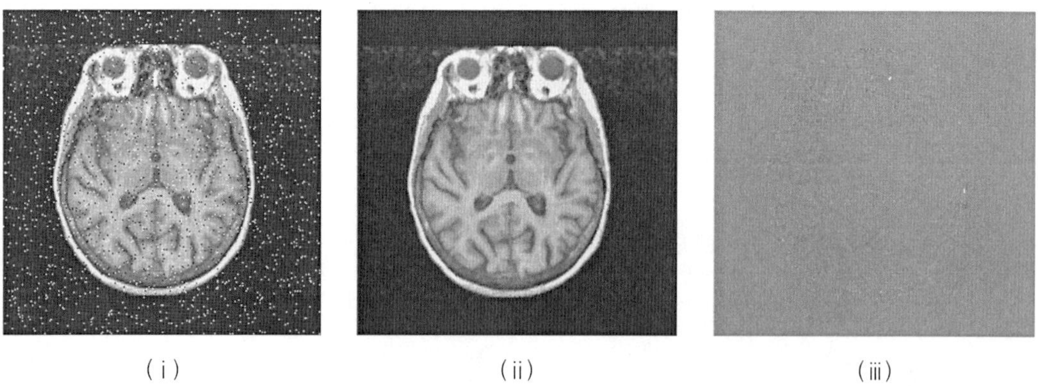

(i) (ii) (iii)

그림 8.9 (i) 소금-후추 잡음을 가지고 있는(그림 8.2(i)와 같은) 256×256 영상 (ii) 적응적 중간값 필터를 사용한 컨벌루션 효과(1.0의 배수를 사용) (iii) 영상 (ii)와 그림 8.2(ii)에서의 차이점

다른 종류의 적응적 중간값 마스크는 관심 있는 화소 이웃 내에 있는 화소값들의 통계에 의존하여 동작되는 동안 이웃의 실제 크기가 변화한다(명목상의 값에서 증가). 예를 들어, 만일 화소값의 범위가 어떠한 선택된 레벨보다 낮을 때, 이웃 크기는 커질 수 있다. 이웃 크기는 관심 있는 다음 화소 전에 재설정된다.

8.4 흐려짐(Blurring)

흐려짐은 점상강도분포함수(PSF)나 입력 점 소스에 대한 영상시스템의 출력인 시스템 임펄스 응답으로 특성화 된다. 대부분의 흐려짐 과정은 선형으로 고려되고, 그러므로 공간적으로 변함없는 점상분포함수를 이용하여 컨벌루션으로 기술될 수 있다. 이는 마치 입력되는 신호를 흐려지게 하는 시스템 내에서 내부 흐려짐 마스크 역할을 한다. 이 내부의 마스크 또는 점상강도분포함수는 보통 가우스로 표현된다. 핵 의학 영상의 감마 카메라로 만들어진 흐려짐은 눈에 띄게 다르다. 이것은 비록 대칭적, 비유동적인 단층 X선 사진 촬영 장치의 점상강도분포함수로 자주 추정되기는 하지만 사실은 비선형이다.

공간적 영역에 있는 컨벌루션과 같이, 흐려짐은 주파수 영역 안에서 흐려짐 과정의 (광학적) 전달함수(OTF)나 그것의 크기, 변조전달함수(MTF)를 곱함으로서 설명될 수도 있다(그림 8.10).

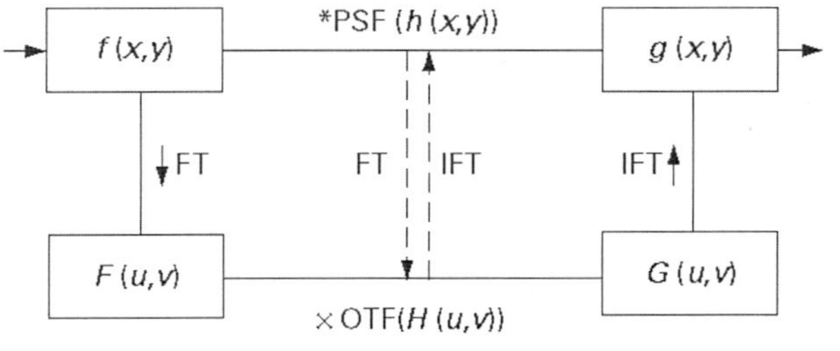

그림 8.10 결점이 있는 영상시스템에 의한 영상화는 PSF 시스템의 컨벌루션이나 대안적으로 MTF에 의한 주파수 영역에서의 곱함을 수반한다.

가시광선 굴절이 분명해지는 파장의 순서대로 영상 장비의 화질을 제한하게 되면서, 분산이 추가적인 흐림을 도입하고, 렌즈와 거울이 시각적인 결함을 가진다. 간단한 투상 X선 시스템에서 초점 명암도 분포와 빔 한계 구멍은 유한 점상강도분포함수를 야기한다. X선 형광 투시법에서는, 입력 형광 화면에 있는 요오드화 결정의 제한된 크기와 영상 증배관(II)에서 전자들의 초점을 맞추는 데 결점이 점상강도분포함수를 만들게 된다. 직접적이나 디지털 방사선에서, 반도체 탐지기의 크기는 흐림을 일으키는데, 이는, 그들이 영역별 빛을 특정한 점들에서 샘플링하는 것이 아니라 평균을 내기 때문이다.

8.4.1 흐려짐 제거

흐림 현상을 모델링하고 원본 영상을 복원하기 위한 역 과정을 적용함으로서 영상시스템에 의해 흐려진 영상을 다시 복원하는 것이 가능하다. 출력이나 흐려진 영상 $g(x, y)$는 객체 장면이나 영상시스템의 점상강도분포함수, $h(x, y)$로 중간 영상인 입력 영상 $f(x, y)$를 컨벌루션함으로써 얻어질 수 있다.

$$g(x, y) = f(x, y) * h(x, y) \tag{8.15}$$

원칙적으로 시스템의 점상강도분포함수, $h(x, y)$로 알려져 있다면, 역 필터링이나 디컨벌루션을 사용하여 흐려진 영상에서 원본의 입력 영상은 쉽게 복원 될 수 있다. 저하된 과정의 동등한 주파수 영역 묘사는

$$G(u, v) = F(u, v) \cdot H(u, v) \tag{8.16}$$

여기서 G, F와 H는 각각 f, g와 h의 푸리에 변환이다. $H(u, v)$는 영상시스템의 변조전달함수이다). 주파수 도메인의 분할은 $F(u, v)$를 만든다.

$$F(u, v) = G(u, v) \cdot H(u, v) \tag{8.17}$$

여기서 역 푸리에 변환을 사용하여 원본 영상을 얻을 수 있다. 그래서 디컨벌루션은 영상시스템의 변조전달함수를 사용한 흐려진 영상의 분할을 통해 얼룩을 없앨 수 있다.

가우스 점상강도분포함수라 할지라도 디컨벌루션의 결과는 보통 만족스럽지 못하다(그림 8.11). 변조전달함수의 작은 값들은 분할 중에 디컨벌루션된 영상을 지배하는 매우 큰 값들을 만들어낸다. 이 영향은 [실습 8.2]에서 보인다.

실제로 영상은 흐려짐처럼 잡음에 의해서도 저하된다. 잡음이 있는 영상 복원은 힘든 역 문제이기 때문에 어렵다. 애매모호함 없이 원본 영상을 저하된 영상에서 결정하는 충분한 정보가 없다.

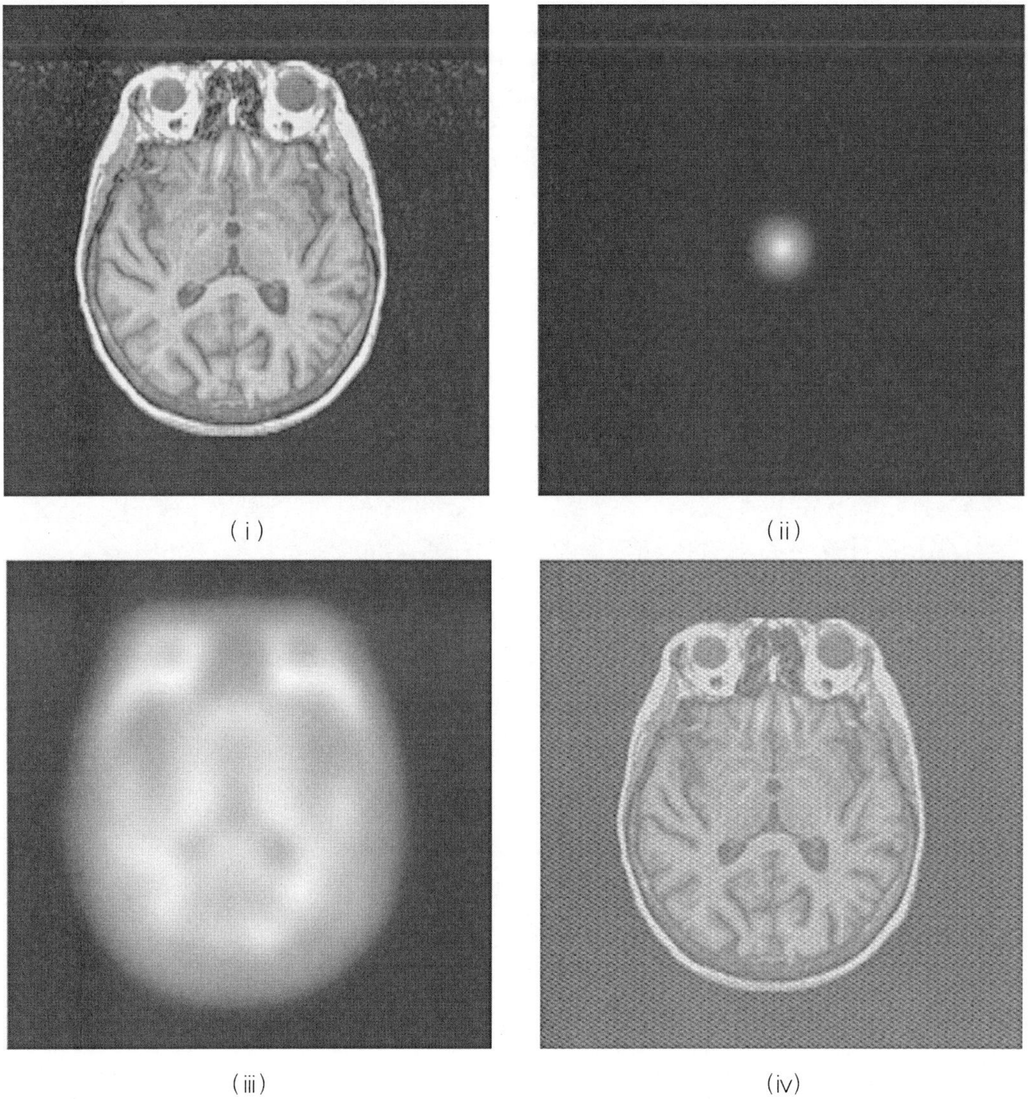

그림 8.11 (i) 영상 (ii) 가우스 흐려짐이나 점상강도분포함수 (iii) (i)와 (ii) 컨벌루션 결과 (iv) (iii)와 (ii)의 디컨벌루션의 결과

8.5 영상 저하의 모델링

만일 잡음이 부가적이면(그림 8.12), 선형, 공간적으로 변하지 않는(LSI) 영상시스템에서의 저하된 영상은 다음과 같이 구해진다.

$$g(x,\ y) = f(x,\ y) * h(x,\ y) + n(x, y)$$

이것은 식 (8.5)이다.

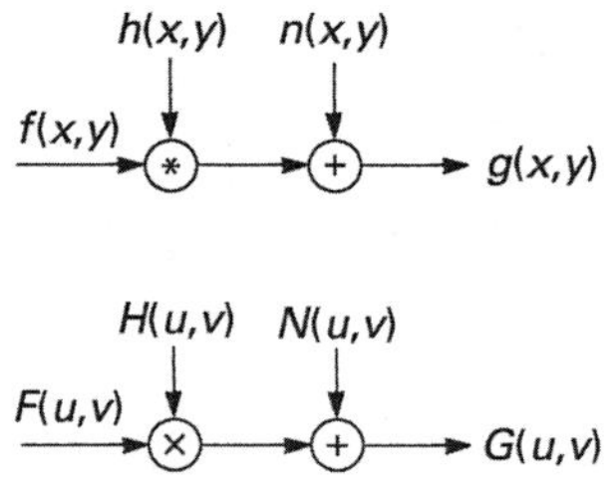

그림 8.12 불완전하지만 공간적(위) 그리고 주파수(아래) 영역에서 보여진 것처럼 흐려짐과 잡음을 만드는 선형적, 영상시스템을 사용한 영상

푸리에 변환을 사용하면,

$$G(u,\ v) = F(u,\ v) \cdot H(u,\ v) + N(u,\ v) \tag{8.18}$$

이를 다시 정렬하면 다음과 같은 결과를 얻는다.

$$F(u,\ v) = G(u,\ v)/H(u,\ v) - N(u,\ v)/H(u,\ v) \tag{8.19}$$

이 식에서 이론상으로 역 푸리에 변환을 사용하여 원본의 저하되지 않은 영상을 복원한다.

잡음과 흐려짐을 모두 제거하는 과정을 (**직접적인**) **역 필터링**이라 한다. 그러나, 잡음이란 용어를 사용한 것은 문제가 된다. 잡음이 무작위이고 일반적 광대역 일 때, 영상시스템의 변조전달함수, $H(u,\ v)$는 차단 주파수를 넘어서 영으로 떨어진다. 결과는 비록 잡음 파워가 작고, 영에 의한 나눗셈 때문에 수치가 넘치는 일이 일어나도, 잡음이 시스템 차단 주파수를 넘어 공간적 주파수에 대한 복원을 넘어선다. 실제로 이는 매우 안 좋은 성능 결과를 낳는다.

8.5.1 위너(Wiener) 필터

가장 전형적인 해결책은 주파수 영역 내에서, 잡음이 독점하는 주파수를 제거하기 위해 위너 필터링을 쓰는 것이다. 위너 필터는 추가적인 가우스 잡음을 가진 최소 사각형에서, 저하되지 않은 영상을 가장 잘 측정하는 알맞은 필터이다. 예를 들어, 이것은 변질되지 않은 영상, $f(x,\ y)$의 측정값인 $\hat{f}(x,\ y)$를 찾는데, 이는 그들 사이의 평균 제곱오차를 최소화한다. 이는 8.2.1절에서(**최소 평균 사각형 오류**(MMSE) 마스크) 소개한 적응적 마스크이다. 여기서 오류는 다음과 같이 얻어진다.

$$e^2 = E\{(f(x,\ y) - \hat{f}(x,\ y))^2\} \tag{8.20}$$

여기서 $E\{.\}$는 인수의 기댓값이다. 그러나, MMSE의 측정값을 정확하게 얻기 위해, 신호대잡음비는 모든 주파수에서 정확히 알아야 한다.

$$\hat{F}(u,\ v) = \frac{1}{[H(u,\ v)]} \cdot \frac{[|H(u,\ v)|^2]}{[|H(u,\ v)|^2 + (|N(u,\ v)^2|/F(u,\ v)|^2)]} \cdot G(u,\ v) \tag{8.21}$$

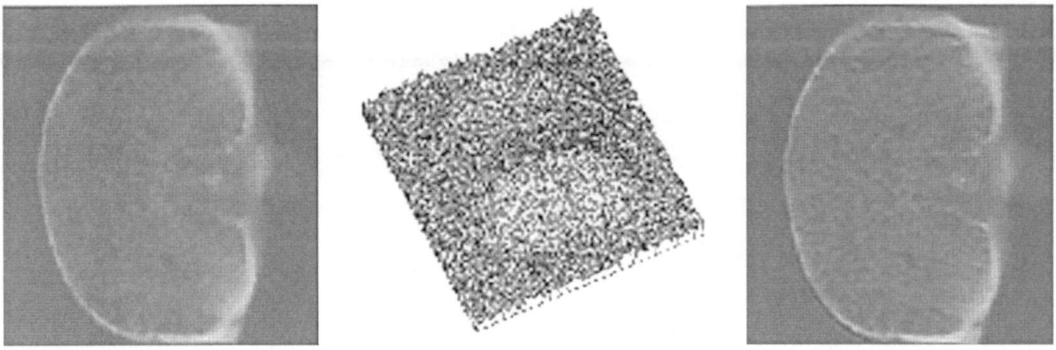

(i) (ii) (iii)

그림 8.13 (i) 등골뼈의 횡단면 영상 (ii) X선 영상시스템의 점상강도분포함수를 그린 것 (iii) K=10을 가진 위너 필터링을 사용하여 복원한 영상(Radiography, 2001, 7, 255-62.)

여기서 $|N(u,\ v)|^2$, $|F(u,\ v)|^2$는 각 잡음과 저하되지 않은 영상의 파워 스펙트럼이다. 식 (8.20)과 (8.19)의 비교는 $H(u,\ v)$과 $|N(u,\ v)|^2$가 같은 값 u와 v에 대해 영인 경우 외에는 무한대로 확대되지 않는다. 다행히, 대강의 근사값도 대부분 매우 잘 맞는다. 예를 들어,

$$F(u,\ v) = \frac{1}{[H(u,\ v)]} \cdot \frac{[|H(u,\ v)|^2]}{[|H(u,\ v)|^2 + K]} \cdot G(u,\ v) \tag{8.22}$$

여기서, K는 모든 주파수에 대해 평균한 영상의 신호대잡음비의 역이다. 더 편리하게, K는 잡음에 대한 선명도를 균형 맞추기 위하여 선택된 조절 가능한 실증적인 매개변수로 고려된다. 위너 필터링을 사용하여 복원된 영상들은 직접적 역 필터링을 사용하여 만들어진 것 보다 더 좋다.

위너 필터링은 점상강도분포함수(PSF)와 같이 영상 평면에서 초점의 핀홀을 이용하여 등골뼈의 투영 방사선 사진을 복원하기 위해 사용될 수 있다(그림 8.13). [실습 8.3]은 위너 필터링의 연습문제를 제공한다.

위너 필터링은 영상 재복원을 위해 잡음을 줄이는 것에 집중한 보존적인 과정이다. 이는 평균제곱오차를 최소화하는 것의 부산물이다. 전형적인 위너 디컨벌루션은 추가적인 잡음을 가진 선형의, 공간적 변함없는 시스템만을 다룰 수 있지만, 이것은 많은 종류의 저하를 위해서 타당한 접근이다. 회전을 포함하는 움직임 흐림이나 혼수상태, 난시, 상면의 만곡과 같은 과정들인 공간적으로 변하는 과정들은 더 어렵다.

다른 문제는 대부분의 영상이 매우 **비정상**으로, 예로, 신호가 영상 내에서 눈에 띄게 바뀐다는 것이다. 영상의 어떤 부분에서는 디테일이나 가장자리, 즉 고주파 요소이다. 다른 부분에서는 비교적으로 균등한 그레이 값, 즉 저주파 요소이다. 이 잡음 내용 또한 비정상이다. 최종적인 결론은 식 (8.23)에서 가정된 것처럼, 영상에 적용할 전역적인 신호대잡음비가 없다는 것이다. 그리고, 이는 위너 필터를 복잡하게 한다. 만일 점상강도분포함수를 복원하는 것이 대부분의

경우처럼, 영상의 크기보다 비교적 작더라도, 신호대잡음비는 영상의 다양한 부분에서 얻어 질 수 있고 그러한 영역만 복원 하도록 쓰여진다. 그러나, 이러한 계획은 컴퓨터상의 비용이 비교적 크다. 다른 대안으로는 복원된 영상의 부드러움에 제약을 부여하여 잡음 민감성 문제를 조절하는, 제한된 최소 사각형 필터링을 쓰는 것이다. 그러나 더 정확한 수학적 기본을 가지고도, 제한된 최소 사각형 필터링의 결과는 매개변수 K의 수동적인 조절을 가진 전형적인 위너 필터링에 대해 언제나 시각적으로 월등한 것은 아니다.

8.5.2 다른 필터들

위너 필터링은 **기하학적 평균 필터**를 주기 위해 일반화되어 질 수 있다.

$$\hat{F}(u,\ v)=\frac{[H^*(u,\ v)]^{\alpha}}{[|H(u,\ v)|^2]}\cdot\frac{[H^*(u,\ v)]^{1-\alpha}}{[|H(u,\ v)|^2+\beta(|N(u,\ v)^2/F(u,\ v)|^2)]}\cdot G(u,\ v) \tag{8.23}$$

여기서 α와 β는 두 개의 양의 정수이다. 이것은 필터의 가계를 나타낸다.

- $\alpha=1$일 때, 이것은 역 필터로 줄어든다.
- $\alpha=0$일 때, 이것은 매개변수 위너 필터로 바뀌며, 이것은 $\beta=1$일 때 표준 위너 필터로 줄어든다.
- $\alpha=1/2$이고, $\beta=1$일 때, 이것은 **스펙트럼 균등 필터**로 보통 불린다.

다양한 반복의 디컨벌루션 방법은 위너 필터나 낮은 신호대잡음비를 가진 영상의 변형들 보다 더 나은 성과를 보이지만, 그들의 주문제작한 프로그램 없이 표준 영상 소프트웨어를 이용하여 쉽게 구현될 수 없다.

8.6 블라인드 영상 복원

대부분의 영상 복원 방법은 영상시스템(예를 들어, 점상강도분포함수)과 잡음 파워 스펙트럼의 지식에 기반을 둔다. 만일, 이들이 알려져 있지 않았거나 저하된 영상 정보가 관찰된 영상 자체에서 추출해 내야 할 때, 이 작업은 **블라인드 영상 복원**이라 한다. 시스템 점상강도분포함수는 점 광원에서 일어난 것으로 추정되거나 추측된 날카로운 가장자리에서 작은 객체를 영상 내에서 분리하여 얻어진다. 잡음 공분산 함수는 비교적 균등한 배경의 영상 공분산을 측정하거나 잡음 파워 스펙트럼을 얻기 위한 푸리에 변환(FT)을 측정함으로써 얻어진다.

8.7 기하하적 왜곡

영상은 영상시스템 내에서 관측 내에 다른 크기에 기인하여 기하하적으로 왜곡될 수 있다. 만일 확대가 축을 따라서 작게 확대 되었을 때 볼록 일그러짐 왜곡 현상(barrel)이 생긴다. 만일 이것이 축을 따라서 크게 확대 되었을 때 오목 일그러짐 왜곡 현상(pincushion)이 생긴다(그림 8.14).

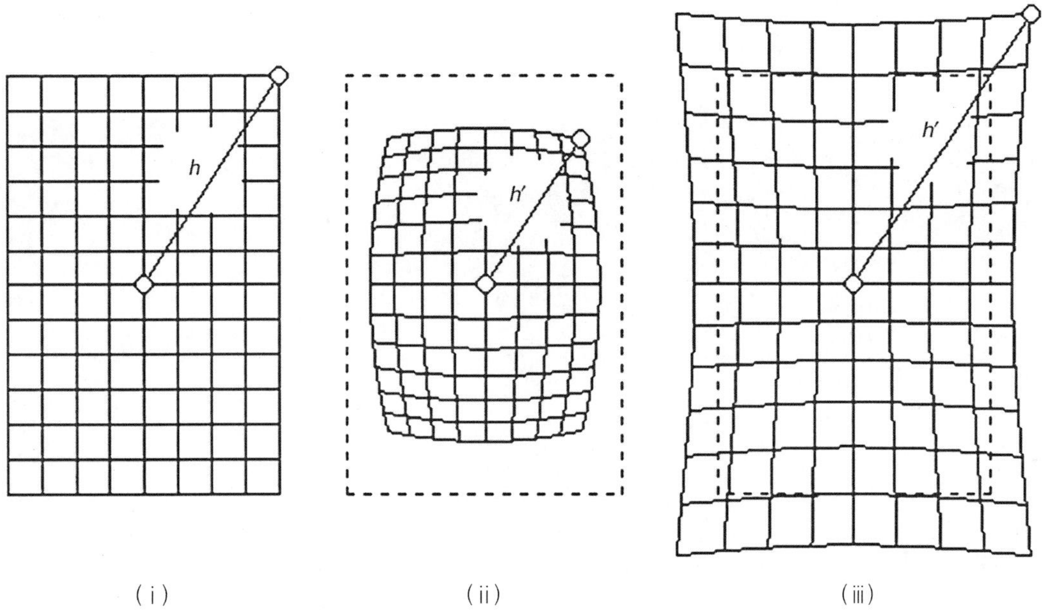

그림 8.14 (i) 원본 객체 (ii) 볼록 일그러짐 변형을 보여주는 영상 (iii) 오목 일그러짐 변형을 보여주는 영상

왜곡의 양은 다음과 같이 표현된다.

$$\text{왜곡}(\%) = ((D_2/nD_1)) - 1) \times 100\% \tag{8.24}$$

여기서, D_1는 영상 내의 작은 중심 정사각형의 대각선 길이이고, D_2는 영상 내의 가장 큰 정사각형의 대각선 길이이며, n은 객체 내 이들의 크기 비율이다.

오목 일그러짐 변형은 형광 투시경 영상에서 보통 확인된다(그림 8.15). 축 외축에서 벗어난 전자들이 그들의 이상적인 경로에서 벗어나는 경향이 있어, 영상의 축 외축에서 벗어난 큰 확대가 일어난다.

일반적으로, 아직 사진술에서는, 특별 형식에 대한 표준 렌즈는 초점거리가 영상 프레임이나 디지털 감광 장치의 대각선 길이와 대략 같다. 36×24 mm 포맷을 가진 풀 프레임 35 mm 카메라의 경우, 대각선 길이가 43.3 mm이고 일반적으로 대부분의 제조사들이 쓰는 표준 렌즈는 50 mm이다. 광각렌즈는 짧은 초점거리를 가지고, 비록 보통 원형 객체의 전체나 부분적으로 영상이 맵되어 있는 것처럼 보일 때, 어느 정도의 볼록 일그러짐이 있긴 하지만, (그림 8.16(ⅰ)) 대부분 필름 평면에서 다소간 직선 영상을 만들어낸다. 직선 영상을 만들지 않는 극한 광각렌즈는 어안 렌즈라 불리며(그림 8.17), 매우 심각한 볼록 일그러짐을 만들어 낸다. 두 가지 종류의 어안 렌즈가 있다. 첫 번째는 180도의 모든 방향의 시야를 가지고 35 mm 필름에서 원형 영상을 만들어낸다. 이 렌즈들은 보통 8 mm의 초점거리를 가지고 있다. 두 번째로, 더 흔한 어안 렌즈의 종류는 "풀 프레임 어안"으로 불리며 180도의 대각선 시야를 가진다(보통, 수평선의 범위는 140도 정도로 되고, 수직선은 90도이며, 그들은 초점거리 16 mm를 가진다). 어안 렌즈는 보통 넓은 시야 확보를 위해 집 앞문 안에 보안 장치로 설치된다. 반면 긴 초점거리나 망원사진 렌즈는 오목 일그러짐 변형을 보여 준다(그림 8.16(ⅱ)).

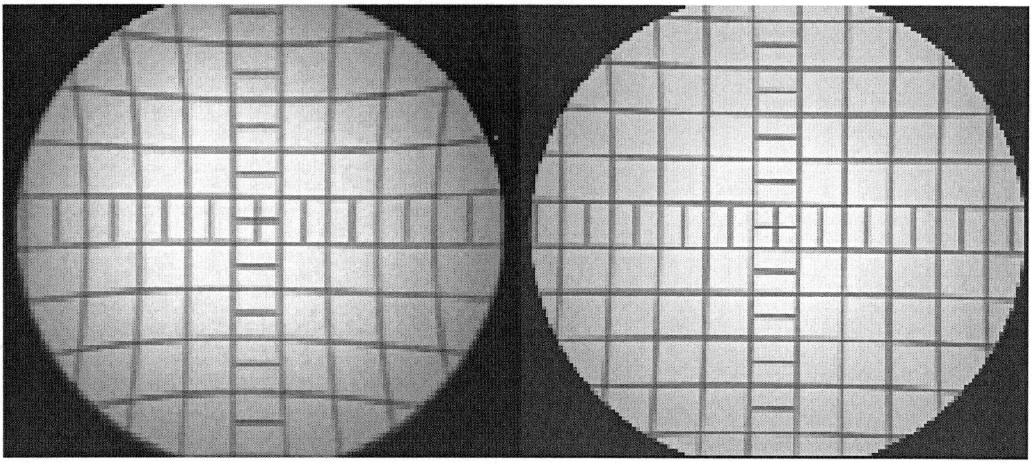

그림 8.15 오목 일그러짐 변형에 의한 영상들. 왼쪽은 오른쪽보다 더 심한 왜곡이 있다.

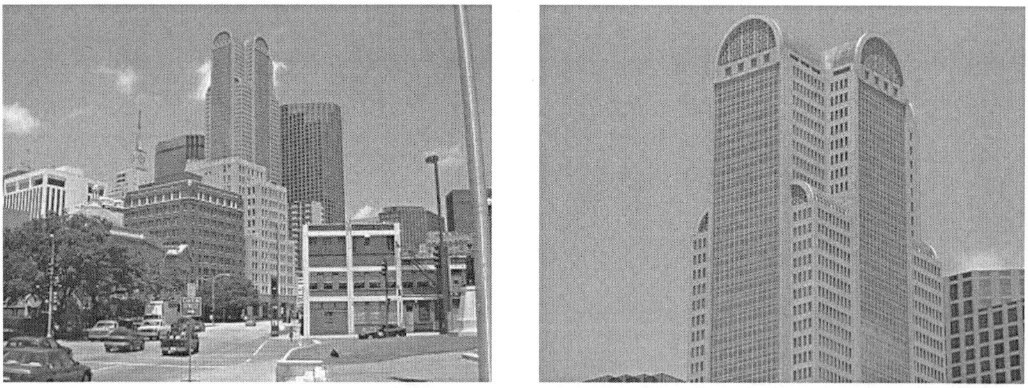

(ⅰ) (ⅱ)

그림 8.16 (ⅰ) 광각 렌즈를 사용한 영상으로서 볼록 일그러짐 변형을 보인다. (ⅱ) 약간의 오목 일그러짐 변형을 보여주는 망원사진 렌즈를 사용하여 찍은 영상. 컬러 화보 참조(p.197)

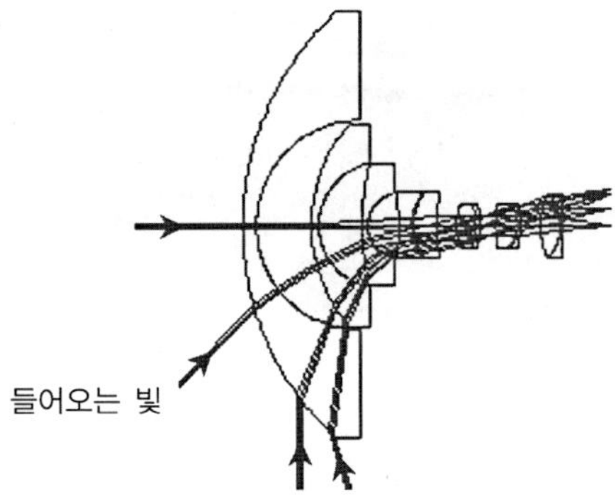

■ **그림 8.17** 어안 렌즈의 아래 반쪽으로 들어오는 빛 광선

배럴과 바늘겨레 변형은 서로 정반대이다. 같은 많은 바늘계레 변형을 가져오는 렌즈로 투시하거나 관측하여 영상 내 배럴 변형을 수정한다.

일반적인 아핀(affine) 변환은 비례 신축, 회전, 이동과 같은 단순한 공간적 변환을 모델화하기 위해 쓰이는데(6.3절), 이는 영상 비틀림 동작을 만들 수 있는 조합이다(그림 8.18(ii)). 평행선들은 평행으로 남기고, 직선들은 직선으로 남지만, 각도는 모양을 유지하지 않는다. 일반적인 아핀 변환은 행렬 A를 사용하여 점 (x, y)을 (x', y')으로 변환하는 것을 나타낸다. (x', y')에서 원래 점인 (x, y)을 복원하기 위해, 행렬 A^{-1}의 역을 찾아야 한다. 왜곡되고, 왜곡되지 않은 영상 내에서의 위치가 알려진 몇 개의 선택된 제어점들을 사용하여 기하학 변환을 구체적으로 명시 할 수 있다. 아핀 변환에서는 세 개의 일치하는 점들의 세 짝이 여섯 개의 계수를 찾는데 충분하다.

$$\begin{bmatrix} x' \\ y' \\ 1 \end{bmatrix} = A \begin{bmatrix} x \\ y \\ 1 \end{bmatrix} = \begin{bmatrix} a_{xx} & a_{xy} & b_x \\ a_{yx} & a_{yy} & b_y \\ 0 & 0 & 1 \end{bmatrix} \begin{bmatrix} x \\ y \\ 1 \end{bmatrix} \tag{8.25}$$

일반적인 아핀 변환은 맵 투영에서처럼 투영적 변환으로 확대될 수 있다(여기서 직선은 직선으로 남고, 평행선은 평행으로 남지 않는다)(그림 8.18(iii)). 더 일반화는 변환이 다항식으로(그림 8.18(iv)) 묘사될 수 있는, 영상의 비선형 공간적 뒤틀림을 제공한다. 제어점으로 제한된 영역 내에서 왜곡/뒤틀림 현상인 경우는 쌍일차 방정식의 쌍으로 모델화될 수 있다.

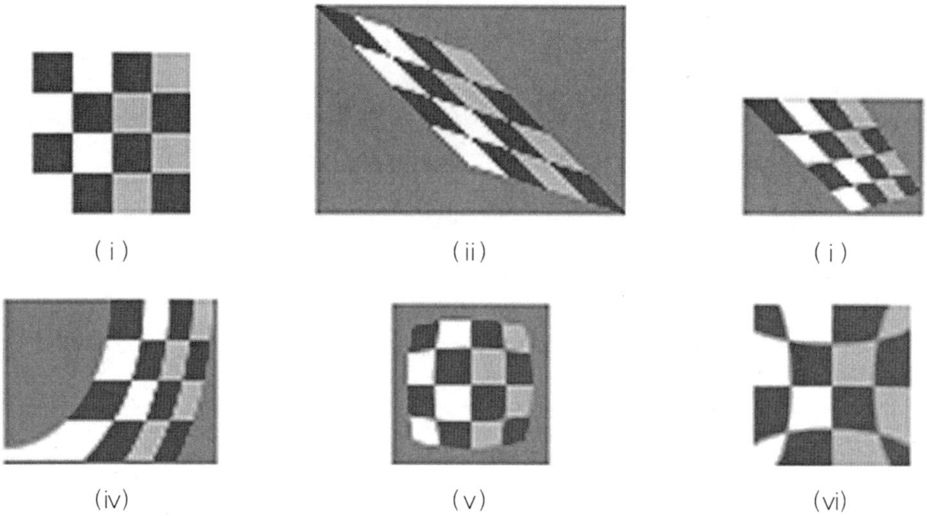

그림 8.18 (i) 원본 영상 (ii) 아핀 변환 (iii) 투영적 변환 (iv) 2차 다항 변환 (v) 볼록 변환 (vi) 오목 변환

$$x' = c_0 + c_1 x + c_2 y + c_3 xy \tag{8.26}$$

그리고,

$$y' = d_0 + d_1 x + d_2 y + d_3 xy \tag{8.27}$$

만일, 각 영상 내에 있는 4개의 대응되는 제어점이 알려지면, 계수는 계산 될 수 있다. 계수는 제어점에 의해 경계되는 사각형내 모든 화소를 변환하기 위해 사용될 수 있으며, 수정된(왜곡되지 않는) 영상을 회복하기 위해 사용될 수 있다. 2차 다항식 뒤틀림은 다음과 같이 표현 된다.

$$x' = c_0 + c_1 x + c_2 y + c_3 xy + c_4 x^2 + c_5 y^2 \tag{8.28}$$

$$y' = d_0 + d_1 x + d_2 y + d_3 xy + d_4 x^2 + d_5 y^2 \tag{8.29}$$

정육면체는 볼록(그림 8.18(v))과 오목(그림 8.18(vi)) 변형에 포함된다.

정반대 번지 계산은 보통 x'와 y'에 대해 음이 아닌 정수 값을 가지게 하고, 그레이레벨 보간법(6.3절)은 수정된 영상을 위한 정수 좌표 위치에서의 화소값을 찾기 위해 필요하다. 가장 간단한 해결책은 최근접이웃법(nearest-neighbor)이나 0차 보간법(zero-order interpolation)인, 정수의 위치에 대해 가장 가까운 역 번지의 화소값을 선택하는 것이다. 계산하는 것은 간단하나, 이 방법은 고화질 영상의 직선 가장자리의 왜곡 등 원하지 않는 인공 산물을 만들어 내는 단점이 있다. 이 오류는 정수 위치에 있는 값들이 역 변환으로 얻어지는 네 가지의 가까운 음이 아닌 정수 위치의 평균화에서 얻어지는 이중 선형 보간법으로 상당히 줄어들 수 있다. 더 세련된 기술로는 2차입방체나 정육면체 B-스플라인 보간법이 있는데, 이것은 더 많은 계산적인 비용이 들게 된다.

왜곡되지 않는 기하학 왜곡을 고치는 것은 다른 영상 양식에서 얻어지는 영상을 등록하는 속편으로 자주 쓰여 진다. 그림 8.19는 바늘겨례 왜곡으로 변형된 영상을 왜곡되지 않게 하고 등록하는 결과를 보여준다.

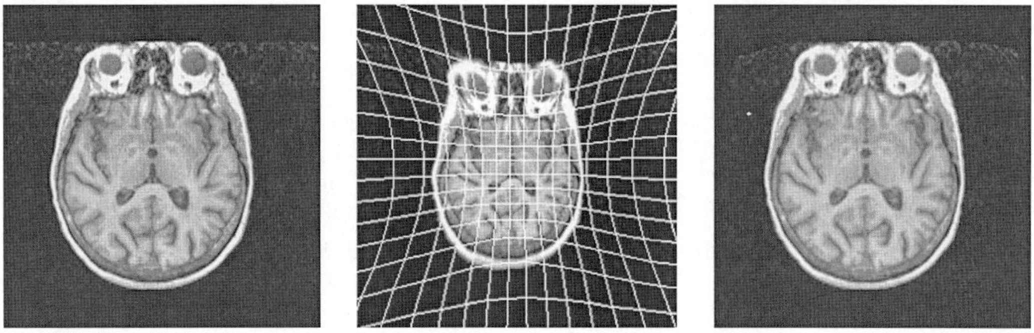

(i) (ii) (iii)

그림 8.19 (i) 왜곡되지 않음을 정의하기 위해 쓰여진 목표 영상 (ii) 계산된 변형 선을 가지는 비뚤어진(원본) 영상 (iii) 왜곡되지 않은 영상 (ii)의 결과

실습

실습 8.1 적응적 중간값 마스크

Image J에서 **salt-and-pepper1** 영상을 열고, 소금-후추 잡음을 줄이기 위해 3×3 중간값 마스크(Process/Filter/Median...1 화소의 반지름과 함께)를 사용하라. 다음에 적응적 중간값 마스크를 원본 영상에 사용하라(Plugins/Ch.8Plugins/Adpative_Median, k1, k2, k3를 모두 0으로 설정하고, Salt-and-PepperNoiseremoval를 확인한 후, 1.0을 표준편차의 배수로 입력). 두 가지 결과를 비교하고 다른 배수가 적응적 중간값 마스크에 더 나은 결과를 낳는지 확인해 보라. **salt-and-pepper2** 영상으로 반복해 보라.

실습 8.2 디컨벌루션

axialbrainMRI를 ImageJ에서 열어라. 가우스 점상강도분포함수를 이용하여 이것을 컨벌루션하여 좋지 않은 영상시스템을 모의실험 할 수 있다. $\sigma = 0.625$를 가진 5×5가 우수인 **Gaussian 5×5.txt**를 열고 그것을 확인하라. **Gaussianblur**는 가운데에 삽입된 영상이다. 이것을 ImageJ에서 열고 Draw Wireframe을 확인하고, Analyze/Surface Plot...으로 관찰하라. Process/FFT/FD Math...를 사용하고 **axialbrainMRI**와 **Gaussianblur**를 선택하고, 연산으로 Convolve하고, 역 변환을 체크하라. 결과 영상인 **Result**는 눈에 띄게 흐려진 영상이다.

디컨벌루션을 사용하여 원본 영상을 복원할 수 있다. Process/FFT/FD Math...를 사용하여, **Result**와 **Gaussian blur**를 영상들로 선택하고, 연산으로 Deconvolve를 선택, 그리고 역 변환을 체크한 후, 결과 **Result2**를 호출한다. 32비트 버전을 뺌으로서, Result2와 원본의 영상을 비교하라(Image/Type/32-bit, 이때 Process/Image calculator와 뺄셈).

bigGaussian을 사용하여 연습문제를 반복하면, 더 넓은 점상강도분포함수인, **Result3**를 얻게 된다. 원본 영상과 디컨벌루션의 결과를 비교하라. **Gaussian blur**보다 다소 덜 성공한 과정인가? 왜 그런가? 원본 영상, **axialbrainMRI**, **Result3**를 비교하라. 무엇이 차이점인가?

실습 8.3 위너 필터링

ImageJ에서 **blurred**의 영상을 열어라. 영상은 (움직임)흐려짐이다. 번호판을 읽기 위해 복원하려 한다. 흐려짐 현상을 7 화소 반지름의 방사적으로 대칭적인 균등한 평균화 필터로 흐려짐을 모델링한다. **pillbox**를 열어라. Proces/FFT/FD Math를 사용한 디컨벌루션을 이용하여 원본 영상을 복원하도록 시도하고, 성공하지 못하였는지 확인하라.

대신 위너 필터링을 사용한다. **Blurred** 영상의 SNR 값을 측정하기 위해 SNR 플러그인(5장 Plugins)을 사용하고, 그것의 역 값인 K를 측정하라. Plugins/Ch.8 Plugins/Wiener_filter를 클릭하고, 영상들, 출력 정확성(32비트), 그리고 복잡한 숫자 정확성(복수 정확성)을 명시하라. SNR의 역 값인, K의 값을 선택하고(이 플러그인에서 규격화 매개변수라 부른다), OK를 선택하라. 만일 너무 작은 K값이 사용되면, 위너 필터의 영향은 매우 작을 것이고, 만일 너무 큰 값이 쓰여 지면, 잡음도 더 날카로워 질 것이다. 다양한 K값을 시도하여 번호판을 가장 선명하게 읽을 수 있게 하는 값을 찾아라. 결과 영상의 색상 대비도 높여라. 잡음 줄임에 주로 사용되는 것이 K값이고, 얼룩 없애는 것의 양을 결정하는 것은 흐려짐 함수의 크기이다.

결과 영상 가장자리의 둘레 원형 패턴은 얼룩 없애기 PSF 내에서의 급격한 중단 때문이다, 예를 들어, **Pillbox** 영상. 급격한 중단을 사용하지 않는 **bigGaussian**과 함께 위너 필터링을 사용하라. 결과는 좋지 않을 것이고 이는 원본의 흐려짐을 잘 모델링 하지 않았음을 보여준다.

영상 **brainGB2**와 **boneGB2**는 2 화소의 반지름을 가진 가우스 흐려짐에 영향을 받는다. 알맞은 PSF를 만들어 이 흐려짐을 모델링하고 위너 필터링을 사용하여 제거해 보라.

실습 8.4 뒤틀림 없음과 등록

왜곡된(회전된) 영상 **distortbrain**와 원본 영상 **axialbrainMRI**를 열어라. 플러그인 UnwarpJ(Biomedical Imaging Group, Swiss Federal Institute of Technology, Lausanne (Sorzano *et al.*, 2005))는 정육면체 B-스플라인 보간법을 사용하여 “소스” 영상을 뒤틀림없도록 하고 이것을 “목표” 영상으로 등록한다. 이는 연산자에 의해 선택된 제어점에 의존하지 않고 완전히 자동 모드로 진행된다. Plugins/Ch.8Plugins/UnwarpJ에서 왜곡된 영상을 소스로 정하고 왜곡되지 않은 영상을 목표로 정한다. “Done”을 클릭하고 등록기간 동안 최근 영상 간의 차이점과 목표 영상에서 원천 영상으로 매핑되는 과정을 관찰하라. 뒤틀림 없음과 등록이 완료될 때, 결과는 세 개의 영상이 쌓여 있다. (i) 뒤틀림 없고 목표 영상에 맞게 등록된 소스 영상, (ii) 목표 영상, 그리고 (iii) 소스 영상과 같은 변형을 가진 소스 마스크.

왜곡된 영상 **distortbarium**와 원본 영상 **barium**을 가지고 반복하라.

연습문제

8.1 다음은 작은 흑백용 영상을 나타내는 배열이다. 만일 중간 16 화소가 다음과 같은 방법을 사용하여 변형되었을 때의 4×4 영상을 계산해 보라. (i) 3×3 평균 마스크, (ii) 3×3 중간값 마스크

17	51	97	125	34	23
35	96	228	245	85	47
56	128	205	245	118	58
85	230	254	202	186	86
188	240	210	150	122	96
96	102	204	88	56	11

8.2 양자화, SNR_q에 의한 신호대잡음비는 전반적으로 아날로그 대 디지털 변환기 (ADC)의 모든 범위 안에서 사인파형 입력을 사용하여 계산 될 수 있다. 오류는 가장 가까운 유용한 레벨에서 샘플링된 값 위치에 포함되고, 양자화 오류는 샘플링된 레벨 중 하나와 일치 할 때는 0, 그리고 샘플링된 값이 q로 분리된 두 개의 레벨에 중간에 위치 할 때는 최대 크기가 $\pm q/2$이다. ADC 비트의 함수로 SNR(dB)를 찾고, SNRq를 정의하라. (힌트: 평균 제곱 시그널은 $A^2/2$이고 여기서 A는 사인곡선의 진폭이다. 평균 제곱 잡음은 $q^2/12$이다(오류의 분포를 그리고, 제곱한 후 평균을 찾아라))

8.3 아마추어 사진사가 은행 강도를 찍으려 한다. 강도 승합차가 사진사 옆을 속도 내어 지나칠 때, 그는 승합차의 측면을 찍었다. 불행히도, 그가 움직이는 승합차에 맞추어 "카메라를 상하 회전"하는 것을 잊어서, 사진이 흐려져 있었고, 승합차의 번호판을 읽을 수가 없게 됐다. 영상을 복원하는 방법을 제안하라. 어떠한 흐려짐 기능을 써야 할까? 영상에서 추정될 수 있을까?

8.4 x 방향으로 균일한 가속 때문에 생긴 영상 흐려짐의 문제를 생각해 봐라. 만일 영상이 시간 $t=0$일 때 위치 x_0에서 움직이지 않고 있고 균일한 가속도 a로 가속 할 때, 영상의 위치는 시간 $t=T$일 때 $x=x_0+(1/2)aT^2$으로 구할 수 있다. 흐려짐 함수를 구하라. (셔터가 열리고 닫히는 시간은 무시하라)

8.5 잡음 비디오 카메라와 디지털화 장치를 사용하고 있는데, 잡음의 표준편차가 12 그레이레벨이다. 정밀도의 5그레이레벨 보다 더 필요로 하는 영상의 세부사항이 있다. 이러한 세부사항을 보기 위해서 얼마나 많은 영상을 평균 내어야 하는가?

Part III

영상 분석

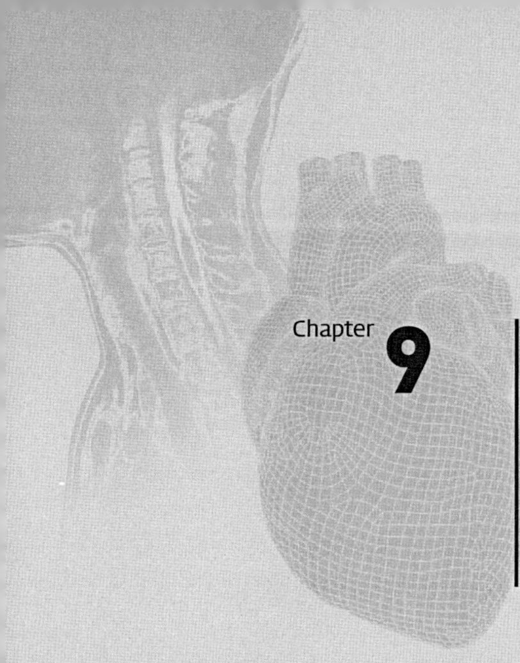

Chapter 9

형태적 영상처리

살펴보기

형태적 영상처리는 영상 내 객체의 형태와 구조에 대한 정보를 추출하거나 수정하기 위한 도구이다. 그레이스케일 영상 사용으로 확장될 수도 있지만 팽창, 침식 및 골격화와 같은 형태적 연산자는 이진 영상 분석에 특히 유용하다. 형태적 연산자는 비선형이며, 일반적인 용도는 필터링, 가장자리 검출, 특징 검출, 영상에서 객체 계산, 영상 분할, 잡음 감소와 객체의 중간선 탐색 등이 포함된다.

학습목표

제9장을 읽고 난 후에, 다음과 같이 할 수 있다.

1. 디지털 영상에서 거리를 정의하는 세 가지 방법에 대해 설명
2. 주요 형태학 연산자에 대한 알고리즘 설명
3. 잡음 감소 및 객체 분리와 같은 특정 처리 작업을 수행 할 적절한 형태학 연산자 선택
4. 간단한 형태를 감지하기 위해 적중-또는-실패(hit-or-miss) 변환에 적절한 구조 요소 사용
5. 골격화와 중간 축 변환 사이 구별
6. 그레이스케일의 형태적 처리에 대한 응용 논함
7. 다양한 처리 작업에 대한 적절한 형태적 연산 수행

9.1 수학적 형태학

수학적 형태학 분야는 집합 이론과 같은 간단한 수학개념과 이진 영상의 경우에는 "AND", "OR", "XOR"같은 (불리언) 논리 연산을 기반으로 하며 영상처리에 있어 다양한 연산자들을 소개한다. 예를 들어, "합집합" 연산자, A∪B는 이진 영상에서 OR 연산과 동일하고, "교집합" 연산자 A∩B는 이진 영상에서 AND 연산과 동일하다(부록 B).

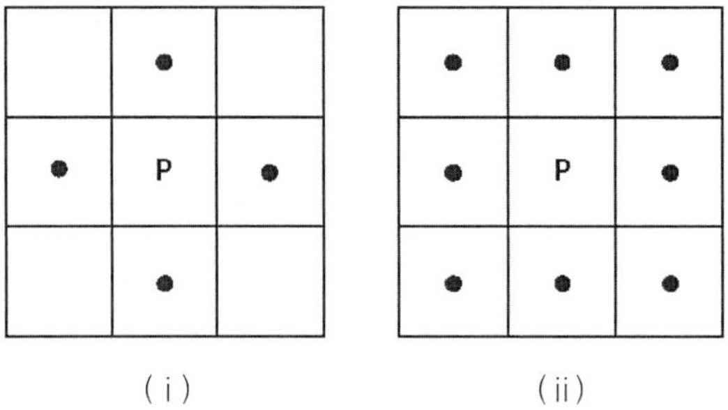

그림 9.1 2차원 영상에서 연결성. (i) 4 연결성 – 각 화소(P)는 4개 연결된 이웃(*)을 가지고, (ii) 8 연결성 – 각 화소(P)는 8 연결 이웃(*)을 가진다.

9.1.1 연결성

이진 영상에서 객체는 화소의 **연결 집합**으로 정의된다. 2차원 영상에서 연결은 **4-연결** 또는 **8-연결**(그림 9.1) 중 하나가 될 수 있다. 4-연결에서 각 화소(P)는 4개의 연결된 이웃 (N)–상, 하, 좌, 우가 있다. 대각선으로 접하는 화소는 연결된 것으로 간주되지 않는다. 8-연결에서 각 화소(P)는 연결된 이웃(N)–대각선 이웃 화소를 포함하여 8개의 연결된 이웃이 있다. 3차원 영상에서, 이웃은 6개, 18개, 혹은 26개로 연결될 수 있다.

이 원리는 거리를 다양한 시각으로 보게 한다. 4-연결된 이웃에서(N_4), 거리는 마치 직교형 도시 유형을 상상하면 쉽게 유추할 수 있는 **도시의 한 구획**(city-block), **택시캡**(taxicab) 또는 **맨해튼 거리**(Manhattan distance)로 알려져 있는데, 이는 맨하탄에서 택시가 운행할 수 있는 거리이다. 4개의 연결된 이웃의 거리는 다음과 같이 주어질 수 있다.

$$d_4(x,\ y) = |x_1 - x_2| + |y_1 - y_2| \tag{9.1}$$

수평 및 수직 단계가 있기 때문에 대각선 단계에는 두 거리가 있다. 특정 위치에서 같은 거리를 중심으로, 다이아몬드 모양을 형성한다. 8개의 연결된 이웃인 N_8에서, 체스의 왕이 움직일 수 있는 동작에 비유하여 거리를 **체비쇼프**(Chebyshev) 또는 **체스판**(chessboard)이라 부른다. 8개의 연결된 이웃의 거리는 다음과 같이 주어질 수 있다.

$$d_8(x,\ y) = \max\{|x_1 - x_2|,\ |y_1 - y_2|\} \tag{9.2}$$

대각선 단계는 1의 거리가 있는데, 이 거리는 수평과 수직의 단계도 이와 마찬가지다. 특정 위치에서 같은 거리는 그 지점을 중심으로 정사각형을 형성한다. 다음과 같은 유클리드 거리와 동일하다.

$$d(x,\ y) = \sqrt{(x_1 - x_2)^2 + (y_1 - y_2)^2} \tag{9.3}$$

대각선 단계는 $1/\sqrt{2}$ 거리로 주어지는 데, 특정위치에서 그 점을 중심으로 동일한 거리는 원을 형성한다. 물리적 공간에서, 강체(rigid body)의 길이는 회전한다고 해서 변하지 않기 때문에 유클리드 거리가 가장 자연스런 거리이다. 두 값($N_4 - N_8$ 또는 $N_8 - N_4$)은 유클리드 거리의 근사값이 된다.

9.2 형태적 연산자

형태적 연산자가 많지만, 가장 기본적인 연산은 팽창과 침식이다. 모든 형태적 연산이 이 두 조합으로부터 나온다.

9.2.1 팽창과 침식(Dilation and erosion)

이진 영상에서 팽창은 전경 객체 크기를 증가시키는 작업을 한다. 가끔 이런 조합이 반대가 되기도 하지만, 일반적으로 백색 화소로 표현된다. 직관적인 알고리즘을 사용하겠지만, 이 원리는 일단 '집합이론'의 원리로 정의될 수 있다. 연결성은 동작 전에 성립되어야 하고, 구조 요소도 동작 전에 정의되어야 한다(그림 9.2).

알고리즘은 다음과 같다. 구조 요소의 중심이 입력화소 위치와 일치하도록 입력 영상의 각 화소 상단에 구조 요소를 겹쳐놓는다. 구조 요소에 하나 이상의 화소가 테스트되고 있는 화소를 포함한 아래의 영상에서 전경 화소와 일치하는 경우에는 전경 값으로 새로운 영상의 출력 화소를 설정한다. 따라서, 입력 영상의 배경 화소 일부가 출력 영상에서 전경 화소가 된다. 입력 영상에서 전경이었던 화소 중 일부는 출력 영상에서 전경으로 남는다. 8-연결 경우, 배경 화소가 최소 하나의 전경 이웃을 갖는다면, 배경은 백색이 된다. 그렇지 않으면, 변경되지 않는다. 배경에서 전경으로 변하는 화소는 입력 영상 앞 가장자리에 놓여있기 때문에, 앞부분은 점점 크기가 커지고 특징들은 연결되거나 합쳐질 수가 있다(그림 9.3). 배경 특징이나 전경 부분 내에 있는 구멍들은 전경이 커지므로 점점 줄어들게 되고, 날카로운 가장자리는 점점 둥글게 부드러워진다(그림 9.4). 반복적인 팽창은 전경 영역이 성장하게 되는 결과를 가져온다(그림 9.5). 성장 패턴은 [실습 9.1]에서 보는 바와 같이 사용되는 구조 요소에 따른다.

0	1	0
1	1	1
0	1	0

(i)

1	1	1
1	1	1
1	1	1

(ii)

그림 9.2 (i) 4–연결성과 (ii) 8–연결성에 따른 구조 요소

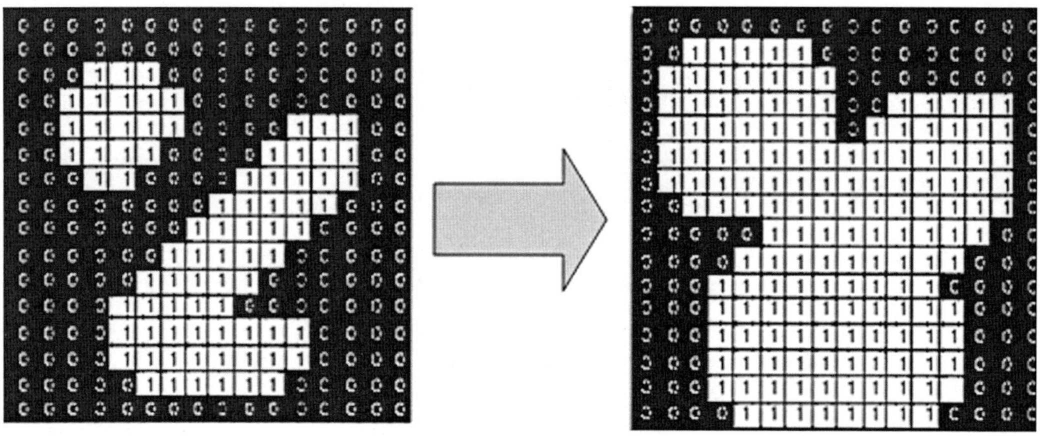

그림 9.3 8–연결성에 따르는 구조 요소를 이용하여 전경 특징을 연결하는 팽창 효과

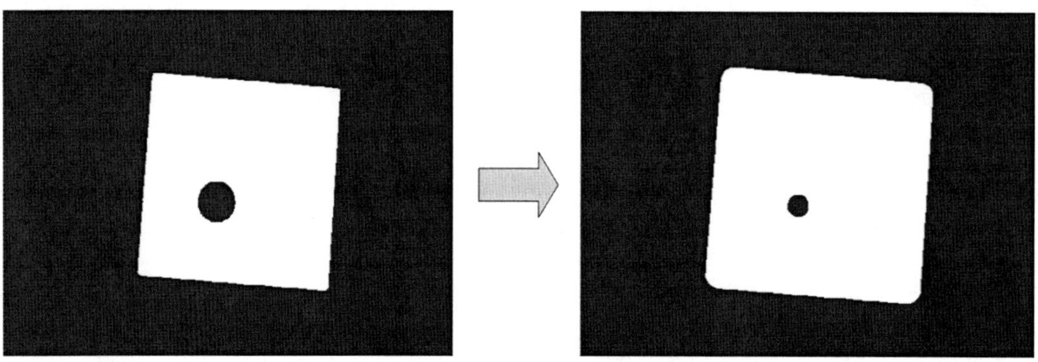

그림 9.4 8–연결성에 따르는 구조 요소를 이용하여 날카로운 모서리를 부드럽게 하고 배경 특징을 줄이는 반복된 팽창 효과

컨벌루션은 산술 연산에 기반하고 비록 팽창이 집합 연산에 기반하지만, 구조 요소는 컨벌루션 마스크에 유사한 것으로, 팽창 과정은 컨벌루션과 유사하다고 생각할 수 있다. 자신의 원본을 반사한 후, 최소한 한 요소에 의해 영상과 겹치는 영상 경계를 대체하는 영상을 지운다. 성장 효과는 평균 마스크의 번짐이나 흐릿해지는 효과와 비슷하다. 팽창의 기본 응용 중 하나는 간격을 이어서 개체를 연결하는 것이다. 3×3 구조 요소를 가지는 팽창은 2화소까지 간격을 연결할 수 있다.

팽창은 영상에 있는 물체의 윤곽을 만드는 데 사용된다(그림 9.6). 이진화된 영상이 한 번 팽창되고, 원래 영상이 팽창된 영상에서 화소 단위로 제외되는 경우, 결과는 원 영상에서 특징에 대한 1화소인 폭 윤곽선이다. 이 동작은 영상 잡음이 있는 경우에 가장자리 화질 개선 동작보다 더욱 까다롭다. 윤곽선은 크기, 모양 및 방향을 측정하기 위한 일련의 특징 추출 동작에 사용될 수 있으며, 이렇게 얻어진 측정은 측정 분류에서 사용할 수 있다(제11장).

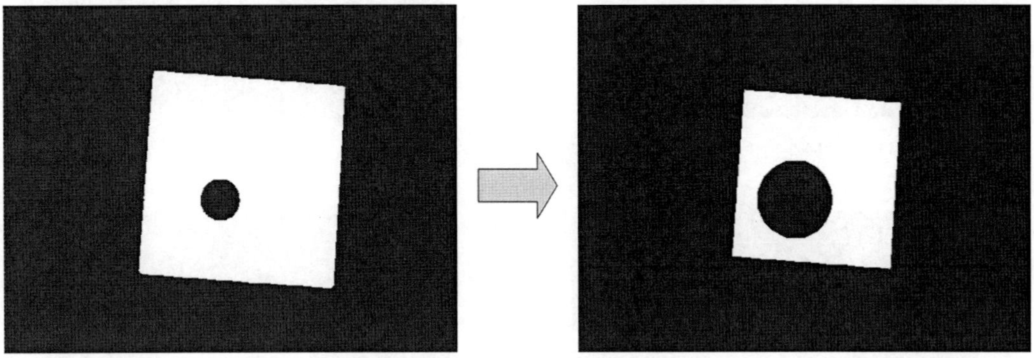

(i) (ii)

그림 9.5 (i) 원본 영상, (ii) 단일 팽창 후 (iii) 여러 번 팽창 후

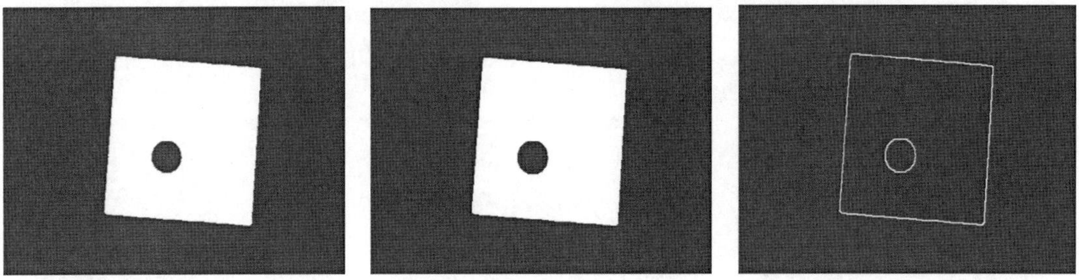

(i) (ii) (iii)

그림 9.6 영상에서 특징 윤곽 (i) 원본 영상 (ii) 한 번 팽창한 영상 (ii) 영상 (ii)에서 영상 (i)을 뺀 결과

대조적으로 침식은 이진 영상에서 배경 객체의 크기를 증가(전경 객체를 축소)하는 동작이다. 이 경우 구조 요소는 입력 영상의 각 화소에 겹쳐지는데, 만약 구조 요소에서 최소 한 화소가 다음 영상 아래의 배경 화소와 일치하면, 출력 화소가 배경 값으로 설정된다. 따라서, 입력 영상에 있는 전경 화소 일부는 출력 영상에서 배경 화소가 된다. 입력 영상에서 배경 화소이었던 것은 출력 영상에서 배경 화소로 남는다. 8-연결의 경우, 전경 화소에 하나라도 배경 이웃(검정)이 있다면, 나머지도 검정색이 된다. 그렇지 않으면, 그대로 남아있게 된다. 전경에서 배경으로 바뀌는 화소는 입력 영상에서 배경부분의 가장자리에 있는 화소이므로 그 결과, 배경부분은 점점 커지고 전경의 특징은 끊어지거나 분리되는 경향을 띤다(그림 9.7). 전경 영역 안에 배경 객체나 구멍이 커지면, 모서리는 날카롭게 된다(그림 9.8). 추가적 침식은 배경의 성장과 전경의 감소를 가져온다(그림 9.9).

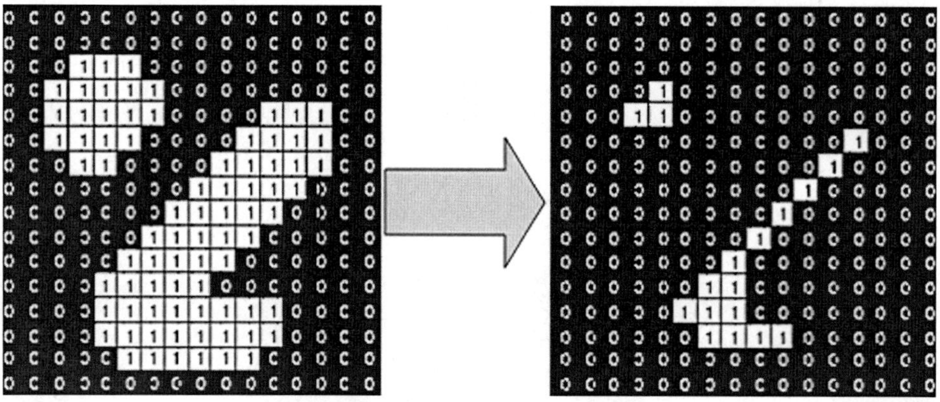

그림 9.7 8-연결성과 일치하는 구조 요소를 이용하여 더 전경 특징을 분리하는 침식 효과

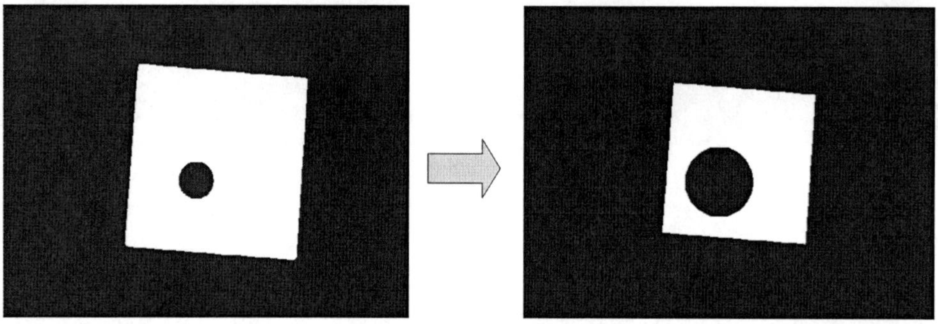

그림 9.8 8-연결성과 일치하는 구조 요소를 이용하여 전경 특징을 성장시키고 모서리를 날카롭게 하는 침식 효과

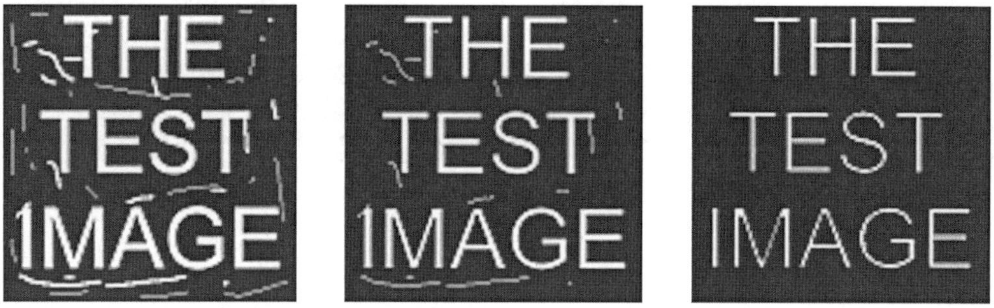

(i) (ii) (iii)

그림 9.9 (i) 원본 영상. (ii) 한 번 침식 후 (iii) 두 번 침식 후

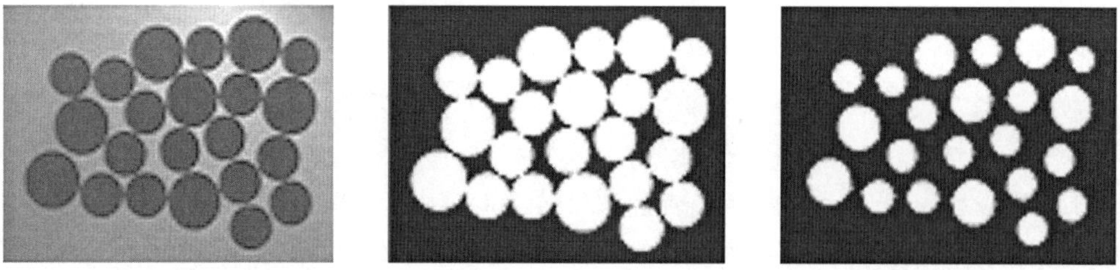

(i) (ii) (iii)

그림 9.10 (i) 서로 접촉된 특징을 가지는 그레이스케일 영상 (ii) 분할 후 영상 (iii) 영상 (ii)를 침식한 결과

침식은 컨벌루션과 유사한 것으로 간주될 수 있다. 구조 요소가 영상 내부로 이동할 때, 영상 내 전경 화소는 구조 요소가 최소한 한 요소로 배경 영역과 중복되는 배경 화소로 변경되므로 영상의 경계는 안쪽으로 이동한다. 침식의 기본 응용 중 하나는 영상에서 특정 크기 이하의 관련 없는 세부 사항을 제거하는 것이다. 구조 요소는 자신의 크기보다 더 작은 세부 사항을 제거한다. 침식도 원본 영상에서 침식된 영상을 제외시킴으로써 영상에서 특징에 대한 1화소 폭 윤곽선을 만들기 위해 사용될 수 있다.

침식은 팽창의 쌍대이다. 즉 침식하는 전경 화소는 팽창하는 배경 화소와 등가를 이룬다. 하지만, 팽창에 의한 영상의 침식은(혹은 역으로) 원본 영상을 생성하지는 않는다. 예를 들어, 침식하는 동안 없어져버린 전경 화소는 팽창하는 동안 다시 재복귀 되지 않는다.

침식은 접촉되어 있거나 겹쳐져있는 특징을 계산하는데 도움 될 수 있다(그림 9.10). 특징을 계산하는 첫 번째 단계는 영상을 분할하는 것이다. 흑백으로 나누어 간소화하는 작업을 일컫는다(제10장 참조). 만약 특징들이 닿아 있다면, 침식으로 분리될 수 있다([실습 9.2]).

제한이나 조건 팽창이 가능하다. 종자 영상으로 알려진 영상은 팽창하지만 제공된 마스크 영상의 바깥쪽에서 팽창되지는 않는다. 즉, 결과 특징은 마스크 영상에서 특징보다 결코 크지 않다. 결론적으로 따라오는 물체(뒤에 오는 물체들은)는 마스크 영상에 있는 물체보다 절대 크지 않다. 이는 [실습 9.3]에 보인다. 이는 특징 추출과 인식에서 유용한 기능이다(제11장). 영상(그림 9.11(i))는 마스크 영상을 주기 위한 임계값이 될 수 있고(그림 9.11(ii)), 이때 종자 영상(그림 9.11(iii))에서 특징의 특정 부분 집합(특정 크기보다 더 큰)을 분리할 수 있도록 더 진행된다. 이 특징은 팽창을 제한하기 위해 마스크 영상을 이용하여 원래의 모양으로 돌아갈 수 있다(그림 9.11(iv)).

이진 영상에서 각 특징은 화소의 연결 집합(4-연결 혹은 8-연결)으로 고려된다. 이러한 특징의 특성을 측정하기 전에, 라벨화시키는 작업이 필요하다. 라벨화는 영상에서 전경 화소를 찾아내어 이름을 붙이고 그것과 연결되거나 이웃된 모든 화소에게 동일한 라벨을 붙여주는 것을 포함한다. 이 과정은 모든 전경 화소가 한 특징으로 할당되고 라벨을 가질 때까지 반복된다. 라벨은 특징에 색상을 입힐 때 사용된다(그림 9.11(v)). 라벨링은 두 단계 프로세스로 수행될 수 있다. 영상은 래스터 순서로 보여질 수 있다. 전경(ON) 화소가 발견되면, 인접한 화소가 검사된다(4-연결에서는 왼쪽과 그 위에 있는 화소를 검사하기에 충분하다. 8-연결은 상단 왼쪽 대각선에 있는 화소 또한 검사될 수 있다). 4가지 상황이 있을 수 있다. 이웃에 어떤 화소도 ON이 아닐 경우, 현재 화소는 새로운 라벨을 부여받는다. 만일 이웃의 한 화소가 ON이면 동일 라벨을 부여받고, 한 개 이상의 화소가 ON이고, 그것들이 유사하게 라벨화 되어 있다면 현재 화소는 동일한 라벨로 지정된다. 하지만 하나의 화소 이상이 ON이고, 그들이 각자 다르게 라벨화 되어 있다면, 현재 화소는 이들 라벨 중 하나로 부여하고 같은 특징에 속하고 연결되어 있기 때문에 단일 라벨로 합병한다. 두 번째 단계에서 이 레이블들은 순차적으로 할당된다. 각 개개 특징의 특성은 측정가능하다. 예를 들어, 한 특징의 영역은 특정한 레이블을 가지고 있는 많은 화소이다. 모든 특성들이 측정될 때 그들의 크기 분포는 표시될 수 있다.

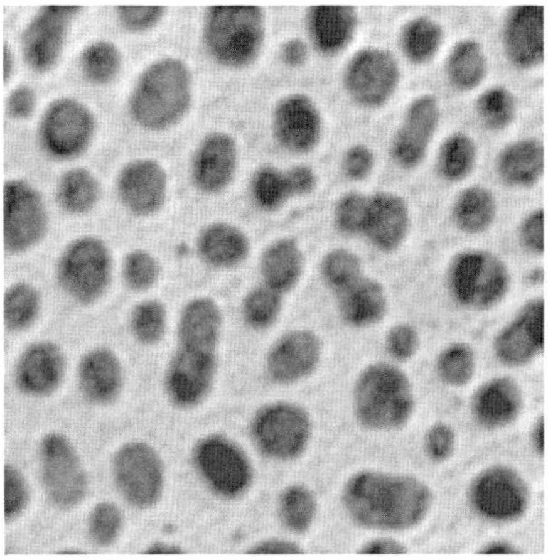

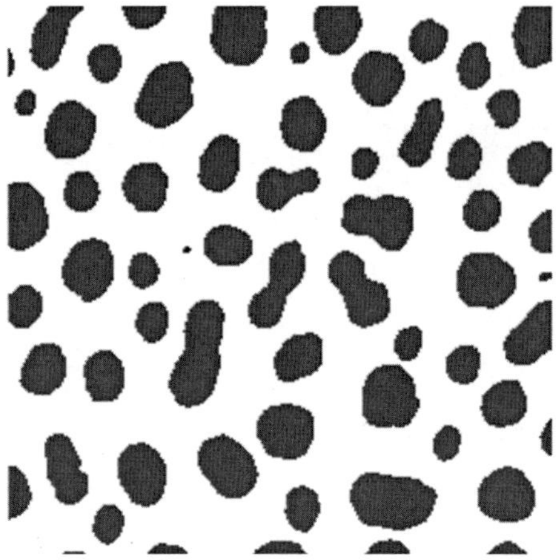

(i)　　　(ii)

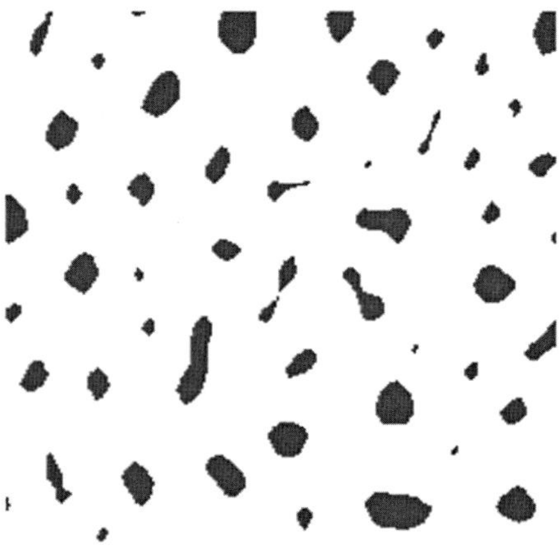

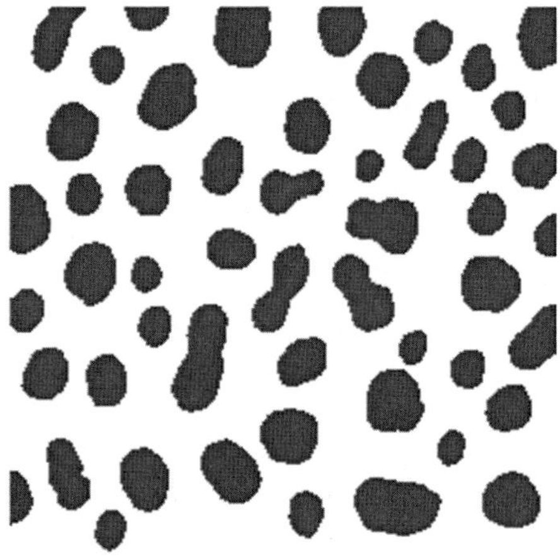

(iii)　　　(iv)

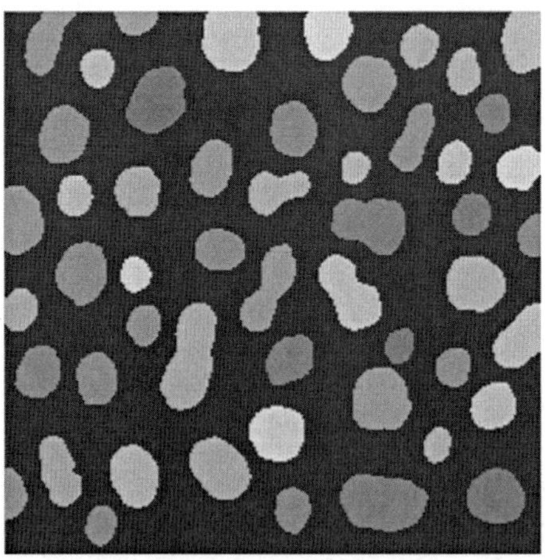

(v)

■ **그림 9.11** (i) 원본 영상 (ii) 임계화 후 (iii) 4번 침식 후 (iv) 12번 조건 팽창 후(작은 객체는 제거된다). (v) 다른 색상으로 각 객체를 라벨링하고 표시. 컬러 화보 참조(p.197)

9.2.2 개방과 폐쇄(Opening and closing)

모든 다른 수학적 형태 연산자는 교차와 합과 같은 집합 연산자와 같은 침식과 팽창의 조합으로 정의될 수 있다. 이 보다 더욱 중요한 연산자는 **개방**(opening), **폐쇄**(closing), **골격화**(skeletonization)다.

개방은 두 연산에 동일한 구조 요소를 사용하며, 팽창에 이어 침식으로 정의된다. 팽창은 팽창 부분이 전경 화소를 추가하는 동안 전경 화소 영역의 가장자리에서 일부 전경(밝은) 화소를 제거한다. 전경 특징은 동일한 크기로 유지되지만 자신의 윤곽이 더욱 부드럽다. 침식으로 좁은 지협은 깨지고 얇은 돌출부는 제거된다.

이진 영상에서 개방의 효과는 구조 요소의 모양에 따라 달라진다. 개방은 다른 모양의 전경 영역을 제거하는 한편, 구조 요소와 비슷한 모양을 가지고 있거나 구조 요소가 완벽히 가지고 있을 수 있는 전경 부분을 유지한다. 따라서, 이진 개방은 특정한 모양을 보존하고, 다른 것들을 제거할 수 있는 강력한 형태 검출기로 사용될 수 있다. 그림 9.12(ⅰ)의 영상은 원의 직경이 선의 너비보다 더 큰 선과 원의 혼합물이다. 만약 가장 작은 직경보다 조금 더 작은 원 구조 요소가 영상을 열기 위해 사용된다면, 결과 영상(그림 9.12(ⅱ))은 원만 포함하고 선은 제거된다. [실습 9.4]는 형태 검출기로 쓰이는 개방에 대한 예제가 있다.

다음은 개방을 고려하는 방법이다. 구조 요소를 취해서, 각 전경 객체 내부 주변에 구조 요소를 떨어뜨려라. 객체 안에 구조 요소로 덮여진 화소는 보존된다. 객체 외부의 돌출 없이 구조 요소에 도달할 수 없는 전경 화소는 떨어져 나간다. 구조 요소가 원이거나 3차원에서 구라면, 이 동작은 **롤링 볼**(rolling ball)이라 불리고 그레이스케일 영상으로부터 고르지 못한 배경을 제거하는데 유용하다.

폐쇄는 두 동작에 대해 동일한 구조 요소를 사용하여 침식 다음 팽창으로 정의된다. 폐쇄는 전경 객체의 윤곽을 매끄럽게 하지만, 개방인 경우에는 반대로, 좁은 간격을 병합하고 작은 구멍을 제거한다. 그림 9.13은 영상에 있는 더 작은 구멍들을 제거하는데 폐쇄가 사용되는 방법을 보여주고 있다. 두 구멍 집합의 직경 사이 중간 크기의 원형 구조 요소는 그림 9.13(ⅰ)에서 영상을 닫는 데 사용되었다. 그 결과 영상(그림 9.13(ⅱ))은 좀 더 큰 구멍을 포함하는데, 그 이유는 큰 구멍은 구조 요소가 외부 돌출없이 내부에서 자유롭게 이동 할 수 있게끔 하기 때문이다.

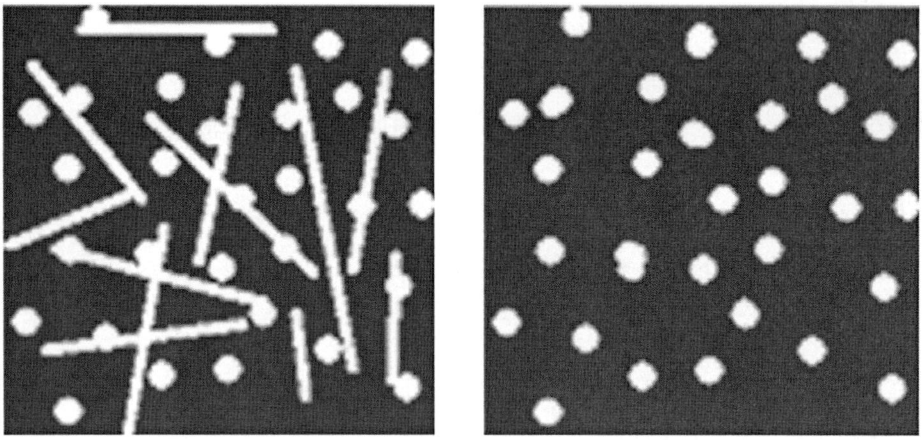

(i) (ii)

그림 9.12 형태 검출기로 사용된 이진 개방 (i) 선과 원을 포함하는 영상 (ii) 원형 구조 요소로 개방 (i)를 수행한 후 결과

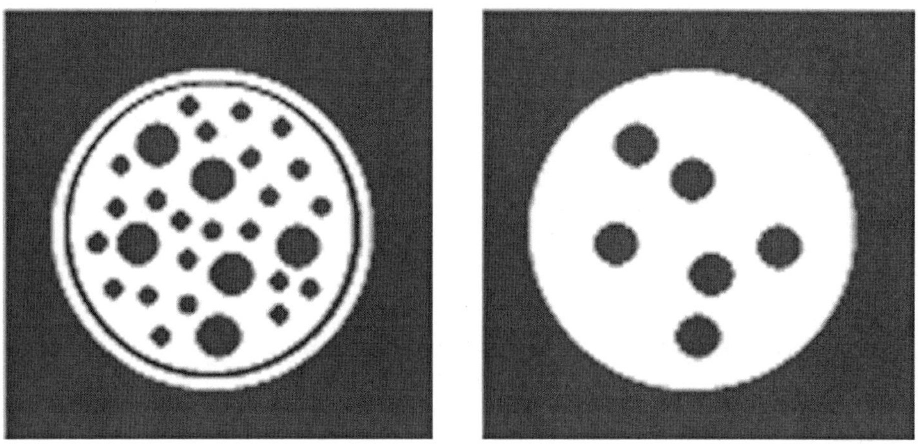

(i) (ii)

그림 9.13 (i) 두개의 다른 크기를 가지는 구멍을 포함하는 영상 (ii) 두 구멍 집합의 직경 사이의 중간 크기의 원형 구조 요소로 (i)를 폐쇄한 결과

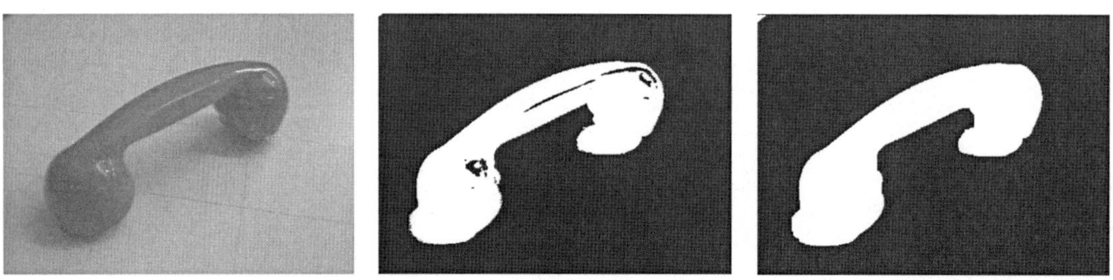

(i) (ii) (iii)

그림 9.14 (i) 원본 그레이스케일 영상 (ii) 다양한 인공물을 보이는 분할된 영상 (iii) 원형 구조 요소로 (ii)를 폐쇄한 결과

개방과 폐쇄는 추가 분석 이전에, 분할 영상에서 인공물을 정리하는 데 자주 사용된다(그림 9.14). 개방이나 폐쇄 혹은 일련의 팽창과 침식을 사용할지 선택은 영상과 목적에 따라 다르다. 예를 들어, 개방은 영상이 전경 잡음을 가질 때나 길고 얇은 특징들을 제거할 때 사용한다. 초기 침식 동작이 영역을 분리 할 수 있는 경우는 사용하지 않는다. 폐쇄는 영역이 분리되고 연결성을 복구시키고 싶을 때 사용된다. 다른 영역이 서로 가깝게 위치하고 있어, 처음 반복이 그 부분을 연결시키려 할 때는 사용하지 않는다. 보통 중재는 대표 영상을 테스트하여 잡음을 감소할 지 혹은 특징을 유지할 지 결정한다. 이 동작은 [실습 9.5]에서 실습할 수 있다.

침식과 팽창의 경우처럼 개방과 폐쇄는 서로의 쌍대 관계이다. 즉, 특정 구조 요소로 전경 화소를 개방하는 것은 동일 요소로 배경 화소를 폐쇄하는 것과 같다. 개방과 폐쇄는 또한 개방과 폐쇄 또한 멱등(idempotent) 동작이다. 즉, 둘 중 어느 하나도 반복된 적용은 영상에 영향을 주지 않는다.

9.2.3 적중–또는–실패(Hit–or–miss) 변환

적중–또는–실패 변환은 모양 검출이나 패턴 인식을 위한 기본 도구이다. 사실 거의 모든 형태적 작업은 이로부터 파생 될 수 있다.

구조 요소는 단지 1들과 0들만 포함하는 이전에 사용한 것의 확장이다. 이 경우 1(전경 화소), 0(배경 화소), x(무관)의 패턴을 포함한다. 직각 모서리 지점 왼쪽 하단을 찾기 위해 사용되는 예를 그림 9.15에 보인다.

적중–또는–실패 동작은 구조 요소의 중심을 영상에 있는 모든 점들에 바꿔 수행한 다음, 기본 영상 화소와 구조 요소의 화소를 비교한다.

구조 요소의 화소가 정확하게 영상의 화소와 일치하는 경우, 구조 요소의 중심 아래 있는 영상 화소는 "적중(hit)"을 가리키면서 전경 색상으로 설정된다. 만일 화소가 일치하지 않는 경우, 해당 화소는 '실패(miss)'를 가리키며 배경 색상으로 설정된다. 구조 요소내 x 또는 "무관" 요소가 0 혹은 1과 매치된다. 구조 요소가 영상의 가장자리와 겹칠 때, 일반적으로 '실패'로 여겨진다. 그림 9.16에 있는 특징의 하단 왼쪽 모서리에 있는 백색 화소에 대해, 그림 9.15 구조 요소가 그 위에 있다고 상상해 보라.

이는 구조 요소에서 매칭되는 전경에 있는 세 개의 1 패턴과 배경을 묘사하는 세 개의 0의 패턴 때문에 객체의 왼쪽 하단 모서리로 인식된다. 다른 세 인접한 화소는 0 또는 1 중 하나가

X	1	X
0	1	1
0	0	X

그림 9.15 적중–또는–실패 동작에 사용된 구조 요소의 확장된 유형의 예

될 수 있고, 이 중앙 화소는 하나의 모서리 점으로 남는다. 여기서 이들은 구조 요소에서 x(무관)로 표시된다.

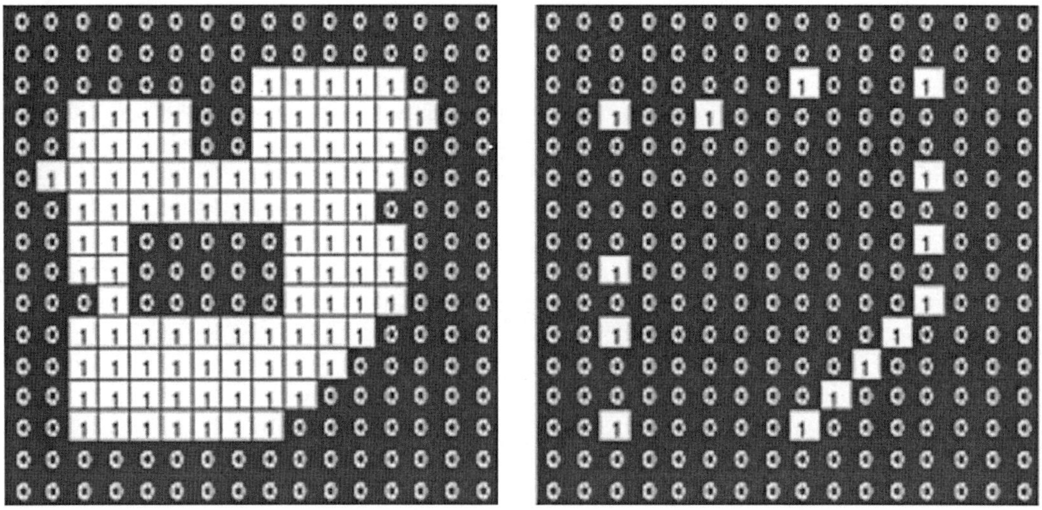

(i) (ii)

그림 9.16 (i) 흰색 특징 영상 (ii) 그림 9.15의 4개 구조 요소를 가지는 적중–또는–실패 변환을 이용한 결과를 조합하여 특징의 모든 직각 모서리를 위치한 결과

이진 영상의 모든 모서리를 찾으려면, 이진 영상에서 발견되는 4가지 유형의 직각 모서리를 나타내는 4가지 다른 구조 요소로 적중–또는–실패 변환을 4번 실행할 필요가 있으며(그림 9.17), 이때 임의 방향에서 모든 직각 모서리의 위치를 보이는 최종 결과를 얻을 수 있도록 "OR" 논리를 사용하여 네 개의 결과를 결합한다. 그림 9.16은 특징의 모든 직각 모서리를 위치시키는 최종 결과를 보인다. [실습 9.6]은 적중–또는–실패 변환을 사용하는 실제 예를 보여준다.

다른 구조 요소는 이진 영상 내 다른 특징을 위치시키기 위해 사용될 수 있다. 예로 영상 내에 고립된 점들 또는 이진 골격에서 끝점과 교차점을 든다.

X	1	X
0	1	1
0	0	X

X	1	X
1	1	0
X	0	0

X	0	0
1	1	0
X	1	X

0	0	X
0	1	1
X	1	X

그림 9.17 4개 구조 요소는 적중–또는–실패 변환을 이용하여 이진 영상에서 모서리를 찾기 위해 사용된다. 가장 왼쪽 하나는 하단 왼쪽 모서리(그림 9.15에서 처럼)를 찾아내고, 다른 것들은 하단 오른쪽, 상단 오른쪽, 상단 오른쪽 모서리를 찾아내기 위해 다양한 회전으로 얻어진다.

9.2.4 세선화와 골격화(Thinning and skeletonization)

세선화는 선 세그먼트의 끝점을 유지하면서 이진 영상의 경계에서부터 전경 화소를 연속적으로 깎아내는 형태적 동작이다. 두껍게함(Thickening)은 세선화의 쌍대로, 전경을 두껍게 한다는 것은 배경을 얇게 하는 것과 같은 원리이다.

세선화 동작은 적중-또는-실패 변환과 관련되며, 매우 간단하게 표현될 수 있다. 구조 요소 J에 의한 영상 I의 세선화는 다음과 같으며 여기서, 빼셈은 $X-Y=X\cap \mathrm{NOT}\ Y$ 로 정의된 논리적 빼셈이다.

$$\mathrm{thin}(I,\ J)=I-\mathrm{hit\text{-}or\text{-}miss}(I,\ J) \tag{9.4}$$

예를 들어, 그림 9.18의 구성요소와 90°로 세번 회전시킨 것은 본질적으로 선 검출기이다. 적중-또는-실패 변환이 구조 요소를 사용하여 그림 9.18(ii)의 사각형에 적용되는 경우, 사각형의 상단 표면에서 화소폭 선이 생성되며, 이는 왼쪽과 오른쪽 양쪽 끝에서 1 화소 짧다. 선이 원본 영상에서 제외되면, 원래 사각형이 약간 얇게 된다. 반복된 세선화는 그림 9.18(iii)에 표시된 영상을 생성한다. 구조 요소의 다른 세번 회전에 의한 세선화와 함께 이런 과정이 반복되면, 그림 9.18(iv)에서 보여진 골격(skeleton)이 생성된다.

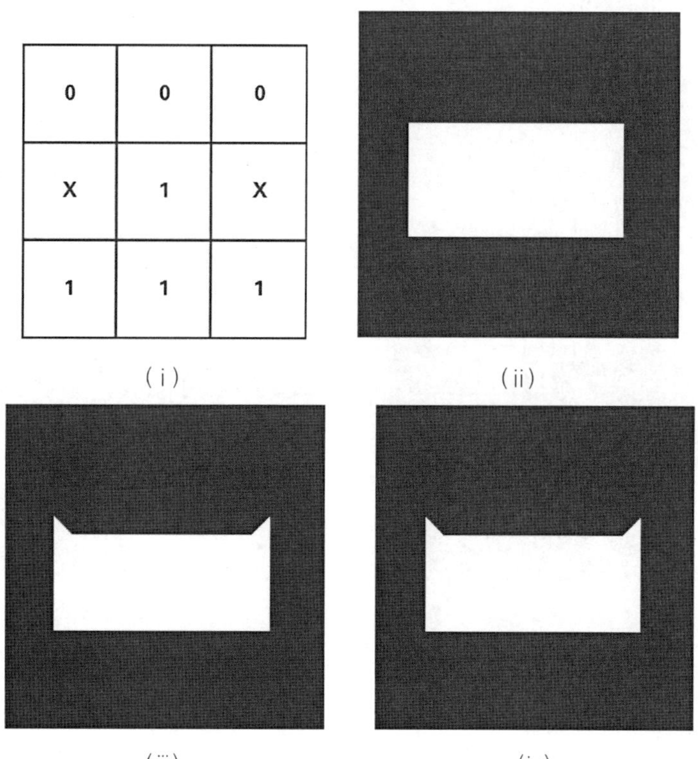

그림 9.18 (i) 선 검출의 구조적 요소 (ii) 사각형 영상 (iii) (i)의 구조적 요소로 12번 세선화한 후 사각형 영상 (iv) (i)의 구조적 요소와 세 번 90° 회전을 이용해 수렴하여 세선화

반복된 세선화는 한 객체의 한 화소 폭 골격이나 중심 선을 얻기 위해 사용할 수 있다. 골격화의 가장 일반적인 사용 중 하나는 한 픽셀 두께의 선에 소벨(Sobel) 연산자와 같은 가장자리 검출기의 임계값 출력을 감소시키는 것이다. 골격화는 객체를 훼손하지 않고 두 단계 과정으로 구현되어야 한다. 첫 번째 단계는 보통 세선화이지만 조건적인데, 화소가 제거 후보자로 표시되지만 실제로 제거되지 않는다. 두 번째 단계에서는, 제거될 수 없는 후보는 유지되는 반면, 연결성을 끊지 않고 제거될 수 있는 후보는 제거된다. 더 이상 변화가 발생하지 않을 때까지 과정이 반복되면, 골격이 얻어진다. 골격화는 이 객체의 위상(topology, 범위와 연결성)을 유지한다. 골격은 최소한 8-연결이 되어야 하는 데, 결과 선 세그먼트는 항상 8-연결을 유지하는 최소 화소수를 포함해야 한다. 또한, 대략적인 끝 선 위치가 유지되어야 한다. 다양한 구현이 제안되어왔는데, Zhang and Suen(1984)의 알고리즘이 가장 널리 사용된다.

골격은 간단하고 축약한 객체의 모양을 표현하기 때문에 유용하다. 예를 들어, 골격 끝 지점의 최대로 분리된 쌍을 찾음으로 객체 길이의 대략적인 것을 얻을 수 있다. 비슷하게, 골격이 만나는 최소한 세 개의 가지가 있는 **접점**이 얼마나 많은 지를 기준으로, 질적으로 서로 다른 형태를 구별할 수 있다. 골격화가 임의 형태 영역을 포함하는 이진 영상에 적용 할 수 있지만, (그림 9.19)와 같이 볼록하거나 방울 같은 모양과 반대인 가늘고 긴 형태에 가장 적합하다. 예를 들어, 혈관 촬영도에서 혈관의 중심선과 손으로 작성된 문자 자동 인식에 있어 시각화하는 데 유용하다.

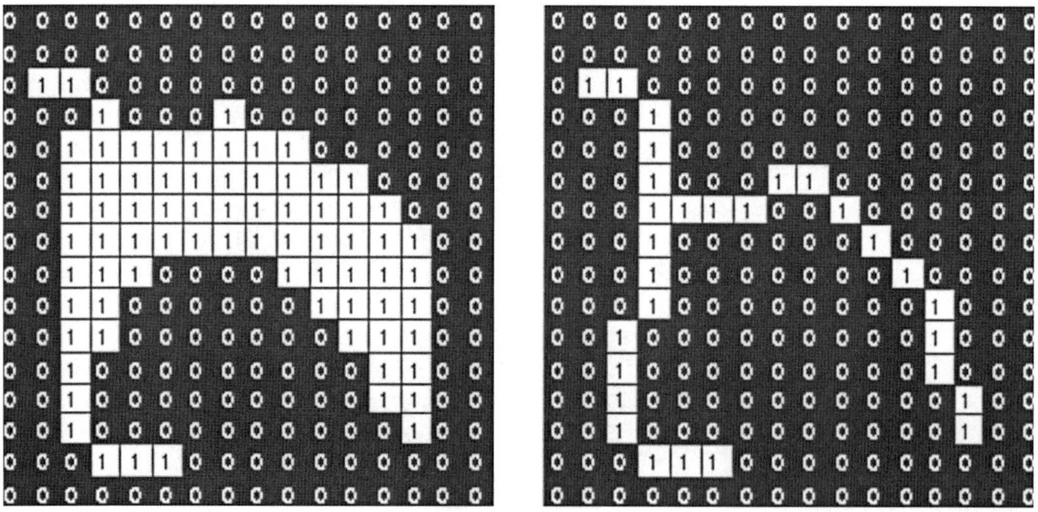

(i) (ii)

그림 9.19 형태적 세선화에 의한 골격화 (i) 이진 영상은 가늘고 긴 흰색 전경 객체를 보이며, (ii)는 이의 골격을 보인다.

0	0	0
0	1	0
0	X	X

0	0	0
0	1	0
X	X	0

그림 9.20 가지치기(pruning)를 위해 사용한 구조적 요소. 반복에서 각 요소는 네 번 90° 회전에서 각각 사용된다.

이 방법에 의해 만들어진 골격은 원본 객체 경계에 있는 작은 불규칙한 결과로 기생 구성요소나 돌출부를 없애려는 경향이 있다. 이들 돌출부는 실제 세선화의 다른 형태로 가지치기(pruning)라 불리는 과정에 의해 제거될 수 있다. 이 가지치기 동작에 대한 구조 요소는 그림 9.20에 보인다. 가지치기는 실제로 수렴이 닫힌 루프를 만드는 화소를 제외한 모든 화소를 제거할 때까지 가지치기를 하므로 짧은 돌출부를 제거하기 위해 제한된 반복에 의해 수행된다([실습 9.7]).

골격화는 초원의 불(prairie fire) 비유로 이해될 수 있다. 이진 영상의 전경 영역이 노출 된 흙 배경에 마른 잔디와 같이 균일 한 속도로 타는 소재로 만들어졌다고 상상해 보라. 화재가 그 지역의 경계를 따라 모든 지점에서 동시에 개방된다면, 화재는 안쪽에서 타기 시작하여, 그 지역의 중심을 향해 모든 풀이 다 탈 때까지 진행된다. 두 개의 서로 다른 경계에서 이동하는 불이 만나는 지점에서, 불은 소멸되고 이 지점에서 소화선(quench line)이 형성된다. 이 선이 바로 골격이다. 골격에 대한 다른 방법은 고려되는 전경 영역 내에 정확히 맞는 이중 탄젠트(bi-tangent) 원 중심의 위치로 간주하는 것이다. 그림 9.21은 직사각형 모양으로 이런 원리를 보여준다.

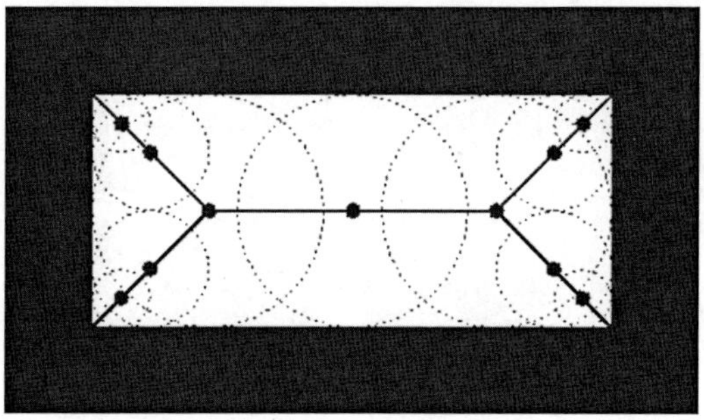

그림 9.21 이중 탄젠트 원으로 정의된 사각형 골격

9.2.5 중간 축 변환 및 골격화(Medial axis transform and skeletonization)

중간 축 변환(MAT, medial axis transform)과 골격화는 종종 상호 교차적으로 사용하지만 서로 다르다. 골격화는 간단한 뼈대를 표시하는 이진 영상을 만들어낸다. 반면에, 중간 축 변환은 골격의 각 지점이 원본 객체 경계의 거리를 나타내는 그레이스케일 영상을 생성한다. 따라서, 중간 축 변환(골격이 아닌)은 원래의 모양을 정확하게 재구성하는 데 사용할 수 있는데, 이는, 각 화소 주위의 화소값과 동일한 반경의 원을 구성하여 무손실 영상 압축에 유용하다. 골격은

폭이 한 화소인 단지 중심 화소가 임계값 이상인 임계화인 중간 축 변환이다.

중간 축 변환은 거리 변환(distance transform)과 상당히 연관되는데, 거리 변환은 영상의 모든 전경 영역이 침식될 때까지 거리 미터가 선택됨에 따라 구조 요소로 여러 번 연속적으로 침식이 수행되고, 또한 사라지기 전에 수행된 침식의 수만큼 각 화소를 레이블링한 결과이다(그림 9.22). 거리 변환은 이진 형태의 다양한 대칭을 유도하는 데 사용될 수 있다. 많은 다른 구현이 있지만 중간 축 변환은 기본적으로 거리 변환에서 기울기 불연속(산등성이)의 위치이다. 만일, 거리 변환이 회색값으로 표현되는 3차원으로 3차원 표면으로 그려지는 것처럼 표시되면, 중간 축 변환은 3 차원 표면에 산등성이로 생각될 수 있다.

거리 변환에서 얻은 골격과 중간 축 변환의 영상들은 그림 9.23에 비교되었다.

0	0	0	0	0	0	0	0
0	1	1	1	1	1	1	0
0	1	1	1	1	1	1	0
0	1	1	1	1	1	1	0
0	1	1	1	1	1	1	0
0	1	1	1	1	1	1	0
0	0	0	0	0	0	0	0

→

0	0	0	0	0	0	0	0
0	1	1	1	1	1	1	0
0	1	2	2	2	2	1	0
0	1	2	3	3	2	1	0
0	1	2	2	2	2	1	0
0	1	1	1	1	1	1	0
0	0	0	0	0	0	0	0

그림 9.22 (i) 직사각형의 이진 영상의 도식화 (ii) 거리 변환 영상(N8 거리 미터를 이용)를 도식화

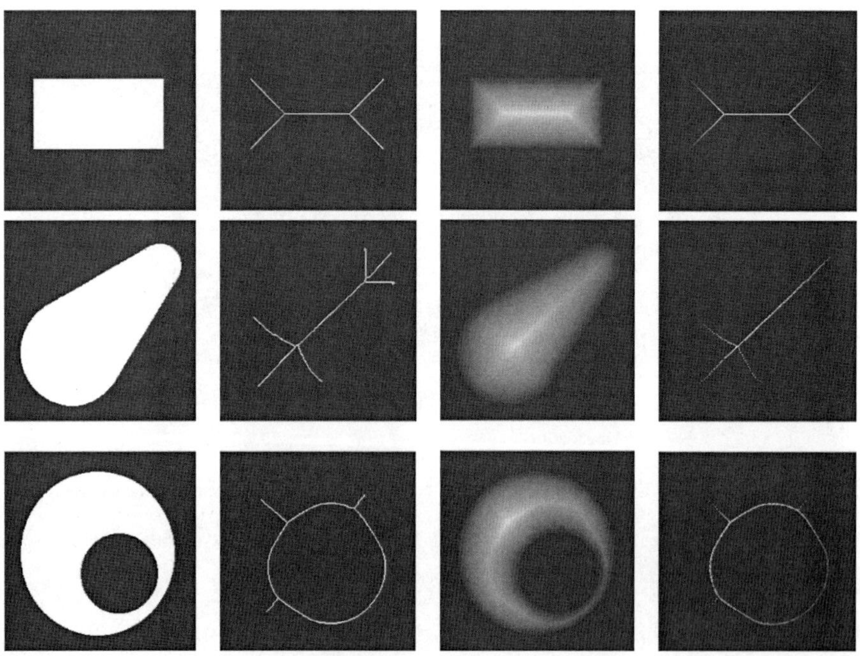

(i) (ii) (iii) (iv)

그림 9.23 (i) 원본 영상 (ii) 골격 (iii) 유클리드 거리 변환(대비 증강 후) (iv) 중간 축 변환

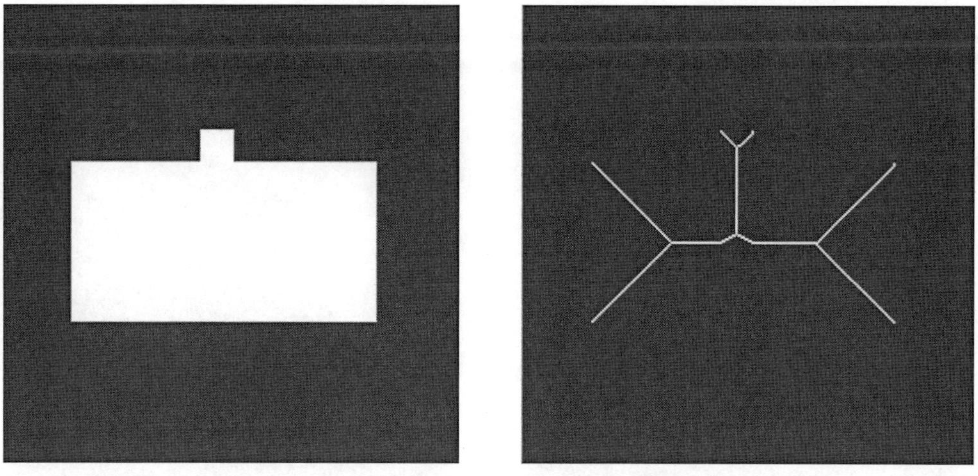

(i) (ii)

그림 9.24 (i) 경계에서 작은 변화를 가지는 사각형 영상 (ii) (i)의 골격화 영상 결과

골격과 중간 축 변환은 객체의 경계에 있는 작은 변화에 민감하다. 이는 인공적으로 더 복잡한 골격을 생성할 수 있다(그림 9.24 , 그림 9.23(ii) 상단과 비교해 보라). 그림 9.25의 골격화된 영상은 전화 수신기의 임계화 영상을 골격화하여 생성된 매우 복잡한 골격을 보여주는 반면, 전화 수신기의 실제 모양에 근접하며 덜 복잡한 골격은 임계화 영상이 골격화 전에 닫힐 때 생성된다. 골격은 중요하지 않은 돌출 특징을 가지치기하여 더욱 향상될 수 있다. 이런 예들은 추가적인 처리가 골격화 이전에 종종 요구될 수 있다는 사실을 암시한다.

골격화와 중간 축 변환은 잡음에 매우 민감하다. 만일, 일부 "후추 잡음"이 흰 사각형 영상(그림 9.26(i))에 추가되면, 결과 골격(그림 9.26(ii))은 각 잡음 점을 잡음이 없는 영상(그림 9.23(ii) 상단)으로부터 얻어진 골격에 연결시킨다.

객체의 골격이나 영상의 특징이 결정될 수 있듯이, 또한 배경을 골격화 하는 것이 가능하다. 이것은 소위 "skiz"(영향력 영역의 골격) 영상을 제공한다(그림 9.27 및 9.28). 이것은 효과적으로 영상을 각 특징의 영향권 부분 혹은 영역으로 나눈다. 불연속 선은 쉽게 제거될 수 있고, 각 끝점(단일 이웃을 가지는 점)에서 개방하여 연결된 화소는 노드(2개 이상의 이웃을 가지는 점)에 도달할 때까지 제거된다. skiz는 실제로 일반화된 보로노이(Voronoi) 다이어그램이다(9.2.6절 참조).

9.2.6 볼록 모양(convex hull)

이진 특징의 볼록 모양(convex hull)는 특징 주변에 탄성 밴드를 길게 늘여보는 것을 상상하면 쉽게 시각화 할 수 있다. 탄성 밴드는 특징의 볼록 윤곽을 보여주지만, 오목 윤곽을 "연결"해 준다. 그 결과 모양은 오목한 형태가 없고, 원래의 특징을 포함한다(그림 9.29). 한 영상이 여러 개의 분리된 모양을 포함하는 경우, 볼록 모양 알고리즘은 각각 볼록 모양을 결정하지만, 볼록 모양이 중첩되지 않는 한 분리된 특징을 연결하지 않는다.

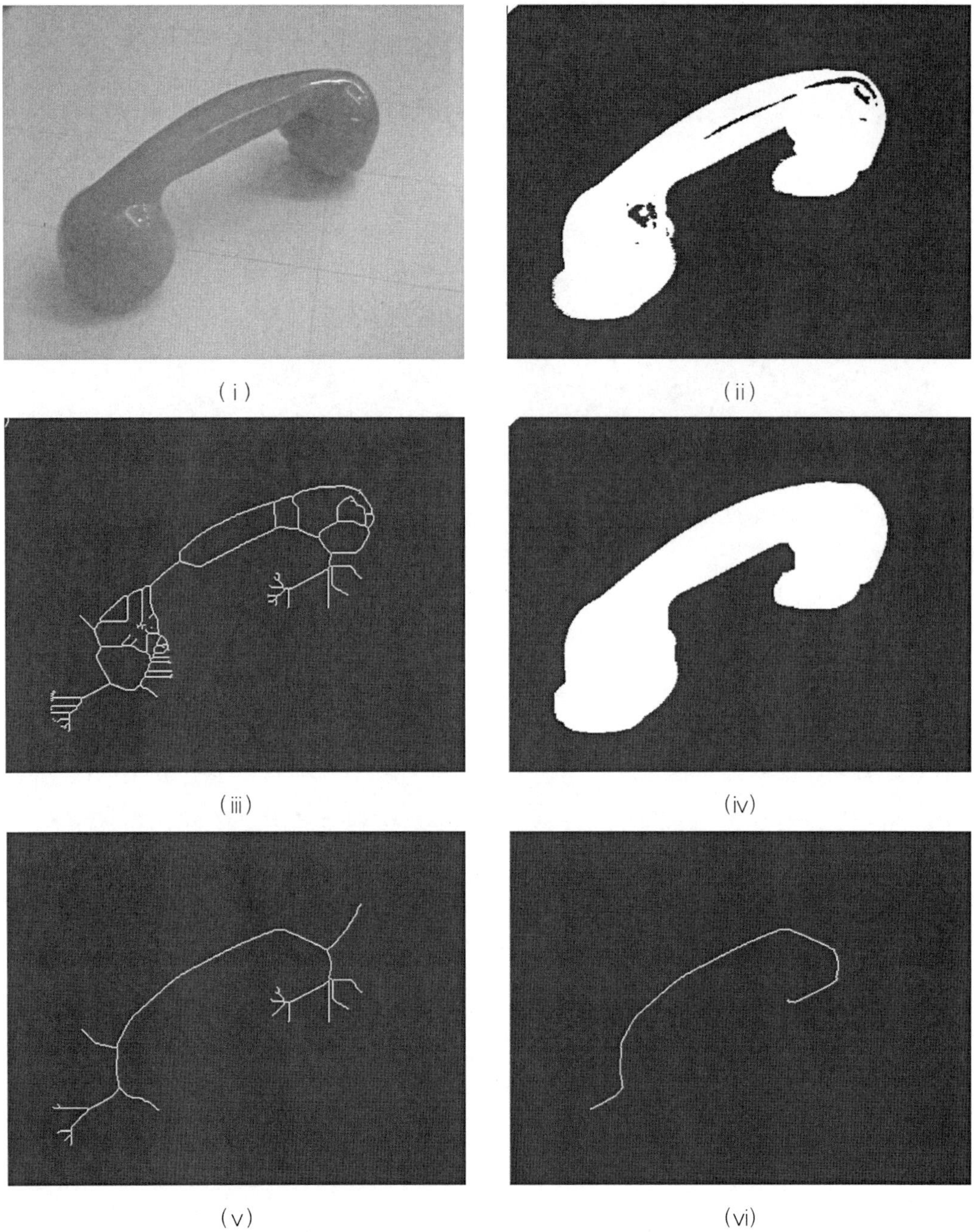

■ **그림 9.25** (i) 전화기 수신기의 그레이스케일 영상 (ii) (i) 영상을 임계화한 후 (iii) (ii) 영상을 골격화한 후 (iv) 원형 구조적 요소로 (ii) 영상을 폐쇄한 후 (v) (iv) 영상을 골격화한 후 (vi) (v) 영상을 가지치기 한 후

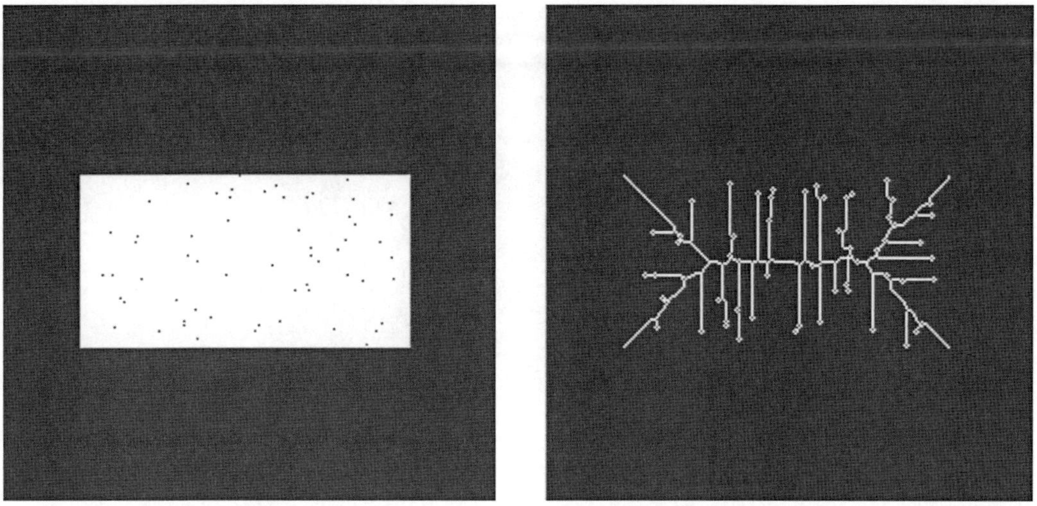

(i) (ii)

그림 9.26 (i) "후추" 잡음을 포함하는 영상 (ii) 골격화한 결과

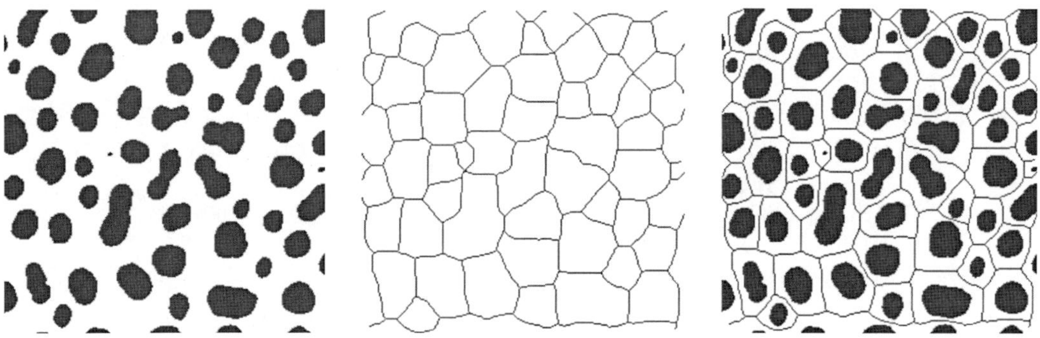

(i) (ii) (iii)

그림 9.27 (i) 특징을 포함하는 영상 (ii) 배경(또는 skiz)의 골격 (iii) 영향력 영역을 보이기 위해 skiz를 원본 영상에 중첩한 영상

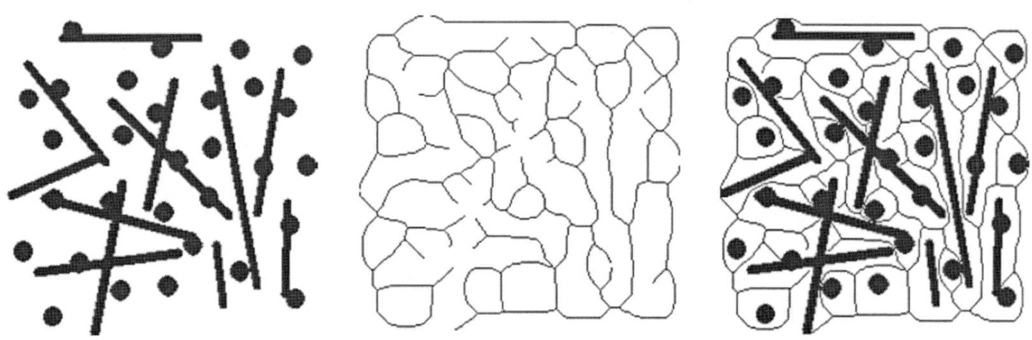

(i) (ii) (iii)

그림 9.28 (i) 특징을 포함하는 영상 (ii) 배경(또는 skiz)의 골격(제거해야 하는 어떤 불연속적인 선이 있음을 주목) (iii) 영향력 영역을 보이기 위해 skiz를 원본 영상에 중첩한 영상

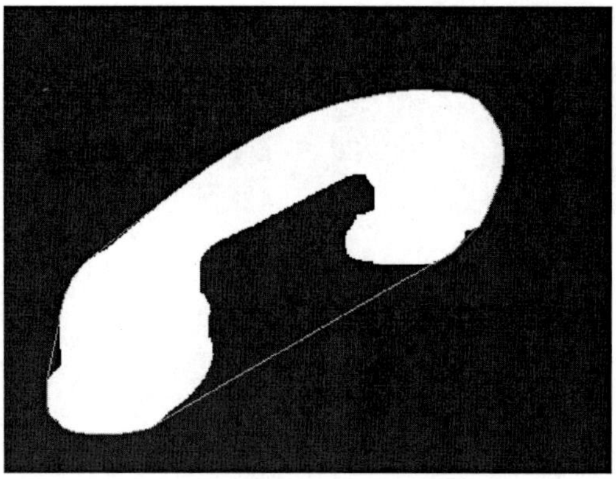

그림 9.29 볼록 모양(빨간색으로 보이는)에 의해 둘러싸인 특징. 컬러 화보 참조(p.198)

1	1	X
1	0	X
1	X	0

X	1	1
X	0	1
0	X	1

그림 9.30 두껍게함을 이용하여 근사 볼록 모양을 결정하기 위한 구조 요소. 각각 반복하는 동안 각 구조 요소는 차례로 사용되며, 이때 각 90° 회전에서 전체적으로 8개 효과적인 구조 요소가 주어진다. 두껍게함은 추가적인 변화가 없을 때까지 계속된다.

볼록 모양은 영상 안에 객체를 포함하는 가장 작은 볼록 다각형이다. 가장 간단한 형태는 종종 일치하거나 인식을 수행하기에 충분하며, 객체나 영역의 **영향 영역**의 윤곽을 그린다. 만일 다른 영역 혹은 볼록 모양이 여기에 있는 볼록 모양에 겹쳐질 경우, 첫 번째 영역의 영역 영향권에 대한 침범이라고 한다.

대략적인 볼록 모양은 그림 9.30에 표시된 구성요소와 함께 두껍게함을 사용하여 계산 될 수 있다. 이 방법으로 계산된 볼록 모양은 실제로 볼록 모양의 경계가 45°의 배수 방향을 반드시 가져야 하는 "45° 볼록 모양" 근사값이다. 이 계산은 **매우** 느릴 수 있다.

그림 9.31(i)는 많은 열십자 모양 이진 객체를 포함하는 영상을 보인다. 45° 볼록 모양 알고리즘은 원본 영상에서 개별 열십자 모양 객체의 방향에 의존하는 볼록 모양에서 결과이상 기술한다(그림 9.31(ii)). 이 과정은 시간이 많이 걸리는데, 각각 8개의 구성요소가 100번 이상의 두껍게함 과정을 거치기 때문이다.

그레이엄 스캔(Graham scan)과 같이 객체의 모서리 각도 정렬을 사용하는 등의 더 정확한 볼록 모양 구현이 있겠지만, 이는 본서의 범위를 벗어나므로 다루지 않는다.

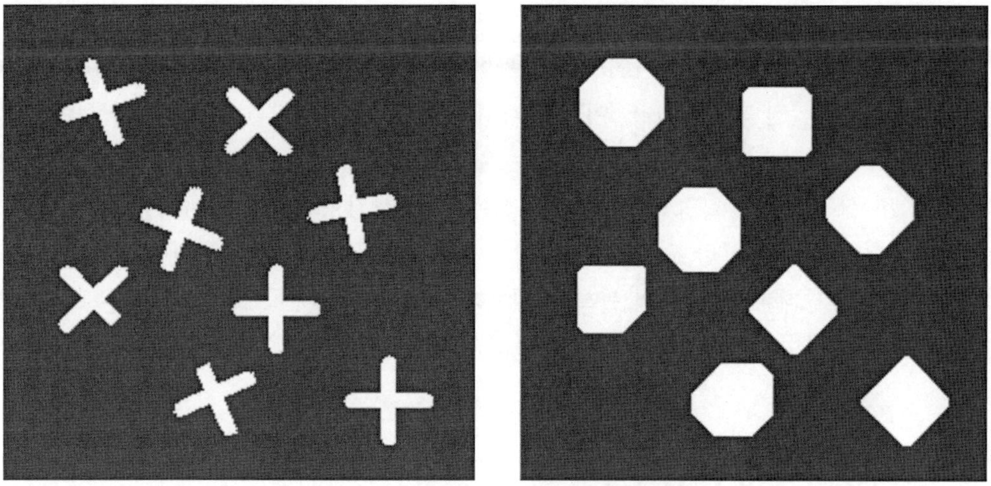

(i) (ii)

그림 9.31 (i) 영상 (ii) 대략적인(45°) 볼록 모양

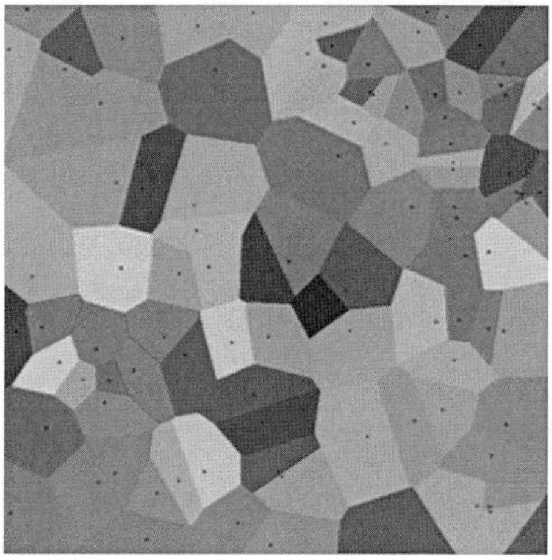

그림 9.32 영향력 다각형을 보이는 점 집합의 보로노이 도표. 컬러 화보 참조(p.198)

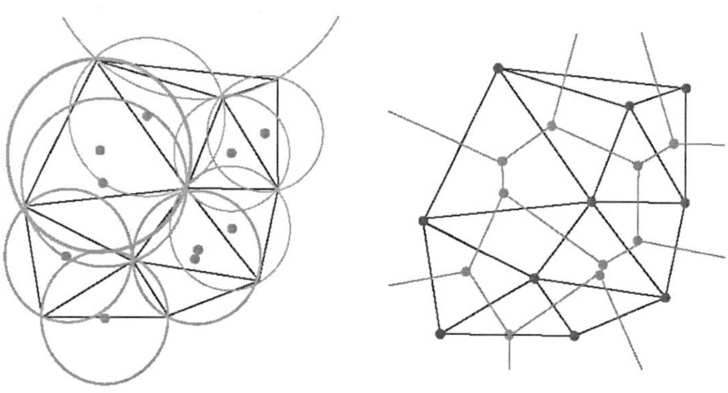

(i) (ii)

그림 9.33 (i) 들로네(Delaunay) 삼각 분할과 외접원을 가지는 점들(빨간색) (ii) 보로노이(Voronoi) 도표 (빨간색)를 생성하는 외접 점의 중심을 연결한다. 컬러 화보 참조(p.198)

점의 집합에 대해, 보로노이 다이어그램과 쌍대인 들로네(Delaunay) 삼각측량은 수학적으로 볼록 모양과 관련된다. 보로노이 다이어그램은 점과 볼록 다각형을 만들기 위해 점을 연결하는 선의 이등분선을 그리면 만들어진다. 이들 다각형은 점 주변에 영향을 끼치는 다각형이 된다(그림 9.32). 영향 영역은 다각형으로만 제한되는 일반적인 skiz와 같지 않다. 들로네 삼각측량은 꼭지점을 가진 삼각형들의 집합인데, 이 꼭지점은 임의 삼각형의 외접원내에 없다(그림 9.33). (들로네 삼각측량은 종종 유한 요소 방법에 대한 메쉬를 구축하는 데 사용된다.) 보로노이 다이어그램의 바깥 쪽 경계는 모든 점의 볼록 모양이다. 보로노이 셀은 또한 점이 없는 특징에 대한 거리를 측정하여 정의할 수 있다. 이러한 셀을 가지는 보로노이 다이어그램은 중간 축이다.

9.3 그레이스케일 영상으로의 확장

기본 이진 형태적 동작은 그레이스케일 영상을 사용하도록 확장 할 수 있다. 이들 동작의 결과는 그레이스케일 영상이다.

그레이스케일 팽창에서 예를 들어, 구조 요소는 1의 패턴으로 정의되며 차례대로 입력 영상의 각 화소 상단에 겹쳐진다. 그것들 중 상단에 1이 있는 화소만 고려되고, 중앙 영상 화소를 대체하는 출력 화소는 고려되는 화소값의 **최댓값**이다. 그레이스케일 침식에서, 영상 화소는 구조 요소로 고려된 화소의 **최솟값**으로 대체된다. 따라서, 팽창효과는 영상의 밝은 부분에 대해서는 더욱 밝게 확대시키고, 어두운 부분은 더욱 어둡게, 어두운 부분을 축소시킨다. 침식은 쌍대 즉 동일하면서, 반대의 효과가 있다.

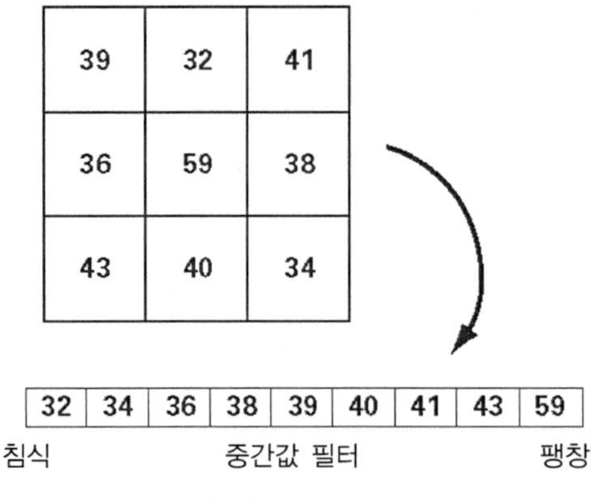

그림 9.34 그림은 최댓값, 중간값, 또는 최솟값에 의해 중심 화소를 대체하기 위한 전조로 순위화 되는 3×3 이웃의 화소를 보인다. 각 선택은 각각 그레이스케일 팽창, 중간 필터링, 그레이스케일 침식으로 대응된다.

따라서 그레이스케일 팽창과 침식은 컨벌루션에 있어서 중간 마스크처럼 동작하는 **최대 및 최소** 순위 마스크와 동일하게 볼 수 있다. 각 화소와 화소 주변은 순위에 의해 정렬된다. 중심 화소가 이웃에서 최댓값으로 대체되는 경우 그레이스케일 팽창이 개방된다. 중심 화소가 이웃에서 최솟

값으로 대체되는 경우, 그레이스케일 침식이 개방된다. 중심 화소가 이웃에서 중간 값으로 대체하는 경우, 중간 필터링이 발생한다(그림 9.34).

그레이스케일 개방과 폐쇄는 이들의 이진 대응과 같은 형식을 가진다. 즉, 그레이스케일 개방은 그레이스케일 팽창에 의한 침식이고, 폐쇄는 침식에 의한 팽창이다.

$$\text{Open} = \text{Max}(\text{Min}(\text{Image})) \tag{9.5a}$$

$$\text{Close} = \text{Min}(\text{Max}(\text{Image})) \tag{9.5b}$$

원형 구조 요소를 가지는 그레이스케일 영상을 개방하는 것은 아래쪽으로 미는 영상의 프로파일 아래 구조 롤(roll)을 갖는 것으로 볼 수 있다. 개방의 결과는 이 **롤링 볼**(rolling ball)의 일부에 의해 도달되는 가장 높은 지점의 표면이다(그림. 9.35). 반대로, 침식은 롤링 볼의 일부가 영상 프로파일을 가로질러, 그것을 내리누르는 가장 낮은 지점의 표면이라고 보면 된다.

이러한 이중성과 멱등성과 같은 속성은 또한 그레이스케일 연산자에 적용된다.

9.3.1 그레이스케일 형태적 처리의 응용

비선형 처리는 종종 영상의 가장자리를 흐리게 하지 않고 잡음을 제거하는 데 사용된다.

어떻게 중간 마스크가 선형 평균 마스크보다 소금-후추 잡음을 제거하는 데 보다 잘 처리하는지 기억하기 바란다. 형태적 처리는 객체의 크기, 모양 또는 명암 즉, 배경보다 밝은지 어두운지의 여부를 기반으로 하여, 객체를 구분할 수 있기 때문에 종종 사용된다. 이와 유사하게, 개방은 그레이스케일 영상에서 소금(salt) 잡음을 제거하기 위해 사용된다. 특정 객체를 제거하고 다른 것들을 그대로 유지하여 대부분의 다른 영상처리 도구보다 영상 해석에서 더 정교하다.

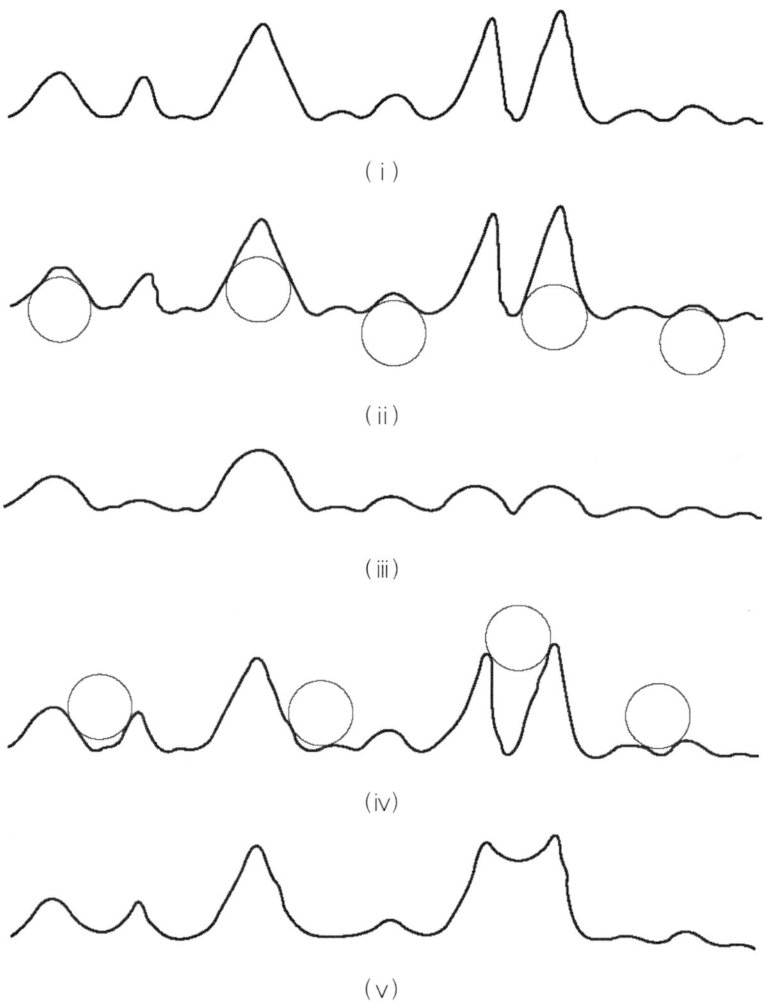

그림 9.35 (i) 그레이스케일 영상 프로파일 (ii) 개방을 위한 롤링 볼의 위치 (iii) 개방 결과. (iv) 폐쇄를 위한 롤링 볼의 위치 (v) 폐쇄의 결과(After Gonzalez and Woods(2002))

그레이스케일 개방은 밝은 표면 위에서 영상을 부드럽게 하고, 폐쇄는 표면 아래에서 부드럽게 한다. 이들은 큰 객체의 회색 값에 영향을 주지 않고 작은 지역의 최대 또는 최소를 제거한다. 그레이스케일 개방은 다른 것들은 약하게 하는 반면, 특정 명암도 패턴을 선택하고 유지하는데 사용될 수 있다. 그림 9.36는 평면 5×5 정사각형 구조 요소로 개방한 그레이스케일 효과를 보여준다. 큰 특징들은 명암도에서 거의 변하지 않은 반면, 구조 요소보다 작은 밝은 특징은 명암도에서 꽤 많이 감소했다. 코 부분은 원본과 여전히 비슷한 명암도를 유지하지만, 세밀한 머리와 수염은 명암도가 많이 감소된다. 개방이 질감의 작은 변동을 제거했기 때문에 열려있는 영상이 이전보다 더 무광의 모양을 가지고 있지 않다.

비슷하게 개방은 그레이스케일 영상에서 "소금 잡음"을 제거하기 위해 사용될 수 있다. 그림 9.37은 소금 잡음을 포함한 영상과 3×3 사각형 구조 요소로 개방 결과를 포함하는 영상을 보여준다. 잡음은 완전히 기본 영상의 비교적 적은 저하로 완벽히 제거되었다.

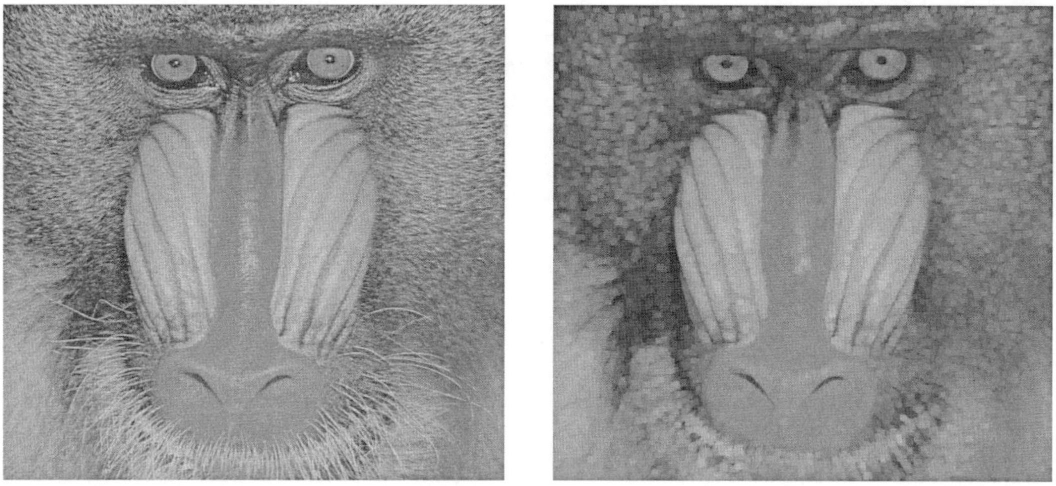

(i) (ii)

■ **그림 9.36** (i) 원본 영상 (ii) 평면 5×5 사각형 구조 요소로 개방한 그레이스케일 후

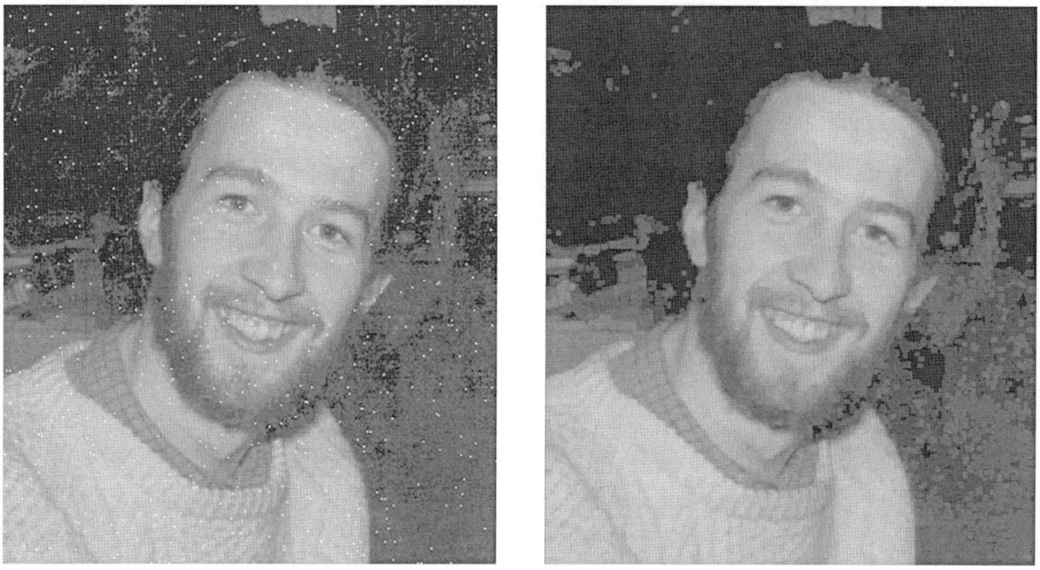

(i) (ii)

■ **그림 9.37** (i) "소금" 잡음을 가지는 원본 영상 (ii) 평면 3×3 사각형 구조 요소로 개방한 그레이스케일 후

이 두 동작(open−close 또는 close−open)의 연속 조합은 **형태적으로 부드럽게** 하는 것으로 언급될 수 있고, "소금-후추(희끗희끗)" 잡음을 제거하는 데 사용할 수 있다([실습 9.8]을 참조).

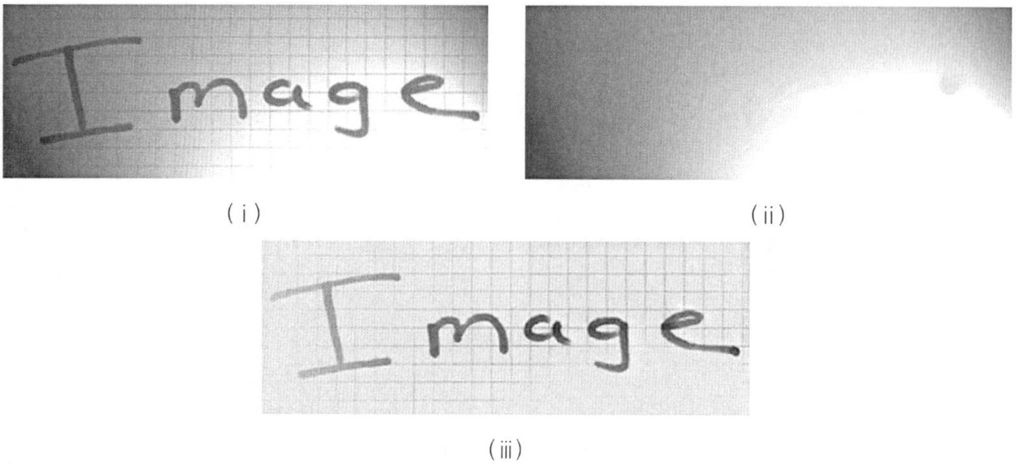

■ **그림 9.38** (ⅰ) 변하는 배경 위의 텍스트 영상 (ⅱ) 형태적 임계화는 변하는 배경을 만든다. (ⅲ) 텍스트를 분리하기 위해 (ⅰ)에서 (ⅱ)를 뺀 것

변하는 배경을 가지는 영상에서 배경에서 특징을 분리시키는 것이 종종 어렵다. 적응적 처리가 가능한 해결책이다. 다른 해결책은 **형태적 임계화**라 불리는 것으로, 형태적으로 부드럽게 된 영상이 원본 영상에서 축출될 수 있는 변하는 배경의 영상을 만들어내는 데 사용된다. 과정은 그림 9.38에 나타낸다. [실습 9.9]는 몇 가지 연습 영상이 포함되어 있다.

형태적 선명화는 **형태적 그레이디언트**(gradient), MG 동작에 의해 구현될 수 있다.

$$\text{MG}=\frac{1}{2}(\text{Max(Image)}-\text{Min(Image)}) \tag{9.6}$$

1차원 회색 레벨의 프로파일에 대한 형태적 그라데이션 효과는 그림 9.39에 표시된다. 원본 영상의 가장자리가 봉우리로 대체된다.

대칭 구조 요소를 사용하는 경우, 이러한 선명화는 소벨 마스크와 같은 선명화 마스크를 사용하는 것보다 가장자리 방향에 덜 의존한다.

형태적 톱 해트(top hat) 변환인, TH는 다음에 의해 정의된다.

$$\text{TH}=\text{Image}-\text{Open(Image)} \tag{9.7}$$

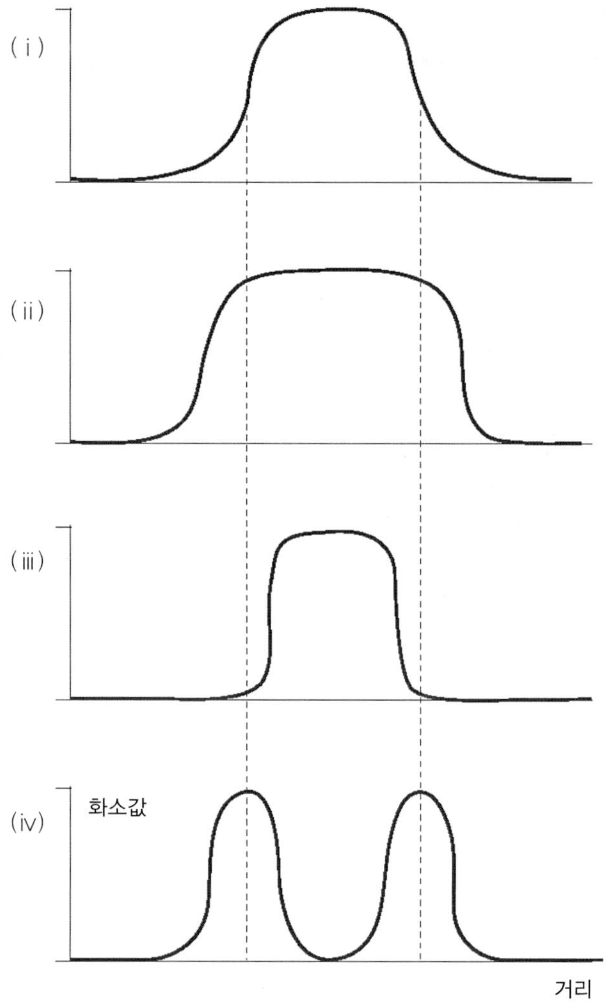

■ **그림 9.39** (i) 그레이레벨 영상의 프로파일. (ii) 팽창된 영상 프로파일. (iii) 침식 영상 프로파일. (iv) 형태적 그라데이션 프로파일(After Baxes, 1994)

이는 언샤프(unsharp) 마스킹과 유사하며, 음영이 있는 곳에서 세부 사항을 강화하는 데 유용하다.

지역 대비 스트레칭에서, 이웃에 적용되는 스트레칭 양은 이웃에 대비하여 원본에 의해 제어된다. 이는 다음에 의해 구현된다.

$$G = \frac{A - \mathrm{Min}(A)}{\mathrm{Max}(A) - \mathrm{Min}(A)} \cdot \mathrm{scale} \tag{9.8}$$

최대(팽창)와 최소(침식) 동작은 구조 요소를 통해 이루어지며, "비율"은 작은 숫자이다. 이 동작은 식 (5.10)에 나타낸 대비 스트레칭에 대한 점 연산의 확장된 버전이다.

입상(Granulometry)은 주로 모양이 원일 때, 영상 내에서 특징의 크기 분포를 결정하는 데 지정된 이름이다. 증가하는 크기의 구조 요소를 가지는 개방 연산은 겹치고 개개 특징을 검출하기에 너무 복잡할 때조차 특징 크기에 대한 히스토그램을 구성하는데 사용된다. 원본 영상과 개방의 차이는 각 단계 후에 계산된다. 과정의 끝에서, 이들 차이는 정규화되고 특징-크기 분포의 히스토그램을 구성하는 데 사용된다. 결과 히스토그램은 종종 영상의 패턴 스펙트럼으로 언급된다(그림 9.40 및 [실습 9.10]).

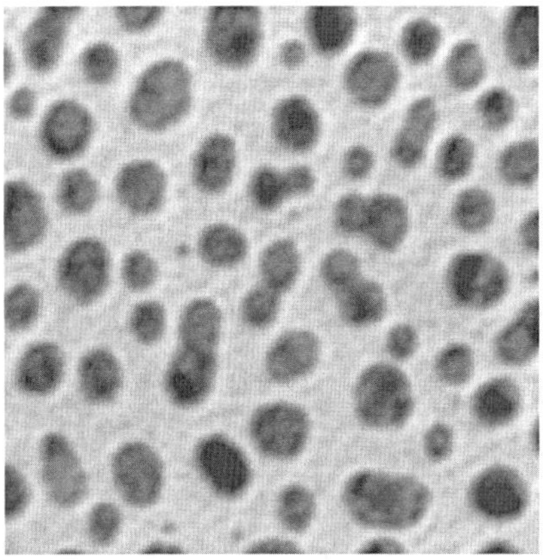

(i)

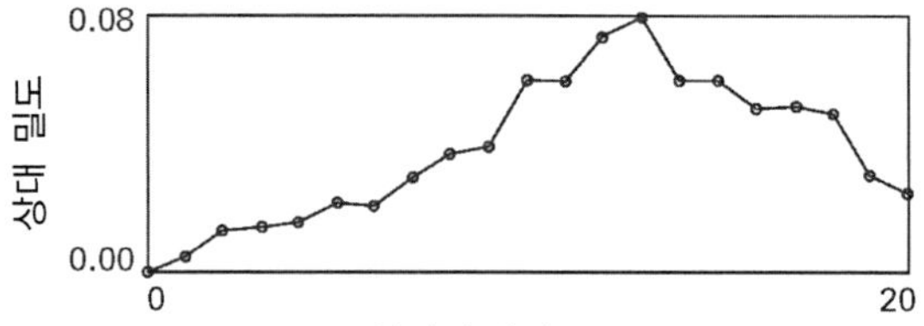

그림 9.40 (i) 다른 크기의 특징을 포함하는 영상 (ii) 특징-크기 분포의 히스토그램

실습

실습 9.1 이웃 모양

ImageJ에서 256^2 영상의 중심에서 단일 흰색("ON") 화소를 가지는 영상 **deltaim**을 열어라. Plugins/Ch.9 Plugins/Morpho 플러그인을 이용하여, 연산을 Max(팽창과 대등)로, 반복 횟수를 1로, 연속성을 8로 설정한다. 결과에 팽창을 반복하고, 계속해서 팽창을 반복한다. 체스판 거리를 이용하여 점이 이웃을 보이기 위해 어떻게 팽창되는지 관찰하라. 연결성을 4로 설정하고 반복하라. 4-연결 이웃이 도시 블록 거리에서 어떻게 구축되는지 관찰하라. 이웃 모양은 다른 폭의 PSF를 나타낸다. **deltaim**에서 개방해서 4-연결성, 8-연결성 등을 이용하여 팽창한다. 이웃 모양에 주목하라. 이 같은 것을 구현할 수 있다면 어떤 모양이 유클리드 거리에서 발생할까? 테스트된 세 가지 방식 중 유클리드에 가장 가까운 것은 어떤 것인가?

실습 9.2 응용

ImageJ에서 box를 열어라. Process/Binary/Dilate을 이용하여 영상을 팽창하고, 한 화소 폭 윤곽을 얻기 위해 결과로부터 원본 영상을 제외하라(Process/ImageCalculator을 이용하여). 또한, 원본으로부터 침식 영상을 제외함으로써 가장자리를 얻을 수 있다. 이들 두 영상에서 가장자리는 서로 이동한 한 화소다. mri를 이용하여 정리 과정을 반복한다.

objects를 열고 영상(Image/Adjust/Threshold…)을 임계화 한다. 그레이레벨 히스트그램을 주목하라. ~50과 ~80사이 임계값은 밝은 배경에서 어두운 객체를 분리하나, 객체는 임계 영상에서 연결되어 남는다. 임계값을 줄이는 것이 객체를 끊는 것이 아님을 주목하라. 대신 객체의 어떤 것은 사라지기 시작한다. 왜 그럴까? 이는 임계값 이전에 가장자리를 흐리게 하는 것을 피하는 작은(예, 3×3) 중간 마스크로 객체를 부드럽게 하는데 종종 유용하다. 임계값을 선택한 후 이진 영상(Analyze/Histrogram을 이용하여 히스토그램을 체크)를 얻기 위해 영상(Process/Binary/Make Binary)에 적용한다. 결과 이진 영상 내 객체는 침식(Plugins/Binary/ Erode)을 이용하여 끊어진다. 객체 스스로 크기가 감소되고, 분리하는 데 반복한 동일한 횟수로 팽창하므로 근사하여 이전 크기로 증가하도록 고려해 보라.

영상 셀에서 개별 셀을 분리하도록 시도하라. 이전처럼 임계화와 이진화를 수행하라. 셀은 흰색 전경에서 검정이다. 검정 배경에서 흰색(전경) 객체의 더 기존 상황으로 변경하기 위해 영상(Edit/Invert)를 반전한다. 셀을 끊기 위해 침식을 사용하지만 더 작아지고 내부 구멍이 커짐을 주목하기 바란다. 최적으로 셀을 끊기 위해 침식과 팽창의 균형을 시도하지만 가능한 한 모양을 유지한다. 4 연결 또는 8 연결이 특정 영상에 대해 더 좋은지 결정하라.

영상 spots에서 개개 점을 분리하도록 시도하라.

실습 9.3 제한/조건 팽창

ImageJ에서 **cermet**를 열고, 조금 부드럽게 하고(Process/Filters/Mean… 그리고, radius=1을 사용), 이 임계값을 정하고(Image/Adjust/Threshold), mask에 결과를 저장한다. 이 영상을 복사하고(Image/Duplicate …), 4번 침식하고(Process/Binary/Options, 4번 반복으로 설정, Process/Binary/Erode), seed에 새로운 결과를 저장. **seed**를 복사하고 이를 10번 팽창한다(Process/Binary/Options, 10번 반복 설정, Process/Binary/Dilate). 결과 영상의 객체가 원래 임계화 영상인 mask에 비해 얼마나 커졌는지를 주목하라.

조건적으로 종자 영상으로서 seed로 10번 **seed** 영상을 팽창하고(Plugins/Ch.9 Plugins/BinaryConditionalDilate), 마스크 영상으로 **mask** 영상을 임계화하고, 반복 횟수를 10으로 설정한다. (무조건적) 팽창을 이용하여 이전 결과와 결과를 비교하라. (조건적으로) 팽창 영상 내 객체가 마스크 영상 내 크기보다 더 크게 성장하는 것이 허용되지 않는다.

모든 열린 영상을 삭제하고 매크로로 이전 모든 단계를 기록한다. (Plugins/Macros/Record…를 사용하고, **ConDilate** 매크로를 명명하며, 이전처럼 처리 단계를 통해 작업을 진행. 어떻게 기록되는지 관찰하고, 폐쇄되면 "Create"를 클릭). 매크로는 Plugins/Macros/Run…에 의해 언제라도 재실행될 수 있으며 **CondDilate.txt**를 선택한다.

실습 9.4 모양 검출기로 개방.

ImageJ에서 **shapes**를 열고, 원의 지름을 찾기 위해 커서를 사용한다. Plugins/Ch.9 Plugins/TeacherOpen을 열고 구조 요소의 유형으로 "Disk"를 선택하며, 크기를 가장 작은 원의 지름보다 더 적게 한다("Square"은 N_8이웃을 사용하고, "Cross"은 N_4를 사용하고 "Disk"에 대해 정방 행렬을 이용하여 얻을 수 있는 것처럼 원에 근사하게 구조 요소를 사용한다). 결과 영상에 원이 포함되는 것을 관찰하라. 즉, 모양 검출기로 이진 개방이 사용된다.

mixed cells를 열어라. 영상은 두 종류 셀을 포함한다. 작은 검정 셀과 더 큰 회색 셀. 배경으로부터 셀을 구분하기 위해 영상을 임계화(Image/Adjust/Threshold …) 한다. 작은 셀을 제거하기 위해 원형 구조 요소(Plugins/Ch.9 Plugins /Teacher Open)를 사용하고 더 큰 셀을 유지한다. 구조 요소의 적절한 크기를 선택함으로써 성공적으로 공정하게 수행할 수 있다(이 방법을 이용하여 직접 작은 셀을 고립시킬 가능성이 없음에 주목하기 바란다).

실습 9.5 폐쇄와 개방의 응용

ImabeJ에서 **holes**를 열어라. 커서를 이용하여 영상 내 작은 구멍과 큰 구멍의 지름을 찾는다. 작은 구멍을 제거하기 위해 적절한 구조적 요소로 Plugins/Ch.9Plugins/TeacherClose를 사용한다.

telephone을 열고 임계화(Image/Adjust/Threshold …)한다. 그레이레벨 히스토그램은 두 영역을 보이는 두 모델(bimodal)이다. (어두운) 전화기 수화기에 대략 대응되는 더 낮은 화소값을 가지는 영역과 배경에 대응되는 다른 영역. 왼편 임계값을 0으로, 오른편 임계값을 두 영역사이 중간값으로 설정한다. 결과 임계화 영상이 전화기 아래 어두운 그림자를 포함하고 더 많은 조명 빛이 반사되므로 전화기 내 임의의 화소는 흰색으로 나타난다. 이들 효과를 최소화하기 위해 오른편 임계값을 변경할 수 있다. 임계값을 증가하면 흰색 영역이 줄어드나 그림자 영역은 확장되고, 임계값이 줄어들면 반대로 된다. 다소 그림자 효과를 최소화하기 위해 중간 방식으로 값을 바로 아래 값을 선택하고 "Apply"를 클릭한다. 관심 객체로 어두운 전화기를 고려하므로 깨끗하게 하기 위해 개방한다. 개방과 폐쇄는 서로 쌍대임을 기억하라. 크기 9 화소의 원형 구조 요소로 Plugins/Ch.9 Plugins/Teacher Open을 사용하라. 결과를 관찰하라. 다른 크기를 이용하거나, "cross" 구조 요소("plus" 기호와 같은 모양)와 다양한 크기를 이용하여 개선을 시도해 보라.

실습 9.6 적중-또는-실패 변환

Image에서 **rectangle**을 열고, 영상에서 모서리를 검출하기 위해 적절한 구조 요소(예, $\begin{matrix}212\\011\\002\end{matrix}$, 여기서 0은 검정, 1은 흰색, 2는 무관을 나타냄)로 적중-또는-실패 변환(Plugins/Ch.9 Plugins/BinaryHitorMiss)를 사용하라. 90° 회전을 선택하고 흰색 배경을 검사한다. 결과는 사각형의 4 정점으로 된다.

binaorta를 열고 $\begin{matrix}000\\111\\111\\\cdot\end{matrix}$의 구조 요소로 적중-또는-실패 변환을 사용하라. 이 패턴이 매칭된 위치를 보이는 결과를 관찰하라. 이 영상의 모든 방향에서 분기나 혈관 교차 지점인 연결점을 검출할 수 있도록 하고 싶어한다. 이를 달성하기 위해 다른 구조 요소로 실험하고, 플러그인에서 45° 회전 특징을 사용한다. 제한은 단지 플러그인이 3×3 구조 요소를 사용하는 것이다.

실습 9.7 세선화와 골격화

Image에서 **rectangle**를 열어라. ImageJ 내 내장 골격화는 매우 신뢰할 수 없다. 원본 영상을 바꾸고(Edit/Invert), 골격화를 수행한다(Process/Binary/Skeletonize).

대신 선택적 이진 세선화 플러그인을 이용하게 하는 매크로를 사용하라. 사각형을 열고, 매크로 **skeleton1.txt**을 실행하라(Plugins/Macros/Run). 결과는 8 연결 골격이다. 4 연결 골격을 얻기 위해 매크로 **skeleton3.txt**로 반복하라. **shape1**, **shape2**, **box2**를 이용하여 반복하라.

telephone를 열고 성공적인 임계화를 혼동할 수 있게 하는 잡음을 줄이기 위해 부드럽게 한다(Process/Smooth). 그림자를 최소화하는 임계값 결정(Image/Adjust/Threshold). 결과를 이진화(Process/Binary/Make Binary)하고 반전한다(Edit/Invert). 흰색 객체에서 검정 구멍을 제거하기 위해 파일을 열고(Process/Binary/Open), 매크로 **skeleton1.txt**를 실행한다(Plugins/ Macros/Run). 요구할 때마다 Plugins/Macros/Run와 매크로 **Prune1.txt**를 이용하여 단계적으로 결과 골격에서 돌출부를 가지치기하거나 수렴될 때가지 가지치기 하기 위해 **PruneAll. txt**를 실행한다.

골격화는 혈관의 중심 선을 찾는데 사용될 수 있다. 혈관 촬영도인 **angio1**과 임계화 영상인 **angio2**를 연다. **angio2**를 이진화하고(Process/Binary/Make Binary), 이를 반전한다(Edit/Invert). 8 연결성 골격화 매크로 (**skeleton1.txt**)를 실행하고 이어 단계별 가지치기를 한다(**Prune1.txt**). 결과와 **angio3**을 비교한다.

실습 9.8 형태적 부드럽게 하기

ImageJ에서 **salt and papper**를 열고, 크기가 3인 화소의 디스크 모양(원형) 구조적 요소로 그레이스케일 개방을 실행한다(Plugins/Ch.9 Plugins/Teacher Open). "salt"가 영상으로부터 어떻게 제거되는지 주목하라. "후추"를 제거하기 위해 원형 구조적 요소로 결과 영상을 폐쇄하라(Plugins/Ch.9 Plugins/TeacherClose). 소금-후추 잡음 이전 원본 영상이 추가된 mri와 최종 결과를 비교하라.

실습 9.9 형태적 임계화

ImageJ에서 **image**를 연다. 일반적으로 더 어두운 텍스트는 더 밝은 변화하는 배경에 나타난다. 그러나, 단순 임계값(Image/Adjust/Threshold …)은 배경으로부터 텍스트를 분리할 수 없다. 시도해 보라!

적응적 처리는 가능한 해결책이다. Plugins/Ch.9 Plugins/Adaptive Threshold을 사용하고 다른 매개변수를 시도해 보라. (이웃 마스크 크기 11, 상수 3, 평균 임계값은 합리적인 결과를 준다.) 텍스트는 변화하는 배경과 구분되나 격자선은 남는다. Process/Binary/Open일 때, Process/Binary/Make Binary 개방에 의해 제거될 수 있다.

형태적 임계값은 대안적인 해결책이다. 영상 내 어둡고 밝은 객체를 부드럽게 하기 위해 충분히 큰 구조 요소와 close-open(Plugins/Ch.9 Plugins/Teacher Close, 다음에 Plugins/Ch.9 Plugins/TeacherOpen, 원형 디스크 크기 15)를 사용하고, 원본 영상으로부터 제외될 수 (Process/ImageCalculator … "Subtract'와 "32-bit Result"를 이용하여) 있는 변화하는 배경 영상을 생성한다. 이는 Process/Subtract Background의 효과와 유사하며 다른 매개변수 값을 시도해 보라.

yeast, **uneven**, **sonnet**, 두 유방 X선 조영 영상 **lcc**(left cranio-caudal view)와 **rcc**(a right cranio-caudal view)로 이들 다른 기법을 사용해 보라.

실습 9.10 입상(Granulometry)

ImageJ에서 **cermet**를 열고 Plugins/Ch.9 Plugins/Granulometry를 개방하라. 최소, 최대 반지름으로 각각 0과 20 화소, t단계 크기를 1 화소로 선택한 후, 중간 영상을 보기 위해 "yes"를 체크한다. 밀도 분포나 패턴 스펙트럼은 나타나기 전에 몇 번 반복된다. 이 영상 내에서 지배적인 입자의 반지름은 얼마인가?

연습문제

9.1 (ⅰ) 4-연결과 (ⅱ) 8-연결을 이용하여, (a) (1, 1)에서 (5, 3)까지, (b) (1, 6)에서 (3, 1)까지 가장 짧은 경로 길이를 찾아라.

9.2 한번과 두 번 수행한 개방의 결과 간의 차이점이 무엇인가? 멱등원이 무엇인가?

9.3 다음과 같은 위치를 찾기 위해 적중-또는-실패 변환하는데 요구하는 구조 요소를 설명해 보라. (ⅰ) 영상으로부터 격리된 점, (ⅱ) 이진 골격에서 끝점, (ⅲ) 이진 골격에서 교차점. 어떤 경우에 여러 구조 요소는 모든 가능한 방향을 찾기 위해 필요로 할 것이다.

9.4 침식을 실행하기 위해 적중-또는-실패 변환은 어떻게 사용될 수 있는가? 적중-또는-실패 변환은 NOT(또는 역) 연산과 함께 팽창을 실행하기 위해 어떻게 사용될 수 있는가?

9.5 가장자리 검출기가 약 x 화소 두께인 출력에서 긴 선을 생성한다면 단일 화소 두께로 세선화한 후 기대하는 가장 긴 돌출부(가지치기)는 얼마인가? 실제 영상에 대한 평가를 시험해 보라. 따라서, x 화소의 두께로부터 가늘게 한 선으로 돌출부를 제거하기 위해 적용해야하는 가지치기가 대략 몇 번 반복해야 하는가?

9.6 다음의 골격을 표현하라 (ⅰ) 정사각형, (ⅱ) 정삼각형, (ⅲ) 원

9.7 파생된 영역의 원본 영상을 재구성하는 데 중간 축 변환이 어떻게 사용될 수 있는가?

9.8 그림 E9.1에서 정 수평선을 제거하기 위해 사용할 수 있는 구조 요소의 모양과 크기는 어떤 것인가?

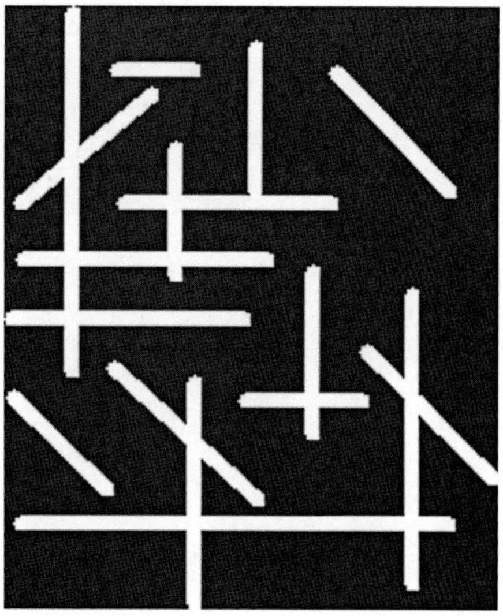

그림 E9.1

9.9 그림 E9.2(ⅰ)에 보인 영상에서 특징은 작은 간격에 의한 결함이 있고, 이는 그림 E 9.2(ii)에 보인 영상에서 제거됐다. 어떠한 처리 동작이 이러한 결과를 달성 할 수 있는가? 구조요소의 어떤 크기와 모양이 요구되는가?

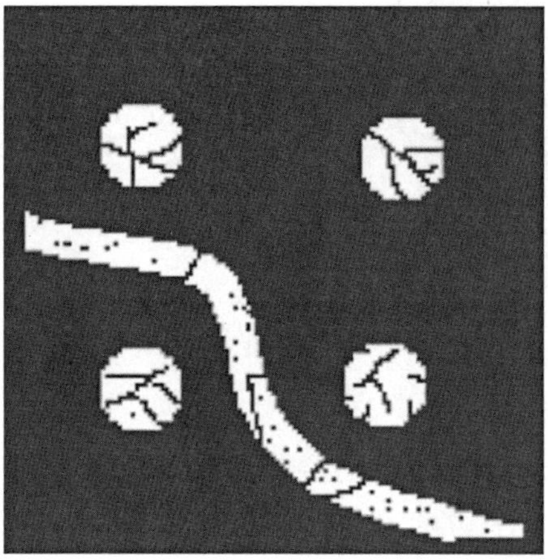

(ⅰ)

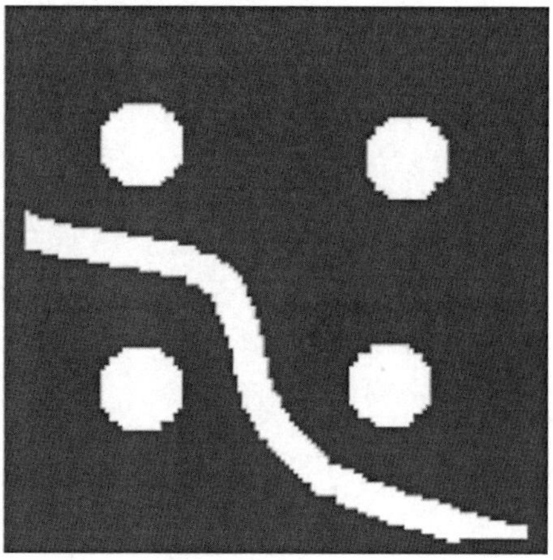

(ii)

그림 E9.2

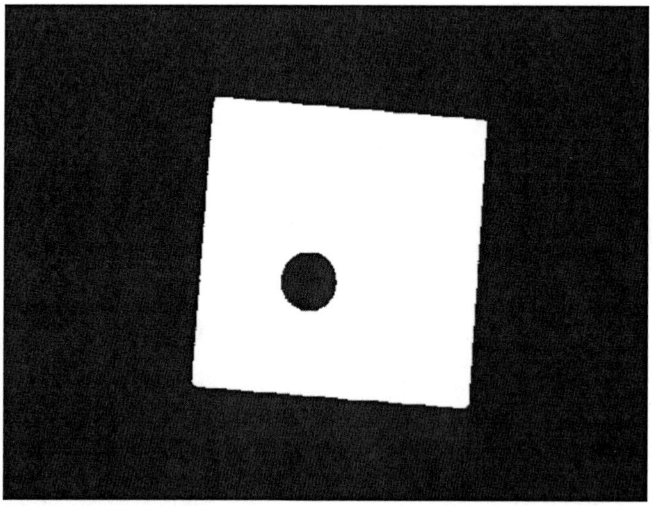

그림 E9.3

9.10 그림 E9.3의 (ⅰ) 골격과 (ii) 중간 변환은 무엇인가?

9.11 그림 9.22에서 거리 변환을 얻기 위해 사용된 거리 미터법은 어떤 것인가?

9.12 그레이스케일 팽창과 침식이 이진 팽창과 침식의 일반화다. 이들이 어떻게 구현되는지 기술하라.

9.13 실크 해트 변환이 무엇이고 언제 사용되는가? 실크 해트 변환은 빛에서 변화하는 배경속에서 어두운 문자를 분할하는데 어떻게 도움이 되는지 설명하라. 설명을 보여주기 위해 영상을 통해 1차원 프로파일을 그려라.

9.14 왜 느리게 두껍게하는 것을 이용하여 대략적인 볼록 모양을 찾는가?

9.15 그레이스케일 영상에서 "후추" 잡음을 제거하기 위한 효과적인 방법이 무엇인가? 설명하라.

Chapter **10**

영상 분할

살펴보기

영상 분할은 의료영상뿐만 아니라, 컴퓨터 비전 및 위성 사진 등에서, 광범위하게 활용되는 분야이다. 영상 분할의 목적은 특정 작업에 대해 의미 있는 영역으로 영상을 분할하는 것이다. 다양한 방법과 접근들이 사용 된다. 특정한 방법의 선택은 해결될 문제의 특성과 더 폭 넓은 영상 분석 전략에 따른다. 분할은 영상 또는 구성요소의 기술, 인식, 분류 이전에 필수적인 단계이다. 두 가지 주요 접근 방법이 있는데, 유사성 검출에 따른 영역기반 방법, 불연속성(가장자리)이 영역 주위 경계를 형성하기 위해 검출되고 연결되는 경계기반 방법이다. 강력한 해석 시스템을 개발하기 위해 분할하는 동안 가능한 한 많은 관련 사전 정보를 사용하는 것이 중요하다.

학습목표

제10장을 읽고 난 후에, 다음과 같이 할 수 있다.

1. 영역 기반과 경계 기반의 영상 분할에서 사용된 주요 기법을 식별
2. 다른 기법들의 장점과 단점을 논의
3. 특정 영상에 가장 적합한 기법을 선택
4. 최적 분할의 기초를 설명
5. 상향식 및 하향식 접근 방법 구별
6. 경계 기반 분할에 대한 알고리즘을 설명
7. 활성 윤곽(꿈틀꿈틀 움직임, 뱀)의 움직임이 에너지 함수에 따라 어떻게 결정되는지, 내부와 외부 에너지 구별
8. 형태적 경계 사용 예

10.1 분할은 무엇인가?

분할은 영상을 의미 있는 영역으로 구분 짓는 것을 말하는 것으로 관심 영역(전경)이나 객체를 그 밖의 다른 모든 객체(배경)와 구별하기 위해 가장 자주 사용되는 방법이다. 가장 간단한 경우에 두 클래스(전경과 배경)가 있고 분할된 영상은 이진 영상이다. 분할은 정상 조직으로부터 종양과 같은 병적인 조직을 구분하고, CT 또는 MR 영상에서 뇌, 심장, 폐, 간과 같은 조직을 검출하고, 치료 계획 등에서 사용된다. 의사(psuedo) 색상이 분할된 영역의 범위에 따라 원본 영상에 추가될 수 있다(그림 10.1). 영역 정의에 사용되는 가장 기본적인 속성은 영상 그레이레벨 또는 밝기이지만, 색상이나 질감(부록 C)과 같은 다른 속성이 사용될 수 있다. 분할은 패턴 인식 시스템에서 종종 첫 번째 단계로 일단 관심 객체가 영상의 나머지와 분리되면 어떤 특성화되는 값이 만들어지고(**특징 추출**), 이는 특정 그룹이나 클래스로 객체를 **분류**하는데 사용될 수 있다.

많은 분할 방법이 있는데 이들은 사용된 특징들과 기법에 따라 분류된다. 특징들은 그레이 값(밝기), 질감, 그라데이션 등급 등이 포함된다. 분할 기법은 문맥적 또는 비문맥적으로 분류될 수 있다. **비문맥적 기법**은 영상 내 특징들 사이 존재하는 관계를 무시한다. 화소들은 그레이레벨과 같은 임의 전역 속성의 기준으로 간단히 함께 그룹화 된다. 각 화소가 그레이 값에 따라 특정 영역에 할당되는 명암도 기반 임계값은 비문맥 기법이다. **문맥적 기법**은 영상 특징들사이 관계를 부가적으로 이용한다. 그러므로, 문맥 기법은 유사한 그레이레벨을 가지고 유사한 그레이디언트 값을 가지거나 서로 가까운 화소들을 그룹화할 수 있다. 문맥 기법들은 다음과 같다. 영역내 화소의 유사성을 기반으로 발견되는 연결된 영역들인 영역 성장과 같은 영역 기반 기법. 영역들 간 경계를 기술하기 위해 사용되는 에지 기반 방법인 경계 기반 기법인 활성 윤곽과 경계선 분할과 같은 다른 방법이 있다.

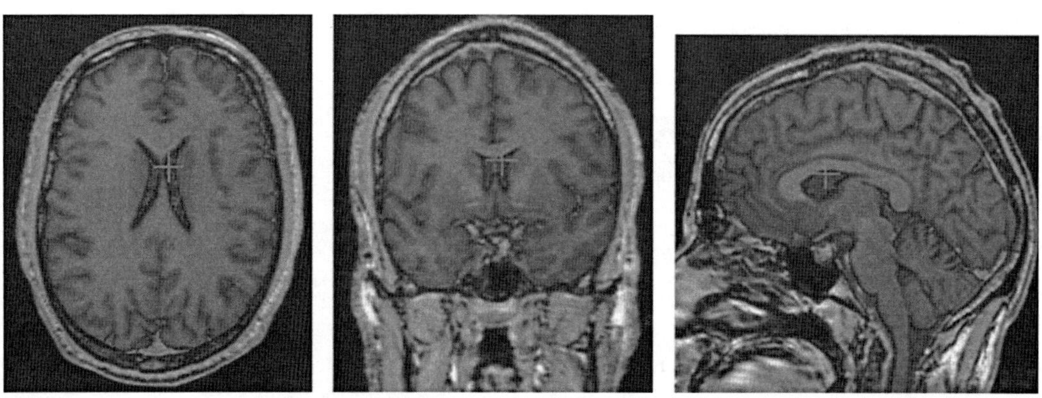

그림 10.1 특정 음영이 뇌의 연속적인 분할에 추가되었다. 세 영상은(왼쪽에서 오른쪽으로) 축, 두정 및 정중면을 보인다. 공통점이 각 영상에 표시되었다. 컬러 화보 참조(p.198)

10.2 임계값

명암도/밝기에 따른 임계값은 다른 배경에 속이 찬 객체를 포함하는 영상에 대해 간단한 기법이지만 균일하고 선명하다. 각 화소는 임계값과 비교되고 값이 임계값보다 높으면 각 화소는 "전경"으로 간주되고, 흰색으로 설정된다. 임계값보다 작거나 같으면 "배경"으로 간주되고 검정색으로 설정된다. 임계값의 성공은 적절한 임계값의 선택에 따라 결정적으로 다르다(그림 10.2).

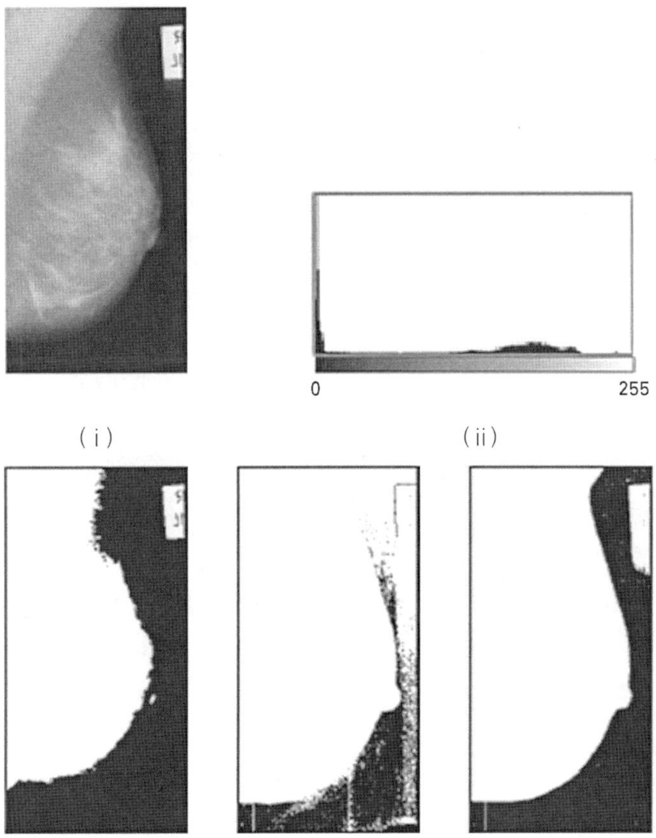

그림 10.2 (i) 영상 (ii) 히스토그램 (iii) 높은 임계값을 가진 영상 (iv) 낮은 임계값을 가진 영상 (v) 올바른 임계값을 가진 영상

이상적인 경우에 그레이레벨 히스토그램은 "전경"과 "배경" 객체를 나타내는 두 개의 별도 분포를 가지는데, 이는 중복되지 않는다. 그리고 단일 전역 임계값 T는 두 객체를 구분하는 계곡 바닥의 임의의 지점이 될 것이다. 그러나 실제 영상은 일반적으로 두 개의 기본 분포의 중복으로 인한 이중 모드 그레이레벨 히스토그램(그림 10.3)을 갖는다. 정점 또는 모드(T_1과 T_2 사이)사이 계곡의 바닥에서 임계값에 대한 값을 가지면 임계값을 선택하는데 오류를 적게하기 위해 감도를 최소화는 "일반적인" 임계값이다.

여러 조건은 어려운 전역적 임계값을 결정하기 위해 사용될 수 있다. 빈약한 영상 대비는 배경으로부터 전경을 해결하는데 어렵게 하고 정점들을 중복되게 한다. 변화하는 명암도의 배경은 전체 영상에 대해 잘 적용되도록 하는 단일 임계값을 선택하는데 어렵게 하거나 불가능하게 할 수 있다. 빈약한 공간 해상도, 가변 조명, 밝기 레벨이 변화하는 객체는 더 곤란하게 한다. 분할이 실행되는데 조건 변화는 아래에 기술되는 다양한 다른 접근이 요구되나, 종종 접근이 최상인 결정은 특정 영상으로 실험되어 단지 결정될 수 있다.

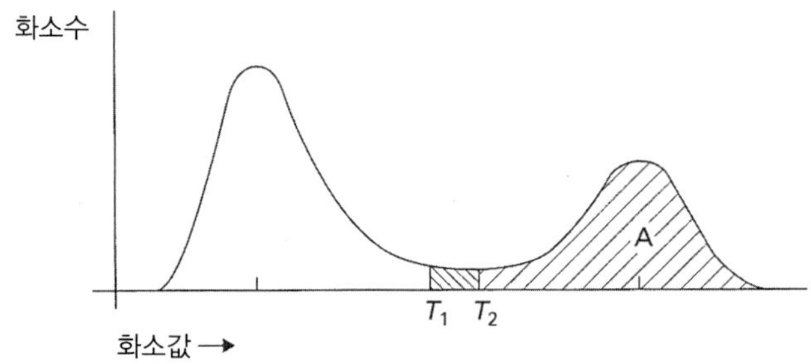

■ **그림 10.3** 이중 모드 히스토그램은 정점 사이 계곡에서 임계 위치(T_1과 T_2사이)에 최소 감도를 보인다. 임계값(T_1이나 T_2) 이상의 A에서 화소는 "전경"을 포함한다.

10.2.1 최적 임계값

그레이레벨 히스토그램에서 정점사이 계곡의 바닥은 **최적** 임계값이 아니다. 최적 임계값은 두 (또는 그 이상) 확률 밀도의 가중 합이 될 수 있는 영상의 히스토그램을 고려한다. 이때 임계값은 잘못 분류되는 화소가 가장 적은 수가되는 그레이레벨로 설정한다. 예를 들어, 배경이 전경으로 분류되고 반대인 경우도 마찬가지이다. 두 일반적인 분포의 교차점에 해당되나 두 정점사이 계곡의 바닥과 동일하지 않는 것은 기본 임계값이다(그림 10.4). (이는 정상적이고 질병에 걸린

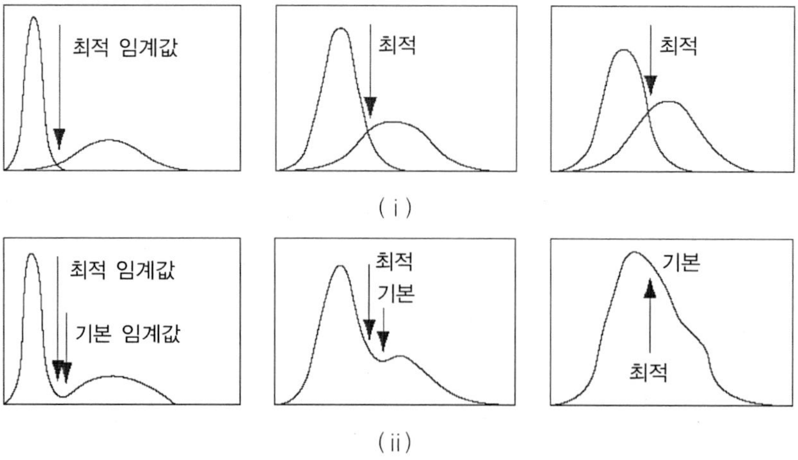

■ **그림 10.4** (i) 그레이레벨 히스토그램은 교차점이 최적 임계값을 나타내는 두 정규 분포에 의해 근사
(ii) 결합 히스토그램에서 최적과 기본 임계값 결과(SONKA/HLAVAC/BOYLE, Image Processing, Analysis, and Machine Vision, 3E, 2008 Brooks/Cole, a part of Cengage Learning, Inc. Reproduced by permission. www.cengage.com/permissions)

환자가 어느 정도 중복되는 일반적인 분산 시험 범위를 생성하는 진단 시험 상황과 동일하다(부록 B, 그림 B.8).

그림 10.5(i)는 잡음 영상이다. 최적 임계값과 기본 임계값은 히스토그램에 표시되었다(그림 10.5(ii)). 최적 임계값(그림 10.5(iii))에서 경계짓는 것은 기본 임계값(그림 10.5 (iv))에서 경계짓는 것보다 즉, 기본(계곡의 바닥) 임계값에서 경계짓는 것보다 더 잘못 분류된 더 적은 화소로 좋은 결과를 가져온다. 다음의 침식(그림 10.5(v)와 팽창(그림 10.5(vi))는 임계 영상을 정리하는 데 사용될 수 있다.

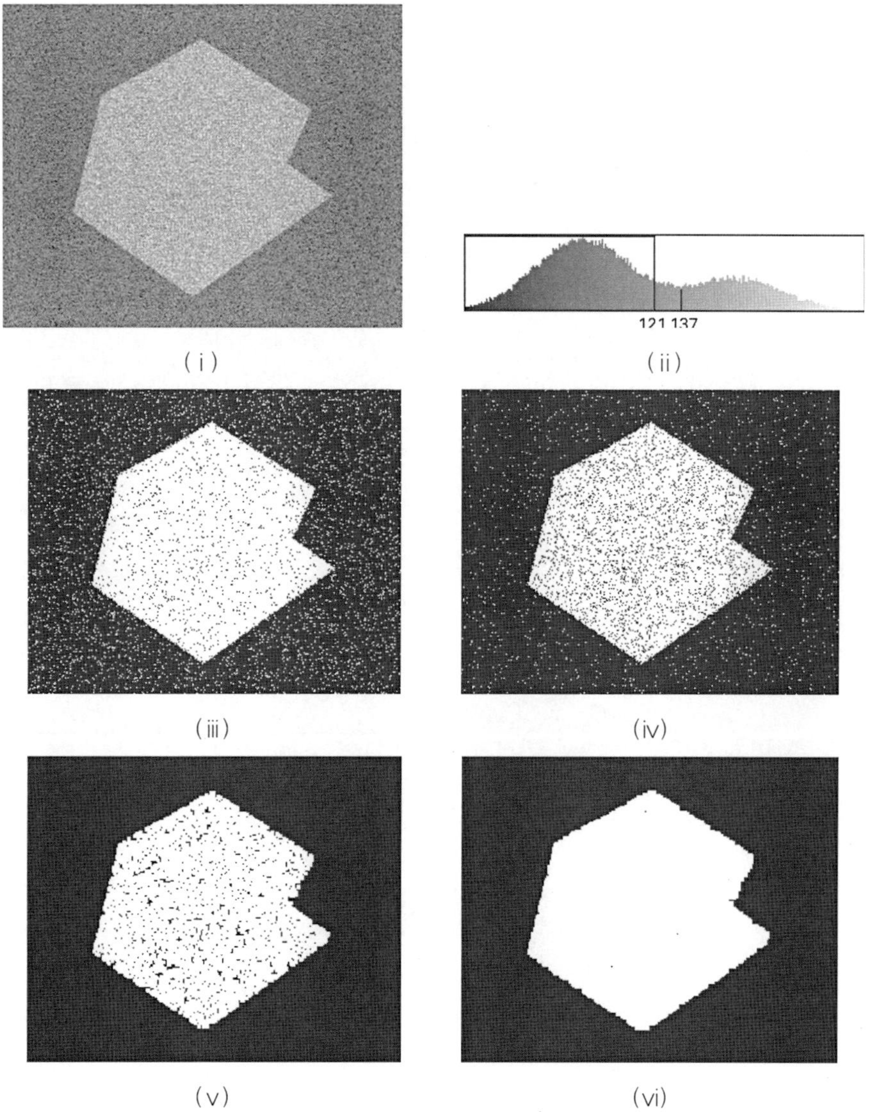

그림 10.5 (i) 8비트 영상 (ii) 최적 임계값(121)과 기본 임계값(137)으로 표시된 히스토그램 (iii) 최적 임계값(121)을 이용하여 경계지운 후, (iv) 기본 임계값(137)을 이용하여 경계 지운 후, (v) (iii)에서 영상을 침식한 후 (vi) (v)에서 영상을 팽창한 후

잡음은 임계값이 "잘못"된 쪽으로 이동하여 화소가 잘못 분류될 수 있기 때문에 영상은 종종 효과를 완화시키기 위해 경계짓기 이전에 평균값 또는 중간값 마스크를 이용하여 종종 부드럽게 한다. 그림 10.6(ⅰ)은 중간값 마스크를 이용하여 그림 10.5(ⅰ)로부터 영상을 부드럽게한 효과를 보인다. 그 결과 히스토그램(그림 10.6(ⅱ))은 더 구분된다. 이 경우 임계값은 잘못 분리된 화소가 매우 적게 가지는 분할된 영상(그림 10.6(ⅲ))을 가지도록 계곡 바닥 어느 곳이나 선택될 수 있다.

최적의 임계값을 구현하기 위한 많은 접근들이 있다. 일반적인 방법으로 두 클래스나 클러스터에 속하는 것으로 전경 및 배경 화소들을 고려한다. 목표는 임계값 각 면의 각 화소가 임계값의 다른 면상의 화소들의 평균보다 임계값의 한 면상의 화소들의 평균값에 더 근접한 임계값을 선택한다. 알고리즘은 사용자의 조작없이 자동적으로 진행되고 자율 처리된 것으로 간주된다.

오츠(Otsu) 방법은 확률 분포와 같은 영상의 그레이레벨 히스토그램을 기술한다. 즉,

$$P_i = n_i / N \tag{10.1}$$

$$w(k) = \sum_{i=0}^{k} p_i \tag{10.2a}$$

n_i는 그레이 값 i를 가지는 화소 수이고, N은 영상에서 전체 화소수이다. 즉, p_i는 그레이 값 i를 가지는 화소의 확률이다. 레벨 k에서 임계값은 다음과 같이 정의될 수 있다.

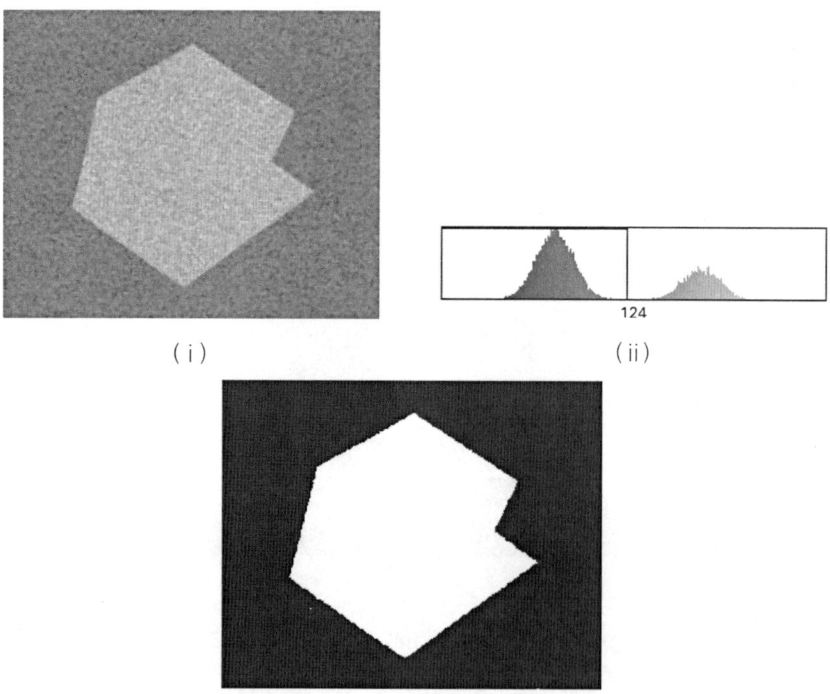

그림 10.6 (ⅰ) 부드럽게한 영상 (ⅱ) 히스토그램 (ⅲ) (124에서) 경계한 후

$$\mu(k)=\sum_{i=k+1}^{L-1}p_i \tag{10.2b}$$

L은 정의에 의해 그레이레벨(예를 들어, 8비트 영상에 대해 256). 다음 정의에 의해

$$w(k)+\mu(k)=\sum_{i=0}^{L-1}p_i=1 \tag{10.3}$$

$w(k)$과 $\mu(k)$사이 차이를 최소화하기 위해 k를 찾는다. 이것은 다음과 같이 먼저 영상 평균을 정의하여 얻을 수 있다.

$$\mu_T=\sum_{i=0}^{L-1}ip_i \tag{10.4}$$

최대 k값을 찾는다.

$$\frac{(\mu_T w(k)-\mu(k))^2}{w(k)\mu(k)} \tag{10.5}$$

효과적으로 **클래스 사이 변화**를 최대화(또는, **클래스 내 변화**를 최소화) 한다. 따라서, k는 두 클래스("전경"과 "배경")의 구분을 최대화하도록 선택하거나, 그렇지 않으면 중복을 최소화하도록 확산을 최소화하도록 선택한다(더 자세한 사항은 부록 B, B.4절 참조). 이 방법은 매우 일반적이고 밝기 이외 다른 특성에 적용될 수 있다. 안정성이 발견되는 최적 임계값은 차별화(계곡과 같은 지역 특성)보다 더 그레이레벨 히스토그램(전역 특성)의 통합에 기반한다. 클래스 사이 변화는 항상 부드럽고 단순형인데, 이는 최댓값을 쉽게 찾을 수 있게 한다. 분배가 정상적으로(예, 가우시안) 되도록 제안한다면 방법은 **혼합 모델링**과 동일하다.

최대 엔트로피 임계화는 클래스들 사이 변화를 최대화하는 것을 제외하고 오츠의 방법과 매우 유사한데, 이는 클래스들 사이 엔트로피를 최대화 한다. 엔트로피는 이벤트 발생의 불확실성의 정도이고(5.1.2절), 그레이레벨 히스토그램으로부터 유도될 수 있다.

최적 임계화는 isodata(반복적 자기조작 데이터 분석 알고리즘) 방법에 의해 반복적으로 구현될 수 있다. 단계는 다음과 같다.

(i) 두 정점의 평균이나 평균 화소값을 이용하여 영상 임계값 결정, T_0.

(ii) 임계값 이하 화소 평균값을 계산, μ_1, 임계값 이상 화소 평균값을 계산, μ_2.

(iii) 새로운 임계값에서 영상 임계값 결정, $T_i=(\mu_1+\mu_2)/2$.

(iv) $T_i-T_{i-1}\le\Delta$ 까지 (ii)~(iii) 단계 반복(변화 Δ는 임계값의 상대적인 변화를 측정하거나 변화하는 측(전경에서 배경으로, 또는 반대로) 화소의 비율에 의한 여러 다른 방법으로 정의될 수 있다.

isodata 알고리즘은 근본적으로 두 클러스터에 적용된 패턴 인식(11.2.4절)에서 사용된 k-mean 클러스터링 알고리즘이다. 통계적 관점에서 k-means 클러스터링이나 isodata 변화에 의해 얻어진 클러스터 평균은 각 클러스터가 서로 다른 방법으로 정규 분포로 유도되나 동일 변화와 제로 변화량이면 최대 가능성 평가(Maximum Likelihood Estimates, MLE)로 해석될 수 있다(11.2.2절). 실제 알고리즘은 개별 분포가 거의 동일하게 확장되면 잘 동작하지만, 분포 변화가 차이가 있거나 모양에서 정상과 달라지면 잘 실행되지 않는다.

그림 10.7은 다른 최적 임계값 알고리즘의 결과를 보인다. 결과는 개개 히스토그램에 따르기 때문에 가장 적절한 알고리즘의 선택은 각 특정 영상과 다르다. [실습 10.1]은 다른 임계값 알고리즘의 사용을 보인다.

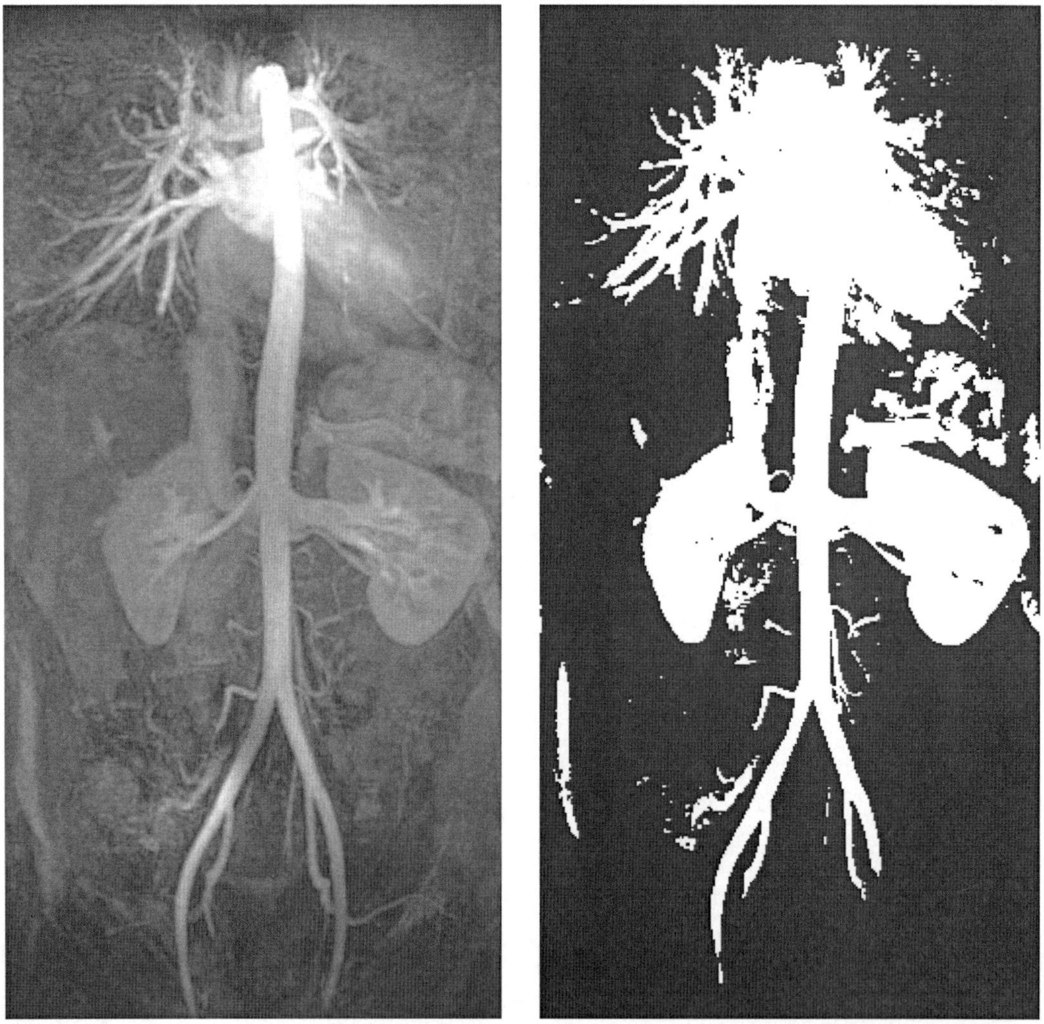

(i) (ii)

그림 10.7 (i) 자기공명 혈관 조형 영상은 대동맥과 다른 혈관들을 보임 (ii) 혼합 모델링을 이용하여 분할

다중 임계화 또는 **분류**(11장)는 두 개 이상의 클래스와 여러 임계값이 요구하는 문제와 관련이 있다. 이는 일반적으로 동일 장면의 다중 영상이 유용할 때 사용되는데 예를 들어, 동일 주제의 T_1-가중, T_2-가중, 양자밀도-가중 자기공명영상. 다중 특징(예, 밝기, 질감, 그라데이션)들은 각 영상에서 측정할 수 있다. 그림 10.8은 다중 채널 입력을 이용하여 알려진 해부학적 영역(흰색 물질, 회색 물질, 대뇌 척수, 부종(초과 액체로 인해 팽창)과 종양)에 해당하는 다섯 가지 다른 클래스로 자동 분할된 뇌의 자기공명영상을 보인다. 일반적으로 의사 색상은 더 쉽게 영역을 구분하기 위해 다중 임계값 결과에 추가된다. 오츠 방법은 다중 임계화를 쉽게 확장할 수 있다.

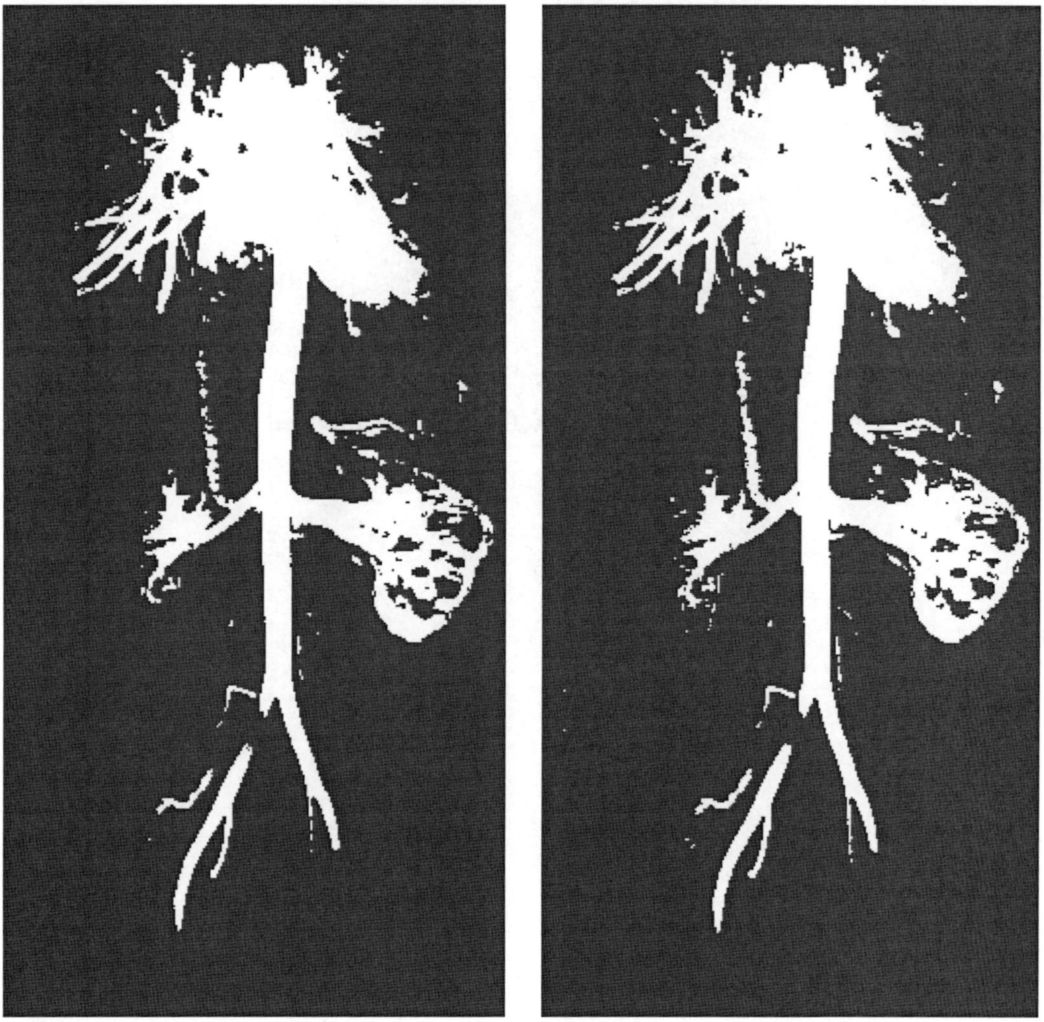

(iii) (iv)

그림 10.7 계속. (iii) 오츠 임계값을 이용하여 분할 (iv) isodata를 이용하여 분할

멀티 스펙트럼이나 **벡터 영상**은 여러 구분 값이 영상 내 각 화소에 대해 유용한 영상과 관련된다. 각 화소는 그러므로 "가치있는 벡터"다. 벡터 영상의 예는 다음과 같다. 각 화소가 RGB 영상에서

빨강, 초록, 파랑 구성요소를 가지거나 또는 HSI 영상에서 색도, 채도, 명도 구성요소를 갖는다. 사용된 다른 X선 에너지에서 다른 감쇠의 결과로 각 화소에 대해 두 개의 다른 값을 가지는 듀얼 에너지 X선 영상이나 동일 화소에서 T_1, T_2, 양자 밀도값이 얻어질 수 있는 MRI 영상. 또한, 등록된 CT 영상과 MRI 영상은 융합된 벡터 영상으로 처리될 수 있다. 이러한 영상은 다중 특성(예, 밝기, 질감, 그라데이션)이 개개 채널이나 각 밴드에서 측정될 수 있으므로 매우 강력하다.

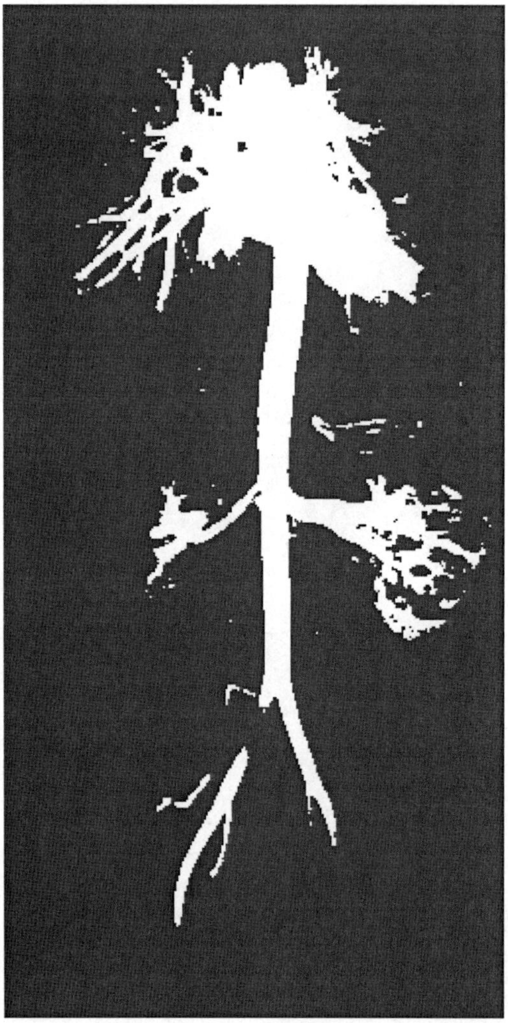

(v)

그림 10.7 계속. (v) 최대 엔트로피를 이용하여 분할

10.2.2 적응적 임계화

때때로 단일 전역 임계값을 가지는 영상을 분할하는 것이 가능하지 않다. 이것은 배경이 영상의 바닥과 왼쪽에서 더 어두운 그림 10.9에서 영상과 같이 배경이 변하는 영상에서 발생한다. 그림

10.9(i)에서 어두운 중심선을 따라 측면도는 배경이 많이 변화하는 것을 보인다(그림 10.9 (ii)). 단일 임계값이 변화하는 배경에서 성공적으로 객체를 분리할 수 없다. 이 문제를 해결하는 한 방법은 독립적으로 획득하거나 흐릿하게 하여 영상 자체로부터 얻어진 배경 자체 영상에 의해 영상을 뺄셈(또는 나누기)하는 것이다(6.1.2절). 또는 **적응적 임계화**가 사용될 수 있다.

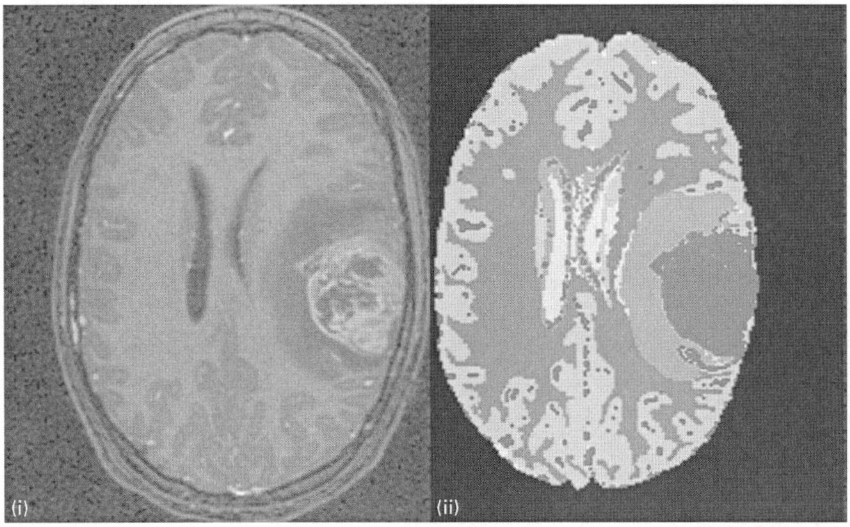

그림 10.8 종양을 가진 (i) 자기공명 뇌 영상의 축방향 슬라이스 (ii) 5개 클래스로 자동 분할. 분할은 3차원으로 이루어진다(Courtesy: Professor Guido Gerig, Department of Computer Science, University of North Carolina at Chapel Hill.). 컬러 화보 참조(p.199)

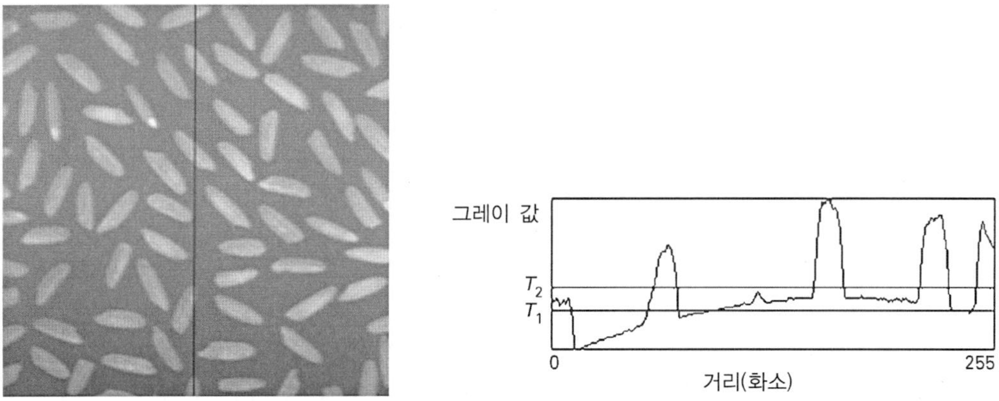

그림 10.9 (i) 영상 (ii) 측면도는 영상 상에 그려진 어두운 수직성을 따라 이동. T1 또는 T2와 같은 전역 임계값은 배경으로부터 객체(전경)을 구분할 수 없다.

영상 내 모든 화소에 단일 전역 임계값을 적용하는 대신에 적응적 임계화는 영상에 대해 동적으로 임계값을 변화시킨다. 지역 적응적 임계화에서 각 화소는 임계값이 계산된(임계값의 평균 또는 중간) 주변 $n \times n$ 이웃을 갖는 것으로 고려되고, 화소는 지역 임계값 T_L의 이하 또는 이상에 따라 검정색 또는 흰색으로 설정된다. 이웃 n의 크기는 잡음 효과가 최소가 되도록 충분한 전경과 배경 화소를 가지도록 충분히 커야한다. 그러나 고르지 못한 조명은 주 이웃내에서 뚜렷하게 크지 않다. 종종 이 기법은 지역 임계값 T_L이 다음과 같이 선택될 때 더 성공적이다.

$$T_L = \{\text{평균 또는 중간}\} - C \tag{10.6}$$

C는 상수이다. 방법은 매개변수 n과 C에 대한 값이 선택되므로 자율적이지 못하다. 그림 10.10은 변수 배경을 가지는 영상에서 지역 적응적 임계화와 오츠 임계화의 성능을 비교하였다.

적응적 임계화는 배경에서 빼거나([실습 6.1]) 형태적 임계화를 이용([실습 9.10])한다. [실습 10.2]에서 방법을 실습할 수 있다.

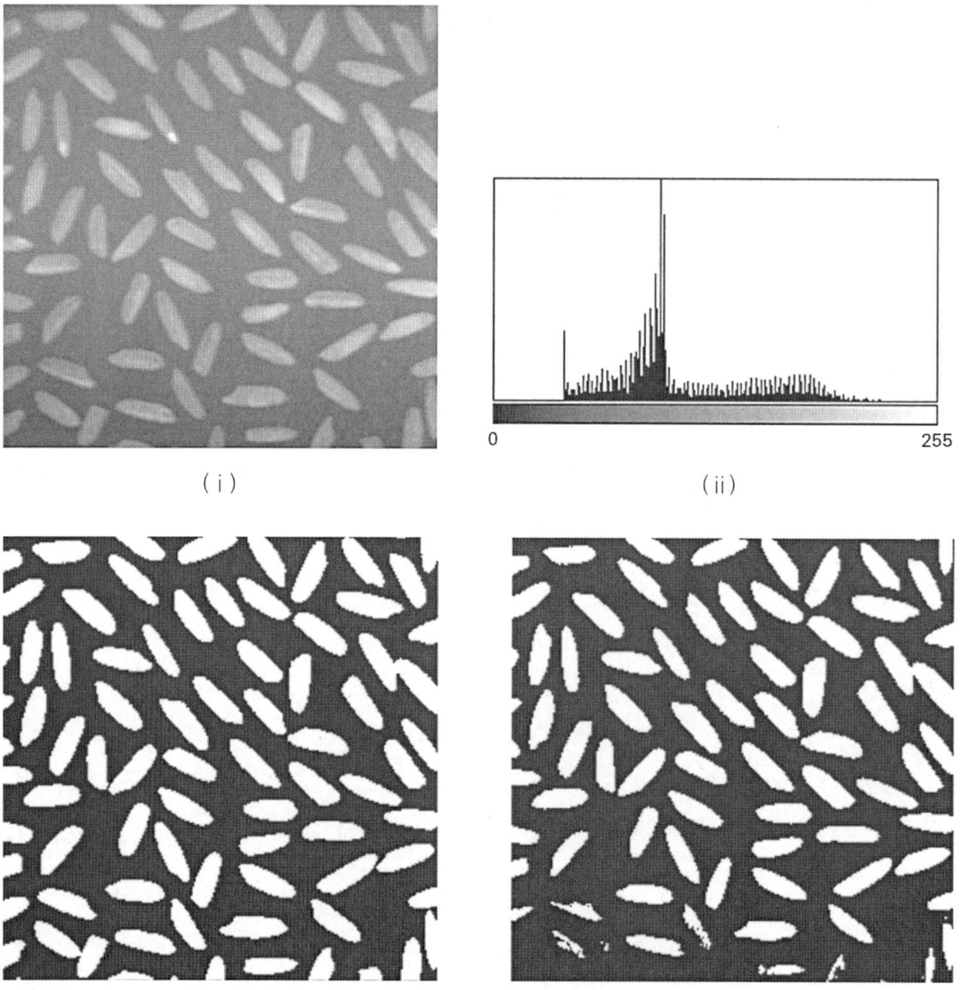

그림 10.10 (i) 원 영상(256×256) (ii) 히스토그램 (iii) 지역 적응적 임계화(n=45, C=3)를 이용하여 (i)의 분할 영상 (iv) 오츠 임계화를 이용해 (i)을 분할한 영상

10.3 영역 기반 방법

영역 기반 방법은 화소에서 화소의 일부 유사성에 기반하여 연결된 영역을 찾는 것이다. 목표는 각 영역 내 일부 유연성을 허용하는 한 크게 연결된 영역을 생성하는 것이다. 그러나 영역 내 화소가 너무 유사성을 요구하면 영상을 과분할 하게 되고, 너무 유연성을 허용하면 객체 분할을 합병하게 된다. 목적은 사람이 객체를 보고 객체에 대응하는 영역을 발견하는 것으로 목적이 쉽지는 않다.

영역 키우기는 "종자" 화소로 시작하는 **상향식 절차**이고, 이때 종자에 유사 특성(예, 밝기, 색상, 질감, 그라데이션, 도형적 특성)을 가지는 주변 화소를 추가하여 영역을 키우는 것이다. 연결성(4-연결성 또는 8-연결성)은 화소를 주변화 하는 정의에 사용된다. 특성에 대한 변화를 지정할 수 있다. 화소가 이 변화 내에 없으면 영역 키우기는 중단한다. 비록 자동적 분할이 선호되지만 종자는 대화적으로 선택될 수 있다([실습 10.3]). 그림 10.11은 단일 종자 점에서 영역 키우기를 보인다.

특정 종자 화소로 시작하여 첫 분할된 영역에 다른 종자들이 유리한 편향 분할이 시도되기 전에 완전히 이 영역 키우기를 지정한다. 이는 몇 가지 바람직하지 않은 영향을 미칠 수 있다. 현재 영역은 성장 과정을 지배하고 인접 영역의 가장자리 주변의 모호성이 정확히 해결되지 않을 수 있고, 종자의 다른 선택은 다른 분할 결과를 줄 수 있으며, (임의의 선택) 종자 점이 가장자리에 놓이면 문제가 발생할 수 있다. 이러한 문제에 대응하기 위한 한 방법은 영상 주위에 임의로 종자 점들을 분산시키고, 동시에 여러 종자 점들로부터 성장한다. 보통 다른 종자점으로 그러나 유사 특성을 가지는 영역들을 합병하기 위해 합병 처리가 따를 필요가 있고, 그렇지 않으면 분할 결과는 종자 점의 임의의 위치에 크게 의존한다.

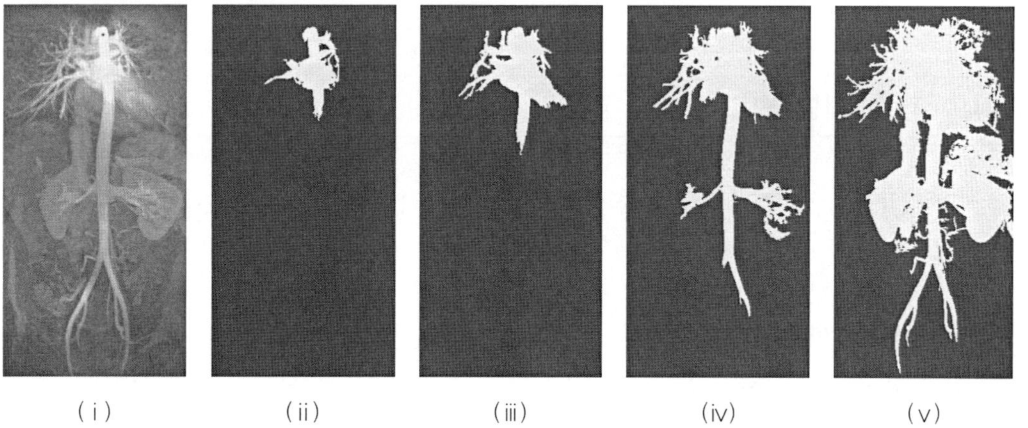

그림 10.11 (i) 영상의 상단 중앙에서 대동맥 아크에 표시된 종자 점을 가지는 영상 (ii)-(v) 영역은 종자로부터 키워지는 영역(50, 100, 150, 200에 의해 다른 값으로 연결된 화소)

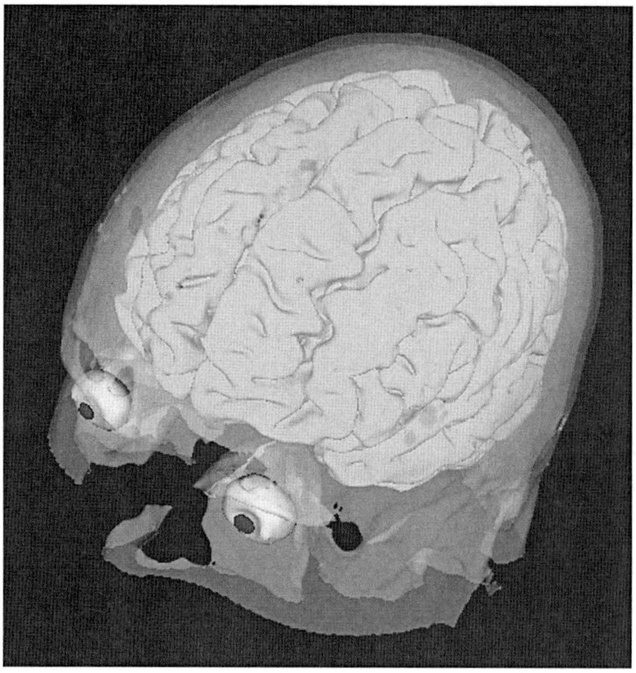

그림 10.12 영역 키우기에 의한 3차원 자기공명영상의 분할. 흰색과 회색 물질 영역이 3차원 렌더링 전에 결합된다. 제12장). 컬러 화보 참조(p.199)

그림 10.12는 3차원 MRI 영상의 분할을 보인다. 영상은 다른 해부학적 영역(흰색 물질, 회색 물질, 두개골, 왼쪽 눈, 왼쪽 렌즈, 오른쪽 눈, 오른쪽 렌즈)에 위치한 7개 종자 점을 이용하여 분할되었다.

영역 키우기 기법은 일반적으로 가장자리를 검출하기가 극히 어려운 잡음 영상에서 더 좋다. 다양한 히스토그램을 가지는 영상에 특히 유용하다.

10.4 경계 기반 방법

경계 기반 방법은 화소 유사성보다 화소 차이점을 찾는데 기반을 둔다. 목표는 내부(객체 또는 전경)외 외부(배경)가 정의될 수 있는 폐쇄된 경계를 결정하는 것이다.

10.4.1 가장자리 검출 및 연결

영상에서 가장자리는 소벨(sobel) 연산자(6.1절)와 같은 그라데이션 연산자를 이용하여 검출하고, 이때 영상의 그라데이션 크기를 임계화 한다. 가장 강한 가장자리는 구분되나 어떠한 더 약한 가장자리는 망가진 것으로 표시되고(그림 10.13), 잡음 영상은 거짓 가장자리 결과를 생성하는 문제를 일으킨다(그림 10.11). 부드러운 잡음 영상은 거짓 가장자리를 감소하지만 가장자리를 넓게 하고 완전히 일부 약한 가장자리를 제거한다.

연결된 경계를 형성하기 위해 가장자리의 일부 연결은 필요하다. 인접 가장자리 화소는 유사한 특성(예, 소벨 결과에 기반한 유사 그라데이션 크기와 방향)을 가지면 연결될 수 있다.

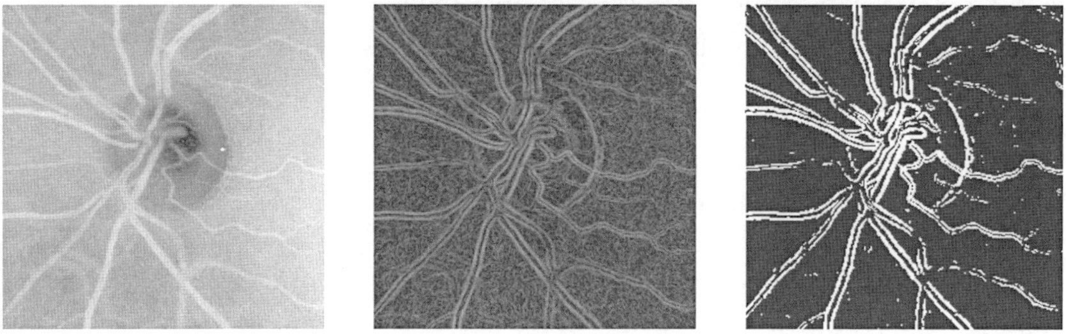

(i) (ii) (iii)

그림 10.13 (i) 망막 혈관의 원본 영상 (ii) 소벨 연산 결과 (iii) 임계화 후

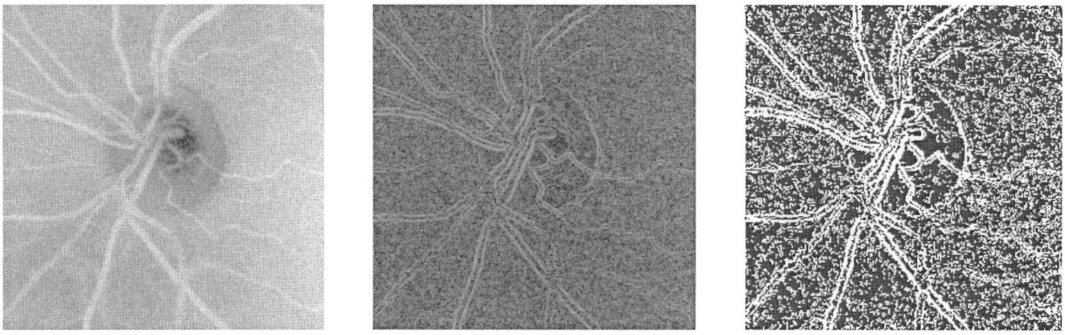

(i) (ii) (iii)

그림 10.14 (i) 망막 혈관의 원본 잡음 영상 (ii) 소벨 연산 결과 (iii) 임계화 후

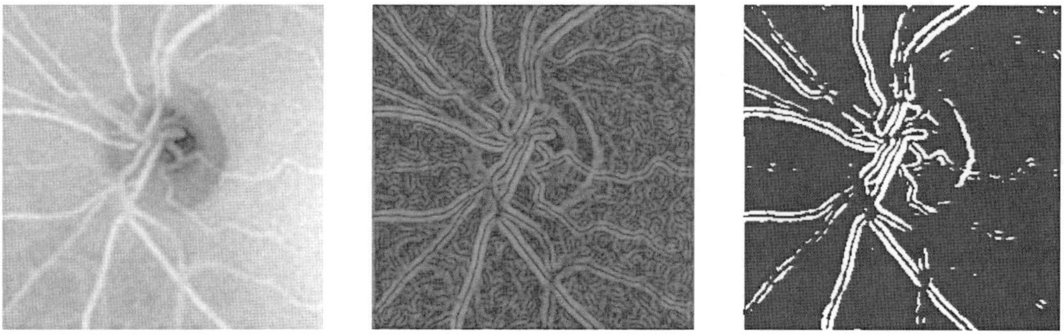

(i) (ii) (iii)

그림 10.15 (i) 버터워스(Butterworth) 필터로 부드럽게한 망막 혈관의 잡음 영상 (ii) 소벨 연산자 결과 (iii) 임계화 후

$$| \| \nabla f(x,\ y) \| - \| \nabla (x',\ y') \| \leq T \text{ 임의 크기 임계값 } T\text{에 대해} \tag{10.7}$$

$$|\phi(\nabla f(x,\ y)) - \phi(\nabla f(x',\ y'))| \leq A \quad \text{임의의 각 임계값 } A\text{에 대해} \tag{10.8}$$

한번 연결이 설정되면, 연결된 가장자리는 경계가 된다. 연결된 화소는 예를 들어, 열과 행을 따라 스캔하여 제한될 필요가 있고, 그렇지 않으면 연결된 화소의 클러스터는 긴 단일 화소의 두꺼운 체인보다 더 형성된다. 가장자리 연결은 보통 작은 간격에 의해 구분되어 연결된 화소의 집합을 발견하기 위해 후처리가 따르고 이때 채워질 수 있다.

10.4.2 경계 추적

경계 추적은 그라데이션 영상이나 단지 경계 정보만을 포함하는 임의의 다른 영상에 적용될 수 있다. 일단 경계상의 단일 점이 그레이레벨 최댓값으로 설정하여 간단히 정의되고, 분석은 경계를 따라 이동하고 추적하여 처리되며, 특정 경계에서 모든 다른 화소를 찾을 목적으로 닫힌 모양으로 가정하고 궁극적으로 다른 가능한 경계를 조사하기 전에 시작점으로 돌아온다. 한 구현에서 가장 높은 그레이레벨 화소에 대한 탐색은 허용된 한 면에 경계의 곡률을 적용하도록 한 화소의 편차로 이전 단계에서처럼 같은 방향으로 폭넓게 계속된다(그림 10.16).

이와 같은 간단한 방법은 경계가 성공적으로 추적될 수 없는 임의로 방향을 갑작스럽게 변경할 때 큰 잡음 조건으로 실패한다. 상당한 저주파 필터링은 사용된 알고리즘이 개선되거나 수동으로 도움되지 않는 경우 사전에 잡음을 줄일 필요가 있다.

동시에 혈관과 같은 길고, 얇은 객체의 양면을 추적하는 것은 다른 경계를 지속적으로 검사하기 위해 각각 추적하는 것이 요구되고 다른 객체와 만나거나 객체 가지가 있을 때는 어려움이 있다(Sonka 외, 1999). 표면에 대한 경계 추적의 확장은 복잡하다.

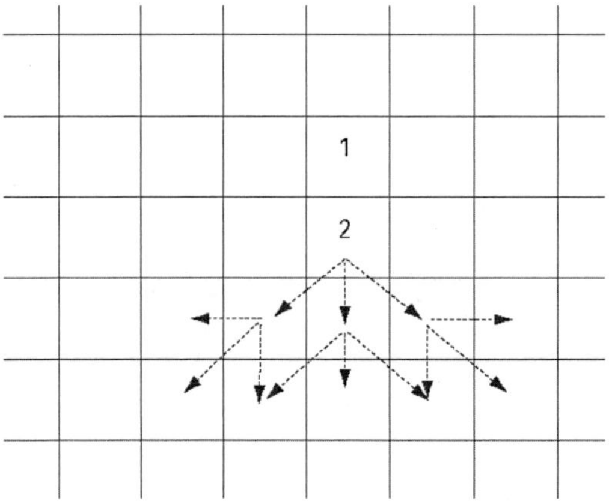

그림 10.16 경계 추적. 경계 화소 찾기(1) 다음 화소를 찾기 위해 8개 이웃 탐색 (2) 한쪽 면에 한 화소의 편차로 동일 방향으로 탐색. 경계 끝까지 마지막 단계를 반복

10.5 다른 방법

10.5.1 활성 곡선

의료영상의 분할은 잡음이나 샘플 시료에 의한 복잡하고 어려운 일이다. 종종 매끈하고 닫힌 경계를 가진 영상에서 객체를 찾는다. **활성 곡선**이나 **꿈틀꿈틀 움직임**은 탄성적으로 주위를 움직이고 가장자리를 자동 추적하여 목표 객체를 둘러싸서 제어되는 연속 곡선이다. 이는 물리적 시스템에 유사하여 **에너지(energy)**라 불리는 함수를 통해 꿈틀꿈틀 움직임을 제어할 수 있다. 꿈틀꿈틀 움직임은 에너지를 줄이기 위해 지속적으로 발전하므로 **활성**이다. 적절한 에너지 함수를 지정하여 매끄러움과 같이 특정 특성을 갖도록 발전하는 꿈틀꿈틀 움직임을 만들 수 있다. 이 방법은 쉽게 동적 영상 데이터와 3차원 영상 데이터로 확장될 수 있다.

꿈틀꿈틀 움직임에 대한 에너지 함수는 두 부분인 **내부**와 **외부** 에너지가 있다.

$$E_{\text{snake}} = E_{\text{internal}} + E_{\text{external}} \tag{10.9}$$

내부 에너지는 길이와 곡률과 같은 꿈틀꿈틀 움직임의 본질적인 특성에 따른다. 외부 에너지는 사용자가 부여한 영상 구조와 특정 상수와 같은 요소에 따른다.

물리적 유사성은 확장될 수 있고 꿈틀꿈틀 움직임은 전체 에너지를 줄이기 위해 행동하는 시뮬레이션된 힘에 기인되는 것으로 간주될 수 있다. 지정된 특성을 가지는 꿈틀꿈틀 움직임을 설계하기 위해 적절한 에너지 함수를 해결하는 것이 기본이고 이때 에너지를 줄이기 위해 필요한 힘을 계산한다.

탄성 밴드처럼 꿈틀꿈틀 움직임을 축소하려면 길이로 증가하는 내부 에너지를 정의해야 한다. 대략 같은 간격을 가지는 사용자 정의 제어점은 꿈틀꿈틀 움직임의 시작 위치를 지정하고, 이는 요구된 위치에 합리적으로 근사되어야 한다. 내부 에너지 함수는 제어점을 연결하는 Hooke의 법칙을 따르는 스프링을 시뮬레이션하기 위해 이웃 제어점 사이 거리 제곱의 합을 갖는다. 합은 스프링의 힘에 대응하는 조정 상수 K를 곱한다.

$$E_{\text{internal}} = E_{\text{elastic}} = K\sum_{i=1}^{N}(d_{i,1-1})^2 \tag{10.10}$$

i는 좌표 $(x_i,\ y_i)$의 제어점에 대한 색인이다. 꿈틀꿈틀 움직임은 반복되므로 제어점 0은 제어점 N과 같다. 에너지 함수 미분에 의해 얻어진 i번째 제어점에서 대응하는 힘은 다음 식에 의해 얻어진다.

$$F_i(x) = 2K((x_{i+1} - x_i) - (x_i - x_{i-1})) \tag{10.11a}$$

$$F_i(y) = 2K((y_{i+1} - y_i) - (y_i - y_{i-1})) \tag{10.11b}$$

이러한 힘은 두 개의 가장 가까운 이웃에 대해 제어점을 당긴다. 기하학적으로 힘은 이웃의 평균 위치를 향한다. 모든 제어점에 적용된 이러한 힘은 안쪽으로 꿈틀꿈틀 움직임을 당기고 제어점을 꿈틀꿈틀 움직임을 부드럽게 하는 다른 제어점이 있는 선으로 당긴다.

이제 어떤 제어점이 각 제어점에 동작하는지 알게 되었고, 꿈틀꿈틀 움직임의 위치를 조정하기 위해 이들 제어점을 사용해야 한다. 각 시간 단계에서 동작하는 힘에 비례하여 각 제어점을 이동하여 꿈틀꿈틀 움직임의 역학을 구현 할 수 있다. 따라서, 수정된 방정식은 다음과 같다.

$$x_i + CF_i(x) \rightarrow x_i \tag{10.12a}$$

$$y_i + CF_i(y) \rightarrow y_i \tag{10.12b}$$

C는 주어진 힘에 대해 점이 얼마나 멀리 이동하는지를 결정하는 다른 사용자의 정의 상수이다. 실제로 점들 중 하나를 갱신하기 전에 모든 점에 대해 새로운 좌표를 계산한다. 즉, x_{i+1}로 이동을 찾기 위해 새로운 것이 아닌 x_i의 이전 값을 사용한다. 그림 10.17은 이 방정식을 따르는 꿈틀꿈틀 움직임을 보인다. 탄성 힘은 수축성을 유지하는 부드러운 타원형으로 꿈틀꿈틀 움직임을 빠르게 당긴다. 가장 외곽 점은 가장 빠르게 당겨진다. 하나나 두 점은 전체 수축이 이루어지기 전에 이웃하는 선으로 당겨지므로 바깥쪽으로 이동한다. 몇 번 반복된 후 서로 등거리로 이동하는 제어점의 궤적을 볼 수 있다. 계산적인 구조에 요구된 특성을 제공하기 위해 물리적 시스템을 시뮬레이션한다.

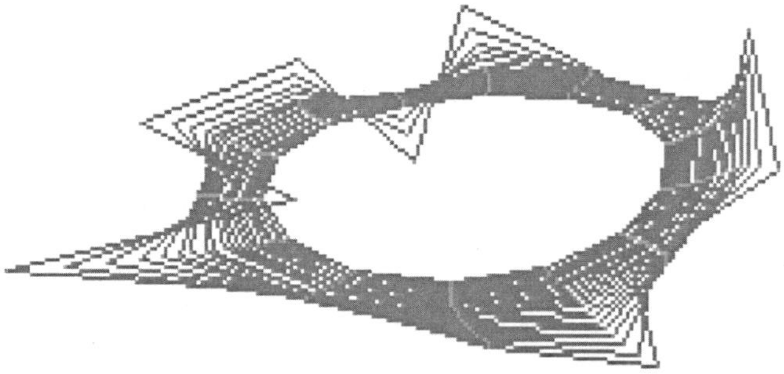

■ **그림 10.17** 외부 곡선부터 시작하는 꿈틀꿈틀 움직임(빨간색)의 20번 반복은 내부 탄성 함수에 따라 이동한다. 제어점의 궤적은 녹색으로 보인다. 컬러 화보 참조(p.200)

예를 들어 특정 모양을 위해 다른 조건이 추가된다. 그렇지 않으면 탄성 밴드처럼 보다는 얇은 금속 조각처럼 행동하는 꿈틀꿈틀 움직임을 원하면 부드러운 곡선이나 직선으로 하고 수축하지 않으며, 에너지 함수는 제어점에서 측정된 꿈틀꿈틀 움직임의 제곱 **곡률** 합으로 정의된다.

이제 영상에 관계를 결정하는 꿈틀꿈틀 움직임의 외부 에너지를 고려하자. 영상에서 구조를 밝게 하도록 꿈틀꿈틀 움직임이 들러붙도록 원한다 가정하자. 이때 외부 에너지 함수는 꿈틀꿈틀 움직임에 적용된 화소의 그레이레벨의 마이너스 합이다. 이 에너지 함수를 줄이는 것은(즉, 더 음이 되는) 영상의 더 밝은 부분을 향해 꿈틀꿈틀 움직임이 이동한다. 그러므로

$$E_{\text{external}} = E_{\text{image}} = -k\sum_{i=1}^{N} P_i \tag{10.13}$$

P_i는 i번째 화소의 화소값이고 상수 k는 사용자가 선택한다. 구현에서 에너지는 실제적으로 제어점에 있는 화소에 대해 단지 계산되고 제어점 사이에 있는 것은 아니다. 생성되는 힘은 더 간단한 근사치이다.

$$F_i(x) = \frac{k}{2}(P_{x_i+1,y_i} + P_{x_i-1,y_i}) \tag{10.14a}$$

$$F_i(y) = \frac{k}{2}(P_{x,y_{i+1}} + P_{x,y_{i-1}}) \tag{10.14b}$$

즉, 증가하는 x 방향 화소가 감소하는 x 방향 화소보다 더 밝다면, 이때 제어점은 양의 x 방향으로 당겨지고 y에 대해서도 마찬가지다. 간단히 말해 제어점의 힘은 그레이레벨 방향에 있다. 램프 영상에서 초기 꿈틀꿈틀 움직임을 위치함으로서 이 효과를 입증할 수 있다(그림 10.18). 꿈틀꿈틀 움직임은 같은 모양을 유지하지만 영상의 더 밝은 부분의 방향으로 이동한다. 아주 지역 구조의 효과를 피하기 위해 더 유용한 꿈틀꿈틀 움직임은 더 많은 화소들의 평균인 그레이레벨 그라데이션의 더 정교한 평가값을 사용한다.

외부 에너지는 영상 에너지이외 다른 기여를 한다. 제약 에너지 $E_{\text{constraint}}$는 종종 사용자에 의해 적용된 제약에 의해 결정되어 포함된다. 예를 들어, 꿈틀꿈틀 움직임은 선이나 가장자리로 끌리거나 스프링처럼 특정 점에 당겨지거나 특정 점에 의해 거부될 수 있다.

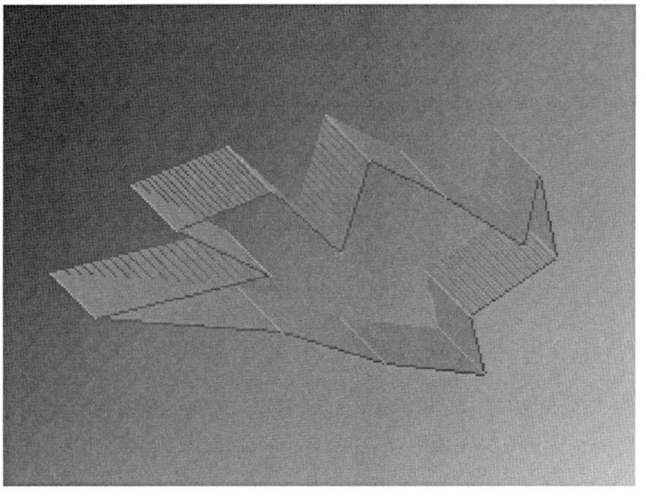

그림 10.18 식 (10.13)에 의해 주어진 외부 에너지 함수에 따라 이동하는 외부 윤곽으로부터 시작하여 꿈틀꿈틀 움직임(빨간색)의 20번 반복. 제어점의 궤적은 녹색으로 보인다. 컬러 화보 참조(p.200)

영상 분석을 위해 사용된 꿈틀꿈틀 움직임은 내부와 외부 에너지의 합인 전체 에너지를 최소화하도록 한다. 에너지들이 연관된 힘에 역시 더해진다. 꿈틀꿈틀 움직임은 닫힌 곡선으로 시작하고, 최적 상태에 도달할 때까지 변형되도록 전체 에너지 함수를 최소화한다([실습 10.4]). 일반적으로 초기 윤곽은 최종 윤곽에 매우 가까이 가지만, 자세히 그 모양에 따를 필요는 없다. 활성 윤곽/꿈틀꿈틀 움직임 방법은 초기 윤곽을 사용자가 표시하도록 요구하므로 반자동이다. 그림 10.19에서 초기 윤곽은 잘 선택되어 초기 윤곽이 빠르게 수렴되었다(대략 25번 반복).

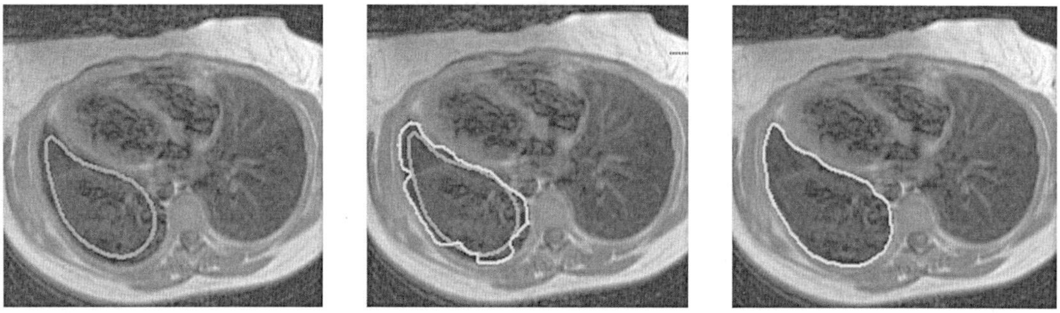

(i) (ii) (iii)

그림 10.19 (i) 초기 윤곽 (ii) 노란색의 중간 윤곽(녹색의 초기 윤곽) (iii) 최종 윤곽. 컬러 화보 참조(p.200)

활성 윤곽 방법의 주요 장점은 부드러운 경계로 폐쇄된 일관된 영역에서의 결과인 반면 다른 방법에서 가장자리는 연속 또는 폐쇄되도록 보장하지 않는다. 그러나, 기존 꿈틀꿈틀 움직임 모델 알고리즘은 객체에 오목하도록 윤곽을 만들 수 없도록 하고, 이들은 종종 원하지 않는 윤곽 루프가 발생한다. 최근 루프없는 알고리즘은 이들 문제를 방지하기 위해 개발되었다.

$$\varphi(x,\ y,\ 0) = C(s) \tag{10.15}$$

레벨 집합은 최종 윤곽을 향해 반복할 때 윤곽에서 변화를 추적하기 위해 사용되며, 일련의 영상에서 윤곽을 추적할 수 있다. 함축적 3차원 레벨 집합 함수 $\varphi(x,\ y,\ t)$와 같이 윤곽 $C(s)$를 기술하며, 여기서 세 번째 차원은 φ의 "레벨"이다. f와 $C(s)$ 사이 연결은 f가 0 레벨에서 $C(s)$와 동일하게 하는 추가적인 요구에 의해 정의된다.

그림 10.20(왼쪽 상단)은 잘 그려진 경계 윤곽 모양을 보인다. 그 아래 붉은 표면은 이 모양을 결정하는 레벨 설정 함수 φ의 그래프이고 평편한 파란색 영역은 x-y 평면을 나타낸다. 모양의 경계는 모양 자체 φ가 양이거나 0인 평면에서 점 집합인 동안 φ의 0레벨 집합이다.

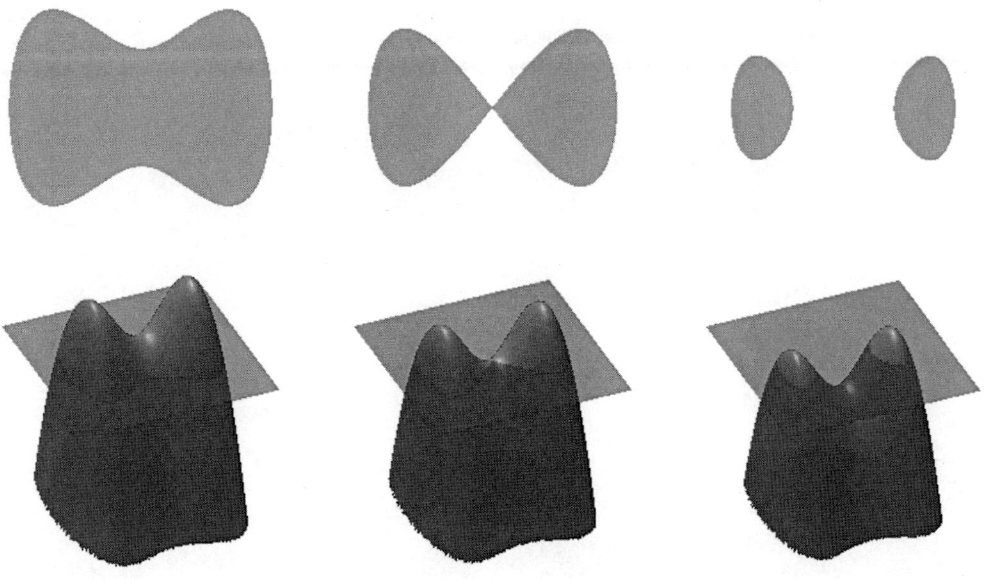

그림 10.20 윤곽(맨 위)과 레벨 설정 함수 φ에 대한 관계. 컬러 화보 참조(p.201)

그림 10.20의 맨위 행에서 두 개로 나누어 토폴로지를 변경하는 모양을 보인다. 윤곽을 매개변수화하고 점진적으로 변화하는 것에 대해 수치적으로 변환을 설명하는 것이 어렵다. 반면에 맨 아래 행을 볼 때 레벨 집합 함수는 단지 하향 변환하는 것을 볼 수 있다. 제로 레벨 집합이 속도 v로 스스로 정상적인 방향으로 이동하면 이 운동 φ_t는 레벨 집합 함수에 대해 소위 해밀턴-코비(Hamilton-Hacobi) 방정식의 평균에 의해 표현된다.

$$\varphi_t = v|\nabla \phi| \tag{10.16}$$

이는 수치적으로 해결 할 수 있는 부분 미분 방정식이다. 빠른 매칭 알고리즘은 가장 효율적으로 변화하는 곡선을 계산하기 위해 사용된다.

레벨 집합 모델은 마지막 윤곽을 향해 다른 윤곽을 지나 반복할 때 윤관선이 만나고 분리하는 경우 어느 하나 빠짐없이 우리가 처리할 필요는 없다. 모든 윤곽이 항상 3차원으로 연결되고, 연속적인 함수이기 때문에 모든 위상적인 위험을 극복한다. 더욱이, 레벨 집합 모델 이용은 CT나 MRI가 시간 순서대로 보여지는 것처럼 일련의 영상에서 윤곽을 나누는 것과 합병하는 것이 쉽도록 한다(그림 10.21).

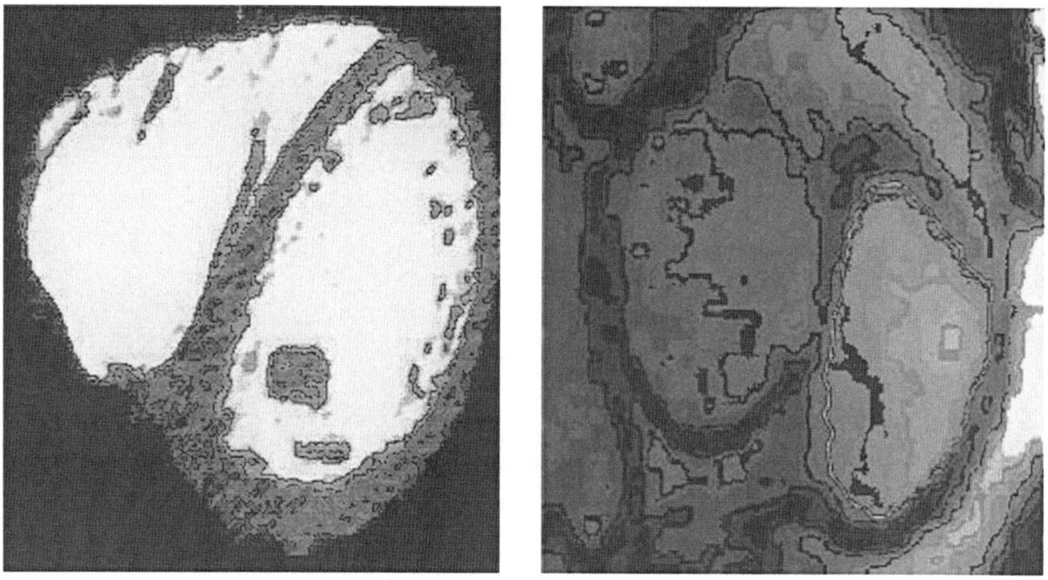

(i) (ii)

그림 10.21 (i) CT의 분할 (ii) 레벨 집합을 이용한 심장의 MRI 영상. 이들 영상 각각은 시계열의 일부 꿈틀꿈틀 움직임은 (i)에서 붉은색으로, (ii)에서 녹색으로 보인다(Courtesy: Dr. Rene Vidal, Biomedical Engineering, Johns Hopkins University.). 컬러 화보 참조(p.201)

10.5.2 경계선 분할

경계선 분할은 예를 들어 포함될 필요가 있는 분할된(이진) 영상에서 다루는 미립자로부터 자동적으로 분리하거나 잘라내는 방법이다.

중복 객체(그림 10.22(i))를 포함하는 초기 분할 영상의 **거리 지도**(9.2.5절)가 얻어진다. 최종 이진 출력 영상에서 다루지 않은(그림 10.22(ii)) 객체를 생성하는 충분히 높은 값에서 임계값이 결정되는 그레이레벨 영상(그림 10.22(i))이다. 거리 변환은 높이를 나타내는 그레이레벨을 가지는 3차원 영상으로 간주 될 수 있다. 임계화는 거리 변환에서 경사를 가지는 원본 객체를 분리하는 레벨에 대해 지형적 표면의 범람으로 간주하여 생각될 수 있다. 경계선 분할은 많은 중복없이 부드러운 볼록 객체에 대해 잘 동작한다([실습 10.5]).

그레이레벨 영상은 높이로 화소값을 고려하여 지형적 표면으로 고려될 수 있고, 경계선 분할은 서로 닫힌 객체를 분리하기 위해 직접적으로 적용될 수 있다. 단층 표면은 정점이 계곡이 되도록 초기적으로 종종 보완된다. 이 표면은 이때 지역 최소 표면에서 구멍나서, 물에 천천히 표면이 잠기는 것으로 상상하자(그림 10.23). 물은 다른 집수 분지를 채우기 시작하고 댐은 인접 집수 분지로부터 물을 병합하는 것을 방지위해 세워진다. 표면이 물에 완전히 잠기면 댐은 집수 분지의 경계를 표시하고 영상을 요구된 영역으로 분할 **경계선**을 형성한다.

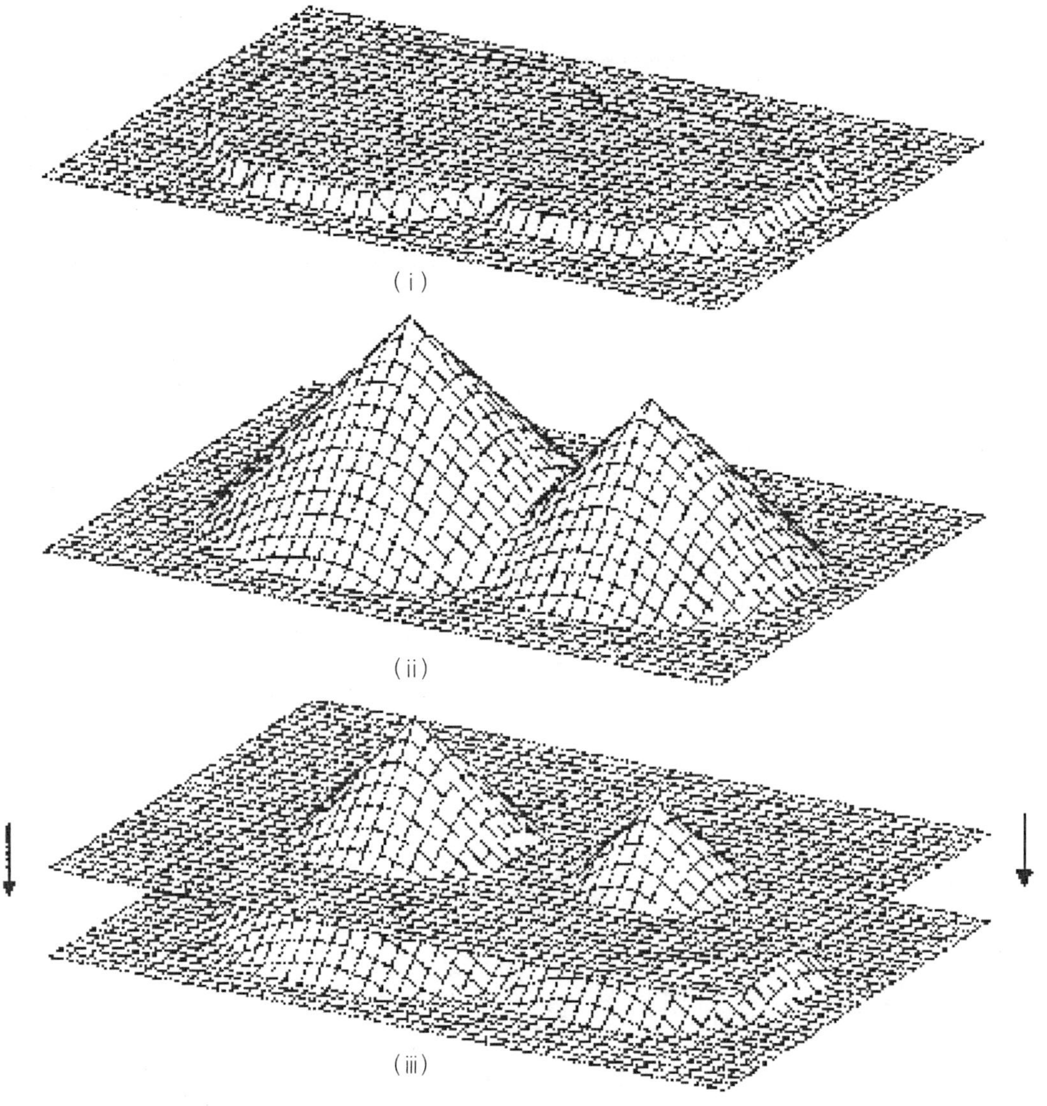
(i)
(ii)
(iii)

그림 10.22 (i) 중복되는 객체를 포함하는 이진 영상 (ii) 거리 변환 (iii) 만나지 않는 임계값 이상 객체를 생성하기 위한 임계값을 선택(After Castleman (1996))

그림 10.24는 이 과정을 보인다. 영상(그림 10.24(i))은 여러 중복되는 특성이 단일 특성으로 표시되는 영상(그림 10.24(ii)를 생성하기 위해 오츠 임계화에 의해 분할된다. 이 영상은 이때 반전된다(그림 10.24(iii)), 거리 변환이 이루어진다(그림 10.24(iv)). 3차원 토폴로지로 간주되는 결과 영상은 이때 중첩된 특성을 분리하기 위해 이전에 분리된 영상(그림 10.24(v)) 에 덮여 씌워진 경계선을 제공하기 위한 "범람"이다.

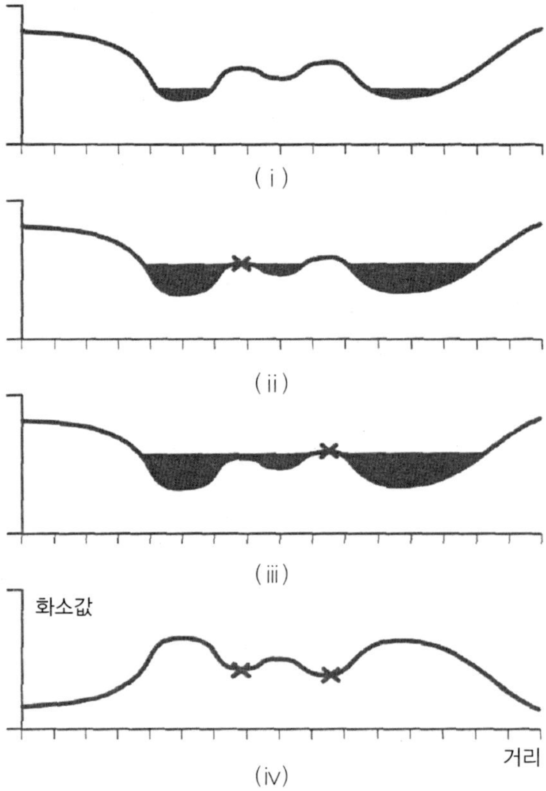

그림 10.23 (ⅰ) 물은 보완되는 영상 프로파일을 채우기 시작한다. (ⅱ) 두 집수 분지가 만날 때 댐은 집수 분지를 분리하도록 세워진다. (ⅲ) 물 레벨이 더 높아질 때 댐은 집수 분지 사이에 세워진다. (ⅳ) 이들 댐은 이웃에서 객체를 분리하는 경계선을 형성한다(After Baxes, 1994).

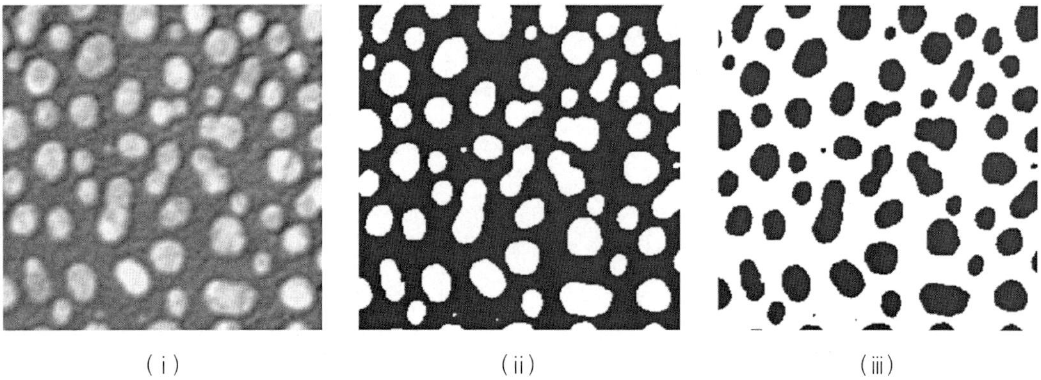

그림 10.24 (ⅰ) 원본 영상 (ⅱ) 오츠 임계화 후 (ⅲ) 반전한 후 (ⅳ) 거리 변환 후 (ⅴ) 영상 (ⅱ)에서 중첩된 경계선

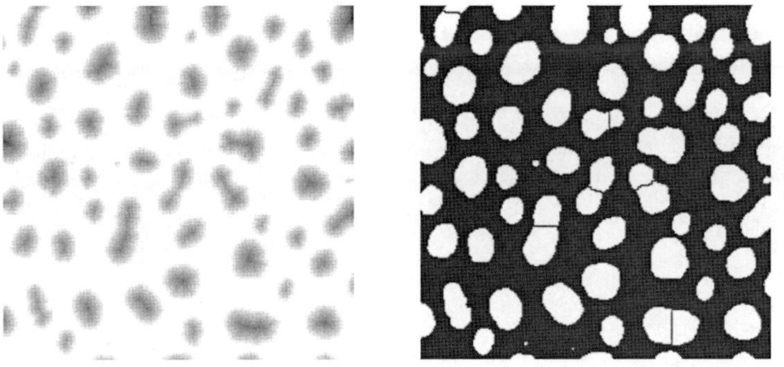

(iv) (v)

그림 10.24 계속

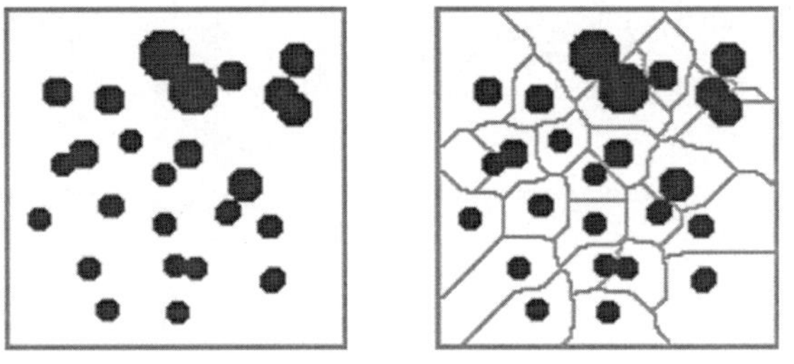

(i) (ii)

그림 10.25 (i) 중첩되는 특성을 가진 이진 영상 (ii) 원본 영상에서 중첩된 경계선(빨간색). 컬러 화보 참조(p.201)

그림 10.25는 어떤 중복 특성을 포함하는 이진 영상에 대해 경계선 변형을 이용한 결과를 보인다. 이진 영상에 대한 경계선은 "skiz"(skeleton of influence zone)(9.2.5절)에 대응한다.

종종 영상 자체보다 영상의 형태적 기울기(9.3.1절)을 분할하는 것이 더 좋다. 각 객체는 지금 원본 가장자리(그림 9.39)인 정점에 의해 묶인 낮은 수준의 오목한 곳이다. 물이 표면을 채울 때 경계선으로 표시된 세 정점을 만난다(그림 10.26).

실제로, 경계선 분할은 종종 입력 영상에서 잡음이나 지역 불규칙에 의해 이상 분할이 이루어진다(그림 10.27). 이를 감소하기 위해 지역 최소 수를 줄이기 위해 입력 영상에 부드럽게 하는 연산의 어떤 형식을 적용하는 것이 일반적이다. 그럼에도 불구하고 객체들은 종종 유사성에 기반한 후처리에서 병합되어야만 하는 많은 조각으로 분할된다(예, 두 분할의 화소 변화).

이 과정의 주요 개선은 이전에 정의된 마커 집합으로부터 범람하는 지형적 표면에 있다. 이는 이상 분할을 방지한다(그림 10.28).

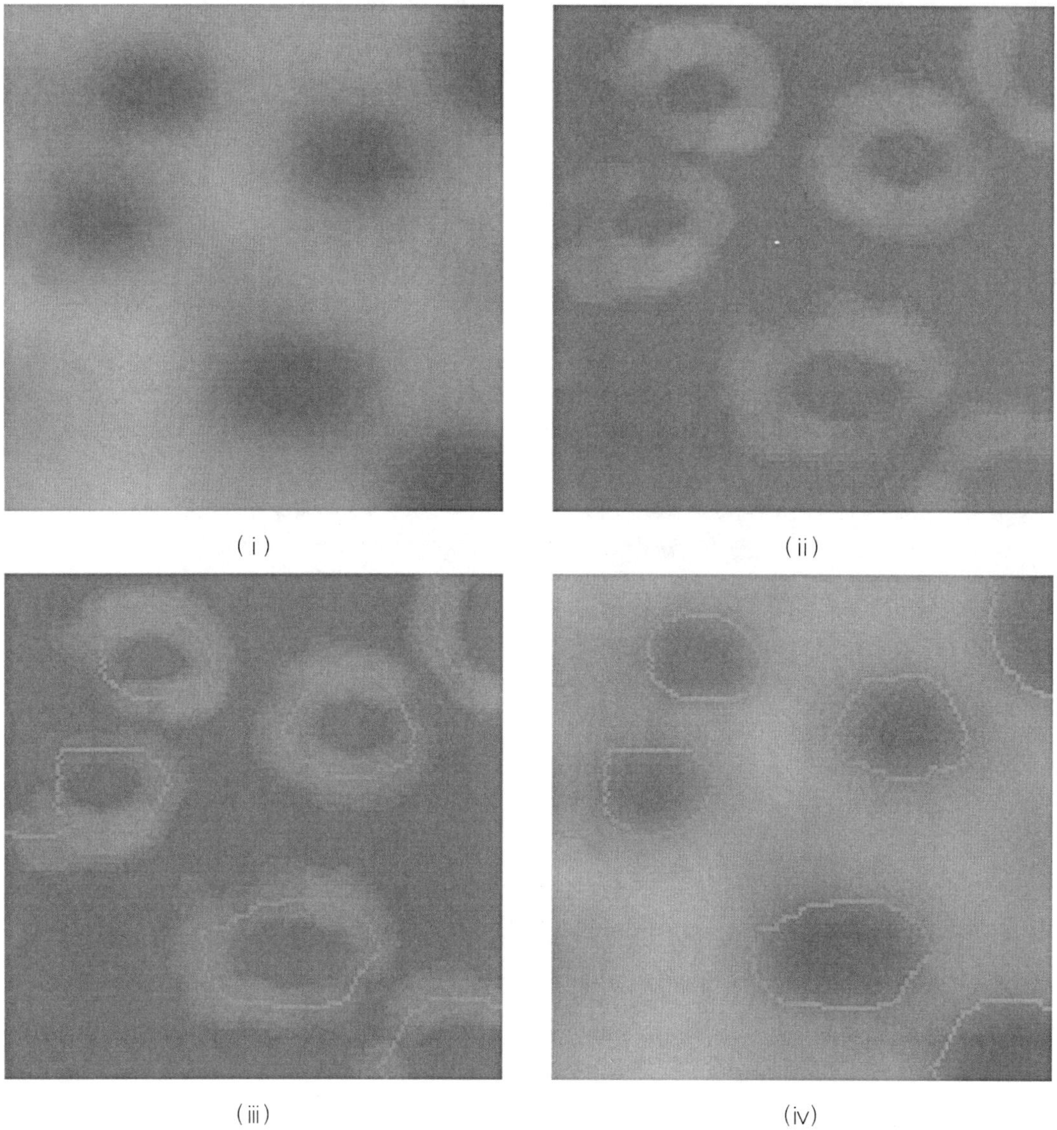

그림 10.26 (i) 원본 영상 (ii) 그레이디언트 영상 (iii) 경계선을 그레이디언트 영상에 덮어 씌운 것 (iv) 경계선을 원본 영상에 덮어 씌운 것. 컬러 화보 참조(p.202)

실습

실습 10.1 임계값-최적 방법의 비교

ImageJ에서 **angiogram**을 열고, 4개 중복 영상 생성(Image/Duplicate...).

4개의 다른 최적 알고리즘을 이용하여 임계값을 각각 차례로 두 클래스에 적용(Plugins/제10장 Plugins/Multithresholder). 각 경우에 (자동적으로 유도된) 임계값의 위치를 확인하라.

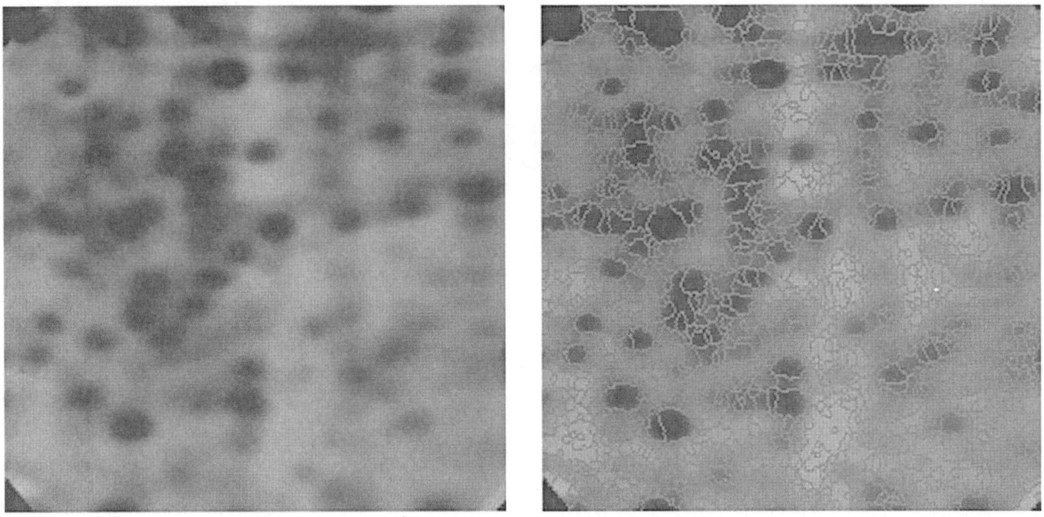

(i) (ii)

그림 10.27 (i) 전기 영동 젤의 영상 (ii) 그레이디언트 영상의 경계선 변환. 컬러 화보 참조(p.202)

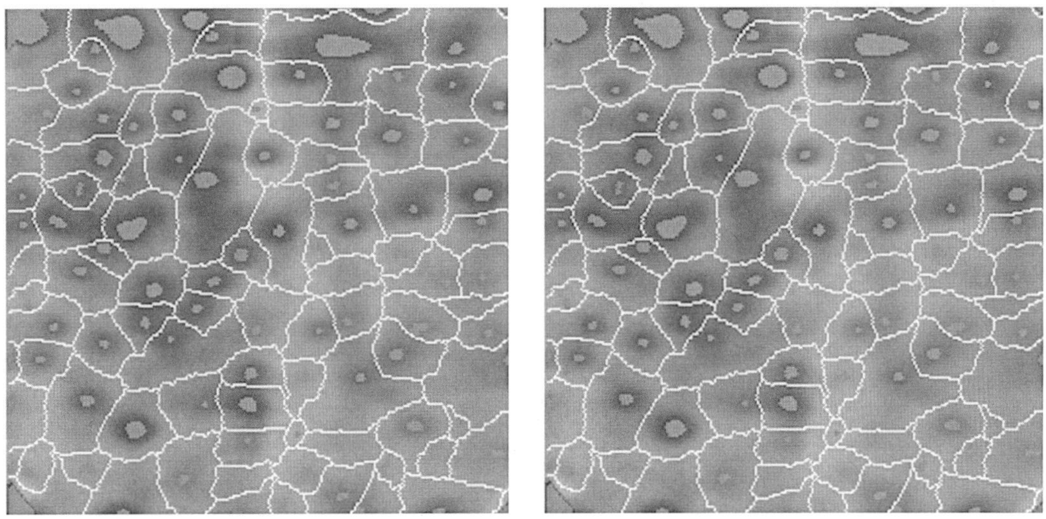

(iii) (iv)

그림 10.28 (i) 작은 방울 모양과 배경의 마커 (ii) 그레이디언트 영상의 마커 제어 경계선. 컬러 화보 참조(p.202)

실습 10.2 지역 적응적 임계값

ImageJ에 **rice** 영상을 열고, 여기서 그레이레벨의 히스토그램을 관찰(Plugins/제10장 Plugins/Live Histogram 이용). 영상이 고르지 못한 배경을 포함한다. 적응적 임계값을 이용하고(Plugins/제10장 Plugins/Adaptive threshold과 평균 영상을 표시하도록 선택), 고르지 못한 배경에서 쌀 낟알을 구분하는 영상을 얻기 위해 이웃 크기 n과 상수 C의 값 차를 구한다(참고: n은 쌀 낟알의 크기를 최소로 하기 위해 필요하다. $n=45$, $C=3$으로 시작). 단일 전역 임계값으로 쉽게 분할될 수 있는 새로운 영상의 히스토그램 구분성을 참고하기 바람(Image/Adjust/Threshold…).

uneven과 sonnet 영상으로 반복

실습 10.3 영역 키우기

imageJ에서 mra(그림 10.5(i)와 동일)를 열고, 이를 반전(Edit/Invert). 대동맥 내 주변으로 커서를 이동, 이는 영상의 상단 중앙에서 큰 혈관의 곡선 위치이다. 그리고, 종자(예, $x=140$, $y=60$)로 사용하기 위해 내부에 검정 화소의 (x, y) 좌표를 찾는다. 영역 키우기 플러그인(Plugins/3D Toolkit/Connected Threshold Grower …)을 열고, 선택한 종자 점인 (x, y) 좌표를 입력, 0과 50으로 임계값 한계를 설정한다. 이는 영역이 50까지 화소값을 갖는 연결된 점이 되도록 키우기 위한 것이다. 이들 조건하에서 종자 점으로부터 영역 성장을 보기위해 "OK" 버튼을 누른다. 100, 150, 200의 상위 임계값을 이용하여 원본 영상을 반복한다. 영역 키우기를 참고 바란다.

실습 10.4 꿈틀꿈틀 움직임(뱀)

ImageJ에서 mri를 열고, 두뇌 주변의 폐쇄된 윤곽을 그리는 프리핸드 도구를 이용한다. 꿈틀꿈틀 움직임 플래그인(Plugins/제10장 Plugins/SnakeD)을 시작하고, 기본값을 받아들이고 시작하기 위해 "OK" 버튼을 누른다. 두뇌에 가까워지도록 각 반복동안 붉은 꿈틀꿈틀 움직임 조정을 지켜보고, 결과 분할 영상을 관찰하라. 매개변수를 조정하면서 더 정확한 결과를 얻을 수 있는지 여부를 확인하기 위해 반복한다. 최종 분할이 초기 윤곽에 어느 정도 의존됨을 확인 바란다.

연습을 반복하고, 뇌 내에 초기 윤곽을 그리고, 꿈틀꿈틀 움직임을 바깥쪽으로 반복하고 살펴보기 바란다. 이 영상의 더 좋은 분할이 시작 윤곽의 외부 또는 내부 어느 곳에서 생성되는가?

실습 10.5 거리 변환과 형태적 경계선

ImageJ에서 circular Object를 열고, 오츠 방법을 이용하여 임계값을 결정한다(Plugins/제10장 Plugins/Multithresholder, "Otsu"를 선택). 영상 내 많은 객체들을 세는데 혼란스럽게 서로 서로 접촉함을 주지하기 바란다. 이 영상을 복사한다.

임계값 영상의 거리 변환을 찾고(Process/Binary/Distance Map), 이들의 대비를 조정한다(Process/Enhance Contrast, 그리고 "정규화" 체크). 물로 채우는 표면을 보기 위해 표면 조각을 보여라(Analyze/Surface Plot, "그림자"를 체크). 댐이 집수 분지 사이에 어떻게 만들어지는 상상해보라.

Edit/Options/Misc...에서 디버깅을 사용하라. 영상 임계값을 위해 경계선 분할(Process/Binary/Watershed)을 적용하라. 경계선 분할 명령은 경계선 알고리즘이 어떻게 작용하는지 보이는 애니메이션을 생성한다. 애니메이션의 프레임을 통해 이동하고, 경계선이 어떻게 객체들을 분리시키는지를 확인하기 바란다.

`cermet`를 열고, 오츠 방법(Plugins/Multithresholder, "Otsu"를 선택)을 이용하여 임계값을 결정한다. 객체의 여러 가지가 겹쳐지는 거의 원형 객체 쌍의 결과로 연장되는 방법을 주목하기 바란다. 임계값 영상에 경계선 분할(Process/ Binary/Watershed)을 적용하고, 이들 병합 객체의 대부분이 분리됨을 주목하기 바란다.

연습문제

10.1 영상 분할이 무엇이며, 영상을 나누기 위해 왜 분할을 해야 하나 ? 영상 분할 알고리즘을 기술하고 장점 및 단점을 설명하라.

10.2 오츠 방법을 이용하여 최적 분할을 위한 기초를 설명하라.

10.3 문맥적과 비문맥적 분할 방법의 차이를 설명하라.

10.4 어떤 분할 방법이 변하는 배경을 포함하는 영상을 분할하기 위해 특별히 유용한가 ? 그 방법의 기초와 그 것이 동작하는 이유를 설명하라.

10.5 분할의 자동과 반자동 방법의 차이점을 설명하고, 각각의 예를 설명하라.

10.6 상수 그레이 값의 라인을 추적하기 위한 꿈틀꿈틀 움직임에 대한 에너지 항을 설계하라.

10.7 서로 접촉되는 객체를 분리하기 위한 거리 변환과 형태적 경계선의 사용 예를 보이라.

10.8 이진 영상의 경계선이 “skiz” 라인에 왜 일치하는지를 설명하라.

Chapter **11**

특징 인식과 분류

살펴보기

분류는 영상의 객체를 별도 클래스로 구분함을 수반하며, 주로 일반적인 영상 분석 처리의 최종 단계이다. 자동화 분류는 의료영상과 로봇 비전과 음성 인식 같은 많은 다른 애플리케이션의 컴퓨터지원 진단의 기본이다. 결정을 내릴 때 활용하는 정보는 종종 부정확하며, 흔한 결정 절차는 현실적인 통계이다. 이번 경우 통계 접근 방식을 사용하며, 분류의 진단 정확도를 수신자 조작 특성(ROC) 곡선으로 측정할 수 있다. 아무튼, 객체의 구조로 기본적인 정보를 제공할 수 있다면, 구조적이나 혹은 구문적 방법이 매우 적당하다. 신경망과 유전자 알고리즘 같은 최근 방법은 두 접근 방식을 차용했다.

학습목표

제11장을 읽고 난 후에, 다음과 같이 할 수 있다.

1. 특징 인식과 분류 구분
2. 일반적인 분류 시스템의 연산 순서 식별
3. 강인하고, 식별하고, 신뢰하고 독립적인 특징 인식
4. 영상 훈련 집합의 기능 및 감독 학습과 비감독 학습의 차이점 논의
5. 분류기의 성능을 서술하고 측정
6. 베이지언 분류기의 개념 및 판별 함수의 사용법 설명
7. 통계적 분류의 비모수 방법 기술
8. 특징의 더 많은 유익한 집합을 제공할 때 사용하는 주성분 분석이 어떤지 증명
9. 피셔 임계를 이용해 최대한 분리한 군집을 어떻게 얻는지 논의
10. 계층 군집화에 사용되는 계통도와 스크리 도표가 어떤지 설명
11. 진단 영상을 위한 분류 스키마 애플리케이션 논의

11.1 객체 인식과 분류

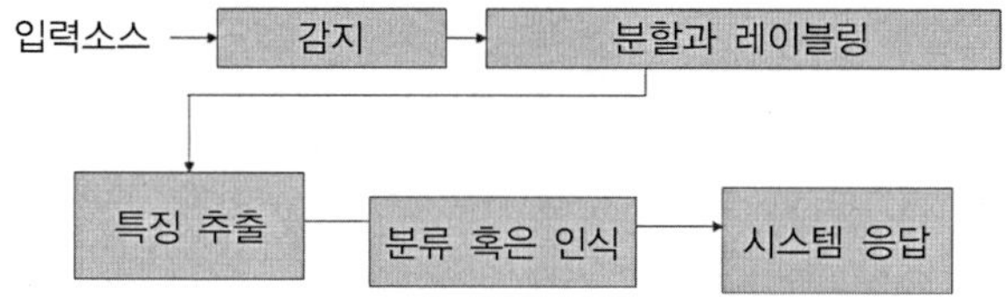

그림 11.1 일반적인 진단 시스템

분류는 주로 일반적인 진단 과정의 최종 단계이다(그림 11.1). 한 영상(혹은 여러 영상)의 객체를 별도 클래스로 구분함을 수반한다. 전통적으로 영상을 배경으로부터 서로 다른 객체를 격리해 분할하며 서로 다른 객체가 **레이블**(label) 된다. **특징 추출** 단계는 레이블 된 객체의 특정 속성 혹은 **특징**을 측정해 데이터를 줄인다. 이런 특징(혹은 더 정확하게는 이런 특징의 값)은 제시된 증거를 평가하고 각 객체를 할당하는 **클래스**에 관한 결정을 내리는 분류기에 전달된다.

취득한 영상의 품질은 영상시스템의 해상도, 민감도, 대역폭, 신호대잡음비에 달려 있다. 저주파 필터링 같은 전처리는 분할하기 전에 필요할 수 있으며, 종종 어려운 과제이다. 분류기에 보내기 전에 더 좋은 특징을 만들도록 측정된 특징을 대안적인 특징 공간에 변환하거나 사상할 수 있다.

인간은 크기, 모양, 컬러와 다른 시각 실마리를 사용해 객체를 인식함에 익숙하다. 인식의 목표는 객체를 인식하거나 감지하여 (예/아니오) 결정을 내림에 있다. 예로, 유방촬영 시 병변인지 아닌지를 보여준다. 분류는 객체를 구분해 여러 그룹 중 하나에 혹은 클래스에 넣음으로써, 한 단계를 더 밟는다. 예로, 병변이 양성인지 음성인지의 여부이다.

분류 기술은 두 넓은 분야인 통계와 구조화(혹은 통사적) 기술로 나눌 수 있다. 넓게는 세 분야이고, 좁게는 두 분야인데, 때로는 신경망과 유전자 알고리즘을 포함한 인지 방법이라고 부른다. 첫 번째 분야는 생성을 위한 기본이며 정량화할 수 있는 통계적 근거를 갖는 객체나 패턴을 다룬다. 길이, 구역, 질감을 정량화할 수 있는 특징으로 기술할 수 있다. 두 번째 분야는 객체에 내재된 구조적 혹은 통사적 관계를 기술하는 정량화할 수 있는 특징으로 최적 기술할 수 있는 객체를 다룬다. 통계적 분류 방법은 구조적 방법보다 매우 인기가 있다. 혼합, 인지 방법은 최근 10년간 인기를 얻었지만, 이 책의 범위를 넘어선다.

11.2 연결 성분 레이블링

분할은 단순함을 제공한다. 이진 영상은 추후 측정을 위해 모양과 크기를 유지하면서, 배경으로부터 관심 객체(전경)를 분리한다. 전경 화소는 '1'로 설정하고 배경 화소는 '0'으로 설정한다. 연결 성분 레이블링은 분할된 이진 영상을 훑으면서, 화소 연결성에 기반을 둔 성분에 자체 화소를 그룹화한다. 즉, 연결 성분의 모든 화소는 비슷한 화소값을 공유하고, 어느 정도는 서로 연결된다. 일단 모든 그룹을 결정했다면, 각 화소에 할당한 성분에 따라 숫자(1,2,3,……) 레이블을 부여한다. 각 숫자는 표시하기 위한 그레이레벨이나 컬러로써 조회할 수 있다(그림 11.2).

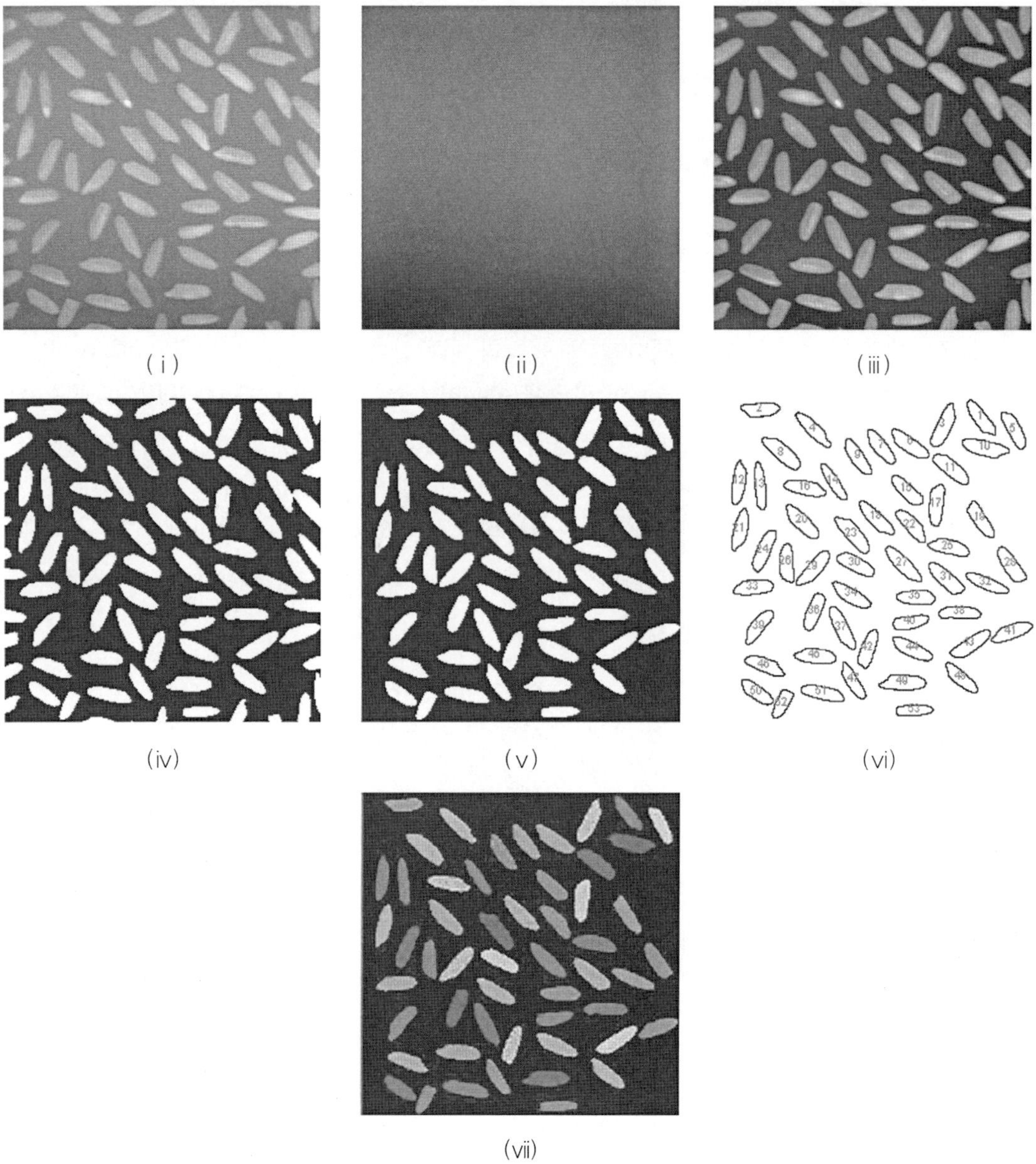

그림 11.2 (i) 원 영상 (ii) 배경(블러링한 (i)로부터) (iii) 개선된 영상(=(i)-(ii)) (iv) 분할된 영상((iii)의 오츠 경계화) (v) (iv)에서 제거된 후의 부분 객체 (vi) 레이블된 성분 영상 (vii) 컬러로 코드화한 레이블된 성분 영상. 컬러 화보 참조(p.203)

이전에 분할할 때 종종 잡음을 줄이기 위한 영상의 스무딩/블러링 같은 전처리로 미리 처리함에 주목하자. 다만, 그림 11.2에 있는 영상의 경우 필수가 아니었다. 분할된 영상의 후처리는 다음과 같이 사용할 수 있다.

- 영상의 사지 연결을 실험하는 임계를 사용해 부분 객체를 처리한다(그림 11.2(v)).
- 임계 제한보다 매우 작거나 매우 크면 객체를 제거하고,
- 열림이나 닫힘으로 객체의 홀이나 배경을 채운다.

레이블된 성분 영상을 성분 개수로 구성하면 컬러 코드화이다. 주로 컬러 팔레트를 재사용할 것을 권장하며, 간신히 구분할 수 있는 다른 컬러 사용에 비해 구분하기가 쉽다(그림 11.2(vii))

연결 성분을 레이블링하는 2패스 알고리즘은 세 단계로 구성한다. 첫 번째 단계는 래스터 패턴으로 영상을 훑는 과정을 수반한다.

화소값이 '1'인 화소 p를 찾을 때까지 행을 따라 이동한다. 그 다음에는 훑을 때 이미 p의 이웃을 접했는지 조사한다(즉, 보통 p의 왼쪽에 이웃인 (i), 위쪽의 이웃인 (ii), (iii)과 (iv)는 두 상단 대각선 관련). 이런 정보에 기반을 두고, 다음과 같이 임시로 p를 레이블링한다.

- 모든 네 이웃의 화소값이 0이면, 새로운 임시 레이블을 p에 할당한다. 아니라면,
- 한 이웃의 화소값이 1이면, 자체 임시 레이블을 p에 할당한다. 아니라면,
- 한 개 이상의 이웃의 화소값이 1이면, 임시 레이블 중 하나를 p에 할당하고, 동일함을 기록한다.

훑는 과정을 완료한 후에, 구분된 등가 레이블 쌍을 등가 클래스에 넣고, 유일한 레이블을 각 클래스에 할당한다. 최종 단계에서, 영상을 통해 두 번째 훑으면서, 등가 클래스에 할당된 레이블로 각 레이블을 대치한다.

연결 성분 레이블링의 분명한 한 가지는 영상에 있는 객체를 쉽게 셀 수 있다는 점이다. 더 일반적으로는, 원 영상에서 각(그레이스케일) 객체로 격리하되, 자체 속성 혹은 특징을 독립적으로 측정할 수 있도록 원 화소값을 보존하기 위해, 레이블된 이진 객체를 마스크로 사용할 수 있다. 마스킹은 여러 다른 방법으로 수행할 수 있다. 이진 마스크는 표시되는 화소를 방지하는 디스플레이 하드웨어에서 오버레이 혹은 알파 채널에서 사용될 수 있다. 또한, 저장된 영상을 수정하는 마스크로 사용할 수 있다. 이진 마스크를 그레이스케일 영상에 곱하거나 혹은 이진 마스크를 비트별 AND 연산을 가한 그레이스케일 영상과 곱하는 것 중 하나로 달성할 수 있다(이진 마스크 영상은 두(개 이상의) 그레이스케일(혹은 컬러) 영상을 조합할 때 사용될 수 있다. 이는 그래픽 예술과 영화 산업 분야의 조합 과정이며, 마스크 영상은 디지털 매트(matte)로 알려져 있다). 분리한 특징을 독립적으로 측정할 수 있는데, **관심영역**(ROI, region of interest) 처리의 근간이다.

11.3 특징

객체의 필수적인 속성 혹은 특징을 측정할 때 분류 작업의 차원수(8비트 깊이 영상의 크기가 256×256 화소이면, $256^{65536} \approx 10^{157826}$로서 실제로 가능하다!)를 줄일 필요가 있다. 이 특징은 구조와 모양의 고수준 표현이며, 즉시 쓸 수 있는 특정 작업에 중요한 정보를 보존하기 위해 선택되어야 한다. 특징의 예로는 객체의 내용과 객체의 모양을 기술할 수 있는 것을 포함한다. 첫 번째 범주는 다음과 같은 특징을 포함한다.

- 관심영역 처리를 이용한 객체의 히스토그램에서 얻을 수 있는, 중앙 화소값(회색 혹은 컬러)과 표준편차, 대비와 엔트로피 같은 특징. 그리고
- 객체의 그레이레벨 히스토그램의 통계적 모멘트를 이용한 객체의 질감 혹은 객체의 프랙털 차원(부록 C.3)

두 번째 범주는 다음과 같은 특징을 포함한다.

- 각 객체를 구성하는 화소 개수로부터 얻은 객체의 크기나 구역 A과 자체 둘레인 P(부록 C.1)
- 원형인 $4\pi A/P^2$
- 골격의 이웃 화소 개수를 세어 얻을 수 있는 골격화나 중간 축 변환(9.2.5절) 혹은 분기점과 끝점 같은 내부 점(각각 3과 1)(그림 11.3)
- 연결 성분의 개수에 영상(그림 C.2)의 홀 개수를 뺀 오일러수
- 테두리나 구역의 통계적 모멘트(부록 C.1)

[실습 11.1]은 이런 일부 특징의 측정을 보여준다.

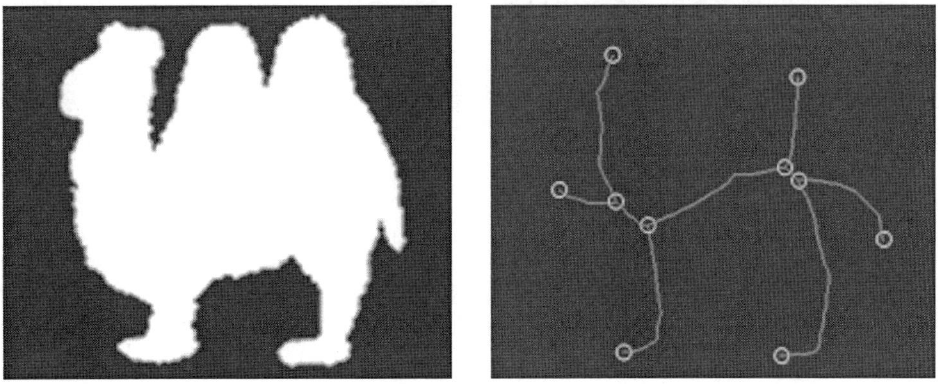

(i) (ii)

그림 11.3 (i) 영상 (ii) 영상의 분기점(흰색)과 끝점(녹색) 원이 함께 있는 골격(빨강). 컬러 화보 참조(p.204)

적절한 특징 선택은 특정 영상과 직접 만든 애플리케이션에 달려 있다. 아무튼 다음과 같아야 한다.

- 강인성, 즉 보통 회전, 방향, 크기와 조명에 강인해야 하고, 잡음과 아트팩트가 존재함에도 최소한 부분적으로 불변하도록 잘 설계되어야 한다. 특징을 처리하기 전에 일부 영상 전처리(예, 잡음을 줄이는 저주파 필터링, 가변 배경 제거, 일정한 조명을 보장하는 히스토그램 평활화)가 필요할 수 있다.
- 판별성(즉, 서로 다른 클래스의 객체 값 범위는 달라야 하며 분리하고 겹치지 않으면 더 좋다)
- 신뢰성(즉, 동일한 클래스의 모든 객체는 값이 비슷해야 한다)
- 독립성(즉, 관련이 없다. 반례로서, 길이와 영역은 관련이 있지만, 특징을 분리할 때 모두 참조함이 낭비이다)

또한, 특징에 인간 인지로부터 얻는 경험을 통합한다면 도움이 된다. 의료영상에서, 임상 사용자의 경험을 영상과 연계하면, 관련 특징의 질적 표현을 종종 제안할 수 있으며, 질적으로 변화하고 반복적으로 측정할 수 있다. 패턴을 어떻게 형태화하는지에 대한 일부 사례 모델은 결정하고 사용자에게 필요한 특징을 나타날 때 사용된다. 다만 이런 사례가 자주 일어나지 않고, 특징은 거의 즉석인 기본으로 선택되므로, 특징을 찾아내기 위해 테스트함하는 것은 특정 작업을 위한 최선책이다.

검사의 경우, 의심스러운 결과를 찾아낼 목적으로 환자의 많은 경우에 관한 질병 감지를 수행한다. 특징을 간단하게 추출해야 하므로, 최소한 사용자 중재와 절차 민감도에 기여할 것을 요구한다(부록 B.3). 검사에 사용되는 예시 영상은 유방암용 X선 유방촬영, 안과 질환용 망막 영상, 아동 척추 측만증용 X선 영상을 포함한다. 진단은 특징을 특정 클래스에 분류함을 수반한다. 예로 유방 섬유선종의 의심스러운 영역이 낭종 혹은 암인가? 방사선 치료의 치료 계획은 치료 영역과 경계를 인식하는 특징을 추출한다. 외부 기준점 부재일 경우(4.3절), 영상의 다중 양상을 등록할 때는 등가 구조 간의 대응 관계를 인식하기 위해 각 양상의 특징을 추출하고 비교한다.

특징 벡터 혹은 패턴 벡터인 $\boldsymbol{x}$는 측정된 점을 갖는 벡터이며, x_1, x_2, ……, x_n은 다음과 같다.

$$\boldsymbol{x}= \begin{matrix} x_1 \\ x_2 \\ \vdots \\ x_n \end{matrix} \tag{11.1}$$

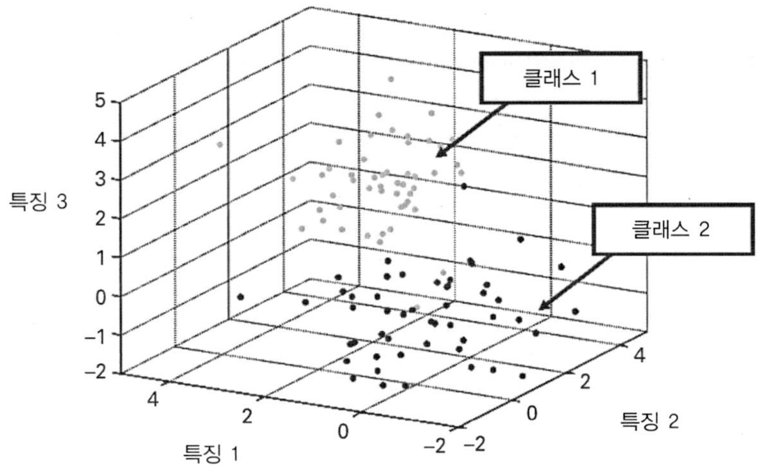

그림 11.4 특징의 두 클래스인 클래스 1(회색)과 클래스 2(검은색)를 갖는 3차원 특징 공간

특징 객체나 영역인 경우이다. 특징 벡터는 특징 공간(그림 11.4)의 점으로 도식화할 수 있다. n 특징인 경우, 특징 공간은 각 특징이 차원을 구성하는 n-차원이다. 동일한 클래스의 객체는 특징 공간에 함께 군집(신뢰성)되고, 다른 클래스로 분리할 수 있다(판별성). 분류에서, 목표는 각 벡터를 클래스 $\{\omega_i\}$의 집합 중 하나에 할당한다.

많은 특징을 측정할 경우, 고차원은 특징 공간이 되고, 분류할 때 더 많은 매개변수를 추정할 수 있다. 제한된 객체 개수라면, 많은 매개변수를 잘 추정하기엔 어렵다. 해결책은 객체당 특징 개수를 줄임에 있다. 이런 경우 (i) 특징 선택 – 특징의 가장 유익한 하위 집합 선택. 다른 것을 사용하지 않거나 혹은 (ii) 특징 추출 – 기존 특징을 조합해 가장 유익한 특징인 새로운 가장 작은 곳에 설정 중 하나를 수반한다.

특징 선택의 문제점은 때론 두 최적 특징이 최적인 두 특징이 아니라는 점이다.

최적 두 특징을 찾기 위해 가능한 모든 조합을 시도할 수 있지만, 계산적으로 비용이 비싸다. d 특징의 전체 집합으로부터 k 특징을 추출하려면 $d!/k!(d-k)!$ 확률을 수반한다. 따라서 소모적인 평가이므로 종종 불가능하다. 특징 집합의 정보성을 평가하고 가장 조짐이 좋은 특징 집합을 찾는 효율적인 조회 루틴 기준이 필요하다.

특징의 방대한 집합으로부터 몇 특징만 추출하고 싶다면, 전진 선택법을 사용할 수 있다. 전진 선택법은 최적 개별 특징으로 시작해서 원하는 특징의 최종 개수에 도달할 때까지 최적 특징을 순차적으로 추가해 유지한다. 많은 특징 사용을 예상한다면, 후진 선택법을 사용할 수 있다. 후진 선택법은 특징 전체 집합부터 시작해서, 하나씩 나쁜 특징을 제거한다. 두 방법은 차선이다. 혼합(분기한정) 특징 선택 처리를 사용함이 최적이며, 특징 개수는 여러 번 증가했다가 감소한다.

특징 추출에서, 많은 정보를 갖는 새로운 특징의 매우 작은 집합을 계산한다. 대부분 알려진 특징 추출 방법은 주성분 분석(PCA)이다. 새로운 특징인 $\boldsymbol{y}$에 매핑하며, 원 특징 $\boldsymbol{x}$의 선형 결합이고 상관관계가 없다. 정렬되거나 차지하는 원 데이터의 변이 총량에 관계된 순서인 새로운 특징을 제공하기 위해 새로운 특징을 오래된 특징 순환으로 인한 발생으로 간주할 수 있다. 순서를 매겼으므로, 첫 몇 새로운 특징만 유지할 수 있다.

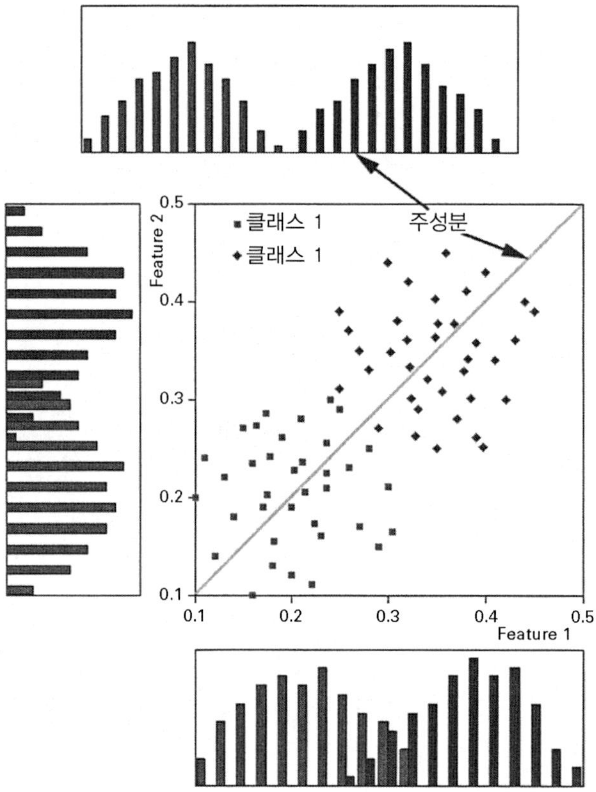

그림 11.5 이 데이터 집합은 선에 따라 최적으로 분리됐고(히스토그램으로 보여줌), 첫 주성분 방향은 원 특징의 선형 결합이다(After Russ 2002 Copyright (2007). From *The Image Processing Handbook*, 5th Edition, by Russ. Reproduced by permission of Taylor and Francis Group, LLC, a division of Informa plc.). 컬러 화보 참조(p.204)

그림 11.5는 2차원 데이터 집합이 단일 주성분으로 줄일 수 있음을 보여주며, 순환으로 인해 최적으로 데이터를 분리한다.

특징 벡터의 공분산 행렬인 Σ 혹은 $\mathbf{cov}(\boldsymbol{x})$는 고차원의 분산 개념을 일반화한 것이다. 이 행렬은 대칭적이고, 공분산 조건은 특징 쌍이 함께 다르다는 점(즉, 공동으로 다름)을 측정하는 것이므로, 대각선 조건은 사실상 분산이다. 특징 벡터 $\boldsymbol{x}$인 경우 공분한 행렬은 다음과 같이 주어

진다.

$$\Sigma(\text{or } \mathbf{cov}(x)) = \begin{bmatrix} \text{var}(x_1) & \cdots & \text{cov}(x_1, x_n) \\ \cdots & \cdots & \cdots \\ \text{cov}(x_n, x_1) & \cdots & \text{var}(x_n) \end{bmatrix} = (\boldsymbol{x}-\mu)^{\mathrm{T}}(\boldsymbol{x}-\mu) \tag{11.2}$$

공분산 조건은 다음과 같이 표현할 수 있다.

$$\Sigma_{i,j} = \rho_{i,j}\sigma_i\sigma_j \tag{11.3}$$

여기서 $\rho_{i,j}$는 x_i와 x_j 간의 표준 상관관계 계수라고 하며, σ_i는 x_i의 표준편차다.

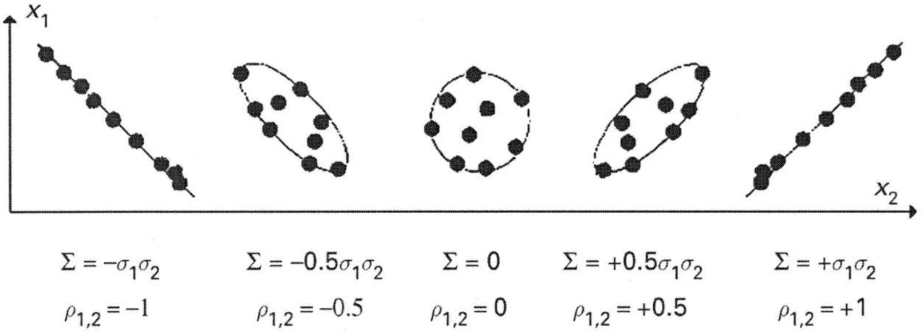

그림 11.6 다양한 데이터 집합의 공분산 값과 상관관계 계수

x_i와 x_j가 함께 증가하는 경향이라면, $\Sigma_{i,j} > 0$이다. x_j가 증가하고 x_i가 감소하면 $\Sigma_{i,j} < 0$이며, x_i와 x_j가 상관관계가 없다면 $\Sigma_{i,j} = 0$이다(그림 11.6).

사례

다음 특징 벡터를 고려하자.

$$x = \begin{bmatrix} 4.0 & 2.0 & 0.60 \\ 4.2 & 2.1 & 0.59 \\ 3.9 & 2.0 & 0.58 \\ 4.3 & 2.1 & 0.62 \\ 4.1 & 2.2 & 0.63 \end{bmatrix}$$

세 특징의 다섯 가지 측정 집합을 대표한다(왼쪽에서 오른쪽으로 – 객체의 길이, 너비, 높이). 각 행은 세 특징의 다른 특징이다.

평균은 다음과 같이 주어진다.

$$\mu = [4.10 \ \ 2.08 \ \ 0.604]$$

공분산 행렬은 다음과 같이 주어지는데,

$$\Sigma = \begin{bmatrix} 0.025 & 0.0075 & 0.00175 \\ 0.0075 & 0.007 & 0.00135 \\ 0.00175 & 0.00135 & 0.00043 \end{bmatrix}$$

식 (11.2)를 사용해 얻는다.

따라서 0.025는 길이의 분산, 0.0075는 길이와 너비 간의 공분산, 0.00175는 길이와 높이 간의 공분산, 0.007은 너비의 분산, 0.00135는 너비와 높이 간의 공분산이고 0.00043은 높이의 분산이다.

주성분은 실제로 특징 벡터의 공분산 행렬의 고유벡터이다. 주성분 분석은 사상이며, 주성분이 원 벡터의 선형 결합이고, 서로 상관관계가 없다. 새로운 특징은 정렬되거나 차지하는 자신이 속한 원 데이터의 변이 총량에 관계된 순서인 새로운 특징을 제공하기 위해 새로운 특징을 오래된 특징 순환으로 인한 발생으로 간주할 수 있다. 순서를 매겼으므로, 첫 몇 새로운 특징만 유지할 수 있다. 그림 11.5는 최적으로 데이터를 분리한 단일 최적 특징인 주성분을 위한 순환으로 감소된 두 특징이 있는 데이터 집합의 예시가 어떤지 보여준다. 2차원 케이스인 주성분은 원 데이터의 회귀직선에 따라간다.

11.4 객체 인식과 분류

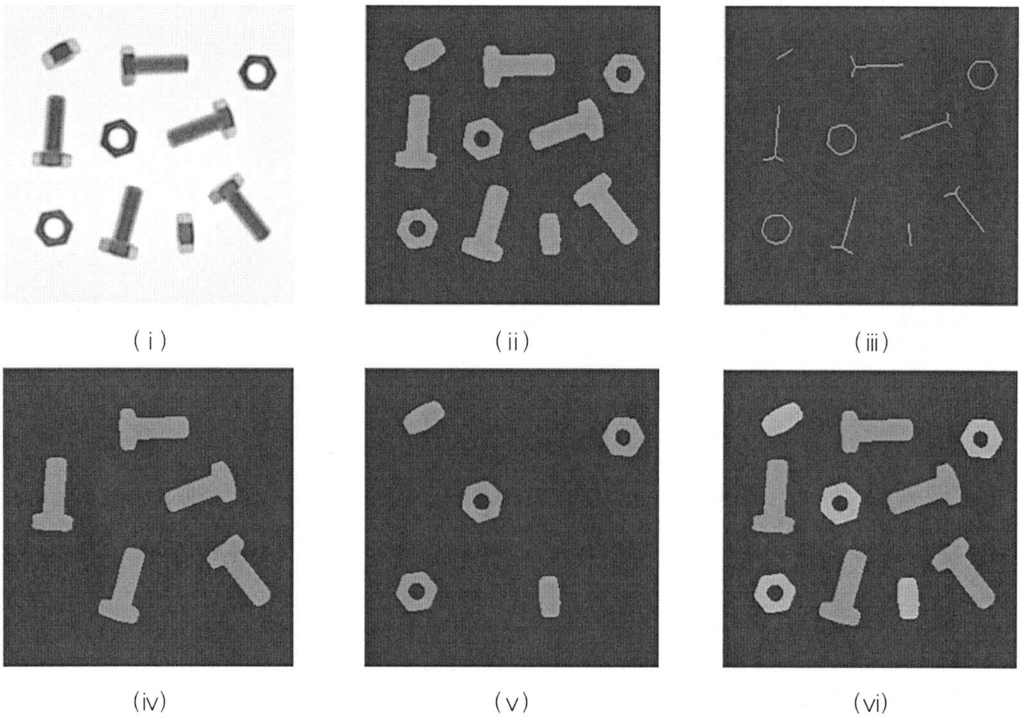

■ 그림 11.7 (i) 원 영상 (ii) 경계화 후 (iii) 순차적으로 골격화를 적용한 후 (iv) (iii)의 분기 화소를 조건부로 팽창한 후 (v) 논리적으로 (ii)와 (iv)를 조합한 후 (v) 컬러 코드화한 너트와 볼트. 컬러 화보 참조(p.205)

그림 11.7(i)은 양쪽 볼트와 너트를 포함한 영상이며, 일부가 옆쪽에 있고, 다른 모양을 나타낸다. 기본 모양으로 정말 서로를 구분할 수 있다. 끝 부분이 있는 볼트는 길고, 너트는 구멍이 있거나('앞면' 너트) 짧은 직선이다('끝' 너트). 이런 경우 전역 경계화인 분할은 단순한 이진 영상을 만든다(그림 11.7(ii)). 영상의 골격은 기본 모양이 볼트와 너트의 두 타입 간에 차이가 있음을 보여준다(그림 11.7(iii)). 분기 화소는 이 영상(보여주지 않음)에서 연결을 기초해 추출된다. 시드 영상을 사용한다면, 시드 영상이 마스크 영상의 경계 내부를 유지하게 만들었기 때문

에 조건하에 조건부로 팽창하고(원 이진 영상은 그림 11.7(ii), 너트 영상의 결과는 단독이다(그림 11.7(iv)). 볼트는 원 이진 그림과 해당 그림을 논리적으로 조합해(그림 11.7(ii) AND (NOT 그림 11.7(iv))를 사용) 지금 얻을 수 있다(그림 11.7(v)). 너트와 볼트는 컬러 코드화된 영상으로 결합할 수 있으며(그림 11.7(vi)), 너트와 볼트가 다름을 인식할 수 있음을 증명한다.

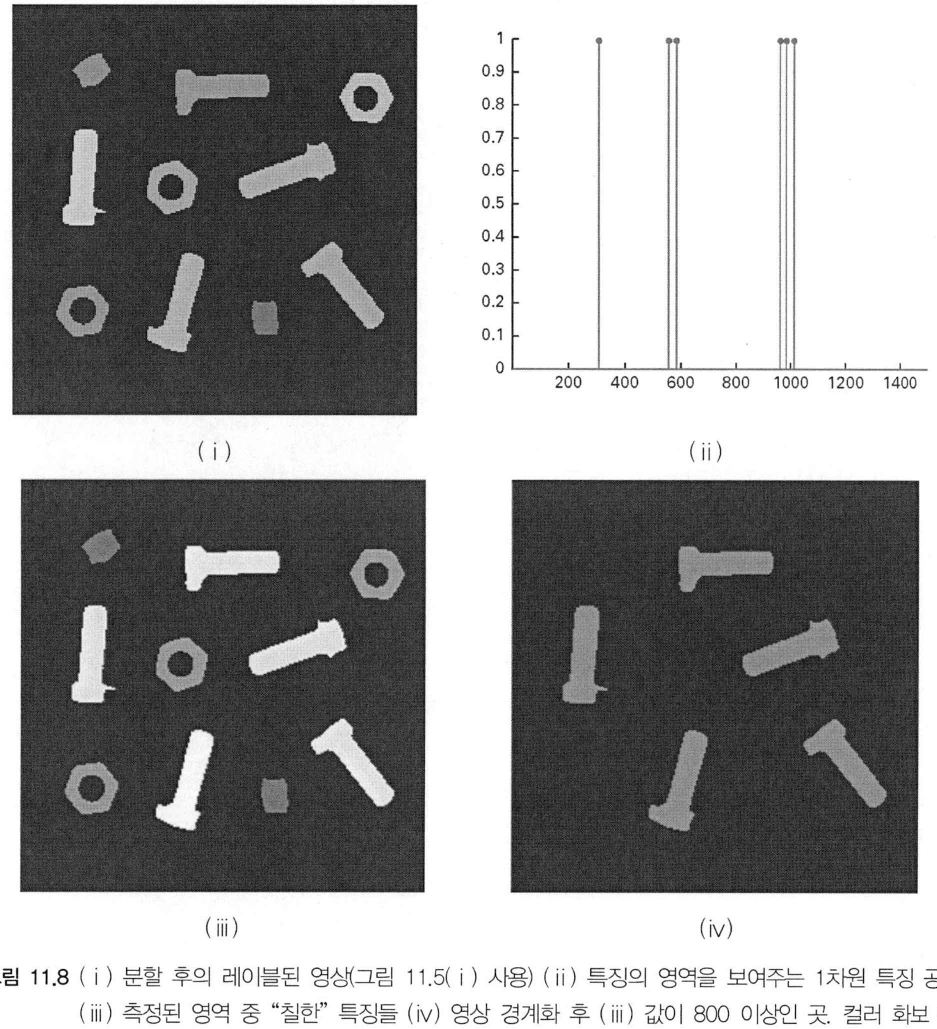

그림 11.8 (i) 분할 후의 레이블된 영상(그림 11.5(i) 사용) (ii) 특징의 영역을 보여주는 1차원 특징 공간 (iii) 측정된 영역 중 "칠한" 특징들 (iv) 영상 경계화 후 (iii) 값이 800 이상인 곳. 컬러 화보 참조(p.205)

너트와 볼트를 분리하는 다른 방식은 영역, 직경이나 길이 같은 서로 다른 객체(특징) 속성을 측정하여 수행한다. 각 레이블에 속한 화소를 계산하여 분할한 영상(그림 11.8(i))의 레이블된 객체의 영역을 측정하고, 1차원의 값을 그린다면(그림 11.8(ii), 큰 영역을 갖는 볼트가 함께 있는, 영역의 기본으로 너트와 볼트를 잘 식별할 수 있다. 세 군집이 있으며, 최대 영역인 너트, 중간 영역인 전면 볼트에 이어, 가장 적은 영역인 에지가 있는 볼트를 비교할 수 있다. 객체가 자신의 영역 값으로 재레이블된다면(그림. 11.8(ii), 볼트만 보여주도록 영상은 800 값에서 경계화될 수 있다(즉, 800 화소의 영역). 전과 같이 논리적으로 영상과 분할된 너트-볼트 영상을 논리적으로 조합해 너트를 찾을 수 있다. 단 한 특징(영역)은 두 클래스를 식별할 때 필요하므로, 특징 공간(그림 11.8(ii)은 1차원이다.

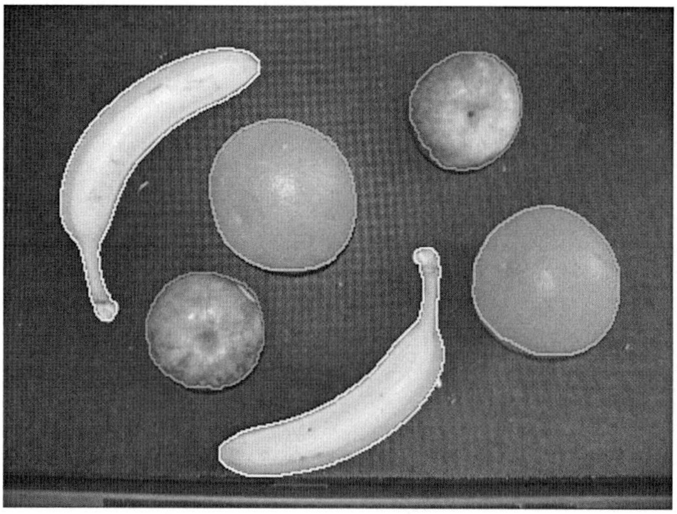

그림 11.9 과일에서 객체를 3개의 클래스로 분류했고, 원 영상에 외곽선을 겹쳤다. 컬러 화보 참조(p.207)

그림 11.9의 과일을 3개의 클래스로 분류할 때 비슷한 기술을 사용한다. 이 경우에서 특징을 잘 식별하는 방법을 생각해 보자(둥근 모양, 크기, 아마도 질감?). 과일의 단일 화소인 외곽선은 영상 자체의 침식 버전에 분할된 영상을 차연산해 얻을 수 있다([실습 11.2] 참조).

전통적인 분류 문제점을 다음과 같이 차지한다. 주어진 예제 영상의 일반적인 클래스 개수(훈련 집합), 다른 영상을 이 클래스 중 하나로 분류함이다. 훈련집합 영상은 각 클래스에 속한 객체의 다양함을 포괄한다. 특징을 식별하려면 내부 클래스 변수성이 클래스 간의 변동성보다 작아야 한다.

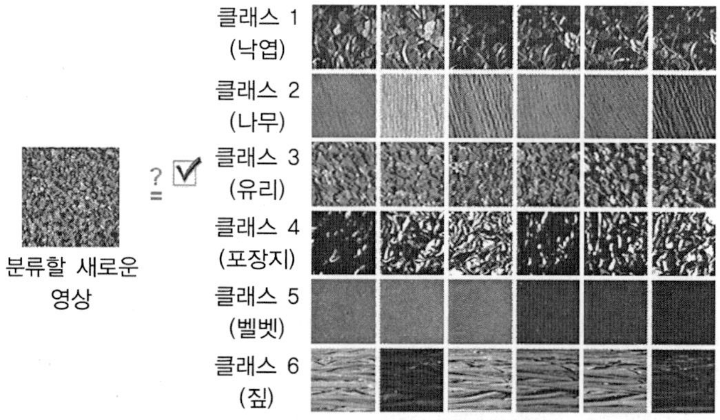

그림 11.10 왼쪽 영상은 훈련 집합 영상으로 정의한 클래스 중 하나로 분류됨. 좋은 분류기는 클래스 3에 할당. 컬러 화보 참조(p.207)

예로 그림 11.10을 보여준다. 컬러와 질감은 아마도 훌륭한 후보겠지만, 질감 재료는 조명과 카메라 위치에 따른 변화로 매우 다른 모습을 자주 나타날 수 있다.

11.4.1 분류

분류기를 설계하는 과정에서 공들여야 하는 것은 영상의 훈련 집합을 가지는 것인데 필수적이다. 영상이 속하는 클래스는 알려졌거나(감독 학습) 알려지지 않은(비감독 학습) 것 중 하나다. 이런 경우에는 가장 적절한 클래스를 찾아야 한다.

분류기를 위한 특징 최적 집합을 조사하기 위해 데이터를 사용하는 과정은 분류기를 훈련한다고 알려져 있다. 분류기를 학습하기 위한 가장 효율적인 방법은 예제로부터 학습에 대해 수용함을 평가하기 위해 계산돼야 한다. 학습은 훈련 데이터 집합에 대한 분류 오류를 줄이기 위한 몇몇 알고리즘 유형을 참고한다.

11.5 통계적 분류

통계적 분류에는 두 가지 방식이 있는데 모수적 방법과 비모수적 방법이다. 모수적 방법은 클래스의 조밀한 표현을 제공하기 위해 확률분포와 평균과 표준편차 같은 것으로부터 얻은 추정파라미터를 요구한다. 예로 클래스를 분리하는 함수에 기반을 둔 모수적 방법인 판별 분석(그림 11.11(i))과 레이블되지 않은 데이터에서 표본의 자연스러운 그룹을 찾는 비모수적 방법인 군집화(그림 11.11(ii))가 있다. 모수적 방법은 학습이 느린 경향이 있지만 일단 훈련한 이후에 테스트 데이터를 빠르게 분류한다. 반면에 비모수적 방법은 확률 분포를 추정하거나(비모수적 추정) 확률을 우회해 결정 함수로 하는 것(비모수적 분류) 중 하나다.

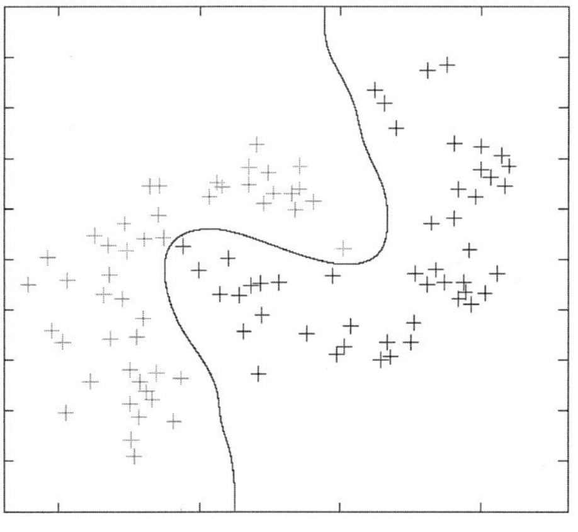

(i)

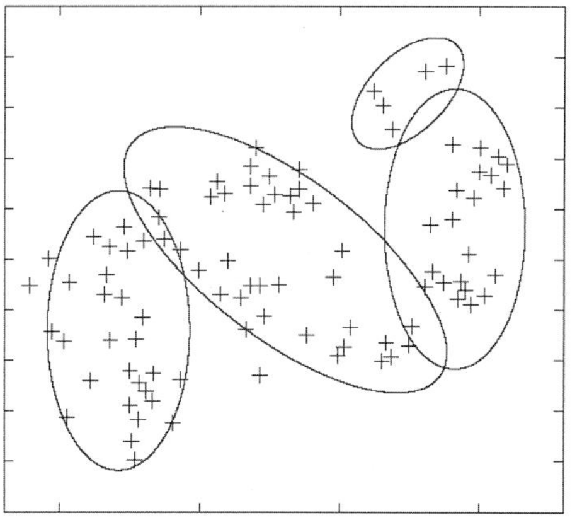

(ii)

그림 11.11 2차원 특징 공간의 (i) 판별 분석과 (ii) 군집화의 외곽선

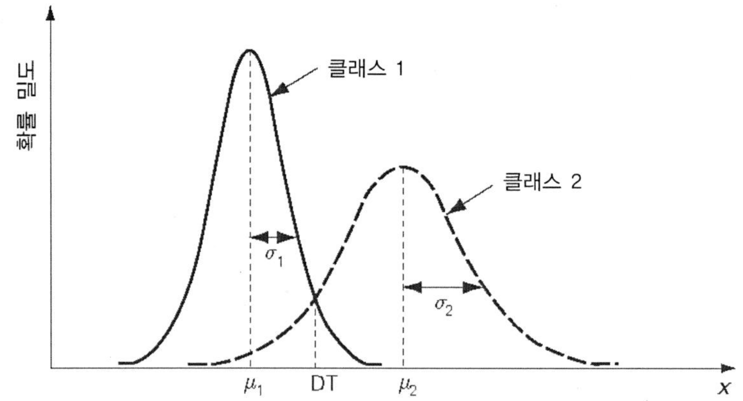

그림 11.12 두 클래스 1과 2의 확률밀도함수로서, 종종 가우시안 모양을 띤다.

11.5.1 모수적 방법

확률 이론(부록 B.3)은 분류기 설계를 위한 견고한 설계이다. 단 두 클래스인 클래스 1(ω_1)과 클래스 2(ω_2), 단일 특징인 $\boldsymbol{x}$의 경우를 고려한다. 훈련 집합, 즉 양쪽 두 클래스의 대표적인 예제를 가진다. 따라서 양쪽 두 클래스의 특징을 측정할 수 있고, 각 확률 분포를 구성할 수 있다(그림 11.12). 보통 확률밀도함수 혹은 클래스-조건부 확률(부록 B.3)인 $p(\boldsymbol{x}|\omega_1)$과 $p(\boldsymbol{x}|\omega_2)$로 알려졌다. 즉, 클래스 1이나 클래스 2의 특징은 각각 주어진 변수 $\boldsymbol{x}$를 측정한 확률이다. 각 클래스에서 예로 큰 개수를 가졌다면, 확률밀도함수는 가우시안 모양이다(중심 극한 정리).

분류 문제는 다른 특징 측정인 $\boldsymbol{x}$로 주어진 상태에서, 이 특징이 속한 클래스가 무엇인가? 두 분포함수가 겹쳤다면, 정의적으로 답할 수 없으며 오직 통계적이다. 확률은 사후 확률인 $P(\omega_i|\boldsymbol{x})$로 알려졌다. 즉, 이 확률은 $\boldsymbol{x}$의 주어진 특징값의 확률이고, 이 특징은 클래스 ω_i에 속한다. 확률 이론과 특히 베이어 정리에서, 사후 확률은 클래스 조건부 확률 혹은 우도와 관계가 있다(부록 B.3에서 도출을 제공한다).

$$P(\omega_i|\boldsymbol{x}) = p(\boldsymbol{x}|\omega_1) \cdot P(\omega_i)/p(\boldsymbol{x}) \tag{11.4}$$

여기서 $P(\omega_i)$는 **사전 혹은 사전 확률**(즉, 실험을 취하기 전에서 해집단의 해당 클래스 관련 개수에 기반을 둔 ω_1이나 ω_2클래스의 시작 확률임)은 종종 단순한 계수 인자(**확증**)로 간주하며, 사후 확률 합을 통합하도록 보장한다(대문자인 P는 확률질량함수로 표기할 때 사용하며, 소문자인 p는 확률밀도함수를 표기한다). 다음과 같이 베이어(Bayes) 정리를 종종 알기 쉽게 간단히 말할 수 있다.

$$\text{사후(확률)} = \frac{\text{우도} \times \text{사전(확률)}}{\text{확증}} \tag{11.5}$$

사후 확률을 찾아낼 수 있게 하며, 훈련 집합(**훈련**)과 측정되거나 추정한 사전 확률(**사전 지식**)의 측정된 확률밀도함수와 관련이 있다. 사후 확률을 최대화하고 싶다면, $P(\omega_i|\boldsymbol{x})$이다.

$((p(\boldsymbol{x}|\omega_1) \cdot P(\omega_i))$를 최대화하는 것과 동일하다) 베이어 결정 정리는 다음과 같다.

$$P(\omega_1|x) > P(\omega_2|x) \text{이면 } \omega_1\text{을 결정하고, 아니면 } \omega_2\text{를 결정한다.} \quad (11.6)$$

사례

ω_1과 ω_2에 대한 클래스 조건부 확률 함수가 각 (4, 2)와 (10, 2)의 (μ_i, σ_i)인 가우시안이고, 같은 사전 확률인 $(P_1 = P_2 = 1/2)$를 갖는다고 가정하자. 최적 결정 경계가 무엇인가?

이 문제는 두 (확대된) 가우시안의 교집합을 찾음으로 해결할 수 있다. 사후 확률이 동일하게 만드는 x값을 찾는 것과 같다. 그러므로

$$\exp\left(-\frac{1}{2}(x-4)^2\right)/\exp\left(-\frac{1}{2}(x-10)^2\right) = 1$$

자연 로그를 취해 단순화한다.

$$(x-4)^2 - (x-10)^2 = 1$$

$x = 7$에서, 직관적으로 명백하다.

사전에 $P_1 = 2/3$과 $P_2 = 1/3$으로 바뀌었다면(즉, 전에 특징을 측정했고, 클래스 1이 클래스 2보다 확률이 두 배이다), 결정 경계는 ω_1에 대한 가우시안인 영역의 절반이 되도록 해 ω_2에 대한 가우시안을 확대해 찾을 수 있다. 다음과 같이 해결한다.

$$\exp\left(-\frac{1}{2}(x-4)^2\right)/\exp\left(-\frac{1}{2}(x-10)^2\right) = \frac{1}{2}$$

여기서 다음이 주어진다.

$$(x-4)^2 - (x-10)^2 = 2\ \ln 2 = 1.40$$

$x = 7.12$일 때에서, 이전 값보다 매우 크고, 직관에 일치한다.

$\boldsymbol{x} = \{x_1, x_2, \cdots\}$로서 특징 한 개보다 많다면, 다차원 특징 공간에서 분류를 수행하며, 여기서 다차원(가우시안) 확률밀도함수로 각 클래스를 특성화한다(그림 11.13).

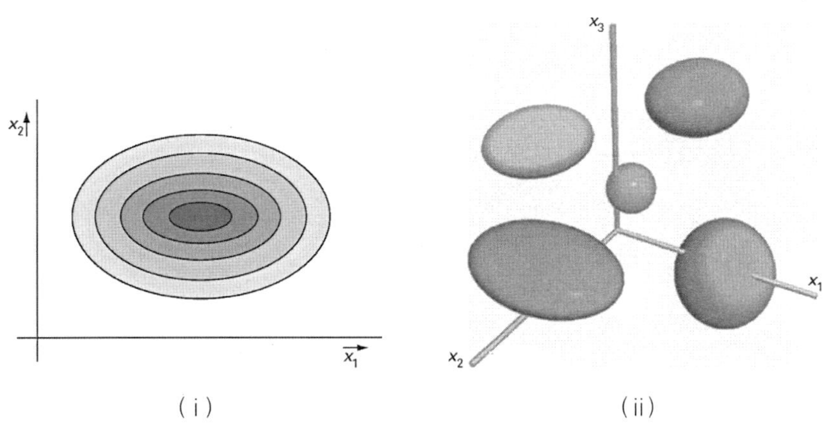

그림 11.13 (i) 2차원과 (ii) 3차원 특징의 다중 변량 정규 분포(각 예제에서, 주 축이 특징 축에 평행임을 주목하라)

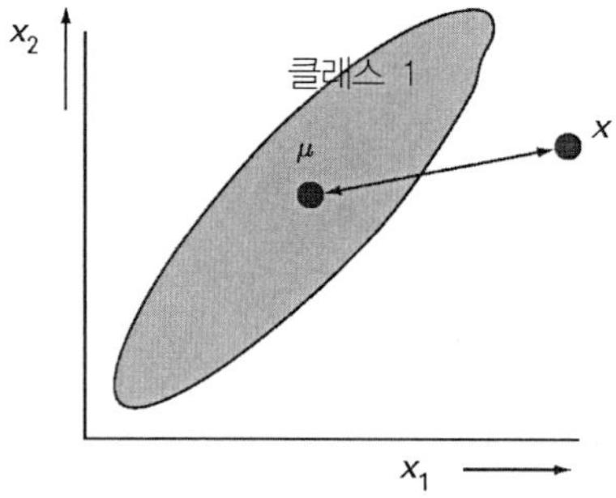

그림 11.14 특징과 클래스의 평균 간의 마할라노비스 거리. 특징 x1과 x2는 이전에 도식화에 표준화 됨

사후 확률의 모든 표현을 고려하는 대신하는 방법을 보여줄 수 있다. 특징 x부터 클래스 평균인 μ까지의 '거리'로 고려하기엔 충분하며(그림 11.4), 최소 '거리'로 클래스를 할당(분류)한다(적당한 '거리'는 마할라노비스(Mahalanobis) 거리이며, 원 특징의 차원과 분산을 계산하기 위한 표준화된 기능을 사용하는 기본 유클리드 거리를 일반화했다).

특정 질병에 관한 테스트에서 특징은 수치적 점수일 수 있고, 영상 내부의 객체(병변?) 크기나 개수에 근거를 둘 수 있다. 클래스 1(ω_1)은 질병이 없는 환자일 수 있고, 클래스 2(ω_2)는 질병이 있는 환자일 수 있다. 환자가 질병을 갖는지 없는지에 관해 점수화된 x를 갖는 확률을 알고 싶다.

질병 실제 사례를 놓친(부정 오류) 의료 진단 결과는 질병이 가짜로 나타나는 것(긍정 오류)과 다르다. 각 가능한 결정(α_i) 비용을 나타내고 확률을 결정으로 변환할 수 있는 손실 함수 λ를 도입해 분류 작업에 따른 비용을 고려할 수 있다(부록 B.3). 손실 함수는 사후 확률에 관한 배율기로 작동하므로, ω_1을 결정하는 베이어 정리는 다음과 같아진다.

$$\lambda_{21}P(\omega_1|\boldsymbol{x}) > \lambda_{12}P(\omega_2|\boldsymbol{x}) \text{이면 } \omega_1 \text{을 결정하고, 아니면 } \omega_2 \text{를 결정한다.} \qquad (11.7)$$

여기서 λ_{ij}는 $\lambda(\alpha_i|\omega_j)$의 축약이고, 실제 클래스가 ω_j이면($\lambda_{ij} = \lambda_{ji} = 1$과 관련됨), ω_i 결정으로 인해 손실이 발생한다. [실습 11.3]에서 손실 함수의 효과를 입증한다.

판별 분석은 분류의 한 종류로서, 클래스 간의 결정 경계를 정함으로써 특징 공간을 분할한다. 분류기(예, 베이지언(Bayesian) 분류기)로 판별 함수로 기술된 이런 경계를 얻을 수 있다.

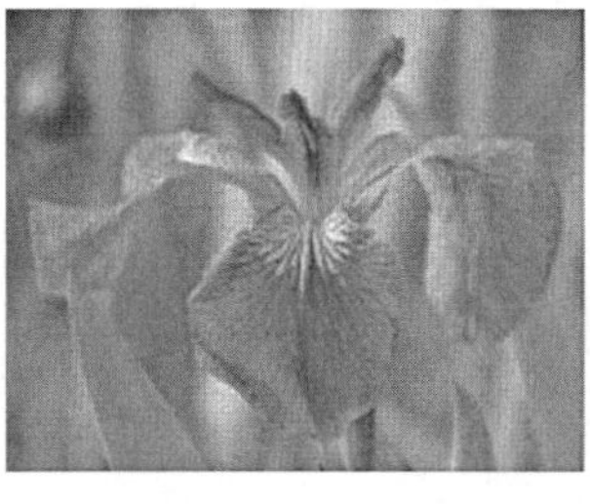

(i)

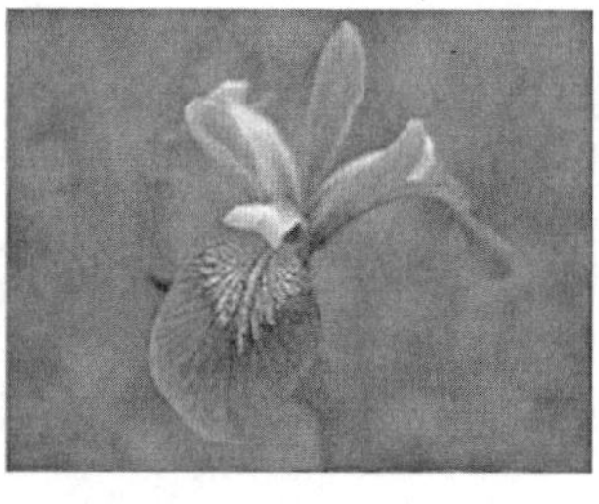

(ii)

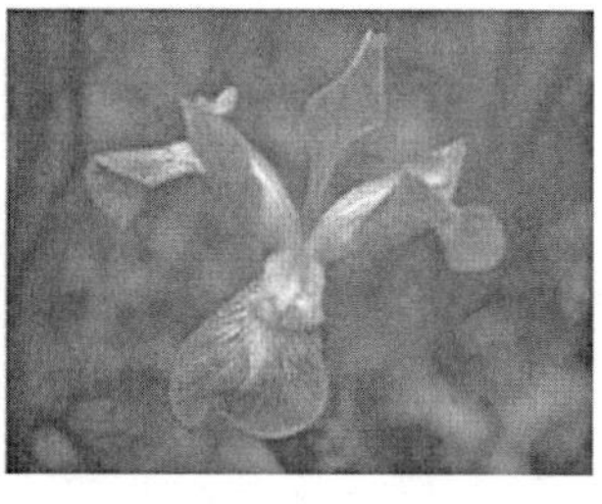

(ii)

그림 11.15 (i) 붓꽃 세토사 (ii) 붓꽃 베르시콜라 (iii) 붓꽃 비르지니카. 컬러 화보 참조(p.208)

판별 분석의 고전 예제는 피셔(Fisher)의 붓꽃 데이터(피셔, 1936)이며, 붓꽃의 각 세 품종(**세토사, 비르지니카, 베르시콜라**)를 갖는 50개의 샘플로 구성된다(그림 11.5). 각 샘플에서 네 특징(센티미터인 길이, 꽃받침과 꽃잎의 너비)을 측정했다. 이 작업은 꽃을 세 클래스로 분류하기 위해 기본 특징에 관해 세 다른 품종에 대응한다.

특징을 자연 꽃으로부터 직접 측정했을지라도, RGB 영상에 맞추도록 측정할 수 있다. 꽃잎과 꽃받침을 보여줘야 하므로, 영상을 취득하기 전에 꽃을 두 차원으로 이미 만들었다. 밝게 컬러화된 꽃잎을 빨간색, 녹색, 파란색 채널을 분리해 보이는 녹색인 꽃받침으로 구분 가능할 수 있다. 꽃받침은 녹색 채널에서 우위를 차지한다. 자동화로 분할하기 전에 적절한 채널에서 배경을 제거하고 부드럽게 수행할 수 있다. 분할은 모양을 만들며, 특징을 편리하게 측정할 수 있기 위해 적절한 채널을 표식할 때 사용할 수 있다.

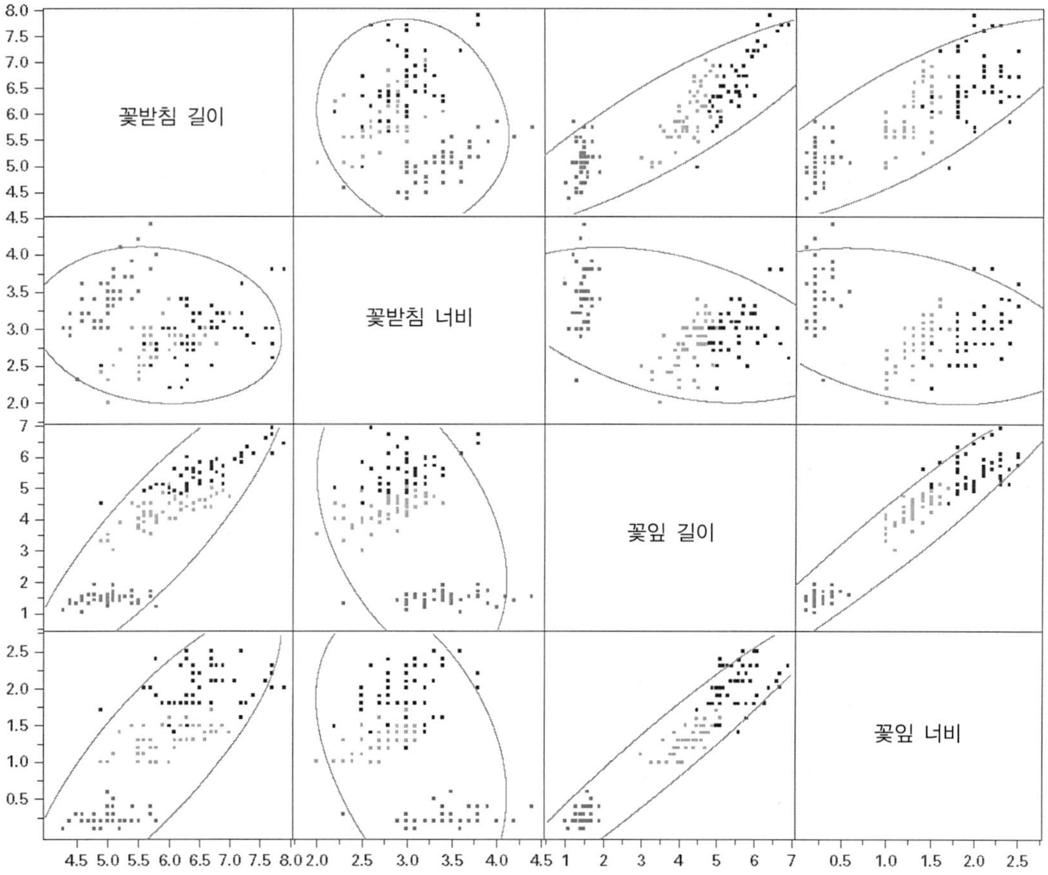

그림 11.16 피셔 붓꽃 데이터의 분산형 플롯 행렬(붓꽃 세토사의 특징은 빨간색으로 도식화했고, 붓꽃 비르지니카는 녹색으로 도식화했고, 붓꽃 베르시콜라는 파란색으로 도식화했다. 타원 외곽선은 각 플롯에 있는 특징의 95%를 감싼다) 컬러 화보 참조(p.208)

특징의 분산형 플롯 행렬은 임의 특징이 상관관계가 있음, 즉 데이터 집합 내부에서 특징이 몇 각도로 연결됐는지를 보여줄 때 유용하다(그림 11.16). 분산형 플롯 행렬의 상관관계 계수는 상관관계 행렬이다(표 11.1).

■ **표 11.1** 상관관계 행렬, 상관관계 계수가 그림 11.16의 분산형 플롯 행렬에 대응함을 보여준다.

	꽃받침 길이	꽃받침 너비	꽃잎 길이	꽃잎 너비
꽃받침 길이	1	−0.118	0.872	0.818
꽃받침 너비	−0.118	1	−0.428	−0.366
꽃잎 길이	0.872	−0.428	1	0.963
꽃잎 너비	0.818	−0.366	0.963	1

꽃잎 길이는 꽃잎 너비와 상관관계가 높고, 꽃받침 길이와 꽃받침 너비에 상관관계가 어느 정도는 낮다. 상관관계가 높기 때문에, 꽃잎 너비는 많은 정보를 제공하지 않으며, 꽃잎 길이로도 이미 제공하지 않는다. 3차원 특징 공간을 위한 작업을 줄이기 위해 판별 특징으로서 떨어뜨릴 수 있다. 이 데이터는 3차원인 방사형 플롯으로 나타낼 수 있으며, 데이터의 상당히 중요한 방향을 보여주기 위해 회전할 수 있다(그림 11.17).

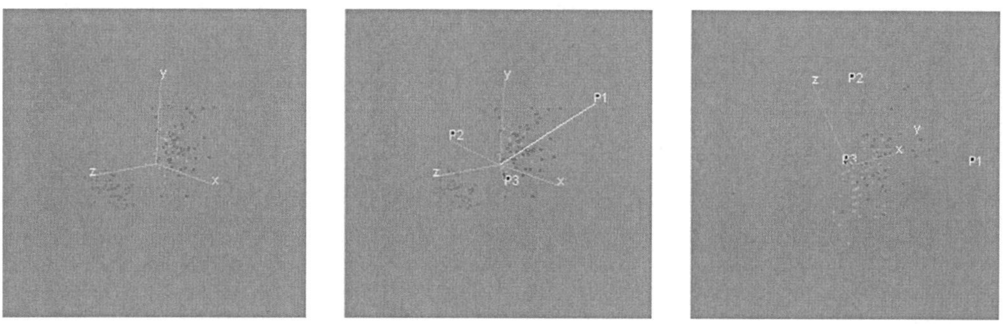

(ⅰ) (ⅱ) (ⅲ)

■ **그림 11.17** 방사형 플롯. (ⅰ) x, y와 z은 각각 꽃잎 길이, 꽃받침 길이와 꽃받침 너비. (ⅱ) 주 성분인 P_1, P_2와 P_3이 겹쳤음을 보여줌. (ⅲ) 평면인 P_1과 P_2의 투영(붓꽃 세토사의 특징은 빨간색으로 도식화했고, 붓꽃 비르지니카는 녹색으로 도식화했고, 붓꽃 베르시콜라는 파란색으로 도식화함). 컬러 화보 참조 (p.209)

방사형 플롯이 회전된 만큼, 일부 방향은 데이터의 변이가 다른 것에 비해 많이 있음을 보여준다. 방향은 첫 주성분 P_1으로 알려진 상당수의 분산을 가지며, 표준화(즉, 표준편차로 나눈 값)된 원 특징 간의 선형 결합이다. 각 다음 성분(P_2 다음에 P_3)은 표준화된 원 특징의 선형 결합이며, 최대로 가능한 분산을 갖고, 모든 이전에 정의된 주성분과 상관관계가 없다(그러므로 직교이다). 각 연속적인 성분은 이전 주성분과 상관관계가 없으며(직교), 각 새로운 성분이 선처리기보다 아주 낮은 분산을 가진다는 제약이 있다. 첫 몇 주성분은 종종 상당한 표본 변이를 잡는다는 결론이 된다.

표 11.2 각 주성분으로 총 분산이 얼마인지 설명할 수 있는지 고유값으로 보여준다. 고유벡터는 원 특징과 상관계수 이상의 선형 결합이다. 각 특징을 표준화해야 하므로 상관계수에 각 주성분을 통합해 더하지 않는다.

	P_1	P_2	P_3
고유값	2.021	0.907	0.071
%	67.38	30.24	2.37
고유벡터			
꽃잎 길이	0.688	0.075	0.721
꽃받침 길이	0.629	0.433	-0.645
꽃받침 너비	-0.361	0.898	0.251

공식적으로, 주성분은 모든 특징의 분산을 기술하는 대각선화된 공분산행렬의 고유벡터이다(부록 B.3). 데이터의 변수가 얼마나 많은지 보여주는 고유값을 각 주성분으로 설명할 수 있다(표 11.2). 따라서 주성분 분석은 분산을 설명하는 성분의 상대적 중요성을 결정할 때 사용할 수 있고, 분류 문제의 차원을 즉시 감소할 수 있다. P_1과 P_2인 경우 데이터의 총 분산의 97.6%에 관해 설명을 할 수 있다.

따라서 데이터 집합의 경우, (2차원) 방사형 플롯(그림 11.17(iii))의 투영은 데이터 집합의 모든 분산을 거의 가진다. 판별 함수의 집합(보여주지 않음)은 결정 경계를 보여줄 때 겹치게 할 수 있다. 일반적인 결정 경계는 2차적이고, 2차원 특징 공간에서 타원형, 쌍곡선이나 포물선으로 생겨난다. 양쪽 모두 ω_1과 ω_2의 공분산행렬이 동일하면, 결정 경계는 선형 경계를 줄이고, 분류기는 선형 분류기라고 부른다.

주성분 변환은 최대 분산의 방향을 식별한다면, 최대 분리성을 보장하지 않는다. 다른 변환인 피셔 변환은 클래스 분리성을 특별히 최적화한다. 주어진 두 클래스 문제에 관한 피셔 임계인 F를 최대화해 정준이라고 알려져 있는(정준도 원 특징의 선형 결합이기도 하다) 이 변환의 기본 벡터를 찾을 수 있다.

$$F = \frac{(\mu_1 - \mu_2)^2}{\sigma_1^2 + \sigma_2^2} \tag{11.8}$$

즉, 두 클래스에 관한 평균 분류기는 가능한대로 잘 분리하고, 변수가 가능한 작아야 한다. 겹침을 최소화하되, 가능한 꽉 찬 그레이 값의 각 분포를 만드는 경계를 찾는 분할의 오츠수 방법과 동일하다(부록 B.4).

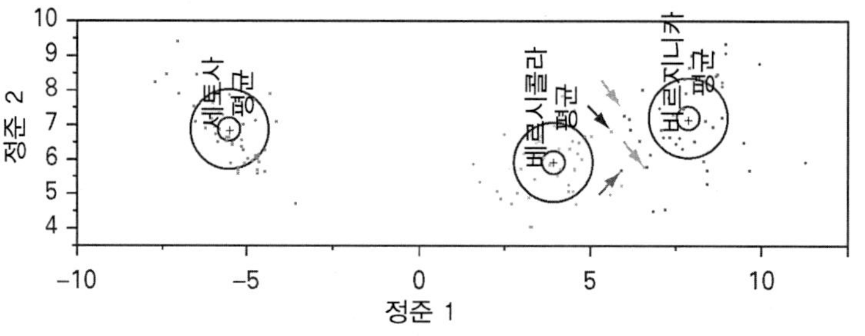

그림 11.18 피셔 데이터의 정준 플롯이다. 세 특징은 분류기를 이용해 오분류했으며(표 11.3 참조), 컬러 화살표로 표식했다. 검은 화살표는 교차 유효를 사용했다면 잘못 분류된 추가적인 특징을 보여준다(평균의 위치에 관한 작은 컬러 원은 95% 신뢰 수준이고, 큰 컬러 원은 클래스 내 특징의 50%를 가진다). 컬러 화보 참조(p.209)

다중-클래스 데이터의 정준 플롯인 경우 보통 두 상당히 중요한 정준만 표시하며, 클래스를 최적으로 분리한 방향의 데이터를 보여준다. 그림 11.18은 피셔 데이터의 정준 플롯이다. 이 데이터 경우, 첫 번째 정준은 데이터 내 분산의 99.1%를 설명하고, 두 번째 정준은 0.9%만 남아 있음을 설명한다. 정준 공간 내 원형인 각 다중-변량 평균은 신뢰 타원형으로 둘러싸고, 판별 함수(보여주지 않음)는 선형이다. 붓꽃 세토사는 다른 두 품종으로부터 잘 분리됐다.

표 11.3 붓꽃의 세 품종을 구별할 때 사용한 판별 분석 결과를 보여주는 오차 행렬

예측	실제		
	세토사	베르시콜라	비르지니카
클래스 1(세토사)	50	0	0
클래스 2(베르시콜라)	0	48	1
클래스 3(비르지니카)	0	2	49

특징은 다중 변량 평균에 가까운 클래스에 할당한다(다른 특징은 다른 크기를 갖고, 다른 차원을 가짐과 비슷하고, 유클리디안 거리 대신에 마할라노비스 거리로 적절한 거리를 계산하기 때문이다.) 이 데이터 경우, 그림 11.18에서 표식한 세 차원을 오분류한다. 즉, 엉뚱한 클래스에 할당했다. 붓꽃 베르시콜라의 두 특징은 클래스 3으로 오분류했는데(붓꽃 비르지니카로 식별하길 원했음), 클래스 3의 평균에 가까웠기 때문이다. 최종 분류는 데이터 실제와 예측된 클래스를 나타내는(혹은 일부 구현의 반대) 오차 행렬로 집계될 수 있다(표 11.3). 행렬의 대각선에 있는 항목은 정확한 분류이다. 대각선이 아닌 항목은 오분류했다. 오차 행렬은 분류기의 성능을 보여준다. 이번 경우, 세 특징을 오분류했고, 대각선이 아닌 항목으로 나타나며, 2%의 총 오분류율로 표현한다(즉, 150개 중에서 3개).

표 11.4 교차 유효 행렬

예측	실제		
	세토사	베르시콜라	비르지니카
클래스 1(세토사)	50	0	0
클래스 2(베르시콜라)	0	47	1
클래스 3(비르지니카)	0	3	49

교차 유효는 추정 표본(재샘플링 기술은 잭-나이핑(또는 리브-원-아웃)으로 알려짐)을 벗어난 경우, 주어진 관측의 예측을 보여준다. 추가적인 특징의 경우 오분류했다(그림 11.18). 교차 유효 행렬을 표 11.4에 보인다.

또한, 분류기의 성능을 수신자 조작 특성(receiver-operating characteristic, ROC) 곡선과 관련해 특성화할 수 있다(부록 B.3). 분류기의 실제 긍정 감지율(대상 클래스에 속하도록 대상 객체를 올바르게 분류) 대 오인식률(대상 클래스에 속하도록 대상 객체를 올바르지 않게 분류)을 대표한다. 판별 분석에서, 결정 값은 최적값(즉, 이 값은 최소 총 오분류이고, 다중 변량 가우시안 분포의 교집합으로 주어짐)의 양쪽과 분류기의 민감도와 특이도(실제 부정 부분)를 이동하고, ROC 플롯을 위한 데이터를 생성한다. ROC 곡선 아래에 있는 영역(AUC)은 분류기 성능의 지표이며, 0.5인 값은 추측 수준의 성능을 나타내고, 1.0인 값은 완벽한 성능을 나타낸다.

11.5.2 비모수적 기술

일반적인 방식은 k 최근접 이웃(k-NN) 분류기이다. 사용자가 선택한 최근접 이웃 수인 k는 보통 0과 5 사이이다. 1-NN 분류기는 훈련 집합의 모든 특징에 대한 새로운 특징부터의 거리를 계산하고, 새로운 특징은 훈련 집합 내 최근접 특징의 레이블에 할당한다(3차원 특징 공간에서, 유클리디안 거리를 이용한 구인 결과이고, 마할라노비스 거리는 타원체이다).

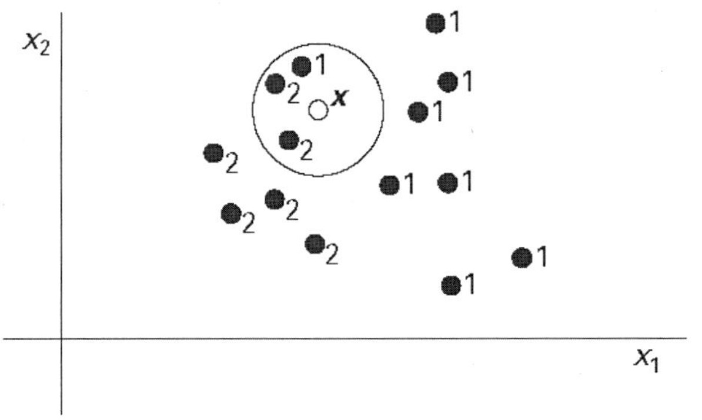

그림 11.19 3-NN 분류기. 이번 경우 새로운 특징은 클래스 2에 할당된다.

k-NN 분류기의 경우 최근접 k 특징을 고려하며, k 최근접 이웃에서 상당히 자주 발생하는 레이블에 새로운 특징을 할당한다(그림 11.19). k 값은 묶음을 피하기 위해 홀수이어야 한다. 이 방법은 고차원 특징 공간에서 k가 클수록 계산적으로 비싸다.

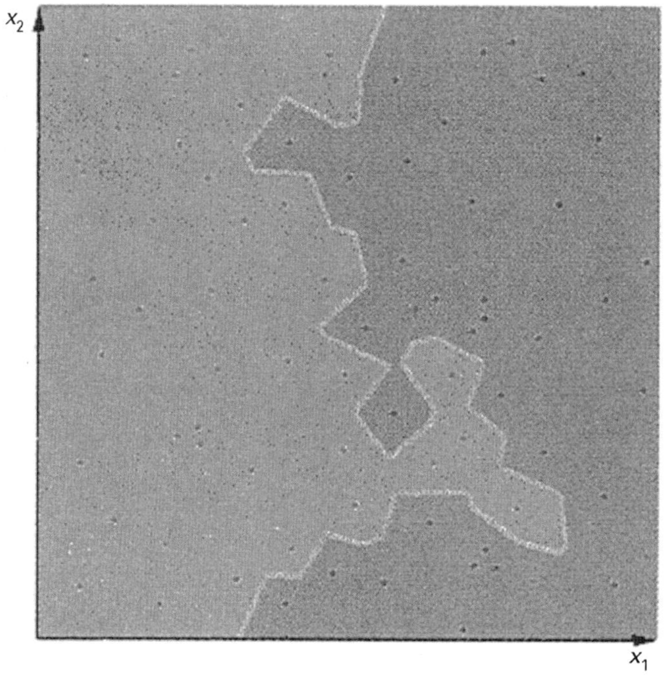

그림 11.20 1-NN 분류는 불규칙한 경계를 만든다.

새로운 특징이 결정 경계에 가깝다면, 1-NN 분류는 불규칙한 경계를 만들며 강인하지 않다(그림 11.20).

정상적과 비정상적인 클래스를 구분할 경우, 예로 종양 감지일 때, 최소한 k 최근접 이웃의 l이 특정 클래스에 있을 경우, 새로운 벡터를 특정 클래스에 할당하는 임계를 수정할 때 매우 유용하다. (i) 한 클래스로 오분류할 때(즉, 정상을 비정상으로 - 긍정 부정)의 페널티(penalty)는 다른 클래스로 오분류할 때(즉, 비정상을 정상으로 - 거짓 긍정)의 페널티보다 더 많을 때, (ii) 다른 클래스에 비해 한 클래스에 아주 많은 표본이 있는, 균형이 맞지 않은 훈련 집합일 때 유용하다.

11.5.3 비감독 방법

비감독 분류를 사용할 때는 클래스 레이블이 알려지지 않았고, 자연스럽게 군집되었는지 보기 위해 데이터를 플롯한다. 군집은 인간이 인지하는 한 유사할 수 있고 아닐 수 있다.

k-평균 군집화

k-평균 군집화는 각 군집을 한 프로토타입 객체로 표현하고, 새로운 데이터 표본을 최근접

프로토타입에 할당하므로 군집된다. 프로토타입의 위치를 조정하기 위한 훈련은 매우 단순한 반복 스키마로 구성한다.

(i) 훈련 집합으로부터 k 객체를 임의로 선택하며 프로토타입이 된다.

(ii) 모든 다른 객체를 이웃 프로토타입에 할당한다.

(iii) 모든 객체의 평균인 동일한 레이블을 갖도록 클래스의 새로운 프로토타입을 계산한다.

(iv) 프로토타입이 중요하게 바뀌면 (ii) 단계로 복귀한다.

k-평균 방식은 기댓값 최대화(Expectation Maximization, EM) 알고리즘이라고 부르는 일반적인 방식의 특별한 경우이다. 거의 200부터 100,000까지의 큰 데이터 테이블을 사용하기 위함이다. 작은 데이터 테이블로 할 경우, 데이터 테이블의 관측 순서에 매우 민감할 수 있다.

계층적 군집화

계층적 군집화는 자신이 군집인 각 특징부터 시작하고, 그 다음에는 새로운 군집을 만들기 위해 '최근접' 특징과 결합한다. 군집화의 각 단계에서 큰 군집을 얻는다. 알고리즘은 다음과 같다.

(i) 다변량 공간 내 가까운 두 특징을 찾는다.

(ii) 평균에 있는 단일 특징으로 바꾼다.

(iii) 다음 두 가까운 특징을 찾아 반복하고, 모든 특징이 한 군집에 포함될 때까지 계속한다.

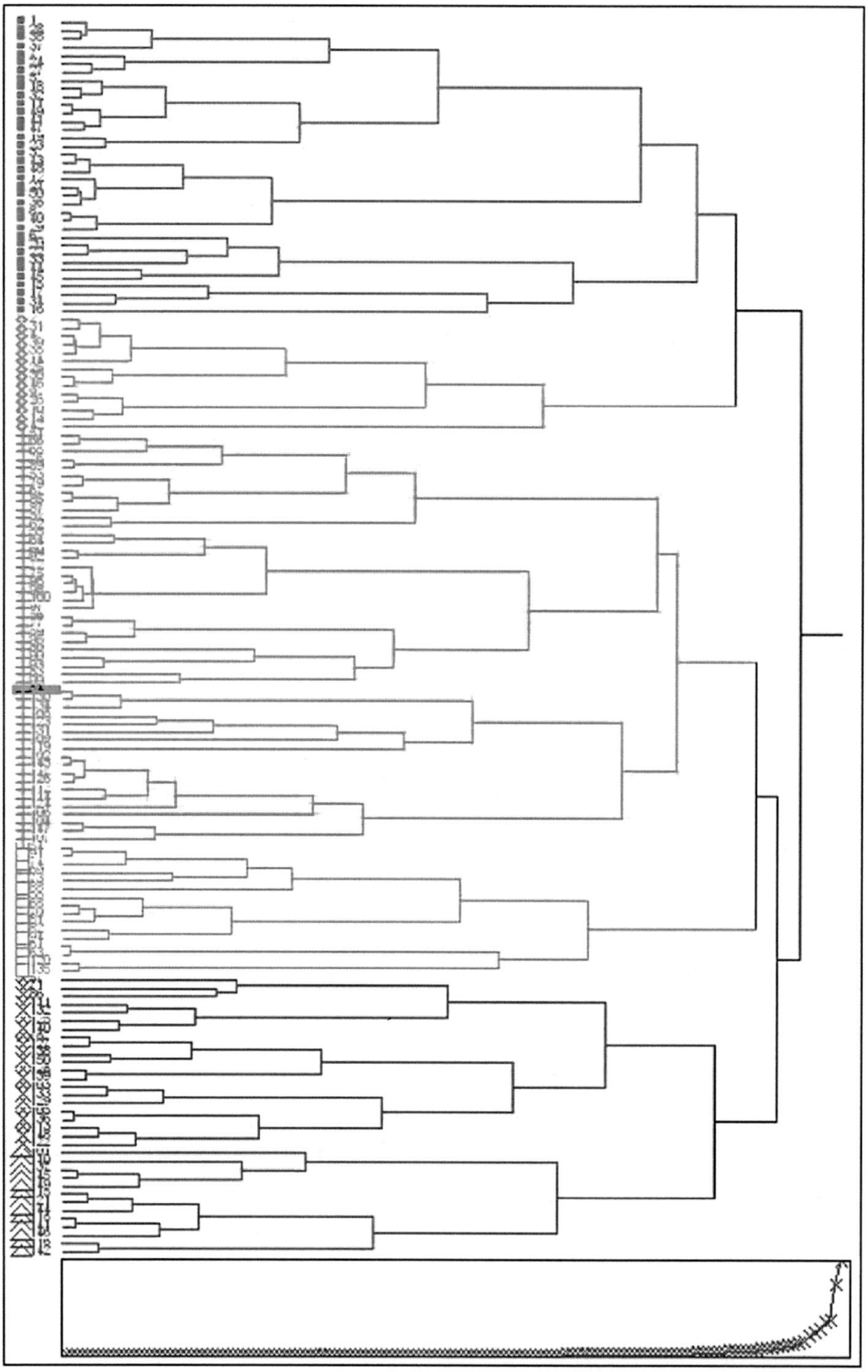

■ 그림 11.21 피셔 붓꽃 데이터베이스의 중준 데이터의 계층으로 얻은 계층도와 스크리(scree) 플롯이다. 특정 위치에 있는 계층도 아래에 수직선을 그려 클래스 개수를 선택한다. 스크리 플롯은 위치를 결정할 때 도움을 준다. 스크리 플롯이 세 군집으로 제안했을지라도, 여섯 개의 군집을 식별하도록 배치했음을 보여준다(컬러로 보여줌). 컬러 화보 참조(p.210)

결과는 계층도(그림 11.21)이고, 군집화 과정을 시각적으로 트리(tree)와 유사하게 표현한다. 왼쪽에 병합한 분기는 이미 반복적 알고리즘에서 결합했다. 이 모델의 계층도를 통해 군집의 개수를 결정하면 수직선을 그린다. 군집의 최적 개수에 관한 기본 임계가 없을지라도, 스크리 플롯은 약간의 분별력을 제공한다. 가파른 절벽의 바닥에 축적된 잔해에서 이름을 가져온다. 스크리 플롯의 가파른 내리막에서 많은 수준의 기울기로 변하는 곳은 항상 분명하지 않지만, 군집의 최적 개수를 나타낸다.

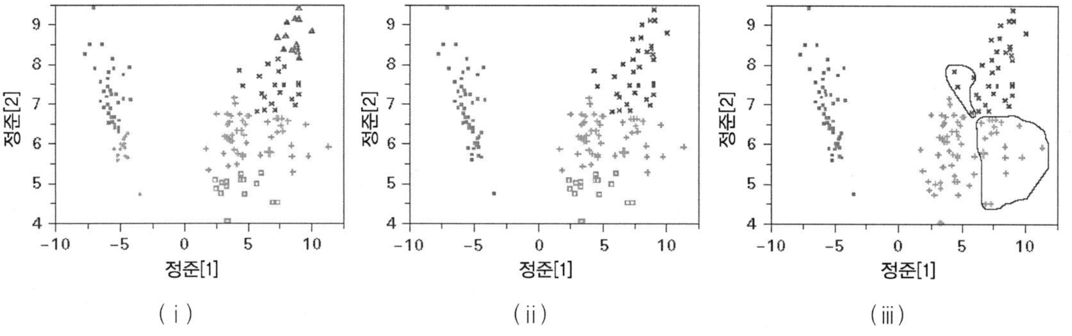

그림 11.22 계층 군집화로 얻은 계층도에서 선택한 군집 개수에 따라 데이터를 컬러화한, 피셔의 정준의 분산형 플롯이다. 컬러 화보 참조(p.211)

그림 11.22는 군집 개수가 변하는 만큼, 분류가 어떻게 변했는지를 보여준다. 세 군집(그림 11.22(iii))은 만족하는 단순한 분류이고, 스크리 플롯의 평평한 부분에 대응한다(또한 세 클래스에도 바람직하고, 붓꽃의 세 품종에 밀접하게 대응(하나의 희망!)한다).

붓꽃 비르지니카로부터 유래된 플롯의 하단 오른쪽에 있는 데이터 점의 개수는 붓꽃 베르시콜라를 실수로 분류했고, 붓꽃 베르시콜라로부터 유래된 여러 다른 점은 붓꽃 비르지니카를 실수로 분류했다. 그림 11.22(iii)에서 검은 선 안에 이 점을 감쌌다.

표 11.5 붓꽃의 세 품종을 식별할 때 사용한 계층적 군집화 결과를 보여주는 오차 행렬

예측	실제		
	세토사	베르시콜라	비르지니카
클래스 1(세토사)	50	0	0
클래스 2(베르시콜라)	0	46	18
클래스 3(비르지니카)	0	4	32

오차 행렬의 결과를 표 11.5에 제시한다. 14%의 오분류는 동일한 데이터 집합으로 판별 분석을 이용해 달성한 2%보다 훨씬 더 나쁘다.

11.6 구조적/통사적 분류

일부 애플리케이션에서, 연속적인 데이터 형태에서 관련 정보(즉, 측정된 수치 데이터)를 사용할 수 없다. 하지만 오히려 범주 데이터(즉, 레이블이나 속성)이면 순서된(서수 데이터), 또는 비순서된(명목 데이터)이다. 예를 들어 명목 데이터는 객체의 구조나 모양을 기술하는 속성 목록으로 구성할 수 있다(그림 11.23(i)).

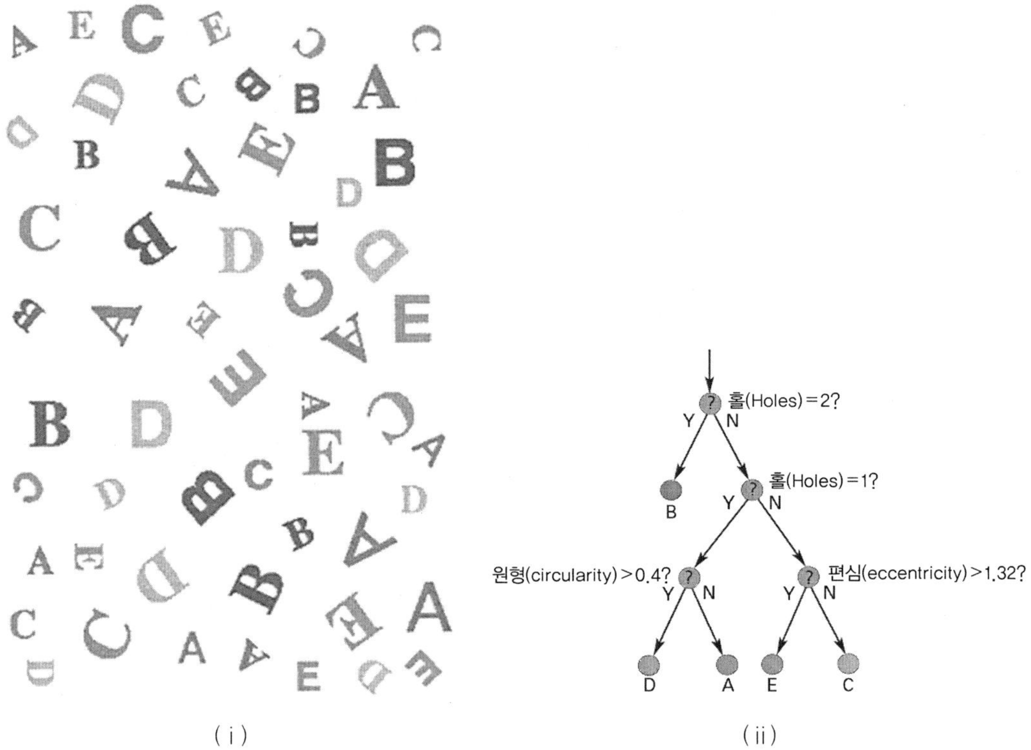

그림 11.23 (i) 철자 A에서 E까지. (ii) 크기, 방향, 위치, 폰트에 불변한 모양 인자에 기반을 둔 규칙을 사용해 분류하는 전문가 시스템

다음 질문이 현재 질문의 답변에 달려 있는 순차적인 질문을 통해 패턴을 분류하는 자연스럽고 직관적이다. 이와 같은 방식은 비-행렬 분류에 특별히 유용하고, 결정 트리(그림 11.23(ii))로 유도한다. 이와 같은 시스템은 전문가 시스템 혹은 규칙 기반 시스템으로 참조하며, 인간 전문가의 선 지식으로 작성하는 분류 경계를 위한 규칙에 기반을 둔 질문에 의존한다. 답하는 질문의 순서는 효율적인 구현에 있어 매우 중요하다. 이와 같은 스키마의 장점은 범주를 쉽게 해석함에 있고, 다른 범주(클래스)를 규칙에 추가하면, 완전히 다시 섞어버리거나 심지어 바꿔야 할 수 있는 단점이 있다. 훈련은 상당한 효율적인 경로를 찾을 때 도움을 준다.

통사적 방법은 패턴을 순서화된 일련 혹은 이산 기호(예, 'ATCGGAACTA'같은 데옥시리보핵산(DNA) 서열 염기)의 문자열로 표현할 때 사용되고, 이 문자열은 기본 문법으로 설명될 수 있는 특정 규칙으로부터 생성된다. 파싱(parsing)은 문자열이 문법이 생성한 언어의 멤버인지 결정하는 작업이다.

11.7 의료영상 분석 애플리케이션

분류 기술은 의료영상에서 매우 중요한 역할을 담당한다. 특히 종양을 감지하고 분류할 때 그렇다. 의심스러운 영역을 분할한 후에, 영역으로부터 관련 정보를 추출하기 위해 특징 추출과 스키마 선택을 수행한다. 사용할 수 있는 특징과 종양 클래스에 기반을 두고 최적 결과를 얻기 위해 분류 기술을 선택한다.

가장 중요한 애플리케이션은 유방암 감지이다. 암의 징후를 나타내는 가장 흔하고 특이한 신호를 미세석회화와 침상인 병변으로 군집화한다. 미세석회화는 아주 작은 칼슘 침전물이며, 크기는 0.1 mm보다 매우 작은 것부터 5 mm까지인 직경이다. 군집은 전통적으로 1 cm^2 의 3개부터 5개까지의 미세석회화를 포함하도록 정의된다. 의심스러운 병변은 희미한 경계인 별 모양으로 나타나고, 아직까지 감지하기엔 매우 어렵다.

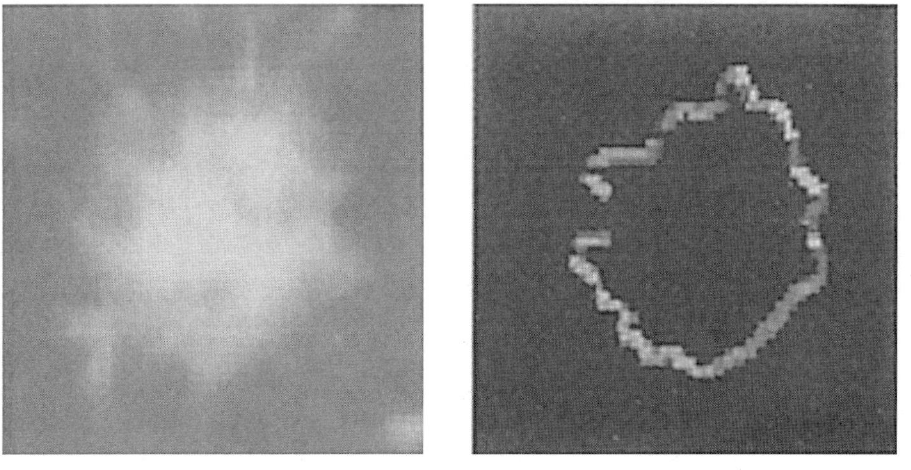

(i) (i)

그림 11.24 (i) 침상의 병변과 (ii) 그레이레벨 그레이디언트

미세석회화의 뚜렷한 모양(그림 11.24)인 결과는 종양의 중심에서 확장한, 방사 방향인 침상이 주변 유방 조직에 들어가 있으며, 항상 악성이다. 그레이레벨 그레이디언트는 외곽선을 제공하며, 모양과 방향은 병변 같은 것을 분류하는 중요한 특징이 될 수 있다.

전통적으로 방사선 전문가의 기술로 시도한 미세석회화 군집과 침상으로부터 추출된 특징(Karssemeijer, 1993)인 크기, 밝기, 대비, 모양, 질감 같은 많은 특징을 $k-$NN 혹은 베이지언 분류기()의 입력으로 사용한다(Kegelmeyer, Pruned and Bourland 1994; Karssemeijer and te Brake, 1996). 자동화 분류와 컴퓨터 진단 시스템(CAD)을 위한 연속적인 탐색에 생물학적 신경 시스템의 처리 능력을 모방하도록 설계된, 인공 신경망에 기반을 둔 질감 특징(Sahiner *et al.*, 1996; Li *et al.*, 2001)을 사용했었다.

3D 영상 포즈의 종양 경계 추출은 과제적인 문제이다. 신경망 구조를 MRI 뇌 영상에 적용해 만들려는 여러 시도가 있었다(예, Zhu and Yan, 1997). 퍼지 군집 분석과 주성분 분석은 양쪽 모두 기능적 MRI 영상에 적용됐었다(Baumgartner *et al.*, 2000).

청신경종은 유순한 종양이며, 청각 신경 가까이에서 성장하고 MRI 영상에서 감지할 수 있다. 그레이레벨의 평균과 표준편차 같은 특징, 모양(특히 원형), 위치는 청신경에 관계 있고, 신경종의 대칭적인 군집 위치는 전통적인 특징을 특성화한다.

구조적/통사적 분류는 관상 동맥 영상에 있는 협착(좁게 함)에 기인한 심장병 진단에 사용됐다(Ogiela and Tadeusiewicz, 2002). 동맥을 분할하고 골격화한 후에, 외부 윤곽선을 교정 변환으로 정리했다. 동심적과 편침적인 협착 양쪽 모두 특성화한 모든 잠재적인 모양 요소는 정의되고 속성호된 문법으로 제안됐다. 협착과 유형의 정확한 위치를 결정할 때 인식률 93%를 얻었다.

망막 혈관의 골격을 분류할 때, 정상적과 병적인 혈관을 구분하기 위한 시도로서 비틀린 특징의 판별 기술을 사용하는 중이다(13.5절).

실습

실습 11.1 모양 측정과 입자 분석

ImageJ에서 **mri**를 열어서, Freehand Selections 도구를 사용해 뇌의 윤곽을 그린다.

Analyze/Set Measurements…, 아래에서 Area, Mean Gray Value, Standard Deviation, Centroid, Skewness와 Kurtosis를 체크한다. 측정한 Results 상자를 얻기 위해 Analyze/Measure를 선택하라.

cermet을 열어 Plugins/Ch.10 Plugins/Multithreshold를 이용해 경계화한 후, 분리 알고리즘을 선택한다. Analyze/Set Measurements…, 아래에서 Area와 Centroid를 체크한다. Analyze/Analyze Particles…,를 선택해서, 화소 크기를 '50-Infinity'로 바꾼 후 Show Outlines를 선택한다. 결과인 그리기와 데이터를 연구하라.

실습 11.2 객체 인식과 분류

fruit를 연 후, 객체 선택을 이용해 객체를 세 클래스(바나나, 오렌지, 사과)로 분류하라. 원 영상에 객체의 윤곽선을 붙여라.

실습 11.3 손실 함수

discriminant.xls를 열고 두 분포가 가우시안으로 가정한 공식 *I*를 살펴보라. 평균 $\mu=4$이고 표준편차가 $\sigma=2$인 비질병 분포와 $\mu=10$, $\sigma=2$인 비질병 분포인 healthy(건강)를 입력한다(이전처럼 0.5로 하되 손실 요인은 1임). 이 프로그램은 이전과 손실 인자로 적합하게 스케일된 두 가우시안의 교집합을 찾음으로써 최적 결정 경계값을 찾는다. 상호적으로 4개인 배타적 이벤트를 찾을 수 있으며, 민감도(실제 긍정 부분 - 대상 클래스에 속하는 만큼 대상 객체의 부분을 올바르게 분류함)와 특별성(실제 부정 부분 - 비 대상 객체의 부분을 대상 클래스에 속하게끔 올바르지 않게 분류함)을 계산할 수 있고, 분할표와 사후 확률을 계산할 수 있다.

또한, 수신자 조작 특성(ROC) 곡선 아래에 있는 영역과 관련해 분류기의 성능을 지정할 수 있다. 곡선 아래 영역으로 알려진 AUC(부록 B.3)는 0.5(성능은 추측과 동일)와 1.0(완벽한 성능) 사이의 값을 취할 수 있다. ROC 곡선을 보기 위해 아래로 스크롤한 후, AUC 값에 주목하라. 엑셀 파일의 두 번째 페이지는 스케일로 그려진 분포를 보여주고, 교집합을 확인할 수 있다.

지금 손실 인자를 2에서 10으로 변경한 후, 결정 경계의 영향과 사후 확률, AUC의 값이 어떤지 확인하라.

연습문제

11.1 이동, 회전, 크기 조정, 잡음, 조명에 대한 모양 특징의 불변성에 대해 논의하라. 특징 예제를 지정해 답을 입증하라.

11.2 다음 용어를 설명하라. (i) 패턴, (ii) 클래스, (iii) 분류기, (iv) 특징 공간, (v) 결정 규칙, (vi) 판별 함수

11.3 훈련 집합이란 무엇인가? 어떻게 선택하는가? 원하는 크기에 따른 영향이 무엇인가?

11.4 다음 특징 벡터를 고려하자.

$$x = \begin{bmatrix} 7 & 4 & 3 \\ 4 & 1 & 8 \\ 6 & 3 & 5 \\ 8 & 6 & 1 \\ 8 & 5 & 7 \\ 7 & 2 & 9 \\ 8 & 2 & 2 \\ 7 & 4 & 5 \\ 9 & 5 & 8 \\ 5 & 3 & 3 \end{bmatrix}$$

객체에 있는 세 특징의 10가지 관측한 집합을 대표한다. 공분산행렬을 계산하라.

11.5 ω_1과 ω_2에 대한 클래스 조건부 확률 함수가 각각 (4, 2)와 (10, 2)의 (μ_i, σ_i)인 가우시안이고, 같은 사전 확률($P_1 = P_2 = 1/2$)을 갖는다고 가정하자. 최적 결정 경계가 무엇인가?

11.6 감독과 비감독 학습 간의 개념적인 차이점을 기술하라.

11.7 다음과 같이 레이블된 표본인 (x_1, x_2)가 주어졌다.

클래스 1: (2.491, 2.176), (0.550, 4.202), (1.063, 0.766), (5.793, 3.452), (2.054, −1.476)

클래스 2: (−2.138, −2.474), (4.219, −2.076), (−1.795, −2.838), (−1.165, −2.992), (−1.795, −2.838)

클래스 3: (−3.711, 4.3630), (−4.476, 2.298), (−2.521, 0.483), (−1.165, 3.162), (−13.438, 2.414)

각 특징 벡터를 다음과 같이 분류하라.

(i) 1-NN

(ii) 3-NN 분류: (−7.427, 2.328), (−4.797, −1.408), (1.079, −1.754), (4.821, 2.435), 2.545, 0.065).

11.8 다른 크기, 방향과 양쪽 모두 손으로 썼고, 다양하게 인쇄한 폰트인 문자 'E'를 인식하는 방법을 고려하자. 이런 조건에 불변한 인식을 달성하기 위해 추출할 수 있는 특징은 무엇인가?

11.9 의료 진단의 통사적 분류 애플리케이션을 기술하라.

Chapter 12 3차원 가시화

살펴보기

여러 가지 다양한 방법으로 3차원 및 4차원 데이터를 획득하는 영상 기법의 도래와 더불어서, 획득한 영상 데이터를 다차원으로 가시화하는 기술의 발전이 가속화되고 있다. 실제로 획득한 영상 데이터를 2차원 모니터에 가시화하는 방법들은 무수히 많이 존재하지만 기본적으로 여러 단면들의 형태로 데이터를 가시화하는 기술, 표면 렌더링 가시화 및 체적 렌더링 가시화 기술로 분류된다. 실제제로 모니터 화면에 표현되는 가시화 기술은 사용자가 관찰하고자 하는 정보의 종류에 따라 결정되는데 일반적으로 임상적 진료의 목적에 가장 부합되는 가시화 기술이 선택된다.

학습목표

제12장의 학습을 통하여 다음과 같은 사항들을 숙지한다.

1. 영상 획득과정에서 3차원 가시화 기술의 중요성
2. 3차원 가시화 기술을 실현할 수 있는 여러 다양한 방법
3. 표면 및 체적 렌더링 가시화 기술의 소개
4. 특정한 목적에 따라 선택되는 렌더링 가시화 기술
5. 가상 현실의 응용에 대한 설명

12.1 영상 가시화

영상기기를 통하여 획득하는 영상 데이터는 여러 가지의 차원으로 표현될 수 있다. 즉 (i) 디지털 방사선 영상, 형광투시경 영상 또는 단층촬영 슬라이스 영상 (초음파/컴퓨터 단층촬영/양전자 단층촬영/단일광자 단층촬영)과 같은 2차원 데이터 (ii) 단층촬영 2차원 슬라이스 영상 데이터를 차곡차곡 쌓거나 또는 3차원 체적 데이터 (예를 들면 나선형 컴퓨터단층 촬영 또는 자기공명영상) 그리고 (iii) 3차원 영상 데이터를 시간적으로 관찰하는 4차원 영상 데이터가 있다. 이 장에서는 3차원 가시화에 초점이 맞추어져 있다. 3차원 데이터는 하나의 영상 촬영장치 또는 여러 종류의 영성 촬영장치들로부터 획득한 2차원 영상 슬라이스들을 정합한 다음에 (4.1절 및 6.3절 참조) 경우에 따라서 잡음을 제거하거나 또는 명암을 강화하는 영상 기법을 적용한 후 체적의 형태로 쌓는 데이터를 의미한다. 3차원 영상 가시화 작업은 보통 2차원 형태의 컴퓨터 화면에서 이루어지는데 가상현실과 같은 분야에서는 3차원 홀로그램 디스플레이 장치 및 사용자의 머리에 부착한 입체 영상 디스플레이 장치가 개발되어 사용되고 있다.

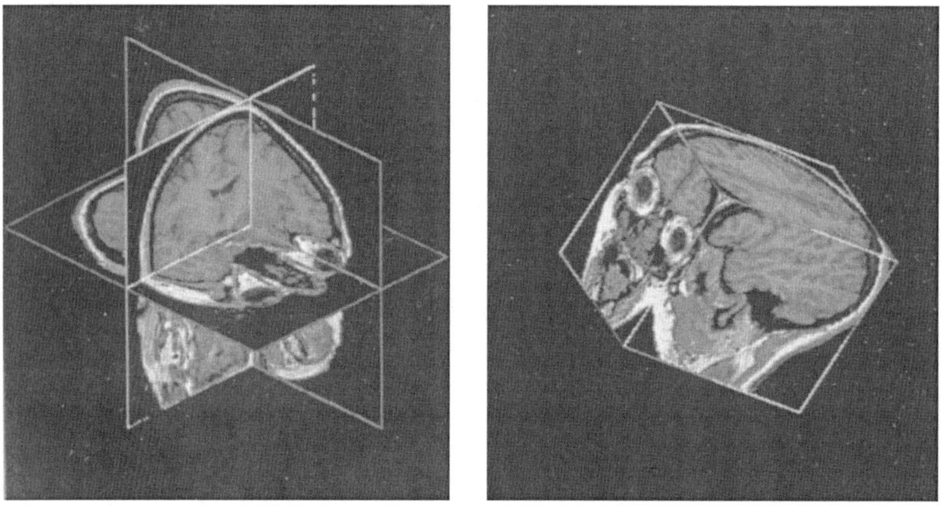

(i) (ii)

그림 12.1 3차원 체적 영상 데이터에 대한 3개의 직교 단면들
(i) 서로 수직방향으로 표현된 직교단면 (ii) 정육면체에 표현된 3차원 데이터

일반적으로 3차원 체적 데이터는 서로 평행 방향으로 위치한 50개의 영상 슬라이스들을 512× 512×12 bits 해상도로 표현한 데이터로 이루어진다. 여기서 각각의 슬라이스는 약 1 mm 두께로 표현되는 평면에 위치한 영상 데이터를 의미하는데, 평면 영상 촬영의 경우 z-축의 방향으로 물체들이 서로 중첩되지 않게 촬영한다. 각각의 슬라이스를 설정할 때 중간에 빈틈이 없이 연속적인 공간으로 설정하거나 또는 슬라이스 사이에 수 밀리미터의 공간을 비워두기도 하고 아니면 슬라이스 영역을 서로 겹치게 설정할 수도 있다. 슬라이스 영상 데이터를 획득하면 이를 이용하여 어떠한 시야 각도에서도 영상 데이터를 편집할 수 있다는 장점이 존재한다. 특히 직교

방향 시야로 영상 데이터를 간단하게 재편집 할 수 있으며 직교 방향이 아닌 임의의 각도 시야 방향에서 영상 데이터를 복원하는 경우는 보간 기법이 적용된다. 이러한 기술은 **다중 단면 재구성 기법**([실습 4.3] 참조)이라고 일컫는다. 즉 영상 데이터를 편집하는 사용자가 단일 단면 또는 동시에 여러 단면들을 선택하여 이 부분의 영상 데이터를 복원할 수 있으며 경우에 따라서는 단면들을 서로 겹치게 표현하거나 또는 정육면체 공간을 설정하여 표현할 수도 있다. 그리고 필요하면 사용자가 모니터 화면에서 단면들을 임의로 설정하면서 동시에 영상 데이터를 편집할 수 있다(그림 12.1 참조).

의학 영상 데이터를 3차원으로 가시화 하는 방법은 **표면 렌더링 가시화** 또는 **체적 렌더링 가시화 기법**이 사용되는데 각각 장점과 단점이 존재하기 때문에 획득되는 영상 데이터의 종류 및 표현하고자 하는 결과물에 따라서 렌더링 기법을 선택한다.

12.2 표면 렌더링 가시화

표면 렌더링 가시화 기법은 인체 장기 또는 인체 구조의 형태를 우선적으로 표면의 형식으로 표현하는 기법이다. 이런 경우 영상 분할과 분류 기법이 순차적으로 필요한데 3차원 데이터의 구성요소인 각각의 복셀은 사용자의 정의에 따라서 고유의 구조체로 분류된다. 즉 특정한 영상 경계선을 구성하는 복셀들을 한 집단으로 분류하고 이를 서로 연결시키는 작업이 수반된다. 일단 한 특정한 구조체를 구성하는 복셀들이 분류되면 이들의 경계선이 도출되고 결국 이러한 경계들은 삼각형 형태의 도형 또는 마치 철사를 이어서 만든 뼈대처럼 보이는 와이어 프레임으로 표현된다. 여기서 삼각형 형태의 도형(타일)을 서로 연결하면 하나의 표면을 구성하는데 주로 Delaunay 삼각형 구성 알고리즘이 사용되거나 사용자의 경험이 활용된다. 예를 들면 그림 12.2를 살펴보면 표면을 구성하기 위해서 C1 삼각형 타일 보다는 C2 삼각형 타일이 선호되는데 이는 C2 삼각형의 면적이 상대적으로 작거나 아니면 C2를 포함하는 경우 표면을 구성하는데 필요한 타일의 개수가 적기 때문일 수도 있다. 그림 12.3은 삼각형 형태의 타일들이 연결되어서 얼굴 표면을 표현하고 있다.

하나의 표면을 가시화하기 위해서는 영상 데이터의 밝기, 밝기의 변화도 또는 텍스처 등과 같은 값들을 기준으로 하여서 서로 유사한 값들을 지닌 타일들을 (등위면이라고 호칭 함) 연결하는 기법이 사용되는데 주로 1987년도에 Lorensen 및 Cline 이 발표한 마칭 큐브 알고리즘이 사용된다. 이 알고리즘의 기본 원리는 화소의 값들을 큐브(복셀)의 꼭지점들에 표현하는데 이 화소의 값 중에서 1개 또는 그 이상이 사전에 지정된 등위 값보다 작고 또한 1개 또는 그 이상이 사전에 정해놓은 값보다 크면 해당 복셀은 등위 면을 구성하는 구성요소들의 일부가 된다. 그리고 등위면과 교차하는 큐브들의 경계선을 결정한 다음에 등위면 내부와 외부사이에 존재하는 영역들에 각각 속하는 큐브들을 삼각형 타일로 표현한다. 결과적으로 모든 큐브들을 포함시킨 삼각형 타일들을 등위면으로 표현하여 표면 렌더링을 가시화하게 된다.

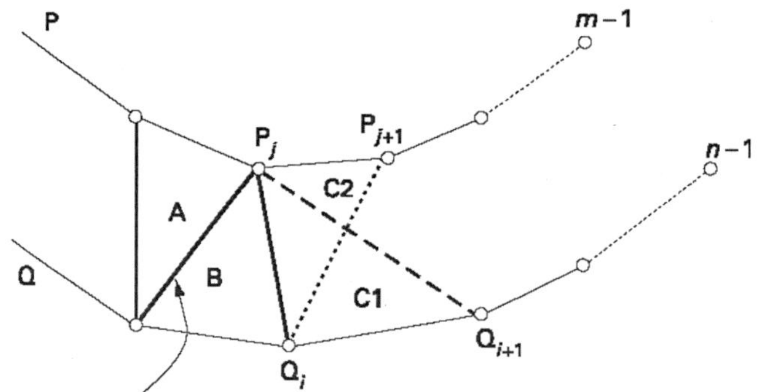

그림 12.2 서로 평행선 형태를 유지하는 삼각형 형태의 타일들

일단 등위면이 가시화되면 적절한 알고리즘을 사용하여 임의의 방향으로 투영된 렌더링결과를 얻을 수 있다. 한 예로 원근법을 사용하면 거리감을 표현하는 렌더링으로 가시화 할 수 있다(즉 시야에서 가까운 물체는 먼 거리에 있는 물체보다 크게 표현된다)(그림 12.4 참조). 그러나 경우에 따라서는 원근법을 사용하지 않고 표현하기도 하는데 이런 경우 렌더링 계산량이 적고 임의의 방향으로 투영해도 같은 크기의 비율로 표현된다. 일반적으로 렌더링 대상의 물체를 외부에서 관찰하고자 할 때는 원근법을 사용하지 않고 물체 내부 구조를 표현하는 경우 원근 표현법이 사용된다.

표면을 가시화 할 때 음영을 사용하고 또한 시야에서 관찰되지 않는 내부 표면들을 제거하면 실사 감을 증가시킬 수 있어서 3차원적 도형과 기하학적 모형을 이해하는데 도움이 된다(그림 12.5 참조). 여기서 음영을 표현할 때 관찰자가 바라보는 방향과 삼각형 타일의 법선 방향사이의 각도의 값에 따라서 음영이 농도를 결정한다. 관찰자의 시야에서 보이지 않는 숨은 표면을 제거하기 위해서는 여러 가지 알고리즘들이 존재한다. 우리가 3차원 물체를 관찰하는 경우 관찰자의 시야에서만 표면들이 존재하며, 이에 따라서 은면제거(backface culling) 방법을 사용하여 간단하게 관찰자의 시야에서 보이지 않는 면들을 제거할 수 있다.

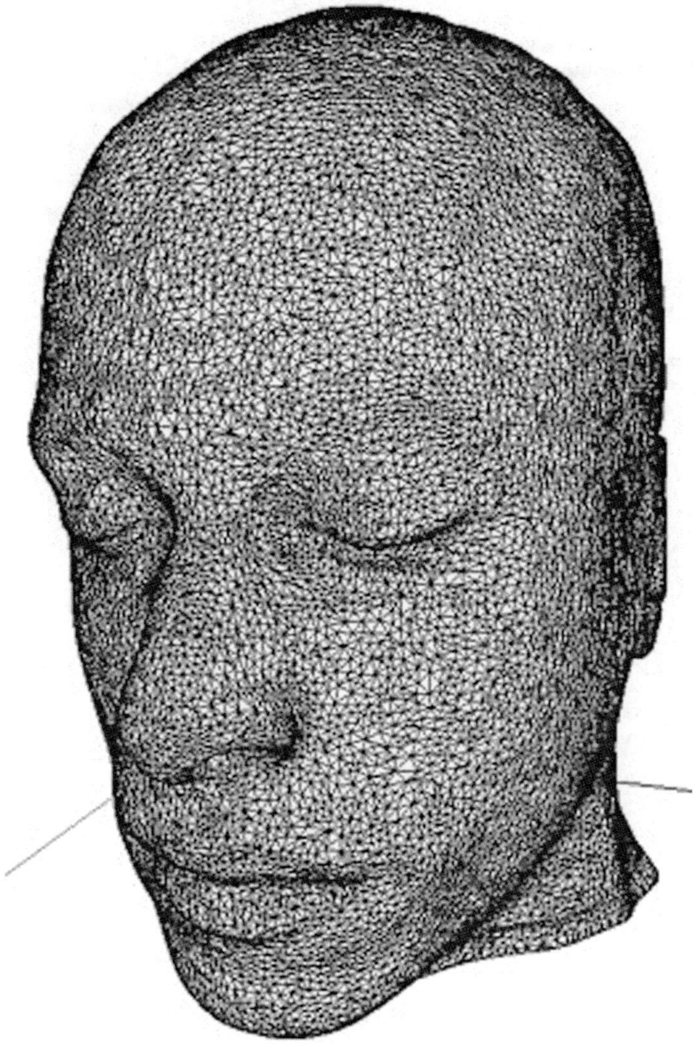

■ **그림 12.3** 삼각형 그물망으로 표현된 타일들로 구성된 인간의 얼굴

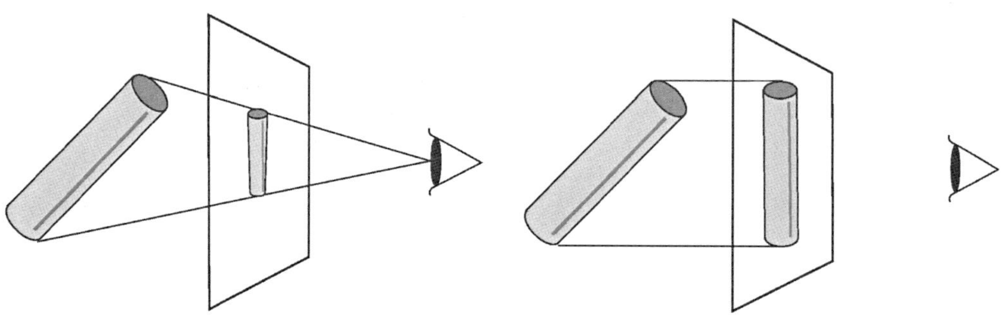

■ **그림 12.4** (i) 원근법 투영 (ii) 원근법을 사용하지 않은 투영

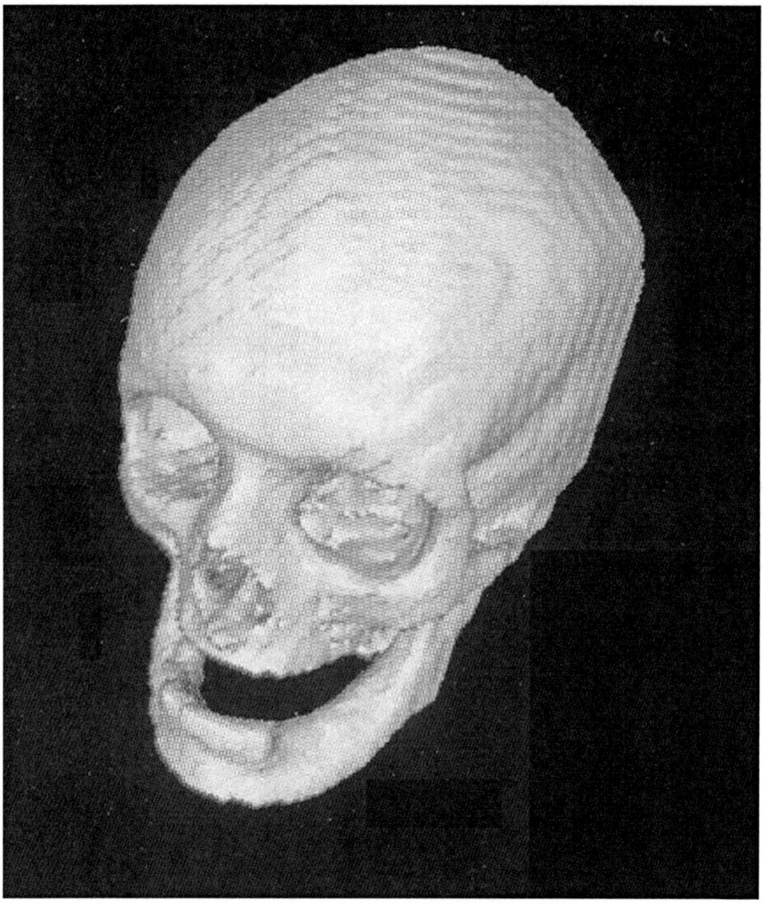

그림 12.5 인간의 두개골을 표현한 표면 렌더링 가시화

즉, 관찰자의 시야에서 후면에 위치한 모든 다각형 볼록면의 타일들이 제거되는데, 다각형의 법선 방향이 관찰자의 시야 방향인 V에서 멀어지는 경우(즉 식으로 표현하면 $N \cdot V = \cos(\alpha) > 0$인 경우이다. 그림 12.6) 은면으로 해석된다. $\cos(\alpha)$를 이용하여 음영을 결정하며 또한 은면제거 알고리즘은 간단하게 구현되고 이를 활용하면 물체를 표현하는 다각형들의 개수를 절반 정도 사용하지 않기 때문에 표면 렌더링 시 연산량을 크게 감소시킬 수 있다. 그러나 렌더링 대상 물체가 볼록형이 아닌 경우는 보다 더 정교한 은면제거 알고리즘이 사용된다. 이외에도 임의의 방향으로 물체를 회전하거나 그림자 효과를 표현하고 3차원적 입체감을 표현하기 위한 3차원 큐들이 사용될 수 있다.

표면 렌더링을 구현하는 경우 가시화되는 표면 부분만 계산이 이루어지기 때문에 연산 속도가 빠르지만 체적 렌더링의 경우 그렇지 않다. 예를 들면 가시화 된 부분을 회전시키는 경우 체적 렌더링으로 구현하려면 모든 복셀에 대하여 계산이 이루어져야 한다. 그리고 물체의 외곽선으로 표면을 렌더링하는 기법은 컴퓨터를 이용하여 제조 공정 과정을 수행하는 캠 분야에 (예를 들면 구조물의 정확한 제조를 위해서 사용되는 밀링머신의 제어에 사용됨) 활용될 수 있다. 그러나 표면 렌더링 가시화 기법은 몇 가지의 단점들이 존재한다. 즉 표면 렌더링으로 가시화 된 표면의 밝기는 표면 밑에 존재하는 조직의 화소값을 반영하지 않으며 또한 조직 사이의 경계가 선명하게 표현되지 않는다. 또한 외곽선 검출 과정에서 표면이 표현하고자 하는 표면이 결정되기 때문에 사용자가 임의대로 편리하게 표면을 선택할 수 없고, 다른 단점은 표면 렌더링 가시화 기법은 기본적으로 삼각형 메시로 표면을 구성하기 때문에 자연적으로 샘플링 및 에일리어싱 에러 발생에 취약하다는 점이다. 실제로 구현된 표면 렌더링 가시화의 예제는 실습 12.1을 참조하길 바란다.

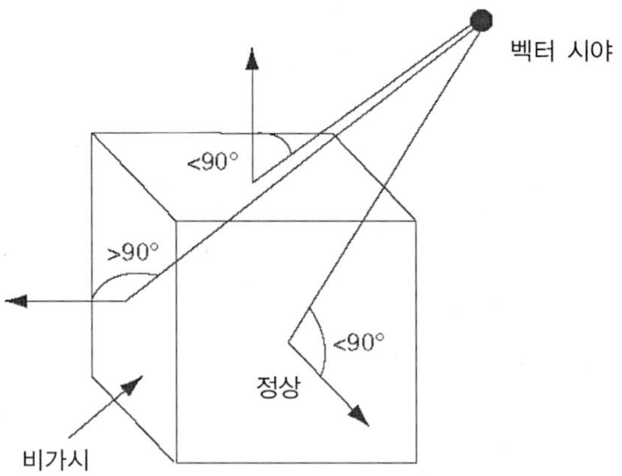

그림 12.6 은면제거 알고리즘 설명. 관찰자의 시야에 있는 벡터 방향과 표현하고자 하는 물체 표면의 법선 벡터 방향 사이의 내적 곱이 양수이면 해당되는 다각형은 가시화되고 반대로 음수인 다각형은 가시화되지 않는다.

12.3 체적 렌더링 가시화

체적 렌더링 가시화는 3차원 물체를 2차원 표면상에 투영한 다음에 3차원 영상으로 기법으로 물체를 표현하는 기법이다. 3차원 렌더링 기법 중에서 가장 많이 사용되는 방법은 기본적으로 3차원 물체에 광선을 조사하여 얻어지는 데이터를 2차원 배열 형태로 데이터를 처리하는 광선투영법이다. 즉 3차원 물체에 투영되는 각각의 광선의 진행 방향에 따라 존재하는 복셀들을 수집하고 이들에 적당한 가중치들을 설정하여 가시화하는 기법이다. 즉 3차원 영상에서 특정한 구조물을 표현하는 영상 분할과 분류가 이루어진 경우 이 영역들을 구성하는 복셀들을 수집하고 가중치 설정을 통하여 물체의 투명도를 표시하여 가시화가 이루어진다(그림 12.7(i) 참조). 이와는 별도로 물체에 주사한 광선의 방향에 존재하는 복셀들 중에서 가장 큰 화소값만을 갖는 복셀만을 선택하여 가시화하는 최대휘도투영(MIP: maximum intensity projection) 기법도 사용되는데 (그림 12.7(ii) 참조) 이 경우 사전에 영상 분할 작업이 필요 없다. 이 기법을 사용하여 표현된 렌더링 결과는 마치 2차원 평면으로 표현된 영상과 같은 모습을 가지게 되는데 특히 실제로 3차원 데이터를 가시화 하는 기법 중에서 가장 표현력이 약하다. 그러나 3차원 컴퓨터단층 촬영을 통하여 혈관을 가시화하는 경우 MIP 기법을 사용하여 조직 속에 내재되어 있는 혈관들을 가장 밝은 물체로 인식하여 가시화한다.

3차원 물체에 투영되는 광선의 진행 방향에 존재하는 복셀들에 대한 가중치는 다음과 같은 식으로 주어진다.

$$C_{\text{out}} = C_{\text{in}}(1-\alpha(i)) + c(i)\alpha(i) \tag{12.1}$$

여기서 C_{out}은 광선이 통과되는 i번째 복셀의 값과 C_{in}은 광선이 도착하는 i번째 복셀값을 의미한다.

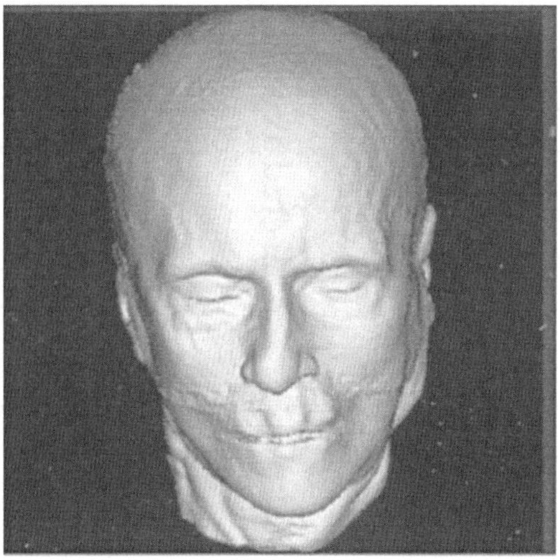
(i)

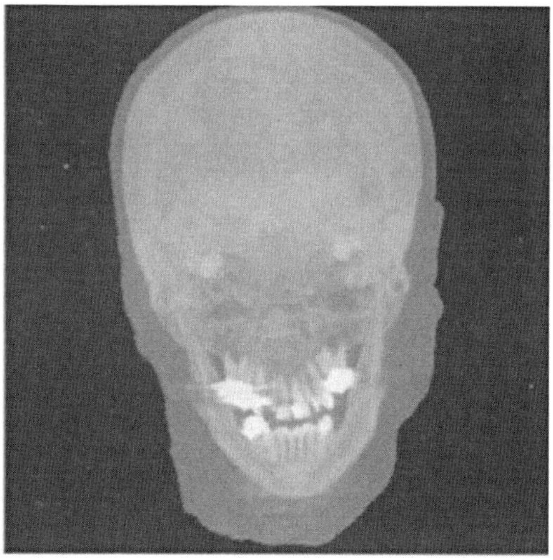
(ii)

그림 12.7 (i) 복셀 기울기 값을 이용하여 표현된 3차원 렌더링 가시화 (ii) 최대휘도투영 기법을 표현된 3차원 렌더링 가시화 결과

그리고 각각의 복셀에는 2가지 값이 연관되어 있는데, 즉 국부적으로 지정된 기울기를 이용하여 설정된 반사모델로부터 계산 아니면 정의 된 복셀값을 기준으로 설정되는 음영 또는 휘도 값을 의미하는 $c(i)$와 조직의 종류에 따라서 설정되는 불투명도를 표현하는 $\alpha(i)$이다. 예를 들면 $\alpha(i)=0$인 경우 광선이 통과되는 i번째 복셀은 투명하게 표현되고 $\alpha(i)=1$인 경우 해당되는 복셀은 불투명하게 가시화되거나 아니면 $c(i)$의 값에 따라서 결정된 휘도의 값으로 표현된다. 광선이 진행되는 방향에 존재하는 복셀들의 경우 $c(i)$의 값이 계속 더해지고 결국 1이 될 때 C_{out} 값이 가시화 된다. 광선이 통과하는 경로에 있는 복셀에 속한 꼭지점의 값은 보간될 수 있는데 이 경우에는 복셀에 인접한 이웃 복셀들의 (8개 또는 26개) 값들을 이용하여 삼선형 보간법이 적용된다. 즉 광선이 통과하는 지점에 정확하게 존재하는 복셀의 값을 얻을 수 있다.

투영 과정이 진행되는 동안에 별도의 분할 표면들을 선택하거나 또는 투명도/불투명도의 정도를 조절하여 α와 c이 값이 변경될 수 있다. 또한 가시화 화면과 관찰자와 거리에 대한 함수를 도입하여 시야의 근거리에 따른 음영의 효과도 표현될 수 있다. 그리고 광선이 진행되는 경로 상에서 처음으로 광선과 만나는 복셀을 중심으로 사전에 설정된 임계 값을 기능으로 하여 은면 제거 알고리즘이 수행될 수도 있다.

광선투시법 대신에 스플래팅 기법을 사용하여 체적 렌더링이 구현되기도 하는데 이 경우 각각의 복셀은 마치 눈 뭉치를 영상화면에 투척한 후 남은 흔적을 이용하여 렌더링하는 기법으로 표현된다. 이 방법은 렌더링을 구현하는 과정에서 정확한 가시화 효과를 표현하기보다는 빠른 속도로 구현하고자 할 때 선택될 수 있다.

체적 렌더링을 구현하는 경우 비록 현재 상용화되어 있는 컴퓨터의 성능이 뛰어나서 실시간으로 연산이 가능하지만 많은 컴퓨터 연산 량이 필요하고 만족할만한 결과를 얻고자 하면 많은 양의 광선들을 설정하고 데이터들의 값을 추정하고 보정해야 한다. 그림 12.8은 체적 렌더링 기법으로 컴퓨터단층 영상들을 가시화한 두 가지 예들을 보여주고 있다. 이 그림에서 표현된 기법은 물체들이 많이 포함되지 않은 영상들에 적합하다. 즉 사용자가 편리하게 임의대로 설정한 영상 부위를 구성하는 복셀들을 얻은 다음에 이를 조작하는 과정이 필요한 가상수술 구현에 적합한 기법으로 해석될 수 있다.

실습 12.2는 일련의 자기공명영상들을 렌더링하는 과정을 설명하고 있다.

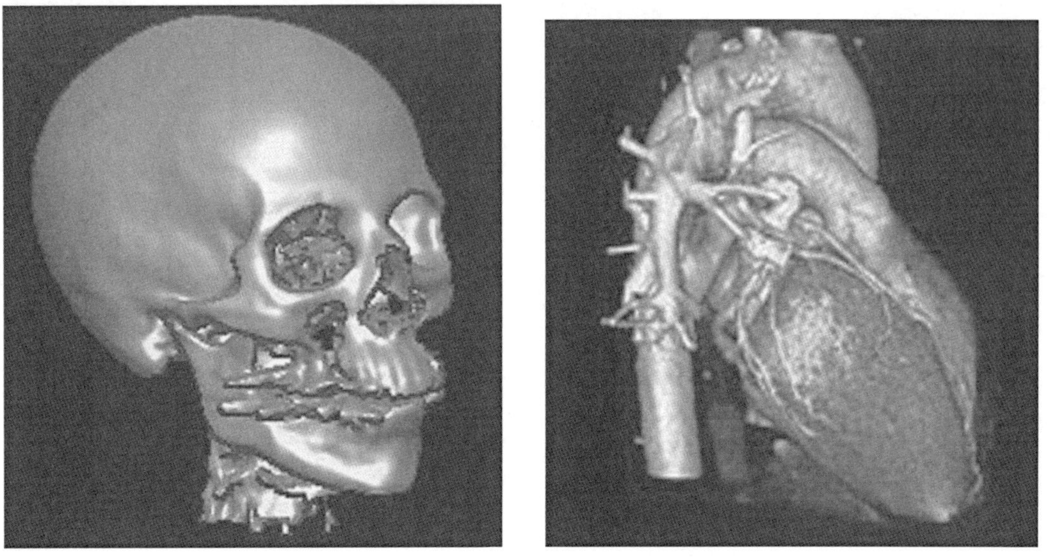

(i) (ii)

그림 12.8 컴퓨터단층 촬영 영상들을 체적 렌더링 가시화 결과 (i) 두개골 (ii) 심장

12.4 가상현실

현재 실제로 의학 분야에서 가상현실 기법이 활용되고 있는데 빠른 속도로 화면이 가시화되고 3차원적 입체감을 부여하며 또한 3차원 렌더링 가시화를 통하여 특정한 입력장치 기능이 사용되고 있다. 의학 분야에서 가상현실 기법이 전공의의 훈련 및 교육에 활용되고 있으며 또한 치료 계획 수립 및 수술에 도움이 되기도 한다([실습 12.3] 참조). 가상현실 시스템은 (i) 데스크탑 컴퓨터를 활용하여 빠른 속도로 렌더링이 구현되는 시스템 (ii) 주로 머리에 착용하는 헤드 마운트 디스플레이 시스템을 활용하고, 3차원적인 환경 조성을 통하여 시각적 및 청각적인 자극을 제공하고 경우에 따라서는 촉감 및 장력을 느끼게 해주는 몰입형 가상현실 시스템 (iii) 가상현실을 제공하는 렌더링 화면에 실세계의 장면을 중첩하여 한층 더 실제의 감각을 강화시킨 증강가상현실 시스템으로 분류된다. 여기서 3차원 렌더링 화면의 추적을 통하여 가상현실 기법이 수행될 때 헤드마운트 또는 눈에 부착된 장치를 통하여 정보들을 추적하게 된다.

가상 내시경의 경우, 나선형 컴퓨터단층촬영기를 이용하여 얻은 데이터를 활용하여 3차적으로 가시화한 기법이 사용된다(3.2.5 참조). 가상 내시경을 이용하면 대장의 내부를 검진할 수 있는데 현재 대장암으로 사망하는 암 환자의 수가 가장 높기 때문에 중요한 임상적 응용분야로 간주된다. 가상 내시경은 실제 내시경 검진 기법에 비교하여 검진 시간도 짧고 또한 환자에 별도의 약품을 투여하지 않아도 되며 최소 침습적인 방법의 적용이 가능하다. 실제로 가상 내시경 진료 과정에서 환자에게 가해지는 방사선의 양은 복부에 2번정도 방사선을 촬영을 할 때 인가되는 양과 동일한데 이 또한 하드웨어 및 소프트웨어의 기술의 발전과 더불어서 가상 내시경 검진으로 인한 방사선 노출량도 감소될 전망이다.

가상현실 시스템을 이용한 모의 수술을 통하여 수술 계획을 보다 더 잘 수립할 수 있다. 그리고 증강가상현실 기법을 활용하여 환자의 신체에 사전에 가공한 영상을 투영함으로서 최소침습적 수술 기법을 적용할 수 있다.

실습

실습 12.1 표면 렌더링 가시화 과정 연습

`cfairway.mpg` mpg 파일을 읽은 다음에, 낭포성 섬유증이 어느 정도 진행된 환자의 기도 부위를 표면 렌더링 가시화 한다(미국 아이오와 대학 방사선과의 생리영상 부서의 협찬을 받음). 가시화 화면을 통하여 환자의 기도 상위 부위에 풍선처럼 부풀어 오른 기관지 확장 증상을 확인바란다. 이 증상은 낭포성 섬유증 환자에서 흔히 관찰된다.

실습 12.2 체적 렌더링 가시화 과정 연습

(File/Open Samples 및 `MRI Stack`) 메뉴를 선택하여 머리를 촬영한 자기공명영상 파일들을 읽는다. VolumeJ 플러그인 함수를 실행하고 현재 설정되어 있는 디폴트 파라미터들을 그대로 사용하되 단 굵게 표시된 부분은 이 값으로 설정한다. Rotate **100, 20,** 0; Scale 1.0; Aspect 1, 1, **5**; Classifier: Gradient no index (이렇게 선택하면 임계치 (128.0)에 가까운 휘도를 갖는 복셀 그리고 표면의 기울기 (편차는 2.0)의 값이 큰 복셀은 보다 더 불투명하게 가시화된다.) Interpolation(보간법): 삼선형(trilinear): Light 1, 1, 10. "raytrace rendering algorithm" 항목을 선택하고 "Render"를 클릭하여 렌더링 가시화 된 결과를 관찰한다.

실습 12.3 가시화

`ventricles.mpg` 파일과 **`brain.mpg mpg`** 파일을 실행한다. 이 중에서 어느 파일이 3차원 가시화와 연관되어 있으며 또한 어떤 파일이 모의 파일인가?

연습문제

12.1 의학영상 분야에서 3차원 가시화의 중요성을 설명하라.

12.2 최대휘도투영 (MIP) 기법을 활용한 3차원 가시화 기법을 설명하라.
이 기법의 장단점은 각각 무엇인가?

12.3 표면 렌더링과 체적 렌더링 가시화 기법의 차이점은 무엇인가?
뇌를 촬영한 영상들을 3차적으로 가시화하는 경우 어떤 렌더링 기법이 적합한가?

Part Ⅳ

의학 응용과 후속 개발

Chapter 13 영상촬영의 의학적 응용

살펴보기

영상 획득을 통하여 사물의 겉모습을 가시화하고 또한 영상을 정량적으로 분석하면 사물의 구조와 기능적인 측면을 평가할 수 있다. 특히 여러 종류의 의학 영상 획득 장비들을 통하여 얻은 의료영상들을 서로 연계하여 분석하면 인체의 질병들을 진단하는데 유용한 정보를 얻을 수 있다. 이 장에서는 이 책의 앞부분에서 소개되었던 많은 개념들 특히 의학 분야의 응용에 초점을 맞추어서 설명이 이루어지고 실제적인 예제들을 통하여 다양한 영상 분석 접근 방법과 알고리즘들이 제시된다. 그러나 여기서 다룰 예제들은 이미 완전히 해결된 방법보다는 앞으로 후속 연구로 진행될 주제를 설명한다.

학습목표

제13장을 통하여 다음과 같은 주제들을 습득한다.

1. 영상 획득 과정과 연관된 문제점들 파악 및 그 복잡성 이해
2. 포괄적인 차원에서 해석한 영상 분석법 이해
3. 영상 획득 과정에서 발생할 수 있는 문제점들에 대한 상세 분석
4. 여러 의학적 응용들에 초점을 맞춘 영상 분석법 선택 전략 수립

13.1 유방암진단 방사선촬영기 영상에 대한 컴퓨터보조진단법

여성에서 가장 흔하게 발생하며 때로는 악성 종양으로 진행되는 유방암 검진을 위해서 가장 중요하게 활용되는 영상 장비는 유방암진단 방사선 촬영기(3.2.3절)이다. 유방암은 조기에 진단될수록 약물 또는 수술을 통한 완치 효과가 크지만 그러나 실제로 유방암 진단을 위해서는 전문의가 유방암진단 방사선 촬영기 영상을 면밀하게 그리고 반복적으로 미세한 이상부위 존재 여부를 판단해야 된다. 결과적으로 유방암진단 방사선촬영기 영상 판독을 통하여 유방암 검진을 하는 경우 위 음성 진단비율이 높다(실제로 전체 유방암 여성 환자 중에서 10%에서 30%정도가 유방암진단 방사선촬영기 영상 판독을 통해서 정상으로 잘못 진단된다. 참조문헌: Martin, Moskowitz 및 Milbrath, 1979). 또한 위양성 비율도 높아서 유방암진단 방사선촬영기 영상 판독을 통하여 유방암으로 진단된 경우들 중에서 단지 10%에서 20%정도만이 최종적으로 조직검사방법을 통해서 악성 종양으로 분류된다(참조문헌: Kopans, 1992). 따라서 유방암방사선촬영 영상 분석을 통한 방사선전문의의 판독 능력을 증가시키기 위해서 컴퓨터보조진단법을 활용하여 영상에서 유방암 부위 존재 여부와 그 특징 값들에 대한 분석이 이루어질 수 있다.

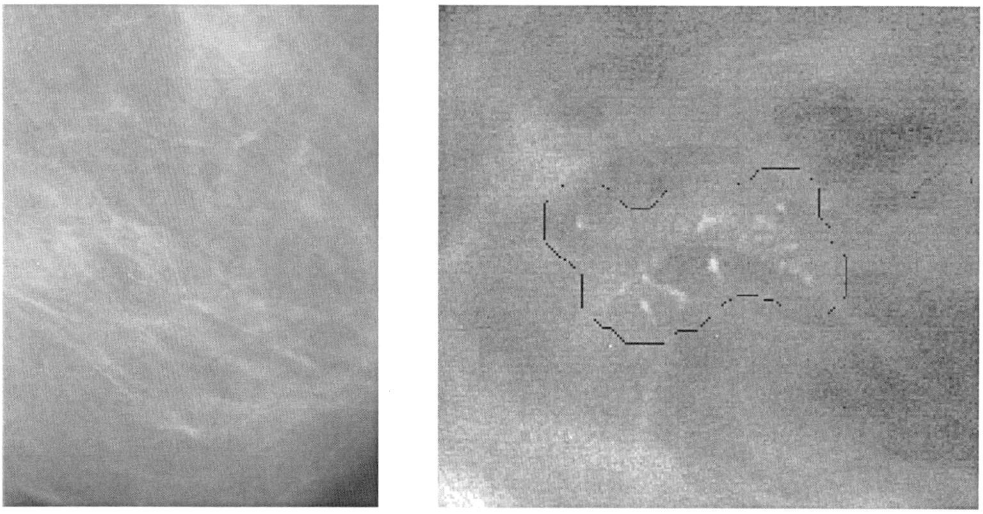

(i) (ii)

그림 13.1 (i) 미세석회화 영역들을 보여주고 있는 유방암진단 방사선 촬영기 영상과 (ii) 컴퓨터보조진단법을 이용하여 추정된 미세석회화 영역들의 전체 경계 부위

실제로 유방암으로 진단된 경우 중에서 90%정도는 유방의 유관 내막에서 암이 발생하는 유관상피내암종(DCIS: ductal carcinoma in situ)이다. 일반적으로 유관 내막에 종양이 발생하면 침윤성 유방암으로 분류되는데 이는 유방암 종양 조직이 다른 신체 부위로 전이될 수 있다는 의미이다(전이성 유방암). 유방암진단 방사선 촬영기 영상을 판독하는 경우 주로 미세석회화 영역과 유방암 병소부위인 두 영역들로 분류된다(3.2.3절). 여기서 석회화된 죽은 세포들이 밀집되어서 군집 형태를 형성하는 미세석회화 영역들은 각각 수백 마이크로미터 이하의 지름 크기

를 갖는데, 주로 상피내암 여부 진단을 위해서 분석된다(그림 13.1). 또한 대부분의 유방암 병소 부위들은 침윤성 유방암 부위로 분류되는데 경계면이 매끄럽지 않으며 종종 해당부위로부터 실 가닥 형태로 조직이 뻗어가는 모습을 형성하기도 하고 정상 조직의 부위에서 방사선 비투과성 특징이 나타내기도 한다(그림 13.2). 유방암진단 방사선촬영기는 매우 높은 공간 해상도와 명암해상도가 요구된다.

유방암진단 방사선촬영기 영상에 컴퓨터보조진단 기법을 적용하기 위해서는 영상처리, 영상 분할 기법과 특징 값들에 대한 획득 방법이 필요하다. 여기서 활용되는 영상 분할 기법은 주로 유방암 병소 부위와 미세석회화 영역들을 구분하기 위해서 적용될 수 있는데, 이 경우 유방암진단 방사선촬영기에서 양극과 음극 방향으로 광학밀도가 균일하게 형성되지 않기 때문에 (언덕 효과로 호칭 됨) 이 효과를 수정하기 위해서 영상 분할 기법을 적용하기 전에 영상의 배경 정보 삭제가 필요할 수 있다. 즉 획득한 영상에 저주파대역 통과 필터를 적용한 결과를 원래의 영상에서 뺄셈 과정을 통하여 배경 정보를 삭제할 수 있다(참조문헌: Dougherty, 1998). 유방암진단 방사선촬영기 영상 획득 시, 유방 조직의 두께에 따라서 화소의 명암도가 달라지기 때문에 이를 수정하는 경우가 발생할 수 있는데 한 예로 저주파대역 통과 필터를 적용하여 잡음을 감소시킨 유방암진단 방사선촬영기 영상에서 나타난 피부 외곽선에 거리들을 추정하는 유클리드 거리 맵 기법(9.2.5절)을 활용하여 해당되는 화소의 밝기를 증가시킬 수 있다(참조문헌: Bick 외, 1996). 또한 미디언 필터를 이용하여 영상의 잡음 크기를 감소시킬 수 있지만 이 경우 영상의 전체 명암 또는 형태가 변형되는 단점이 발생한다. 따라서 이 단점을 보정하기 위해서 다층 구성요소를 이용한 형태학적 침식 및 팽창 연산을 적용할 수 있다(참조문헌: Nishikawa 외, 1993a).

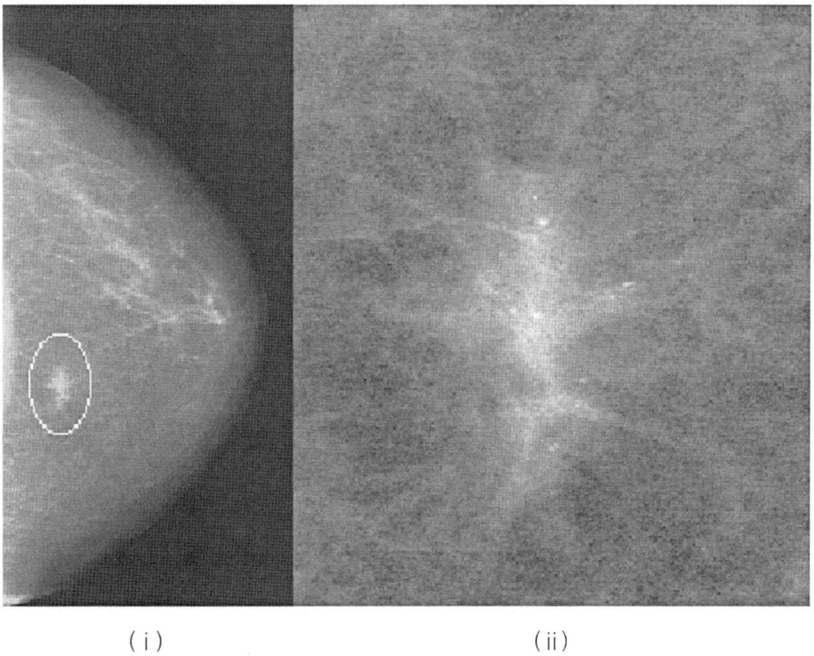

(i) (ii)

그림 13.2 (i) 별 모양의 병소부위를 보여주는 유방암진단 방사선촬영기 영상 및 (ii) 병소부위를 확대한 영상

영상에서 병소부위를 검출하기 위해서 영역확장 영상분할 기법(10.3.1절)을 적용할 수 있는데 이때 병소부위의 크기 또는 원형 모양의 제한 조건을 설정하여 알고리즘 수행 종료 시점을 결정한다(참조문헌: Huo 외, 1995). 검출된 유방암 병소부위의 특성을 파악하기 위한 유용한 특징 값들로서 가시모양의 돌기, 모양 및 표면 질감 등이 사용될 수 있다. 여기서 돌기 정도를 판단하기 위해서 소벨 마스크(6.4.2절)를 사용하여 영상의 에지 성분의 계산이 필요하다. 즉, 소벨 마스크를 영상에 적용하여 에지 영상을 획득한 다음에 방사상 각도별로 에지의 누적 합을 (부록 C.3.1) 히스토그램으로 가시화 한 다음에 돌기의 크기 정도를 판단할 수 있다(참조문헌: Giger 외, 1990; Huo 외, 1998). 또한 에지 성분의 최대 값에서 절반정도에 해당하는 반값 전폭을 기준으로 하여서 돌기 모양의 영역과 그렇지 않은 영역으로 분할할 수 있다. 또 다른 방법으로서는 멀티스케일 직선검출기를 이용하여 돌기 모양의 영역을 검출하고 또한 그 크기도 추정할 수 있다(참조문헌: Karssemeijer, 1994; Goto 외, 1998; Parr 외, 1998). 검출된 병소부위의 중심부분의 모양이 원형일 가능성이 높기 때문에 이에 적합한 필터가 적용된다(참조문헌: Kobatake 및 Murakami, 1996). 검출된 병소부위의 경계선과 저주파대역 필터를 적용한 경계선의 차이를 이용하여 돌기 모양의 정도를 판단할 수 있다(참조문헌: Giger 외, 1994). 이외에도 유방암 병소부위의 검진을 위해서 유방암진단 방사선촬영기 영상에서 표현된 왼쪽 유방 영역과 오른쪽 유방 영역의 대칭성 여부도 특징 값으로 활용될 수 있고 (참조문헌: Yin 외, 1994) 시간이 경과되면서 촬영된 영상들을 서로 비교하여 변화여부도 관찰될 수 있다(참조문헌: Sallam 및 Bowyer, 1996). 이 분야의 연구자들의 대부분은 여러 가지의 특징 값들을 추출한 다음에 주성분 분석법을 (11.3절) 이용하여 패턴을 가장 잘 분류할 수 있는 특징 값들의 조합을 구한다. ROC 곡선 (그림 13.3)을 활용하여 여러 패턴 분류 기법들의 성능을 평가할 수 있지만 단 동일한 유형의 영상 데이터베이스를 사용하는 분류 기법들만 서로 비교될 수 있다(부록 B.3).

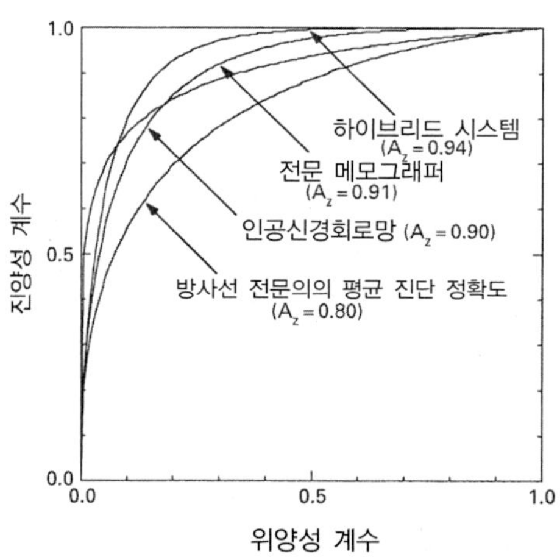

그림 13.3 컴퓨터로 패턴을 분류할 때 성능을 표현한 ROC 곡선. 한 예로 방사선전문의가 병소부위를 양성 또는 악성 종양 패턴으로 판독하는 경우도 ROC 곡선이 적용될 수 있다. 여기서 ANN 용어는 영상 에지의 누적 합을 활용한 인공신경회로망을 의미하고, 하이브리드 시스템은 여러 특징 값들을 함께 사용하여 패턴을 분류한 경우를 말한다(Elsevier 출판사의 허락아래 Huo 외, 1998 자료를 인용함).

검출된 각각의 미세석회화 영역에 대한 특징 값(모양, 면적, 밝기 등)들을 계산할 수 있고 또한 이 영역들에 대한 공간분포도와 각각의 영역에서의 특징 값에 대한 이질성도 평가될 수 있다. 그리고 주어진 유방암진단 방사선촬영기 영상의 신호대잡음비를 증강시키는 필터링을 적용하여 처리한 영상과 반대로 신호대잡음비를 감소시키는 필터링을 적용하여 처리된 영상과의 차이를 구하면 미세석회화 영역의 검출이 강조될 수 있다(참조문헌: Nishikawa 외, 1990). 또한 유방암진단 방사선촬영기 영상에 임계 밝기 값을 설정하여 이진 영상을 구한 다음에 구성요소에 따른 형태학적 열림 연산을 적용하여 아주 작은 크기의 영역을 제거를 통해서 최종적으로 미세석회화 영역들을 검출할 수 있다(참조문헌: Dougherty, 1998). 여기서 검출된 미세석회화 영역은 임상적으로 별다른 의미를 부여할 수 없기 때문에 연구자들의 대부분은 동일한 성질을 갖는 영역들끼리 한 집단으로 해석하는 클러스터링 알고리즘을 적용한다. 즉 일정한 크기를 유지하는 미세석회화 영역들을 중심으로 사전에 설정한 개수 이상으로 클러스터들을 도출하는 방법이 활용된다(참조문헌: Nishikawa 외, 1993b). 이와 연관하여 가장 쉽게 구현될 수 있는 방법은 k개의 클러스터를 도출하는 k-최근접 이웃(k-NN) 알고리즘이다(11.5.2절). 방사선전문의가 유방암진단 방사선촬영기 영상을 분석할 때, 각각의 클러스터를 중심으로 특징 값들에 대한 공간적 분포도와 이질성 여부를 정성적으로 평가할 수 있고 또한 악성 종양여부의 가능성을 평가하기 위해서 인공신경회로망과 같은 패턴 분류기를 활용할 수 있다 참조문헌: Jiang 외, 1999). 이외에도 패턴 분류를 위해서 베이지안 알고리즘(참조문헌: Bankman 외, 1993), 판별 분석기법(참조문헌: Swets 외, 1997), 규칙기반 시스템(참조문헌: Chang 외, 1998), 유전자 알고리즘(참조문헌: Zheng 외, 1999)이 활용될 수 있다.

방사선전문의가 판독을 하는 경우 컴퓨터보조진단 기법만을 단독으로 사용하지 않으며 경우에 따라서 컴퓨터보조진단 기법을 사용하지 않을 수도 있기 때문에, 컴퓨터보조진단 기법의 예측 결과가 완전할 필요는 없다. 일반적으로 암을 진단할 때, 양성 종양을 암으로 잘못 진단하는 경우보다 암 부위를 정상 부위로 진단하는 경우가 환자에 미치는 악 영향이 더 크기 때문에 위양성 비율을 어느 정도 유지하더라도 (즉 실제의 정상 부위를 정상으로 진단하는 특이도 비율이 조금 낮더라도) 위음성의 비율을 최소화하여야 한다(즉 실제의 암 부위를 암으로 진단하는 민감도 비율이 높아야 한다).

13.2 암 종양의 영상 획득 및 치료

암 종양을 진단하고 치료하기 위해서 여러 종류들의 영상 장비들을 활용한 영상 획득이 필수적이다(그림 4.23). 영상 분석을 통하여 암을 진단하는 과정은 우선적으로 종양 존재 여부를 판단하고 이의 위치를 검출한 다음에 종양의 크기를 측량하는 과정을 포함한다(참조문헌: Doughtery, 1995). 그리고 일단 종양의 위치와 그 크기가 파악되면 영상 촬영을 통하여 종양 제거를 위한 수술이 시술되기도 하고 방사선치료법이 수립될 수 있으며 또한 치료 효과의 평가에도 활용된다. 여기서 사용되는 각각의 영상촬영기 — 방사선촬영기, 컴퓨터단층촬영기, 단일광자단층촬영기, 자기공명촬영기, 양전자단층촬영기 — 로부터 획득한 영상들의 정보를 함께 분석하면 종양의 모양 및 진행 상태 그리고 종양주위에 분포된 장기 조직들의 상태를 보다 더 효율적으로 파악할 수 있다. 현재 영상 획득 시스템의 발전으로 인하여 3차원 입체 데이터를 얻을 수 있고 이를 렌더링 그래픽 기법을 활용하면 종양의 모습을 3차원으로 가시화할 수 있다(12.2와 12.3).

인체의 순환계통 시스템에 추적자 물질을 주사 주입한 다음에, 이 물질이 인체 내에서 반응하는 역학 작용의 분포도를 분석하여 형태학적인 정보보다는 기능적인 정보를 제공하는 영상을 획득하는 다이내믹 영상 기법이 활용되고 있다. 여기서 인체의 순환계통에 주입된 추적자 또는 조영제 물질은 인체에서 순환되며 이를 영상 촬영기를 통하여 영상 데이터로 표현한다. 이때 사용되는 영상 촬영기의 종류에 따라서 추적자 물질이 결정되는데, 한 예로 기능적 핵의학 촬영기를 사용하는 방사선 추적자 물질을 인체에 주입한 다음에 이 물질이 인체에서 흡수 또는 분해되는 대사 작용을 영상 데이터로 가시화하여 재발 가능성이 높은 악성 종양의 존재 여부를 진단하는데 사용된다. 그러나 이러한 영상 촬영기법으로 진단할 수 있는 종양의 크기가 한정되어 있기 때문에 지름이 0.5 cm 이하의 종양 진단에는 활용될 수 없다.

암 진단 시 악성 종양과 양성 종양을 구분하는 일은 중요하며 이를 위해서 미세석회화 영역과 산소포화 정도의 정보가 활용될 수 있다. 종양의 성장을 위해서 혈액 순환을 통한 산소 공급이 필수적이기 때문에 종양 부위의 관혈류 영상 정보도 중요하게 해석된다. 관혈류 영상을 획득하기 위해서는 조영제 물질을 인체에 주입한 다음에 컴퓨터단층촬영기, 자기공명영상 촬영기, 핵의학 촬영기 또는 초음파 촬영기를 이용한다. 단위 체적당 혈류 흐름의 비율을 의미하는 관혈류 수치는 다이내믹 영상 기법을 이용하여 획득한 일련의 영상들을 중심으로 화소 대 화소 단위로 계산된다(참조문헌: Miles, 1999). 또한 종양 부위를 분석하기 위해서 여러 종류의 영상들이 함께 분석되기도 하는데 예를 들면 양전자단층촬영기 영상과 컴퓨터단층촬영영상 또는 자기공명영상의 정보가 함께 분석되기도 한다(참조문헌: Schaefer 외, 1997). 서로 다른 유형의 영상들이 함께 분석되는 경우 예를 들면 컴퓨터단층촬영과 자기공명영상촬영의 영상들에 대한 정합 기술이 사용된다. 현재 컴퓨터단층촬영기와 양전자단층촬영기가 결합된 융합 영상을 획득할 수 있는 영상기기가 판매되고 있는데, 여기서 양전자단층촬영기는 암 세포들의 증식 활동으로 인한 물질대사에 관한 데이터를 수집하는 반면에 컴퓨터단층촬영기는 정상조직과 다른 모양을 가진 암 종양 부위의 형태와 크기 정보를 보여주는 인체 조직의 형태학적인 정보를 수집한다. 결과적으로 이 두 영상 데이터들을 하나의 영상으로 융합하여 가시화하면 암 종양 부위의 위치와 물질대사 정도를 보다 더 정확하게 진단할 수 있다.

암 치료를 위해서 암 부위에 방사선을 인가하는 경우 암 조직 주위에 분포하는 정상 조직이 민감하게 반응하여 부작용이 발생할 수 있기 때문에(특히 뇌줄기 및 시신경 조직은 방사선 노출에 취약하다), 3차원 입체 방사선 치료법을 활용하여 암 조직 주위에 존재하는 정상 조직에 별다른 부작용을 발생시키지 않고 암 조직에만 방사선을 집중적으로 인가하는 방법이 사용된다.

그림 13.4는 컴퓨터단층촬영기와 양전자단층촬영기를 이용하여, 뇌 전면부에 위치한 비강부위에 암 조직이 존재하는 환자의 머리 부분에 대한 단면 부위를 촬영한 융합 영상을 보여주고 있다. 이 그림에서 표시된 직선은 인가된 방사선 조사량의 증가분 수치를 의미하고 암 종양 부위의 경계면을 표시한 곡선은 3차원 입체조형 치료법의 알고리즘을 통하여 계산되었다. 3차원 입체 방사선 치료법을 활용하여 그림 13.4에서 표시된 암 종양 부위에 방사선을 인가할 때 뇌, 안구 및 수정체에 노출되는 방사선의 양을 최소화시켜야 하는데 암 종양에 인가되는 종양선량의 10% 정도의 수준으로 유지해야 된다.

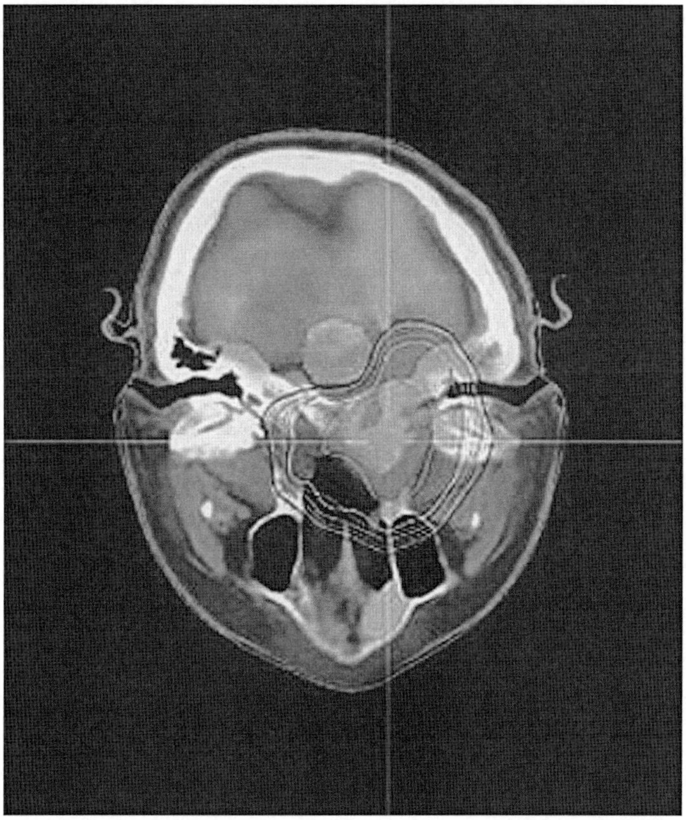

그림 13.4 컴퓨터단층촬영기와 양전자단층촬영기로부터 획득한 융합 영상이며 비강 부위에 존재하는 암 종양 주위에 인가된 방사선 등가 선량을 의미하는 선이 표시되었다(미국 캘리포니아 주의 팔토알토 시에 위치한 Varian Medical Systems 회사의 허락아래 사진을 게재함).

13.3 혈관조영 검사(Angiography)

현재 전 세계적으로 관상동맥 질환은(coronary artery disease) 주요 사망원인으로 간주되고 있다. 심장 근육에 혈액을 공급하는 관상동맥 혈관이 딱딱해지고 또한 혈관 내막에 침전되는 지방으로 인하여 플라그(plaque) 물질이 쌓이면 혈관이 좁아져서 소위 죽상경화증으로

(atherosclerosis) 일컫는 관상동맥 질환이 발생하게 된다. 또한 관상동맥 혈관 내에 축적되는 플라그의 양이 증가하면 혈관의 공간이 점점 좁아지는 혈관협착(stenoses)이 발생하고 이로 인하여 혈액의 흐름이 원활하지 못하게 된다. 결과적으로 심장에 공급되는 혈류양이 감소되기 때문에 심장 근육에 산소가 충분히 공급되지 않는다. 이런 경우 플라그가 형성된 부위에 혈전이 생성되고 이로 인하여 심근경색증(myocardial infarction)이 발생될 수 있는데, 일단 심근경색증이 발생되면 심장 근육에 혈액 공급이 차단되기 때문에 심장 근육이 영구적으로 손상될 위험성이 높다.

관상동맥의 손상된 상태를 진단하기 위해서 방사선 혈관조영 검사(X-ray arteriography)를 실시하는데 이 경우 형광투시경 촬영기법을 이용하여 작은 도관 모양의 카테터(catheter)를 혈관에 삽입한 다음에 방사선 비투과 성질을 갖는 조영제 물질을 주입한다. 여기서 혈관협착 정도를 평가하기 위해서 관상동맥 혈관의 단면 모양이 타원형이라는 가정아래 두개의 단면들(가급적이면 상호 직교를 이루는 단면들)을 중심으로 해석한 2차원 투사기법을 사용한다(참조문헌: Morton 외, 1995).

관상동맥의 혈관협착 정도는 다음과 같이 % 비율로 계산된다.

$$S=\frac{A_1-A_2}{A_1}\times 100 \tag{13.1}$$

여기서 A_1은 혈관에서 정상부위의 단면적인 기준치를 의미하고 A_2는 혈관협착 부위의 단면적을 의미한다. 촬영된 대동맥조영도 단일 영상에서 화소들의 명암으로 표현되는 밀도 값을 분석하면 혈관 수직방향의 두께를 추정할 수 있다(참조문헌: Doughtery 및 Kawaf, 2001). 동맥의 막힌 부분을 뚫기 위해서 풍선이 달린 카테터를 삽입하여 혈관을 확장하는 수술을 적용한 환자의 경우 혈관의 모양이 균일하지 않게 되는데 이 방법을 이용하면 혈관의 두께를 추정하는데 유용하다. 그러나 촬영하고자 하는 혈관의 진행 방향이 인가된 방사선 조사 방향과 수직에 가깝게 위치하지 않고 또한 근처에 존재하는 다른 혈관들이 배경 영상정보 보정에 영향을 주는 경우 선속경화 왜곡현상 발생으로 인하여 밀도 값이 부정확하게 추정될 수 있다(3.2.5절). 나선형 컴퓨터단층 혈관촬영기(helical CT angiography)를 이용하면 동맥 혈관을 3차원 영상으로 획득하여 혈관 협착부위의 크기와 병소부위의 석회화 정도를 직접적으로 추정할 수 있지만 실제로 이 촬영장비의 활용도는 높지 않다.

현재 혈관의 형태와 협착정도를 평가하여 관상동맥 촬영 영상을 정량적으로 평가할 수 있는 상용 소프트웨어가 판매되고 있는데 여기서 최소비용분석(minimum cost analysis) 알고리즘을 활용하여 혈관의 외곽선과 혈관의 단면적 모양이 원형이라는 가정아래 혈관협착 정도를 추정한다. 즉 프로그램 사용자는 컴퓨터 화면에 표시된 동맥 혈관 영상에 시작점과 끝부분을 선택하면 자동적으로 혈관에 중앙선이 표시된다. 그리고 혈관의 외곽선은 다음과 같이 두 단계의 반복연산 과정을 통하여 검출된다. 첫 번째 단계로서 프로그램 사용자가 선택한 혈관 부분의 길이 방향으로 표시된 중앙선에 수직방향으로 조사선이 표시된다. 조사선 방향으로 정렬된 각각 화소마다 에지 크기가 계산되고 이 값은 기하학적 비틀림 보정(geometric warping) 및 보간 연산 과정을 거친 다음에 직사각형 "비용" 행렬에 저장된다. 비용 행렬 데이터에 최소비용 알고리즘을 반복적으로 적용하여 최적의 혈관 외곽선을 찾게 되는데 여기서 외곽 경계선의 각각 위치 정보를 활용하여 외곽선 다른 부분의 위치를 추정한다(참조문헌: Sonka 외, 1995). 이 과정에서 오목 일그러짐(pincushion distortion) 왜곡현상이 발생하는 경우 기하학적 보정이 필요할 수도 있다(참조문헌: Hoffman 외, 1996). 또한 언샤프 마스킹(unsharp masking) 기법을 (6.4.2절) 실시간으로 적용하여 혈관의 경계선을 쉽게 강조할 수 있는데 그러나 이런 경우 관상동맥의 지름이 부정확하게 계산될 우려가 있기 때문에 권장되지 않는다(참조문헌: Van der Zwet 및 Reiber, 1995). 일반적으로 2차원 투사 영상들을 조합하여 3차원 영상으로 재구성하는 최적의 방법을 단정적으로 선택할 수 없다. 그러나 2차원 관상동맥 혈관 영상들을 조합하여 3차원 영상으로 재구성하는 경우, 컴퓨터단층 혈관촬영기 갠트리(gantry)의 기울임 방향에 따라서 사용자가 결정한 2개의 관측방향에서 획득한 여러 개의 혈관 투사 영상들을 조합하여 3차원 영상으로 재구성할 수 있다. 이때 설정된 2개의 관측방향은 혈관들이 겹쳐서 보이는 경우를 최소화하는 방향으로 선택된다(참조문헌: Chen 및 Carroll, 1998).

심혈관 내부 초음파 영상 촬영기(Intravascular ultrasound imaging)는 카테터를 사용하여 실시간으로 혈관 벽과 내부의 모습을 고해상도의 영상을 획득하는 장치인데 방사선 혈관조영촬영기와 함께 사용되기도 한다. 이 기기에는 소형화된 전자부품 신호변환기들이 원통모양에 따라 배열되어 있으며 혈관 단면에 대한 영상을 획득한다.

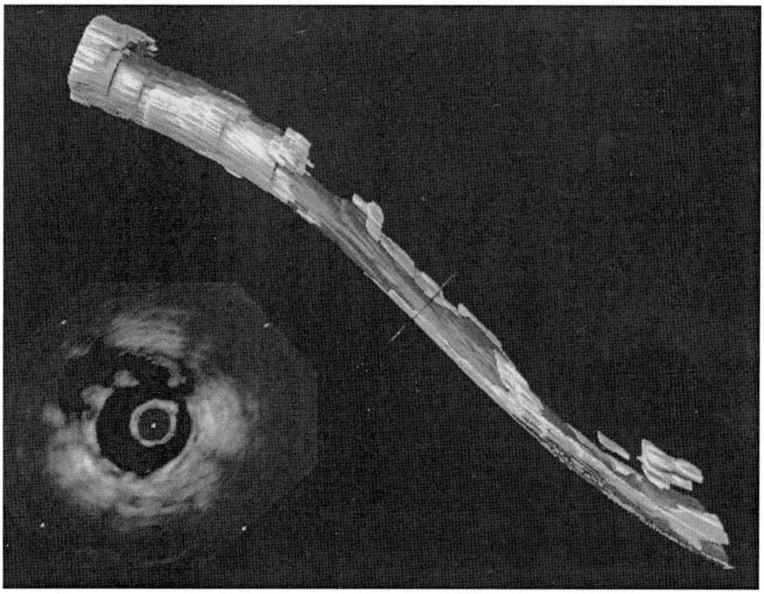

그림 13.5 왼쪽 아래에는 심혈관 내부 초음파 영상들이 순차적으로 표현되고 있으며 위에서 이 영상들을 3차원 체적 데이터로 재구성하여 가시화한 관상동맥 혈관 (위)의 모습을 보여주고 있다. 여기서 혈관 내부는 어두운 화소값으로 표시되고 플라그 영역은 이보다 밝은 화소값으로 표현되고 있다(참고문헌: Robb, 2000. John Wiley 출판사의 허락아래 사진을 게재함).

카테터를 심혈관에 삽입할 때 양면 영상들을 조합하여 카테터가 이동하는 3차원적 경로를 설정하면서 초음파 데이터를 수집하는데 결과적으로 이 데이터를 재구성하여 심혈관의 국소부위에 대한 단면 영상을 얻게 된다. 획득한 영상들에 대하여 영상 분할 기법을 적용하면 혈관 내강 영역과 플라그 영역으로 분리할 수 있는데 다중주파수 대역의 신호변환기를 사용하는 경우 영상 분할이 더 쉽게 이루어질 수 있다. 영상 분할이 이루어진 다음에 혈관 내강 데이터를 재구성하여 3차원으로 가시화할 수 있는데 각각 단면 영상에 대하여 영상 정합 기법을 적용한 후에 플라그 영역의 범위가 추정되면 혈관 협착의 정도를 정확히 측정할 수 있다(그림 13.5). 따라서 이러한 영상유도 시스템(image-guided system)을 질병 진단에 활용할 수 있고 또한 플라그 영역의 특정한 부위에 화학 치료제를 인가하는 과정에서 사용될 수 있고 혈관 내부에 스텐트(stent)를 설치하는 시술에도 활용될 수 있다.

자기공명 혈관조영 촬영기는 컴퓨터단층 혈관조영 촬영기와 비슷한 해상도를 갖는데 특히 심근 기능, 관류 질환 및 신진대사를 검진하는데 유용하다. 그러나 이 기기에 배열형태로 장착된 센서들로부터 데이터를 얻는 방법에 따라서 획득한 혈관 영상 정보가 달라지기 때문에 현재 가장 짧은 스캔 내에, 최대의 진단정보를 얻을 수 있는 최적의 데이터 획득 방법의 고안이 필요하다.

13.4 뼈의 강도 및 골다공증

뼈 질환 중에서 가장 흔하게 발생하고 있는 골다공증(Osteoporosis)의 대표적인 증상은 뼈의 강도가 약화되면서 결과적으로 골절 위험성이 증가되는 것이다. 일반적으로 골다공증은 실제로 골절이 발생하기 전까지 별다른 증상이 나타나지 않기 때문에, 골다공증 환자로 진단된 시기에는 이미 적절한 치료시기를 놓치는 경우들이 많다.

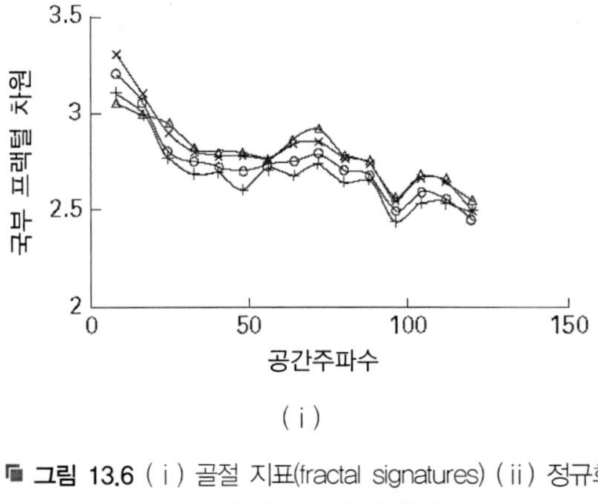

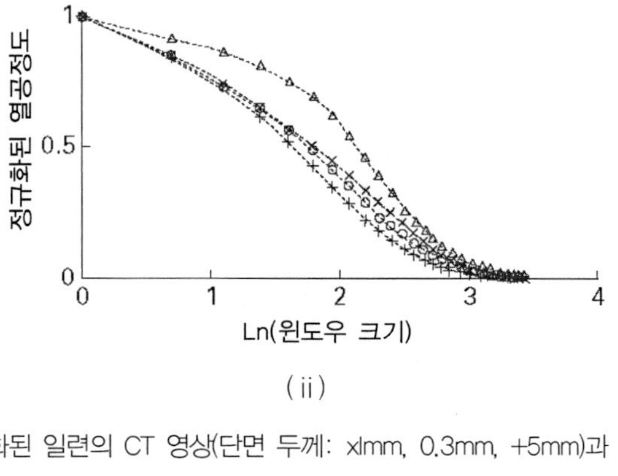

그림 13.6 (i) 골절 지표(fractal signatures) (ii) 정규화된 일련의 CT 영상(단면 두께: xlmm, 0.3mm, +5mm)과 이에 대응되는 투영 영상(Δ)

실제로 골다공증 진단과 뼈의 건강 상태를 평가하기 위해서 골밀도 검사기를 사용하는데 만약에 골밀도 검사에서 골밀도가 낮다고 판정되면 골절 위험성이 크다고 간주된다. 골밀도를 통하여 뼈의 강도를 추정할 수 있지만 뼈의 내부 구조도 기계적인 강도를 결정한다는 근거들이 제시되고 있다. 따라서 뼈의 내부 구조의 검사를 통하여 골다공증 발생여부를 조기에 그리고 보다 더 정확하게 진단할 수 있다(참고문헌: Goldstein, Goulet 및 McCubbrey, 1993). 뼈의 안쪽 부분인 망상골(trabecular bone)과 뼈의 겉 부분인 피질골(cortical bone)을 분석하여 뼈의 강도를 추정하는 방법은 아직 상대적으로 별다른 연구 결과가 제시되고 있지만, 특히 망상골 부위에서 대사작용이 활발하기 일어나기 때문에 이에 대한 연구들이 많이 이루어지고 있다. 실제로 병원에서 사용되고 있는 컴퓨터단층촬영기는 망상골의 상태를 정확히 진단할 수 있을 정도로 해상도가 충분하지 않지만 망상골의 구조를 파악하는 데 도움이 된다(참조문헌: Dougherty, 2001). 의료영상기기를 이용하여 망상골의 구조를 촬영할 때, 영상시스템에 대한 광학적 전달함수의 절대값을 의미하는 변조전달함수(MTF)의 왜곡으로 인하여 텍스처 화소들이 발생하여 영상의 화질이 저하될 수 있다(부록 C.2). 따라서 획득된 망상골 영상에 프랙털 분석 기법을 적용하여 뼈 내부의 미세구조의 특성을 파악할 수 있고(참조문헌: Fazzalari 및 Parkinson, 1996) 결과적으로 뼈의 강도를 추정할 수 있다(참조문헌: Millard 외, 1998).

의료영상기기를 통하여 촬영된 영상에서 존재하는 텍스처 패턴은 서로 다른 크기들의 프랙털 구성요소들로 해석될 수 있는데, 즉 프랙털 차원을 공간주파수 함수의 값으로 해석한 프랙털 지수로 표현하고(그림 13.6(ⅰ)) 이를 활용하여 뼈의 구조들을 구분할 수 있다(참조문헌: Doughtery 및 Henebry, 2001). 측정된 데이터와 데이터사이의 틈새간격의 변화도를 표현하기 위해서 틈(lacunarity) 이라는 변수 설정을 통하여 망상골 영상을 분석하면 뼈의 내부 구조에 대한 정보를 얻을 수 있다(그림 13.6(ⅱ)). 뼈의 상태를 진단하기 위해서는 영상에서 표시된 뼈의 부위의 크기를 높은 정밀도로 측정해야 되는데(참조문헌: Dougherty 및 Henebry, 2002), 컴퓨터단층촬영 또는 자기공명영상촬영을 통하여 얻은 영상에서 뼈의 부위에 대한 여러 값들을 정확히 측정하면 뼈의 강도 또는 골절 발생 위험도를 추정하는 데 도움이 된다(참조문헌: Dougherty, 2001).

13.5 혈관의 꼬부라짐(Tortuosity)

물체 형태의 꼬부라짐 정도 또는 커브의 곡률을 평가하면 많은 질환을 진단하는 데 도움이 되기도 한다. 예를 들어서 혈관의 비틀림 정도가 증가하면 혈류의 흐름에 이상이 발생하여 결국에는 동맥류(혈관이 파열되는 증상) 질환이 발생하게 된다. 또한 망막의 혈관의 꼬부라짐은 여러 질환들을 조기에 진단하는 데 중요한 정보를 제공하기도 한다.

장기의 꼬부라짐을 평가하는데 여러 가지 방법들이 제시되어 왔지만 아직 보편적으로 사용할 수 있는 측정법은 제시되지 않았다. 혈관의 비틀림 정도를 평가하여 이를 정식적으로 임상적 진단에 활용되고 있지는 않지만 숙련된 임상 전문의가 주관적이고 정성적인 진단 근거자료로 활용될 수도 있다. 이런 경우 혈관의 존재 위치가 이동되거나 또는 회전 아니면 크기의 변화가 있을지라도 관련 전문의는 동일한 진단을 내려야 한다. 현재 대부분의 임상의들은 혈관의 비틀림 정도를 정확하게 측정할 수 있는 방법이 제시되어야 한다고 생각하고 있는데, 즉 여러 혈관들이 복합적으로 얽혀 있는 특정한 부분의 비틀림은 이 부분을 구성하는 각각 혈관의 뒤틀림을 평가하여 이를 모두 합한 값과 같아야 된다. 이와 같은 조건을 만족하는 측정하는 방법으로서 선적분 기법(참조문헌: Hart, 1999)과 2차 전후차이 지수 계산 기법(참조문헌: Dougherty 및 Varro, 2000)이 있다. 그러나 이 두 방법은 외부 잡음의 영향을 많이 받는 단점과 혈관의 중앙부분을 검출하는데 오류가 발생하기도 하고 또한 영상의 해상도가 낮은 경우 디지털 신호로 변환하는 과정에서 오류가 발생할 수 있다. 특히 혈관 일부 부분의 곡률을 계산하는 경우 시간상으로 연속적으로 디지털 신호로 변환된 데이터를 사용하기 때문에 낮은 해상도로 표현된 디지털 신호는 잘못된 계산 결과를 초래할 수 있다. 이러한 디지털 신호 변환과정에서 발생하는 오류를 감소시키기 위해서 혈관의 중앙 부분을 검출 목적으로 여러 가지 형태의 저주파 대역 통과 필터들이 제시되었다(참조문헌: Smedby, 1993; Hart, 1999; Dougherty 및 Varro, 2000). 그러나 이런 방법들은 결국 혈관의 뒤틀림 정도를 정확히 평가하는 데 방해가 되는데, 즉 필터링이 많이 적용될수록 혈관의 중앙선 부분에 존재하는 영상 데이터의 화질이 뭉그러지기 때문에 비틀림의 값이 적게 계산된다. 데이터의 잡음을 제거하기 위해서 입방체 평활 스플라인 기법(참조문헌: Grisan, Forrachia 및 Ruggeri, 2003)이 제시되었는데 이 방법은 임의로 설정된 가중치를 사용한다.

최근에 발표된 논문자료에 의하면 혈관의 꼬부라짐의 정도를 측정하기 위해서 혈관의 중앙선 부분을 구성하는 데이터들에 대하여 다항식 스플라인 피팅식을 적용하는 방법이 제시되었다(참조 문헌: Johnson 및 Dougherty, 2006). 여기서 피팅식이 적용된 곡선은 혈관의 중앙부분을 구성하는 데이터들과 일치할 필요는 없지만 혈관들의 일정한 반경 내에 존재해야 된다. 또한 이 곡선은 혈관을 구성하는 화소들의 정확한 그리드 위치를 통과할 필요는 없지만 실제로 혈관 부위에 가깝게 위치해야 된다. 이와 같이 다항식 스플라인 피팅식 기법을 활용하면 혈관의 중앙 부분을 정확히 검출하지 않아도 혈관의 꼬부라짐 정도를 어느 정도 계산할 수 있다. 현재 나선형 컴퓨터단층촬영기와 자기공명 혈관조영 검사기가 크기가 작아지고 연속적으로 얻은 영상들로부터 구성된 3차원 데이터에 다항식 스플라인 피팅식을 3차원으로 해석하면, 3차원 데이터의 곡률을 계산하는데 활용될 수 있다.

실제로 얻은 영상 데이터(예를 들면 잡음이 섞인 영상)의 경우 x_i를 중심으로 반경 r_i의 크기로 구성되는 데이터 구체의 중앙선 부분을 통과하는 개념을 이용하여 최단 경로를 정할 수 있다. 여기서 말하는 최단 경로는 부분적으로 직선 형태를 정의하는 함수 f로 정의된다. 데이터 구체의 반경은 혈관의 반경인 R_i로 표현되는데, 데이터 구체들 사이에 존재하는 최단 경로 f_1은 평균 곡률인 $M(f)$를 정의하기 위해서 활용된다. 일단 데이터 구체를 통과하는 최단 경로가 구해지면 다음 단계로 이 경로의 잡음을 제거하기 위한 알고리즘을 적용하여 데이터 구체들을 연결하는 f_2를 구하고(그림 13.7 참조) 아울러서 평균평방근(root mean square) 곡률인 $K(f)$

를 계산할 수 있다. 그리고 2차원 영상으로 표현된 인공 혈관 데이터와 3차원으로 표현된 나선형 체적 데이터에 혈관의 꼬부라짐 정도를 판단하는 측정 방법의 정확도를 확인할 수 있다. 단 영상의 좌표가 변위되거나 또는 잡음이 첨가되더라도 혈관의 꼬부라짐 정도의 값은 동일하게 추정되어야 하며 영상 획득 시스템의 해상도와 디지털 정량화 오류에 따라서 다른 값이 추정되면 안 된다.

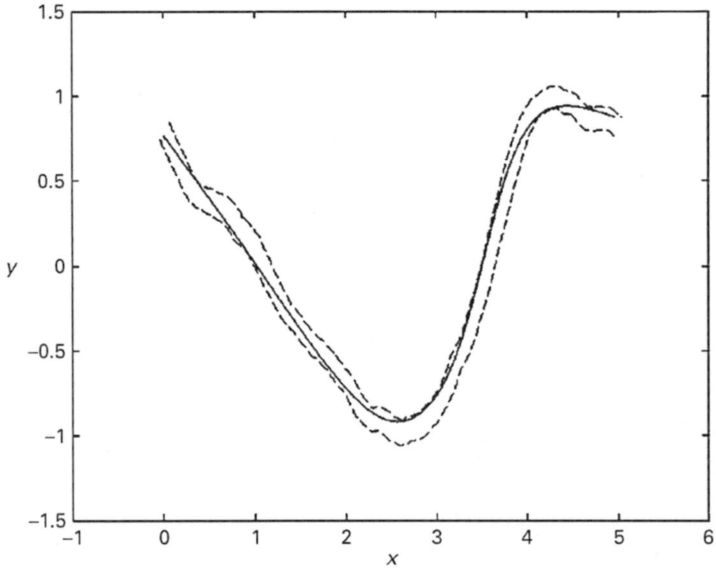

그림 13.7 혈관의 지름과 동일한 지름을 갖는 데이터 구체를 이용하여 인위적으로 합성한 혈관 부분 (점선으로 연결된 부분)에 최단 경로를 실선으로 표시함.

실제로 임상적으로 촬영한 혈관 데이터에 앞에서 소개한 혈관의 꼬부라짐 정도를 추정하는 방법을 임상적인 진단에 활용 가능한지 여부가 적용되었는데(참고문헌: Doughtery 및 Johnson, 2008a) 여기서 2차원 혈관 영상(혈관 조영 촬영 영상)과 3차원 혈관 영상(컴퓨터 단층 혈관 촬영 영상(그림 13.8))과 자기공명 혈관 촬영 영상에 적용되었다. 혈관의 꼬부라짐 정도를 정확히 추정하면 특히 혈관 수술의 예후와 치료에 많은 도움이 되는데 예를 들면 내시경을 사용하여 혈관들이 서로 겹쳐있거나 또는 혈관에 스텐트를 활용한 내시경 영상을 이용하여 동맥류 진단 및 치료에 도움이 된다(참고 문헌: Wolf, 2001).

당뇨병, 고혈압 및 죽상동맥경화증을 포함한 병리학적 진단을 위하여 망막 혈관 영상이 중요하게 활용되기도 한다(참고 문헌: Hoover, Kouznetsova 및 Goldbaum, 2000). 일반적으로 정상적인 망막 혈관은 직선 또는 부드러운 곡률의 모습을 갖지만 혈관 울혈, 신생 혈관 생성 또는 혈류 속도가 빠른 이상이 있는 혈관 영상에서 혈관의 넓이가 퍼지거나 또는 구불구불한 곡선의 모양의 특성이 나타난다(참고 문헌: Hart, 1999). 또한 안구 후위부위에 존재하는 망막 혈관의 지름 및 꾸부러짐 정도가 증가하는 특성을 보이는 미숙아 망막병증의 진단의 경우 망막 혈관의 퍼짐보다는 꼬부라짐 정도를 측정하는 것이 더 유용하다(참고 문헌: Capowski, Kylstra 및

Freedman, 1995). 혈관의 꼬부라짐 정도를 측정하기 위해서 망막안저에서 관찰되는 정상적인 망막 혈관 영상과 비정상적인 혈관 영상을 구분하기 위해서 스플라인 다항식 근사식으로 표현하기도 한다(참고 문헌: Doughtery 및 Johnson, 2008b).

망막색소변성증, 당뇨망막병증 그리고 혈관염을 동시에 진단하기 위해서 망막 혈관의 꼬부라짐 측정값을 활용하여 통계학적 판별 분석을 사용된다. 그림 13.10을 살펴보면, 변수들 사이의 상관구조를 나타내는 2차원 (M 및 K) 정규 좌표 공간에서 혈관의 꼬부라짐의 특징값들이 선형적으로 연관되어 있고 여러 그룹으로 구분될 수 있음을 확인할 수 있다.

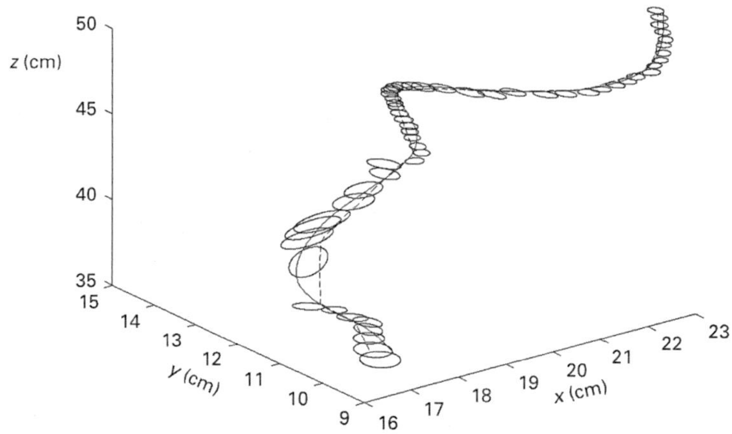

그림 13.8 오른쪽 엉덩이 동맥을 촬영한 컴퓨터 단층 혈관 영상에서 각각의 슬라이스에서 나타난 혈관의 윤곽선은 타원의 모양으로 표현되었으며 또한 혈관 데이터들의 지점을 통과하는 최단경로는 점선으로 그리고 부드러운 곡선으로 표현된 경로는 실선으로 나타냄.

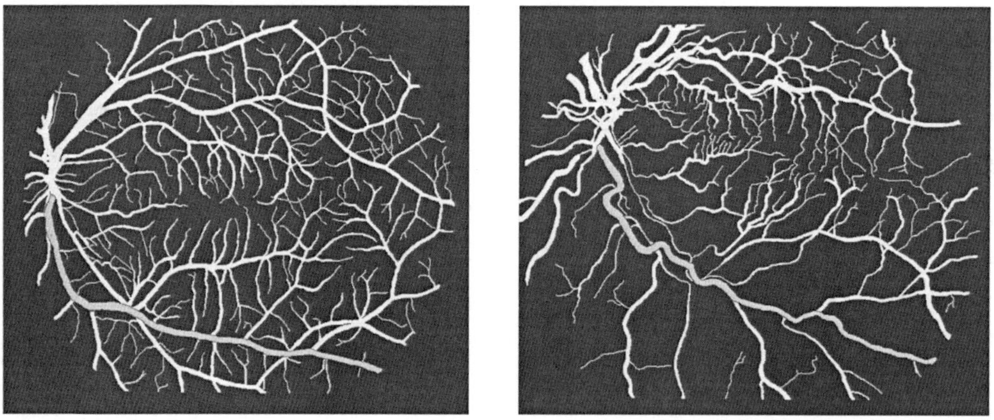

(i) (ii)

그림 13.9 회색으로 표현된 망막 혈관 영상 (i) 정상적인 망막 혈관 영상 (ii) 망막색소변성증 환자의 망막 혈관 영상

그림 13.10에서 표현된 정규 좌표 공간에서 M과 K가 지향하는 벡터의 방향은 서로 직교를 이루는 것이 바람직하고 이런 경우 서로 독립적이라 한다. 그러나 실제로 두 방향은 서로 직교를 이루지 않기 때문에 M과 K는 어느 정도 상호 의존적이라 간주될 수 있다(즉 서로 연관되어 있다). 하지만 이 두 방향이 서로 같은 직선상에 놓여 있지 않는 한 M과 K는 동일한 값을 나타내지 않는다. 실제로 일반 모의집단에서 비정상적인 망막 혈관 질환은 매우 드물게 발생하기 (망막염의 발생률은 0.025%; 당뇨망막병증은 2.8%; 혈관염은 0.002%) M과 K 값은 망막 혈관의 질환을 분류하는데 유용한 지표를 제공한다. 실제로 이 값들을 활용하여 진단한 결과, 35개의 혈관 데이터에서 14개가 잘못 분류가 되었으며(40%), 망막염의 경우 8개의 데이터에서 3개가 당뇨병으로 잘못 진단되었다. 또한 실제로 당뇨병이 존재하는 11개의 혈관 영상에서 6개는 정상적인 상태로 진단되었고 모든 혈관염 데이터는 정상적인 상태의 데이터로 분류되었다.

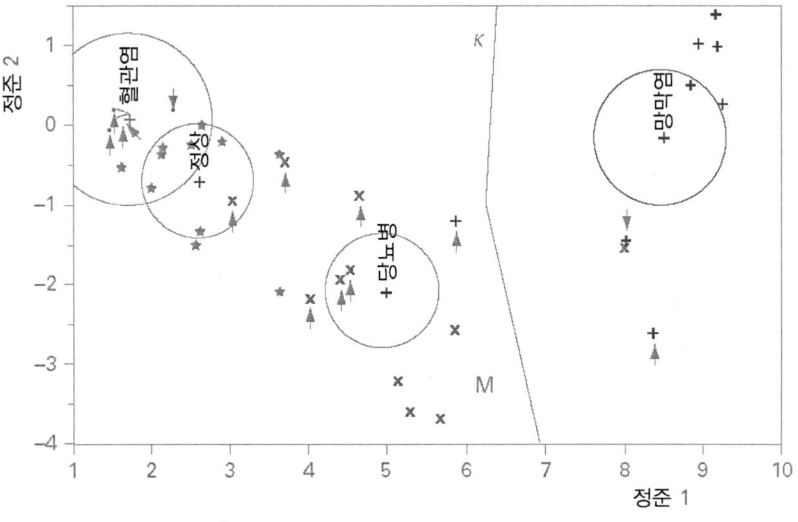

■ **그림 13.10** 망막 혈관 데이터를 2차원 정규 좌표 공간으로 표현한 그림. 실제로 측정한 데이터들이 표시되었으며 (혈관염은 *, 정상의 경우는 *, 당뇨병은 x 그리고 망막염은 + 기호로 표시됨). 특징 값들인 M과 K가 지향하는 방향은 공간상에서 빛이 진행하는 공선의 형태로 표시됨. 각각의 원의 크기는 평균값(+ 기호로 표현됨)을 95%의 신뢰도로 추정함을 의미함. 혈관의 꼬부라짐 정도가 서로 많이 다른 그룹들의 경우는 원이 겹쳐지지 않으며 작은 화살은 잘못 분류된 데이터들을 의미함. 색상으로 표현한 부분도 참고하길 바란다. 컬러 화보 참조(p.211)

따라서 잘못 진단된 데이터들의 비율이 높기 때문에 여기서 언급된 방법이 일반 모의집단을 대상으로 망막염, 당뇨망막병증 및 혈관염을 동시에 진단하는 검진법으로 사용될 수 없다. 그러나 이 중에서 한 개만의 질환을 검진하는데 활용될 가능성은 높으며 특히 질환 발생 위험성이 높은 고위험군 환자들을 대상으로 검진하는데 활용될 수 있다. 예를 들면 망막염의 경우 발생 위험성이 50% 정도로 판단되는 환자 집단만을 대상으로 검진하는 경우 혈관 데이터들이 정확하게 분류된다(여기서 망막염 발생 위험성이 높은 환자들뿐만 아니라 일반 모의집단을 포함시켜도 8건의 망막염 혈관 데이터 중에서 7건은 정확하게 분류되었다. 잘못 분류된 비율은 5.2%임).

망막염 혈관 데이터에서 혈관의 꼬부라짐 정도는 정상적인 혈관 데이터보다 많은 차이를 보이기 때문에 분류가 용이하다. 그리고 당뇨병 발생 위험성이 50%정도 되는 위험군 집단을 대상으로 분류한 결과 11명의 정상인 중에서 1명이 당뇨병 환자로 분류되었고(위 양성) 11명의 당뇨망막병증 환자 중에서 2명은 정상으로 분류되었다(위 음성). 결과적으로 잘못된 집단으로 분류된 비율은 13.6%이었다. 혈관염의 경우, 발병 가능성이 50% 되는 환자들을 대상으로 진단한 결과, 11명의 정상인 중에서 2명은 혈관염 환자들로 분류되었고(위 양성) 5명의 혈관염 환자들은 정확히 환자 집단으로 구분되었다. 결과적으로 혈관염의 경우 잘못된 집단으로 분류된 비율은 12.5%으로 집계되었다. 일반적으로 위 양성은 위 음성보다 그 심각성이 크다고 간주되지 않으며 보다 더 정확한 테스트 단계를 거쳐서 위 양성 비율을 낮추는 노력이 진행되지만 위 음성을 더 낮추고자 하는 시도는 이루어지지 않는다.

혈관의 꼬부라짐 정도를 측정하면 확실히 정상적인 혈관 상태와 혈관염, 망막염, 당뇨망막병증 상태를 구분하는데 많은 진단 정보가 제공된다. 그러나 정상적인 상태와 비정상적인 상태를 보다 더 정확히 구분하기 위해서는 상호 독립적인 그리고 서로 다른 집단을 구분할 수 있는 특징 값들을 도출해야 된다. 예를 들면 혈관출혈과 소동맥류의 존재 여부를 진단할 수 있는 정량적인 지표를 발견하면 당뇨망막병증을 진단하는데 많은 도움이 될 수 있다.

척추측만증은 척추의 측면 곡선이 비정상적인 형태가 나타나고 또한 척추가 뒤틀림 현상이 관찰되는 질환이다. 반복적인 방사선 촬영에 노출되는 환자의 경우 척추측만증 발생 위험성이 높아지지만(참고 문헌: Nash, 1979) 실제로 척추측만증을 정확히 진단하려면 방사선 촬영에 의존할 수밖에 없다. 환자의 척추부위의 방사선 촬영 영상을 통하여 척추측만각을 정량적으로 평가하여 척추측만증 환자의 척추의 휨 정도를 진단한다(참고 문헌: Diab, 1995). 그러나 척추부위에 대한 3차원 영상을 획득하면 (참고 문헌: Dougherty 및 Johnson, 2008c) 꼬부라짐의 특징 값을 산출할 수 있기 때문에 척추측만증 환자의 척추 측면 곡률을 보다 더 정확하게 계산될 수 있다.

Chapter

14 의료영상 획득 기술의 최신 발전 동향

살펴보기

최근에 의료영상 획득과 자동 영상처리 분석 기술의 신속한 발전으로 인하여 질병 진단 및 치료 그리고 삶의 질 개선에 많은 진전이 이루어지고 있어서 결국 건강관리의 차원에서 보다 더 나은 의료혜택이 제공되고 있다. 이 장에서는 여러 의료응용 분야들을 포함하는 기술들의 핵심이 설명될 것이다.

학습목표

제14장의 학습을 통하여 다음과 같은 사항들을 숙지한다.

1. 현재 사용되고 있는 의료영상 획득 기술의 한계점 숙지
2. 현재 발전되고 있는 의료영상 획득 기술의 동향 파악

14.1 기술 동향

"천 마디 말보다 한 번 보는 게 낫다."

지난 2~30년 동안 영상획득 기술의 발전이 꾸준히 이루어져서 현재 고화질로 형태학적 정보 및 생리학적 정보를 얻고 이를 3차원 영상으로 표현이 가능하다. 따라서 앞으로도 영상획득의 기술이 지속적으로 발전 가능할 것으로 예상되고 있기 때문에 진단 및 중재적 치료에 더욱더 강력한 의료기술들의 발달이 예상된다. 또한 영상 획득 장치의 크기도 작아지고 있고 그 성능도 개선되고 있기 때문에 1 mm 이하의 해상도로 영상 획득이 가능해지고 이와 더불어 컴퓨터의 메모리 및 데이터 저장 공간도 더욱 많이 필요하며 사용자가 많은 양의 영상 데이터를 간편하게 가시화할 수 있도록 도움을 줄 수 있는 소프트웨어의 기술 향상도 필요하다. 또한 획득한 영상에 대한 후처리 기술의 발전도 필요해서 특히 자동 영상등록, 영상분할, 영상분류 및 3차원 가시화 기술의 개발이 이루어져야 한다(참고문헌: Van Leemput, 1999; Huber 및 Hebert, 2003; Way, 2006). 그리고 컴퓨터단층 촬영과 양자방출단층 촬영기술이 복합된 영상획득 방법처럼 소위 복합적 의료영상 획득 기술이 발전되고 있고 이와 더불어서 이런 기술들을 통하여 획득된 영상들을 임상 실험 목적 또는 원격지에서 활용하는 수요의 증가로 인하여 의학영상 저장 및 전송 기술과 원격진료 시스템(4.3절)의 기술 발전의 원동력이 되고 있다.

14.1.1 역변환 문제

현재 활용되고 있는 의료영상 획득 장비들의 대부분은 여러 개들의 센서들을 장착하여 환자에게 최소침습적인 방법으로 영상을 획득하는 방법을 사용하고 있다. 실제로 특성이 알려지지 않은 시스템으로부터 측정된 데이터들을 이용하여 영상을 획득(복원)하는 과정은 역변환 문제로 해석된다. 영상복원의 목적은 컴퓨터단층 촬영 또는 자기공명 영상기기처럼 해부학적 정보를 얻거나 아니면 핵의학영상 기기 또는 전기 임피던스 단층촬영기처럼 기능적 정보를 획득하고자 함이다. 역변환 문제를 해결하는 과정에서 근본적으로 발생할 수 있는 문제점은 획득한 데이터의 일부 값의 변경으로 인하여 시스템의 안정성이 보장될 수 없고 영상을 복원하는 과정에서 여러 개의 역변환 해답들이 존재할 수 있으며 또한 경우에 따라서는 수식 형태의 해가 존재하지 않을 수도 있다는 점이다. 특히 실제로 영상 데이터를 측정하는 과정에서 잡음이 발생하기 때문에 데이터의 일부가 원래의 값으로부터 변경될 수 있다는 점을 주목해야 한다. 결과적으로 외부 잡음의 영향을 최소화할 수 있는 역변환 해를 구하기 위해서 정규화(regularization method) 알고리즘들이 연구되고 있다. 전기 임피던스 단층촬영기기로부터 영상을 복원하는 과정도 해를 구하기 어려운 전형적인 역변환 문제인데 특히 크기가 작은 잡음이 발생하더라도 그 파급 효과가 매우 커서 복원된 영상 데이터에 오류가 많이 발생하는 특성을 갖고 있다. 따라서 전기 임피던스 단층촬영기로부터 영상을 복원하려면 그만큼 신경을 많이 써야 되는데 현재 유한요소 기법(finite element method)을 적용하여 편미방의 해를 구하거나 또는 영상의 형태학적인 정보의 변형을 억제하기 위해서 등고선(level set) 알고리즘이 개발되고 있다.

14.1.2 기능성 자기공명 영상기기

기능성 자기공명영상은 인체에서 수분(또는 혈액) 흐름의 변화를 감지하여 기능적 (즉 생리학적인 정보를 의미함) 및 형태학적 정보를 제공한다. 최근에 모델영상 분석에서 가장 많은 관심이 집중되고 있는 기능적 뇌영상 연구 분야로서 기능성 자기공명영상 기기를 이용하여 뇌에 일정한 자극을 가하거나 또는 집중력이 필요한 과제 수행을 통하여 뇌의 활동도를 밀리미터 단위의 해상도로 영상 데이터로 표현하는 노력들이 진행되고 있다. 뇌 혈류 및 뇌에서 산소 소모량의 변화는 곧 뇌신경의 활동도로 해석된다. 즉 뇌신경이 활동하면 모세혈관에 순환되고 있는 적혈구 세포에 포함되어 있는 헤모글로빈에 의하여 운반되는 산소의 소모가 증가하게 된다. 산소 분포의 변화로 인하여 뇌신경 세포의 활동이 활발한 부위에 혈류의 흐름이 증가하며(보통 1에서 5초 후에 혈류 흐름이 증가한다). 이로 인하여 상대적으로 산소헤모글로빈과 탈산소헤모글로빈의 농도 변화가 발생한다. 헤모글로빈은 산소와 결합하면 반자성체 특성을 그리고 산소와 분리되면 상자성체의 특성을 가진다. 즉, 산소 포화도 수치에 따라서 혈액에 대한 자기공명영상 기기의 신호의 값이 달라지는데, 혈액내 산소농도의 변화에 따른 대조도(BOLD)와 같은 자기공명영상 펄스 시퀀스를 사용하여 신호의 차이를 측정한다. 여기서 혈액내 산소농도의 변화에 따른 대조도 펄스를 사용하여 측정된 신호의 크기가 클수록 산소가 분리된 헤모글로빈의 농도가 낮다는 의미인데 이는 혈액의 자화율은 인체 조직의 자화율과 유사하게 해석되기 때문이다.

그러나 그 반응 속도가 느리기 때문에 뇌의 어떤 부위가 활성화 되는지 또는 어떤 방식으로 활성되는지 여부를 판단하기 어렵다. 기능성 자기공명 영상기기의 촬영을 통하여 뇌의 혈류 및 신진대사의 변화를 관측할 수 있고 또한 뇌 신경세포의 자기 신호의 변화도 관찰할 수 있다. 이런 경우 피실험자의 머리 부위에 전극을 부착한 다음에 뇌파(EEG) 측정기 및 뇌자기(MEG) 측정기를 사용하여 뇌 신경세포의 활동도를 측정할 수 있다(뇌파 측정기는 높은 시간 해상도를 갖지만 공간 해상도가 낮은 반면에 뇌자기 측정기는 시간 해상도가 높고 공간 해상도는 뇌파 측정기와 유사하다). 결과적으로 기능성 자기공명 영상기와 뇌파/뇌자기 측정기를 동시에 활용하면 높은 시간 및 공간 해상도를 가지며 여러 기기들의 장점을 융합한 기능성 뇌 영상을 획득할 수 있다(참고문헌: Liu, Ding 및 He, 2006).

대뇌 피질에 존재하는 신경다발의 연결 상태를 시각화하는 확산텐서 영상 기법(DTI)은 자기장을 이용하여 조직을 구성하는 분자 특히 물분자의 확산정도를 측정하는 방법을 사용한다. 확산텐서 영상 기법은 두 가지 측면에서 기능을 발휘하는데 그 중 첫 번째로 조직에서 물분자의 확산 정도를 미시적인 길이 단위로 측정할 수 있기 때문에 미시적인 공간 차원에서 민감도를 정의할수 있다는 점이다. 두 번째로는 특히 섬유 조직에서 방향에 따라서 다른 속도로 물분자가 확산되는 소위 비등방성 성질을 분석하면 섬유 다발의 전체적인 나열 상태를 추정할 수 있다는 점이다. 이러한 성질들을 임상적으로 적용하면 대뇌 백색피질의 정상적인 활동 또는 구조 이상을 유발하는 다발성경화증 진단에 이용할 수 있으며(참고문헌: Ciccarelli, 2003) 또한 골관절염이 진행되는 동안에 무릎 연골의 변화를 관측하는데 활용될 수 있다(참고문헌: Meder, 2006).

또한 기능성 영상 기법을 활용하여 환자에게 시술된 치료의 효과가 좋은지 여부를 판단할 수 있는데 예를 들면 파킨슨 질환, 우울증, 정신분열증 및 알츠하이머 질환 환자의 상태를 관찰하거나 또는 골다공증 및 죽상경화증 환자의 신진대사 조절 이상여부도 판단하는데적용될 수 있다.

14.1.3 분자영상 촬영기기

분자영상 촬영기기는 살아있는 생체 세포들의 활동도를 분자단위 측면에서 비침습적인 방법으로 측정하여 정상 또는 병리학적인 진행 상태 여부로 진단하는데 활용되고 있다. 최근에는 양자단층촬영기(PET)와 같은 새로운 종류의 강력한 의료기기와 분자영상을 결합하여 생체내의 특정한 분자 이동 경로를 영상으로 가시화하여 특히 질병이 진행되는 부위를 진단할 목적으로 활용되고 있다. 분자영상기는 생체내의 질병을 동시에 진단하고 치료하는데 도움이 되는 기능을 제공하고 또한 특정한 치료의 효과 정도를 평가하는데 사용되기도 한다. 앞으로 분자영상 기법을 이용하면 특정한 약물에 내성 반응을 보이는 유전자가 규명되고 이로 인하여 임상의가 환자에게 치료를 적용하기 전에 효과가 가장 높은 방법을 사전에 선택하는데 도움이 될 전망이다. 현재 분자영상과 나노기술을 (즉, 분자의 크기인 100 nm보다 작은 구조물 또는 센서를 포함하는 나노기술) 접목하여 질병이 발생한 정확한 위치를 검출하고 또한 이 부위에 존재하는 질병 세포들에 약물들이 정확히 전달될 수 있도록 하는 연구가 진행되고 있다. 예를 들어서 일반적인 형광물질보다 훨씬 강한 형광을 좁은 파장대에서 발생하는 양자점(quantum dot)이란 나노크기의 반도체 물질을 이용하여 암 부위를 진단할 수 있는 생화학적 식별자를 규명하는 연구도 진행되고 있다(참고문헌: Carts-Powell, 2006).

또한 나노기술을 이용하여 손상된 뼈 또는 조직이 원래 상태로 회복되는데 소요되는데 필요한 시간을 추정하거나 아니면 심장 근육과 같은 조직의 증식 또는 새로운 혈관의 생성 여부도 판단하는데 활용될 전망이다. 이 모든 과정에서 여러 영상 기법들이 동원되어서 환자의 경과 상태를 관찰하고 또한 치료의 효과여부를 판단하는데 활용된다.

14.1.4 다른 유형의 영상촬영기기

현재 진단정보를 제공할 잠재력이 높은 새로운 유형의 영상 촬영기기들이 제시되고 있다(참고문헌: Dhawan, 2003). 예를 들면 피부 및 유방 병변 진단 연구에 사용되고 있는 다중스펙트럼 광학 영상 촬영기. 인체의 전기 전도율의 차이점을 영상으로 표현하는 전기 임피던스 단층촬영기. 마이크로파 대역의 주파수에서 인체의 전도율 차이를 영상으로 표현하여 유방암 종양 진단에 응용되고 있는 마이크로파대역 영상 촬영기가 포함된다.

14.1.5 외과 수술

영상 촬영기기를 이용하여 질병 진단만 아니라 외과 수술 과정에도 활용되기도 한다. 예를 들면 외과전문의가 수술 도구들과 카메라가 장착된 로봇 수술도구를 조이스틱을 이용하여 수술을 시술하기도 한다. 이런 경우 최소침습적 수술 기법을 사용하여 콩팥사이의 박힌 관을 뚫거나 또는 전립선 또는 자궁절제에 활용될 수 있다. 또한 외과전문의는 로봇팔에 장착된 작은 크기의 서보모터의 동작을 통하여 촉감을 전달해주는 피드백 장치를 사용하기도 한다. 그리고 외과의가 광학적으로 처리한 3차원 데이터 인식을 위한 안경을 착용한 다음에 물체 대상에 대한 입체적 및 3차원 정보를 인지할 수 있다. 그리고 원격지에 있는 수술도구 장치를 조종하기 위해서 외과 전문의의 수술 동작의 움직임이 원격지에 있는 수술도구에 높은 정밀도의 움직임으로 전달 해석되는 방법으로 단순히 외과의 눈과 손의 움직임으로 구성되는 수술동작을 보다 더 정교한 수술 동작으로 변환될 수 있다.

최근에는 병원에서 멀리 위치한 원격지를 중심으로 진단 및 의료 서비스를 제공하기 위해서 원격진료가 시행되고 있다. 또한 원격진료에 필요한 통신망을 활용하여 원격지에 있는 로봇 수술도구를 이용하는 원격수술의 사용도가 증가하고 있다. 이런 경우 원격지에 음성 및 시각 정보 그리고 촉감 정보를 송수신하는 과정에서 지연 현상을 예방하기 위해서 (지연 현상이 심할 경우 원격지 모의 장치 사용자에서 두통, 구토 또는 현기증 현상이 수반되는 소위 모의장치 조작 장애 증상이 발생될 수 있다) 통신망의 대역폭이 충분히 확보되어야 한다. 그리고 현재 가상현실 수술 장치를 활용하여 3차적인 관점에서 새로운 해부학 정보 지식을 습득하거나 또는 가상적인 수술용 메스 및 집게를 이용하여 외과 수술을 사전에 연습하는데 활용되고 있다(참고문헌: Robb, 2000 및 Suetens, 2002).

14.2 끝맺는 말

물리학, 수학, 컴퓨터 과학, 공학 및 생물학 융합 지식들이 서로 시너지 상승효과를 유발하여 이를 활용한 최소침습적 또는 가상현실 기술을 적용하여 인체 내부의 정보를 생생하게 그리고 구체적인 정량적인 진단정보를 제공하고 있다. 최근에는 세포 차원의 영상 획득을 위한 다초점 형광현미경 기술과 유전자의 기능을 탐구하기 위한 마이크로어레이 유전자프린팅 영상 기술을 발전시켜서 세포들 사이의 형태학적 및 기능적 정보, 조직, 장기 및 장기 시스템에 관한 진단 기술이 진보하고 있는 실정이다. 앞으로 이러한 영상 획득 및 데이터 가시화 및 분석 기술의 진보가 연속적으로 그리고 혁신적으로 이루어진다면 생명 및 질병에 대한 새로운 지식을 습득하게 되고 나아가서 진단 및 치료와 연관하여 새로운 방법이 창출될 것으로 기대되고 있다.

단순한 지식보다는 상상력이 훨씬 더 중요하다. 왜냐하면 지식은 제한된 정보를 제공하지만 풍부한 상상력은 전 세계에 긍정적인 영향을 주게 되어 결과적으로 새로운 진보를 유발하고 궁극적으로 기술 진보를 창출하기 때문이다.

알버트 아인슈타인, 1879–1955

Appendix A 푸리에 급수와 푸리에 변환

임의 주기 함수 $f(x)$는 무한 관점에서 사인과 코사인의 가중합으로 표현할 수 있으며, 즉 이의 푸리에 함수는 다음과 같다.

$$f(x) = \frac{1}{2}a_0 + \sum_{n=1}^{\infty} a_n \cos(nx) + \sum_{n=1}^{\infty} b_n \sin(nx) \quad \text{(A.1)}$$

여기서 n은 정수, x는 0부터 2π까지의 각도, a_n와 b_n는 가중치 혹은 푸리에 계수이다. 코사인은짝함수 $(\cos(-nx) = \cos(nx))$이고, 사인은 홀함수 $(\sin(-nx) = -\sin(nx))$이다.

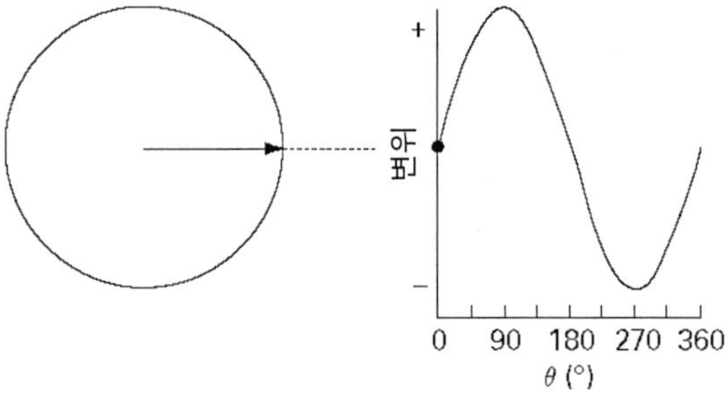

■ **그림 A.1** 페이저 투영선 위에 일정한 속도로 반 시계방향으로 회전하는 벡터로서 시간 흐름에 따른 정현파를 제공한다. 투영이 수직 방향이면 사인이고, 투영이 수평 방향이면 코사인이다.

푸리에 급수의 계산은 푸리에 분석으로 알려져 있고, 임의 주기 함수를 기초 함수의 선형 결합으로 분해하는 방법으로서 매우 유용하다. 푸리에 급수에서, 정현파(즉, 사인과 코사인)은 기본 혹은 기저 함수로 간주한다. 자연스럽게 발생하는 파형이며, 등속 원 운동과 관계가 있다(그림 A.1). 정현파는 회전하는 페이저로 추적된다(`phasor1`과 `phasor2` 참조). 역 과정인 푸리에 합성은 기저 함수 집합으로부터 주기 함수를 구성할 수 있게 한다.

푸리에 급수는 광범위하게 적용한다. 예로, 중첩 원리는 선형 동차 상미분 방정식 해를 위한 것이므로, 방정식이 단일 정현파인경우를 풀 수 있다면, 임의 함수에 대한 해는 푸리에 급수로 원 함수를 표현함으로써 즉시 활용할 수 있다.

x가 $-L/2$부터 $+L/2$까지의 거리를 횡단한다고 상상했을 때 각도에 비해 매우 유용하며, 이런 경우 푸리에 급수를 다음과 같이 작성할 수 있다.

$$f(x) = \frac{1}{2}a_0 + \sum_{n=1}^{\infty} a_n \cos(2\pi nx/L) + \sum_{n=1}^{\infty} b_n \sin(2\pi nx/L) \quad \text{(A.2)}$$

여기서 푸리에 계수는 다음과 같이 주어진다.

$$a_n = \frac{2}{L}\int_{-L/2}^{L/2} f(x)\cos(2\pi nx/L)\mathrm{d}x \tag{A.3a}$$

$$b_n = \frac{2}{L}\int_{-L/2}^{L/2} f(x)\sin(2\pi nx/L)\mathrm{d}x \tag{A.3b}$$

푸리에 계수를 편리하게 얻을 수 있다. 다양한 사인과 코사인 함수는 상호 독립 혹은 직교이기 때문이다. 따라서 계수를 분리해서 계산할 수 있다.

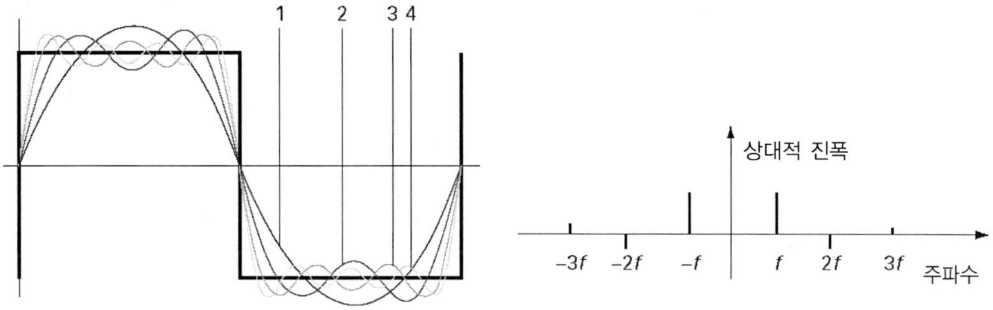

그림 A.2 (ⅰ) 주기 사각 파형의 고조파해석과 (ⅱ) 푸리에 스펙트럼으로 해석한 고조파

그림 A.2(ⅰ)은 정현파로부터 주기 사각파를 어떻게 구성하는지 보여준다. 근방 단절 점은 깁스 현상으로 알려진 오버슈트 혹은 "공명"이 발생한다. 푸리에 스펙트럼으로 구성한, 이 모양의 푸리에 계수는 그림 A.2(ⅱ)로 보인다. 기본 주파수 f 의 배수에서 발생한다. 음수인 주파수 계수가 중요하지 않음을 주목하자.

푸리에 급수의 개념은 $J=\sqrt{(-1)}$ 와 복소 계수인 C_n 으로 복소 지수 함수의 합으로 확장할 수 있다.

$$f(x) = \sum_{n=-\infty}^{n=\infty} C_n \exp(\mathrm{j}\cdot 2\pi \mathrm{nx/L}) \tag{A.4}$$

사인과 코사인은 오일러 공식을 사용해 복소 지수로 표현할 수 있다.

$$e^{j\theta} = \cos\theta + \mathrm{j}\sin\theta \tag{A.5}$$

여기서 다음과 같이 얻는다.

$$\sin|\theta| = (e^{\mathrm{j}\theta} - e^{-\mathrm{j}\theta})/2\mathrm{j} \tag{A.6a}$$

$$\cos|\theta| = (e^{j\theta} + e^{-j\theta})/2 \tag{A.6b}$$

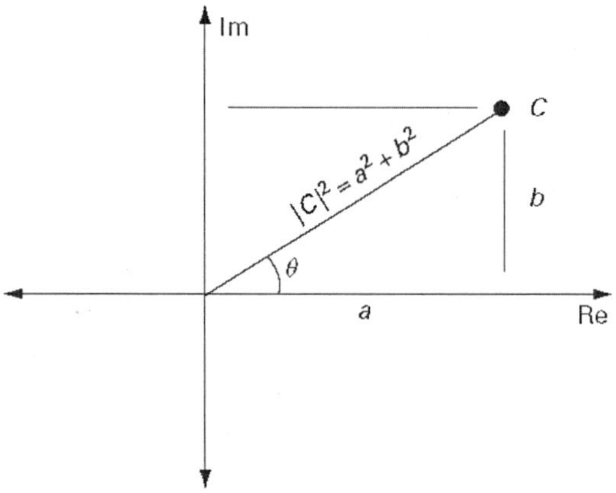

그림 A.3 복소수인 C는 모두 실수(Re)와 허수(Im) 성분을 갖는다. 복소수 C의 길이는 크기인 $|C|$이고, 각도 θ는 양의 실수 축으로 만든 복소수 C의 위상이다.

복소 푸리에 계수인 C_n은 다음과 같이 주어지고, 크기(또는 진폭)과 위상을 갖는다(그림 A.3).

$$C_n = \frac{1}{L}\int_{-\infty}^{\infty} f(x)\exp(-j \cdot 2\pi nx/L)dx \tag{A.7}$$

주기가 무한대로 연속적임을 고려한다면, 분석은 비주기적인모양으로 확장될 수 있다. 이번 경우 계수는 이산보다 덜 연속적이게 되며, 합이 적분이 된다.

$$f(x) = \int_{-\infty}^{\infty} F(k)\exp(j \cdot 2\pi kx)dk \tag{A.8a}$$

여기서

$$F(k) = \int_{-\infty}^{\infty} f(x)\exp(-j \cdot 2\pi kx)dx \tag{A.8b}$$

k는 공간주파수로 소개된다. 파형은 시간에 따른 변화를 갖는 주파수인 것처럼, 반복 시간에 반비례하며, 파형은 공간주파수를 갖는 거리를 갖는 변화로서, 반복 거리에 반비례한다.

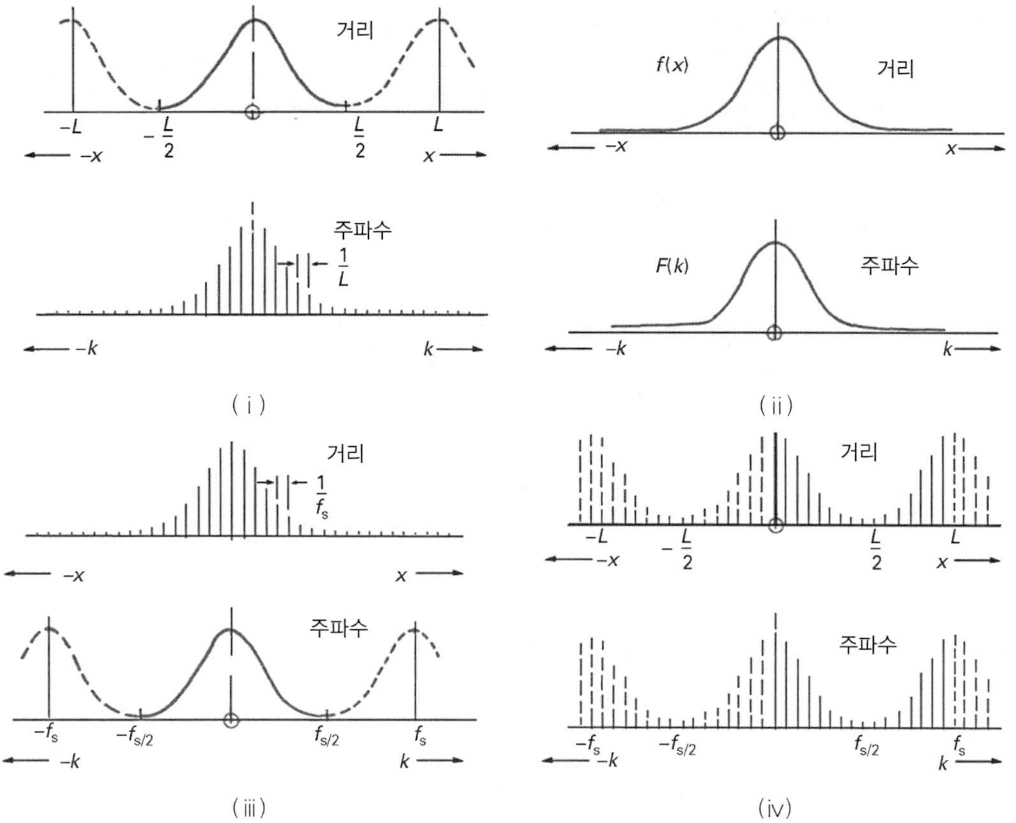

■ **그림 A.4** 푸리에 변환의 다양한 형태 (i) 푸리에 급수: 공간 영역의 거리 L위와 공간주파수 영역의 이산(즉, 고조파만) 파형이 연속적이고 주기적이다. (ii) 푸리에 변환: 공간 영역과 주파수 영역에서는 파형은 연속적이며 비주기적이다. (iii) 샘플링된 파형의 푸리에 변환은 공간 영역에선 이산적이고, 주파수 영역에서는 연속적이며 주기적이다. f_s는 샘플링 주파수이다. (iv) 이산 푸리에 변환이며, 파형은 공간 영역과 주파수 영역이 이산적이고 주기적이다(참고문헌, Randall, 1987, 그림 2.6).

$F(k)$는 $f(x)$의 푸리에 변환으로 판명되고(식 (A.8b)), 비주기적인 모양인 경우 주기적인 모양의 푸리에 계수로 대치할 수 있다. 이는 연속적인 함수이다. 즉, 모든 주파수는 비주기적인 모양에 존재하며(그림 A.4(ii)), 주기적인 모양에 존재하는 이산 고조파는 아니다(그림 A.4(i)). 식 (A.8b)는 푸리에 변환으로, 식 (A.8a)는 역 푸리에 변환으로알려져 있다. 함께 푸리에 변환 쌍을 형성한다. 지수 부호를 제외하고는 근본적으로 동일하다.

푸리에 변환은 실수부와 허수부인 $Re(F(k)))$와 $Im(F(k))$이 함께 있는 복소량이다. 크기와 위상이 다음과 같이 주어졌을 때 고려해봄이 종종 매우 유용하다.

$$|F(k)| = [\mathrm{Re}^2(F(k)) + \mathrm{Im}^2(F(k))]^{1/2} \tag{A.9a}$$

$$\phi = \tan^{-1}[\mathrm{Im}^2(F(k))/\mathrm{Re}(F(k))] \tag{A.9b}$$

이 방정식은 2 이상의 차원으로 일반화할 수 있으며, u와 v는 x와 y방향의 공간주파수의 구성 요소이고 $k=(u^2+v^2)^{1/2}$이다.

(x, y) 의 푸리에 변환은 영상 밝기 같은 물리량이라면 항상 존재한다. 푸리에 크기와 위상 영상은 각각 영상의 주파수 조합과 성분 간의 상대적인 편이의 그림을 제공한다. 푸리에 강도 영상인 $|F(k)|^2 = \mathrm{Re}^2(F(k)) + \mathrm{Im}^2(F(k))$은 지수 스펙트럼 혹은 지수 스펙트럼 밀도 영상으로 알려져 있으며, 위상 정보를 갖지 않는다. 강도 영상에 종종 집중할 수 있지만, 위상 영상의 매우 중요한 정보이다.

또한 변환은 샘플링된 영상 혹은 $M \times N$ 화소로 구성된 디지털 영상에 적용될 수 있으며, 이런 경우 이산 푸리에 변환인 DFT으로 알려져 있다.

$$F(u, v) = \frac{1}{MN} \sum_{x=0}^{M-1} \sum_{y=0}^{N-1} f(x, y) \exp(-\mathrm{j} \cdot 2\pi((ux/M) + (vy/N))) \tag{A.10a}$$

$$f(x, y) = \int_{-\infty}^{\infty} \int_{-\infty}^{\infty} F(u, v) \exp(\mathrm{j} \cdot 2\pi((ux/M) + (vy/N))) \mathrm{d}u \mathrm{d}v \tag{A.10b}$$

이 상황은 그림 A.4(iii)로 입증되고, 그림 A.4(i)로 보여준 푸리에 급수 경우의 역이다. 푸리에 변환 쌍의 대칭이기 때문이며, 한 영역의 연속적인 주기 파형이 다른 영역의 동일한 간격으로 이산화되기 때문이다. 푸리에 급수에서, 주기적이고 연속적인 공간 파형은 동일하게 간격화된고 조파의 이산 주파수 스펙트럼을 발생시킨다. 비주기적인 파형인 경우, 고정된 비율로 샘플링되며, 주파수 스펙트럼은 연속적이고 주기적이다.

또한 실제로 주파수 영역을 샘플링하므로(그림 A.4(iv), 공간 파형은 주기적이 된다. 즉, 영상의 이산 푸리에 변환(DFT)은 영상이 경계를 너머 반복한다는 점을 암시적으로 가정한다. DFT 변환 쌍은 다음과 같이 주어진다.

$$F(u, v) = \frac{1}{MN} \sum_{x=0}^{M-1} \sum_{y=0}^{N-1} f(x, y) \exp(-\mathrm{j} \cdot 2\pi((ux/M) + (vy/N))) \tag{A.11a}$$

$$f(x, y) = \sum_{u=0}^{M-1} \sum_{v=0}^{N-1} F(u, v) \exp(-\mathrm{j} \cdot 2\pi((ux/M) + (vy/N))) \tag{A.11b}$$

적분을 유한 합으로 대치하므로, 이산 푸리에 변환은 계산하기가 쉽다. 그럼에도 불구하고 N 공간 샘플로부터 N 주파수 성분을 얻으려면 N^2 복소수 곱셈이 필요하다. 고속 푸리에 변환(FFT) 알고리즘은 일반적으로 복소수 곱셈의 $N\log_2 N$로 줄어든 개수로 동일한 결과를 얻을 수 있다.

이는 푸리에 변환 쌍의 대칭 조합 개수이다. 예로 공간 영역의 실 영상인 경우 푸리에 변환의 복소수의 실수부는 짝 대칭(이고 진폭임)인 반면 허수부가 홀 대칭(위상으로서)이다. 이와 같은 함수는 해밀턴으로 알려져 있다. 임의 실 영상은 실수와 홀 대칭의 성분 조합이고, 실 영상의 짝 대칭은 변환의 짝 부분인 실수를 발생시키고, 홀 대칭은 변환으 홀 부분인 허수를 발생시킨다.

영상시스템의 점확산함수(PSF)의 푸리에 변환인 $h(x, y)$는 광학 전달함수(OTF)인 $H(u, v)$이다. 광학 변환 함수인 $|H(u, v)|$의 크기를 조사하면 – 변조전달함수(MTF)로 알려진 –영상시스템이 공간주파수 구성요소를 전달할지 희석할지를 빠르게 결정할 수 있다.

예로, 점확산함수가 블러링의 작은 양을 기술한 3×3 가중치 평균 마스크로 모델링할 수 있는 영상시스템을 고려하자.

$$\frac{1}{15}\begin{bmatrix} 1 & 2 & 1 \\ 2 & 3 & 2 \\ 1 & 2 & 1 \end{bmatrix} \tag{A.12}$$

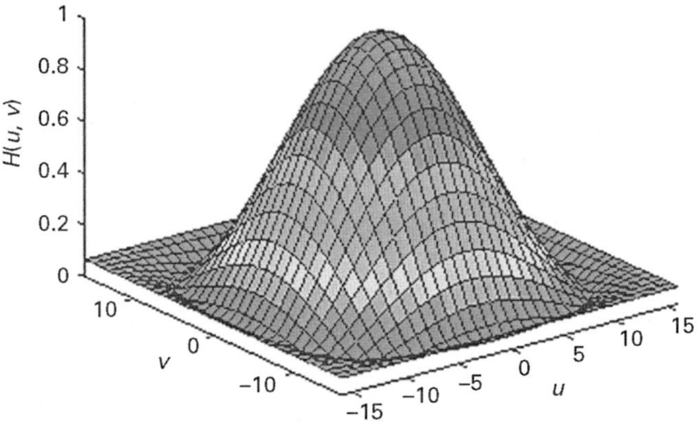

그림 A.5 $N = M = 33$인 3×3 스무딩 마스크 $|H(u, v)|$

그림 A.5는 이산 푸리에 변환의 크기 플롯을 보여주며, 이는 영상시스템의 변조전달함수인 $|H(u, v)|$이다. $(u, v) \approx (0, 0)$에 가까우면, 변조전달함수는 1에 가깝다. 저주파수 성분 변화 없이 전달됨을 나타낸다. 플롯의 둘레 근처라면, 변조전달함수는 0에 가깝고, 고주파수 구성요소가 완벽하게 블록되었음을 나타나며, 블러링 효과를 설명한다.

Appendix **B**

집합론과 확률

B.1 집합론의 개념

집합론은 집합 요소간의 관계와 확률론에 사용한다. 집합 A가 a_1, a_2, ……, a_n을 포함한다고 가정한다면,

$$A = \{a_1, a_2, \ldots, a_n\} \tag{B.1}$$

a_1은 A의 원소이므로,

$$a_1 \in A \tag{B.2}$$

하지만 b_1은 A의 원소가 아니다. 따라서

$$b_1 \notin A \tag{B.3}$$

공집합 혹은 널집합을 다음과 같이 표기한다.

$$\phi = \{\ \} \tag{B.4}$$

집합 A는 더 큰집합 D의 부분집합이라면,

$$A \subseteq D \tag{B.5}$$

집합은 벤 다이어그램으로 대표할 수 있으며, 모든 것은 일반적으로 전체 집합 U로 대표하는 큰 사각형 내부에 놓인다. U의 부분집합은 원과 비슷한 사각형 내부에 나타난다. 집합 A의 여집합은 A 바깥의 사각형 부분으로 주어지며, A^C로 표기한다. 표기는 다음과 같다.

$$A^C = \{w / w \notin A\} \tag{B.6}$$

"A^C는 원소 집합인 w로서, w의 요소는 A의 원소가 아니다."라고 읽는다.

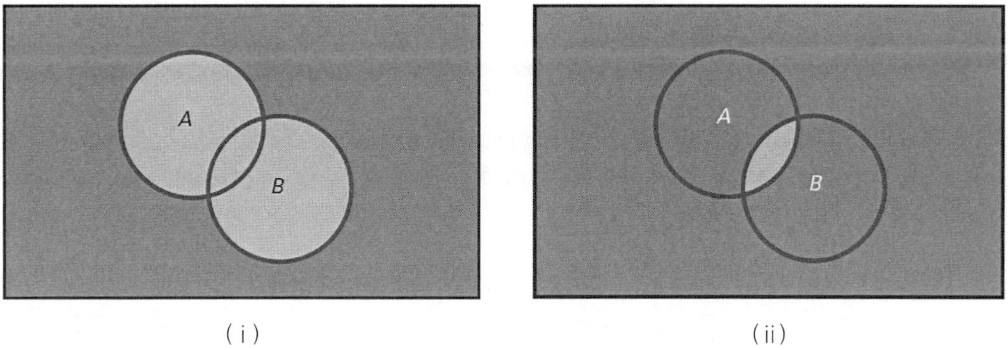

■ **그림 B.1** 집합 A와 B의 (i) 합집합과 (ii)교집합로서, 밝은 회색 영역으로 나타난다.

두 집합인 A와 B의 합집합은 모든 원소가 A와 B 중 하나에 속하거나 모두이며, 다음과 같이 나타나고, 그림 B.1(i)에 보인다.

$$C = A \cup B \tag{B.7}$$

두 집합 A와 B의 교집합은 모둔 원소가 A와 B에 모두 속하며, 다음과 같이 나타나고, 그림 B.1(ii)에 보인다.

$$C = A \cap B \tag{B.8}$$

팽창과 침식으로 알려진 형태학적 연산자는 집합론에 관해 정의할 수 있고(Gonzalez and Woods, 2008), 여기서 A는 영상이고 B는 구조화 요소이다. 예로, B에 의한 A 팽창은 다음과 같이 쓸 수 있다.

$$A \oplus B = \left\{ z \middle| \left[(\hat{B})_z \cap A \right] \subseteq A \right\} \tag{B.9}$$

여기서 $\hat{B}$는 B의 반사로서, 다음과 같이 정의한다.

$$\hat{B} = \{ w | w = -b, \ \text{for}\, b \in B \} \tag{B.10}$$

$(B)_z$는 z로 이동했음을 나타내므로 결국 다음과 같다.

$$B_z = \{ w | w = b + z, \ \text{for}\, b \in B \} \tag{B.11}$$

식 (B.9)는 구조화 요소 B 반사와 z로 이동에 기반을 두고, 모든 변이 z 집합을 찾아서 최종한 요소로 $\hat{B}$와 A를 겹친다. 산술 연산 대신에 논리 연산을 한다는 점을 제외하고는 컨벌루션과 유사하다. 아무튼 실제로, 팽창과 다른 형태학적 연산자의 매우 직관적인 정의를 사용한다(제9장).

B.2 불리언 대수/논리 연산

불리언 대수는 집합과 논리 연산자의 두 필수적인 속성을 담는다. 구체적으로, 교집합, 합집합, 보수와 AND, OR, NOT의 논리 연산의 집합 연산을 다룬다. 논리 연산은 이진 영상을 다룰 때 매우 유용하고, 모폴로지 연산을 구현할 때 매우 강력한 도구를 제공한다(제9장). 전자공학의 한 개 이상의 입력 전압에 따른 출력 전압이 있는 집적 회로(IC)의 설계에 사용된다. 두 상태인 0과 1은 낮고 높은 전압을 대표하고, 매우 일반적으로 논리로는 "거짓"과 "참"을 대표할 수 있지만, 논리 연산자는 논리 게이트로 기술되고, 진리표에 대응한다.

<table>
<tr><th>이름</th><th>그래픽 기호</th><th>대수 함수</th><th>진리표</th></tr>
<tr><td>AND</td><td>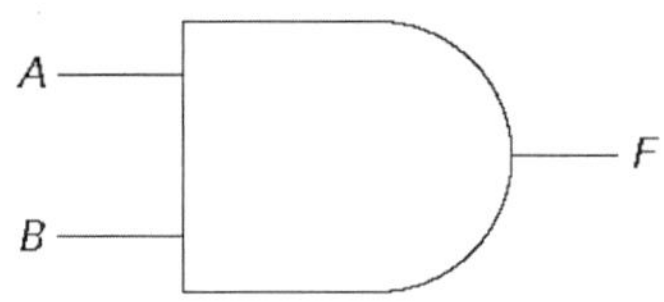
</td><td>$F = AB$</td><td>A B | F
0 0 | 0
0 1 | 0
1 0 | 0
1 1 | 1</td></tr>
<tr><td>OR</td><td>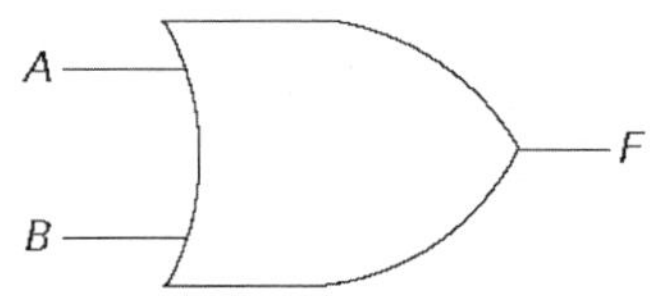
</td><td>$F = A + B$</td><td>A B | F
0 0 | 0
0 1 | 1
1 0 | 1
1 1 | 1</td></tr>
<tr><td>NOT</td><td>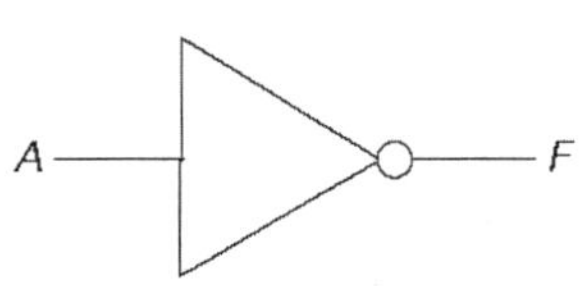
</td><td>$F = \overline{A}$</td><td>A | F
0 | 1
1 | 0</td></tr>
<tr><td>NAND</td><td>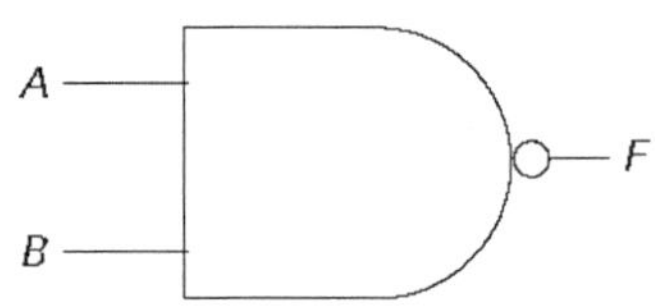
</td><td>$F = (\overline{AB})$</td><td>A B | F
0 0 | 1
0 1 | 1
1 0 | 1
1 1 | 0</td></tr>
<tr><td>NOR</td><td>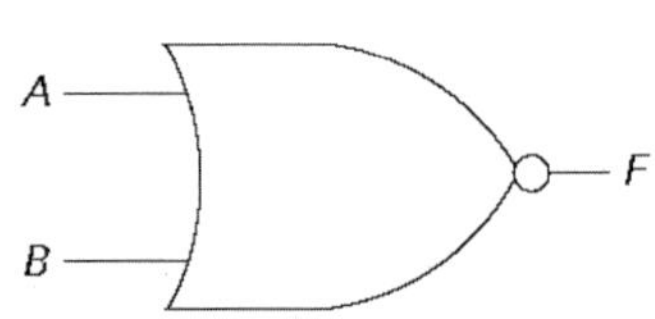
</td><td>$F = (\overline{A + B})$</td><td>A B | F
0 0 | 1
0 1 | 0
1 0 | 0
1 1 | 0</td></tr>
</table>

그림 B.2 논리 연산과 진리표

논리 AND 연산의 출력은 “참”(1)은 두 입력이 “참”일 때만이다. 즉, 입력 A와 입력이 참이면 출력은 참이다(그림 B.2). AND 연산은 A AND B(혹은 $A \cdot B$)로 쓰인다. OR 연산의 출력이 “참”(1)이면 입력 A와 입력 B 중 하나 또는 모두가 “참”이다(1)(그림 B.2). A OR B로 나타낸다(혹은 $A+B$). 베타적 OR 연산자(XOR)가 존재하면 결과가 “참”이라면, 입력 A와 입력B 중 하나나 혹은 모두가 아닐 때가 “참”이다. NOT 연산은 (단일)입력의 보수를 낳고, NAND와 NOR 연산을 만드는 다른 게이트로 통합할 수 있다(그림 B.2). 사실 모든 연산은 NAND 연산 혹은 NOR 연산의 다른 것부터 구축할 수 있다.

이진 영상을 사용한다면, 영상 A의 화소를 취하여 영상 B에 대응하는 위치인 화소를 갖고 결과 영상의 화소를 만들기 위해, 영상의 화소-대-화소 기본으로 작업하는 연산자로 사용할 수 있다. 논리 연산은 집합 연산으로 1대1 대응하며, 이전에 이진 값에서만 작업했던 것을 제외한다. 예로, 집합론의 교집합 연산(∩)은 이진 값의 AND 연산으로 바꾸고, 합집합 연산(∪)은 이진 값의 OR 연산으로 바꾼다.

B.3 확률

확률에서 확률 실험은 기회적 사건의 결과를 관찰하는 과정이다. 기본 결과는 시행의 모든 가능한 결과이고, 표본 공간인 S로 구성한다. 예로, 동전을 한번 던졌을 때의 표본 공간은 $S=\{H, T\}$이고, H는 앞면과 T는 후면이다. 동전을 두 번 던졌을 때는 $S=\{(H,H), (H,T), (T,H), (T,T)\}$이고, 주사위를 한 번 던졌을 때는 $S=\{1,2,3,4,5,6\}$이다. 사건은 실험의 하나 이상의 가능한 결과를 구성한다. 사건이 발생하는 확률 혹은 우도는 다수의 실험에서 발생에 비례한다. 예로, 결과가 유한 개수가 N이고, 각각 동등할 가능성 있다면, 각 결과의 확률인 P는 $1/N$이다. M을 구성하는 사건의 확률은 M/N이다. 확률이 0이면 사건이 불가능함을 나타내고, 확률이 1이면 확실함을 나타난다. 따라서 이벤트 A에 대해서는 다음과 같다.

$$0 \le P(A) \le 1 \tag{B.12}$$

$$P(S)=1 \tag{B.13}$$

$$P(A^{C})=1-P(A) \tag{B.14}$$

사례

[두 주사위 던지기]
두 주사위인 하얀 주사위와 검은 주사위를 던진다. 검은 주사위가 6으로 나오는 사건 A의 확률은 무엇인가? 주사위 숫자에 4를 더한 개수가 나오는 사건 B의 확률은 무엇인가?

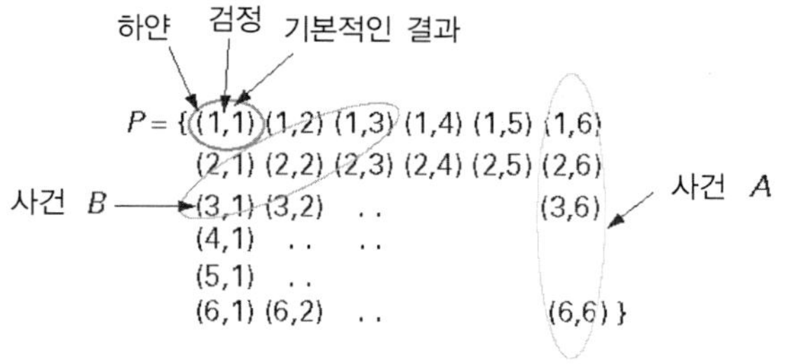

그림 B.3 두 주사위를 던졌을 때, 컬러 화보 참조(p.211)

표본 공간인 S을 그림 B.3에 보인다. 사건 A는 검은 주사위가 6으로 나올 6가지 요소로 구성한다. 결국 사건 A의 확률은 6/36 즉 1/6이다. 사건 B는 두 주사위에 4를 더한 개수가 있는 3가지 결과로 구성한다. 결국 확률은 3/36 즉 1/12이다.

다음과 같다면 사건 A와 B는 독립적이다.

$$P(A \text{ AND } B) = P(A) \cdot P(B) \tag{B.15}$$

이것은 참이다. 예로, 두 주사위를 던졌을 때, 두 번째의 점수는 처음 던졌을 때와 독립이다.

사례

한 주사위를 4번 굴렀을 때 최소한 6이 하나라도 나오는 사건 E의 확률은 무엇인가?
이런 문제의 유형은 6의 아닌 경우의 확률을 찾는 게 최선의 해결책이므로 보수를 취한다. 4번 굴려서 6을 가지지 않을 확률은 (5/6×5/6×5/6×5/6) 즉 0.432이다. 최소한 하나라도 6이 나올 확률은 0.518이다.

세 주사위를 던졌을 때 (1,1,1), (1,2,1) 등과 같은 결과로 구성한 표본 공간 S은 6면으로 구성된 3차원 표본 공간으로 고려될 수도 있다. 첫 단면은 1을 보여주기 위해 주사위 #3으로 설정하고, 주사위 #1과 주사위 #2의 36개 결과로 구성한다. 두 번째 단면은 2를 보여주기 위해 주사위 #3으로 설정하고, 주사위 #1과 주사위 #2의 36개 결과 등으로 구성한다.

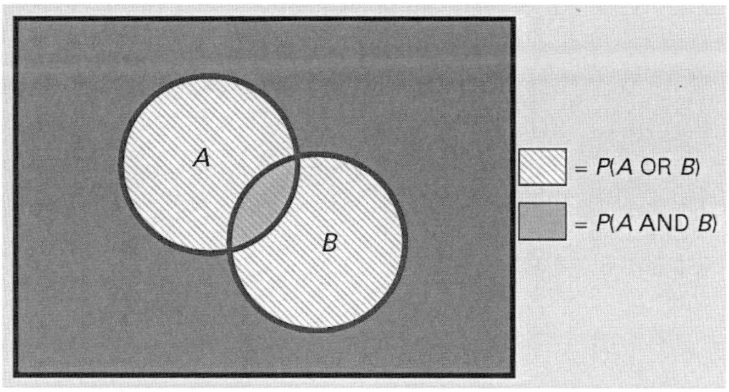

그림 B.4 일반적인가산 법칙

일반적인 가산 법칙은 그림 B.4에 보인다.

$$P(A\,\mathrm{OR}\,B) = P(A) + P(B) - P(A\,\mathrm{AND}\,B) \tag{B.16a}$$

혹은 동등하게

$$P(A \cup B) = P(A) + P(B) - P(A \cap B) \tag{B.16b}$$

여기서 왼쪽 옆에 있는 세 번째 용어는 차감해야 함이며, 이미 두 번이나 포함했기 때문이다(그림 B.4)

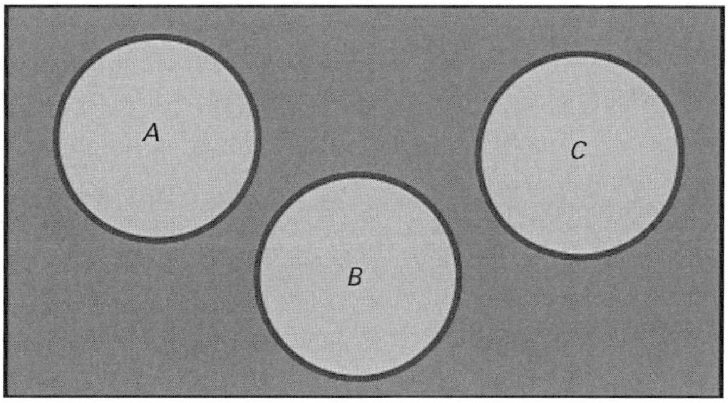

그림 B.5 상호 배타적인 사건

상호 배타적인 사건은 같은 실험에서 나타날 수 없다. 예로 주사위를 던진 후 A = 숫자는 짝수, B = 숫자는 5일 때를 가져온다고 하자. 사건이 A, B, C……는 상호 배타적이며 겹칠 수 없고(그림 B.5), 가산 법칙은 다음과 같이 바뀐다.

$$P(A\,\mathrm{OR}\,B\,\mathrm{OR}\,C) = P(A) + P(B) + P(C) \tag{B.17}$$

	나이(년)			
	<30	30–45	>45	
성별	(*U*)	(*B*)	(*O*)	주변 합
남성(M)	60	20	40	120
여성(F)	40	30	10	80
총계	100	50	50	200

그림 B.6 분할표

분할표(그림 B.6)는 두 개 이상의 변수 간의 관계를 기록하고 분석할 때 사용되고, 보통 명목 혹은 범주형 변수인데, 예로, 변수는 성별, 인종, 태어난 곳 등 같은 레이블로 분류된다. 오른쪽 컬럼과 아래쪽 행의 숫자는 보통 주변 합이라고 부르며, 아래쪽 코너(200)의 그림은 총계이다.

이 테이블에서 제공하는 항목은 인구의 무작위 표본을 나타내고, 다양한 사건의 확률은 바로 읽거나 계산된 것을 읽을 수 있다. 예로, 남성을 선택할 확률인 $P(M)$은 120/200 즉 0.6이다. 30살 이하를 선택할 확률인 $P(U)$는 100/200 즉, 0.5이고, 여성이고 30살 이하인 사람을 선택할 확률은 $P(F\,\mathrm{AND}\,U)$ 혹은 $P(F \cap U)$는 40/200 즉 0.2이다. 이를 종종 동시 확률이라고 한다(사건 F와 U는 서로 독립적이므로, 동시 확률은 각 개별 확률의 곱인 0.4×0.5와 같다). 남성이거나 30살 이하인 사람을 선택할 확률은 $P(M\,\mathrm{OR}\,U)$ 혹은 $P(M \cup U)$는 160/200 즉 0.8이다.

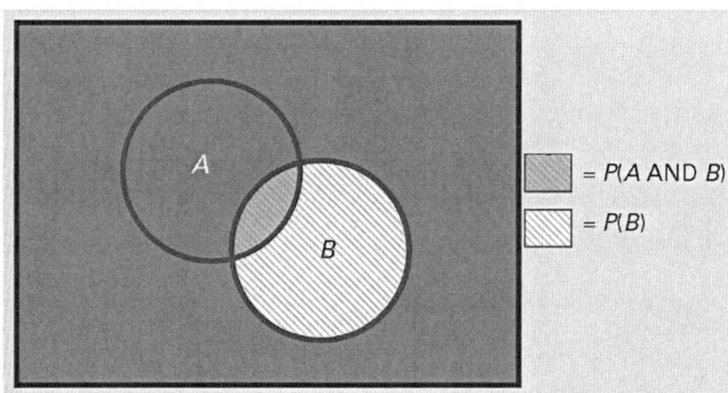

그림 B.7 조건부 확률

조건부 확률은 일부 다른 사건 B가 일어날 확률로 주어진 일부 사건 A의 확률이다. 조건부 확률은 $P(A|B)$로 쓰여질 수 있고, "B가 참으로 주어졌을 때 A의 확률"으로 읽는다. 조건부 확률은 그림 B.7에 보여준 벤 다이어그램으로 설명될 수 있다. B가 참인 확률 $P(B)$이고, A가 참인 B안의 영역은 $P(A\,\mathrm{AND}\,B)$이므로, 결국 A의 조건부 확률은 B가 참일 시 다음과 같다.

A가 주어졌고, 사건 B의 조건부 확률은

$$P(A|B) = P(A\,\mathrm{AND}\,B)/P(B) \tag{B.18a}$$

임에 주목하자.

$$P(B|A) = P(A \text{ AND } B)/P(A) \tag{B.18b}$$

(사건 A와 B는 독립적이고 식 (B.18a)이 다음과 같이 바꾸고,

$$P(A|B) = P(A) \tag{B.19a}$$

그리고

$$P(B|A) = P(B) \tag{B.19b}$$

여기서, 독립을 테스트하는 식 (B.15)을 갈음할 때 사용될 수 있다.)

일반적인 조건부 확률 정의인 식 (B.18)은 소위 곱셈법칙으로 제공하는 교차곱이 될 수 있다.

$$\begin{aligned} P(A \text{ AND } B) &= P(A|B) \cdot P(B) \\ &= P(B|A) \cdot P(A) \end{aligned} \tag{B.20}$$

더 수정한다면, 오른쪽의 같은 두 용어를 동일시 할 때, 베이즈 규칙으로 다시 정리할 수 있다.

$$P(A|B) = \frac{P(B|A) \cdot P(A)}{P(B)} \tag{B.21}$$

여기서 $P(A|B)$는 사후 확률로 알려져 있다.

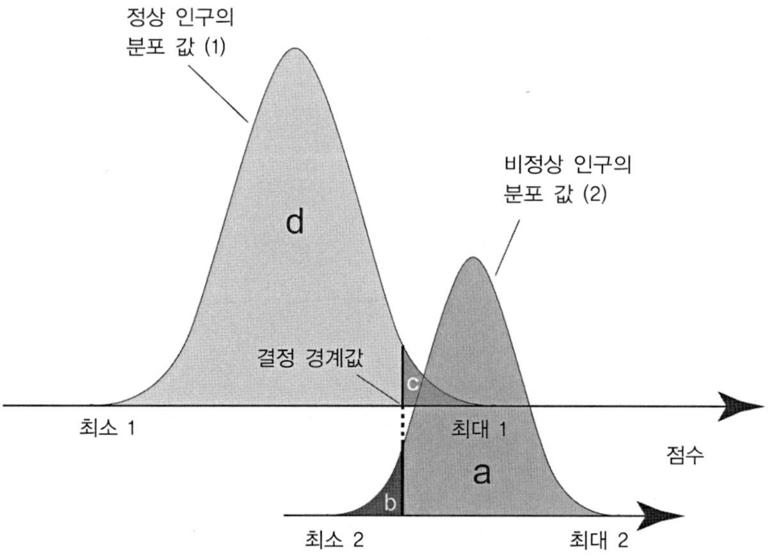

그림 B.8 정상(1)과 비정상(2) 인구 표본의 진단 시험 점수 분포

베이즈 이론은 응용이 다양하고, 그 중 하나는 진단 시험이다. 질병에 대한 사람의 진단 시험은 실험 과정에서 얻은 정상과 비정상(질병) 인구의 무작위 표본에서 보통 점수를 제공하며, 예로 적혈구 계수이고, 점수 범위와 비교할 수 있다.

이 상황은 그림 B.8에서 보여주며, 정상과 비정상 분포 표본의 점수 범위는 가우시안 분포로 알려진다. 결정 경계값을 갖고 싶다면, 실험한 사람이 질병에서 자유롭다고 진단된 실험한 사람 미만이되, 질병을 갖는다고 진단된 사람 이상이어야 한다. 복잡한 점은 두 점수 범위가 겹침에 있고, 겹침의 정도가 실험한 환자의 진단 신뢰에 영향을 끼친다. 즉, 겹침이 많을수록 진단이 확정일 가능성이 더 낮다.

결정 경계값은 겹친 영역에 있어야 한다. 예로 최대 1과 최소 2 사이이다. 부정 진단(시험 음성)을 받을 사람과 양성 진단(시험 양성)을 받을 사람을 구분한다. 정상 인구(1)의 점수 분포는 두 영역인 "d"(경계값 이하)와 "c"(경계값 이상)으로 나뉘고, 비정상 혹은 질병 인구(2)의 점수 분포는 "b"(경계값 이하)와 "a"(경계값 이상)으로 나뉜다.

		A 예	*A* 아니오
B	예	a (TP)	c (FP)
B	아니오	b (FN)	d (TN)

그림 B.9 진단 시험용 분할표. a, b, c, d의 영역은 그림 B.8에 보임

따라서 표본 공간은 분할표(그림 B.9)로 정리할 수 있고, 사건 A(실제 질병을 가짐)과 사건 B(질병을 가짐을 나타내는 양성 결과)를 보여준다. 따라서 사람은 질병을 가질수도 아닐수도 있고, 시험은 누구나 질병을 가짐을 나타내거나 아닐 수 있다. 네 가지는 상호적으로 배타적인 사건이다. "a" 시험 양성인 영역의 사람은 실제로 질병을 갖고, 진양성(TP)으로 알려져 있다. "b" 시험 음성인 영역의 사람은 모두 실제로 질병을 가지며, 위음성(FN)으로 알려져 있다. "c" 시험 양성인 영역의 사람은 질병을 가지지 않으며, 위양성(FP)로 알려져 있다. "d" 시험 음성인 영역의 사람은 질병을 가지지 않으며 진음성(TN)으로 알려져 있다. 좋은 시험은 큰 TP와 TN이고, 작은 FP와 FN이다. 즉 두 분포의 겹침이 작다.

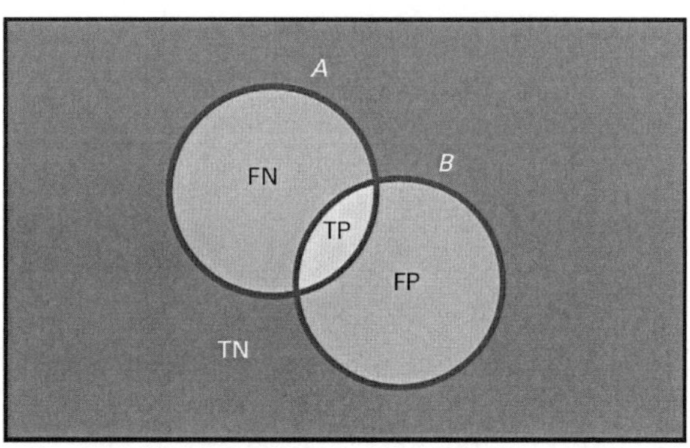

그림 B.10 진단 시험용 벤 다이어그램

영역을 크기에 맞춰 그리지 않았지만, 대응하는 벤 다이어그램은 그림 B.10에 보인다. 시험의 진단 값의 전통적인 측정은 **민감도**(환자를 실제로 환자로 진단하는 (조건부)확률)와 **특이도**(건강한 사람을 실제로 건강하다고 진단하는 (조건부)확률)이다. 그림 B.8과 그림 B.9를 참고하면 다음과 같다.

$$\text{민감도, } P(B|A) = \mathrm{TP}/(\mathrm{TP}+\mathrm{FN}) = a/(a+b) \tag{B.22}$$

$$\text{특이도, } P(\overline{B}|\overline{A}) = \mathrm{TN}/(\mathrm{TN}+\mathrm{FP}) = d/(d+c) \tag{B.23}$$

여기서 a, b, c, d는 그림 B.8의 레이블된 영역의 구역이다. 아무튼 민감도와 특이도는 더 많은 임상 관련 질문에는 답이 될 수 없다. 시험이 양성인데, 개인이 질병을 가질 가능성은? 아니면 시험이 음성일 때, 개인이 질병을 갖지 않을 가능성은? 이런 질문에 대한 답은 베이즈 규칙(식 (B.21))의 사후 확률을 요구하며, 다음과 같이 풀어낼 수 있다.

$$\text{사후 확률} = \frac{\text{우도} \times \text{사전 확률}}{\text{결과}} \tag{B.24}$$

여기서 사후 확률인 $P(A|B)$는 질병을 가질 확률, 시험 후 양성일 때 즉 양성 시험의 예측 값(P_+)이다. 우도는 시험 양성의 확률이고, 질병을 가졌다고 할 시 즉 특이도는 $P(B|A)$이다. 사전 확률은 인구의 질병 발생도인 $P(A)$이고, 결과는 시험 양성 확률 즉 $P(B)$이다.

사후 확률은 때로는 시험의 예측 값으로 참조한다.

$$\text{양성 시험의 예측 값 } (P_+),\ P(A|B) = \mathrm{TP}/(\mathrm{TP}+\mathrm{FN}) = a/(a+c) \tag{B.25}$$

$$\text{음성 시험의 예측 값 } (P_-),\ P(\overline{A}|\overline{B}) = \mathrm{TN}/(\mathrm{TN}+\mathrm{FN}) = d/(d+b) \tag{B.26}$$

민감도와 특이도는 소위 **사전 확률**이라고 부르는 일반적인 인구의 질병 출현률을 고려하지 않으며(시험 사후에 개인이 질병을 갖는 확률), 사후 확률(혹은 예측 값)은 사전 확률을 포함한다([실습 B.1] 참조).

사례

희귀 질병이 인구 중 1000명당 1명만 발생한다면, 즉 사전 확률은 1/1000이라고 가정된다. 이건 질병 시험에 있어 좋지만 완벽하지 않다. 실제로 질병을 갖는 사람에게 진단한 결과 시험 당시 99% 양성이고 (민감도=0.99), 건강한 사람들을 진단한 결과 98% 음성이었다(민감도 = 0.98). 이런 경우 실제로 질병을 가질 확률은 얼마인가?

꽤 높다고 예상했겠지만, 질병의 희귀를 계산에 넣어야 한다. 이번 예제에서, 사전인 $P(A)$는 0.0001이고 민감도인 $P(B|A)$는 0.99이다. 민감도인 $P(\overline{B}|\overline{A})$는 0.98이므로, $P(\overline{B}|\overline{A}) = 1 - 0.98 = 0.02$이다. 사전인 $P(A)$는 분할표(그림 B.11)의 왼쪽 컬럼의 주변합으로 저어졌고, 총계는 1.0이므로 오른쪽 컬럼의 주변 합은 0.00이어야 한다. 분할표의상단 왼쪽 사건은 확률 $P(A \text{ AND } B)$를 가지며, 식 (B.18b)

의 $P(A|B) \cdot P(B)$와 같으며, 0.99×0.001 즉 0.00099이다. 이는 아래와 같이 빼셈으로 용어로 $P(A|B) \cdot P(B)$로 준다. 상단 왼쪽 사건은 확률인 $P(\hat{A} \text{ AND } B)$이며, $P(A|B) \cdot P(B)$와 같으므로 0.02×0.999 즉 0.01988이다. 빼셈은 아래에 용어로 주어지고, 수평으로 행의 주변 합을 추가한다. 이 정보와 함께, 시험의 양성 예측 값 $P(A|B)$인 시험한 양성으로 주어진 질병을 가질 확률은 0.472이다(식 (B.18a)나 식 (B.21) 중 하나를 사용). 주어진 시험 시 민감도와 특이도의 큰 값을 생각하면 나쁘지만 않다. 시험 후의 양성이므로 질병을 가질 확률이 4.72%로 낮다. 이번 예제에서, 종종 위양성 패러독스라고 알려졌다. 낮은 확률인 이유는 질병이 희귀하기 때문이다. 질병을 가질 확률이 시험 후의 양성이 작음에도 불구할지라도, 시험은 유용하다. 시험 양성으로 인해, 이 질병을 가질 확률이 사전 확률인 0.001부터 사후 확률인 0.472까지의 증가했다. 나중에 실험해볼 때이다! 사후 확률 혹은 양성 예측 값인 $P(A|B)$는 시험의 민감도에 비해 아주 유용한 매개변수로 보인다.

	A	$\bar{A}$	
B	*0.00099*	*0.01998*	0.02097
$\bar{B}$	*0.00001*	*0.97902*	0.97903
	0.001	0.999	1.0

■ **그림 B.11** 특정 진단 시험용 분할표

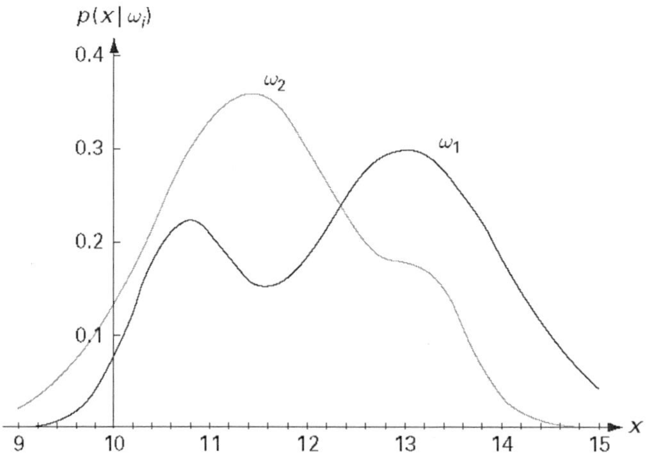

■ **그림 B.12** 두 클래스 w_1과 w_2에 대해 측정한 가상적인 클래스-조건부 확률(출처: Duda et.al(2001) 허가)

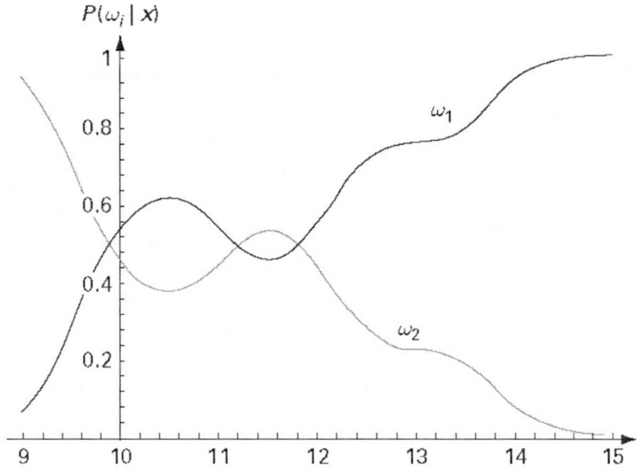

그림 B.13 그림 B.12에 보여준 클래스의 사후 확률. 사전 확률은 $P(w_1)=2/3$과 $P(w_2)=1/3$임. "결과" 용어에 의한 정규화는 사후의 합을 유지하며 일치와 동일함(출처: Duda et.al(2001) 허가).

베이즈 규칙은 환자가 클래스 1(정상)나 클래스 2(질병에 걸림)에 속하는지 나타내는점수 x의 사후 확률에 관해 공식화할수 있다. 클래스-조건부 확률밀도함수 $p(x|w_i)$와 사후 확률 $P(w_i)$에 대한 정상($i=1$)과 질병에 걸림($i=2$) 클래스(그림 B.12)가 알려졌다면, 사후 확률을 계산할 수 있다(그림 B.13) 사후 확률 $P(w_1|x)$이 $P(w_2|x)$보다 크다면 클래스 1에 속함을 결론 낼 수 있고, 아니라면 클래스 2에 속함을 결론 낼 수 있다. 결정을 옳음을 보여주기 위해, 특정 x 값을 관찰할 때마다 분류 시 오류가 날 확률은 다음과 같이 주어짐을 주목하자.

$$\begin{aligned} P(\text{error}|x) &= P(w_1|x),\ w_2\text{로 결정하면} \\ &= P(w_{12}|x),\ w_1\text{로 결정하면} \end{aligned} \tag{B.27}$$

오류의 평균 확률은 다음과 같다.

$$P(\text{error}) = \int_{-\infty}^{\infty} p(\text{error}, x)\text{d}x = \int_{-\infty}^{\infty} p(\text{error}, x)p(x)\text{d}x \tag{B.28}$$

모든 x에 대해 $P(\text{error}|x)$가 가능한대로 작음을 보장한다면, 적분은 가능한대로 작을 것이고, 베이즈 결정 규칙을 정당화할 수 있다. 즉,

$$P(w_1|x) > P(w_2|x)\text{이면 } w_1\text{로 결정하고, 아니면 } w_2\text{를 결정한다.} \tag{B.29}$$

오류 평균 확률을 최소화한 결과는 다음과 같다.

$$P(\text{error}|x) = \min[p(w_1|x),\ P(w_2|x)] \tag{B.30}$$

계산했던 민감도와 특이도에서 4개의 상호 배타적 사건(TP, FP, TN, FN)을 찾을 수 있었고, 분할표와 예측 값을 찾을 수 있었다. 위양성에 수반한 "비용"이 위음성을 수반한 것보다 크다면,

FN의 개수 증가를 수반할지라도 FP를 최소화 하기 위해 결정 경계값을 최적 값으로 변경함을 선호할 수 있다. 종종 손실 인자 λ라고 하는 비용 인자를 사용해 분포를 스케일링함으로써 스키마로 통합할 수 있다. 서로에 대한 재스케일링은 다른 교집합의 결과를 낳기 때문에 다른 결정 경계값이 되며 서로 다른 민감도와 특이도를 발생시킨다. 결정 경계값을 다시 설정하면 민감도(과 P_+)가 낮아지고, 특이도(과 P_-)가 증가한다.

경계값 의존 측정에 관한 한 문제점은 분류기가 제공하는 모든 정보 사용에 있어 실패한다는 점이다. 일부 시험은 숫자를 읽기엔 쉽지 않다. 그럴 수 있다. 예로 여러 관찰자가 잡음 영상의 특징을 읽는 과정을 수반한다면 말이다. 다른 관찰자가 특징이 존재하는지 아닌지를 결정하는 다른 임계나 결정 경계값을 사용할 수 있다. 일부는 과도하게 해석하고, 다른 일부는 읽기엔 어려울 수 있다. 결정 경계값을 이동해 분류를 바꿔보자. 예로 위양성 개수를 줄이기 위해 경계값을 낮음부터 높음으로 이동한다. 불행히도 진양성 개수도 감소한다(그림 B.14). 분포의 절편에서 결정 경계값을 취한다면 총 오류(FPF+FNF)를 최소화하며, 최적 경계값으로 간주된다(손실 함수 부재).

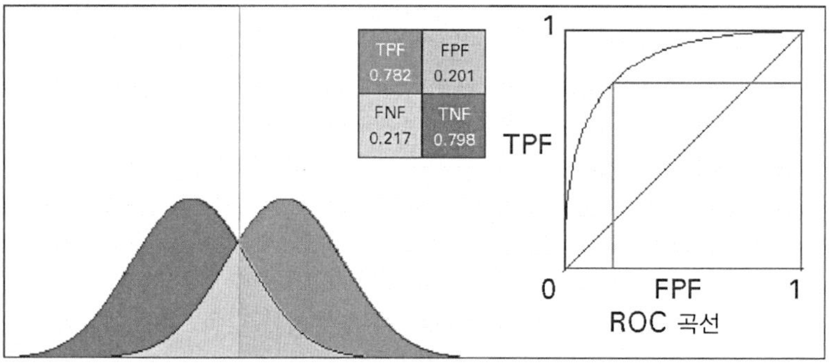

(i)

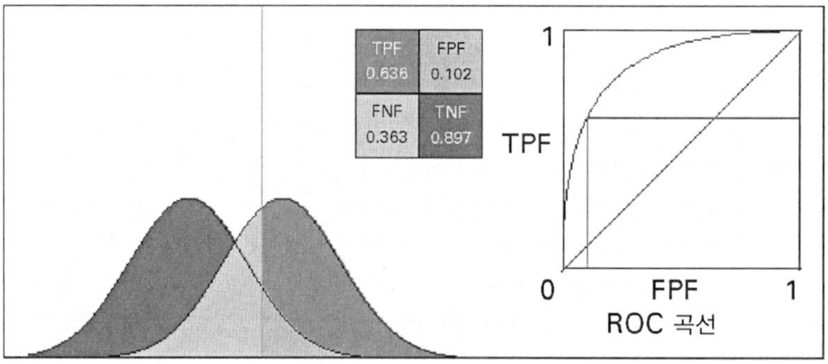

(ii)

그림 B.14 겹친 분포 (i) 분포의 절편과 (ii) (i)보다 높은 값에 있는 결정 경계값. ROC 플롯에 대응하는 점을 보여준다. 컬러 화보 참조(p.212)

이른바 수신자 조작 특성(ROC) 플롯을 이용해 결정 경계값 범위에 걸친 시험 시의 성능을 측정할 때 유용하다. 이 용어는 두 클래스에 할당하는 경우에 관한 인간이나 기계적 관찰자("수신자")의 성능("조작 특성")으로 참조한다. 결정 경계값 범위에 대해, 대응하는(1-특이도) 값(위양성 부분)에 맞서는 모든 민감도 값(진양성 부분)을 플롯팅해 ROC 플롯을 얻을 수 있다(그림 B.14).

분포의 교집합을 이용한 최적 경계값은 대응하는 ROC 곡선의 점은 (0, 1)에 가깝다. 경계값이 매우 높으면 거의 위양성이없다(다만 몇 진양성이 있다). 두 TPF와 FPF는 0에 가깝고, ROC 곡선의 하단 왼쪽에 있는 점에 대응한다. 경계값을 매우 낮게 이동하면, 진양성 개수가 증가한다(첫 지점에서 꽤 극적으로, 따라서 ROC 곡선은 가파르게 이동한다). 경계값이 최적 경계값보다 아주 낮으면 위양성에서 날카롭게 증가하고, ROC 곡선 수준이 떨어진다. ROC 플롯의 흥미로운 속성은 경계값을 사용해 취득한 곡선의 점은 그 점의 곡선 기울기와 동일하다는 점이다. ROC 플롯은 이전 확률을 고려하지 않는다.

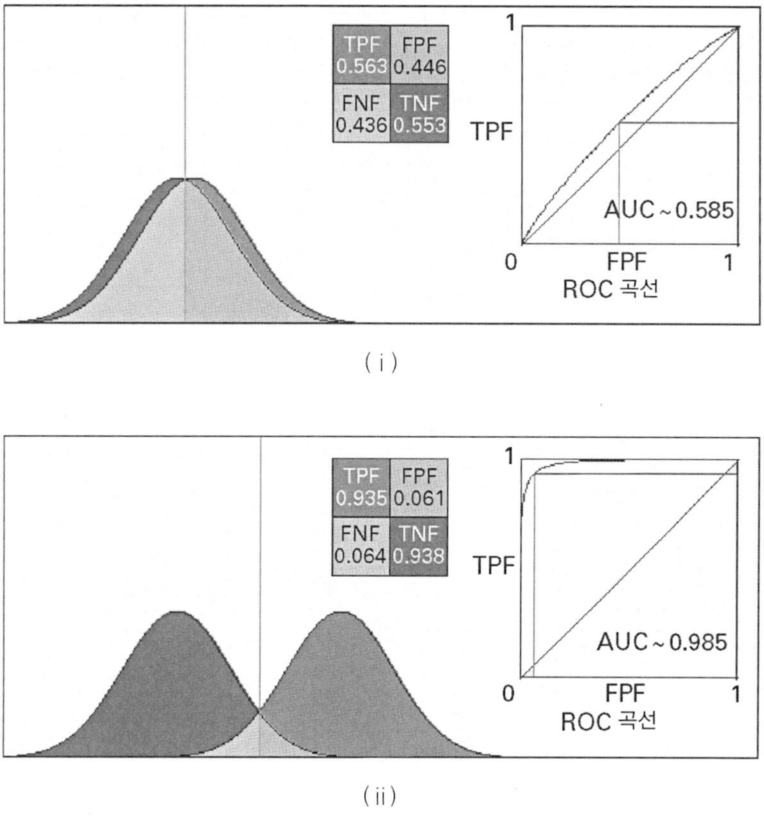

그림 B.15 (i) 큰 (ii) 작은 겹침이 있는 분포. AUC의 대응 값은 ROC 플롯에서 보여준다(그림 B.14에 보여준 이 분포의 AUC 값은 0.859이다). 컬러 화보 참조(p.212)

ROC 곡선 아래의 영역은 AUC나 A_z로 나타나고, 시험/시스템의 전반적인 성능을 의미하는데, 임의 특정 경계값과 독립이기 때문이다. 두 곡선의 겹침이 더 크다면, ROC 곡선 아래의 영역이 더 작다(그림 B.15). AUC 값은 0.5과 1.0에 걸쳐있다. 0.5인 값은 정방향 대각선에 대응하고, 분포의 완벽한 겹침을 의미한다. 분류가 가능하지 않다. 높은 값은 덜 겹친 분포를 의미하며 최적인 시험이다. 분포를 완전하게 분리할 수 DT고, 분류 시험은 완벽하고, AUC 값은 1.0에 다다른다. AUC의 0.8인 값은 양성 그룹에서 무작위로 선택한 경우의 80%가 음성 클래스에서 무작위 선택한 것보다 점수가 큼을 의미한다.

ROC 곡선의 점인 각 결정 경계값의 경우 대응하는 분할표의 값을 사용해 플롯하며, 표본이 경계값보다 높거나 낮은지에 달려 있고, 얼마나 높고 낮은지에 대해서는 아니다. ROC 곡선 아래의 영역 결과는 분포에 놓여 있는 모양에 영향을 중요하게 주지 않으며, 단순화해도 된다.

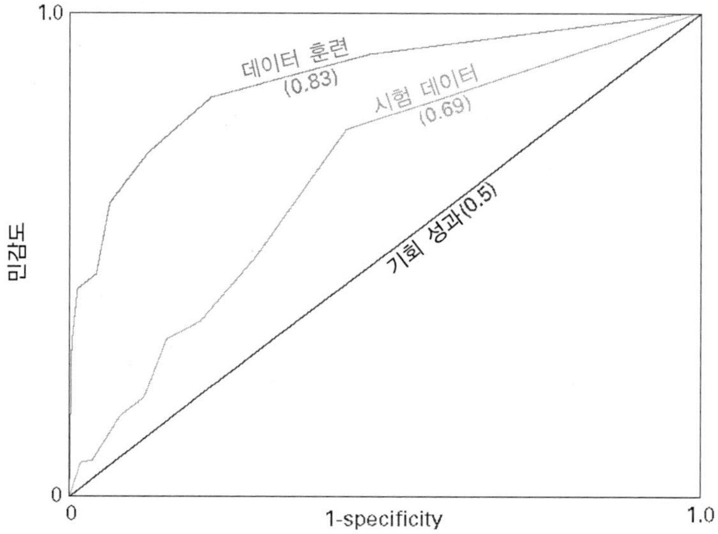

그림 B.16 수신자 조작 특성(ROC) 곡선

훈련 데이터용 AUC는 일반적으로 시험 데이터보다 높으며(그림 B.16), 많은 분류기는 분류 규칙(데이터 훈련)을 생성할 때 사용하는 데이터에서 최적으로 수행하며, 새로운(시험) 데이터에는 덜 그렇다. 각 곡선은 판별 특정 값인 d'에 대응한다.

$$d' = |\mu_2 - \mu_1| / \sigma \tag{B.31}$$

B.4 영상 분할

그레이레벨 히스토그램을 이용해 두 클래스나 클러스터로 나눈 영상 분할은 진단 시험 시 최적 결정 경계값 찾기와 비슷하다. 이번 경우, 화소를 전경과 배경으로 분할하는 최적 경계값을 찾는다.

화소 범위가 $[0, L\text{-}1]$이고, 히스토그램이 두 봉우리이면, 화소의 두 클래스인값이 $[0, k]$인 클래스 0(배경)과 값이$[k+1, L-1]$인 클래스 1(전경)이 있으며, 여기서 k는 경계값이다.

클래스 확률은 다음과 같다.

$$P(C_0) = \sum_{i=0}^{k} P(i) = w_0(k) = w(k) \tag{B.32}$$

$$P(C_1) = \sum_{i=k+1}^{L-1} P(i) = w_1(k) = 1 - w(k) \tag{B.33}$$

클래스는 다음과 같이 의미한다.

$$\mu_0(k) = \sum_{i=0}^{k} iP(i|C_0) = \frac{1}{w_0(k)} \sum_{i=0}^{k} iP(i) \tag{B.34}$$

$$\mu_1(k) = \sum_{i=k+1}^{L-1} iP(i|C_1) = \frac{1}{w_1(k)} \sum_{i=k+1}^{L-1} iP(i) \tag{B.35}$$

개별 클래스 분산은 다음과 같다.

$$\sigma_0^2(k) = \frac{1}{w_0(k)} \sum_{i=0}^{k} [i - \mu_0(k)]^2 P(i) \tag{B.36}$$

$$\sigma_1^2(k) = \frac{1}{w_1(k)} \sum_{i=k+1}^{L-1} [i - \mu_1(k)]^2 P(i) \tag{B.37}$$

각 클래스의 분산 가중 합인 내부 클래스 분산을 정의할 수 있다.

$$\sigma_W^2(k) = w_0(k)\sigma_0^2(k) + w_1(k)\sigma_1^2(k) \tag{B.38}$$

오트수 방법은 가능한 들어 맞는 각 클러스터를 만들기 위해 내부 클래스 변수를 최소화하는 k 경계값을 찾으며, 겹친 부분을 최소화한다. k값의 전체 범위에 걸쳐 실행하고 최소화한 $\sigma_W^2(k)$값을 가져온 이 시점에서 실제로 중지할 수 있다. 다만, 매우 빠른 계산으로 이어지기 위한 재귀 관계를 개발할 수 있다. σ_T^2 분포를 결합한 총 분산으로서 다음과 같이 주어진다.

$$\sigma_T^2 = \sum_{i=0}^{L-1} [i - \mu_T]^2 \cdot P(i) \tag{B.39}$$

여기서,

$$\mu_T = \sum_{i=0}^{L-1} iP(i) \tag{B.40}$$

식 (B.39)에 식 (B.38)을 빼면 클래스 간의 분산인 σ_{B}^2로 주어지며, 클래스 평균과 총 평균간의 가중 제곱 거리의 합이다.

$$\begin{aligned}\sigma_{\mathrm{B}}^2 &= \sigma_{\mathrm{T}}^2 - \sigma_{\mathrm{W}}^2 = w(k)\cdot(\mu_0(k)-\mu_{\mathrm{T}})^2 - (1-w(k))\cdot(\mu_1(k)-\mu_{\mathrm{T}})^2 \\ &= w(k)\cdot(1-w(k))\cdot(1-w(k))\cdot[\mu_0(k)-\mu_1(k)]^2\end{aligned} \tag{B.41}$$

총 분산 σ_{T}^2은 상수이고 k가 독립적이므로, 경계값 변화에 따른 영향은 σ_{W}^2와 σ_{B}^2간의 이동에 그저 기여했을 뿐이다. 따라서 내부 클래스 분산 최소화는 클래스 간의 분산을 최대화와 동일하다. 후자를 수행함에 따른 장점은 k값을 통해 실행하는 만큼 σ_{B}^2의 량을 재귀적으로 계산할 수 있다. 다음과 같이 초기화한다.

$$w(1) = P(1); \qquad \mu_0(0) = 0 \tag{B.42}$$

그러면 재귀 관계는 다음과 같다.

$$w(k+1) = w(k) + P(k+1) \tag{B.43a}$$

$$\mu_0(k+1) = (w(k)\cdot\mu_0(k) + (k+1)\cdot P(k+1))/(w(k+1)) \tag{B.43b}$$

$$\mu_1(k+1) = (\mu - w(k+1)\cdot\mu_0(k+1))/(1-w(k+1)) \tag{B.43c}$$

각 경계값을 통해 성공적으로 이동할 수 있는 만큼, σ_{B}^2를 갱신할 수 있게 하고, 최댓값을 찾는다. 최댓값을 쉽게 찾을 수 있게 하는 σ_{B}^2는 항상 부드럽게 하고 한 봉우리이다.

실습

실습 B.1 양성 예측 값

엑셀 파일인 `discriminant.xml`을 연다. 공식 II를 살펴보고 사례의 값인 민감도, 특이도와 사전 확률(π_{D}로 나타냄)을 채운다. 동시 확률과 주변 확률을 보여주기 위해 분할표를즉시 갱신한다. 빨간색으로 강조된 민감도와 특이도가 함께 있는 조건부 확률(예측|실제) 아래에 파란색으로 강조된 양성과 음성 예측 확률이 함께 있는 (실제|예측)을 보여준다. 아래는 PPV, P_+나 $P(A|B)$로 다양하게 참조하는 양성 예측 값을 어떤지 보여주는 그래프이며, 사전 확률로 변경한다.

사전 확률을 0.001로 바꾸고, 변화를 관찰한다. 시험이 바뀌지 않았더라도, PPV(혹은 $P(A|B)$)는 4.7%부터 33.3%까지의 변화에 특히 주목하라. 즉, 민감도와 특이도를 여전히 유지한다.

실습 B.2 ROC 플롯

엑셀 파일인 `discriminant.xml`을 연다. 공식 I를 살펴본다. 두 분포는 가우시안이라고 가정하며, 종종 실제에 나타나는 경우인데, 많은 임의 인자를 수반하며 중심 극한 정리는 적절하기 때문이다. 평균과 표준편차로 특성화할 수 있고, 영역은 사전 확률에 대응하고, 인구 부분은 각 정상이나 질병을 갖는다. 건강도, 비질병 분포인 평균 $\mu = 2$와 표준편차 $\sigma = 2$, 질병 분포인 $\mu = 10$, $\sigma = 2$를 입력한다(사전은 0.5이며 손실 인자는 모두 1이다). 이 프로그램은 가우시안에 적합하게 스케일링한 두 교집합을 조사함으로써 최적 결정 경계값을 찾는다. 4개의 상호 배태적인 사건은 대응하는 영역으로부터 찾을 수 있고, 민감도와 특이도로부터 사후 확률을 계산할 수 있다. 최적 경계값이 직관적으로 타당한 7과 특이도, 민감도와 사후 확률(예측 값)에 주목하라. 엑셀 파일의 두 번째 페이지는 스케일에 일정하게비례한 분포를 보여주며, 교집합을 확인할 수 있다.

질병 분포의 표준편차를 1로 바꾼다. 결정 경계값이 7.8로 늘어남에 주목하고(스케일에 일정하게 비례하는 분포임을 확인), 사후 확률에 어떤 영향을 주는지 관찰하라. 최적 경계값 상하한인 경계값의 범위는 플롯한 ROC 곡선을 취할 수 있다. ROC 곡선을 아래로 스크롤하고, E59 셀의 AUC 값에 주목하라.

연습문제

B.1 XOR 연산의 진리표는 무엇인가?

B.2 두 주사위를 던졌을 때 사건 C인 하얀 주사위가1로 나타냈을 때의 확률은 무엇인가? 주사위 숫자에 7을 더했을 때의 사건 D의 확률이 어떻게 되는가?

B.3 세 동전을 동시에 던졌다. 정확히 두 앞면이 나오는 확률은 어떻게 되는가?

B.4 두 주사위를 24번 던졌을 때 적어도 하나 이상 6이 두번 나올 확률이 어떻게 되는가?

B.5 세 주사위를 던졌을 때, 적어도 6이 한번 나올 사건의 확률은 어떻게 되는가? (힌트: 보수를 찾음으로써 할 수 있다. 또한 6 단면의 표본 공간을 상상함도 유익하며, 각 단면에서 적어도 6이 한번 나오는 결과를 알아낸다.)

B.6 두 어린이가 있는 가족을 고려하자. 어린이 중 한명이 남자 아이라면, 두 어린이가 남자 아이일 확률은 어떻게 되는가?

B.7 앞에 두 봉투가 있다고 가정하자. 한 봉투에는 다른 봉투의 두 배 금액이 들어 있다. 봉투 하나가 주어진다면, 바꾸자고 할 수 있는지 물어본다. 어떻게 할까? (Mathematics Magazine, 1995)

B.8 일상적인 유방 검사에 참여한 특정 나이의 여성 1%가 유방암을 갖는다고 가정하자. 그 여성의 80%는 유방암 시험 양성(즉, 민감도 = 0.8)이고, 유방암 시험 양성이 없는 9.6%이다(주목: P(B|A) = 0.096). 여성이 실험의 양성 결과를 받는다면, 유방암을 가질 확률은 어떻게 되는가?

B.9 2±3와 6±2.에 대한 `discrimination.xls`의 값을 사용한다. 가우시안, 분할표와 확률, ROC 곡선을 보고, AUC의 값을 기록한다. 이 시험은 좋은가?

Appendix C | 모양과 질감

영상 내부의 객체는 모양과 질감을 가지며, 후자는 내용을 기술한다. 이 속성은 기술자 혹은 특징으로 설명될 수 있고, 분할 지원에 유용할 수 있고, 분할 후에는 다른 객체 구분과 이를 분류할 때 유용하다.

C.1 모양

모양 특징은 다음과 같이 포함한다.

영역 A: 객체의 화소 개수다.

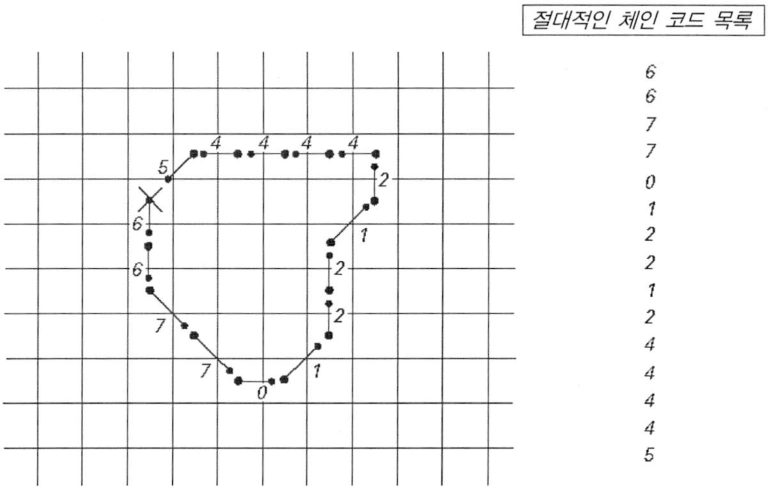

그림 C.1 경계선의8–연결성 체인 코드. X부터 시작한다. 각 숫자는 경계선에 놓인 다음 화소 방향을 대표한다. 0은 동쪽을 나타내고, 1은 북동쪽을 나타내고, 2는 북쪽을 나타내는 등 7은 남동쪽을 나타낸다. 경로는 일반적으로 반시계 방향으로 순회한다.

둘레 P: 객체의 경계선에 있는 화소 개수다. 다음과 같이 객체의 체인 코드로부터 쉽게 얻을 수 있다(그림 C.1).

$$P = (\#\text{even codes}) + \sqrt{2}(\#\text{odd codes}) \tag{C.1}$$

(곡률과 결합 에너지도 체인 코드로부터 추출할 수 있다.)

최대 정방향경: 둘레의 두 점 사이의 선으로서 가장 멀리 떨어져 있다. 즉 가장 긴 차원이다.
편심: 최대 정방향경과 최대 길이 직각의 비율이다.
원형:

$$\text{원형} = 4\pi A/P^2 \tag{C.2}$$

원의 경우 최댓값은 1로 취한다.

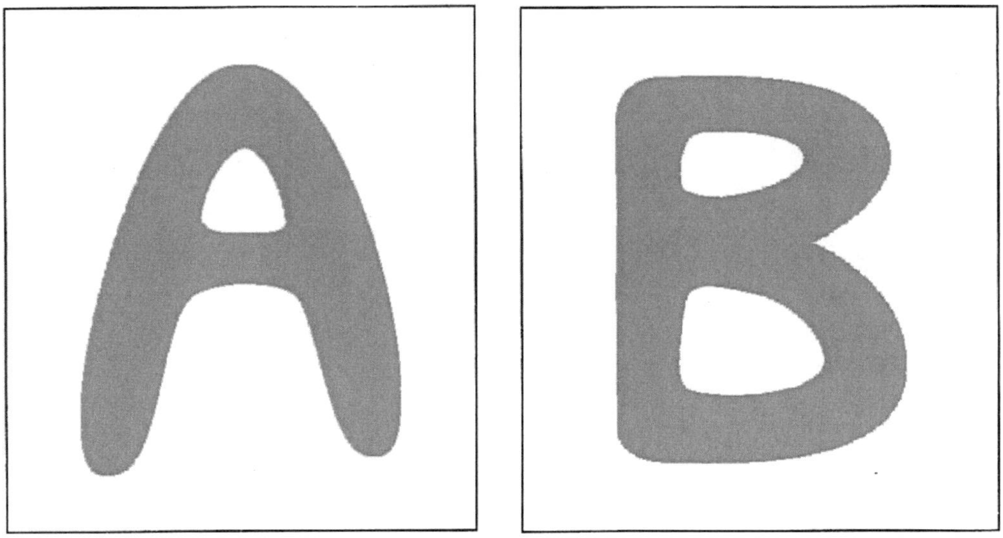

(i) (ii)

그림 C.2 오일러수가 (i) 0(즉, 1−1)과 (ii) −1(즉, 1−2)인 객체

오일러 수: 연결 성분의 개수(즉, 객체)에 영상의 홀 개수를 뺀다(그림 C.2).
푸리에 기술자: 경계선의(x, y) 좌표의 이산 푸리에 변환(7장)이다. 약간의 저수준 계수만으로 총 영역을 잡아내기엔 종종 충분하다.
의학 축 변환(9.2.5절)이나 분기 점과 끝 점 같은 내부에 있는 점
블록 껍질(9.2.6절)
다른 방법으로는 통계 모멘트라고 불리는 속성을 이용해 모양을 기술한다. 경계선 같은 1D 이산 함수 $f(x)$의 n번째 모멘트인 m_n는 $x = 1, 2, 3, ..., N$이면 다음과 같이 정의할 수 있다.

$$m_n = \sum_{x=1}^{N} x^n f(x) \tag{C.3}$$

여기서, 첫 번째 모멘트인 m_1은 평균 μ이다.

모멘트는 평균을 안내할 수 있는데, 다음과 같이 정의된 중앙 모멘트로 알려져 있다.

$$\mu_n = \sum_{x=1}^{N} (x-\mu)^n f(x) \tag{C.4}$$

첫 중앙 모멘트는 0이고, 두 번째 모멘트는 분산이고, 이의 제곱근은 표준편차인 σ이며, 확산 함수를 측정한다.

일반적으로 정규화된 중앙 모멘트인 η_n를 제공하기 위해 σ^n로 나눠 중앙 모멘트를 정규화한다. (정규화된) 세 번째 중앙 모멘트는 비대칭을 측정(대칭함수는 0인 왜도를 가짐)하는 왜도이고, (정규화된) 네 번째 중앙 모멘트는 함수가 정규 분포(첨도가 3임)가 뾰족하거나 평탄한지측정하는 첨도이다.

모멘트는 $M\times N$ 화소인 디지털 영상처럼 2D 이산 함수 $f(x,y)$로 확장할 수 있다. (m,n)번째 모멘트는 다음과 같이 정의된다.

$$m_{mn} = \sum_{x=1}^{M}\sum_{y=1}^{N} x^m y^n f(x,y) \tag{C.5}$$

여기서 m_{00}은 영상 화소의 합이고, 이진 영상인 경우 영역과 동일하다. 영상의 중심점 혹은 무게중심 (μ_x, μ_y)는 $(m_{10}/m_{00}, m_{01}/m_{00})$로 주어진다.

$$\mu_{mn} = \sum_{x=1}^{M}\sum_{y=1}^{N} (x-\mu_x)^m (y-\mu_y)^n f(x,y) \tag{C.6}$$

여기서 μ_{20}과 μ_{02}는 각각 x과 y의 분산이고, μ_{02}는 x와 y간의 공분산이다. 공분산 행렬 Σ 혹은 $\boldsymbol{cov}(x,y)$는 다음과 같다.

$$\Sigma = \begin{bmatrix} \mu_{20} & \mu_{11} \\ \mu_{11} & \mu_{02} \end{bmatrix} \tag{C.7}$$

공분산 행렬로부터 모양 특징을 계산할 수 있다(공분산의 고유값 비율은 편심이고, 고유벡터의 방향은 방향이다.) 모멘트의 순서는 푸리에 급수의 계수와 유사하다. 첫 몇가지는 일반적인 모양이고 나머지는 세부사항을 채운다.

중앙 모멘트는 정규화된 중앙 모멘트로 대치하기 위해 정규화될 수 있다.

$$\eta_{mn} = \mu_{mn}/\mu_{00}^{Y} \tag{C.8}$$

여기서

$$Y = (m+n)/2+1 \tag{C.9}$$

상관관계 행렬로 알려진 이 행렬은 정규화된 중앙 모멘트 항으로 정규화된형태이며, 공분산 행렬과 유사하다.

모양 특징은 이동, 회전, 크기에 불변하도록 정규화된 중앙 모멘트로부터 구성될 수 있고, 객체 인식에 아주 유용하다.

C.2 프랙털

프랙털은 자가 유사이고 크기에 독립적이다. 프랙털은 공간 채움인 복잡한 모양이고, 비적분이며 위상차원보다 더 큰 프랙털 차원으로 특성화된다. 매우 큰 프랙털 차원이면 많은 공간 채움은 모양이다.

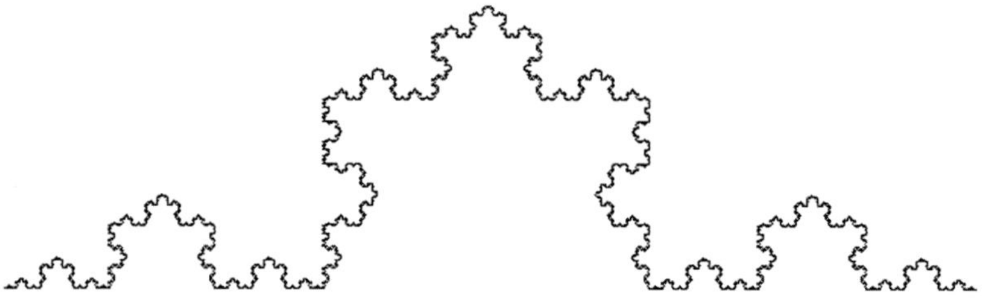

그림 C.3 코흐 곡선

아주 간단한 규칙의 반복은 일부 매우 특별한 속성을 갖는, 복잡하게 보이는 모양을 만들 수 있다. 이미 공부했던 초창기 수학적 프랙털 중 하나는 코흐 곡선이었다(그림 C.3). 반복이나 재귀 절차를 사용해 구성한다. 단순한 선 세그먼트를 3등분으로 나눈 후, 두 번째 세그먼트를 정삼각형의 일부를 형성하는 두 동일한 세그먼트로 대치한다. 다음 단계에서, 4개의 각 세그먼트를 원래 곡선에 따라 부모의 1/3 길이인 4개의 새로운 세그먼트로 대치한다. 또 다시 반복한다.

유클리디안 모양과 다르며, 이 곡선은 모든 길이 스케일에 관한 세부 사항을 갖는다. 사실, 찾은 것을 가까이 더 상세하게 볼 수 있다 곡선 처리는 자가 유사를 추출한다. 즉 각 작은 부분을 확대한 경우, 큰 부분의 모양을 추출한다. 곡선은 크기 변화에도 불변이다. 곡선의 길이를 구성하는 각 단계는 4/3씩 증가한다. 그러므로 곡선을 제한해 자체 교차 없이 평면의 유한 영역으로 무한 길이를 넣는다. 연속적인 반복에서, 상세한 새로운 부분 찾아 길이를 증가시킨다. 쉽게 계산되지만, 곡선 점을 설정하는 대수 공식이 존재하지 않는다.

N의 선 세그먼트 동일한 부분은 전체를 비율 $r=1/N$로 축소할 수 있다. 이와 비슷하게 정사각형 영역을 인자 $r=1/\sqrt{N}$로 축소한 N개의 자가 유사 부분으로나눈다. 큐브를 인자 $r={}^3\sqrt{N}$로 축소한 N개의 작은 큐브로 나눌 수 있다. 보통 $D-$차원 자가 유사 객체는 자체의 N개 작은 복사본으로 나눌 수 있고, 각각 ${}^D\sqrt{N}$이나 다음과 같이 축소된다.

$$N = 1/r^D \quad (C.10)$$

반대로 N 부분의 자가 유사 객체를 갖고 있다면 전체를 비율 r로 축소한다. 이의 프랙털 차원 혹은 하우스도르프 차원은 다음과 같이 주어진다.

$$D = \log N/\log(1/r) \quad (C.11)$$

코흐 곡선의 프랙털 차원은 무엇인가? 각 세그먼트는 4개의 부 세그먼트로 구성하고, 각 부모의 1/3으로 축소된다. 결국 다음과 같다.

$$D = \log N/\log(1/r) D = \log(4)/\log(3) = 1.26 \quad (C.12)$$

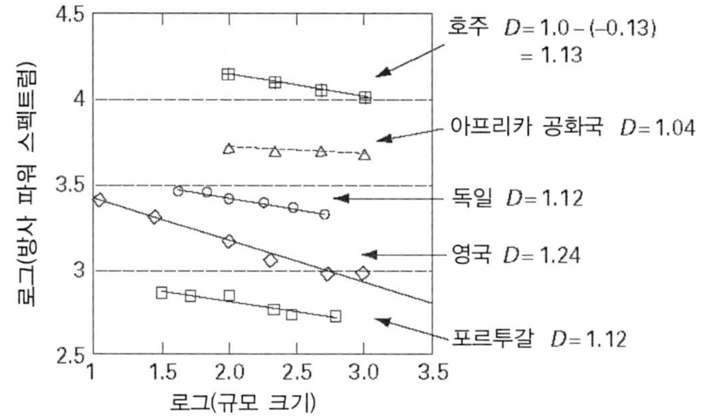

그림 C.4 리차드슨 플롯

해안선은 프랙털 속성을 갖는다. 작은 눈금자를 사용하는 만큼 측정한 길이는 커진다. 더 부정하게 따를 수 있기 때문이다. 라차드슨(Mandlebrot, 1977)은 국경 경계선 길이 L과 규모 s(그림 C.4) 간의 대수 관계를 처음으로 기록했다. 다음과 같이 사용한 리차드슨 플롯의 경계선의 프랙털 차원 D은 기울기 S로부터 얻을 수 있었다.

$$D = 1.0 - S \quad (C.13)$$

남아프리카 공화국의 해안선은 D=1.04로 아주 부드럽다. 거친 선, 가파른 경사, 더 큰 것이 프랙털 차원이다. 선의 프랙털 차원 범위는 0(부드러움)과 2.5(무작위 잡음)이고, 표면은 2.0(부드러움)부터 4.0(무작위 잡음)이다.

프랙털 모델은 보통 간결한 기술자로 사용하는 프랙털 차원과 함께 의학 영상의 질감 모델링에 적합함을 오랫동안 고려되었다. 프랙털 차원은 객체가 공간을 얼마나 점유하는지 기술하고, 프랙털 차원의 구조의 복잡성과 관련 있다. 선에 적용하면 경계선의 측정도 수치가 불규칙하거나 혹은 표면에 적용하면 표면이 거칠다. 프랙털은 크기와 투영에 불변함 같은 매혹적인 속성이지만, 자연 객체의 실제 영상은 정확하게 수학적 프랙털 같은 자가 유사가 아니며, 프랙털은 통계적 장면에만 존재하고, 제한된 크기 범위에 한정한다.

C.3 질감

객체의 매우 단순한 특징 혹은 객체 내용에 기반을 둔 영역을 평균 그레이 값과 평균의 표준편차 같은 자체 일반적인 강도 속성으로 기술한다. 하지만 이 특징은 영상시스템의 이득에 의존하고, 영상의 밝기나 명암대비가 바뀌면 변경된다. 질감은 이득에 독립적이다. 질감은 거칠기나부드러움, 규칙(따라서 패턴)이나 불규칙을 기술한다. 영상에 잇는 영역의 질감을 기술하는 세 가지 주요 접근 방식인 (i) 통계적, (ii) 구조, (iii) 스펙터럴이다.

C.3.1 통계적 접근 방식

질감은 순서/비순서 혹은 규칙/비규칙의 어느 정도를 가지므로, 통계적 속성으로 기술할 수 있다. 단순한 방법 중 하나는 영역의 그레이레벨 히스토그램(즉, 확률밀도함수)의 통계적 모멘트를 이용함에 있다. 즉, 모양과 맘께 사용하는 화소 좌표 대신에 화소를 사용한다. n번째 모멘트는 다음과 같이 주어진다.

$$m_n = \sum_{k=0}^{L-1} k^n p(k) \tag{C.14}$$

n번째 중앙 모멘트는 다음과 같이 주어진다.

$$\mu_n = \sum_{k=0}^{L-1} (k-\mu)^n P(k) \tag{C.15}$$

정규화된 히스토그램 $P(k)$과 $0, 1, 2, \ldots, L-1$ 을 취하는 그레이 값 k, 평균 위치 대신에 평균 그레이 값인 μ을 사용한다는 점만 제외하면, 식 (C.3)과 (C.4)는 동일하다. 따라서 첫 모멘트는 영역의 평균 그레이레벨 혹은 평균 밝기이고, 첫 중앙 모멘트는 0이다. 두 번째 중앙 모멘트는 그레이 값의 분산이고, 정규화된 분산은 질감의 간단한 측정(Doughrty, 1996)으로 사용되었다. 분산을 정규화함은 밝기에 독립적임을 보장한다.

질감을 기술하는 다른 통계적인 방법은 다른 그레이레벨과 관련된 특정 그레이레벨 발생을 통계적으로 샘플링함에 있다. 위치 연산자 p에 대해서는, 그레이레벨 j의 화소로부터 위치 p에 있는 그레이레벨 i의 화소가 발생하는 횟수를 세는 행렬 P_{ij}를 정의할 수 있다. 예를 들어, 세 구분하는 그레이레벨 0, 1, 3이 있고 위치 연산자가 "낮은 오른쪽"이면, 영상은 다음과 같을 경우,

$$\begin{matrix} 0\,0\,0\,1\,2 \\ 1\,1\,0\,1\,1 \\ 2\,2\,1\,0\,0 \\ 1\,1\,0\,2\,0 \\ 0\,0\,1\,0\,1 \end{matrix} \tag{C.16}$$

셴 행렬 P는 다음과 같이 주어진다.

$$P = \begin{bmatrix} P_{00}\,P_{01}\,P_{02} \\ P_{10}\,P_{11}\,P_{12} \\ P_{20}\,P_{21}\,P_{22} \end{bmatrix} = \begin{bmatrix} 4\,2\,1 \\ 2\,3\,2 \\ 0\,2\,0 \end{bmatrix} \tag{C.17}$$

화소 총 개수로 각 요소를 나눠 P를 정규화하면, 그레이레벨-공분산 행렬 C를 가지며, 각 C_{ij}는 0과 1 사이이다.

최대 확률을 포함한 공분산 행렬로부터 여러 가지 기술자를 얻을 수 있다.

$$\underset{ij}{max}(C_{ij}) \tag{C.18}$$

순서 k의 요소 차분 모멘트,

$$\sum_i \sum_j (i-j)^k C_{ij} \tag{C.19}$$

순서 k의 역 요소 차분 모멘트,

$$\sum_i \sum_j C_{ij} / (i-j)^k \tag{C.20}$$

엔트로피,

$$\sum_i \sum_j C_{ij} \log_2 C_{ij} \tag{C.21}$$

균일성,

$$\sum_i \sum_j {C_{ij}}^2 \tag{C.22}$$

위 모멘트의 특정 조합은 이동, 회전, 크기(즉, 명암대비) 변화에 불변이고, 질감 기술자로 사용될 수 있다.

다른 접근 방식은 영역의 화소에 소벨 에지 추출 마스크(6.4.2절)을 적용한다. 두 결과인 "에지 크기" 영상과 "에지 위상" 영상 이미지를 경계화한 후, 여러 가지 위상 각에 대한 "에지 크기"의 히스토그램을 만든다. 에지는 질감에 가까우며, 척추 뼈 영상의 대각선 질감을 시각화할 때 사용된다(Caldwell *et al.*, 1995).

C.3.2 구조적 접근 방식

기본 스키마는 질감을 위한 문법을 구축한 후 질감을 분석해서 문법에 일치하면 볼 수 있음에 있다. 질감 원시 정의를 수반하며, 복잡한 질감으로부터 간단한 패턴을 구축할 수 있다.

C.3.3 스펙터럴 접근 방식

질감은 규칙의 어느 정도를 갖고 있고, 공간주파수에 관해 기술될 수 있다. 영상 $f(x, y)$의 푸리에 변환이 폴라 좌표 $S(r, \theta)$로 표현할 수 있다면, 1차원 함수는 주어진 $S(r)$의 모든 방향의 합과 주어진 $S(\theta)$의 모든 반경으로 얻을 수 있다. 좌표 $S(r)$는 모든 각도에 걸친 주파수 분포를 제공하고, $S(\theta)$는 특정 방향의 주파수 내용을 제공한다. 이 분포의 평균과 분산은 질감 기술자에 유용하다.

함수 $f(x)$의 부드러움 측정의 고전적인의미는 푸리에 변환을 수반한다. 따라서 (2-D) 영상의 거침인 r에 대한 $|S(r)|^2$의 플롯인 방사 푸리에 파워 스펙트럼은 $1/r^2$로 떨어지며, 로그 기울기(로그의 2)를 보여준다. 반면 부드러운(2-D) 영상은 −4의 기울기로 $1/r^4$로 떨어진다. 매우 낮은 주파수에서, 객체의 대부분 특징에 대응하고, 매우 높은 주파수에서는 파워 스펙트럼은 정말 상수일 수 있다. 나이퀴스트 주파수에 다가가면, 시스템 잡음은 두드러지고 파워 스펙트럼은 다시 상수가 된다. 다양한 장기의 MRI 영상의 파워스펙트럼 내 일반적인 모양이 보고됐다(Fuderrer, 1988). 작은 영상이 더 적은 데이터 점을 제공하고, 해상도 부족과 양자화 오류를 겪을 수 있고, 파워 스펙트럼이 들쭉날쭉하다는 점에 주목하자.

자연 질감은 통계적 프랙털로 고려될 수 있고(C.2절), 프랙털 차원은 질감 기술자로 사용될 수 있다. 프랙털을 기술하는 많이 다른 모델이 있고, 영상이나 영상의 영역의 프랙털 차원을 측정하는 많은 방법이 있다. 의학 영상을 위한 모델에 많이 사용하는 모델 중 하나는 **프랙셔널 브라우니안 모션**(FBM)이며, 무작위 걸음을 기술할 때 사용하는, 많이 친숙한 브라우니안 모션의 일반화이다(브라우니안 모션에서, 중간 제곱 변이 Δl^2는 실제 거리 정도 Δx에 비례한다. 반면 FBM에서 Δl^2가 Δx^{2H}에 비례하고, 여기서 H는 허스트 파라미터로 알려진다. FBM은 $H = 1/2$일 때 브라우니안 모션을 감소시킨다).

프랙털 차원에서 통계적으로 자가 어파인 프랙털 결과의 스케일링 행위인 D는 다음과 같이 주어졌음을 보여줬다(Stein and Hartt, 1988).

$$D = E + 1 - H \tag{C.23}$$

여기서 E는 프랙털의 위상(유클리디안) 차원이다(즉, 프랙털 표면이나 2-D 영상의 경우 $E = 2$이고, 경계선인 경우 $E = 1$이다).

허스트 파라미터 H와 푸리에 파워 스펙트럼 β의 경사 크기 간의 단순한 관계는 다음과 같다.

$$\beta = 2H + E \tag{C.24}$$

그러면 영상의 프랙털 차원은 다음과 같이 이용해 경사에서 얻을 수 있다.

$$D = 3E/2 + 1 - \beta/2 \tag{C.25}$$

혹은 일반적으로는 다음과 같다.

$$D = 4 - \beta/2 \tag{C.26}$$

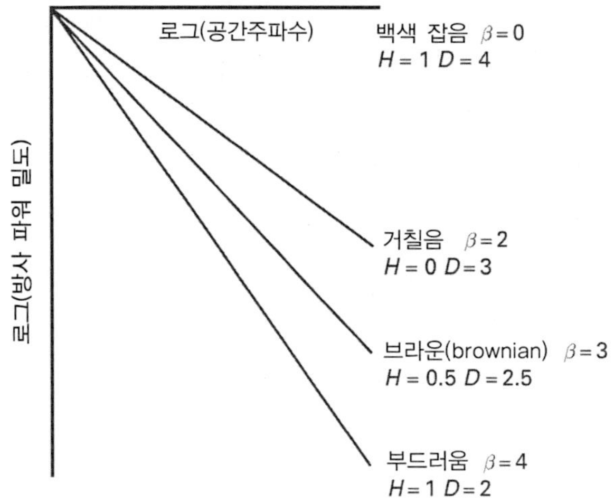

그림 C.5 이상적인 방사 파워 스펙트럴 밀도 플롯과 이를 뒷받침하는 이론적인 지표 간의 관계

2차원 영상($E = 2$)인 경우, D는 2(부드러움)과 3(거침) 사이에 제약이 걸려 있다. 다양한 지표 간의 관계는 그림 C.5에 보이며, 2-D 영상인 경우 $E = 2$이다.

따라서 영상이나 영상 안의 영역의 푸리에 변환의 방사 파워 스펙트럼의 기울기는 자체 프랙털 차원을 얻을 때 사용될 수 있다. 영상 블러링은 점진적으로 높은 공간주파수를 걸러내므로 가파른 파워 스펙트럼의 결과이며, 프랙털 차원을 결국 과소화한다. 영상의 푸리에 변환을 취하기 전에 위너 필터링(8.4.1절) 예제를 사용해 이 효과를 뒤집어야 할 필요가 있다. 방사 파워 스펙트럼이 비선형이면, 전역 프랙털 차원 대신에 **프랙털 시그니처**가 공간주파수에 대한 프랙털 차원을 플롯팅하여 얻으며, 영역을 식별할 때 사용될 수 있다(Dougherty and Henebry, 2001).

*H*가 정식적으로 [0,1]에 제한을 뒀을지라도, 이 범위는 H=−1인 백색(가우시안) 잡음을 제공하도록 H=0인 FBM의 파생을 취해 확장할 수 있다.(경사 β가 0에 대응하고, 프랙털 차원 D는 4이다) 따라서 2차원 영상의 프랙털 차원에 대한 값 범위는 보통 2(부드러움)에서 3(거침)까지 확장되나, 4(백색잡음)까지 이를 수 있다. 1차원 경계선의 프랙털 차원의 범위는 보통 1(부드러움)에서 2(거침)까지이지만 2.5(백색잡음)까지 이를 수 있다.

실습

실습 C.1 프랙털 차원과 질감

ImageJ에서 `mri`를 연 후 이의 푸리에 파워 스펙트럼(Process/FFT)을 찾는다. 전체 파워 스펙트럼 영상(Edit/Selection/Select All)을 선택한 후, 방사 파워 플롯(Plugins/App.CPlugins/ Radial Profile)을 얻는다. 좌표를 텍스트 파일인 `radial_plot.txt`로 저장한다. 컬럼으로 나열된 (x,y) 좌표를 보기 위해 마이크로소프트 엑셀에 탭으로 구분된 파일로서 파일을 연다. 컬럼의 대수를 취하고 플롯한다. 최적맞춤 직선의 기울기를 찾는다(Tools/Data Analysis …… 아래에 있는 데이터 분석 툴팩의 레그레이션을 사용함). 원 영상의 제목 주위에 있는 어두운 프레임에 기인한 첫 몇 저주파 점을 무시한다. 프랙털 차원을 얻기 위해 영상의 전체 질감을 측정하는 기울기를 사용한다. 영상 `mri`는 다양한 다른 질감을 포함한다. 다른 질감의 여러 영역을 분리하고, 이의 프랙털 차원을 찾는다. 선택된 영역은 FFT 알고리즘을 작동하기 위해 제곱이되 크기가 2^n 이어야 한다(예, 32×32).

연습문제

C.1 중앙 모멘트(식 (C.6))은 이동 불변이고 정규화된 중앙 모멘트(식 (C.8)과 (C.9))가 모두 이동과 크기에 불변임을 보여라.

C.2 `grass`와 `bubbles` 표준 질감 영상을 연 후, 방사 파워 스펙트럼을 이용한 프랙털 차원을 찾아라.

참고문헌

제1장

Cho, Z-H., Jones, J. P. and Singh, M. *Foundations of Medical Imaging*. Wiley, 1993.

Macovski, A. *Medical Imaging Systems*. Prentice-Hall, 1983.

Wolbarst, A. B. *Physics of Radiology*. Appleton and Lange, 1993.

제2장

Barrett, H. H and Myers, K. J. *Foundations of Image Science*. Wiley Interscience, 2004.

Gonzalez, R. C. and Woods, R. E. *Digital Image Processing*, 2nd edn. Prentice-Hall, 2002.

Wolbarst, A. B. *Physics of Radiology*. Appleton and Lange, 1993.

제3장

Cherry, S. R., Sorenson, J. A. and Phelps, M. E. *Physics in Nuclear Medicine*, 3rd edn. Elsevier Science, 2003.

Dendy, P. P. and Heaton, B. *Physics for Diagnostic Radiology*, 2nd edn, chapters 5, 7, 9 and 10. Institute of Physics Publishing Ltd, 1999.

International Commission on Radiological Protection (ICRP) Pergamon Press, NY. Publication 60: *Recommendations of the ICRP*, vol. 21, 1991.

National Council on Radiation Protection and Measurements (NCRP), Bethesda, MD. Report No. 93: *Ionizing Radiation Exposure of the Population of the United States*, 1987.

Webb, A. *Introduction to Biomedical Imaging*. John Wiley & Sons, 2003.

Webster, J. G., editor. *Encyclopedia of Medical Devices and Instrumentation*, p. 834. Wiley, 1988.

Wolbarst, A. B. *Physics of Radiology*. Appleton and Lange, 1993.

제4장

Bushong, S. C. *Magnetic Resonance Imaging: Physical and Biological Principles*, 2nd edn. Mosby, 1996.

Curry T. S., Dowdy J. E. and Murray, R. C. *Christensen's Physics of Diagnostic Radiology*, 4th edn. Lippincott Williams & Wilkens, 1990.

Dendy, P. P. and Heaton, B. *Physics for Diagnostic Radiology*, 2nd edn, chapters 13 and 14.Institute of Physics Publishing Ltd, 1999.

Dhawan A. P. *Medical Image Analysis*, chapter 4. Wiley Interscience, 2003.Prince J. L. and Links, J. L. *Medical Imaging Signals and Systems*, chapters 11 and 12. Pearson Prentice Hall, 2006.

Suetens, P. *Fundamentals of Medical Imaging*. Cambridge University Press, 2002.

Webb, A. *Introduction to Biomedical Imaging*. John Wiley & Sons, 2003.

Wolbarst, A. B. *Physics of Radiology*. Appleton and Lange, 1993.

제5장

Baxes, G. A. Digital Image Processing: *Principles and Applications*. John Wiley & Sons, Inc., 1994.

Dougherty, G. and Henebry, G. M. "Fractal signature and lacunarity in the measurement of the texture of trabecular bone in clinical CT images," *Med. Eng. Phys*. **23**, 369 - 80, 2001.

Thiele, D. L., Kimme-Smith, C., Johnson, T. D., McCombs, M., and Basset, L. W. "Using tissue texture surrounding calcification clusters to predict benign vs. malignant outcomes," *Med. Phys.*, **23**(4), 549 - 55, 1996.

Pratt, W. K. *Digital Image Processing*, chapter 16. John Wiley & Sons, Inc., 2001.

제6장

Gonzalez, R. C. and Woods, R. E. *Digital Image Processing*, 2nd edn, chapter 3. Prentice-Hall, 2002.

Jahne, B. *Digital Image Processing*, 5th edn. Springer-Verlag, 2002.

Marr, D. *Vision*. Freeman, 1982.

Seul, M., O'Gorman, L. and Sammon, M. J. *Practical Algorithms for Image Analysis: Description, Examples and Code*, chapter 3. Cambridge University Press, 2000.

제7장

Ballani, N. and Dougherty, G. "The effect of finite spatial resolution on the measurement of cardiac phantom wall thickness in single photon emission computerized tomographic imaging," *Med. Principles and Practice*, **13**, 316 - 24, 2004.

Castleman, K. R. *Digital Image Processing*, chapter 14. Prentice-Hall, 1996.

Chui, C. K., Montefusco, L. and Puccio, L. *Wavelets: Theory, Algorithms, and Applications*. Academic Press, 1994.

Dougherty, G. and Newman, D. "Measurement of thickness and density of thin structures by computed tomography: a simulated study," *Med. Phys.*, **26**, 1341 - 8, 1999.

Gonzalez, R. C. and Woods, R. E. *Digital Image Processing*, 2nd edn, chapter 4, Prentice-Hall, 2002.

Newman, D. L., Dougherty, G., Al Obaid, A. and Al Hajrasy, H. "Limitations of clinical CT inassessing cortical thickness and density," *Phys. Med. Biol.*, 43, 619 - 26, 1998.

Peters, T. M. and Williams, J., editors. The Fourier *Transform in Biomedical Engineering*. Birkhauser, 1998.

Prince J. L. and Links, J. L. *Medical Imaging Signals and Systems*, chapter 2. Pearson Prentice Hall, New Jersey, 2006.

Seul, M., O'Gorman, L. and Sammon, M. J. *Practical Algorithms for Image Analysis: Description, Examples and Code*, chapter 7. Cambridge University Press, 2000.

Suetens, P. *Fundamentals of Medical Imaging*, chapter 2. Cambridge University Press, 2005.

Yoo, T. S. *Insight into Images*, chapter 2. A. K. Peters, 2004.

제8장

Brooks T. F. and Humphreys, W. F. The DAMAS algorithm, NASA-Langley Research Center. AIAA Paper 2004 - 2954.

Castleman, K. R. *Digital Image Processing*, chapter 11. Prentice-Hall, 1996. Dougherty, G. and Kawaf, Z. "The point spread function revisited: image restoration using2-D convolution," *Radiography*, 7, 255 - 62, 2001.

Gonzalez, R. C. and Woods, R. E. *Digital Image Processing*, 2nd edn, chapter 5, Prentice-Hall, 2002.

Lehman, T. M., Gőnner, C. and Spitzer, K. "Survey: Interpolation methods in medical imaging," *IEEE Trans. Medical Imaging,* **18**, 1049 - 76, 1999. Bibliography 433

Pratt, W. K. *Digital Image Processing*, 3rd edn, chapters 10, 12 and 13. John Wiley and Sons Inc., 2001.

Starck, J. L., Murtagh, F. and Bijaoui, A. *Image Processing and Data Analysis*, chapter 3. Cambridge University Press, 1998.

Sorzano, C. O., Thévenaz, P. and Unser, M. "Elastic registration of biological images using vector-spline regularization," *IEEE Trans. Biomedical Engineering*, **52**, 652 - 63, 2005.

Young, I. T., Gerbrands, J. J and van Vliet, L. J. *Fundamentals of Image Processing*, 2nd edn, chapter 9. Delft University of Technology, The Netherlands, 1998.

제9장

Baxes, G. A. *Digital Image Processing: Principles and Applications*, chapter 5. John Wiley & Sons, Inc., 1994.

Dougherty, G. and Johnson, M. K. "Clinical validation of three-dimensional tortuosity metrics based on the minimum curvature of approximating polynomial splines," *Med. Eng. Phys*. **30**, 190 - 8, 2008.

Fisher, R., Perkins, S., Walker, A. and Wolfart, E. Hypermedia Image Processing Reference(HIPR2), 2004: at http://homepages.inf.ed.ac.uk/rbf/HIPR2/hipr_top.htm

Gonzalez, R. C. and Woods, R. E. *Digital Image Processing*, 2nd edn, section 10.3, Prentice-Hall, 2002.

Johnson, M. K. and Dougherty, G. "Robust measures of three-dimensional vascular tortuosity based on the minimum curvature of approximating polynomial spline fits to the vessel mid-line," *Med. Eng. Phys.*, **29**, 677 - 90, 2007.

Lee, Y.-H., and Horng, S.-J. "The chessboard distance transform and the medial axis transform are inter changeable." *Proceedings of the 10th International Parallel Processing Symposium*, 424 - 8, 1996.

Pratt, W. K. *Digital Image Processing*, 3rd edn, chapters 14. John Wiley and Sons Inc., 2001.

Serra, J. *Image Analysis and Mathematical Morphometry*, Academic Press, 1982.

Seul, M., O'Gorman, L. and Sammon, M. J. *Practical Algorithms for Image Analysis: Description, Examples and Code*, chapter 3. Cambridge University Press, 2000.

Zhang, T. Y. and Suen, C. Y. "A fast parallel algorithm for thinning digital patterns." *Comm. ACM,* **27**, 236 - 9, 1984.

제10장

Baxes, G. A. *Digital Image Processing: Principles and Applications*, chapter 5. John Wiley & Sons, Inc., 1994.

Castleman, K. R. *Digital Image Processing*, chapter 18. Prentice-Hall, 1996.

Gonzalez, R. C. and Woods, R. E. *Digital Image Processing*, 2nd edn, section 10.3, Prentice-Hall, 2002.

Kass, M., Witken, A. and Terzopoulos, D. "Snakes: active contour models," *Int. J. Comp. Vis.* **1**, 321 - 31, 1988.

Nixon, M. and Aguado, A. *Feature Extraction and Image Processing*. Newnes, 2002.

Otsu, N. "A threshold selection method from gray-level histograms," *IEEE Trans. Systems, Manand Cybernetics*, **SMC-9**, 62 - 6, 1979.

Pratt, W. K. *Digital Image Processing*, 3rd edn, chapters 17. John Wiley and Sons Inc., 2001. Sahoo, P. K., Soltani, S., Wong, K. C. and Chen, Y. C. "A survey of thresholding techniques," *Computer Vision, Graphics, and Image Processing*, **41**, 233 - 60, 1988.

Sonka, M., Hlavac, V., and Boyle R. *Image Processing, Analysis, and Machine Vision*, 2nd edn, chapter 5. Brooks/Cole Publishing Company, 1999. 434 Bibliography

제11장

Baumgartner, R., Ryder, L., Richter, W., Summers, R., Jarmasz, M. and Somorjai, R. "Comparison of two exploratory data analysis methods for fMRI: fuzzy clustering versus principal component analysis," *Mag. Resonance Imaging*, **18**, 89 - 94, 2000.

Duda, R. O., Hart, P. E. and Stork, D. G. *Pattern Classification*, 2nd edn. JohnWiley and Sons, 2001. Fisher, R. A. "The use of multiple measurements in taxonomic problems," *Ann. Eugenics*, **7**, 179 - 88, 1936.

Gonzalez, R. C. and Woods, R. E. *Digital Image Processing*, 2nd edn, chapter 12, Prentice-Hall, 2002.

Karssemeijer, N. "Adaptive noise equalization and recognition of micro calcification clusters in mammograms," *Int. J. Pattern Recognition Artificial Intell.* 1357 - 76, 1993.

Karssemeijer, N. and te Brake, G. "Detection of stellate distortions in mammograms," *IEEE Trans. Med. Imaging*, **15**, 611 - 19, 1996.

Kegelmeyer, W. P., Pruned, J. M. and Bourland, P. D. "Computer-aided mammographic screening for speculated lesions," *Radiology*, **191**, 331 - 7, 1994.

Li, H., Wang, Y., Lo, S. and Freedman, M. "Computerized radiographic mass detection - part 2," *IEEE Trans. Med. Imaging*, **20**, 302 - 13, 2001.

Ogiela, M. R. and Tadeusiewicz, R. "Syntactic reasoning and pattern recognition for analysis ofcoronary artery images," *Artificial Intelligence Med.*, **670**, 1 - 15, 2002.

Qian, W., Sun, X. Song, D. and Clark, R. A. "Digital mammography - wavelet transform and Kalman-filtering neural network in mass segmentation and detection," *Acad. Radiol. 8*, **11**, 1074 - 82, 2001.

Russ, J. C. *The Image Processing Handbook*, 4th edn, chapter 10. CRC Press, 2002.

Sahiner, B., Chan, H. P., Petrick, N., Wei, D., Helvie, M. A., Adler, D. and Goodsitt, M. M. "Classification of mass and normal breast tissue: a convolution neural network classifier with spatial domain and texture images," *IEEE Trans. Med. Imaging*, **15**, 598 - 610, 1996.

Sonka, M., Hlavac, V., and Boyle R. *Image Processing, Analysis, and Machine Vision*, 2nd edn, chapter 7. Brooks/Cole Publishing Company, 1999.

Therrien, C. W. Decision *Estimation and Classification*, chapters 2 and 3. John Wiley and Sons, 1989.

Zhu, Y. and Yan, H. "Computerized tumor boundary detection using a Hopfield neural network," *Proc. IEEE Joint Int. Conf. Neural Networks, Houston*, **3**, 2467 - 72, 1997.

제12장

Dhawan, A. P. *Medical Image Analysis*, chapter 10. Wiley-Interscience, 2003.

Lorensen, W. E. and Cline, H. E. "Marching cubes: a high resolution 3D surface construction algorithm," *Computer Graphics (Proceedings of SIGGRAPH)*, **21**, 163 - 9, 1987.

Robb, R. A. *Biomedical Imaging, Visualization, and Analysis*, chapter 4. Wiley-Liss, 2000.

Udupa, J. K. "Three-dimensional visualization: principles and approaches," in *Handbook of Medical Imaging, Vol. 3: Display and PACS* (Kim, Y. and Horii, S. C., eds.). SPIE, 2000.

제13장

Bankman, L. N., Christens-Barry, W. A., Kim, D. W., Weinberg, I. N., Gatewood, O. B. and Brody, W. R. "Automated recognition of micro calcification clusters in mammograms," *Proc. SPIE*, **1905**, 1993.

Bick, U., Giger, M. L., Schmidt, R. A., Nishikawa, R. M. and Doi, K. "Density correction of peripheral breast tissue on digital mammograms," *Radiographics*, **16**, 1403 - 11, 1996.

Breen, J. F., Sheedy, P. F., Schwartz, R. S., Stanson, A., Kaufman, R., Moll, P. and Run, J. "Coronary artery calcification detected with ultrafast CT as an indication of coronary artery disease," *Radiology*, **185**, 435 - 9, 1992. Bibliography 435

Caldwell, C. B., Willett, K., Cuncins, A.V. and Hearn, T. C. "Characterization of vertebral strength using digital radiographic analysis of bone structure," *Med. Phys.* **22**, 611 - 15, 1995.

Capowski, J. J., Kylstra, J. A. and Freedman, S. F. "A numeric index based on spatial frequency for the tortuosity of retinal vessels and its application to plus disease in retinopathy," *Retina*, **15**, 490 - 500, 1995.

Chang, Y. H., Zheng, B., Wood, W. F. and Gur, D. "Identification of clustered micro calcifications on digitized mammograms using morphology and topography-based computer-aided detection schemes: a preliminary experiment," *Invest. Radiol.* **33**, 746 - 51, 1998.

Chen, S.Y. J. and Carroll, J.D. "3D coronary angiography: improving visualization strategy for coronary interventions," in *What's New in Cardiovascular Imaging?* (J.H. C. Reiber and E. E. van derWall, eds.), vol. 24 of *Developments in Cardiovascular Medicine*, pp. 61 - 78. Kluwer, 1998.

Diab, K. M., Sevastik, J. A., Hedlund, R., and Suliman, I. A. "Accuracy and applicability of measurement of the scoliotic angle at the frontal plane by Cobb's method, by Ferguson's method and by a new method," *Eur. Spine J.*, **4**, 291 - 5, 1995.

Dougherty, G. "Quantitative indices for ranking the severity of hepatocellular carcinoma," *Comp. Med. Imaging and Graphics*, **19**, 329 - 38, 1995.

Dougherty, G. "Quantitative CT in the measurement of bone quantity and bone quality for assessing osteoporosis," *Med. Eng. Phys.* **18**, 557 - 68, 1996.

Dougherty, G. "Quantitative assessment of abdominal aortic atherosclerosis observed in CT scans," *Comp. Med. Imaging and Graphics*, **21**, 185 - 93, 1997.

Dougherty, G. "Computerized evaluation of mammographic image quality using phantom images," *Comput. Med. Imaging and Graphics*, **22**, 365 - 73, 1998.

Dougherty, G. "A comparison of the texture of computed tomography and projection radiography images of vertebral trabecular bone using fractal signature and lacunarity," *Med. Eng. Phys.* **23**, 313 - 21, 2001.

Dougherty, G. and Henebry, G. M. "Fractal signature and lacunarity in the measurement of the texture of trabecular bone in clinical CT images," *Med. Eng. Phys.* **23**, 369 - 80, 2001.

Dougherty, G. and Henebry, G. M. "Lacunarity analysis of spatial pattern in CT images of vertebral trabecular bone for assessing osteoporosis," *Med. Eng. Phys.* **24**, 129 - 38, 2002.

Dougherty, G. and Johnson, M. J., "Clinical validation of three-dimensional tortuosity metricsbased on the minimum curvature of approximating polynomial splines," *Med. Eng. Phys.*, **30**, 190 - 8, 2008a.

Dougherty, G. and Johnson, M. J., "The measurement of retinal vascular tortuosity and its application to retinal pathologies," *Med. Eng. Phys.*, 2008b, in press.

Dougherty, G. and Johnson, M. J., "Assessment of scoliosis by direct measurement of the curvatureof the spine," *Med. Eng. Phys.*, 2008c, in press.

Dougherty, G. and Kawaf, Z. "A simplified method for densitometric determination of vessel stenosis from angiographic images," *Radiography*, **7**, 187 - 91, 2001.

Dougherty G. and Varro J. "A quantitative index for the measurement of the tortuosity of blood vessels," *Med. Eng. Phys.* **22**, 567 - 74, 2000.

Fazzalari, N. L. and Parkinson, J. H. "Fractal dimension and architecture of trabecular bone," *J. Path.*, **178**, 100 - 5, 1996.

Giger, M. L., Yin, F,-F., Doi, K., Metz, C. E., Schmidt, R. A. and Vyborny, C. J. "Investigation of methods for the computerized detection and analysis of mammographic masses," *Proc. SPIE*, **1233**, 183 - 4, 1990.

Giger, M. L., Vyborny, C. J. and Schmidt, R. A. "Computerized characterization of mammographic masses: analysis of spiculations," *Cancer Letters*, **77**, 201 - 11, 1994. 436 Bibliography

Goldstein, S. A., Goulet, R. and McCubbrey, D. "Measurement and significance ofthree-dimensional architecture to the mechanical integrity of bone," *Calcif. Tissue Int.*, **53**, 5127 - 33, 1993.

Goto, M., Morikawa, A., Fujita, H., Hara, T. and Endo, T. "Detection of spicules on mammograms based on multi-stage pendulum filter," in *Digital Mammography* (N. Karresmeijer *et al.*, eds.). Kluwer Academic Publishers, 1998.

Grisan, E., Forrachia, M., and Ruggeri, A. "A novel method for the automatic evaluation of retinal vessel tortuosity," *Proc. Ann. Int. Conf., IEEE Eng. Med. Biol. Soc.*, Cancun, Mexico, 2003.

Hart,W. E., Goldbaum, M., Côté, B., Kube, P. and Nelson, M. R. "Measurements and classification of retinal vascular tortuosity," *Intl J. Med. Informatics*, **53**, 239 - 52, 1999.

Hoffman, K. R., Chen, Y., Esthappen, J., Chen, S.Y. J. and Carroll. J. D., "Pincushion correction techniques and their effects on calculated 3D positions and imaging geometries," in *Medical Imaging 1996: Image Processing* (M. H. Loew and K. M. Hanson, eds.), pp. 462 - 7. SPIE, 1996.

Hoover, A., Kouznetsova, V. and Goldbaum, M. "Locating blood vessels in retinal images by piece-wise threshold probing of a matched filter response," *IEEE Trans. Med. Imaging,* **19**, 203 - 10, 2000.

Huo, Z., Giger, M. L., Vyborny, C. J., Bick, U., Lu, P., Wolverton, D. E. and Schmidt, R. A. "Analysis of spiculation in the computerized classification of mammographic masses," *Med. Phys.* **22**, 1569 - 79, 1995.

Huo, Z., Giger, M. L., Vyborny, C. J., Wolverton, D. E., Schmidt, R. A. and Doi, K. "Automated computerized classification of malignant and benign mass lesions on digitized mammograms," *Acad. Radiol.*, **5**, 155 - 68, 1998.

Jiang, Y., Nishikawa, R. M., Schmidt, R. A., Metz, C. E., Giger, M. L. and Doi, K. "Improving breast cancer diagnosis with computer-aided diagnosis," *Acad. Radiol.*, **6**, 22 - 33, 1999.

Karssemeijer, N. "Recognition of stellate lesions in digital mammograms," in Digital Mammography (A. C. Gale, S. M. Astley, D. R. Dance and A.Y. Cairns, eds.). Elsevier, 1994.

Kobatake, H. and Murakami, M. "Adaptive filter to detect rounded convex regions: Iris filter," *Proc. Int. Conf. on Pattern Recognition*, **2**, 340 - 4, 1996.

Kopans, D. "The positive predictive value of mammography," *Am. J. Roentgen*, **158**, 521 - 6, 1992.

Martin, J. E., Moskowitz, M. and Milbrath, J. R. "Breast cancers missed by mammography", *Am. J. Roentgen*, **132**, 737, 1979.

Miles, K. A. "Tumour angiogenesis and its relation to contrast enhancement on computed tomography:a review," *Eur. J. Radiol.*, **30**, 198 - 205, 1999.

Millard, J., Augat, P., Link, T. *et al.*, "Power spectral analysis of trabecular bone structure from radiographs: correlation with bone mineral density and biomechanics," *Calcif. Tissue Int.*, **63**, 482 - 9, 1998.

Morton. B. C., Gill, J. B., Roberts, R. S., Larocque, B. G., Jozwiak, L. A. and Cairns, J. A. "Does it matter how coronary projections are combined to assess restenosis following PCTA?," *Int. J. Cardiac Imaging*, **11**, 145 - 9, 1995.

Nash C. L. Jr., Gregg E. C., Brown R. H. and Pillai K. "Risks of exposure to x-rays in patients undergoing long-term treatment for scoliosis," *J. Bone Joint Surg. (Am.)* **61**, 371 - 4, 1979.

Nishikawa, R. M., Giger, M. L., Doi, K., Vyborny, and Schmidt, R. A. "Use of morphological filtersin the computerized detcection of microcalcifications in digital mammograms," *Med. Phys.*, **17**, 524, 1990.

Nishikawa, R. M., Giger, M. L., Doi, K., Schmidt, R. A., Vyborny, C. J., Ema, T., Zhang, W. and Nagel, R. H. "A noise reduction filter for use in a computerized scheme for the detection of clustered microcalcifications," *Radiology*, **189P**, 218, 1993a. Bibliography 437

Nishikawa, R. M., Giger, M. L., Doi, K., Vyborny, and Schmidt, R. A. "Computer-aided detection of clustered microcalcifications: an improved method for grouping detected signals," *Med. Phys.* **20**, 1661 - 6, 1993b.

Parr, T., Zwiggelaar, R., Astley, S., Boggis, C. and Taylor, C. "Comparison of methods for combining evidence for speculated lesions," in *Digital Mammography* (N. Karresmeijer *et al.*, eds.). Kluwer Academic Publishers, 1998.

Robb, R. A. *Biomedical Imaging, Visualization, and Analysis*, chapter 7. Wiley-Liss, 2000.

Sallam, M. and Bowyer, K. "Detecting abnormal densities in mammograms by comparison to previous screening," in *Digital Mammography*, **96**, 417 - 20, Elsevier, 1996.

Schaefer, P., Lev, M. H., Buchbinder, B. and Gonzalez, R. G. "Clinical applications of functional MRI," in *Radiology: Diagnosis/Imaging/Interventional* (J. M. Taveras and T. M. Ferucci, eds.),p. 3. Lippincott-Raven, 1997.

Smedby, Ö., Högman, N., Nilsson, S., Erikson, U., Olsson A. G., and Walldius, G., "Two-dimensional tortuosity of the superficial femoral artery in early atherosclerosis," *J. Vasc. Res.* **30**, 181 - 91,1993.

Sonka, M., Winniford, M. D. and Collins, S. M. "Robust simultaneous detection of coronary borders in complex images," *IEEE Trans. Med. Imaging*, **14**, 151 - 61, 1995.

Swets, J. A., Getty, D. J., Pickett, R. M., D' Orsi, C. J., Seltzer, S. E. and McNeil, B. J. "Enhancing and evaluating diagnostic accuracy," *Med. Decision Making*, **11**, 9 - 18, 1991.

Van der Zwet, P. and Reiber, J. "The influence of image enhancement and reconstruction on quantitative coronary arteriography," *Int. J. Cardiac Imaging*, **11**, 211 - 21, 1995.

Wolf, Y. G., Tillich, M., Lee, W. A., Rubin, G. D., Fogarty, T. J. and Zarius, C. K. "Impact of aortoiliac tortuosity on endovascular repair of abdominal aortic aneurysm: evaluation of 3D computer-based assessment," *J. Vasc. Surg.*, **34**, 394 - 9, 2001.

Yin, F. F., Giger, M. L., Doi, K., Vyborny, C. J. and Schmidt, R. A. "Computerized detection of masses in digital mammograms: automated alignment of breast images and its effect on bilateral-subtraction technique," *Med. Phys.*, **21**, 445 - 52, 1994.

Zheng, B., Chang, Y. H., Wang, X. H., Good, W. F. and Gur, D. "Feature selection for computerized mass detection in digitized mammograms by using a genetic algorithm," *Acad. Radiol.*, **6**, 327 - 32, 1999.

제14장

Cameron, B. M. and Robb, R. A. "Virtual-reality-assisted interventional procedures," *Clin. Orthop. Relat. Res.*, **442**, 63 - 73, 2006.

Carts-Powell, Y. "Small wonders," *Engin. & Technol.*, **1**, 32 - 5, 2006.

Ciccarelli, O., Werring D. J., Barker G. J., *et al.*, "A study of the mechanisms of normal-appearing white matter damage in multiple sclerosis using diffusion tensor imaging - evidence of Wallerian degeneration," *J. Neurol.*, **250**, 287 - 92, 2003.

Dhawan, A. P. *Medical Image Analysis*, chapter 11. Wiley Interscience, 2003.

Huber, D. and Hebert, M. "Fully automatic registration of multiple 3D data sets," *Image and Vision Computing*, **21**, 637 - 50, 2003.

Liu, Z., Ding, L. and He, B. "Integration of EEG/MEG with MRI and fMRI," *IEEE Eng. Med. Biol. Mag.*, **25**, 46 - 54, 2006.

Meder, R., de Visser S. K., Bowden J. C., Bostrom T. and Pope J. M. "Diffusion tensor imaging of articular cartilage as a measure of tissue microstructure," *Osteoarthritis and Cartilage*, **14**, 875 - 81, 2006.

Robb, R. A. *Biomedical Imaging, Visualization, and Analysis*, chapter 7. Wiley-Liss, 2000.

Russ, J. C. *The Image Processing Handbook*, 4th edn, chapter 12. CRC Press, 2002.

Suetens, P. *Fundamentals of Medical Imaging*, chapter 10. Cambridge University Press, 2002.

Van Leemput, K., Maes, F., Vandermeulen, D. and Suetens, P. "Automated model-based tissue classification of MR images of the brain," *IEEE Trans. Med. Imaging*, **18**, 897 - 908, 1999.

Way, T.W., Hadjiiski, L. M., Sahiner, B., Chan, H. P., Cascade, P. N., Kazerooni, E. A., Bogot, N. and Zhou, C. "Computer-aided diagnosis of pulmonary nodules onCT scans: segmentation and classification using 3D active contours," *Med. Phys.*, **33**, 2323 - 37, 2006.

부록 A

Randall, R. B. *Frequency Analysis*. Bruel and Kjaer, 1987.

부록 B

Gonzalez, R. C. and Woods, R. E. Digital Image Processing, 3rd edn, chapter 11. Prentice-Hall, 2008.

Mathematics Magazine, **68**, 29, 1995.

부록 C

Caldwell, C. B.,Willett, K., Cuncins, A.V. and Hearn, T. C. "Characterization of vertebral strength using digital radiographic analysis of bone structure," *Med. Phys.* **22**, 611 - 15, 1995.

Dougherty, G. "Quantitative CT in the measurement of bone quantity and bone quality for assessing osteoporosis," *Med. Eng. Phys.*, **18**, 557 - 68, 1996.

Dougherty, G. and Henebry, G. M. "Fractal signature and lacunarity in the measurement of thetexture of trabecular bone in clinical CT images," *Med. Eng. Phys.*, **23**, 369 - 80, 2001.

Fuderer, M. "The information content of MR images," *IEEE Trans. Med. Imag.*, **7**, 368 - 80, 1988.

Gonzalez, R. C. and Woods, R. E. *Digital Image Processing*, 3rd edn, chapter 11. Prentice-Hall, 2008.

Mandelbrot, B. B. *The Fractal Geometry of Nature*. W. H. Freeman, 1977.

Pratt, W. K. *Digital Image Processing*, 3rd edn, chapter 16. John Wiley and Sons Inc., 2001.

Sonka, M., Hlavac, V. and Boyle R. *Image Processing, Analysis, and Machine Vision*, 2nd edn,chapter 6. Brooks/Cole Publishing Company, 1999.

Stein, M. C. and Hartt, K. D. "Non-parametric estimation of fractal dimension," *Proc. SPIE Vis. Commun. Image Process.*, **1001**, 132 - 7, 1988.

찾아보기

O

P

Q

R

S

T

W

X

ㄱ

ㅋ

ㅌ

ㅍ

ㅎ